Démences

Collection Traité de Neurologie

Sous la direction de Julien Bogousslavsky, Jean-Marc Léger, Jean-Louis Mas

Affections démyélinisantes. Neuro-immunologie et clinique,
Andréas-J. Steck

Neurogénétique. Affections hérédo-dégénératives,
Alexis Brice, Daniel-F. Schorderet

Interprétation des troubles neurologiques,
Jean-Louis Mas, Jean-Marc Léger, Julien Bogousslavsky

Interprétation des examens complémentaires en neurologie,
Jean-Marc Léger

Pathologie médullaire,
Frédéric Dubas

Neuro-oncologie,
Jerzy Hildebrand

Neuro-infectiologie,
Christian Sindic

Démences,
Charles Duyckaerts, Florence Pasquier

Neuropathies périphériques. Polyneuropathies et mononeuropathies multiples (volumes 1 et 2),
Pierre Bouche, Jean-Marc Léger, Jean-Michel Vallat

Migraine et céphalées,
Marie-Germaine Bousser, Anne Ducros, Hélène Massiou

Neuropathies périphériques. Les mononeuropathies (volume 3),
Pierre Bouche

Epilepsies,
Pierre Jallon

Sous la direction de Jean-Marc Léger, Jean-Louis Mas

Accidents vasculaires cérébraux,
Marie-Germaine Bousser, Jean-Louis Mas

Neurogénétique,
Christel Depienne, Cyril Goizet, Alexis Brice

Causes rares des maladies vasculaires cérébrales
Sonia Alamowitch, Katayoun Vahedi, Emmanuel Touzé

Démences
Bruno Dubois, Agnès Michon

Traité de neurologie

Sous la direction de
Jean-Marc Léger, Jean-Louis Mas

Démences

Coordinateurs : **Bruno Dubois**, **Agnès Michon**

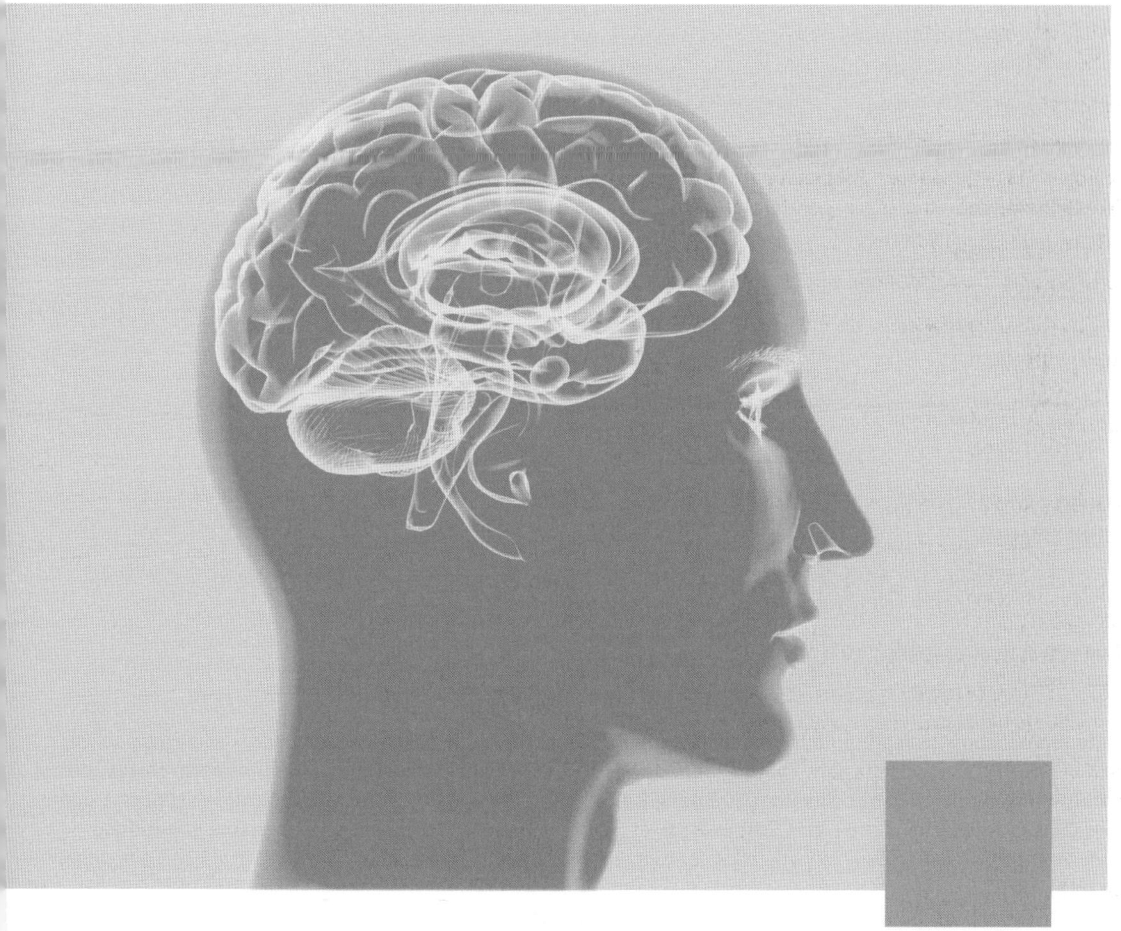

doin

DOIN EDITEURS

Editions John Libbey Eurotext
127, avenue de la République
92120 Montrouge
e-mail : contact@jle.com
http://www.jle.com

John Libbey Eurotext Limited
42-46 High Street
Esher
KT109QY
United Kingdom

ISBN 978-2-7040-1429-3
ISSN 1296-4409

Liste des auteurs

Bernadette Allinquant
Inserm U894, Université Paris Descartes, 2 ter, rue d'Alésia, 75014 Paris

Hélène Amieva
Inserm U897, Université Bordeaux Segalen, Institut de santé publique, d'épidémiologie et de développement, 146, rue Léo-Saignat, 33076 Bordeaux cedex

Pierre Anthony
Centre mémoire de ressources et de recherche de Strasbourg-Colmar, Hôpitaux civils de Colmar, 39, avenue de la liberté, 68024 Colmar cedex

Jean-Pierre Aquino
Fondation Médéric Alzheimer, 30, rue de Prony, 75017 Paris

Jean-Michel Azorin
Pôle universitaire de psychiatrie, Hôpital Sainte-Marguerite, 270, boulevard Sainte-Marguerite, 13009 Marseille

Carole Azuar
Département des maladies du système nerveux, Centre des maladies cognitives et comportementales, Groupe hospitalier Pitié-Salpêtrière, 47, boulevard de l'Hôpital, 75651 Paris cedex 13

Henri Becker
Service de neurologie, Hôpital Pierre-Nouveau, 15, avenue des Broussailles, 06401 Cannes cedex 1

Karim Bennys
Service de neurologie et Centre mémoire de ressources et de recherche, CHRU Gui de Chauliac, 80, avenue Augustin Fliche, 34295 Montpellier cedex

Patrick Bensa
Service de neurologie comportementale, Hôpital Sainte-Marguerite, 270, boulevard Sainte-Marguerite, 13009 Marseille

Alain Bérard
Fondation Médéric Alzheimer, 30, rue de Prony, 75017 Paris

Claudine Berr
Université de Montpellier 1, neuropsychiatrie : recherche épidémiologique et clinique, Hôpital La Colombière, 39, avenue Charles Flahault, 34295 Montpellier cedex 5

Anne Bertrand
Service de neuroradiologie diagnostique et fonctionnelle, Groupe hospitalier Pitié-Salpêtrière-Charles Foix, 50-52, boulevard Vincent Auriol, 75013 Paris et Inserm U1127, CNRS UMR 7225, UPMC, UMR S1127, Institut du cerveau et de la moelle épinière, Groupe hospitalier Pitié-Salpêtrière, 47, boulevard de l'Hôpital, 75651 Paris cedex 13

Franck Bielle
Laboratoire de neuropathologie, Groupe hospitalier Pitié-Salpêtrière, 47, boulevard de l'Hôpital, 75651 Paris cedex 13

Stéphanie Bombois
Inserm U1171, Centre mémoire de ressources et de recherche, Centre de référence national malades Alzheimer jeunes, Hôpital Roger Salengro, rue Emile Laine, 59037 Lille

Marie-Germaine Bousser
Service de neurologie, Hôpital Lariboisière, 2, rue Ambroise Paré, 75010 Paris et Université Denis Diderot, Paris 7

Jean-Philippe Brandel
Cellule nationale de référence des maladies de Creutzfeldt-Jakob, Groupe hospitalier Pitié-Salpêtrière, 47, boulevard de l'Hôpital, 75651 Paris cedex 13

Luc Buée
UMR 1172, Centre de recherche Jean-Pierre Aubert, CHRU de Lille, 1, place de Verdun, 59045 Lille

Dominique Campion
Inserm U1079 et Centre national de référence malades Alzheimer jeunes, CHU de Rouen, 1, rue de Germont, 76031 Rouen cedex

William Camu
Inserm U1051, Clinique du motoneurone, CHRU Gui de Chauliac, 80, avenue Augustin Fliche, 34295 Montpellier cedex 5

Jean Capron
Service de neurologie, Hôpital Saint-Antoine, 184, rue du Faubourg Saint-Antoine, 75012 Paris

Hugues Chabriat
Inserm U1161, service de neurologie, Hôpital Lariboisière, 2, rue Ambroise Paré, 75010 Paris et Université Denis Diderot, Paris 7

Pierre-Marie Charazac
32 bis, rue Chazière, allée Diamant 2, 69004 Lyon

Mahmoud Charif
Service de neurologie, CHRU Gui de Chauliac, 80, avenue Augustin Fliche, 34295 Montpellier cedex 5

Jean Chazal
Service de neurochirurgie A, Laboratoire d'anatomie, CHU de Clermont-Ferrand, 58, rue Montalembert, 63003 Clermont-Ferrand

Christine Clamagirand
Inserm U894, Université Paris Descartes, 2 ter, rue d'Alésia, 75014 Paris

Valérie Cochen de Cok
Unité troubles du sommeil et de l'éveil, CHRU Gui de Chauliac, 80, avenue Augustin Fliche, 34295 Montpellier cedex 5

Olivier Colliot
Inserm U1127, Institut du cerveau et de la moelle épinière, Groupe hospitalier Pitié-Salpêtrière, 47, boulevard de l'Hôpital, 75651 Paris cedex 13

Leonardo Cruz de Souza
Service de neurologie, Hôpital de l'Université Fédérale de Minas Gerais, 190, avenue Alfredo Balena, Belo Horizonte, Minas Gerais, Brésil

Virginie Czernecki
Inserm U975 CRICM, Département des maladies du système nerveux, Groupe hospitalier Pitié-Salpêtrière, 47, boulevard de l'Hôpital, 75651 Paris cedex 13

Jean-François Dartigues
Centre mémoire de ressources et de recherche, CHU Bordeaux, Hôpital Pellegrin, 146, rue Léo-Saignat, 33076 Bordeaux cedex

Renaud David
Centre mémoire de ressources et de recherche, Centre de recherche Edmond et Lily Safra, Institut Claude Pompidou, 10, rue Molière, 06100 Nice

Caroline Dehais
Service de neurologie 2, Groupe hospitalier Pitié-Salpêtrière, 47, boulevard de l'Hôpital, 75651 Paris cedex 13

Benoît Delatour
Inserm U1127, CNRS UMR 7225, Institut du cerveau et de la moelle épinière, Groupe hospitalier Pitié-Salpêtrière, 47, boulevard de l'Hôpital, 75651 Paris cedex 13

Jean-Yves Delattre
Service de neurologie 2, Groupe hospitalier Pitié-Salpêtrière, 47, boulevard de l'Hôpital, 75651 Paris cedex 13

Vincent Deramecourt
Inserm U1171, Centre mémoire de ressources et de recherche, Centre de référence national malades Alzheimer jeunes, Hôpital Roger Salengro, rue Emile Laine, 59037 Lille

Béatrice Desgranges
Laboratoire de neuropsychologie, CHU Côte-de-Nacre, Avenue de la Côte-de-Nacre, 14033 Caen cedex

Mira Didic
Service de neurologie et neuropsychologie, CHU la Timone, 264, rue Saint-Pierre, 13385 Marseille cedex 5 et Institut des neurosciences de systèmes, Inserm U1106, boulevard Jean Moulin, 13385 Marseille cedex 5

Didier Dormont
Service de neuroradiologie diagnostique et fonctionnelle, Groupe hospitalier Pitié-Salpêtrière-Charles Foix, 50-52, boulevard Vincent Auriol, 75013 Paris et Inserm U1127, CNRS UMR 7225, UPMC, UMR S1127, Institut du cerveau et de la moelle épinière, Groupe hospitalier Pitié-Salpêtrière, 47, boulevard de l'Hôpital, 75651 Paris cedex 13

Bruno Dubois
Département des maladies du système nerveux, Centre des maladies cognitives et comportementales, Groupe hospitalier Pitié-Salpêtrière, 47, boulevard de l'Hôpital, 75651 Paris cedex 13

Alexandra Durr
Département de génétique et cytogénétique, Groupe hospitalier Pitié-Salpêtrière, 47, boulevard de l'Hôpital, 75651 Paris cedex 13

Charles Duyckaerts
Laboratoire de neuropathologie et équipe Alzheimer-Prions, Institut du cerveau et de la moelle épinière, Groupe hospitalier Pitié-Salpêtrière, 47, boulevard de l'Hôpital, 75651 Paris cedex 13

Stéphane Epelbaum
Département des maladies du système nerveux, Centre des maladies cognitives et comportementales, Groupe hospitalier Pitié-Salpêtrière, 47, boulevard de l'Hôpital, 75651 Paris cedex 13

Francis Eustache
Laboratoire de neuropsychologie, CHU Côte-de-Nacre, Avenue de la Côte-de-Nacre, 14033 Caen cedex

Olivier Felician
Service de neurologie et neuropsychologie, CHU la Timone, 264, rue Saint-Pierre, 13385 Marseille cedex 5 et Institut des neurosciences de systèmes, Inserm U1106, boulevard Jean Moulin, 13385 Marseille cedex 5

Jean-Philippe Flouzat
Agence régionale de santé d'Île-de-France, Direction de l'offre de soins et médico-sociale, Pôle médico-social, 35, rue de la Gare, 75935 Paris cedex

Audrey Gabelle
Service de neurologie et Centre mémoire de ressources et de recherche, CHRU Gui de Chauliac, 80, avenue Augustin Fliche, 34295 Montpellier cedex

Béatrice Garcin
Service de neurologie, Hôpital Saint-Antoine, 184, rue du Faubourg Saint-Antoine, 75012 Paris

Christian Geny
Service de neurologie et Centre mémoire de ressources et de recherche, CHRU Gui de Chauliac, 80, avenue Augustin Fliche, 34295 Montpellier cedex

Elodie Guichart-Gomez
Unité de neurologie, de la mémoire et du langage, Centre hospitalier Sainte-Anne, 1, rue Cabanis, 75674 Paris cedex 14

Marie-Odile Habert
Service de médecine nucléaire, Groupe hospitalier Pitié-Salpêtrière, 47, boulevard de l'Hôpital, 75651 Paris cedex 13

Valérie Hahn
Unité de neurologie, de la mémoire et du langage, Centre hospitalier Sainte-Anne, 1, rue Cabanis, 75674 Paris cedex 14

Stéphane Haïk
Inserm U1127, CNRS UMR 7225, UPMC, Institut du cerveau et de la moelle épinière, Groupe hospitalier Pitié-Salpêtrière, 47, boulevard de l'Hôpital, 75651 Paris cedex 13

Didier Hannequin
Inserm U1079 et Centre national de référence malades Alzheimer jeunes, CHU de Rouen, 1, rue de Germont, 76031 Rouen cedex

Catherine Helmer
Centre mémoire de ressources et de recherche, CHU Bordeaux, Hôpital Pellegrin, 146, rue Léo-Saignat, 33076 Bordeaux cedex

Thierry Hergueta
Département des maladies du système nerveux, Centre des maladies cognitives et comportementales, Groupe hospitalier Pitié-Salpêtrière, 47, boulevard de l'Hôpital, 75013 Paris et laboratoire de psychopathologie et neuropsychologie cliniques, Université Paris Descartes, 71, avenue Edouard Vaillant, 92100 Boulogne

Emmanuel Hirsch
Université Paris Sud, Espace de réflexion éthique de la région Île-de-France, Hôpital Saint-Louis, 1, avenue Claude Vellefaux, 75010 Paris

Raul Juntas-Morales
Inserm U1051, Clinique du motoneurone, CHRU Gui de Chauliac, 80, avenue Augustin Fliche, 34295 Montpellier cedex 5

Aurélie Kas
Service de médecine nucléaire, Groupe hospitalier Pitié-Salpêtrière, 47, boulevard de l'Hôpital, 75651 Paris cedex 13

Hélène Kerherve

Service de gériatrie, Groupe hospitalier Cochin-Broca-Hôtel-Dieu, Hôpital Broca, 54, rue Pascal, 75013 Paris

Benoît Lavallart

Mission de pilotage du plan Alzheimer, Ministère de la Santé, 8, avenue de Ségur, 75007 Paris

Isabelle Le Ber

Département des maladies du système nerveux, Centre des maladies cognitives et comportementales, Groupe hospitalier Pitié-Salpêtrière, 47, boulevard de l'Hôpital, 75651 Paris cedex 13

Florence Lebert

Inserm U1171, Centre mémoire de ressources et de recherche, Centre de référence national malades Alzheimer jeunes, Hôpital Roger Salengro, rue Emile Laine, 59037 Lille

Thibaud Lebouvier

Inserm U1171, Centre mémoire de ressources et de recherche, Centre de référence national malades Alzheimer jeunes, Hôpital Roger Salengro, rue Emile Laine, 59037 Lille

Grégory Lecouvey

Laboratoire de neuropsychologie, CHU Côte-de-Nacre, Avenue de la Côte-de-Nacre, 14033 Caen cedex

Grégory Legouverneur

Service de gériatrie, Groupe hospitalier Cochin-Broca-Hôtel-Dieu, Hôpital Broca, 54, rue Pascal, 75013 Paris

Stéphane Lehéricy

Service de neuroradiologie diagnostique et fonctionnelle, Groupe hospitalier Pitié-Salpêtrière-Charles Foix, 50-52, boulevard Vincent Auriol, 75013 Paris

François-Xavier Lescure

Service des maladies infectieuses et tropicales, Hôpital Bichat-Claude-Bernard, 46, rue Henri-Huchard, 75018 Paris

Richard Levy

Service de neurologie, Hôpital Saint-Antoine, 184, rue du Faubourg Saint-Antoine, 75012 Paris et Institut du cerveau et de la moelle épinière, Groupe hospitalier Pitié-Salpêtrière, 47, boulevard de l'Hôpital, 75651 Paris cedex 13

Marie-Anne Mackowiak

Inserm U1171, Centre mémoire de ressources et de recherche, Centre de référence national malades Alzheimer jeunes, Hôpital Roger Salengro, rue Emile Laine, 59000 Lille

Cécilia Marelli

Service de neurologie et Centre mémoire de ressources et de recherche, CHRU Gui de Chauliac, 80, avenue Augustin Fliche, 34295 Montpellier cedex

Claude-Alain Maurage

Inserm UMR S1172, Université de Lille, Centre de biologie-pathologie-génétique, CHRU de Lille, 2, avenue Oscar Lambret, 59037 Lille cedex

Bernard François Michel

Service de neurologie comportementale, Hôpital Sainte-Marguerite, 270, boulevard Sainte-Marguerite, 13009 Marseille

Agnès Michon

Département des maladies du système nerveux, Centre des maladies cognitives et comportementales, Groupe hospitalier Pitié-Salpêtrière, 47, boulevard de l'Hôpital, 75651 Paris cedex 13

Antoine Moulignier
Service de neurologie, Fondation Adolphe de Rothschild, 29, rue Manin, 75019 Paris

Fatemeh Nourhashemi
Inserm UMR 1027, Laboratoire d'épidémiologie et analyses en santé publique : risques, maladies chroniques et handicaps, Faculté de Toulouse, 133, route Narbonne, 31062 Toulouse cedex 9

Nicolas Pageot
Inserm U1051, Clinique du motoneurone, CHRU Gui de Chauliac, 80, avenue Augustin Fliche, 34295 Montpellier cedex 5

Florence Pasquier
Inserm U1171, Centre mémoire de ressources et de recherche, Centre de référence national malades Alzheimer jeunes, Hôpital Roger Salengro, rue Emile Laine, 59037 Lille

Jean Pelletier
Service de neurologie, CHU la Timone, 264, rue Saint-Pierre, 13385 Marseille cedex 5

Julie Piano
Centre mémoire de ressources et de recherche, CHU Nice, Université de Nice Sophia-Antipolis, 4, avenue Reine Victoria, 06000 Nice

Maribel Pino
Service de gériatrie, Groupe hospitalier Cochin-Broca-Hôtel-Dieu, Hôpital Broca, 54, rue Pascal, 75013 Paris

Isabelle Plu
Inserm U1127, CNRS UMR 7225, Institut du cerveau et de la moelle épinière, Groupe hospitalier Pitié-Salpêtrière, 47, boulevard de l'Hôpital, 75651 Paris cedex 13

Florence Portet
Inserm U1061, Service universitaire de psychiatrie de l'adulte, CHRU La Colombière, 39, avenue Charles Flahault, 34090 Montpellier

Marie-Claude Potier
Inserm U1127, CNRS UMR 7225, Institut du cerveau et de la moelle épinière, Groupe hospitalier Pitié-Salpêtrière, 47, boulevard de l'Hôpital, 75651 Paris cedex 13

Laurent Pradier
Therapeutic strategy unit neurodegeneration and pain, Sanofi, 1, avenue Pierre-Brossolette, 91385 Chilly-Mazarin

Françoise Reuter
Service de neurologie, CHU la Timone, 264, rue Saint-Pierre, 13385 Marseille cedex 5

Damien Ricard
Service de neurologie, Hôpital d'instruction des armées du Val-de-Grâce, 74, boulevard de Port Royal, 75230 Paris cedex 05

Anne-Sophie Rigaud
Service de gériatrie, Groupe hospitalier Cochin-Broca-Hôtel-Dieu, Hôpital Broca, 54, rue Pascal, 75013 Paris

Philippe Robert
Centre mémoire de ressources et de recherche, Centre de recherche Edmond et Lily Safra, Institut Claude Pompidou, 10, rue Molière, 06100 Nice

Adeline Rollin
Inserm U1171, Centre mémoire de ressources et de recherche, Centre de référence national malades Alzheimer jeunes, Hôpital Roger Salengro, rue Emile Laine, 59037 Lille

Carole Roué-Jagot
Unité de neurologie, de la mémoire et du langage, Centre hospitalier Sainte-Anne, 1, rue Cabanis, 75674 Paris cedex 14

Sandra Roy-Bellina
Inserm U1051, Clinique du motoneurone, CHRU Gui de Chauliac, 80, avenue Augustin Fliche, 34295 Montpellier cedex 5

Pascal Saidlitz
Gérontopôle, CHU de Toulouse, 170, avenue de Casselardit, 31059 Toulouse cedex 9

Laurent Sakka
Service de neurochirurgie A, Laboratoire d'anatomie, CHU de Clermont-Ferrand, 58, rue Montalembert, 63003 Clermont-Ferrand

Marie Sarazin
Inserm UMR S894, Unité de neurologie de la mémoire et du langage, Hôpital Sainte-Anne, 1, rue Cabanis, 75674 Paris cedex 14

Frédéric Sedel
Département des maladies du système nerveux, Institut du cerveau et de la moelle épinière, Groupe hospitalier Pitié-Salpêtrière, 47, boulevard de l'Hôpital, 75013 Paris

Danielle Seilhean
Département de neuropathologie, Pôle des maladies du système nerveux, CRICM U975, Groupe hospitalier Pitié-Salpêtrière, 47, boulevard de l'Hôpital, 75651 Paris cedex 13

François Sellal
Centre mémoire de ressources et de recherche de Strasbourg-Colmar, Hôpitaux civils de Colmar, 39, avenue de la liberté, 68024 Colmar cedex

Marc Teichmann
Département des maladies du système nerveux, Centre des maladies cognitives et comportementales, Centre national de référence démences rares, Groupe hospitalier Pitié-Salpêtrière, 47, boulevard de l'Hôpital, 75651 Paris cedex 13

François Tiberghien
Centre mémoire, CHI Fréjus-Saint-Raphaël, 240, avenue Saint-Lambert, 86608 Fréjus cedex et Consultation mémoire libérale, 359, rue Roland Garros, 83600 Fréjus

François Tison
Institut des maladies neurodégénératives, CHU de Bordeaux, Place Amélie Raba-Léon, 33076 Bordeaux cedex

Jacques Touchon
Service de neurologie et Centre mémoire de ressources et de recherche, CHRU Gui de Chauliac, 80, avenue Augustin Fliche, 34295 Montpellier cedex 5

Bruno Vellas
Inserm UMR 1027, Laboratoire d'épidémiologie et analyses en santé publique : risques, maladies chroniques et handicaps, Faculté de Toulouse, 133, route Narbonne, 31062 Toulouse cedex 9

Marc Verny
Centre de gériatrie, Groupe hospitalier de la Pitié-Salpêtrière, 47, boulevard de l'Hôpital, 75651 Paris cedex 13

Thierry Voisin
Inserm UMR 1027, Laboratoire d'épidémiologie et analyses en santé publique : risques, maladies chroniques et handicaps, Faculté de Toulouse, 133, route Narbonne, 31062 Toulouse cedex 9

David Wallon
Inserm U1079 et Centre national de référence malades Alzheimer jeunes, CHU de Rouen, 1, rue de Germont, 76031 Rouen cedex

Nathanaëlle Yeni
Service de médecine nucléaire, Groupe hospitalier Pitié-Salpêtrière, 47, boulevard de l'Hôpital, 75651 Paris cedex 13

Préface

La France est mobilisée autour de la maladie d'Alzheimer depuis 1985 et développe une approche de santé publique depuis 2001. Son troisième plan Alzheimer et maladies apparentées me donne le plaisir d'écrire cette préface de la seconde édition d'un livre que j'aime. Le troisième plan a été conçu, à la demande du Président Nicolas Sarkozy et de son conseiller médical, comme une approche globale, recherche, soins, accompagnement dont le centre est la personne malade elle-même. Que les lecteurs et les lectrices de cette deuxième édition des *Démences* pardonnent que sa préface soit écrite par une personne étrangère à la neurologie, à la neuropsychologie, à la gériatrie, à la psychiatrie, à l'imagerie du cerveau, à l'anatomie même de celui-ci, à son anatomopathologie, à sa biologie. Le médecin néphrologue, entraîné à la santé publique, qui l'écrit, peut simplement dire qu'il a eu besoin pour débuter en 2007 la conception du troisième plan Alzheimer, de lire la version de Charles Duyckaerts et Florence Pasquier des *Démences*, pour apprendre le sujet. Il a été tout aussi heureux d'en lire la deuxième version coordonnée par Bruno Dubois et Agnès Michon, pour acquérir une vue d'ensemble des progrès des connaissances survenus en 8 années, progrès auxquels les recherches françaises ont apporté leur contribution.

Dans ce livre, on trouvera tout ce dont on peut avoir besoin pour compléter ses connaissances, à un moment donné, vite et bien : il s'agit typiquement d'un livre qui ne peut être écrit par un seul auteur. Pour autant, au cours des chapitres, qui montrent la difficulté à distinguer démence, Alzheimer, maladies apparentées, il est possible de retracer l'histoire naturelle de la forme la plus fréquente de la maladie telle que l'a structurée Bruno Dubois ou le proposent les résultats d'ADNI (*Alzheimer's Disease Neuro imaging Initiative*) et de quelques autres études.

La vision santé publique de la maladie ne peut certainement pas se développer sans intégrer, même superficiellement, la finesse neuropsychologique, la neuropathologie, la biologie cellulaire, les corrélations entre l'imagerie anatomique et fonctionnelle et l'exploration clinique des fonctions cognitives et de la fragilité liée à l'âge. On trouve tout ce qui est indispensable dans ce livre. On y voit comment les connaissances ont explosé en 5 ans. La croissance de la production scientifique mondiale sur la maladie d'Alzheimer et les démences a d'ailleurs été de 46 % par comparaison aux 5 années antérieures, contre 39 % de croissance pour l'ensemble des sciences médicales dans le monde. L'augmentation de la production scientifique sur cette maladie a été plus marquée que l'augmentation globale dans le monde, en Chine, en Inde, au Brésil, en Corée du Sud, en Espagne et en France. Bien sûr, les contributions les plus importantes continuent de venir des États-Unis et, loin derrière, du Royaume-Uni, de l'Allemagne, du Japon, du Canada et de l'Italie, et de nombreux pays de toutes tailles, mais les progrès français ont été indéniables, en génétique particulièrement.

La vision de santé publique, si elle est bien informée, organise différemment l'approche de la maladie, après s'être bien imprégnée des connaissances de base des sciences physiques, mathématiques, biologiques, médicales, économiques et psychosociales. Les vocabulaires de ces sciences ne sont pas les mêmes, et les modes de raisonnement diffèrent, ce qui explique la difficulté des rapprochements : un plan de santé publique est construit pour tout harmoniser. D'ailleurs, rapprocher des ministères et des administrations pour avancer de manière coordonnée est tout aussi complexe que faire communiquer et se respecter professionnels de la santé de toutes formations et scientifiques de tous bords...

Ce livre met en évidence cette explosion des connaissances, mais à la question « guérir ? », il ne peut encore rien donner d'autre que les analyses d'échecs relatifs, ce qui conduit à mieux s'appliquer sur le thème « accompagner », dans un mélange d'attention bienveillante et de rigueur dans les pratiques destinées au couple aidé-aidant. Il faut bien connaître l'histoire des comportements de la société et de la médecine face à la tuberculose et à la poliomyélite pour comprendre le long chemin qui attend la maladie d'Alzheimer et les démences. L'accompagnement immédiat est, en l'absence de guérison d'une maladie (la tuberculose, et c'est tout relatif) ou de prévention (la poliomyélite), un devoir immédiat et prolongé de la société. Le plan 2008-2013 avait annoncé 1,2 million d'euros en 5 ans dédié à l'accompagnement et il a distribué une bonne partie de cette somme plus largement que ce qui est fait ordinairement après des annonces officielles. C'est une responsabilité locale d'investir correctement sur l'accompagnement cet effort financier de la nation. Sont nécessaires un esprit de justice sociale et géographique, et le respect de principes généraux non contraignants fondés sur des preuves scientifiques et définis nationalement par les professionnels eux-mêmes.

La France avait bénéficié de la création de centres de mémoire, tels que les avaient développés des précurseurs dans quelques villes, Henri Petit en particulier. Ils ont pu être étendus, et partagent maintenant en réseau une vue d'ensemble de leurs activités grâce à une banque de données Alzheimer nationale, qui appartient à tous. Deux cents millions d'euros avaient été alloués aux soins : les lourdeurs administratives et les contraintes budgétaires générales ont parfois généré des plaintes qui faisaient oublier les efforts consentis par la nation, dont l'effort de transparence. Pourtant, les résultats sont là, tel le réseau des maladies d'Alzheimer jeunes qui place la France, comme souvent dans les maladies rares, en position exemplaire par l'approche aussi bien scientifique et internationale que sociale et locale indispensable pour les personnes malades et leurs familles.

L'avenir ? Grâce à l'écoute des uns et des autres, on peut avoir, quand on est chercheur, envie de faire une découverte, pas seulement d'écrire un article, mais de décrire un fait nouveau, un test nouveau, ou de participer au développement d'un médicament. Dans les variantes cliniques visuelles ou linguistiques de la maladie d'Alzheimer dont Bruno Dubois articule en finesse la séquence la plus fréquente depuis le stade prodromal, j'aurais aimé imaginer une biologie différente de la maladie d'Alzheimer classique, ce qui n'est pas (encore) le cas. Comment la neurodégénérescence commence-t-elle ailleurs que dans le cortex entorhinal et pourquoi ? Faisons une analogie avec le rein. Je crois que les anomalies du développement du rein peuvent être impliquées dans la genèse de l'hypertension artérielle, au sein d'une unité neurovasculaire et tubulaire. De la même façon, j'imagine que, dans le cerveau, développement (gênes et environnement) et unité neurovasculaire dysfonctionnent expliquant les troubles cognitifs et comportementaux dont le risque de survenue croît avec l'âge. Autre piste : comment passer du cholestérol systémique (vu par les spécialistes vasculaires, qui donneraient plus de place à la démence vasculaire ou mixte que celle qu'elle occupe dans ce livre), au cholestérol intracérébral des membranes, et à ses protéines de transfert ? On peut faire de la santé publique, de la néphrologie et rêver du cerveau...

Le partage accru des vocabulaires par la génération montante des jeunes professionnels de santé que l'on voit apparaître parmi les auteurs des articles français, permettra de comprendre comment le modèle génétique, humain et expérimental a des limites franchissables par une meilleure qualité des études et par les croisements d'informations. Dans cet effort de translation, on appréhendera mieux les limites des associations épidémiologiques, et la nécessaire longueur des interventions thérapeutiques, parmi lesquelles figureront la musique, l'entraînement physique et intellectuel, si la drogue miracle, unique, ciblée, ne peut, elle, exister ou ne concerner qu'un tout petit nombre de cas, ce qui serait déjà un énorme progrès.

Le livre se termine par un indispensable chapitre d'éthique. Je voudrais redire à quel point cette réflexion éthique doit accompagner les malades, les aidants et les soignants : droit d'être informés sur toute recherche possible, devoir de participer à la recherche, éthique de la publication dans la qualité de son contenu, l'attribution à ses auteurs, et la communication générale qui doit informer sans faire naître de faux espoirs.

Il ne me reste plus qu'à lire ce livre, une deuxième fois...

Joël Ménard
Professeur émérite de santé publique,
Faculté de médecine René Descartes, Paris,
Président du conseil scientifique de la Fondation Plan Alzheimer

Sommaire

Partie 3 – **Thérapeutiques et prise en charge**

Partie 1
Les démences

Chapitre 1

Maladie d'Alzheimer : d'hier à aujourd'hui

| B. Dubois

La démence, avant Aloïs Alzheimer

Qu'est-ce que la démence ? Quels sont ses liens avec le cerveau et le psychisme ? L'évolution des idées concernant ces deux questions est complexe. Elle est le fruit d'un lent cheminement de la pensée scientifique dans deux directions complémentaires :

- il a d'abord fallu comprendre que c'est bien dans le cerveau que sont organisées les fonctions cognitives : ce cheminement sera long et chaotique ;
- il a fallu aussi intégrer que la démence résulte de lésions structurelles du cerveau : connaissance récente dans laquelle la contribution d'Aloïs Alzheimer sera déterminante.

Le cerveau, siège de la pensée

On ne peut aborder ce sujet sans se replonger dans l'histoire des sciences. Que le cerveau soit le siège des fonctions cognitives et le lieu où s'élaborent les comportements [1.1] ou les émotions ne fait aujourd'hui de doute pour personne. Déjà, les Égyptiens, 3 000 ans avant Jésus-Christ, avaient compris que le cerveau jouait un rôle dans la commande des mouvements et dans la production du langage, comme en témoigne le papyrus trouvé par Edwin Smith à Thèbes en 1862. En fait, cette connaissance a été émaillée d'errances et d'erreurs, comme celle du cardiocentrisme. Le cœur a été longtemps considéré comme le siège de l'âme et des sentiments : *« C'est là que bondissent l'effroi et la peur, c'est là que la joie palpite doucement… »*, écrit le poète Lucrèce. Cette fonction attribuée au cœur, qu'expliquent les modifications de la fréquence cardiaque induites par les émotions, sera reprise par les grands philosophes de l'Antiquité, y compris par Socrate et Aristote, ce dernier contribuant à faire prévaloir de façon officielle la thèse cardiocentriste jusqu'à la Renaissance. Il constate en effet que le cerveau est insensible à la stimulation mécanique alors que le cœur lui l'est. Cela dit, il faut rappeler que d'autres philosophes, comme Démocrite (ve siècle avant notre ère) et son élève Hippocrate, affirmèrent la primauté du cerveau dans l'élaboration de la pensée. Cette thèse sera par la suite reprise par Platon puis Galien, chirurgien romain de grande influence (130-201). La contribution de Galien est essentielle. Il réhabilite le rôle du cerveau en s'appuyant sur la dissection d'animaux car la loi romaine interdisait les autopsies. Il élabore une théorie de l'âme : *« L'âme raisonnable habite l'encéphale. »* Il postule que le cerveau est le principe des nerfs. Toutes nos sensations et tous nos ordres aux organes du mouvement en partent. Les étapes ultérieures vont consister principalement à essayer de relier l'activité psychique à une région particulière du cerveau. C'est ainsi que Némésius localise le centre de la pensée abstraite dans les ventricules latéraux. Par la suite, d'autres localisations seront proposées. Descartes pense que l'âme immatérielle s'unit au corps par la glande pinéale (épiphyse) ; Thomas Willis (1672) situe l'âme au sein des corps striés, Vieussens (1685) dans la substance blanche des hémisphères cérébraux.

Mais le grand tournant, l'étape fondatrice, sera celui de la phrénologie, qui va introduire le concept de spécialisation hémisphérique et de facultés mentales organisées au sein du cortex cérébral. Ainsi, Franz Joseph Gall (1758-1828) oriente définitivement la réflexion sur le cortex cérébral. Sa contribution est double :

- il développe la notion de localisations cérébrales, c'est-à-dire d'un fonctionnement du cerveau en territoires séparés et spécialisés ;
- il fait jouer au cortex cérébral un rôle clé dans ces localisations fonctionnelles, ce que viendront confirmer par la suite les travaux de stimulation électrique, notamment de Fritz et Hitzig (1870) sur le cortex du chien et, surtout, les données de l'observation anatomoclinique des patients aphasiques (Broca, 1861), apraxiques ou agnosiques.

Le fait que ces fonctions dites supérieures (actuellement appelées cognitives) aient été rattachées au fonctionnement du cortex cérébral a préparé le terrain pour la compréhension du fait que la démence, qui résulte de l'atteinte de ces mêmes fonctions, est une maladie du cortex cérébral.

La démence : une maladie organique

Le terme de démence a longtemps été synonyme d'aliénation mentale. Ce n'est qu'à la fin du XVIIIe siècle que débute le démembrement de concept de « folie ». William Cullen, médecin écossais, introduit la notion de « névrose » pour signifier l'existence de maladies nerveuses, c'est-à-dire de maladies intéressant le cerveau ou les nerfs. Philippe Pinel, qui a traduit l'œuvre de Cullen, remplace le terme de folie par « aliénation mentale ». Il en définit, au début du XIXe siècle, différents types, distinguant la manie, *« où la faculté de jugement subsiste encore »*, de la démence, *« débilité particulière des opérations de l'entendement et des axes de la volonté où la faculté de penser est abolie »*. Esquirol insiste ultérieurement sur le caractère acquis des troubles démentiels : *« L'homme en démence est privé des biens dont il jouissait autrefois, c'est un riche devenu pauvre. »* Mais il ne fait pas de discrimination entre les affaiblissements intellectuels incurables (les démences) et ceux qui sont réversibles (les confusions mentales). Le rattachement de la démence à une pathologie organique du cerveau vient de la description par Bayle (1822) des lésions de méningoencéphalite chronique au cours de la paralysie générale. C'est en fait la première fois que l'on relie un état d'aliénation mentale à un trouble organique. Mais c'est bien sûr les travaux ultérieurs d'Aloïs Alzheimer qui vont définitivement lier démence, organicité et cortex cérébral.

Contribution d'Aloïs Alzheimer

Le 4 novembre 1906 est une des grandes dates dans l'histoire de la médecine. C'est le jour où Aloïs Alzheimer présente l'observation d'Auguste D. lors de la 37e Réunion de psychiatrie à Tübingen [1.2]. En fait, cette présentation passera pratiquement inaperçue et Aloïs Alzheimer sera déçu par l'accueil de sa communication, à laquelle il attachait tant d'importance. Auguste D. était entrée 5 années auparavant, le 26 novembre 1901, dans l'asile d'aliénés de Francfort dont il avait la responsabilité à ce moment-là. Alors qu'il rejoint Kraepelin à Munich en 1903, Aloïs Alzheimer continue à s'intéresser au cas d'Auguste D., toujours hospitalisée à Francfort. Elle y décède le 8 avril 1906. Alzheimer demande alors à Sioli de mettre à sa disposition le dossier médical et le cerveau de la patiente pour l'examiner. C'est cette observation qu'il présente au congrès de Tübingen en décrivant à la fois les troubles cliniques qu'il a pu colliger pendant toute la durée de son hospitalisation dans son établissement et les lésions neuronales qu'il a observées dans son cerveau et plus précisément dans son cortex cérébral. Il vient ainsi confirmer le modèle phrénologique proposé par Gall en 1808 selon lequel les fonctions cognitives sont principalement organisées chez l'homme au sein du cortex cérébral.

C'est une grande date car c'est la première description anatomoclinique de la maladie d'Alzheimer. C'est une grande date surtout car, pour la première fois – si l'on met à part la paralysie générale –, un état démentiel, jusque-là envisagé comme un dérèglement d'origine psychiatrique, est rattaché à des lésions cérébrales identifiées. En fait, cela n'a été rendu possible que grâce à la découverte par Bielschowsky, à peu près à la même période, d'une nouvelle technique de coloration cérébrale qui a permis de révéler et d'identifier les lésions des neurones cérébraux. Conséquence essentielle de cette communication princeps d'Alzheimer : pour la première fois, on relie des troubles intellectuels et comportementaux à des altérations physiques des neurones du cortex cérébral. La « démence » est une maladie du cerveau.

Depuis Aloïs Alzheimer

Cette découverte illustre le fait que les principales étapes dans la connaissance d'une maladie et de ses causes sont souvent le reflet ou la conséquence des progrès réalisés en parallèle dans le domaine des sciences et des techniques. Ainsi, notre savoir de la physiopathologie de la maladie d'Alzheimer va bénéficier au cours du XXe siècle des avancées des neurosciences. Le développement de la microscopie optique et des colorations histologiques sur les cerveaux des patients décédés va rendre compte de la *période nosographique* qui va suivre la publication d'Aloïs Alzheimer. Cette période, assez longue, sera d'abord marquée par la description de 4 nouveaux cas anatomocliniques de patients déments jeunes, de moins de 65 ans, par Perusini en 1909 [1.3], aboutissant à l'isolement par Kraepelin, dans la réédition de son traité sur les maladies mentales en 1910, de la maladie « d'Alzheimer » comme étant une entité clinique bien définie [1.4]. Puis ce sera le tour de la maladie de Pick, décrite en 1926 [1.5], à laquelle on peut rattacher la dégénérescence corticobasale, proche par les lésions mais différente par leur siège, entité décrite par Rebeiz bien plus récemment, en 1968 [1.6]. C'est aussi à peu près à cette époque qu'il a été rapporté l'observation d'inclusions intraneuronales de corps de Lewy dans le cortex de façon diffuse dans un cas de démence [1.7], à l'origine de la démence à corps de Lewy [1.8]. Cette période nosographique aura le mérite de mettre en scène les différentes formes de démences dégénératives et de montrer que la maladie d'Alzheimer, certes fréquente, n'est pas la seule maladie du cerveau produisant des troubles cognitifs. Et aussi que le cortex cérébral n'est pas forcément la seule région à être impliquée dans les fonctions cognitives. Cette dernière notion, aujourd'hui acceptée par tous en raison du développement des travaux en neuro-imagerie fonctionnelle, démontrant la participation de régions cérébrales multiples activées en réseau au cours des opérations mentales, a cependant été l'objet de débats animés. La notion de « démence sous-corticale », introduite par Martin Albert dans la paralysie supranucléaire progressive, était assez polémique à l'époque [1.9]. Il est maintenant accepté que des troubles cognitifs puissent accompagner les lésions de structures sous-corticales de substance grise (noyau caudé, thalamus...) voire de substance blanche (comme dans la sclérose en plaques), soulignant ainsi l'intense connectivité de toutes ces régions dans la réalisation des opérations cognitives.

Vient ensuite la *période neurochimique* de la maladie d'Alzheimer, conséquence de la grande effervescence scientifique pour la chimie cérébrale qui a suivi la découverte d'un déficit dopaminergique central dans la maladie de Parkinson et de sa correction possible par les traitements dopaminergiques. En 1976, une diminution considérable de l'innervation cholinergique est observée dans le cortex cérébral de patients décédés de maladie d'Alzheimer par plusieurs chercheurs [1.10, 1.11], déficit cholinergique du cortex qui sera secondairement rapporté à une perte des neurones cholinergiques du *nucleus basalis* de Meynert par Peter Whitehouse en 1981 [1.12]. Par analogie avec la maladie de Parkinson, l'hypothèse cholinergique était née. Selon cette hypothèse, l'ensemble des troubles cognitifs de la MA pourrait n'être lié qu'à la seule atteinte du système cholinergique. Paul Francis ira même jusqu'à relier l'ensemble des anomalies biologiques observées dans la MA (y compris l'hyperphosphorylation des protéines tau et la production en excès de protéines bêta-amyloïdes) à la seule atteinte cholinergique centrale [1.13]. À l'appui de l'hypothèse cholinergique, qui paraît avec le recul ô combien réductrice, il faut cependant citer les travaux expérimentaux de Drachman, rapportant des troubles comportementaux chez des sujets âgés, traités par anticholinergiques, assez comparables aux troubles de mémoire observés dans la maladie d'Alzheimer [1.14]. De ces données est né l'espoir de pouvoir faire disparaître les symptômes de la maladie par le simple rétablissement de la transmission cholinergique centrale, par analogie avec les troubles moteurs de la maladie de Parkinson corrigés par le traitement dopaminergique. Espoir qui s'est vu conforté initialement par une publication très spectaculaire (et jamais confirmée) du psychiatre Summers le 13 novembre 1986 dans le prestigieux *New England Journal of Medicine* [1.15]. Ce médecin rapportait dans cet article une quasi-normalisation des performances cognitives chez 17 sujets traités par THA (tétrahydroaminoacridine). Faut-il rappeler que ce modèle biologique et les espoirs qui en ont découlé n'ont pas été confortés par l'effet des traitements procholinergiques, que ce soit dans les essais cliniques ou dans la pratique médicale quotidienne ? S'ils ne sont pas totalement dénués d'effets, ils n'ont en rien transformé la réalité de cette maladie.

Le développement considérable de la neuro-imagerie, et en particulier l'avènement de l'imagerie par résonance nucléaire vont rendre compte de ce que l'on peut appeler la *période anatomique*. Cette période est la conséquence indirecte de l'hypothèse cholinergique, focalisant les recherches sur une région particulière du cerveau : l'hippocampe, région qui reçoit une importante innervation cholinergique issue des neurones du septum et de la bandelette diagonale de Broca. De plus, l'hippocampe est une des régions du cerveau les plus précocement touchées par le processus pathologique de la maladie d'Alzheimer. Braak n'a-t-il pas montré en 1991 que la maladie débute apparemment dans la région temporale médiale [1.16] ? Et effectivement, Stéphane Lehéricy à la Salpêtrière met en évidence par IRM volumique une atrophie précoce de 25 % de l'hippocampe chez des patients au tout début de leur affection [1.17]. Ces travaux conduisent au concept d'une MA relativement homogène dans sa présentation, réalisant un tableau de démence amnésique progressive. Et nous avons pu rattacher à cette atteinte un profil particulier des troubles de la mémoire épisodique, caractéristique de la maladie d'Alzheimer : le syndrome amnésique de type hippocampique [1.18].

Parallèlement à ces travaux, s'est développée une *période biologique* de la MA, liée à la mise en évidence du peptide bêta-amyloïde au sein des plaques séniles par Glenner, en 1984 [1.19], et de la protéine tau au niveau des lésions de dégénérescence neurofibrillaire par Brion, en 1985 [1.20]. Ces découvertes sont essentielles. Elles ont eu pour conséquence l'identification des deux acteurs principaux de la MA : le peptide amyloïde et la protéine tau. Elles ont aussi orienté les recherches thérapeutiques vers de nouvelles pistes : inhibiteurs des sécrétases, inhibiteurs d'hyperphosphorylation des protéines tau, immunothérapie active et passive notamment. Elles ont enfin permis la visualisation directe, *in vivo*, des lésions de la maladie par des ligands notamment amyloïdes [1.21] et plus récemment tau [1.22] par tomographie par émission de positons (TEP).

Également à cette époque s'est développée la *période génétique*, dont les principales étapes furent la localisation chromosomique du gène du précurseur du peptide amyloïde (APP) par St George-Hyslop en 1987 [1.23], puis la première mutation identifiée sur ce même gène de l'APP dans une MA familiale (en 1991) [1.24], enfin la découverte de mutations sur d'autres gènes en 1995 : mutation de gènes de la préséniline 1 par Sherrington [1.25] et de la préséniline 2 par Rogaev la même année [1.26]. Ces mutations géniques, autosomales dominantes, impliquent que le sujet qui en est porteur exprimera quoi qu'il arrive la maladie compte tenu d'une pénétrance *a priori* complète. Bien différente est la découverte en 1993 d'un facteur de risque génétique par Saunders : l'allèle epsilon 4 de l'APOE [1.27]. Il ne s'agit là que d'un facteur de risque, dont la présence permet l'expression plus précoce des lésions d'une MA par ailleurs présentes. La période génétique est une étape fondamentale car, en isolant les mutations géniques responsables de la maladie, elle va permettre la mise au point de modèles animaux. Cette *période des modèles animaux* voit éclore plusieurs modèles de souris transgéniques permettant de tester l'efficacité de molécules en développement agissant directement sur les lésions de la maladie (médicaments *« disease-modifier »*). C'est ainsi que Dale Shenk va démontrer l'efficacité de l'immunothérapie, tout au moins chez la souris transgénique [1.28]. L'injection périphérique du peptide amyloïde entraîne une diminution des plaques amyloïdes dans le cerveau de la souris et empêche leur apparition lorsque cette injection est réalisée plus précocement. Cette « prophylaxie » s'explique par la production d'anticorps dirigés contre l'antigène injecté qui vont, après passage dans le cerveau, dégrader la même protéine produite par le cerveau ou entraîner son élimination. Malheureusement, les essais réalisés chez les patients n'ont pas été aussi concluants en raison de l'apparition de réactions méningoencéphalitiques [1.29]. Cela étant, il est maintenant établi que ces approches thérapeutiques ont un effet positif sur les lésions cérébrales de la maladie chez l'homme.

Il faut enfin citer la *période épidémiologique* et les travaux issus des grandes études en population générale (étude Paquid [1.30], Rotterdam Study...), qui vont donner une idée de l'importance de la MA en termes de santé publique, permettre d'identifier les facteurs de risque et de prévention, de souligner l'importance de la réserve cognitive dans l'expression de la maladie, d'éclairer sur l'intérêt possible d'une stimulation cognitive prolongée au cours de la vie et surtout d'attirer l'attention des pouvoirs publics sur l'enjeu sociétal de cette maladie (trois plans Alzheimer ont été ainsi implémentés en France entre 2000 et 2012).

On arrive ainsi au modèle actuel de la MA, que l'on peut résumer de la façon suivante : si la cause n'en est pas connue, la cascade d'événements biologiques qui en découle est maintenant identifiée. Elle va aboutir, après plusieurs années voire plusieurs décennies, à l'apparition des premiers symptômes. Il existe donc une phase de compensation qui est probablement accessible à des mesures de prévention secondaires, puis une phase symptomatique divisée artificiellement en deux stades : un stade de début de « troubles cognitifs légers » puis celui plus évolué dit de « démence ». En 2007, un groupe d'experts international a considéré que le diagnostic de MA devait concerner l'ensemble de la phase symptomatique, qui englobe à la fois les stades prodromal et démentiel [1.31]. De nouveaux critères diagnostiques ont été proposés, fondés sur la mise en évidence d'un syndrome amnésique hippocampique et sur la présence de biomarqueurs physiopathologiques. Cette vision nouvelle de la maladie semble faire consensus aujourd'hui dans la mesure où de nouveaux critères américains intègrent la phase prédémentielle dans la définition de la maladie et l'importance des biomarqueurs dans le diagnostic [1.32].

Bibliographie

[1.1] Soury J. Le système nerveux central. Structure et fonctions. Histoire critique des théories et des doctrines. 2 vol. Paris : G. Carré & C. Naud, 1899.

[1.2] Alzheimer A. Über eine eigenartige Erkrankung der Hirnrinde (« Une curieuse maladie de l'écorce cérébrale »). *In :* Allgemeine Zeitschrift für Psychiatrie und Psychischgerichtliche. Medizin 1907 ; 64 : 146-8.

[1.3] Perusini G. Über klinische und histopathologische eigenartige psychische Erkrankungen des späteren Lebensalters (« Les maladies mentales de l'âge avancé offrant des particularités cliniques et histopathologiques »). *In :* Nissl E, Alzheimer A, eds. Histopathologischen Arbeiten über die Grosshirnrinde unter besonderer Berücksichtigung der pathologischen Anatomie der Geisteskrankheiten (« Travaux d'histopathologie sur le cortex cérébral tenant compte de l'anatomie pathologique des maladies mentales »). Vol. 3. Jena : Gustav Fisher, 1909 : 297-325.

[1.4] Kraepelin E. Psychiatrie. Ein Lehrbuch für Studierende und Ärzte (« Manuel de psychiatrie pour étudiants et médecins »). Vol. 1 et 2. Leipzig : Barth, 1909-1910.

[1.5] Onari K, Spatz H. Anatomische Beitrage zur Lehre von der Pickschen umschriebenen Grosshirnrindenatrophie

(Picksche Krankheit). Z Ges Neurol Psychiatr 1926 ; 101 : 470-511.

[1.6] Rebeiz JJ, Kolodny EH, Richardson EP. Corticodentatonigral degeneration with neuronal achromasia. Arch Neurol 1968 ; 18 : 20-33.

[1.7] Okasaki H, Lipton LS, Aronson SM. Diffuse intracytoplasmic ganglionic inclusions (Lewy type) associated with progressive dementia and quadraparesis in flexion. J Neuropathol Exp Neurol 1961 ; 20 : 237-44.

[1.8] Kosaka K, Yoshimura M, Ikeda K, Budka H. Diffuse type of Lewy body disease : progressive dementia with abundant cortical Lewy bodies and senile changes of varying degree – A new disease ? Clin Neuropathol 1984 ; 3 : 185-92.

[1.9] Albert M, Feldman R, Willis A. The "subcortical dementia" of progressive supranuclear palsy. J Neurol Neurosurg Psychiatry 1974 ; 37 : 121-30.

[1.10] Davies P, Maloney AJF. Selective loss of cholinergic neurons in Alzheimer's disease. Lancet 1976 ; 2 : 1403.

[1.11] Bowen DM, Smith CB, White P, Davison AN. Neurotransmitter enzymes and indices of hypoxia in senile dementia and other abiotrophies. Brain 1976 ; 99 : 459-96.

[1.12] Whitehouse PJ, Price DL, Clark AW, Coyle JT, De Long MR. Alzheimer disease : evidence for selective loss of cholinergic neurons in the nucleus basalis. Ann Neurol 1981 ; 10 : 122-6.

[1.13] Francis PT, Palmer AM, Snape M, Wilcock GK. The cholinergic hypothesis of Alzheimer's disease : a review of progress. J Neurol Neurosurg Psychiatry 1999 ; 66 : 137-47.

[1.14] Drachman DA, Hughes JR, Arbit J. Aging, memory and the hippocampal complex. Neurology 1968 ; 18 : 288.

[1.15] Summers WK, Majovski LV, Marsh GM, Tachiki K, Kling A. Oral tetrahydroaminoacridine in long-term treatment of senile dementia, Alzheimer type. N Engl J Med 1986 ; 315 : 1241-5.

[1.16] Braak H, Braak E. Neuropathological stageing of Alzheimer-related changes. Acta Neuropathol (Berlin) 1991 ; 82 : 239-59.

[1.17] Lehéricy S, Baulac M, Chiras J, Piérot L, Martin N, Pillon B *et al.* Amygdalohippocampal MR volume measurements in the early stages of Alzheimer disease. AJNR Am J Neuroradiol 1994 ; 15 : 929-37.

[1.18] Dubois B, Albert AL. Amnestic MCI or prodromal Alzheimer's disease ? Lancet Neurol 2004 ; 3 : 246-8.

[1.19] Glenner GG, Wong CW. Alzheimer's disease : initial report of the purification and characterization of a novel cerebrovascular amyloid protein. Biochem Biophys Res Commun 1984 ; 120 : 885-90.

[1.20] Brion JP, Passareiro H, Nunez J, Flament-Durand J. Mise en évidence immunologique de la protéine tau au niveau des lésions de dégénérescence neurofibrillaire de la maladie d'Alzheimer. Arch Biol (Brux) 1985 ; 95 : 229-35.

[1.21] Klunk WE, Engler H, Nordberg A, Wang Y, Blomqvist G, Holt DP *et al.* Imaging brain amyloid in Alzheimer's disease with Pittsburgh Compound-B. Ann Neurol 2004 ; 55 : 306-19.

[1.22] Maruyama M, Shimada H, Suhara T, Shinotoh H, Ji B, Maeda J *et al.* Imaging of tau pathology in a tauopathy mouse model and in Alzheimer patients compared to normal controls. Neuron 2013 ; 79 : 1094-108.

[1.23] St George-Hyslop PH, Tanzi RE, Polinsky RJ, Haines JL, Nee L, Watkins PC *et al.* The genetic defect causing familial Alzheimer's disease maps on chromosome 21. Science 1987 ; 235 : 885-90.

[1.24] Goate A, Chartier-Harlin MC, Mullan M, Brown J, Crawford F, Fidani L *et al.* Segregation of a missense mutation in the amyloid precursor protein gene with familial Alzheimer's disease. Nature 1991 ; 349 : 704-6.

[1.25] Sherrington R, Rogaev EI, Liang Y, Rogaeva EA, Levesque G, Ikeda M *et al.* Cloning of a gene bearing missense mutations in early-onset familial Alzheimer's disease. Nature 1995 ; 375 : 754-60.

[1.26] Rogaev EI, Sherrington R, Rogaeva EA, Levesque G, Ikeda M, Liang Y *et al.* Familial Alzheimer's disease in kindreds with missense mutations in a gene on chromosome 1 related to the Alzheimer's disease type 3 gene. Nature 1995 ; 376 : 775-8.

[1.27] Saunders AM, Strittmatter WJ, Schmechel DE, George-Hyslop PH, Pericak-Vance MA, Joo SH *et al.* Association of apolipoprotein E allele e4 with late-onset familial and sporadic Alzheimer's disease. Neurology 1993 ; 43 : 1467-72.

[1.28] Schenk D, Barbour R, Dunn W, Gordon G, Grajeda H, Guido T *et al.* Immunization with amyloid-beta attenuates Alzheimer-disease-like pathology in the PDAPP mouse. Nature 1999 ; 400 : 173-7.

[1.29] Orgogozo JM, Gilman S, Dartigues JF, Laurent B, Puel M, Kirby LC *et al.* Subacute meningoencephalitis in a subset of patients with AD after Abeta42 immunization. Neurology 2003 ; 61 : 46-54.

[1.30] Dartigues JF, Gagnon M, Michel P, Letenneur L, Commenges D, Barberger-Gateau P *et al.* Le programme de recherche Paquid sur l'épidémiologie de la démence. Méthodes et résultats initiaux. Rev Neurol 1991 ; 147 : 225-30.

[1.31] Dubois B, Feldman H, Jacova C, De Kosky ST, Barberger-Gateau P, Cummings J *et al.* Research criteria for the diagnosis of Alzheimer's disease : revising the NINCDS-ADRDA criteria. Lancet Neurol 2007 ; 6 : 734-46.

[1.32] Jack CR Jr, Albert MS, Knopman DS, McKhann GM, Sperling RA, Carrillo MC *et al.* Introduction to the recommendations from the National Institute on Aging-Alzheimer's Association workgroups on diagnostic guidelines for Alzheimer's disease. Alzheimers Dement 2011 ; 7 : 257-62.

Chapitre 2

Épidémiologie des démences et facteurs de risque modifiables

| C. Helmer, C. Berr, J.-F. Dartigues

Diagnostic de la maladie d'Alzheimer et des syndromes apparentés en population

La maladie d'Alzheimer est une pathologie neurodégénérative évolutive qui s'exprime par des troubles de la mémoire et un déclin cognitif, le plus souvent associés à des troubles comportementaux, et qui évolue vers une perte progressive d'autonomie, caractérisant un syndrome démentiel. La maladie d'Alzheimer représente la cause principale de syndrome démentiel, au moins dans 70 % des cas.

En France comme dans les autres pays, la maladie d'Alzheimer est sous-diagnostiquée et sous-traitée. On considère qu'un diagnostic est posé seulement dans un cas sur deux [2.1]. Les estimations du nombre de sujets souffrant de maladie d'Alzheimer ou de syndromes apparentés montrent en effet qu'environ 850 000 personnes seraient atteintes actuellement en France [2.2]. Pourtant, si on se réfère à des indicateurs comme la prescription médicamenteuse ou la déclaration en affection de longue durée (ALD 15), les chiffres sont beaucoup plus faibles : environ 300 000 personnes étaient traitées par inhibiteur de l'acétylcholinestérase en 2010 et on estime à 551 000 le nombre de personnes en ALD 15 ou sous inhibiteur de la cholinestérase ou hospitalisées avec le diagnostic de démence [2.3].

Ce sous-diagnostic de la maladie d'Alzheimer est principalement observé chez les personnes les plus âgées. L'étude des Trois Cités (3C) [2.4] montre, à partir d'un échantillon de près de 500 sujets atteints de démence, qu'environ 1/3 de ces personnes démentes ne se sont jamais plaintes à leur médecin généraliste et que, parmi les 2/3 ayant manifesté une plainte, la moitié seulement a ensuite consulté un spécialiste (neurologue, psychiatre ou gériatre) [2.5]. Mais surtout, seuls 20 % de ceux âgés de plus de 85 ans avaient été adressés à un spécialiste, alors que ce recours au spécialiste était rencontré pour près de la moitié des sujets âgés de 65 à 74 ans. Après 85 ans, ce sont donc 4 malades sur 5 qui n'ont pas accès aux procédures diagnostiques recommandées officiellement. Outre l'âge, ce recours au spécialiste est également très dépendant du niveau d'éducation, les personnes de bas niveau d'éducation consultant 2 à 3 fois moins souvent un spécialiste. Ce recours au spécialiste est d'autant plus important que la première prescription de traitement « antidémentiel » doit en France passer par le spécialiste.

Même quand il est porté, le diagnostic l'est souvent avec retard, à un stade de démence parfois avancé, ce qui retarde de manière préjudiciable la prise en charge médicale et médicosociale des patients et alourdit la charge des familles. Cela est corroboré par la *Facing Dementia Survey*, vaste enquête européenne d'opinion qui montre que le délai entre le début de la démence et le diagnostic est de 24 mois en moyenne en France, et que seuls 40 % des patients consultent pour la première fois à un stade de démence légère, tandis que la plus grande part (54 %) est diagnostiquée à un stade modéré et certains uniquement à un stade sévère (7 %) [2.6]. Plusieurs facteurs expliquent cette insuffisance de diagnostic, liés au patient, à l'entourage, et/ou au médecin. Parmi les barrières au diagnostic qui ont été mises en avant dans la littérature, les plus importantes sont la possibilité de conséquences négatives du diagnostic et le manque d'efficacité des traitements antidémentiels. Une autre barrière importante est l'absence de critères opérationnels de la maladie d'Alzheimer et des démences en général, reproductibles et analogues quel que soit le mode d'exercice de la médecine. Malgré les efforts réalisés pour améliorer les critères diagnostiques, ils restent avant tout fondés sur l'expérience clinique et la capacité à reconnaître un déclin cognitif avec un retentissement significatif au sens clinique sur les activités de la vie quotidienne [2.7]. Or l'expérience clinique est très variable, dépendant avant tout du mode d'exercice du médecin et du nombre de cas rencontrés chaque année, soit 1 ou 2 nouveaux cas pour un médecin généraliste, et 50 à 100 pour un spécialiste. Ces critères dépendent aussi de l'environnement dans lequel vit le malade, requérant plus ou moins d'autonomie cognitive dans les activités de la vie quotidienne selon le type d'hébergement, le milieu culturel et social. Des critères opérationnels, plus stricts et plus précoces dans l'évolution de la maladie, avec prise en compte des biomarqueurs de neuro-imagerie et du LCR, ont été proposés par Dubois *et al.*, mais ils n'ont pas été appliqués en population générale et restent du domaine de la recherche [2.8].

Ces difficultés du diagnostic en population sont assez inédites dans les pathologies fréquentes, bien qu'elles existent aussi pour toutes les pathologies mentales. Elles ont même conduit certains à considérer que la maladie d'Alzheimer et les maladies apparentées n'étaient qu'une construction de l'industrie pharmaceutique ou d'autres groupes de *lobbying* poussant à majorer les chiffres de prévalence et d'incidence. En fait deux attitudes s'opposent : une très pragmatique, qui postule qu'on ne doit considérer dément qu'un sujet ayant fait l'objet d'un recours au soin (qui signe le retentissement significatif sur la vie quotidienne du déclin cognitif), et une explicative, qui applique les critères même en dehors de tout recours aux soins.

Malgré les plans Alzheimer successifs, la situation du diagnostic en population n'a pas changé. La proportion de nouveaux cas de démences adressés au spécialiste reste en 2010 la même qu'en 2000, c'est-à-dire un tiers des cas incidents dans 3C Bordeaux. Les obstacles au diagnostic restent présents. La consultation longue pour faciliter le diagnostic et la prise en charge des malades, récemment proposée au médecin généraliste dans le cadre du plan Alzheimer, peine à se développer.

On peut cependant espérer que lorsque les mesures du plan Alzheimer pour aider à la prise en charge des malades et des familles seront appliquées dans tous les territoires, les médecins prendront conscience de l'intérêt d'une détection plus précoce de la maladie, avant les troubles du comportement ou la dépendance majeure.

Indicateurs épidémiologiques

Estimation de la prévalence et de l'incidence

En raison du sous-diagnostic majeur de cette maladie, il n'existe pas d'indicateur sanitaire fiable au niveau national, ni de registres locaux ou régionaux permettant un recensement exhaustif et pérenne des cas de maladie d'Alzheimer. Il n'est pas non plus envisageable d'utiliser les données systématiques sur les causes de mortalité pour estimer les taux de démences et documenter une éventuelle évolution temporelle ou spatiale. Une analyse des données de mortalité en Angleterre et au Pays de Galles montre l'impact important des changements de classification mais aussi des modalités de déclaration des causes de décès dans ce type d'étude sur la démence ou la maladie d'Alzheimer [2.9]. Dans le cadre de l'étude 3C, nous avons analysé les certificats de décès des 1 647 premiers décès. Parmi ces sujets décédés, 277 (16,8 %) avaient été classés dans l'étude comme déments prévalents ou incidents, mais dans 81 cas seulement le diagnostic de démence était noté sur le certificat de décès, soit dans 29,2 % des cas. *A contrario*, parmi les 1 370 sujets considérés non déments par 3C, dans 56 cas le diagnostic de démence était noté sur le certificat de décès, soit dans 4,1 % des cas. La sensibilité de l'indicateur issu du certificat de mortalité est donc très mauvaise et la spécificité n'est pas parfaite. Les statistiques de mortalité ne sont pas utilisables, même pour analyser des tendances séculaires car on ne peut pas exclure des modifications du recours au soin pour les malades au grès des modifications de l'efficacité attendue des prises en charge.

Nous avons mené le même type d'étude comparative pour évaluer la validité des données d'ALD et de consommation d'antidémentiels dans l'étude AMI (Agrica-Mutualité sociale agricole-ISPED), chez les agriculteurs de Gironde. Parmi les 912 sujets âgés de 65 ans et plus, 119 (13 %) ont été classés déments prévalents. Parmi ces 119 cas, 30 seulement étaient en ALD 15 ou traités par un antidémentiel (25,2 %). *A contrario*, parmi les 793 sujets non déments, 4 seulement (0,5 %) étaient soit en ALD 15, soit traités par un antidémentiel. La sensibilité est donc également très mauvaise, mais la spécificité est excellente. Quoi qu'il en soit, cet indicateur ne mesure que le recours au soin et pas l'incidence ou la prévalence de la maladie.

Études de cohortes en population et leurs limites

Du fait du sous-diagnostic et de la sous-médicalisation de la maladie d'Alzheimer, seules les cohortes en population permettent d'obtenir des indicateurs épidémiologiques tels que la prévalence, l'incidence, la durée de la maladie, ainsi que la proportion de recours aux soins et aux aides. Ces cohortes populationnelles sont également la méthode la plus fiable pour l'étude des facteurs de risque des maladies ou les déterminants du recours au soin et aux aides. Le principe de ces études est de partir d'un échantillon représentatif de la population, en général des personnes de 65 ans et plus chez qui on réalise une évaluation cognitive systématique avec recherche et diagnostic actif d'une éventuelle maladie d'Alzheimer, quel que soit le recours préalable aux soins. La plupart des études en population ont une stratégie de diagnostic en deux temps : d'abord un *screening* de la population, en utilisant des tests permettant de repérer les individus suspectés de démence, puis une phase diagnostique où les personnes repérées bénéficient d'un examen clinique permettant de poser un éventuel diagnostic de démence, si besoin avec les outils paracliniques nécessaires (examen neuropsychologique, imagerie, biologie...) et un contact avec un informant. De multiples tests de repérage des cas peuvent être proposés, le score du MMSE *(Mini Mental State Examination)* étant l'outil le plus fréquemment utilisé. Cette procédure en deux temps pose toujours le problème majeur de la sensibilité et de la spécificité des outils ou algorithmes utilisés pour repérer les cas suspects mais est le plus couramment utilisée pour des raisons de faisabilité, d'acceptabilité et de coût. Le diagnostic est essentiellement clinique, fondé sur la détérioration et l'évolution des performances cognitives et leur retentissement. Le suivi longitudinal, avec évaluation du déclin au cours du temps, est primordial. Car le diagnostic de démence n'est pas un diagnostic simple, le diagnostic étiologique encore moins. Une revue des études en population avec vérification neuropathologique des cas repérés en population générale illustre la complexité de ce diagnostic à partir de 1 200 autopsies [2.10]. Cette revue montre de nombreux recouvrements entre les lésions pathologiques observées chez les sujets déments et non déments.

Plusieurs limites pour l'obtention de données de prévalence et d'incidence à partir des études de cohortes en population doivent être discutées.

Idéalement, la population d'étude doit être représentative de la population source à laquelle on souhaite extrapoler les résultats. L'échantillon doit théoriquement inclure les sujets vivant à leur domicile et ceux vivant en institution, la démence étant une cause majeure d'institutionnalisation. La sous-représentation de sujets vivant en institution dans les études peut conduire à une sous-estimation des démences. Les taux de contacts puis d'acceptation de participer représentent aussi une source de sélection majeure, avec entre autres un risque de sous-représentation des cas prévalents.

En raison des difficultés diagnostiques de cette pathologie, des problèmes de non-identification des cas de démences et des erreurs de diagnostic peuvent survenir ; ces problèmes s'accentuent pour les cas de sévérité légère à modérée, chez les sujets âgés et en institution. Une part de la variabilité des taux obtenus dans différentes études peut être expliquée par la proportion plus ou moins grande de démences modérées détectées. Plus la recherche des cas sera active, utilisant des outils très sensibles à la présence de troubles cognitifs encore mineurs, plus on repérera les formes légères à modérées.

Pour les données d'incidence, la problématique de recherche des cas est similaire mais peut avoir l'avantage de s'appuyer sur des données cognitives longitudinales permettant d'objectiver un déclin des fonctions cognitives entre deux examens. En revanche, les problèmes d'attrition sont importants dans les études sur le vieillissement, tant en raison des décès (source de censure par intervalles si une démence débute entre une étape de suivi et le décès) que de l'absence de suivi. Les sujets non suivis le sont pour des raisons multiples, dont certaines sont directement liées au développement de la pathologie démentielle. La modélisation biostatistique permet de mieux prendre en compte une part de ces facteurs. Une étude américaine est venue documenter ce phénomène d'attrition en comparant l'incidence de la démence calculée avec des cas documentés à partir de données des services de santé (indépendants de l'attrition) à celle obtenue dans le cadre du suivi régulier systématique de la même cohorte [2.9]. Les sujets qui ont refusé le suivi de cohorte (refus ou incapacité de participer) ont une incidence plus élevée que ceux qui ont été suivis, et l'incidence est encore plus élevée chez les sujets décédés. Ces travaux incitent à essayer dans les futures études de développer des stratégies pour caractériser et renseigner indirectement les sujets non suivis et ainsi limiter la sous-estimation des taux.

Malgré ces limites, les études de cohorte en population restent la méthode la plus fiable pour l'estimation des indicateurs épidémiologiques.

Sources de données disponibles

Il n'y a que peu d'études permettant de donner des chiffres de prévalence et d'incidence spécifiques de la maladie d'Alzheimer en France. La source principale de données française porte sur la prévalence des démences comprenant la maladie d'Alzheimer, qui représente selon les estimations 70 % des cas. Elle vient de l'étude Paquid (Quid des personnes âgées), étude de cohorte menée en population générale depuis 1989 en Gironde et Dordogne chez des sujets âgés de 65 ans et plus. La prévalence a été estimée en 1989 et réévaluée en 1999 sur les plus de 75 ans survivants de la cohorte initiale [2.2, 2.11]. En raison du vieillissement de cette cohorte (cohorte fermée, les participants encore en vie en 2013 ont 90 ans et plus), il n'est plus possible de réactualiser les données de prévalence à partir de Paquid.

Une étude a été réalisée dans la région Provence-Alpes-Côte d'Azur sur un échantillon de 1 062 sujets de plus de 70 ans, qui montre une prévalence de 9,2 % de démences. La représentativité de l'échantillon (en raison d'un faible taux d'acceptation) ne permet cependant pas d'utiliser ces résultats pour proposer des estimations nationales [2.9].

Au niveau européen, nous disposons de données avec les méta-analyses réalisées dans les années 1990 et réactualisées en 2000 par le consortium Eurodem [2.12]. De nombreuses estimations ont été aussi publiées au niveau mondial, dont parmi les plus récentes une publication reposant sur une méthodologie de consensus entre experts (Delphi consensus) [2.13]. Cependant les estimations de ce consensus pour l'Europe reposent en très large partie sur les données d'Eurodem.

Prévalence et incidence des démences en France

Prévalence et incidence avant 65 ans

En France, une seule étude menée en 1998 à Rouen chez les moins de 60 ans permet de proposer une estimation de la prévalence pour les formes précoces de la maladie d'Alzheimer [2.9]. La prévalence est estimée à 0,041 % (IC 95 % : 0,028-0,054), avec 24 cas familiaux parmi les 39 cas recensés. La prévalence des démences avant 65 ans a été étudiée dans des faubourgs de Londres à partir des cas notifiés par les médecins et professionnels de santé [2.9]. Entre 30 et 64 ans, le taux est égal à 0,054 %, et si l'on fait cette estimation chez les 45-64 ans, ce taux est de 0,1 %. Plus anciennes, les estimations réalisées par le groupe Eurodem en 1991 donnaient une prévalence de démence égale à 0,5 % chez les femmes et 1,6 % chez les hommes entre 60 et 64 ans, et à 0,1 % chez les femmes et 0,2 % chez les hommes avant 60 ans [2.9], soit une estimation de 32 000 personnes de moins de 65 ans présentant une démence en 2004 en France. Cependant, aucune de ces estimations n'a une précision acceptable. Les travaux systématiques réalisés à partir des fichiers de la Mayo Clinic aux États-Unis permettent d'estimer que 4,6 % des cas incidents débutent avant 65 ans [2.14]. À partir des 26 cas recensés, l'incidence est estimée à 8,8/100 000 entre 40 et 49 ans, 22,9/100 000 entre 50 et 59 ans, et 125,9/100 000 entre 60 et 64 ans ; 9 des 26 cas ne sont ni des pathologies dégénératives, ni d'origine vasculaire. Il n'y a pas de données de ce type sur la population française.

Prévalence après 65 ans

À partir d'analyses des données européennes du groupe Eurodem, le taux de prévalence des démences chez les sujets de plus de 65 ans est estimé à 6,4 % [2.12]. La prévalence augmente avec l'âge *(fig. 2.1)*.

FIGURE 2.1 Prévalence des démences chez les hommes et chez les femmes selon l'âge.

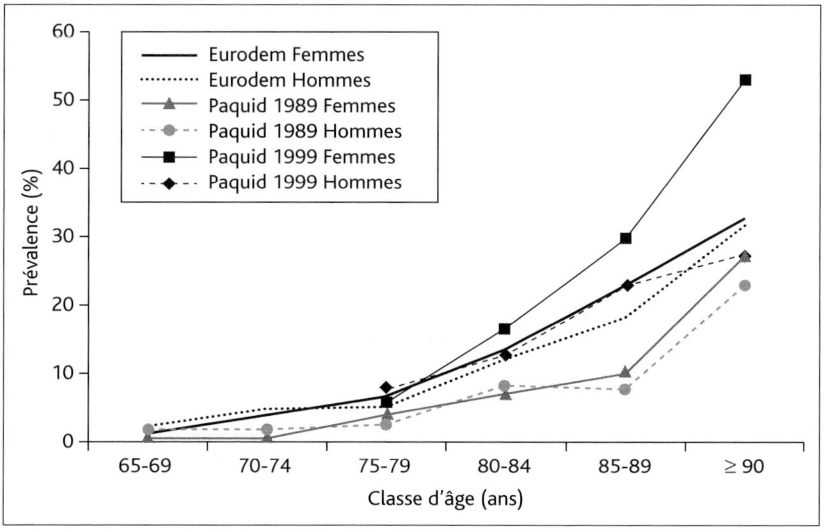

Données de la méta-analyse Eurodem sur des études des années 1990 [2.12].
Données initiales de l'étude Paquid (1988-1989).
Données lors du suivi à 10 ans de l'étude Paquid (1998-1999) [2.2].

La maladie d'Alzheimer représente 70 % des démences prévalentes et les autres démences sont vasculaires (10 %) et mixtes (20 %). Pour la France, les chiffres obtenus dans l'étude Paquid lors du recrutement des sujets en 1988-1989 sont représentés sur la *figure 2.1*. Ces chiffres de prévalence de la maladie d'Alzheimer fournis par l'étude Paquid ont été revus à la hausse lors du suivi à 10 ans de cette cohorte [2.2]. Les estimations ont porté sur 1 461 sujets d'âge moyen de 82,6 ans avec 260 personnes démentes identifiées. Alors que la prévalence en 1989 chez les 75 ans et plus était de 7,7 %, elle était estimée en 1999 à 17,8 % pour les sujets de la même tranche d'âge, 13,2 % pour les hommes et 20,5 % pour les femmes. Elle augmente très nettement avec l'âge et est beaucoup plus marquée en institution, où plus des deux tiers des sujets sont déments. Près de 80 % des cas sont des patients atteints de maladie d'Alzheimer, et 10 % sont des démences vasculaires.

Différentes études en population ont estimé la prévalence de la maladie d'Alzheimer en fonction de l'âge et du sexe *(tab. 2.1)*. Outre des disparités intra-études à des périodes différentes, des disparités entre études existent également. Ces disparités sont probablement en partie dues aux limites et aux difficultés méthodologiques pour l'obtention de données de prévalence, notamment pour les cas légers à modérés. Les estimations françaises obtenues lors du suivi à 10 ans de la cohorte Paquid sont proches de celles obtenues récemment en Italie ; elles sont en revanche nettement inférieures aux estimations obtenues aux États-Unis.

TABLEAU 2.1 ▼ **Prévalence de la maladie d'Alzheimer et des syndromes apparentés en fonction de l'âge et du sexe selon différentes études en population.**

	Eurodem (Europe)	Paquid (France)	Faenza et Granarolo (Italie)	CHS (États-Unis)
Hommes				
65-69 ans	1,6	–	0,76	9,0
70-74 ans	2,9	–	1,8	
75-79 ans	5,6	7,7	5,6	15,4
80-84 ans	11,0	12,5	15,0	33,3
> 85 ans	18,0	23,9	23,8	42,9
Femmes				
65-69 ans	1,0	–	1,2	8,8
70-74 ans	3,1	–	3,2	
75-79 ans	6,0	5,7	6,0	20,6
80-84 ans	12,6	16,6	13,1	32,6
> 85 ans	25,0	38,4	34,6	50,9

D'après Lobo *et al.* [2.12] pour les données Eurodem, Ramaroson *et al.* [2.2] pour les données Paquid, Fitzpatrick *et al.* [2.15] pour les données italiennes, et De Ronchi *et al.* [2.16] pour la *Cardiovascular Health Study* (CHS).

En extrapolant à la population française de 2004 les données françaises réactualisées pour les 75 ans et plus et les données italiennes pour les 65-74 ans, on peut estimer à 766 000 le nombre de sujets déments de 75 ans et plus et à 850 000 le nombre de sujets déments de 65 ans et plus. Plus des deux tiers sont des femmes (618 000) et près de la moitié a plus de 85 ans (394 000).

■ Incidence après 65 ans

Les analyses faites à partir de huit études européennes menées dans sept pays (Danemark, Espagne, Finlande, France, Grande-Bretagne, Suède, Pays-Bas) permettent d'avancer des chiffres pour chaque tranche d'âge, avec un taux d'incidence moyen qui augmente fortement de 2/1 000 personnes/année (PA) entre 65 et 69 ans à 70/1 000 PA après 90 ans [2.17] *(fig. 2.2)*.

FIGURE 2.2 Incidence des démences, de la maladie d'Alzheimer et des démences vasculaires (taux pour 1 000 personnes/année, par tranche d'âge) (données Eurodem : Fratiglioni *et al.*, 2000 [2.17]).

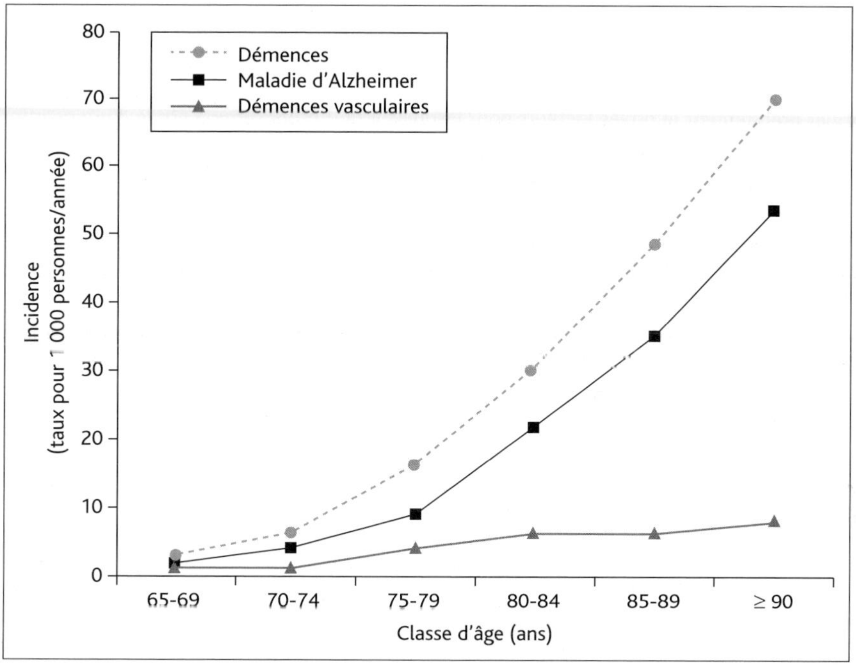

Comme pour les estimations de prévalence, il existe dans les chiffres d'incidence une grande variabilité d'une étude à l'autre, en partie expliquée par les problèmes méthodologiques déjà évoqués ci-dessus. Certains de ces problèmes peuvent être pris en compte, au moins partiellement, dans les méthodes d'analyse des données. Ainsi, l'équipe de Daniel Commenges utilise dans l'enquête Paquid des modèles multi-états pour mieux prendre en compte la mortalité compétitive et les phénomènes de censure par intervalle. Alors que les analyses sur les cas incidents à 10 ans portent sur 633 cas, la prise en compte des décès amène à réestimer l'incidence à partir de 1 049 cas. Les courbes d'incidence sont notablement modifiées par cette modélisation [2.18]. À partir des données Insee 2004 et de ces chiffres d'incidence, le nombre de nouveaux cas annuels est estimé à 225 000 en France métropolitaine.

Projections

Les scénarios démographiques de l'Insee montrent une augmentation de la population totale de la France pour les prochaines années, mais surtout une augmentation de la proportion des personnes âgées. Au 1er janvier 2013, la population totale était de 65,4 millions, dont 17,5 % de personnes âgées de 65 ans et plus. En 2040, il devrait y avoir en France 70 millions d'habitants.

Des projections du nombre de maladies d'Alzheimer et syndromes apparentés ont été proposées pour la France en 2005, estimant à 1,3 million le nombre de personnes atteintes en 2020 et à 2,1 millions en 2040 [2.1]. Ces projections étaient faites sous l'hypothèse d'une incidence et d'une durée de la maladie constantes, et l'augmentation du nombre de cas ne reposait que sur l'augmentation de la population. En fonction de l'évolution des progrès dans le domaine de la prévention, du traitement et/ou de la prise en charge de la maladie d'Alzheimer, ces estimations se révéleront peut-être obsolètes en 2040.

Facteurs de risque et pistes de prévention

La liste des facteurs dont l'association avec la maladie d'Alzheimer a fait l'objet d'études est désormais très longue, depuis les premiers travaux des années 1980-1990. Même si l'on peut aujourd'hui s'appuyer sur des résultats d'études de cohorte et de premières études randomisées, il est encore difficile d'identifier précisément le ou les facteurs pour lesquels il faut proposer une étude d'intervention. Des déceptions dans ce domaine ont déjà été rencontrées avec, par exemple, le cas des traitements hormonaux de la ménopause (THM). Les résultats de très nombreuses études d'observation, en faveur d'un rôle protecteur des THM, sont en discordance avec ceux d'un grand essai randomisé, la WHIMS *(Women's Health Initiative Memory Study)* [2.19], qui montre une augmentation du risque de démence avec un type de traitement initié chez des femmes âgées de plus de 65 ans.

Dans le domaine de la maladie d'Alzheimer, certains facteurs génétiques ont pu être identifiés, avec notamment des cas familiaux de maladie survenant très précocement. Ces cas génétiques représentent cependant moins de 2 % des cas de maladie d'Alzheimer. Outre ces cas précoces, après une longue période où un seul facteur de risque génétique était reconnu par tous : l'allèle ε4 de l'apolipoprotéine E, correspondant à un facteur de prédisposition génétique, de nombreux autres gènes ont été impliqués avec les études de *Genome Wide Association* (GWA). Ces facteurs génétiques, non modifiables pour le moment, seront abordés dans le *chapitre 15*.

La recherche de facteurs de risque modifiables est un des enjeux majeurs de la recherche épidémiologique étiologique dans la maladie d'Alzheimer. Elle est actuellement dominée par des travaux sur les facteurs de risque vasculaires, avec une montée en puissance des études sur la nutrition, une bonne part de ces facteurs pouvant se rattacher à des modes de vie. Toutefois, d'autres voies méritent d'être explorées, comme la place des antécédents médicaux ou les expositions à certains facteurs environnementaux. La maladie d'Alzheimer est une maladie du sujet âgé mais on commence à s'intéresser de plus en plus, non pas aux caractéristiques des sujets dans les années précédant le diagnostic, mais plus globalement à la vie entière du sujet, en particulier la période *« midlife »*, vers 40-50 ans [2.20]. Les facteurs pouvant conduire à des maladies chroniques à des âges avancés peuvent avoir leur origine à des périodes précoces de la vie et se cumuler tout au long de celle-ci. Ces facteurs peuvent aussi avoir des effets différents selon les périodes de la vie, comme le suggèrent certains résultats sur l'hypertension artérielle.

La *figure 2.3*, proposée par Fratiglioni *et al.* [2.20], résume très bien l'ensemble des facteurs actuellement incriminés dans la survenue de la maladie d'Alzheimer, même si le rôle des traitements hypolipémiants et des AINS mis en avant sur cette figure n'a pas été confirmé par les essais thérapeutiques passés.

Il serait trop long de passer en revue ici tous les facteurs potentiellement modifiables incriminés dans la maladie d'Alzheimer et de détailler les arguments pour et contre l'implication réelle de ces facteurs. Il faut cependant savoir que pour la plupart des facteurs impliqués, les données sont issues d'études d'observation et n'ont pas toujours été confirmées par des essais d'intervention. Malheureusement, il s'agit aussi parfois de facteurs difficilement évaluables dans le cadre d'essais d'intervention, soit pour des raisons éthiques, quand ces facteurs sont aussi des facteurs reconnus dans d'autres maladies, soit pour des raisons de faisabilité ; dans ces cas, il faudra se contenter d'une suspicion, parfois forte. Un autre point important est l'implication fréquente des différents facteurs incriminés dans la survenue de plusieurs maladies, notamment les maladies cardiovasculaires mais parfois également les cancers. C'est le cas bien évidemment pour tous les facteurs de risque vasculaires, et en premier lieu l'hypertension artérielle, mais également pour les facteurs nutritionnels. Dans ces cas, la prévention peut être facilitée car commune à plusieurs maladies.

FIGURE 2.3 Schéma étiologique proposé pour la maladie d'Alzheimer (d'après Fratiglioni *et al.*, 2004 [2.20]).

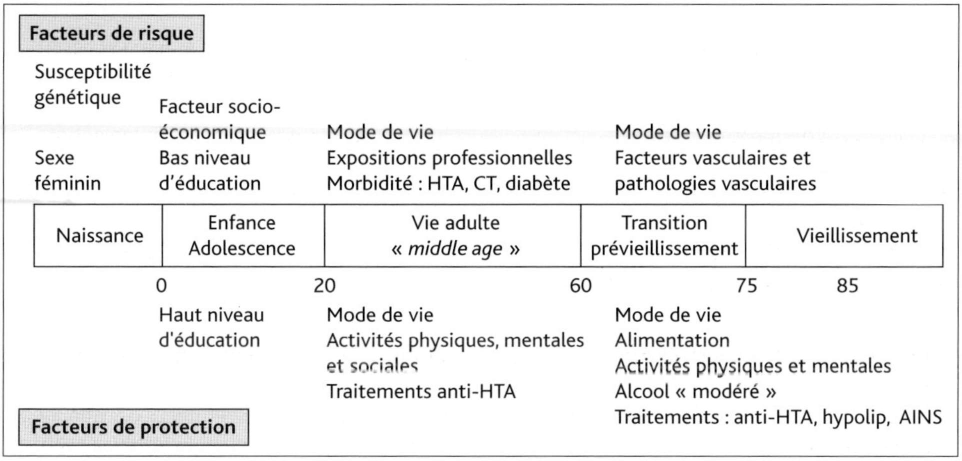

HTA : hypertension artérielle ; CT : cholestérol total ; hypolip : hypolipidémiant ; AINS : anti-inflammatoire non stéroïdien.

On peut regrouper les principaux facteurs impliqués dans la survenue d'une maladie d'Alzheimer en 5 axes :

- les facteurs de risque vasculaires (HTA, dyslipidémie, diabète, tabagisme) ;
- les facteurs nutritionnels ;
- l'activité physique ;
- l'éducation et les activités cognitives ;
- le réseau social.

Pour chacun de ces thèmes, il existe de nombreux travaux étayant l'implication des différents facteurs mais également certains travaux contradictoires.

Facteurs de risque vasculaires : HTA, dyslipidémie, diabète, tabagisme, obésité

Si l'association entre facteurs vasculaires et démence de type vasculaire – dont un des facteurs de risque est l'hypertension artérielle – est prouvée, celle qui existerait entre facteurs vasculaires et maladie d'Alzheimer est en revanche moins claire. Alors que dans les années 1980, les critères permettant de porter un diagnostic de maladie d'Alzheimer probable excluaient toute pathologie vasculaire, la place des facteurs vasculaires est aujourd'hui davantage mise en avant et prise en compte tout au long de la vie.

De nombreux travaux vont dans le sens d'une augmentation du risque de maladie d'Alzheimer associée à la présence des facteurs de risque vasculaires. Cependant, mis à part pour l'hypertension artérielle où un essai randomisé a démontré la diminution de 50 % de l'incidence de la maladie d'Alzheimer dans le groupe traité pour l'hypertension [2.21], l'implication des autres facteurs vasculaires repose sur des études d'observation et n'a pas été démontrée dans le cadre d'essais randomisés. C'est le cas notamment pour la dyslipidémie, où les premiers résultats d'études cas-témoins montrant une diminution du risque de maladie d'Alzheimer chez les sujets traités par statines ont fait naître des espoirs de prévention. Ces espoirs ont cependant été rapidement déçus par trois grandes études longitudinales qui n'ont pas confirmé ce résultat et par les résultats négatifs de 2 études randomisées avec différentes statines contre placebo [2.22, 2.23]. Mais l'évaluation cognitive n'était pas l'objectif principal de ces deux essais, ne permettant pas de conclure définitivement.

Même pour l'hypertension artérielle, les essais qui ont suivi le premier initié en 1998 sont moins convaincants, probablement pour deux raisons. D'une part, la nécessité de contrôler simultanément l'ensemble des différents facteurs de risque vasculaires semble indispensable. D'autre part, l'influence de ces facteurs dès le milieu de la vie est probable, et les études ne s'intéressant aux facteurs vasculaires qu'aux âges avancés sont trop restrictives, notamment pour la pression artérielle, qui tend à diminuer en début de maladie.

Seules deux publications portent sur la construction de scores de facteurs de risque. Dans une étude finlandaise (étude CAIDE : *Cardiovascular Risk Factors, Aging, and Dementia*), avec cholestérol et PA mesurés en milieu de vie [2.24], les risques de démence associés à l'ApoE4, au cholestérol total (> 6,5 mmol/L), à la PAS (> 160 mmHg), à la PAD (> 95 mmHg) ou aux antécédents d'infarctus du myocarde apparaissent indépendants et sont du même ordre de grandeur, avec des odds-ratios entre 2 et 2,8. La même équipe finlandaise vient de proposer un score de prédiction à 20 ans à partir d'un ensemble de facteurs recueillis en milieu de vie. Le score comprend l'âge, le niveau d'éducation, l'hypertension, l'hypercholestérolémie et l'obésité mais n'a pas retenu l'activité physique ni l'ApoE4. Les qualités prédictives de ce score sont correctes, avec une sensibilité de 77 % et une spécificité de 63 %. Ce score n'intègre cependant pas l'évolution des différents facteurs avec l'âge. Même en l'absence de certitude, ces différents résultats incitent à recommander une bonne prise en charge des différents facteurs de risque vasculaires dans l'espoir de retarder la survenue de la maladie d'Alzheimer.

Facteurs nutritionnels

Les études longitudinales sont les plus adaptées pour rechercher les associations avec l'alimentation. Elles doivent être suffisamment longues pour s'assurer que le comportement alimentaire a bien précédé le déclin cognitif et non l'inverse. Ces études s'intéressent soit aux apports alimentaires, soit au statut biologique pour certains composés, soit aux suppléments alimentaires. Les facteurs nutritionnels les plus évalués dans la démence sont les antioxydants, les acides gras polyinsaturés, et les vitamines B et folates. Ces pistes nutritionnelles reposent sur des hypothèses physiopathologiques.

Antioxydants et acides gras polyinsaturés

Le cerveau est particulièrement sensible au stress oxydant en raison de sa composition en acides gras polyinsaturés (AGPI) à longues chaînes, très sensibles à la peroxydation lipidique (en particulier les AGPI oméga-3). En outre, dans la maladie d'Alzheimer, la protéine β-amyloïde peut conduire directement à une augmentation de la production de radicaux libres et une augmentation de la lipoperoxydation a été observée.

Les acides gras polyinsaturés (AGPI) se composent de deux grandes familles : les oméga-3 et les oméga-6. Les poissons gras sont très riches en AGPI oméga-3, constituant lipidique majeur de la membrane des neurones. Outre leur rôle dans la composition et la fluidité des membranes neuronales, les oméga-3 auraient des activités anti-inflammatoire, antiagrégante plaquettaire, de diminution de la vasoconstriction et de régulation du rythme cardiaque qui pourraient avoir un rôle protecteur dans la survenue d'une maladie d'Alzheimer.

Plusieurs études épidémiologiques de cohorte ont montré une relation entre consommation d'antioxydants dans le cadre de l'alimentation ou statut biologique en antioxydants et moindre risque de démence ou de déclin cognitif [2.9], mêmes si des discordances existent sur la ou les vitamines impliquées. Les études d'observation sur les suppléments vitaminiques sont en revanche beaucoup plus contradictoires et comportent des biais importants d'indication et de sélection des populations. Hormis l'étude de Sano *et al.* [2.25] qui a montré un effet bénéfique de la vitamine E sur l'évolution de la maladie d'Alzheimer, les résultats des autres essais randomisés chez le sujet âgé sain ou avec une maladie d'Alzheimer ou un MCI *(Mild Cognitive Impairment)* se sont révélés négatifs jusque-là.

Pour les AGPI, un effet protecteur de la consommation de poisson sur le risque de démence et/ou le déclin des fonctions cognitives a été décrit dans plusieurs cohortes [2.9]. Dans l'étude EVA avec des dosages d'acides gras dans les membranes des globules rouges, le risque de déclin des fonctions cognitives est plus élevé chez les sujets ayant des taux élevés d'AGPI oméga-6 et, à l'inverse, il diminue pour les sujets avec les taux les plus hauts d'AGPI oméga-3.

Que ce soit dans le domaine des antioxydants ou des AGPI, il faut cependant rester prudent et se rappeler que jusque-là les résultats ont été obtenus dans le cadre de l'alimentation et ne permettent pas de préconiser une supplémentation. La seule recommandation actuelle, en dehors de carence, est celle d'une alimentation variée et équilibrée. Les nombreux essais de supplémentation actuellement en cours apporteront une réponse dans le futur.

Vitamines B et folates

Des études chez l'animal suggèrent que le déficit en folates peut être à l'origine d'une amyloïdogenèse. Par ailleurs, la consommation de folates et d'autres vitamines du groupe B est un déterminant du taux d'homocystéine, acide aminé soufré impliqué dans le métabolisme de la méthionine et de la cystéine. Il existe une relation inverse entre les taux d'homocystéine et les apports alimentaires ainsi que les taux plasmatiques des vitamines B6, B12 et des folates. L'hyperhomocystéinémie est un facteur de risque vasculaire aussi bien au niveau des artères coronaires et des artères cérébrales que des vaisseaux périphériques.

À ce jour, deux études randomisées contrôlées menées aux Pays-Bas et une étude américaine ont été publiées. Mac Mahon *et al.* [2.26], évaluant l'efficacité de la prise d'acide folique et de vitamines B12 et B6 chez 276 sujets suivis pendant 2 ans et ayant initialement des taux sériques d'homocystéine élevés, n'ont pas mis en évidence d'effet sur les fonctions cognitives ; cependant, cet essai a été conduit aux États-Unis où les farines sont enrichies en folates. Au contraire, l'essai de Durga *et al.* [2.27], comparant l'effet de la prise de folates *versus* placebo sur les fonctions cognitives de 818 sujets ayant un taux d'homocystéine sérique élevé et suivis pendant 3 ans, a montré une efficacité significative de l'apport en folates sur la mémoire. Un autre essai de la même équipe a évalué l'apport en B12 ou l'association de B12 et de folates chez 195 sujets ayant un déficit et suivis pendant 24 semaines [28] ; l'apport de B12 (1 000 µg/j) n'a montré aucune efficacité sur les fonctions cognitives par comparaison au placebo.

La discordance entre les précédents essais incite donc à la prudence avant de se précipiter dans une supplémentation en acide folique, en gardant notamment en mémoire que le seul essai qui s'est révélé positif a été réalisé dans une population avec une homocystéinémie élevée, vraisemblablement en rapport avec un déficit en folates d'origine alimentaire.

Alcool

À la frontière de l'alimentation, c'est à partir des travaux de l'étude Paquid sur le caractère protecteur d'une consommation modérée de vin que se sont développés de multiples travaux qui, globalement, montrent un effet plutôt protecteur d'une consommation modérée d'alcool, et pas spécifiquement de vin, dans le risque de maladie d'Alzheimer [2.29]. Parmi les explications avancées, cette consommation modérée serait associée au mode de vie protecteur des consommateurs modérés, à une diminution du risque cardiovasculaire, à une action directe de l'alcool sur le métabolisme de l'acétylcholine et, plus spécifiquement pour le vin, à un rôle protecteur des composés flavonoïdes.

Vision nutritionnelle globale

L'analyse épidémiologique des relations entre consommation de nutriments et déclin cognitif est complexe et il est très peu probable qu'un seul composé joue un rôle majeur. L'alimentation forme un tout, avec probablement de nombreuses interactions entre les différents composés. En outre, de nombreux autres facteurs sociaux et d'habitudes de vie interviennent également. Beaucoup de questions sont encore à élucider dans ce domaine.

Activité physique

L'activité physique pourrait avoir une action propre sur les fonctions cognitives, ou agir par le biais des facteurs vasculaires ou des facteurs sociaux, ces différents effets se cumulant probablement. Des études longitudinales récentes réalisées auprès de sujets âgés de 65 ans et plus, en population générale, ont rapporté une association inverse entre la pratique régulière et soutenue d'une activité physique et la survenue d'un déclin cognitif ou d'une démence, en particulier de type Alzheimer [2.9]. Ces études sont nombreuses et présentent des qualités méthodologiques certaines (puissance de l'étude, durée de suivi souvent longue, caractère longitudinal de l'analyse). En revanche, les études d'intervention sont peu nombreuses et peu d'entre elles ont choisi un critère de jugement cognitif pour étudier l'efficacité d'une activité physique standardisée. L'efficacité de l'activité physique reste donc à démontrer par des essais d'intervention.

Éducation et activités cognitives

Un bas niveau d'éducation, évalué par le nombre d'années d'éducation formelle, le plus haut niveau d'études atteint, ou l'atteinte d'un certain niveau d'études, est souvent associé à un risque majoré de maladie d'Alzheimer dans les études de cohorte même si certaines études n'ont pas observé ce lien, notamment une étude portant sur 143 paires de jumeaux [2.9]. Ces résultats sont en accord avec l'hypothèse selon laquelle les sujets ayant un haut niveau d'études ont une plus grande capacité de réserve cérébrale qui leur permettrait d'exprimer leur maladie différemment, plus tardivement. Mais le niveau d'éducation est aussi un témoin du statut socioéconomique ; des études tendent à démontrer un effet de l'éducation indépendant de celui de la catégorie socioprofessionnelle ou du niveau de revenus [2.9].

Des activités de loisirs, comme la lecture, le jeu, la danse, le jardinage, le bricolage, les voyages, ont également été associées à un risque moindre de maladie d'Alzheimer ou d'autres démences. Cependant, on peut difficilement écarter l'hypothèse d'un arrêt de ces activités dans les stades présymptomatiques de la maladie, conduisant à surestimer l'effet de ces facteurs. En effet, la plupart des travaux concernent des personnes âgées de plus de 65 ans, mais une étude récente a évalué l'effet du niveau d'activité sociale chez 2 513 hommes au cours de la période *« midlife »* et plus tard dans la vie, au cours de la période *« late life »*. Les auteurs rapportent que le niveau d'activité en *« midlife »* seul n'est pas associé au risque de démence, ce qui pourrait être en faveur d'un changement dans le comportement des sujets en phase prédémentielle.

Réseau social

De nombreux travaux ont évoqué le rôle protecteur de la richesse du réseau social et des activités sociales sur le déclin des fonctions cognitives, et une revue de 15 études longitudinales en Europe et aux États-Unis trouve un effet globalement favorable de la richesse des contacts sociaux et des activités, qu'elles soient intellectuelles ou non, sur le déclin des fonctions cognitives ou la survenue d'une démence, parfois d'une maladie d'Alzheimer [2.20]. Le statut marital pouvant être un témoin de la richesse du réseau social, des travaux ont montré qu'il pourrait jouer un rôle protecteur dans la survenue de la maladie d'Alzheimer [2.9].

Récemment, une étude a montré que la richesse du réseau social pouvait influencer la relation entre la sévérité des lésions anatomopathologiques (en particulier les neurofibrilles) et le niveau de fonctionnement cognitif [2.9]. Il demeure difficile de conceptualiser et de quantifier les activités sociales et le réseau social dans les études épidémiologiques, car au-delà de l'existence même de ces activités, il semble évident que la satisfaction qui leur est liée soit importante à prendre en compte.

À la frontière du réseau social, la dépression pourrait également être associée à une augmentation du risque de maladie d'Alzheimer, même s'il est difficile de préciser si elle représente un véritable facteur de risque ou un prodrome de la maladie. Les symptômes dépressifs sont en effet extrêmement fréquents dans la maladie d'Alzheimer et en particulier dans les stades débutants. Les suivis de cohortes révèlent des résultats discordants. Une revue de la littérature et une méta-analyse récente réalisée par Ownby *et al.* [2.30] suggèrent cependant que la dépression pourrait être un facteur de risque indépendant de la maladie d'Alzheimer (OR : 1,90 ; IC 95 % : 1,55-2,33). Si cela se confirmait, la dépression pourrait être considérée comme un des facteurs de risque modifiables de la maladie d'Alzheimer.

Autres facteurs

De nombreux autres facteurs de risque ont été évoqués. Parmi eux, certaines pathologies – pathologies cardiaques, avec notamment la fibrillation auriculaire, anémie, bronchopneumopathies chroniques obstructives et apnées du sommeil – et certains agents infectieux. Mais aussi les antécédents de traumatismes crâniens ou les expositions à certains métaux ou agents physiques et chimiques, soit dans le cadre d'expositions environnementales, soit dans le cadre d'expositions professionnelles. Trop peu de travaux, ou des travaux trop divergents existent cependant sur ces différents facteurs pour avoir une vision claire de leur implication réelle dans la survenue de la maladie d'Alzheimer.

Des facteurs médicamenteux ont également été impliqués. Outre les traitements hormonaux substitutifs de la ménopause et les statines, déjà abordés plus haut et pour lesquels les essais randomisés n'ont pour l'instant pas confirmé leur efficacité, les anti-inflammatoires non stéroïdiens ont également été étudiés. Là encore, malgré des résultats d'études épidémiologiques encourageants, les essais randomisés n'ont pas confirmé les premiers résultats, ni en prévention primaire et secondaire, ni pour le traitement de la maladie d'Alzheimer et le ralentissement de l'évolution [2.9]. D'autres travaux sont en cours et devraient apporter de nouvelles informations.

Selon l'évolution des recherches actuelles, certains de ces facteurs seront peut-être des pistes de prévention pertinentes dans le futur.

Essais d'interventions

Outre les nombreux essais nutritionnels actuellement en cours, un essai plus global évaluant une intervention sur plusieurs des pistes de prévention actuelles est en cours dans quatre villes françaises (Toulouse, Bordeaux, Montpellier et Limoges). Il s'agit de l'essai MAPT (investigateur : Pr Bruno Vellas, CHU de Toulouse), évaluant l'efficacité d'une supplémentation en acides gras oméga-3, d'une intervention « multidomaines » (incluant la stimulation cognitive, l'activité physique, des conseils nutritionnels et une incitation aux activités sociales), ou de leur association sur l'évolution des fonctions cognitives chez des personnes âgées fragiles.

Conclusion

Dans un domaine où les pistes sont multiples avec maintenant un nombre important d'études longitudinales, il est important de souligner le manque d'études épidémiologiques tenant compte de l'ensemble des facteurs de risques suspectés. Les efforts doivent se concentrer sur les facteurs de risque modifiables dans l'objectif de développer des stratégies préventives de la maladie d'Alzheimer. L'étude des facteurs de risque liés au mode de vie doit reposer sur une approche globale de ces facteurs, nécessitant la multidisciplinarité des équipes. Si la recherche des facteurs de risque doit se poursuivre, il faut parallèlement passer maintenant à l'intervention pour les facteurs pour lesquels il existe déjà un faisceau d'arguments suffisant. Car jusqu'à maintenant, la majorité des essais répertoriés n'avaient pas pour objectif principal l'évaluation cognitive. Deux grands axes très schématiques doivent être explorés :

- les facteurs modifiés par des thérapeutiques médicales : traitements antihypertenseurs, prise en charge du diabète et, à un moindre degré, de l'hypercholestérolémie ;
- les facteurs associés au mode de vie : facteurs nutritionnels *via* des modifications des habitudes alimentaires, activité physique, activités intellectuelles ou cognitives, réseau social.

■ Bibliographie

[2.1] Gallez C. Rapport sur la maladie d'Alzheimer et les maladies apparentées. Paris : Office parlementaire d'évaluation des politiques de santé, 2005.

[2.2] Ramaroson H, Helmer C, Barberger-Gateau P, Letenneur L, Dartigues JF, PAQUID. Prevalence of dementia and Alzheimer's disease among subjects aged 75 years or over : updated results of the PAQUID cohort. Rev Neurol (Paris) 2003 ; 159 : 405-11.

[2.3] Tuppin P, Cuerq A, Weill A, Ricordeau P, Allemand H. Alzheimer disease and other dementia in France : identification, management and neuroleptic use (2007-2009). Rev Neurol (Paris) 2012 ; 168 : 152-60.

[2.4] 3C Study Group. Vascular factors and risk of dementia : design of the Three-City Study and baseline characteristics of the study population. Neuroepidemiology 2003 ; 22 : 316-25.

[2.5] Helmer C, Pérès K, Pariente A, Pasquier F, Auriacombe S, Poncet M *et al.* Primary and secondary care consultations in elderly demented individuals in France. Results from the Three-City Study. Dement Geriatr Cogn Disord 2008 ; 26 : 407-15.

[2.6] Bond J, Stave C, Sganga A, O'Connell B, Stanley RL. Inequalities in dementia care across Europe : key findings of the Facing Dementia Survey. Int J Clin Pract Suppl 2005 ; 146 : 8-14.

[2.7] McKhann GM, Knopman DS, Chertkow H, Hyman BT, Jack CR Jr, Kawas CH *et al.* The diagnosis of dementia due to Alzheimer's disease : recommendations from the National Institute on Aging-Alzheimer's Association workgroups on diagnostic guidelines for Alzheimer's disease. Alzheimers Dement 2011 ; 7 : 263-9.

[2.8] Dubois B, Feldman HH, Jacova C, Cummings JL, Dekosky ST, Barberger-Gateau P *et al.* Revising the definition of Alzheimer's disease : a new lexicon. Lancet Neurol 2010 ; 9 : 1118-27.

[2.9] Expertise collective. Maladie d'Alzheimer. Enjeux scientifiques, médicaux et sociétaux. Paris : Inserm, 2007. http://www.inserm.fr/fr/questionsdesante/mediatheque/expertises/.

[2.10] Zaccai J, Ince P, Brayne C. Population-based neuropathological studies of dementia : design, methods and areas of investigation – A systematic review. BMC Neurol 2006 ; 6 : 2.

[2.11] Helmer C, Pérès K, Letenneur L, Guttiérez-Robledo LM, Ramaroson H, Barberger-Gateau P *et al.* Dementia in subjects aged 75 years or over within the PAQUID cohort : prevalence and burden by severity. Dement Geriatr Cogn Disord 2006 ; 22 : 87-94.

[2.12] Lobo A, Launer LJ, Fratiglioni L, Andersen K, Di Carlo A, Breteler MM *et al.* Prevalence of dementia and major subtypes in Europe : a collaborative study of population-based cohorts. Neurologic Diseases in the Elderly Research Group. Neurology 2000 ; 54 (11 Suppl 5) : S4-9.

[2.13] Ferri CP, Prince M, Brayne C, Brodaty H, Fratiglioni L, Ganguli M *et al.* Global prevalence of dementia : a Delphi consensus study. Lancet 2005 ; 366 : 2112-7.

[2.14] Knopman DS, Petersen RC, Cha RH, Edland SD, Rocca WA. Incidence and causes of nondegenerative nonvascular dementia : a population-based study. Arch Neurol 2006 ; 63 : 218-21.

[2.15] Fitzpatrick AL, Kuller LH, Ives DG, Lopez OL, Jagust W, Breitner JC *et al.* Incidence and prevalence of dementia in the Cardiovascular Health Study. J Am Geriatr Soc 2004 ; 52 : 195-204.

[2.16] De Ronchi D, Berardi D, Menchetti M, Ferrari G, Serretti A, Dalmonte E *et al.* Occurrence of cognitive impairment and dementia after the age of 60 : a population-based study from Northern Italy. Dement Geriatr Cogn Disord 2005 ; 19 : 97-105.

[2.17] Fratiglioni L, Launer LJ, Andersen K, Breteler MM, Copeland JR, Dartigues JF *et al.* Incidence of dementia and major subtypes in Europe : a collaborative study of population-based cohorts. Neurology 2000 ; 54 (11 Suppl 5) : S10-5.

[2.18] Commenges D, Joly P, Letenneur L, Dartigues JF. Incidence and mortality of Alzheimer's disease or dementia using an illness-death model. Stat Med 2004 ; 23 : 199-210.

[2.19] Shumaker SA, Legault C, Rapp SR, Thal L, Wallace RB, Ockene JK *et al.* Estrogen plus progestin and the incidence of dementia and mild cognitive impairment in postmenopausal women. The Women's Health Initiative Memory Study : a randomized controlled trial. JAMA 2003 ; 289 : 2651-62.

[2.20] Fratiglioni L, Paillard-Borg S, Winblad B. An active and socially integrated lifestyle in late life might protect against dementia. Lancet Neurol 2004 ; 3 : 343-53.

[2.21] Forette F, Seux ML, Staessen JA, Thijs L, Birkenhäger WH, Babarskiene MR *et al.* Prevention of dementia in randomised double-blind placebo-controlled Systolic Hypertension in Europe (Syst-Eur) trial. Lancet 1998 ; 352 : 1347-51.

[2.22] MRC/BHF Heart Protection Study of cholesterol lowering with simvastatin in 20,536 high-risk individuals : a randomised placebo-controlled trial. Lancet 2002 ; 360 : 7-22.

[2.23] Shepherd J, Blauw GJ, Murphy MB, Bollen EL, Buckley BM, Cobbe SM *et al.* Pravastatin in elderly individuals at risk of vascular disease (PROSPER) : a randomised controlled trial. Lancet 2002 ; 360 : 1623-30.

[2.24] Kivipelto M, Helkala EL, Laakso MP, Hänninen T, Hallikainen M, Alhainen K *et al.* Midlife vascular risk factors and Alzheimer's disease in later life : longitudinal, population based study. BMJ 2001 ; 322 : 1447-51.

[2.25] Sano M, Ernesto C, Thomas RG, Klauber MR, Schafer K, Grundman M *et al.* A controlled trial of selegiline, alpha-tocopherol, or both as treatment for Alzheimer's disease. The Alzheimer's Disease Cooperative Study. N Engl J Med 1997 ; 336 : 1216-22.

[2.26] McMahon JA, Green TJ, Skeaff CM, Knight RG, Mann JI, Williams SM. A controlled trial of homocysteine lowering and cognitive performance. N Engl J Med 2006 ; 354 : 2764-72.

[2.27] Durga J, Van Boxtel MP, Schouten EG, Kok FJ, Jolles J, Katan MB *et al.* Effect of 3-year folic acid supplementation on cognitive function in older adults in the FACIT trial : a randomised, double blind, controlled trial. Lancet 2007 ; 369 : 208-16.

[2.28] Eussen SJ, de Groot LC, Joosten LW, Bloo RJ, Clarke R, Ueland PM *et al.* Effect of oral vitamin B-12 with or without folic acid on cognitive function in older people with mild vitamin B-12 deficiency : a randomized, placebo-controlled trial. Am J Clin Nutr 2006 ; 84 : 361-70.

[2.29] Letenneur L. Risk of dementia and alcohol and wine consumption : a review of recent results. Biol Res 2004 ; 37 : 189-93.

[2.30] Ownby RL, Crocco E, Acevedo A, John V, Loewenstein D. Depression and risk for Alzheimer disease : systematic review, meta-analysis, and metaregression analysis. Arch Gen Psychiatry 2006 ; 63 : 530-8.

Chapitre

3

Neuropsychologie des démences

| G. Lecouvey, B. Desgranges, F. Eustache

Les syndromes démentiels sont caractérisés par une grande hétérogénéité en termes de déficits cognitifs. Depuis les trente dernières années, la neuropsychologie occupe une place centrale dans le diagnostic de ces syndromes, en permettant la détection et la caractérisation des symptômes cognitifs et comportementaux [3.1]. Sous l'impulsion des pouvoirs publics, les recherches se sont intensifiées et la présence des consultations mémoire au sein des centres hospitaliers s'est généralisée. Ces évolutions ont permis à la neuropsychologie de se doter de nouveaux outils, d'affiner les sémiologies et de faire évoluer les mentalités en montrant l'existence d'îlots de fonctions cognitives longtemps préservées chez les patients.

Aujourd'hui, au moment où la recherche s'intéresse aux stades présymptomatiques de ces maladies, le bilan neuropsychologique côtoie des techniques d'imagerie de plus en plus élaborées et différents biomarqueurs qui apportent des informations primordiales [3.2]. Le bilan neuropsychologique conserve néanmoins un pouvoir informatif inégalable, d'autant que ces nouvelles techniques ne sont pas encore couramment utilisées en clinique.

Maladie d'Alzheimer, prototype des syndromes démentiels

Vers un diagnostic plus précoce

La maladie d'Alzheimer se caractérise par l'installation insidieuse de troubles cognitifs dont l'évolution vers l'aggravation est lente et progressive. Sans preuve diagnostique du vivant du patient, seul un diagnostic « de présomption » peut être posé. L'enjeu des recherches actuelles est d'anticiper ce diagnostic à un stade infradémentiel de la maladie, lorsque seules les activités les plus complexes de la vie quotidienne commencent à être perturbées. Cette phase symptomatique prédémentielle, nommée *Mild Cognitive Impairment* (MCI), se caractérise par des déficits plus importants que ceux qui sont observés dans le vieillissement « normal », mais insuffisants pour poser le diagnostic de maladie d'Alzheimer [3.3, 3.4] (*voir chapitre 5*). L'évolution du MCI est variable : il peut conduire à un retour à des scores normaux, à une stagnation des performances pendant plusieurs années ou à une « conversion » vers la maladie d'Alzheimer. Enfin, certaines recherches se sont intéressées au concept de *déclin cognitif subjectif* (SCD pour *Subjective cognitive decline*). Il s'applique à des personnes venues exprimer une plainte dans une consultation, mais qui ne présentent pas de troubles avérés aux tests neuropsychologiques. À partir du type de plainte, des études de groupes ont permis de différencier les personnes qui resteront stables de celles qui évolueront vers une maladie d'Alzheimer. Ces études ont donc une valeur prédictive au niveau du groupe mais sont peu informatives au niveau individuel. Il serait donc déraisonnable et inadéquat d'avancer un diagnostic de maladie d'Alzheimer sur la base d'un profil de plainte mnésique chez ces personnes.

Évolution des critères diagnostiques

Depuis les années 1980, le diagnostic de maladie d'Alzheimer s'appuie sur des critères qui font référence aux modalités d'apparition, d'évolution et aux répercussions fonctionnelles des symptômes cognitifs et comportementaux [3.5]. Les innovations récentes dans le domaine de l'imagerie et dans la recherche des biomarqueurs ont eu pour conséquence d'accroître la contribution de ces examens au diagnostic de la maladie, en les intégrant aux autres données cliniques [3.2] et aux critères diagnostiques [3.6, 3.7].

L'examen neuropsychologique reste cependant prépondérant pour mettre en évidence les signes de la maladie. Il constitue une contribution majeure à l'établissement du diagnostic de maladie d'Alzheimer qui débute, dans sa forme typique, par des troubles authentiques de la mémoire épisodique et par un déficit dans au moins une autre fonction cognitive (gnosie, praxie, langage, fonctions exécutives). Aux stades légers à modérés, la variabilité interindividuelle est importante mais l'évolution de la maladie conduit à la perturbation de l'ensemble des fonctions mentales.

Neuropsychologie de la maladie d'Alzheimer

L'objectif de l'examen neuropsychologique est d'explorer de façon détaillée les fonctions préservées et altérées au moyen d'épreuves développées en référence à des modèles de traitement de l'information. Les tableaux cliniques obtenus sont une contribution au diagnostic différentiel des pathologies et permettent de poser les jalons d'une prise en charge thérapeutique.

Atteinte inaugurale de la mémoire

L'évaluation des capacités mnésiques est primordiale pour poser le diagnostic de démence et pour en établir l'étiologie.

Mémoire épisodique

La mémoire épisodique est définie comme la mémoire des événements associés à leur contexte spatial et temporel d'acquisition. Elle permet de voyager dans le temps subjectif afin de revivre les événements passés grâce à la conscience autonoétique [3.8]. Les épreuves utilisées en pratique clinique n'évaluent que certains aspects de la mémoire épisodique. Elles sont fondées sur des procédures variées (rappel libre, rappel indicé, reconnaissance) et font appel à des modalités diverses (verbale, visuelle). Dans le cadre du diagnostic des pathologies neurodégénératives, les épreuves d'apprentissage de listes de mots sont privilégiées. Parmi celles-ci, le RL/RI-16 (rappel libre et rappel indicé de 16 mots) [3.9] permet de différencier les troubles « authentiques » et les troubles « apparents » de la mémoire épisodique et, en ce sens, sa contribution au diagnostic de la maladie d'Alzheimer est importante. Le *California Verbal Learning Test* [3.10], qui évalue plus spécifiquement les capacités de récupération des informations, est surtout adapté aux sujets jeunes et en début de pathologie. L'échelle de mémoire de Wechsler [3.11] permet quant à elle une évaluation de la mémoire verbale et visuelle. Enfin, le rappel indicé de 48 paires de mots est parfois proposé (adaptation française du *Double Memory Test*, appelée RI48) [3.9, 3.12].

La plainte mnésique typique d'un patient souffrant d'une maladie d'Alzheimer débutante a fréquemment trait à l'oubli d'événements récents, d'objets ou de rendez-vous. Cette incapacité à apprendre et à se rappeler de nouvelles informations, nommée amnésie antérograde, signe l'altération des processus d'encodage de l'information. Il est admis que les étapes de stockage et de récupération sont également altérées en début d'évolution [3.13]. Les épreuves de rappel de listes de mots montrent un oubli rapide, un échec répété même après plusieurs présentations du matériel (courbe d'apprentissage en plateau), et quel que soit le délai entre l'apprentissage et la récupération. Les indices fournis lors du rappel indicé et de l'épreuve de reconnaissance ne permettent pas une amélioration notable des performances, et l'on relève des intrusions, ce qui est consistant avec une atteinte de l'encodage et du stockage au premier plan, plutôt que de la récupération. Dans ce cas, les troubles sont qualifiés d'« authentiques », par opposition aux troubles « apparents » qui font référence à des difficultés de récupération en mémoire [3.14].

En outre, la restitution des souvenirs personnels, ou mémoire autobiographique, est également déficitaire. Cette dimension peut être explorée grâce à la méthode des « mots-indices » ou à l'aide de questionnaires comme le TEMPau (test épisodique de mémoire du passé autobiographique) [3.15], leur utilisation demeurant rare en pratique clinique. La dégradation se caractérise par une meilleure préservation des souvenirs anciens, qui se sont sémantisés, par rapport aux souvenirs récents, et suit donc un gradient de Ribot. L'étude du sentiment de reviviscence est encore plus marginale en pratique clinique. Elle est toutefois possible grâce au paradigme R/K (« *Remember/Know* » pour « Je me souviens/Je sais »), mis au point par Endel Tulving. La littérature indique que les patients souffrant de maladie d'Alzheimer fournissent moins de réponses « R », c'est-à-dire qu'ils ont moins accès aux détails contextuels de l'événement. Enfin, la mémoire prospective, qui correspond à la capacité de se souvenir d'effectuer une action dans le futur, n'est jamais évaluée, en dépit d'études qui insistent sur son atteinte importante, même à un stade prédémentiel de la maladie [3.16]. Ces études montrent une perturbation de la capacité à se souvenir de l'intention au moment opportun (composante prospective) et des difficultés pour rappeler le contenu de cette intention (composante rétrospective). Ce déficit apparaît aussi bien lorsque la récupération de cette intention est fondée sur le temps *(time-based)* que sur l'apparition d'un événement-indice *(event-based)*.

■ Mémoire sémantique

La mémoire sémantique, différenciée de la mémoire épisodique par Tulving [3.8], est définie comme la mémoire des mots, des concepts, des connaissances que nous avons sur le monde et sur soi, affranchies de leur contexte spatial et temporel d'acquisition. L'exploration de la mémoire sémantique est réalisée à partir d'épreuves de dénomination d'images, de définition de mots, de complètement de phrases, d'appariements fonctionnels ou catégoriels de mots et d'images, de génération de synonymes ou d'évocation de mots sur critère sémantique. La mémoire sémantique est précocement perturbée dans la maladie d'Alzheimer. Le manque du mot qui apparaît lors de l'épreuve de dénomination est le symptôme le plus courant. Le discours vague et les circonlocutions sont autant d'indices de la présence de ce trouble chez des patients dont la production orale est jalonnée de réponses super-ordonnées et de paraphasies sémantiques. L'épreuve des fluences verbales, bien que multidéterminée, permet de mettre en évidence ce trouble, surtout lorsque le clinicien combine la fluence sur critère sémantique et sur critère orthographique. Les patients atteints de la maladie d'Alzheimer ont également plus de difficultés à opérer des regroupements sémantiques (ou « clusters ») lors de la réalisation de ces épreuves. En outre, la connaissance des personnes célèbres peut également être dégradée chez ces patients. S'agit-il d'un simple trouble de l'accès lexique, ou d'une perturbation centrale des représentations sémantiques ?

Afin de statuer sur ce point, il est nécessaire d'utiliser des épreuves différentes et de les proposer selon des modalités différentes. La constance des erreurs, pour un même item, d'une épreuve à l'autre et d'un examen à l'autre, signe une atteinte des représentations sémantiques. L'étude des effets d'amorçage, peu courante en clinique, apporte toutefois une information importante dans ce domaine. En effet, la présence d'un hyperamorçage sémantique, c'est-à-dire la production d'effets d'amorçage sémantique supérieurs à des sujets témoins, est caractéristique d'une dégradation du stock sémantique que l'on retrouve fréquemment à un stade précoce de la maladie d'Alzheimer [3.17].

Mémoire de travail

La mémoire de travail fait référence à un système de traitement au sein duquel l'information, placée sous le focus attentionnel, est temporairement stockée dans un système à capacité limitée supervisé par un administrateur central [3.18]. Elle est classiquement investiguée grâce à des tâches d'empan, ou au paradigme de Brown-Peterson qui évalue l'intégrité de l'administrateur central de la mémoire de travail et du système phonologique. Le déficit observé dans cette épreuve chez les patients est retrouvé dans les épreuves plaçant le sujet en situation de double-tâche [3.19]. Cette perturbation de l'administrateur central pourrait s'exprimer lors de la réalisation de nombreuses activités. Enfin, des difficultés rencontrées lors du rappel immédiat de récits pourraient signer une atteinte du *buffer* épisodique. Ce système de stockage temporaire d'informations multimodales est essentiel à l'apprentissage et à la récupération d'informations épisodiques [3.20].

Mémoire procédurale et mémoire perceptive

La mémoire procédurale permet l'apprentissage et le rappel de procédures, c'est-à-dire de suites organisées d'actions dirigées vers un but et acquises par l'apprentissage. Ce type de mémoire n'est pas évalué en pratique clinique. Les travaux de recherche vont dans le sens d'une préservation de la mémoire procédurale dans les premiers stades de la maladie. L'apprentissage de nouvelles procédures pâtit néanmoins des divers troubles cognitifs, qui en gênent les premières phases [3.21]. En revanche, les procédures automatisées sont résistantes à la maladie. À l'instar de la mémoire procédurale, l'évaluation de la mémoire perceptive se heurte à l'absence d'épreuves standardisées mais les études ne montrent pas de déficit en début de maladie.

Fonctions exécutives

Les fonctions exécutives, telles qu'elles sont envisagées par Shallice au sein du « système attentionnel superviseur » (SAS), sont un ensemble de fonctions de haut niveau qui interviennent lors de la réalisation d'activités inhabituelles et complexes, nécessitant l'élaboration de stratégies, l'utilisation de connaissances antérieures, l'inhibition de réponses non pertinentes ou la planification des étapes d'une action dirigée vers un but. L'épreuve de catégorisation de cartes de Wisconsin est sensible à ces déficits en début d'évolution mais elle présente le désavantage d'être multidéterminée. Les neuropsychologues préfèrent évaluer les fonctions exécutives séparément : le *Trail Making Test* pour évaluer la flexibilité mentale, le test de Stroop ou le test de Hayling pour évaluer l'inhibition. La planification peut être examinée grâce au test de la tour de Londres. Les données de la littérature convergent vers une dégradation de ces fonctions, même à un stade prédémentiel de la pathologie [3.19]. La valeur diagnostique d'un tel déficit est toutefois limitée en raison d'une grande variabilité interindividuelle.

Fonctions instrumentales

Les troubles du langage oral sont longtemps dominés par un manque du mot, qui affecte l'expression spontanée et apparaît lors des tâches de fluidité verbale et de dénomination. Les paraphasies sémantiques et phonémiques gênent la production orale mais l'articulation et la syntaxe sont préservées

[3.22]. Les troubles de l'écriture se limitent souvent à une agraphie lexicale, parfois associée à des perturbations périphériques. La lecture à haute voix est longtemps préservée, même lorsque la compréhension se détériore. L'apraxie est également un symptôme courant en début d'évolution. Elle est idéatoire lorsqu'elle s'exprime par une incapacité à réaliser une suite d'actions dirigées vers un but. Lorsque l'exécution des actes simples intentionnels est perturbée mais que l'exécution automatique de ces mêmes actions est préservée, on parle d'apraxie idéomotrice [3.22]. Une apraxie constructive est également fréquente, en lien avec des troubles visuoconstructifs (on observe parfois un phénomène d'accolement au modèle) ou sémantiques. Enfin, les troubles gnosiques, qui perturbent la capacité de percevoir et reconnaître les objets et/ou les personnes, peuvent toucher toutes les modalités sensorielles.

Modifications de la personnalité et troubles du comportement

Ces symptômes peuvent prendre la forme d'anxiété, de troubles dépressifs, d'hallucinations, d'idées délirantes ou encore d'apathie et de perte d'intérêt. Ils apparaissent généralement à un stade avancé de la maladie, à l'exception de la dépression qui peut constituer un mode d'entrée dans la pathologie. Un déficit de théorie de l'esprit, qui correspond à la capacité d'inférer des états mentaux chez autrui, pourrait être à la source d'une partie de ces troubles [3.23]. Plusieurs travaux ont rapporté des déficits de théorie de l'esprit chez des patients souffrant de maladie d'Alzheimer, mais ces troubles sont souvent interprétés comme la conséquence de déficits de compréhension langagière, de mémoire de travail ou d'inhibition. Cependant, le recours à des tâches permettant de limiter l'intervention de ces fonctions cognitives, ainsi que des tâches contrôles de compréhension des histoires employées pour tester la théorie de l'esprit, montre qu'il existe des troubles authentiques de cette capacité de haut niveau. Même si les difficultés de théorie de l'esprit cognitive et affective des patients souffrant de maladie d'Alzheimer ne semblent pas conduire à des troubles importants du comportement social, du moins au début de la maladie, il convient de les prendre en considération afin d'améliorer la communication avec ces patients.

Dégénérescences lobaires frontotemporales

La maladie d'Alzheimer n'est pas le seul syndrome démentiel dominé par des lésions du cortex cérébral. Les dégénérescences lobaires frontotemporales (DLFT) représentent 20 % des démences dégénératives et touchent des individus généralement âgés de 50 à 65 ans. Elles se déclinent en deux variantes dont les différences s'atténuent progressivement avec l'évolution de la maladie.

Démence frontotemporale

La démence frontotemporale est la variante frontale des DLFT. Elle se caractérise par la présence, en début d'évolution, de troubles neuropsychiatriques avec modifications progressives de la personnalité et du comportement qui contrastent avec le trouble mnésique inaugural de la maladie d'Alzheimer. Les critères diagnostiques nés du consensus de Lund et Manchester [3.24] mentionnent une négligence physique, une altération des conduites sociales, une rigidité mentale, des conduites stéréotypées, une hyperoralité, une gloutonnerie et des comportements d'utilisation. En outre, l'examen neuropsychologique met généralement en évidence des troubles exécutifs prononcés ainsi que des difficultés en mémoire de travail. Ces déficits sont mis en relation avec les troubles comportementaux mais aussi avec des difficultés en théorie de l'esprit. Enfin, des troubles mnésiques, longtemps considérés comme critères d'exclusion, peuvent apparaître à n'importe quel stade d'évolution de la pathologie [3.25].

Démence sémantique

La démence sémantique est la variante temporale des DLFT. Elle se caractérise, en début d'évolution, par la présence d'un manque du mot massif associé à des troubles de la compréhension lexicale, en lien avec une perte des concepts. Le bilan neuropsychologique confirme généralement ces troubles massifs de la mémoire sémantique qui contrastent avec une préservation des aspects phonologiques et syntaxiques du langage. L'atteinte de la mémoire épisodique fait l'objet de débats dans la littérature, mais elle est maintenant admise. Enfin, il est fréquent que ces perturbations cognitives soient associées à des troubles comportementaux. L'une des caractéristiques de cette pathologie est l'égocentrisme cognitif, les patients identifiant par exemple plus facilement leurs propres objets, par rapport à ceux qui ne leur appartiennent pas. Les expériences particulières de ces patients avec certains objets peuvent contribuer à la préservation d'informations sémantiques. Le repli social, le manque d'intérêt pour l'entourage et la réduction significative de l'empathie, regroupés sous le concept d'« égocentrisme comportemental », pourraient trouver leur origine dans un déficit de théorie de l'esprit [3.26].

Démences sous-corticales

Elles constituent un ensemble de pathologies dont les lésions cérébrales sont situées au niveau des noyaux gris centraux et endommagent les boucles striatofrontales. La paralysie supranucléaire progressive (ou maladie de Steele-Richardson-Olszewski), la chorée de Huntington ou encore la démence qui accompagne parfois la maladie de Parkinson partagent cette caractéristique lésionnelle. Le tableau sémiologique est marqué par un ralentissement de la pensée, des difficultés de récupération en mémoire (troubles « apparents »), des difficultés de synthèse et des modifications de la personnalité. L'absence de troubles « authentiques » de la mémoire épisodique et d'aphasie, d'apraxie ou encore d'agnosie facilite le diagnostic différentiel avec la maladie d'Alzheimer tout comme la présence au premier plan d'un syndrome dysexécutif marqué et de difficultés dans l'apprentissage de nouvelles procédures cognitives.

Conclusion

L'examen neuropsychologique reste un élément contributif majeur au diagnostic des syndromes démentiels et à leur prise en charge. Néanmoins, la détection des signes cognitifs précurseurs de ces états démentiels nécessite la mise au point d'épreuves plus sensibles, simulant des situations de vie quotidienne. Dans cette optique, des tests à caractère plus écologique sont apparus ces dernières années, qu'ils soient proposés en version papier-crayon ou sur le terrain. L'intégration de technologies innovantes comme la réalité virtuelle dans le domaine de la recherche s'inscrit également dans ce cadre [3.27].

Par ailleurs, le déploiement de moyens importants a permis d'affiner le profil cognitif des syndromes démentiels et d'en améliorer le diagnostic. Néanmoins, l'hétérogénéité dans l'expression clinique de ces syndromes justifie l'établissement d'un profil cognitif complet et précis afin d'optimiser la prise en charge. Enfin, selon le rapport mondial sur la maladie d'Alzheimer de 2011, *« les modèles économiques indiquent que les coûts liés au diagnostic précoce de la démence sont largement compensés par les économies résultant du retardement de l'institutionnalisation et de l'amélioration de la qualité de vie des personnes atteintes de démence et de leurs soignants »*.

Remerciements

Les auteurs remercient l'association France Alzheimer pour son soutien financier.

Bibliographie

[3.1] Amieva H, Belliard S, Salmon E. Les démences : aspects cliniques, neuropsychologiques, physiopathologiques et thérapeutiques. Bruxelles : De Boeck-Solal, 2014.

[3.2] Eustache F, Chételat G, Desgranges B, de La Sayette V. Alzheimer : fatalité ou espoir ? Paris : Le Muscadier/Inserm, 2014.

[3.3] Petersen RC. Mild cognitive impairment : where are we ? Alzheimer Dis Assoc Disord 2005 ; 19 : 166-9.

[3.4] Petersen RC, Roberts RO, Knopman DS, Boeve BF, Geda YE, Ivnik RJ *et al.* Mild cognitive impairment : ten years later. Arch Neurol 2009 ; 66 : 1447-55.

[3.5] McKhann G, Drachman D, Folstein M, Katzman R, Price D, Stadlan EM. Clinical diagnosis of Alzheimer's disease : report of the NINCDS-ADRDA Work Group under the auspices of Department of Health and Human Services Task Force on Alzheimer's Disease. Neurology 1984 ; 34 : 939-44.

[3.6] McKhann GM, Knopman DS, Chertkow H, Hyman BT, Jack Jr CR, Kawas CH *et al.* The diagnosis of dementia due to Alzheimer's disease : recommendations from the National Institute on Aging-Alzheimer's Association workgroups on diagnostic guidelines for Alzheimer's disease. Alzheimers Dement 2011 ; 7 : 263-9.

[3.7] Sarazin M, de Souza LC, Lehéricy S, Dubois B. Clinical and research diagnostic criteria for Alzheimer's disease. Neuroimaging Clin N Am 2012 ; 22 : 23-32.

[3.8] Tulving E. La mémoire épisodique : de l'esprit au cerveau (F. Eustache, B. Desgranges, F. Viader, traduc.). Rev Neurol (Paris) 2004 ; 160 : 9-23.

[3.9] Van den Linden M, collectif. L'évaluation des troubles de la mémoire : Présentation de quatre tests de mémoire épisodique (avec leur étalonnage). Marseille : Solal, 2004, 102 p.

[3.10] Poitrenaud J, Deweer B, Kalafat M, Van der Linden M. Adaptation en langue française du *California Verbal Learning Test*. Paris : ECPA, 2007.

[3.11] Wechsler D. Échelle clinique de la mémoire de Wechsler (adaptation française ECPA), 4e ed. Paris : ECPA, 2012.

[3.12] Buschke H, Sliwinski MJ, Kuslansky G, Lipton RB. Diagnosis of early dementia by the Double Memory Test : encoding specificity improves diagnostic sensitivity and specificity. Neurology 1997 ; 48 : 989-97.

[3.13] Eustache F, Desgranges B. Les chemins de la mémoire. Paris : Le Pommier/Inserm, 2012 : 528 p.

[3.14] Grober E, Buschke H. Genuine memory deficits in dementia. Dev Neuropsychol 1987 ; 3 : 13-36.

[3.15] Piolino P, Desgranges B, Eustache F. La mémoire autobiographique : théorie et pratique. Marseille : Solal, 2000, 230 p.

[3.16] Gonneaud J, Eustache F, Desgranges B. La mémoire prospective dans le vieillissement normal et la maladie d'Alzheimer : intérêts et limites des études actuelles. Rev Neuropsychol 2009 ; 1 : 238-46.

[3.17] Giffard B, Desgranges B, Eustache F. Semantic memory disorders in Alzheimer's disease : clues from semantic priming effects. Curr Alzheimer Res 2005 ; 2 : 425-43.

[3.18] Baddeley A. Working memory : looking back and looking forward. Nat Rev Neurosci 2003 ; 4 : 829-39.

[3.19] de La Sayette V, Eustache F, Desgranges B. Cognition et imagerie cérébrale : Contrastes entre vieillissement normal et maladie d'Alzheimer. *In :* Vellas B, Robert P, eds. Traité sur la maladie d'Alzheimer. Paris : Springer-Verlag, 2013 : 85-106.

[3.20] Baddeley A. The episodic buffer : a new component of working memory ? Trends Cogn Sci 2000 ; 4 : 417-23.

[3.21] Beaunieux H, Eustache F, Busson P, de La Sayette V, Viader F, Desgranges B. Cognitive procedural learning in early Alzheimer's disease : impaired processes and compensatory mechanisms. J Neuropsychol 2012 ; 6 : 31-42.

[3.22] Eustache F, Faure S, Desgranges B. Manuel de neuropsychologie. 4e édition. Paris : Dunod, 2013 : 480 p.

[3.23] Laisney M, Bon L, Guiziou C, Daluzeau N, Eustache F, Desgranges B. Cognitive and affective theory of mind in mild to moderate Alzheimer's disease. J Neuropsychol 2013 ; 7 : 107-20.

[3.24] The Lund and Manchester Groups. Clinical and neuropathological criteria for frontotemporal dementia. J Neurol Neurosurg Psychiatr 1994 ; 57 : 416-8.

[3.25] Hornberger M, Piguet O. Episodic memory in frontotemporal dementia : a critical review. Brain 2012 ; 135 : 678-92.

[3.26] Duval C, Bejanin A, Piolino P, Laisney M, de La Sayette V, Belliard S *et al.* Theory of mind impairments in patients with semantic dementia. Brain 2012 ; 135 : 228-41.

[3.27] Lecouvey G, Gonneaud J, Eustache F, Desgranges B. Les apports de la réalité virtuelle en neuropsychologie : l'exemple de la mémoire prospective. Rev Neuropsychol 2012 ; 4 : 267-76.

Chapitre 4

Exploration des fonctions cognitives dans les démences

| V. Hahn, E. Guichart-Gomez

L'exploration des fonctions cognitives représente une étape importante dans la démarche de diagnostic et de prise en charge des patients atteints de démence. Le profil cognitivocomportemental du patient reste un des critères principaux dans la discussion diagnostique même si la contribution de l'imagerie cérébrale et des biomarqueurs est essentielle aujourd'hui dans le cadre des démences dégénératives, notamment dans le cas des démences jeunes [4.1]. En effet, la sémiologie neurologique et neuropsychologique propre aux différentes pathologies neurodégénératives est bien corrrélée à ce qui est observé en imagerie morphologique et/ou métabolique. L'exploration des fonctions cognitives consiste donc à identifier ces profils singuliers pour lesquels un raisonnement fondé sur des algorithmes, liés à la connaissance des différentes atteintes de réseaux neuronaux, est particulièrement utile [4.2-4.5]. Cette démarche consiste à procéder par différentes étapes, en recueillant dans un premier temps la plainte du patient et de son entourage, afin d'appréhender le trouble cognitif initial et d'en apprécier la sévérité à travers le retentissement dans les activités de la vie quotidienne. L'examen neuropsychologique consiste ensuite à caractériser au mieux la nature de cette plainte, témoignant du dysfonctionnement anatomofonctionnel, et à mettre en lumière d'éventuels troubles associés, qui ne font pas toujours l'objet d'une plainte spontanée mais qui sont très attendus dans l'idée d'une atteinte de réseaux neuronaux spécifiques. L'expertise neuropsychologique permet d'identifier des syndromes cliniques à partir de l'analyse hiérarchisée des déficits cognitifs observés.

Dans un premier temps, il est utile de rappeler les principales pathologies neurodégénératives *(fig. 4.1)* pour lesquelles le bilan neuropsychologique est particulièrement contributif.

Quatre grands profils de troubles cognitifs initiaux seront exposés : ceux qui concernent principalement la mémoire, le langage, les praxies et le traitement neurovisuel, les fonctions exécutives et socio-émotionnelles.

Troubles mnésiques inauguraux

Ces troubles illustrent le mode d'entrée classique de la maladie d'Alzheimer dès le stade prédémentiel mais sont rencontrés également dans d'autres démences telles que la démence vasculaire, la démence à corps de Lewy et la démence frontotemporale [4.6] ou dans le cadre d'un trouble dépressif [4.2].

FIGURE 4.1 Les différentes démences neurodégénératives.

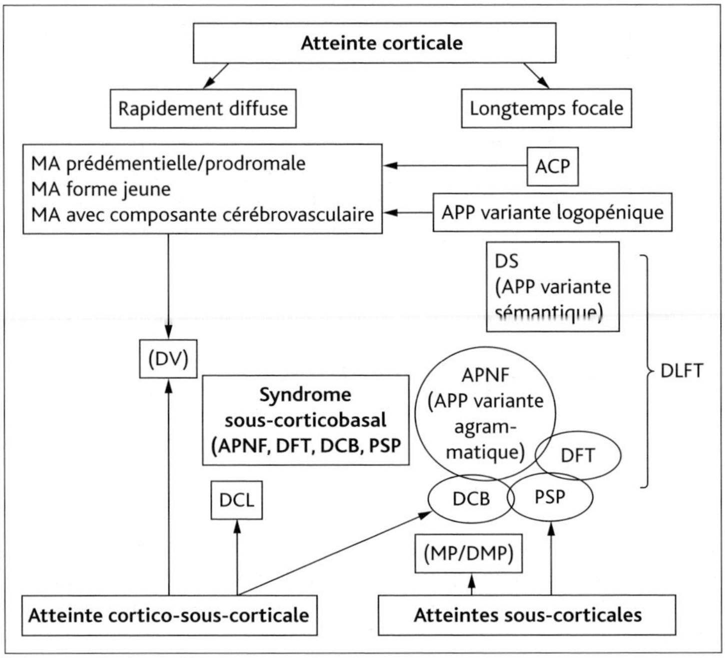

MA : maladie d'Alzheimer ; DV : démence vasculaire ; ACP : atrophie corticale postérieure ; APP : aphasie progressive primaire ; DLFT : démences lobaires frontotemporales ; DS : démence sémantique ; APNF : aphasie primaire non fluente ; DFT : démence frontotemporale ; DCB : dégénérescence corticobasale ; DCL : démence à corps de Lewy ; PSP : paralysie supranucléaire progressive ; MP : maladie de Parkinson ; DMP : démence de la maladie de Parkinson.

Seule la nature du déficit mnésique, en termes de processus touchés, permet d'évoquer une hypothèse diagnostique à partir de l'évaluation cognitive. Le choix des tests est alors essentiel pour tester les différentes hypothèses. Les outils à disposition sont souvent peu écologiques et n'apportent qu'un angle de vue dépendant de leurs qualités métrologiques. La plainte mnésique peut témoigner d'un dysfonctionnement d'un ou de plusieurs de ces systèmes mnésiques à récupération explicite mais seul l'examen le détermine :

- le système de mémoire à court terme : la mémoire de travail (défaut d'encodage très souvent lié à une atteinte pariétale ou préfrontale) ;
- les systèmes de mémoire à long terme :
  - la mémoire épisodique (défaut de récupération lié à une atteinte frontale ou sous-cortico-frontale ou de stockage en rapport avec une atteinte des régions temporales internes) ;
  - la mémoire sémantique (défaut d'accès lié à un dysfonctionnement frontal ou atteinte du stock des connaissances sémantiques en rapport avec une atteinte des régions temporales externes).

Une fois le type de déficit identifié au sein de ces systèmes mnésiques, l'exploration neuropsychologique vise à déterminer le caractère isolé ou diffus de ces troubles cognitifs ainsi qu'à en apprécier l'intensité afin d'orienter le diagnostic clinique. La maladie d'Alzheimer, dans sa forme classique du sujet âgé, entraîne un syndrome amnésique de type temporal interne [4.7] et s'accompagne le plus souvent d'un syndrome dysexécutif et de troubles instrumentaux [4.8]. Les systèmes de mémoire de travail et sémantique sont toujours moins perturbés que le système épisodique. La démence à corps de

Lewy donne lieu à des troubles mnésiques d'intensité variable (de troubles sévères de la récupération liés à l'atteinte frontale à un syndrome amnésique lié à une atteinte temporale interne), associés à des fluctuations attentionnelles, un syndrome dysexécutif cognitivocomportemental sévère et des troubles instrumentaux de type postérieur alliant des troubles visuospatiaux au premier plan et des troubles visuoperceptifs [4.9].

Le profil neuropsychologique de la démence vasculaire se rapproche de celui de la DCL en ce sens que les troubles attentionnels et exécutifs sont systématiquement présents et retentissent sur les fonctions mnésiques. Dans le cadre d'un syndrome anxiodépressif, ce sont les capacités de mémoire de travail et de mémoire épisodique dans ses aspects « récupération » qui sont touchées mais beaucoup plus discrètement.

Troubles du langage inauguraux

Les aphasies progressives primaires (APP) représentent des syndromes cliniques assez variés dont l'expression commune est le manque du mot [4.4]. Certains patients se plaignent de « chercher les mots », d'utiliser un mot pour un autre, voire de ne plus comprendre certains mots ou de douter de leur orthographe. D'autres encore se plaignent de difficultés pour articuler, de bégayer ou d'avoir changé de voix. La caractérisation de profils aphasiques spécifiques, fondée sur le bilan orthophonique, est essentielle pour évoquer une des trois formes d'APP identifiées : APP variante agrammatique, sémantique et logopénique [4.10].

Si la présentation clinique peut se rapprocher de certaines aphasies vasculaires, l'atteinte de réseaux neuronaux spécifiques des aphasies dégénératives justifie des profils un peu différents.

La variante agrammatique, proche du profil de l'aphasie de Broca, entraîne un discours peu fluent associant un ralentissement du débit et un agrammatisme voire des troubles arthriques. Les connaissances lexicosémantiques sont conservées, ce qui explique la préservation des capacités de compréhension. La variante logopénique, proche de l'aphasie de conduction, est marquée par un manque du mot important entraînant de nombreuses pauses dans le discours, des phrases courtes mais sans agrammatisme ni atteinte lexicosémantique. Enfin, la variante sémantique, proche de l'aphasie de Wernicke, est probablement plus difficile à identifier comme une aphasie, à travers le langage spontané, compte tenu du discours fluent mais peu informatif et de la discrétion du manque du mot lorsque le patient n'est pas en situation contrainte. Les troubles de la compréhension sont au premier plan en raison de l'atteinte du stock lexicosémantique. Le bilan neuropsychologique vise alors à tester l'hypothèse diagnostique en confirmant le caractère isolé ou non des troubles.

La variante agrammatique s'accompagne d'un syndrome dysexécutif modéré, la variante logopénique d'une symptomatologie de type postérieur et la variante sémantique associe une agnosie visuelle associative et des troubles comportementaux.

Troubles praxiques et neurovisuels inauguraux

Ces troubles sont rencontrés dans le cadre de démences dites « corticales » (maladie d'Alzheimer, atrophie corticale postérieure) et « cortico-sous-corticales » (syndrome corticobasal, DCL) [4.2].

Les troubles praxiques inauguraux générant une plainte spontanée sont les troubles de la dextérité (apraxie motrice) et/ou de l'écriture (agraphie apraxique), mais ils doivent aussi être systématiquement recherchés chez tout patient se plaignant d'un important manque du mot et/ou d'une gêne nouvelle pour le calcul. La recherche d'une apraxie gestuelle consiste à évaluer le fonctionnement postéroantérieur des deux systèmes impliqués dans l'action :

- le système conceptuel, pris en charge par le cortex pariétal postérieur, dont le dysfonctionnement entraîne une apraxie idéomotrice et/ou une apraxie idéatoire ;
- le système exécutif, assuré par le cortex pariétal antérieur et frontal, dont le dysfonctionnement entraîne une apraxie motrice et/ou certaines formes d'apraxie idéomotrice.

L'agraphie apraxique fait partie intégrante du syndrome de Gerstmann (reflétant l'atteinte du cortex pariétal gauche), incluant une acalculie, une indistinction droite/gauche et une agnosie digitale.

Les troubles visuoconstructifs peuvent résulter de deux types de déficits :

- des troubles de nature praxique, qui illustrent l'atteinte du versant productif, pris en charge par le cortex pariétal gauche ;
- des troubles de nature perceptivospatiale, qui reflètent l'atteinte du versant perceptif témoignant de l'atteinte du cortex pariétal droit.

Les troubles neurovisuels inauguraux sont plus difficiles à suspecter sur la base de la plainte souvent floue des patients, dont la perception du monde environnant est défaillante. La gêne pour la lecture, pour trouver des objets ou pour s'orienter dans l'espace est toutefois rapportée.

La première démarche neuropsychologique consiste à identifier la nature du déficit en distinguant les troubles visuospatiaux (syndrome de Balint, entre autres), qui témoignent de l'atteinte du système dorsal prenant en charge la localisation spatiale (la voie de traitement visuel du *where*), des troubles visuoperceptifs (agnosie visuelle), qui reflètent l'atteinte du système ventral impliqué dans l'identification visuelle (la voie de traitement visuel du *what*). Une fois le ou les troubles inauguraux définis (syndrome apraxique, troubles visuospatiaux ou visuoperceptifs), l'exploration cognitive vise à appréhender l'étendue du réseau anatomoclinique touché. Dans le cadre de l'ACP, l'atteinte des voies visuelles dorsales est la plus fréquente au début mais s'étend ensuite aux voies visuelles ventrales tandis que les régions antérieures restent épargnées (absence de syndrome amnésique et dysexécutif, contrairement au cadre de la maladie d'Alzheimer classique) [4.11]. Par contraste, le syndrome corticobasal (illustrant la défaillance du réseau frontopariétal unilatéral) associe des troubles postérieurs asymétriques (troubles visuospatiaux si apraxie motrice de la main gauche et troubles visuoconstructifs associés à des troubles du langage si apraxie motrice de la main droite) à un important syndrome dysexécutif, reflétant le dysfonctionnement sous-corticofrontal constant [4.12]. Dans le cadre de la démence de type Alzheimer classique [4.7], la sémiologie praxique et neurovisuelle fait le plus souvent suite au syndrome amnésique alors que la présence du syndrome dysexécutif est quasi constante.

Par contraste, des troubles neurovisuels précoces (plus que praxiques) associés à d'importantes fluctuations attentionnelles, des troubles mnésiques modérés à sévères et un important syndrome dysexécutif représentent le profil classique de la démence à corps de Lewy.

Troubles exécutifs et/ou cognitivocomportementaux inauguraux

Dans le cadre des démences dégénératives, ces troubles s'observent tout particulièrement dans le cadre de pathologies « sous-corticofrontales », « cortico-sous-corticales » ou « frontotemporales », où le dénominateur commun reste le dysfonctionnement des régions frontales par atteinte corticale ou par déafférentation des boucles striatofrontales.

Pathologies « sous-corticofrontales »

Le syndrome dysexécutif prédominant et isolé est souvent associé à un syndrome parkinsonien lié à une atteinte basale et justifiant le profil de démence dite « sous-corticale » ou « sous-corticofrontale », tel que dans la MP, la DMP et la PSP. La MP entraîne des troubles dysexécutifs relativement discrets [4.13] puis plus sévères au cours de l'évolution dans le cadre de la DMP [4.14]. La PSP illustre le syndrome dysexécutif le plus sévère et le plus précoce [4.15].

Pathologies « cortico-sous-corticales »

Le syndrome dysexécutif prédominant, lié à l'atteinte sous-corticale, s'accompagne d'un trouble instrumental témoignant d'une atteinte corticale (atteinte du langage, des praxies ou de la perception spatiale) qui rend compte d'un profil de démence dite « cortico-sous-corticale », tel que dans la DCB et la DCL.

Tous ces troubles dysexécutifs peuvent faire l'objet d'une plainte de ralentissement cognitif, de troubles mnésiques et attentionnels ou de difficultés d'organisation. Le bilan neuropsychologique permet dans un premier temps de caractériser et de quantifier le syndrome dysexécutif cognitivocomportemental afin d'apprécier le gradient de sévérité et sa précocité puis, dans un second temps, de rechercher d'éventuels signes instrumentaux associés permettant de tester l'hypothèse d'une pathologie « cortico-sous-corticale » :

- une symptomatologie « frontopariétale asymétrique » soit hémisphérique gauche donnant lieu à des troubles praxiques voire aphasiques, soit hémisphérique droite s'exprimant par des troubles visuospatiaux et comportementaux [4.16] dans le cadre d'une suspicion de DCB ;
- une symptomatologie « pariéto-occipitale » ou troubles visuoperceptifs et visuospatiaux prédominants associés à des troubles mnésiques et attentionnels sévères dans le cadre d'une suspicion de DCL.

Pathologies frontotemporales

Dans le cadre des pathologies corticales « frontales » ou « frontotemporales », les troubles du caractère sont prédominants et orientent différemment l'évaluation neuropsychologique. La discussion diagnostique tourne souvent autour de ces trois pathologies : DFT, DS [4.17], ou maladie psychiatrique « maniacodépressive » [4.18]. Le diagnostic de DFT repose en grande partie sur une sémiologie comportementale [4.19], reflet d'une atteinte des compétences socioémotionnelles au premier plan, dont le patient n'a pas conscience mais qui est rapportée par l'entourage. L'atteinte orbitofrontale précoce dans la DFT, s'observant aussi au décours de la DS, entraîne des modifications de la personnalité et des conduites sociales qui peuvent être sémiologiquement proches d'un état maniaque (lorsque le versant « désinhibition » domine) ou dépressif (lorsque le versant « apathie » domine). Le bilan neuropsychologique a pour but de caractériser et de quantifier le syndrome dysexécutif en distinguant la sphère « cognitive » (évaluation de la boucle dorsolatérale) de la sphère socioémotionnelle (évaluation de la boucle orbitofrontale) à l'origine d'éventuels changements cognitivocomportementaux. La recherche de troubles sémantiques est assez systématique pour discuter l'hypothèse d'une DS.

Conclusion

Le bilan neuropsychologique reste donc essentiel dans la prise en soin du patient et de son aidant, pour la restitution initiale au patient et à son entourage [4.20], pour le suivi des troubles (bilans comparatifs après introduction d'un traitement et appréciation de l'évolution de la maladie) et enfin pour l'orientation de la stimulation cognitive (description des capacités déficitaires et préservées avec ajustements des axes de stimulation au cours de l'évolution). L'évaluation des démences nécessite une réelle expertise neuropsychologique pour contribuer efficacement au diagnostic.

Bibliographie

[4.1] Snowden JS, Thompson JC, Stopford CL, Richardson AM, Gerhard A, Neary D *et al.* The clinical diagnosis of early-onset dementias : diagnostic accuracy and clinicopathological relationships. Brain 2011 ; 134 : 2478-92.

[4.2] Hahn-Barma V, Guichart-Gomez E. Manuel de neuropsychologie clinique des démences : aide au diagnostic précoce et différentiel des maladies neurodégénératives. Tome I. Troubles mnésiques inauguraux. Paris : Éditions médicales Phase 5, 2007.

[4.3] Hahn-Barma V, Guichart-Gomez E. Manuel de neuropsychologie clinique des démences : aide au diagnostic précoce et différentiel des maladies neurodégénératives. Tome II. Troubles praxiques et neurovisuels complexes inauguraux. Paris : Éditions médicales Phase 5, 2008.

[4.4] Hahn-Barma V, Guichart-Gomez E. Manuel de neuropsychologie clinique des démences : aide au diagnostic précoce et différentiel des maladies neurodégénératives. Tome III. Troubles du langage et de la parole inauguraux. Paris : Éditions médicales Phase 5, 2009.

[4.5] Hahn-Barma V, Guichart-Gomez E. Manuel de neuropsychologie clinique des démences : aide au diagnostic précoce et différentiel des maladies neurodégénératives. Tome IV. Troubles exécutifs cognitifs et/ou comportementaux inauguraux. Paris : Éditions médicales Phase 5, 2010.

[4.6] Bertoux M, Cruz de Souza L, Corlier F, Lamari F, Bottlaender M, Dubois B *et al.* Two distinct amnesic profiles in behavioral variant frontotemporal dementia. Biol Psychiatry 2014 ; 75 : 582-8.

[4.7] Dubois B, Feldman HH, Jacova C, Dekosky ST, Barberger-Gateau P, Cummings J *et al.* Research criteria for the diagnosis of Alzheimer's disease : revising the NINCDS-ADRDA criteria. Lancet Neurol 2007 ; 6 : 734-46.

[4.8] McKhann GN, Knopman DS, Chertkow H, Hyman BT, Jack CR, Kawas CH *et al.* The diagnosis of dementia due to Alzheimer's disease : recommendations from the National Institute on Aging and the Alzheimer's Association workgroup. Alzheimers Dement 2011 ; 7 : 263-9.

[4.9] McKeith IG, Dickson DW, Lowe J, Emre M, O'Brien JT, Feldman H *et al.* Diagnosis and management of dementia with Lewy bodies : third report of the DLB Consortium. Neurology 2005 ; 65 : 1863-72.

[4.10] Gorno-Tempini ML, Hillis AE, Weintraub S, Kertesz A, Mendez M, Cappa SF *et al.* Classification of primary progressive aphasia an its variants. Neurology 2011 ; 76 : 1006-14.

[4.11] Tang-Wai DF, Graff-Radford NR, Boeve BF, Dickson DW, Parisi JE, Crook R *et al.* Clinical, genetic, and neuropathologic characteristics of posterior cortical atrophy. Neurology 2004 ; 63 : 1168-74.

[4.12] Boeve BF. The multiple phenotypes of corticobasal syndrome and corticobasal degeneration : implications for further study. J Mol Neurosci 2011 ; 45 : 350-3.

[4.13] Gelb DJ, Oliver E, Gilman S. Diagnostic criteria for Parkinson disease. Arch Neurol 1999 ; 56 : 33-9.

[4.14] Emre M, Aarsland D, Brown R, Burn DJ, Duyckaerts C, Mizuno Y *et al.* Clinical diagnostic criteria for dementia associated with Parkinson's disease. Mov Dis 2007 ; 22 : 1689-707.

[4.15] Litvan I, Agid Y, Calne D, Campbell G, Dubois B, Duvoisin RC *et al.* Clinical research criteria for the diagnosis of progressive supranuclear palsy (Steele-Richardson-Olszewski syndrome) : report of the NINDS-SPSP international workshop. Neurology 1996 ; 47 : 1-9.

[4.16] Armstrong MJ, Litvan I, Lang AE, Bak TH, Bhatia KP, Borroni B *et al.* Criteria for the diagnosis of corticobasal degeneration. Neurology 2013 ; 80 : 496-503.

[4.17] Neary D, Snowden JS, Gustafson L, Passant U, Stuss D, Black S *et al.* Frontotemporal lobar degeneration : a consensus on clinical diagnostic criteria. Neurology 1998 ; 51 : 1546-54.

[4.18] Lebert F, Pasquier F. Démence frontotemporale : histoire comportementale d'une maladie neurologique. Psychol Neuropsychiatr Vieil 2008 ; 6 : 33-41.

[4.19] Rascovski K, Hodges JR, Knopman D, Mendez MF, Kramer JH, Neuhaus J *et al.* Sensitivity of revised diagnostic criteria for the behavioural variant of frontotemporal dementia. Brain 2011 ; 134 (Pt 9) : 2456-77.

[4.20] Hahn-Barma V, Puel M, Moreaud O, Lebrun-Givois C, Garnier-Carronnier S, Renard A. Compte rendu et restitution. *In :* Thomas-Antérion C, Barbeau E, eds. Neuropsychologie en pratique(s). Marseille : Solal, 2011.

Chapitre 5

Évolution du concept de MCI *(Mild Cognitive Impairment)*

| A. Michon, B. Dubois

Le MCI *(Mild Cognitive Impairment)* ou trouble cognitif léger est un syndrome défini par des critères cliniques, cognitifs et fonctionnels qui désigne l'état symptomatique prédémentiel. Le diagnostic clinique de démence est, lui, retenu dès lors que les troubles cognitifs ou du comportement sont suffisamment importants pour entraîner des perturbations dans les activités de la vie quotidienne [5.1]. Ce critère de démence avait été défini [5.2] dans l'idée de différencier la démence des changements cognitifs liés à l'âge. Toutefois la plupart des processus pathologiques responsables de démences ont une évolution progressive, et des signes précoces surviennent bien avant le stade de démence. L'enjeu actuel est de les identifier et d'en reconnaître la valeur prédictive. Le concept de MCI permet donc de les isoler et de les inscrire dans le cadre d'un processus pathologique. Ce concept a soulevé de nombreuses questions. Comment caractériser un syndrome lié à des étiologies différentes ? Comment déterminer des critères applicables aussi bien en clinique qu'en recherche ? Quels sont ses déterminants et son évolution ? Quelle est sa pertinence en pratique clinique ?

Évolution des concepts concernant les troubles cognitifs légers

La question du MCI a été abordée de deux façons :

- la première prend en considération la population présentant des troubles cognitifs légers sans préjuger de l'étiologie ou de l'évolution potentielle ;
- la seconde prend en considération la maladie d'Alzheimer et chaque type de démence pour s'intéresser à leurs signes précoces.

La notion de troubles cognitifs légers est apparue dans la littérature il y a une cinquantaine d'années (voir la revue de Davis et Rockwood [5.3]). Un certain nombre de ces concepts se sont situés dans le cadre du vieillissement intellectuel, considérant les discrètes modifications du fonctionnement cognitif comme intrinsèques au processus de vieillissement, selon un modèle de normalité :

l'oubli bénin lié à l'âge [5.4], les notions d'AAMI *(Age Associated Memory Impairment)* [5.5] et de LLF *(Late-Life Forgetfulness)* [5.6], le déclin cognitif lié à l'âge (*Ageing-Associated Cognitive Decline* ou AACD) [5.7], l'ARCD *(Age Related Cognitive Decline)* [5.2]. À l'inverse, les concepts proposés par la suite ont supposé que ces changements cognitifs pouvaient être révélateurs d'un processus pathologique débutant. C'est le cas des concepts de *Mild Cognitive Disorder* (MCD) et de MNCD *(Mild Neurocognitive Disorder)*, apparus respectivement dans l'ICD 10 [5.8] et le DSM IV [5.2]. Le concept canadien de CIND *(Cognitive Impairment No Dementia)* [5.9] recouvre un large spectre de troubles (déficit circonscrit de la mémoire, troubles liés à la consommation chronique d'alcool ou de drogue, troubles cognitifs liés à une maladie mentale, à des lésions vasculaires ou autres mais ne remplissant pas les critères de démence). Le CIND s'adresse donc à des troubles dans différents domaines cognitifs, qui peuvent, ou non, évoluer vers une démence, avec toutefois un taux élevé de conversions [5.10].

Parallèlement à ces approches qualitatives, se sont développées des échelles quantitatives permettant de déterminer des stades d'atteintes cognitives depuis un niveau de fonctionnement normal jusqu'à différents stades de sévérité de la démence, telles que la GDS *(Global Deterioration Scale)* [5.11] ou la CDR *(Clinical Dementia Rating)* [5.12]. Ces échelles incluent donc un stade prédémentiel. Un MCI correspond à un stade 2 ou 3 à la GDS et à un score de 0,5 à la CDR.

Définition du MCI

Le terme de MCI a été proposé par Petersen dès 1995, les critères les plus utilisés étant ceux de 1999 [5.13]. Ce cadre reconnu comme pathologique se différencie nettement des manifestations du vieillissement normal. Les critères originaux sont centrés sur les difficultés de mémoire (les autres fonctions cognitives étant préservées), avec une baisse des performances en dessous de 1,5 d'écart type, ciblant les sujets à risque de développer une MA. Par la suite, la diversité des profils cognitifs chez les patients présentant des troubles cognitifs légers a été prise en compte, conduisant à la proposition de trois sous-types de MCI [5.14] :

- le MCI amnésique, avec une atteinte isolée de la mémoire, progressant habituellement vers une MA ;
- le MCI « multidomaines », avec un déficit léger dans plusieurs domaines, la mémoire n'étant pas obligatoirement touchée, pouvant évoluer vers une MA ou d'autres formes de démence ;
- le MCI *« single non memory domain »*, avec une atteinte isolée d'un autre domaine cognitif que la mémoire, susceptible d'évoluer en fonction du domaine atteint vers un autre type de démence, telle une démence frontotemporale ou une aphasie progressive primaire.

Certains auteurs [5.15] ont soutenu l'idée que le MCI amnésique et le MCI multidomaines sont en fait des MA à un stade prédémentiel, introduisant le terme de « MA prodromale ». Ils ont ainsi proposé des critères de recherche de MA incluant le stade prodromal, centré sur un déficit mnésique progressif, sans retentissement significatif sur l'autonomie, caractérisé par une atteinte de la mémoire épisodique de type « hippocampique » (déficit d'évocation malgré un bon encodage, réactivité aux indices de rappel limitée ou difficultés en reconnaissance, nombreuses intrusions) [5.16].

En 2011, le groupe de travail du NIA et de l'American Association (AA) [5.17] a proposé une révision des critères de MCI dû à la maladie d'Alzheimer, qui s'appuie sur les critères de l'IWG de 2007 [5.16]. L'intérêt de cette réflexion est, d'une part, d'inscrire nettement le MCI dans une pathologie définie et, d'autre part, d'intégrer les données récentes de la recherche concernant les marqueurs biologiques et d'imagerie. Des critères cliniques et de recherche sont ainsi proposés *(tab. 5.1 et 5.2)* ainsi qu'une classification du MCI dû à la MA en fonction du degré de probabilité *(tab. 5.3)*. Au préalable, les auteurs précisent que le jugement clinique reste essentiel dans la démarche diagnostique, les lignes de démarcation entre MCI et fonctionnement cognitif normal et entre MCI et démence étant ténues.

Ces critères sont bien sûr susceptibles d'évoluer dans les années à venir, en fonction des avancées de la recherche.

TABLEAU 5.1 ▼ Critères cliniques de MCI (d'après Albert *et al.* [5.17]).

1. **Perception d'un changement dans le fonctionnement cognitif** par rapport à un niveau antérieur, rapporté par le patient, son entourage proche ou un clinicien expérimenté
2. **Déficit dans un domaine cognitif ou plus** avec une baisse des performances à plusieurs examens répétés dans le temps *Un déficit en mémoire épisodique sera le plus souvent observé dans les cas où le suivi permettra de retenir un diagnostic de MA.*
3. **Préservation de l'indépendance fonctionnelle** *Il peut exister de discrètes difficultés dans les tâches complexes dont le sujet avait l'habitude et dans lesquelles il est moins performant. Ce critère requiert la connaissance du niveau de fonctionnement antérieur.*
4. **Absence de démence** *Les troubles cognitifs sont suffisamment discrets pour ne pas altérer significativement les activités de la vie quotidienne du sujet.*

- La mise en évidence d'un changement intra-individuel, au mieux à des évaluations successives, est requise.
- L'évaluation cognitive doit objectiver des performances en dessous de 1 à 1,5 écart type (valeurs indicatives), rapportées à l'âge et au niveau culturel.
- L'atteinte de la mémoire épisodique est le plus souvent mesurée par des tests d'apprentissage de liste de mots. L'intérêt de l'évaluation de la rétention mnésique après délai et de la courbe d'apprentissage aux rappels successifs est souligné, de même que la valeur du contrôle de l'encodage.
- Il est recommandé d'évaluer les autres fonctions cognitives qui peuvent être atteintes dans le MCI, du fait des présentations atypiques de la MA (forme postérieure, par exemple).
- Il est rappelé qu'il est important d'éliminer une autre cause de MCI (maladies systémiques ou cérébrales).

TABLEAU 5.2 ▼ Critères de recherche du MCI (d'après Albert *et al.* [5.17]).

Les critères de recherche incluent les biomarqueurs : • *marqueurs de l'amyloïdogenèse* (les plus précoces dans l'histoire naturelle de la MA) : – baisse du taux d'Aβ42 dans le LCR – marquage positif en imagerie amyloïde PET • *marqueurs de l'atteinte neuronale* (toutefois peu spécifiques de la MA) : – augmentation de la concentration de la protéine tau et phospho-tau dans le LCR – atrophie temporale interne à l'IRM – hypoperfusion corticale en SPECT/hypométabolisme en PET)

Les limites actuelles des biomarqueurs sont soulignées : difficultés à interpréter des résultats discordants, caractère prédicteur imprécis à un niveau individuel. Néanmoins l'association des signes cliniques de MCI aux biomarqueurs augmente la probabilité que le MCI soit lié à une MA.

TABLEAU 5.3 ▼ Classification du MCI dû à la MA (d'après Albert *et al.* [5.17]).

MCI dû à la MA avec critères cliniques : biomarqueurs absents, contradictoires ou ininterprétables
MCI dû à la MA de probabilité intermédiaire : MCI clinique + un biomarqueur positif
MCI dû à la MA de probabilité élevée : MCI clinique + les deux types de biomarqueurs positifs
MCI non lié à une MA : MCI clinique + les deux types de biomarqueurs négatifs

Déterminants et évolution

La prévalence du MCI est très variable en fonction des critères utilisés, allant de 3 à 13 % dans la population de plus de 65 ans [5.18]. La progression du MCI est hétérogène, certaines études montrant que plus de 40 % des sujets s'améliorent au cours du suivi. Dans le cas du MCI amnésique, un taux de progression vers une MA de 10 à 15 % par an a été montré [5.19]. De nombreux marqueurs de conversion ont été étudiés dans le MCI amnésique, notamment dans les tâches de mémoire épisodique (rappel libre, reconnaissance, rappel immédiat *versus* rappel différé [5.20]), de mémoire sémantique et dans les tâches visuospatiales [5.21]. D'un point de vue structural, l'association entre le taux d'atrophie hippocampique et la conversion du MCI amnésique est bien établie [5.22]. L'imagerie fonctionnelle (PET/SPECT) apporte des arguments sur la topographie du dysfonctionnement neuronal et son évolutivité. Toutefois, l'hypométabolisme ou l'hypoperfusion du cortex temporopariétal apparaissent moins spécifiques que les biomarqueurs reflétant directement la pathologie sur le plan moléculaire. La combinaison d'un taux diminué d'Aβ42 et d'un taux élevé de tau et phospho-tau, considérée actuellement comme la « signature » de la maladie d'Alzheimer, prédit fortement l'évolution vers la démence [5.23]. La bonne valeur prédictive de l'imagerie en TEP amyloïde se dégage également dans les études récentes [5.24].

Limites et utilité en pratique clinique

La principale critique opposée au concept de MCI est qu'il est resté longtemps flou, uniquement descriptif, avec des critères insuffisamment détaillés conduisant à une grande variabilité dans leur application [5.25]. Le concept a également été critiqué dans la mesure où certains sujets diagnostiqués MCI ne s'aggravent pas au cours du temps et peuvent retrouver des performances normales. Des études récentes font supposer qu'il existe des phénomènes de compensation du déficit fonctionnel au cours du MCI, par activation de circuits corticaux complémentaires [5.26], et une augmentation de l'activité de l'acétylcholine transférase hippocampique [5.27, 5.28] transitoire, qui expliquerait l'inutilité du traitement anticholinestérasique à un stade trop précoce.

Malgré ces ambiguïtés, le concept de MCI reste utile en tant qu'entité syndromique s'appliquant aux patients pour lesquels un diagnostic n'a pas été encore posé. Il est important de déterminer dès que possible la maladie (d'Alzheimer ou apparentée) responsable de ce syndrome et de rechercher d'autres facteurs étiologiques [5.29], tels que les facteurs vasculaires, l'anxiété et la dépression, les causes iatrogéniques, l'abus d'alcool, un dysfonctionnement thyroïdien, des carences nutritionnelles ou des apnées du sommeil [5.30]. L'intérêt de ce diagnostic précoce est de permettre au patient de bénéficier des mesures thérapeutiques et d'accompagnement dès que possible, de participer s'il le souhaite à des études thérapeutiques avec des traitements dits *« disease modifiers »*, et de mettre en place des mesures préventives (prise en charge des facteurs de risque vasculaires, mesures hygiénodiététiques, activité physique régulière, maintien des activités sociales et stimulation cognitive).

■ Bibliographie

[5.1] McKahnn GM, Knopman DS, Chertkow H, Hyman BT, Jack CR, Kawas CH *et al.* The diagnosis of dementia due to Alzheimer's disease : recommendations from the National Institute on Aging-Alzheimer's Association workgroup. Alzheimers Dement 2011 ; 7 : 263-9.

[5.2] American Psychiatric Association. Diagnostic and Statistical Manual of mental disorders. Fourth edition. Washington : American Psychiatric Association, 1994.

[5.3] Davis HS, Rockwood K. Conceptualization of mild cognitive impairment : a review. Int J Geriatr Psychiatry 2004 ; 19 : 313-9.

[5.4] Kral VA. Senescent forgetfulness : benign and malignant. J Can Med Assoc 1962 ; 86 : 257-60.

[5.5] Crook T, Bartus RT, Ferris SH, Whitehouse P, Cohen GD, Gershon S. Age-associated memory impairment : proposed diagnostic criteria and measures of clinical change – Report of a National Institute of Mental Health workgroup. Dev Neuropsychol 1986 ; 2 : 261-76.

[5.6] Blackford RC, La Rue A. Criteria for diagnosing age associated memory impairment : proposed improvements from the field. Dev Neuropsychol 1989 ; 5 : 295-306.

[5.7] Levy R. On behalf of the Aging-Associated Cognitive decline Working Party. Aging-associated cognitive decline. Int Psychogeriatrics 1994 ; 6 : 63-8.

[5.8] World Health Organization. The ICD-10 Classification of Mental and Behavioural Disorders. Diagnostic Criteria for Research. Geneva : World Health Organization, 1993.

[5.9] Graham JE, Rockwood K, Beattie EL, Mc Dowell I, Eastwood R, Gauthier S. Standardization of the diagnosis of dementia in the Canadian Study of Health and Aging. Neuroepidemiology 1996 ; 15 : 246-56.

[5.10] Tuokko H, Frerichs RJ, Graham JE, Rockwood K, Kristjansson B, Fisk J *et al.* Five year follow-up of cognitive impairment with no dementia. Arch Neurol 2003 ; 60 : 577-82.

[5.11] Reisberg B, Ferris SH, De Leon MJ, Crook T. The global deterioration scale for assessment of primary degenerative dementia. Am J Psychiatry 1982 ; 139 : 1136-9.

[5.12] Hughes CP, Berg L, Danziger WL, Coben LA, Martin RL. A new clinical scale for the staging of dementia. Br J Psychiatry 1982 ; 140 : 566-72.

[5.13] Petersen RC, Smith GE, Waring SC. Mild cognitive impairment : clinical characterization and outcome. Arch Neurol 1999 ; 56 : 303-8.

[5.14] Petersen RC, Doody R, Kurz A, Mohs RC, Morris JC, Rabins PV *et al.* Current concepts in mild cognitive impairment. Arch Neurol 2001 ; 58 : 1985-92.

[5.15] Dubois B, Albert M. Amnestic MCI or prodromal Alzheimer's disease ? Lancet Neurol 2004 ; 3 : 246-8.

[5.16] Dubois B, Feldman HH, Jacova C, Dekosky ST, Barberger-Gateau P, Cummings J *et al.* Research criteria for the diagnosis of Alzheimer's disease : revising the NINCDS-ADRDA criteria. Lancet Neurol 2007 ; 6 : 734-46.

[5.17] Albert MS, De Kosky ST, Dickson D, Dubois B, Feldman HH, Fox NC *et al.* The diagnosis of mild cognitive impairment due to Alzheimer's disease : recommendations from the National Institute on Aging-Alzheimer's Association workgroup. Alzheimers Dement 2011 ; 7 : 270-9.

[5.18] DeCarli C. Mild cognitive impairment : prevalence, prognosis, aetiology and treatment. Lancet Neurol 2003 ; 2 : 15-21.

[5.19] Petersen RC. Mild cognitive impairment : current research and clinical implications. Semin Neurol 2007 ; 27 : 22-31.

[5.20] Chetelat G, Eustache F, Viader F, de la Sayette V, Pélerin A, Mézenge F *et al.* FDG-PET measurement is more accurate than neuroposychological assessments to predict global cognitive deterioration in patients with mild cognitive impairment. Neurocase 2005 ; 11 : 14-25.

[5.21] Artero S, Tierney MC, Touchon J, Ritchie K. Prediction of transition from mild cognitive impairment to senile dementia : a prospective, longitudinal study. Acta Psychiatr Scand 2003 ; 107 : 390-3.

[5.22] Wolf H, Jelic V, Gertz HJ, Nordberg A, Julin P, Wahlund LO. A critical discussion of the role of neuroimaging in mild cognitive impairment. Acta Neurol Scand Suppl 2003 ; 179 : 52-76.

[5.23] Mattsson N, Zetterberg H, Hansson O, Andreasen N, Parnetti L, Jonsson M *et al.* CSF biomarkers and incipient Alzheimer disease in patients with mild cognitive impairment. JAMA 2009 ; 302 : 385-93.

[5.24] Koivunen J, Scheinin N, Virta R, Aalto S, Vahlberg T, Nagren K *et al.* Amyloid PET imaging in patients with mild cognitive impairment : a 2-year follow-up study. Neurology 2011 ; 76 : 1085-90.

[5.25] Visser PJ, Brodaty H. MCI is not a clinically useful concept. Int Psychogeriatr 2006 ; 18 : 402-9.

[5.26] Rosano C, Aizenstein HJ, Cochran JL, Saxton JA, De Kosky ST, Newman AB *et al.* Event-related functional magnetic resonance imaging investigation of executive control in very old individuals with mild cognitive impairment. Biol Psychiatry 2005 ; 57 : 761-7.

[5.27] Ikonomovic MD, Mufson EJ, Wuu J, Cochran EJ, Bennett DA, De Kosky ST. Cholinergic plasticity in hippocampus of individuals with mild cognitive impairment : correlation with Alzheimer's neuropathology. J Alzheimer Dis 2002 ; 5 : 39-48.

[5.28] De Kosky ST, Ikonomovic MD, Styren SD, Beckett L, Wisniewski S, Bennett DA *et al.* Up-regulation of choline acetyltransferase activity in hippocampus and frontal cortex of elderly subjects with mild cognitive impairment. Ann Neurol 2002 ; 51 : 145-55.

[5.29] Portet F, Ousset PJ, Visser PJ, Frisoni GB, Nobili F, Scheltens P *et al.*, and the MCI Working Group of the European Consortium of Alzheimer's disease (EADC). Mild cognitive impairment (MCI) in medical practice : a critical review of the concept and new diagnostic procedure. Report of the MCI Working Group of the European Consortium of Alzheimer's Disease. J Neurol Neurosurg Psychiatry 2006 ; 77 : 714-8.

[5.30] Dubois B, Feldman HH, Jacova C, Cummings JL, Dekosky ST, Barberger-Gateau P *et al.* Revising the definition of Alzheimer's disease : a new lexicon. Lancet Neurol 2010 ; 9 : 1118-27.

Chapitre 6

Symptômes psychologiques et comportementaux liés aux démences

| P. Robert, R. David

La maladie d'Alzheimer et les syndromes apparentés se caractérisent par une altération des fonctions cognitives à laquelle sont associés des troubles connus sous le terme de troubles du comportement, symptômes psychiatriques ou symptômes neuropsychiatriques.

Cette dernière dénomination est importante car elle prend en compte le fait que ces symptômes sont directement reliés au processus pathologique. En effet, les symptômes neuropsychiatriques sont définis [6.1] comme des manifestations primaires d'un dysfonctionnement cérébral. Ils apparaissent spécifiquement à la suite d'une atteinte d'un système ou d'un circuit, comme le système limbique ou les circuits cortico-sous-corticaux. Les maladies dégénératives comme la maladie d'Alzheimer produisent à la fois des altérations structurales et chimiques. Les troubles neuropsychiatriques peuvent être influencés soit par l'un, soit par l'autre de ces changements.

Il faut cependant souligner que ces modifications biologiques spécifiques sont nécessaires mais non suffisantes pour produire les symptômes neuropsychiatriques, car des facteurs additionnels contribuent aussi à déterminer quel patient présentera les modifications comportementales.

Dans une dimension plus descriptive, l'*International Psychogeriatric Association* [6.2] a proposé la dénomination de « symptômes psychologiques et comportementaux des démences » (SPCD), qui regroupent les troubles de la perception, du contenu des pensées, de l'humeur ou du comportement fréquemment observés chez les patients présentant une maladie d'Alzheimer ou une pathologie apparentée.

Fréquence

Comparativement aux troubles comportementaux présentés par l'adulte jeune, les SPCD ont des caractéristiques particulières. En effet, des symptômes même apparemment opposés sont souvent associés entre eux. Certains symptômes peuvent être présents à un moment de l'évolution puis disparaître, puis réapparaître. Cela rend parfois difficile l'utilisation de critères diagnostiques, nécessitant la présence stable de symptômes pendant une durée déterminée (par exemple pour un épisode dépressif majeur).

Le mode de survenue, le type précis de symptômes, l'intensité, l'évolution dans le temps, l'association à d'autres symptômes, le retentissement sur l'adaptation et la vie quotidienne et sur les aidants, les influences de l'environnement doivent être évalués d'une manière organisée. Ces évaluations doivent être répétées au cours du temps.

L'évaluation quantitative des SPCD se fait par des échelles d'évaluation ou des entretiens semi-structurés. La majorité des études portant sur la fréquence ont utilisé l'Inventaire neuropsychiatrique (NPI) [6.3].

La fréquence des SPCD est importante puisque plus de 80 % des patients atteints de maladie d'Alzheimer présentent ce type de symptômes. Il existe cependant une grande variabilité interindividuelle [6.4]. La fréquence tend généralement à augmenter avec la sévérité du déficit cognitif même si des pics peuvent survenir à des moments particuliers de l'évolution. À partir des études effectuées avec le NPI, plusieurs analyses factorielles ont été effectuées afin de subdiviser les SPCD en sous-groupes cohérents de symptômes [6.5].

La *figure 6.1* présente les résultats des principales études européennes [6.6-6.8].

FIGURE 6.1 Fréquence des SPCD évalués avec le NPI dans la maladie d'Alzheimer. Résultats de plusieurs études européennes [6.5].

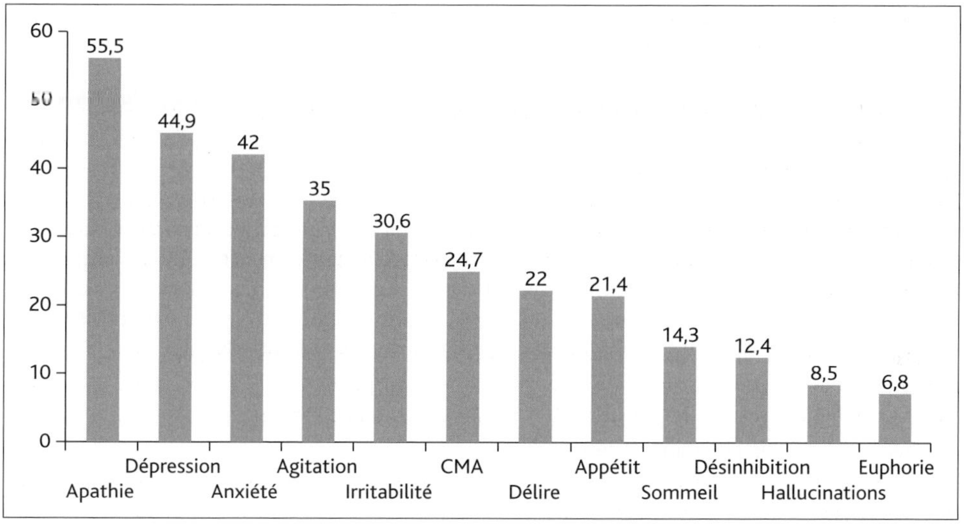

CMA : comportement moteur aberrant.

L'augmentation du nombre et de la sévérité des SPCD est un facteur global qui majore le risque d'hospitalisation [6.9]. Les SPCD sont le 3e facteur de risque d'hospitalisation après les problèmes cardiovasculaires et les fractures. De plus, ils augmentent le coût des soins [6.10].

Une étude [6.11] réalisée par le groupe de l'EADC *(European Alzheimer's Disease Consortium)* sur un nombre de patients important (n = 2 354) a isolé 4 syndromes :

- *hyperactivité*, qui inclut les items agitation, désinhibition, irritabilité, comportements moteurs aberrants et euphorie ;
- *psychose*, qui inclut les items délire, hallucination et trouble du sommeil ;
- *affectif*, qui inclut dépression et anxiété ;
- *apathie*, qui inclut apathie et troubles de l'appétit.

Cette subdivision est cohérente d'un point de vue clinique mais a aussi un intérêt au niveau de l'approche étiologique des SPCD.

D'une manière complémentaire, une sous-analyse a été effectuée chez 2 808 patients en fonction du sous-type de démence, de la sévérité, de l'âge, du sexe et des traitements utilisés [6.12].

Les résultats indiquent une présence relativement constante des 4 sous-syndromes à travers les différentes sous-analyses. La structure factorielle n'est pas dépendante du sous-type de démence, de l'âge, du sexe, mais est dépendante de la sévérité de la démence.

Facteurs de risque et/ou symptômes précoces

Parmi les SPCD, les symptômes dépressifs ont fait l'objet du plus grand nombre d'études. Cela est compréhensible car ces symptômes, avec l'apathie et l'anxiété, sont les plus fréquents dans les formes légères. Dans un premier temps, il a été mis en évidence une relation entre l'existence d'antécédents personnels de dépression et un risque plus élevé de développer une maladie d'Alzheimer plus tard au cours de l'existence. Récemment, Ownby *et al.* [6.13] ont effectué une revue systématique de la littérature afin de réaliser une méta-analyse : 153 études ont été sélectionnées, mais seulement 20 de ces études présentaient des données suffisantes. Ces 20 études ont fourni des données sur un échantillon de 102 172 personnes provenant de 8 pays différents. Les résultats montrent que les patients avec des antécédents de dépression ont davantage tendance à avoir un diagnostic de maladie d'Alzheimer plus tard au cours de leur existence.

Une étude récente a aussi mis en évidence que les symptômes dépressifs du milieu de la vie ou de l'âge avancé sont associés à une augmentation du risque de développer une démence [6.14]. Les dépressions qui commencent tard dans la vie peuvent correspondre à des prodromes de la maladie d'Alzheimer, alors que des dépressions récurrentes au cours de la vie sont davantage associées d'un point de vue étiologique avec une augmentation du risque d'avoir une démence du type vasculaire.

Ces résultats suggèrent que des antécédents de dépression sont un facteur de risque de la maladie d'Alzheimer plus qu'un prodrome de cette maladie.

Cette hypothèse est particulièrement pertinente quand le terme de dépression recouvre les patients ayant présenté un épisode dépressif majeur. La pertinence est moindre si l'on considère uniquement la symptomatologie dépressive. Il faut rappeler que dans la maladie d'Alzheimer, on trouve beaucoup plus de symptômes dépressifs isolés que d'états dépressifs majeurs complets au sens des classifications diagnostiques internationales.

L'hypothèse des symptômes dépressifs comme prodrome ou syndrome précoce de la maladie d'Alzheimer doit aussi être réexaminée en tenant compte de la distinction importante entre symptôme dépressif et apathie.

L'apathie est un trouble de la motivation se caractérisant par une perte d'initiative, une perte d'intérêt et un émoussement émotionnel [6.15]. Ces symptômes ont longtemps été regroupés par erreur dans le cadre des symptômes dépressifs alors que l'apathie n'est pas la dépression [6.16] même si les deux lignées symptomatiques peuvent être associées [6.17].

De nombreuses études se sont intéressées aux symptômes neuropsychiatriques chez les patients présentant un trouble cognitif léger (MCI), en utilisant le même instrument que dans la maladie d'Alzheimer, c'est-à-dire le NPI. Les résultats indiquent que ces symptômes sont présents chez plus de 50 % des patients et que les symptômes les plus fréquents sont l'apathie, les symptômes dépressifs ou dysphorie, et l'anxiété [6.17-6.19].

L'étude PRE-AL (pré-Alzheimer) a permis de mieux évaluer les symptômes comportementaux dans le cadre des troubles cognitifs légers (MCI). Sur les 151 patients inclus, 27,2 % ont développé une MA. Le seul symptôme comportemental prédictif d'un risque de conversion est la perte d'intérêt (appartenant au champ de l'apathie) [6.20].

D'autres études [6.21, 6.22] ont montré que le risque de conversion du MCI vers la maladie d'Alzheimer est significativement plus important pour les patients présentant spécifiquement des symptômes du registre de l'apathie et non des symptômes dépressifs.

Une fois la maladie d'Alzheimer diagnostiquée, les symptômes apathiques restent présents et méritent toujours d'être distingués des symptômes dépressifs. Il existe maintenant des critères diagnostiques pour l'apathie [6.23, 6.24]. Leur utilisation a permis de mettre en évidence (sur une population de 734 patients présentant une maladie d'Alzheimer au stade léger) que 15 % des patients ont une apathie seule et 32 % une apathie associée à une dépression. La présence conjointe de ces deux dimensions est associée à une augmentation de la dépendance [6.25].

Étiologie

Le déterminisme des SPCD reste encore insuffisamment exploré. Il est multifactoriel et intègre des composantes neurobiologiques, somatiques, psychologiques et environnementales. Compte tenu de la labilité dans le temps de certains symptômes, une approche dynamique et diachronique est indispensable. En effet, certains facteurs prédominants à une période donnée pour un symptôme peuvent devenir secondaires par rapport à d'autres facteurs à un autre moment.

Du fait de cette difficulté à déterminer avec précision une physiopathologie unique pour un symptôme donné, une attitude pragmatique doit prévaloir, consistant à spécifier les facteurs les plus plausibles et les interactions entre eux.

C'est dans ce sens que l'utilisation des nouvelles technologies de l'information et de la communication (NTIC) comme l'actigraphie peut être utile pour décrire d'une façon plus objective ces symptômes et par là même mieux comprendre leur origine [6.26, 6.27].

Parmi ces facteurs pouvant expliquer les SPCD, il faut souligner l'importance :

- des atteintes neurofonctionnelles ;
- des autres atteintes somatiques (affections sous-jacentes, comorbidités, déficit sensoriel, iatrogénie) ;
- des modifications récentes de l'environnement (changement de lieu de résidence, facteurs de stress) ;
- des facteurs biographiques et familiaux, ou de traits de personnalité antérieurs, et des facteurs psychologiques secondaires (capacité d'adaptation à la maladie).

D'un point de vue biologique, les atteintes neuropathologiques dans les régions frontales, temporales et sous-corticales et les déficits du système de neurotransmission qui en résultent sous-tendent en partie l'apparition des SPCD et rendent le patient plus sensible aux autres facteurs étiologiques précédemment cités. La division en sous-groupes des SPCD est utile à ce niveau car elle permet d'être plus précis quant aux atteintes neurofonctionnelles. Des études dans ce domaine restent cependant à ce jour de l'ordre de la recherche.

Apathie

Les études d'imagerie cérébrale fonctionnelle [6.28-6.31] ont mis en évidence l'existence d'une relation entre la présence d'apathie et une hypoperfusion prédominant au niveau des régions frontomédianes.

D'autres études ont souligné que la présence d'apathie était associée à une augmentation des lésions neuropathologiques au niveau du cingulum antérieur [6.32], une plus grande fréquence du gène APOE4 [6.33], enfin une atteinte préférentielle du point de vue de la neurotransmission des systèmes cholinergiques et dopaminergiques (*voir chapitre 7*). Parallèlement, le lien entre apathie et modifications des rythmes circadiens est actuellement discuté, comme en témoigne l'association à une hypersomnolence diurne avec hyperfragmentation du sommeil nocturne chez les patients Alzheimer apathiques.

Symptôme affectif

L'anxiété a été peu étudiée. En revanche, il existe plus de données sur les symptômes dépressifs. Des études d'imagerie cérébrale ont aussi montré une hypoperfusion au niveau des régions frontales [6.34, 6.35]. Les patients ayant une maladie d'Alzheimer et des symptômes dépressifs auraient une plus grande perte cellulaire au niveau du locus *coeruleus* et une diminution du taux de recapture de la sérotonine au niveau cortical [6.36], comparativement aux sujets sans symptôme dépressif. La comparaison des volumes de substance blanche et grise, par IRM, dans deux populations de sujets âgés présentant ou non un état dépressif majeur, en évaluant conjointement le niveau d'apathie [6.37], met en évidence que les sujets dépressifs ont un volume significativement diminué au niveau de la substance grise orbitofrontale, alors que la sévérité de l'apathie est corrélée à une diminution de volume de la substance grise au niveau du cortex cingulaire antérieur droit. Ce qui tend à confirmer l'existence de corrélats neuroanatomiques différents pour la dépression et l'apathie.

Les modifications des débits sanguins de perfusion mises en évidence dans les études portant sur des dépressions pures sont comparables avec les modifications retrouvées chez les sujets Alzheimer avec symptômes dépressifs, avec, de manière globale, une diminution du débit sanguin cérébral et du métabolisme au niveau du cortex préfrontal, du cortex cingulaire antérieur et des ganglions de la base [6.38].

Symptômes psychotiques et agitation

Les études d'imagerie ont mis en évidence une hypoperfusion des régions frontales [6.39, 6.40] ainsi qu'une atrophie frontale et temporale plus importante [6.41]. L'atteinte des circuits fronto-sous-corticaux est plus souvent associée à des comportements agités, agressifs, désinhibés ou des symptômes délirants. Un taux plus élevé de dégénérescence neurofibrillaire au niveau orbitofrontal a été mis en relation avec la présence de symptômes psychotiques. Par ailleurs, la densité des plaques séniles et des dépôts neurofibrillaires serait plus importante dans le pro-subicullum et le cortex frontal médian [6.42]. Enfin, le déficit cholinergique serait aussi plus important [6.43] (*voir chapitre 7*).

Synthèse

Les symptômes neuropsychiatriques ou SPCD appartiennent au tableau clinique de la maladie d'Alzheimer :

- ils sont très *fréquents*, chez plus de 80 % des patients ;
- un *regroupement syndromique (affectif, apathie, hyperactivité, psychose)* est utile pour la compréhension de leur étiologie et pour une meilleure prise en charge thérapeutique ;
- l'existence d'antécédent de *troubles dépressifs* doit être considérée comme un facteur de risque de maladie d'Alzheimer ;
- l'*apathie* est le symptôme neuropsychiatrique le plus précoce dans la maladie d'Alzheimer, même avant le développement de son stade démentiel ;
- leur évaluation par des outils spécifiques est indispensable, tant au moment du dépistage, du diagnostic qu'au cours de l'évolution ;
- ce sont des *facteurs déterminants* dans le passage des patients en *institution* ; de plus ils influencent le *fardeau de l'aidant* et ont des répercussions au niveau de la *qualité de vie du patient* ainsi qu'au niveau *économique*. Ils constituent le problème majeur pour les équipes soignantes en institution (EHPAD) ;
- leur prise en charge doit associer les traitements pharmacologiques et non pharmacologiques.

Bibliographie

[6.1] Cummings JL, Mega MS. Neuropsychiatry and behavioral neuroscience. Oxford : Oxford University Press, 2003.

[6.2] Finkel SI, Costa e Silva J, Cohen G, Miller S, Sartorius N. Behavioral and psychological signs and symptoms of dementia : a consensus statement on current knowledge and implications for research and treatment. Int Psychogeriatr 1996 ; 8 (Suppl 3) : 497-500.

[6.3] Cummings JL, Mega MS, Gray K, Rosemberg-Thompson S, Gornbein T. The neuropsychiatric inventory : comprehensive assessment of psychopathology in dementia. Neurology 1994 ; 44 : 2308-14.

[6.4] McKeith I, Cummings J. Behavioural changes and psychological symptoms in dementia disorders. Lancet Neurol 2005 ; 4 : 735-42.

[6.5] INSERM. Symptômes psychologiques et comportementaux – Synthèse. *In :* Maladie d'Alzheimer. Enjeux scientifiques, médicaux et sociétaux. Expertise collective. Paris : INSERM, 2007 : 522-4.

[6.6] Benoit M, Staccini P, Brocker P, Benhamidat T, Bertogliati C, Lechowski L *et al.* Symptômes comportementaux et psychologiques dans la maladie d'Alzheimer : résultats de l'étude REAL.FR. Rev Med Interne 2003 ; 24 (Suppl 3) : 319-24.

[6.7] Byrne EJ. BPSD in Europe : a report of the EADC thematic group. Int Psychogeriatr 2003 ; 15 : 95-6.

[6.8] Robert P, Verhey F, Byrne EJ, Hurt C, De Deyn PP, Nobili F *et al.* Grouping for behavioral and psychological symptoms in dementia : clinical and biological aspects. Consensus paper of the European Alzheimer Disease consortium. Eur Psychiatry 2005 ; 20 : 490-6.

[6.9] Voisin T, Andrieu S, Cantet C, Vellas B ; REAL.FR Group. Predictive factors of hospitalizations in Alzheimer's disease : a two year prospective study in 686 patients of the REAL.FR study. J Nutr Health Aging 2010 ; 14 : 288-91.

[6.10] Herrmann N, Tam DY, Balshaw R, Sambrook R, Lesnikova N, Lanctôt KL ; Canadian Outcomes Study in Dementia (COSID) Investigators. The relation between disease severity and cost of caring for patients with Alzheimer disease in Canada. Can J Psychiatry 2012 ; 55 : 768-75.

[6.11] Aalten P, Verhey F, Boziki M, Bullock R, Byrne EJ, Camus V *et al.* Neuropsychiatric syndromes in dementia. Results from the European Alzheimer Disease consortium : part I. Dement Geriatr Cogn Dis 2007 ; 24 : 457-63.

[6.12] Aalten P, Verhey F, Boziki M, Bullock R, Byrne EJ, Camus V *et al.* Consistency of neuropsychiatric syndromes across dementia. Results from the European Alzheimer Disease consortium : part II. Dement Geriatr Cogn Dis 2008 ; 25 : 1-8.

[6.13] Ownby R, Crocco E, Acevdo A. Depression and risk for Alzheimer disease. Arch Gen Psychiatry 2006 ; 63 : 530-8.

[6.14] Barns DE, Yaffe C, Byers AL, McCormick M, Schaefer C, Winter RA. Midlife *vs.* late-live depressive symptoms and risk of dementia. Arch Gen Psychiatry 2012 ; 69 : 493-8.

[6.15] Marin RS, Fogel BS, Hawkins J, Duffy J, Krupp B. Apathy : a treatable syndrome. J Neuropsychiatr Clin Neurosci 1995 ; 7 : 23-30.

[6.16] Levy ML, Cummings JL, Fairbanks LA, Masterman D, Miller BL, Craig AH *et al.* Apathy is not depression. J Neuropsy Clin N 1998 ; 10 : 314-9.

[6.17] Geda YE, Smith GE, Knopman DS, Boeve BF, Tangalos EG, Ivnik RJ *et al. De novo* genesis of neuropsychiatric symptoms in mild cognitive impairment (MCI). Int Psychogeriatr 2004 ; 16 : 51-60.

[6.18] Hwang TJ, Masterman DL, Ortiz F, Fairbanks LA, Cummings JL. Mild cognitive impairment is associated with characteristic neuropsychiatric symptoms. Alzheimer Dis Assoc Disord 2004 ; 18 : 17-21.

[6.19] Feldman H, Scheltens P, Scarpini E, Hermann N, Mesenbrink P, Mancione L *et al.* Behavioral symptoms in mild cognitive impairment. Neurology 2004 ; 62 : 1199-201.

[6.20] Robert PH, Berr C, Volteau M, Bertogliati-Fileau C, Benoit M, Guerin O *et al.* PréAL Study Group. Importance of lack of interest in patients with mild cognitive impairment. Am J Geriatr Psychiatry 2008 ; 16 : 770-6.

[6.21] Vicini Chilovi B, Conti M, Zanetti M, Mazzù I, Rozzini L, Padovani A. Differential impact of apathy and depression in the development of dementia in mild cognitive impairment patient. Dement Geriatr Cogn Disord 2009 ; 27 : 390-8.

[6.22] Richard E, Schmand B, Eikelenboom P, Yang SC, Ligthart SA, Moll Van Charante EP *et al.* Symptoms of apathy are associated with progression from mild cognitive impairment to Alzheimer's disease in non-depressed subjects. Dement Geriatr Cogn Disord 2012 ; 33 : 204-9.

[6.23] Robert P, Onyike CU, Leentjens AFG, Dujardin K, Aalten P, Starkstein S. Proposed diagnostic criteria for apathy in Alzheimer's disease and other neuropsychiatric disease. Eur Psychiatry 2009 ; 24 : 98-104.

[6.24] Mulin E, Leone E, Dujardin K, Delliaux M, Leentjens A, Nobili F *et al.* Diagnostic criteria for apathy in clinical practice. Int J Geriatr Psychiatry 2011 ; 26 : 158-65.

[6.25] Benoit G, Berrut G, Doussaint J, Bakchine S, Bonin-Guillaume S, Frémont P *et al.* Apathy and depression in mild Alzheimer's disease : a cross-sectional study using diagnostic criteria. J Alzheimers Dis 2012 ; 31 : 325-34.

[6.26] David R, Mulin E, Friedman L, Le Duff F, Cygankiewics E, Deschaux O *et al.* Decreased daytime motor activity associated with apathy in Alzheimer disease : an actigraphic study. Am J Geriatr Psychiatry 2012 ; 20 : 806-14.

[6.27] Mulin E, Zeitzer JM, Friedman L, Le Duff F, Yesavage J, Robert PH *et al.* Relationship between apathy and sleep disturbance in mild and moderate Alzheimer's disease : an actigraphic study. J Alzheimers Dis 2011 ; 25 : 85-91.

[6.28] Craig AH, Cummings JL, Fairbanks L, Itti L, Miller B, Li J *et al.* Cerebral blood flow correlates of apathy in Alzheimer disease. Arch Neurol 1996 ; 53 : 1116-20.

[6.29] Migneco O, Benoît M, Koulibaly PM, Dygai I, Bertogliati C, Desvignes P *et al.* Perfusion brain SPECT and statistical parametric mapping analysis indicate that apathy is a cingulate syndrome : a study in Alzheimer's disease and non demented patients. Neuroimage 2001 ; 13 : 896-902.

[6.30] Benoit M, Clairet S, Koulibaly M, Darcourt J, Robert PH. Brain perfusion correlates of the apathy inventory dimensions in Alzheimer's disease. Int J Geriatr Psychiatry 2004 ; 19 : 864-9.

[6.31] Holthoff V, Baumann B, Kalbe E, Ludecke S, Lenz O, Zundorf G *et al.* Regional cerebral metabolism in early Alzheimer's disease with clinically signifiant apathy or depression. Biol Psychiatry 2005 : 412-21.

[6.32] Marshall G, Fairbanks L, Tekin S, Vinters HV, Cummings JL. Neuropathologic correlates of apathy in Alzheimer's disease. Dement Geriatr Cogn Dis 2006 ; 21 : 144-7.

[6.33] Monastero R, Mariani E, Camarda C, Ingegni T, Averna M, Senin U *et al.* Association between apolipoprotein E4 allele and apathy in probable Alzheimer's disease. Acta Psychiatr Scand 2006 ; 113 : 59-63.

[6.34] Zeitzer JM, David R, Friedman L, Mulin E, Garcia R, Wang J *et al.* Phenotyping apathy in individuals with Alzheimer disease using functional principal component analysis. Am J Geriatr Psychiatry 2013 ; 21 : 391-7.

[6.35] Hirono N, Mori E, Ishii K, Ikejiri Y, Imamura T, Shimomura T *et al.* Frontal lobe hypometabolism and depression in Alzheimer's disease. Neurology 1998 ; 50 : 380-3.

[6.36] Chen CP, Adler JT, Bowen DM, Esiri MM, McDonald B, Hope T *et al.* Presynaptic serotonergic markers in community-acquired cases of Alzheimer's disease : correlations with depression and medication. J Neurochem 1996 ; 66 : 1592-8.

[6.37] Lavretsky H, Ballmaier M, Pham D, Toga A, Kumar A. Neuroanatomical characteristics of geriatric apathy and depression : a magnetic resonance imaging study. Am J Geriatr Psychiatry 2007 ; 15 : 386-94.

[6.38] Videbech P. PET measurements of brain glucose metabolism and blood flow in major depressive disorder : a critical review. Acta Psychiatr Scand 2000 ; 101 : 11-20.

[6.39] Mega MS, Lee L, Dinov ID, Mishkin F, Toga AW, Cummings JL. Cerebral correlates of psychotic symptoms in Alzheimer's disease. J Neurol Neurosurg Psychiatry 2000 ; 69 :167-71.

[6.40] Hirono N, Mega MS, Dinov ID, Mishkin F, Cummings JL. Left frontotemporal hypoperfusion is associated with aggression in patients with dementia. Arch Neurol 2000 ; 57 : 861-6.

[6.41] Geroldi C, Akkawi NM, Galluzzi S, Ubezio M, Binetti G, Zanetti O *et al.* Temporal lobe asymmetry in patients with Alzheimer's disease with delusions. J Neurol Neurosurg Psychiatry 2000 ; 69 : 187-91.

[6.42] Tekin S, Mega MS, Masterman DM, Chow T, Garakian J, Vinters HV. Orbitofrontal and anterior cingulate cortex neurofibrillary tangle burden is associated with agitation in Alzheimer disease. Ann Neurol 2001 ; 49 : 355-61.

[6.43] Matthews KL, Chen CP, Esiri MM, Keene J, Minger SL, Francis PT. Noradrenergic changes, aggressive behavior, and cognition in patients with dementia. Biol Psychiatry 2002 ; 51 : 407-16.

Chapitre 7

Troubles du comportement et pathologies neuro-dégénératives démentielles

| C. Azuar, B. Garcin, J. Capron, C. Roué-Jagot, R. Levy

Qu'est-ce qu'un trouble du comportement ?

Le comportement peut être défini comme le résultat observable de l'ensemble des activités mentales automatiques ou volontaires. Il peut être réactionnel aux stimuli exogènes (le « monde extérieur ») ou endogènes (régulation des besoins homéostatiques), ou être le reflet de décisions, fruits d'une délibération mentale, se dégageant en partie des contraintes immédiates de l'environnement externe ou interne. Le comportement normal est considéré comme adaptatif au monde environnant (les lois physiques ou les interactions sociales) et/ou aux besoins endogènes de l'individu (si ces besoins n'enfreignent pas les lois physiques ou restent dans un spectre sociétal normé ou acceptable contextuellement).

En miroir, le comportement anormal correspondrait donc aux réactions et attitudes témoignant de la désadaptation environnementale/sociale/homéostatique de l'individu. Dans un contexte médical, le comportement pathologique est représenté par les faits et gestes de l'individu, témoins de l'altération du cours de la pensée volontaire ou/et automatique par atteinte des mécanismes sensoriels (par exemple des hallucinations visuelles), cognitifs (par exemple, un trouble de l'attention) et affectifs (par exemple, une anxiété aiguë) mis en jeu pour l'adaptation.

Les troubles du comportement les plus fréquents ou les plus marquants sont l'agitation, la déambulation, l'apathie, l'impulsivité et l'agressivité. Les maladies qui en sont responsables sont très nombreuses et les mécanismes divers et souvent, chez une même personne, multifactoriels, surtout dans le contexte de pathologies neurodégénératives touchant simultanément plusieurs circuits cérébraux.

Bases biologiques des comportements

Le comportement dépend [7.1, 7.2] :

- d'un réseau largement distribué permettant l'élaboration cognitive. Il requiert l'intégrité des voies de la perception (de l'organe sensoriel aux cortex perceptifs primaires), la mise en jeu de régions d'intégration et d'attention sélective (cortex associatifs uni puis multimodaux) et de systèmes de préparation et de contrôle de l'action (en particulier le cortex préfrontal et les ganglions de la base) ;

- d'un réseau (dit « limbique »), impliqué dans le traitement des émotions et de la motivation et permettant d'ajuster le comportement au contexte. Ce réseau intègre les messages entéroceptifs en provenance du système neurovégétatif et s'interconnecte avec les régions participant au traitement cognitif. Il s'agit principalement de l'hypothalamus, de l'amygdale, du cortex frontal orbitoventral et du striatum ventral.

L'activité des structures « perceptivo-cognitives » et « limbiques » dépend du niveau de recrutement préalable des systèmes de vigilance, d'éveil et d'attention non sélective (système réticulaire ascendant), de la modulation exercée par des systèmes de neurotransmission ascendants (cholinergiques et monoaminergiques) et de multiples autres facteurs métaboliques généraux ou neuroendocriniens. Au niveau le plus intégré, les caractéristiques sémiologiques de l'altération comportementale dépendent de paramètres tels que la personnalité antérieure, les facteurs culturels et l'environnement dans lequel ces troubles apparaissent.

Schématiquement, il est possible de distinguer deux grandes catégories de comportements :

- les comportements de « premier ordre », activés automatiquement et ne nécessitant pas de délibération mentale. Ces comportements sont mis en jeu dans des situations invariables. Ils sont rarement effectués en pleine conscience. Il s'agit de comportements génétiquement déterminés (par exemple, pour maintenir l'homéostasie), de comportements conditionnés, de comportements associatifs bien ancrés et de procédures cognitives ou motrices surapprises. S'ils permettent une réponse rapide et adaptée aux situations stables et routinières, en revanche, ils sont difficilement réversibles et sont contre-productifs lorsqu'il faut s'adapter aux contextes hautement variables et complexes ;
- les comportements de « second ordre », requis dans les situations ambiguës, reposant sur l'analyse d'un contexte nouveau, variable ou exigeant une réponse complexe (la mise en place d'un plan d'action ou d'un raisonnement séquentiel, la prédiction des conséquences au long cours des actions...).

Cette dissociation « rugueuse » permet de séparer le réseau de l'action automatique – il s'agit d'un réseau potentiellement composé de l'ensemble des structures cérébrales, excepté le cortex préfrontal – du réseau permettant l'action volontaire dirigée ver un but, faisant intervenir de façon additionnelle le cortex préfrontal. Cette dissociation permet aussi de mieux comprendre les raisons des troubles du comportement secondaires aux lésions cérébrales présentes dans les pathologies neurodégénératives : ainsi, les formes comportementales des démences frontotemporales et les pathologies affectant les ganglions de la base (Parkinson, paralysie supranucléaire progressive), touchant directement le cortex préfrontal ou les circuits préfrontaux-sous-corticaux-préfrontaux, entraînent surtout une incapacité à mettre en œuvre les comportements de « second ordre ». Cela a pour conséquence de réduire la quantité de comportements volontaires (apathie) et de libérer le contrôle exercé par le lobe frontal sur les comportements automatiques et non sensibles aux variations contextuelles (automatismes, persévérations, impulsivité, désinhibition). Les pathologies démentielles plus diffuses (corticales ou cortico-sous-corticales) telles que la maladie d'Alzheimer, la maladie à corps de Lewy ou la maladie de Huntington dans sa forme d'état, entraînent, outre l'atteinte des comportements de « second ordre », celle des comportements de « premier ordre ». Toutefois, ces derniers étant particulièrement ancrés dans le fonctionnement de l'individu, il faudra une charge lésionnelle majeure pour affecter significativement les connaissances didactiques, les apprentissages associatifs, les procédures et les conditionnements.

Principaux troubles du comportement

Signes et symptômes

Schématiquement, on peut distinguer deux grandes phénoménologies comportementales dans les démences neurodégénératives :

- la réduction pathologique du comportement, incluant l'apathie, la passivité, le retrait social, l'hypersomnolence, l'asthénie psychique, la clinophilie et, au maximum, le mutisme akinétique, l'ensemble conduisant à une grabatisation ;
- l'exagération sthénique ou l'émergence de comportements inadaptés dans le champ des conduites personnelles (impulsivité, désinhibition, stéréotypies, automatismes, autoagressivité, déambulation, agitation sans but, troubles des conduites alimentaires et du contrôle de la régulation végétative et homéostatique) et interpersonnelles (hétéroagressivité, actes délictueux, perte des distances sociales, défaut d'empathie, désintérêt pour les autres).

Deux remarques doivent être formulées :

- la séparation entre réduction et exagération comportementale est purement de type « observationnel » et n'indique pas nécessairement que des mécanismes physiopathologiques différents sont en jeu. Ainsi, rien n'exclut l'idée qu'un patient puisse être apathique (réduction du comportement volontaire) et hyperactif (exagération des comportements involontaires) et que le mécanisme physiopathologique sous-jacent soit commun aux deux troubles ; de même, si l'expression clinique est différente, l'origine physiopathologique peut être identique : par exemple, un trouble de l'attention peut se manifester chez l'un par une hyperactivité comportementale et, chez l'autre, par un retrait social ;
- très souvent, l'origine des troubles du comportement chez un patient dément, par exemple atteint d'une maladie d'Alzheimer en phase sévère, est multifactorielle, combinant des facteurs lésionnels cérébraux (troubles des systèmes de l'intégration visuelle, de la mémoire, des fonctions exécutives), des facteurs sensoriels (dégradation de la vision ou de l'audition), des facteurs somatiques viscéraux (défaillance d'organe, stress physique tel qu'une anesthésie générale, douleur, pneumopathie, constipation, infection urinaire...), des facteurs environnementaux (situation familiale, changement de domicile, stress psychologique...) et de personnalité « sous-jacente ».

Évaluation des troubles comportementaux dans les pathologies neurodégénératives

Plusieurs batteries d'évaluation globale des maladies dégénératives démentielles, principalement utilisées dans le cadre des essais cliniques, intègrent le comportement, telles que la *Global Deterioration Scale* (GDS) [7.1], la *Clinician's Interview Based Impression of Change-plus* (CIBIC +) [7.2], l'*Alzheimer's Disease Assessment Scale* (ADAS-COG) [7.3].

Des échelles multidimensionnelles centrées sur le comportement sont disponibles : la plus fréquemment utilisée est l'*Inventaire neuropsychiatrique* (NPI) [7.4]. Cette batterie, qui se présente sous forme de questionnaire rempli par l'examinateur, évalue douze domaines comportementaux (allant des idées délirantes et des hallucinations aux troubles du sommeil et de l'appétit).

Certaines échelles multidimensionnelles ont été élaborées pour évaluer les troubles psychocomportementaux au cours des démences sévères. C'est le cas de l'*Échelle d'évaluation des troubles du comportement dans les démences sévères* (ECD GRECO) [7.5] et de la *E-BEHAVE-AD* [7.6].

Plusieurs batteries ou questionnaires évaluent les troubles comportementaux en rapport avec le syndrome frontal et/ou dysexécutif comportemental. Les plus notables sont la *Batterie rapide d'évaluation frontale* (BREF ou FAB) [7.7], l'*Inventaire du syndrome dysexécutif comportemental* (ISDC, incluse dans la batterie du GREFEX) [7.8], l'*Échelle de dysfonctionnement frontal* (EDF) [7.9], la *Frontal Behavioral Inventory* (FBI) [7.10].

Plus récemment, des outils évaluant les processus de traitement des émotions, d'empathie et de motivation ont été validés dans les pathologies neurodégénératives telles que la DLFT. Parmi ces nouveaux outils, il faut noter la *Social and Emotionnal Assessment battery*, dans sa version complète (SEA) [7.11] et simplifiée (mini-SEA) [7.12] ainsi que l'*Executive and Social Cognition Battery* (ESCB) [7.13] et sa version abrégée [7.14].

Parmi les outils unidimensionnels, les échelles d'apathie et de motivation occupent une place importante. Parmi les plus utiles, on retiendra l'*Apathy Evaluation Scale* (AES) [7.15] et sa variante l'Apathy Scale [7.16], l'Échelle d'apathie de Lille (LARS) [7.17] et l'Inventaire d'apathie [7.18]. Enfin, il existe de nombreuses échelles validées pour évaluer la dépression (HAD, MADRS, GDS, CSDD...), l'anxiété (HAD...), l'hédonisme (SHAPS...), l'impulsivité (BIS...), les troubles obsessifs compulsifs (OCI-R), les émotions ressenties et leurs régulations (EPN-31, ERQ...), l'agressivité (CMAI...), l'hyperactivité (ASR...), les troubles conversifs, le sommeil (PSQI...), la prise d'alcool et les addictions (CAGE...). Certaines de ces échelles sont décrites dans le GREMOIRE [7.19].

Quelques grands syndromes neurologiques comportementaux

Syndrome frontal comportemental

Il s'agit du modèle le plus classique de description des troubles du comportement en pathologie neurodégénérative. Il est prototypique des troubles observés dans la forme clinique la plus fréquente – comportementale – de la dégénérescence lobaire frontotemporale. Il est dû à une atteinte directe des 2/3 antérieurs des lobes frontaux (le cortex préfrontal, ou CPF) mais aussi des structures anatomiquement et fonctionnellement liées au CPF comme les ganglions de la base (noyaux caudés, striatum ventral, pallidum interne et externe, noyaux subthalamiques, noyaux thalamiques dorsomédians et antérieurs), avec lesquels il forme des circuits préfronto-sous-corticaux-préfrontaux. Ainsi, dans les pathologies neurodégénératives dans lesquelles les ganglions de la base sont préférentiellement affectés, comme la maladie de Parkinson, la maladie de Huntington ou la paralysie supranucléaire progressive, le syndrome frontal peut être (en partie) lié à l'atteinte sous-corticale. De même, il ne faut pas négliger l'impact des lésions de la substance blanche (des fibres d'associations) entraînant une dysconnexion entre le CPF et les ganglions de la base ou les structures associatives corticales rétrorolandiques ou limbiques.

Le spectre phénoménologique des troubles comportementaux frontaux est très vaste : apathie/aboulie/apragmatisme, hyperactivité et troubles attentionnels majeurs, impulsivité, jovialité, familiarité excessive et levée d'inhibition sociale, troubles des contrôles homéostatique et végétatif (gloutonnerie, contrôle urinaire), adhérence excessive à l'environnement...

Le mécanisme général explicatif dérive de notre connaissance du rôle présumé du CPF : il s'agit de la structure cérébrale centrale pour l'élaboration et la régulation du comportement volontaire. Ainsi, son atteinte entraîne l'incapacité, d'une part, à mettre en place le plan d'action fondé sur la délibération mentale et, d'autre part, à limiter l'émergence des actes non contrôlés (involontaires). Les conséquences sont la réduction de la génération des comportements volontaires (apathie, pauvreté de la planification et de la créativité), les erreurs de prises de décision (par défauts cognitifs – jugement, raisonnement, abstraction, mémoire prospective, mémoire de travail – ou affectifs – erreur de valorisation affective du comportement, dérégulation du contrôle émotionnel, trouble de la compréhension des états internes d'autrui), la libération des comportements automatiques, non mentalement délibérés (automatismes, persévérations, impulsivité, libération des comportements archaïques, dépendance exagérée à la pression à agir provenant de l'environnement ou des états internes).

Au-delà de ce mécanisme général, il faut dissocier deux grands syndromes frontaux « canoniques » :

- un syndrome cognitif, en général dû à l'atteinte des régions préfrontales dorsales, expliquant les troubles du comportement par défaut de contrôle cognitif (troubles de la planification, de la mémoire de travail, du raisonnement, du jugement, de l'abstraction...) ;
- un syndrome comportemental, correspondant à l'atteinte des régions ventrales, expliquant les troubles comportementaux par défaut de contrôle affectif, social, végétatif, et le trouble motivationnel. L'un des rôles centraux des régions ventrales et médiales du CPF est d'ajuster la valeur affective des comportements, permettant de les contextualiser précisément pour une adaptation fine de l'homme aux situations variables et complexes.

Toutes les maladies neurodégénératives centrales, sans exception, affectent à un moment ou un autre les lobes frontaux. Dans certaines affections comme la DLFT comportementale ou les pathologies des ganglions de la base, le syndrome frontal est relativement pur et explique l'émergence de la plupart des troubles comportementaux. Dans ce contexte, l'apparition d'un trouble plutôt qu'un autre ou la forme particulière que prend la sémiologie dépendent des réseaux frontaux affectés mais aussi de la personnalité antérieure et de la trajectoire de vie singulière, propre à chaque individu. Par exemple, avec des lésions touchant une même région préfrontale, un individu pourra développer un comportement d'amassement pathologique [7.20] et un autre sera incapable de prendre une décision adaptée aux situations inédites, l'engageant inévitablement vers l'absence ou l'erreur de prise de décision en situation écologique [7.21]. Dans les pathologies plus diffuses, comme la maladie d'Alzheimer, si les réseaux frontaux peuvent être précocement touchés, les troubles du comportement proviennent d'atteintes topographiques intriquées. Dans ce cas, le syndrome frontal n'est qu'un facteur parmi d'autres expliquant les troubles du comportement.

Confusion mentale et phénomène de « *sundowning* »

Il s'agit de troubles modérés de la vigilance affectant les capacités attentionnelles et de ce fait désorganisant l'ensemble des processus de la pensée humaine (désorientation temporospatiale et troubles des fonctions exécutives, surtout). Les troubles attentionnels, au premier plan, entraînent des troubles fluctuants du comportement en fonction du cycle du nycthémère. Ceux-ci sont le plus souvent une agitation, une déambulation, un délire onirique, une somnolence diurne. Dans les démences dégénératives, ce syndrome peut être inaugural de la maladie (par exemple, après une anesthésie générale ou un stress physique ou psychologique) ou émailler la maladie [7.22]. Quelquefois, il est produit par des causes habituellement non responsables de confusion lorsque le cerveau est « sain » (par exemple, infection urinaire, constipation). Dans les formes évoluées de démence, il n'est pas rare de constater une forme crépusculaire de confusion mentale *(« sundowning »)* : les patients présentent un état confusionnel débutant à la tombée du jour et pouvant se poursuivre pendant la nuit [7.23]. Ce syndrome pourrait être favorisé par la dérégulation des rythmes circadiens, eux-mêmes affectés par la dégénérescence des noyaux suprachiasmatiques de l'hypothalamus et la baisse des taux de mélatonine cérébrale. Cet état est amélioré par le maintien d'une faible lumière nocturne et éventuellement l'utilisation des anticholinestérasiques et de la mélatonine de synthèse. Dans la démence à corps de Lewy diffus, ces phénomènes sont plus marqués et représentent même l'un des critères centraux du diagnostic [7.24]. Ainsi, il est possible d'observer une subconfusion permanente avec des phases de fluctuations variant au cours de la même journée ou sur des échelles temporelles plus grandes (semaines ou mois).

Syndromes temporaux

Les régions latérales des lobes temporaux représentent des régions centrales pour l'intégration perceptive multimodale et l'organisation des connaissances sémantiques. Ainsi, les lésions des structures latérales produisent des troubles agnosiques et sémantiques. Ces difficultés générant des troubles de l'identification (mots, visages, objets) et de la compréhension peuvent donc être responsables d'une désadaptation des comportements. En outre, les régions plus basales, antérieures et médiales, contiennent des structures appartenant au système limbique (formations hippocampiques et noyaux amygdaliens) dont la destruction peut entraîner des troubles majeurs du comportement : syndrome de Kluver-Bucy (hypersexualité, hyperoralité, retrait social), des troubles de la régulation des émotions, des affects, de l'humeur et de la personnalité (anxiété exagérée, émoussement affectif, trouble de la reconnaissance des émotions, irritabilité, agressivité, hostilité, préoccupations exagérées portant sur l'argent ou la spoliation, la morale, la métaphysique, la religion...). La pathologie neurodégénérative la plus représentative de ce syndrome « temporal » est la démence sémantique, affectant surtout les régions latérales, antérieures et basales des lobes temporaux. Toutefois, ces troubles peuvent s'observer dans d'autres affections neurodégénératives telles que la maladie d'Alzheimer et la démence à corps de Lewy diffus, dans lesquelles les lésions affectent précocement et massivement les régions temporales.

Autres syndromes comportementaux dans les pathologies neurodégénératives

Le spectre des troubles comportementaux dans la pathologie neurodégénérative est très vaste car presque toutes les structures cérébrales peuvent être affectées, dans des configurations variées selon les pathologies, les formes cliniques et les individus. On retiendra, d'une part, les troubles comportementaux secondaires à des syndrome topographiques bien identifiés, tels que la négligence spatiale unilatérale, le syndrome de Balint, le syndrome de Gerstmann, la proposopagnosie, les épilepsies partielles (hallucinations, en particulier) et, d'autre part, les syndromes d'allure psychiatrique ne pouvant être clairement rattachés à une atteinte lésionnelle spécifique (par exemple, les délires d'identification comme les paramnésies de reduplication et les syndromes de Capgras et de Fregoli, que l'on rencontre quelquefois dans la maladie d'Alzheimer et la démence à corps de Lewy diffus). Il convient aussi de mentionner les syndromes « addictifs » de dysrégulation dopaminergique *(« Impulse Control Disorders »)*, généralement produits par un excès d'agonistes dopaminergiques chez certains patients parkinsoniens.

Apathie et agressivité/agitation comme modèles de description des troubles du comportement

Apathie

Il s'agit du plus fréquent des troubles du comportement dans les pathologies affectant le système nerveux central, y compris dans la pathologie neurodégénérative. Ainsi, on l'observe chez environ 50 % des patients à la phase prodromique de la maladie d'Alzheimer et chez plus de 60 % des patients en phase démentielle de l'affection [7.25, 7.26]. De même, l'apathie est de grande fréquence dans les dégénérescences lobaires frontotemporales de forme comportementale puisqu'elle toucherait de 62 à 89 % des patients [7.27, 7.28]. L'apathie est également très fréquente dans les pathologies dégénératives concernant les ganglions de la base. En effet, elle est couramment observée dans la maladie de Parkinson, la maladie de Huntington et la paralysie supranucléaire progressive [7.29-7.32].

L'apathie est également associée à une morbidité plus élevée dans les différentes pathologies neurologiques concernées. Ainsi, dans le déclin cognitif léger, l'apathie est associée à un risque élevé de conversion vers une démence de type Alzheimer [7.33]. Dans la démence d'Alzheimer, l'apathie est associée à un risque accru de développement d'un syndrome parkinsonien, d'un déclin cognitif rapide, d'une augmentation de l'utilisation des médicaments psychotropes et d'institutionnalisation [7.34-7.37]. De même, dans la maladie de Parkinson, l'apathie prédit le déclin cognitif et la démence [7.38].

Dans sa définition « conventionnelle », l'apathie est un manque d'activité due à un défaut de motivation [7.39]. Cette définition « classique » pose des problèmes de mise en pratique dans l'exercice médical. En effet, elle n'est pas phénoménologique (ou d'observation comme les autres syndromes) mais elle repose sur une inférence psychologique (le « manque de motivation »). Ainsi, le mécanisme présumé prime sur l'observation clinique. Or les cliniciens reçoivent des patients présentant une réduction de l'activité et de l'initiative que l'on qualifie d'« apathie », sans que l'on puisse démontrer qu'il s'agit bien d'un manque de motivation. Bien que l'on puisse envisager qu'un manque de motivation *(« drive »)* soit à l'origine de nombreux cas d'apathie, il est aussi possible d'envisager qu'un défaut d'activation de la pensée (indépendamment de la motivation) ou bien qu'un trouble cognitif portant sur la planification d'un programme d'actions conduisent au même résultat comportemental (défaut d'initiative et réduction spontanée d'activité). Dans cet ordre d'idées, une étude récente dans la maladie d'Alzheimer a démontré que le meilleur facteur de prédiction de l'apathie est le déficit dans la réalisation de multitâches (tâches duelles ou concurrentes) nécessitant l'intégrité des capacités de planification et de mémoire de travail [7.40].

Une façon alternative de définir l'apathie consiste à adopter un point de vue phénoménologique (l'observation clinique du comportement) plutôt que de considérer le mécanisme psychologique explicatif. L'apathie peut alors être considérée comme une réduction quantitative des comportements adaptatifs, dans un contexte de contraintes environnementales ou physiques restant inchangées par rapport à l'état antérieur. Autrement dit, nous proposons de définir l'apathie comme *« la réduction quantitative des comportements volontaires dirigés vers un but »* [7.41]. L'apathie peut alors être due à tout mécanisme altérant l'élaboration, l'exécution et le contrôle des comportements dirigés vers un but [7.42]. Elle peut donc résulter de dysfonctionnements survenant à l'une ou plusieurs des étapes nécessaires pour parvenir à la réalisation des comportements dirigés vers un but. En suivant l'idée que l'apathie est de mécanismes multiples, il est possible d'envisager qu'il existe un mécanisme de nature motivationnelle, correspondant à un défaut de valorisation du comportement en cours (baisse de la sensibilité au renforcement positif ou négatif). Il limite l'initiative et l'action volontaire en bloquant l'intention d'agir ou en diminuant le rétrocontrôle exercé sur l'action par les renforcements. La réalisation d'une action volontaire peut être aussi affectée lorsque les sujets ne sont pas capables d'élaborer (planification) ou d'activer une stratégie ou un schéma complexe d'actions, comme cela a été montré par la corrélation entre incapacité à mettre en place une décision nouvelle et apathie [7.43]. Il s'agit alors d'un mécanisme cognitif dysexécutif, que l'on nomme « inertie cognitive ». Il est aussi possible d'envisager un mécanisme de découplage entre la motivation (intacte) et la planification (intacte), se manifestant par un défaut d'« énergisation » du comportement, limitant son exécution, comme cela a été montré lors des lésions bipallidales [7.44]. Enfin, il est aussi possible de faire l'hypothèse qu'un déficit sensoriel, un trouble affectif (dépression, émoussement affectif) ou cognitif non dysexécutif (un trouble mnésique, par exemple) puissent retentir sur l'initiative.

L'hypothèse de mécanismes multiples à l'origine de l'apathie suggère aussi que l'atteinte de réseaux cérébraux différents puisse conduire au même résultat comportemental. Cela pose donc la question des bases neurales de l'apathie et de ses mécanismes. Or à ce jour, il n'y a pas d'étude directe des bases neurales de l'apathie (et de ses mécanismes sous-jacents). Un point commun de toutes les situations pathologiques où l'apathie se produit est la présence de dysfonctionnements ou de lésions des lobes frontaux, des noyaux gris centraux ou des circuits des ganglions fronto-sous-cortico-frontaux. L'apathie peut donc être considérée comme l'une des conséquences cliniques de la perturbation du système associant le cortex frontal aux noyaux gris centraux, système fonctionnel impliqué dans la génération et le contrôle des comportements dirigés vers un but [7.41, 7.45]. Toutefois, la contribution précise de chacun des nœuds de ces circuits reste à déterminer. En effet, il est possible que certaines zones de ces circuits soient impliquées dans les aspects motivationnels de l'apathie alors que d'autres seraient impliquées dans les aspects cognitifs. Il est également possible que des lésions situées en dehors des circuits fronto-sous-corticaux contribuent aussi à l'apathie. Enfin, l'apathie pourrait être en relation avec la taille des lésions (« effet de masse ») plutôt qu'avec leur emplacement. À un niveau « rugueux » d'analyse de corrélations clinicoradiologiques dans la maladie d'Alzheimer, une relation entre le degré d'atteinte du cortex cingulaire antérieur et du cortex frontal orbitoventral et la sévérité ou la présence de l'apathie a été montrée [7.46-7.52]. Il est important de noter que le cortex frontal orbitoventral est impliqué dans la valorisation du comportement, nécessaire pour motiver les comportements, et que le cortex cingulaire antérieur participe à plusieurs processus mentaux associés à la prise de décision délibérée.

Enfin, au-delà des lésions cérébrales responsables de l'apathie dans les pathologies dégénératives, il est important de souligner deux points :

- l'apathie est aussi un sub-syndrome de la dépression [7.39, 7.53] et, à ce titre, elle doit amener à s'interroger sur la présence d'une éventuelle dépression nécessitant une évaluation psychiatrique et une prise en charge thérapeutique antidépressive. Toutefois, lorsque la dépression existe dans les maladies d'Alzheimer et de Parkinson, il a été montré que l'apathie et la dépression peuvent être décorrélées l'une de l'autre par leur différence d'association aux autres signes cliniques et par le siège des lésions ou des dysfonctionnements cérébraux [7.54-7.56] ;
- un certain nombre de psychotropes peuvent produire une apathie. Cela est le cas des neuroleptiques (toutefois, la quiétiapine et l'olanzapine auraient montré une efficacité relative pour réduire l'apathie dans la schizophrénie) mais aussi peut-être de certains antidépresseurs de la classe des inhibiteurs de la recapture de la sérotonine, comme cela a été suggéré par certains rapports de cas portant sur la fluoxétine et la paroxétine [7.57, 7.58].

La prise en charge de l'apathie en tant que syndrome spécifique est quasi inexistante. Quelle que soit l'approche (médicamenteuse ou physiothérapeutique), les progrès à réaliser sont massifs. Les traitements proposés à ce jour pour améliorer l'apathie dans les pathologies neurodégénératives n'ont pas donné de résultats spectaculaires tant pour les cas rapportés et les essais ouverts avec le méthylphénidate, le bupropion, le modafinil et les prodopaminergiques tels que la L-dopa, l'amantadine, la sélégiline et la bromocriptine [7.59-7.64] que pour les essais contrôlés, en double aveugle contre placebo, avec les anticholinestérasiques dans la maladie d'Alzheimer, la maladie à corps de Lewy diffus et la maladie de Parkinson *(tab. 7.1)*. Les résultats sont discordants (positifs ou négatifs). Quand ils sont statistiquement significatifs, l'efficacité est cliniquement modeste sur l'apathie évaluée par l'échelle NPI. Dans la maladie d'Alzheimer, le méthylphénidate a également été testé dans une étude en double aveugle contre placebo, avec un effet positif mais incomplet [7.82]. Dans la maladie de Parkinson, la L-dopa et les agonistes dopaminergiques ont un effet positif mais faible [7.84, 7.90]. L'impact positif ou négatif de la stimulation cérébrale profonde est débattu [7.91-7.94]. Il faut noter que l'immense majorité des traitements pharmacologiques reposent sur le rétablissement de fonctions de neurotransmission (cholinergique ou monoaminergique). Ce paradigme thérapeutique ne repose pas sur un rationnel scientifique clairement établi et relève plutôt d'une approche liée à la disponibilité sur le « marché » de molécules commercialisées. Par ailleurs, les interventions physiothérapeutiques proposées n'ont pas prouvé à ce jour leur utilité, témoignant de la nécessité d'études mieux contrôlées [7.95].

TABLEAU 7.1 ▼ **Récapitulatif des différents essais cliniques évaluant les traitements de l'apathie dans les pathologies neurodégénératives.**

Traitement	Grade recom.	Population étudiée, n =	Résultat : réduction apathie	Études
Donézepil (5-10 mg/j)	A	MA, 290	Significatif	Feldman *et al.*, 2001 [7.65]
	A	MA, 208	Non significatif	Tariot *et al.*, 2001 [7.66]
	A	MA, 290	Significatif	Gauthier *et al.*, 2002 [7.67]
	A	MA, 134	Significatif	Holmes *et al.*, 2004 [7.124]
	A	MA, 153	Non significatif	Seltzer *et al.*, 2004 [7.68]
	A	MA, 145	Significatif	Feldman *et al.*, 2005 [7.69]
	A	MA, 576	Significatif	Waldemar *et al.*, 2011 [7.70]
	C	MA, 86	Significatif	Mega *et al.*, 1999 [7.71]
	C	MA, 70	Significatif	Tanaka *et al.*, 2004 [7.72]
	C	MA, 101	Significatif	Rockwood *et al.*, 2007 [7.73]
Galantamine (8-24 mg/j)	A	MA, 2033	Non significatif	Herrmann *et al.*, 2005 [7.74]
	C	DCL, 25	Significatif	Edwards *et al.*, 2004 [7.75]
	C	MA, 345	Significatif	Brodaty *et al.*, 2006 [7.76]
Rivastigmine (3-12 mg/j)	A	DCL, 120	Significatif	McKeith *et al.*, 2000 [7.77]
	C	DCL, 11	Significatif	McKeith *et al.*, 2000 [7.78]
	C	MA, 696	Non significatif	Dartigues *et al.*, 2002 [7.79]
	C	MA, 173	Significatif	Cummings *et al.*, 2005 [7.80]
	C	MA, 2119	Significatif	Gauthier *et al.*, 2007 [7.81]
Methylphenidate (5-20 mg/j)	B	MA, 13	Significatif	Herrmann *et al.*, 2008 [7.82]
	C	MA, Vasc, 27	Significatif	Galynker *et al.*, 1997 [7.83]
	C	MPI, 1	Amélioration	Chatterjee *et al.*, 2002 [7.84]
Levodopa	C	MPI, 51	Significatif	Czernecki *et al.*, 2002 [7.85]
Amantadine (300 mg/j)	C	DFT, 7	Amélioration	Marin *et al.*, 1995 [7.60]
Gingko Biloba (240 mg/j)	A	MA, Vasc, 400	Significatif	Scripnikov *et al.*, 2007 [7.86]
Paroxetine (40 mg/j)	B	DFT, 10	Non significatif	Deakin *et al.*, 2004 [7.58]
Metrifonate (30-80 mg/j)	A	MA, 672	Significatif	Cummings *et al.*, 2001 [7.87]
	A	MA, 408	Significatif	Kaufer *et al.*, 1998 [7.88]
Mémantine (20 mg/j)	C	DFT, 3	Amélioration	Swanberg, 2007 [7.89]

DFT : dégénérescence lobaire frontotemporale ; DLC : démence à corps de Lewy ; MA : maladie d'Alzheimer ; MPI : maladie de Parkinson idiopathique ; Vasc : démence vasculaire.

Hétéroagressivité et agitation

Ces deux manifestations cliniques, intimement liées l'une à l'autre, sont communément observées dans les pathologies neurodégénératives (entre 18 et 30 % selon l'étude de la cohorte multicentrique de REAL-FR dans la population Alzheimer) [7.96]. De multiples facteurs peuvent expliquer un comportement agressif chez un patient dément :

- la maladie elle-même, générant des lésions cérébrales dans les structures de contrôle comportemental ou dans les zones physiologiquement associées aux comportements agressifs (voir *infra*) ;

- les facteurs médicaux ajoutés, tels que toute condition aggravant les troubles lésionnels (confusion mentale, douleurs, iatrogénie, déshydratation, infection urinaire, déprivation sensorielle, trouble du sommeil, dépression...) ;
- les conditions de vie et d'interaction sociale (isolement, changement de lieu de vie, conflits familiaux, incompréhension des troubles par les proches...) ;
- la constitution biologique innée de l'individu (par exemple, le polymorphisme génétique pour l'expression de l'activité des catécholamines et de leurs enzymes de synthèse ou d'élimination), de sa personnalité et sa trajectoire de vie antérieure.

Les lésions cérébrales des pathologies neurodégénératives démentielles sont susceptibles de produire, comme facteurs indépendants, des troubles comportementaux violents : la violence – force brutale exercée sur autrui – émerge de la physiologie humaine par le biais de l'agressivité, comportement animal d'adaptation pour la survie. Schématiquement, celle-ci existe sous deux formes « canoniques » : l'agressivité défensive pour répondre à une situation perçue elle-même comme une agression *(« affective agression »)*, et une forme proactive et prédatrice *(« predatory agression »)* [7.97, 7.98]. Ces deux formes d'agressivité reposent sur des circuits cérébraux partiellement superposés et qui sont souvent affectés dans les pathologies neurodégénératives démentielles : en premier lieu, l'hypothalamus latéral semble impliqué dans les réponses prédatrices, tandis que l'hypothalamus postérieur régule les réponses défensives [7.99]. Ainsi, la stimulation ou la lésion du triangle de Sano ou de la partie latérale de l'aire postéromédiane de l'hypothalamus produit des comportements clastiques et de rage incontrôlable, associés à des réponses végétatives (tachycardie, tachypnée, dilatation pupillaire) [7.100, 7.101]. Les lésions de la substance grise péri-aqueducale et du septum contenant les noyaux (septal médian, de la bandelette diagonale, basal de Meynert) qui fournissent l'innervation cholinergique du cortex cérébral peuvent entraîner des réactions de « rage » (« rage septale ») [7.102]. Il faut rappeler ici que la maladie d'Alzheimer et les démences des synucléinopathies (démence du Parkinson et maladie à corps de Lewy diffus) s'accompagnent de pertes neuronales majeures dans les structures cholinergiques septales. Le fonctionnement des structures sous-corticales (en particulier des noyaux hypothalamiques) est soumis au contrôle des régions hémisphériques limbiques (régions temporales internes, striatum ventral, cortex préfrontal orbitaire et médian) qui activent ou inhibent ces comportements agressifs [7.103]. Ainsi, les lésions amygdaliennes (noyaux amygdaliens et cortex péri-amygdalien) produisent des comportements auto ou hétéroagressifs [7.104, 7.105]. Il faut à ce titre mentionner l'association entre comportements violents et épilepsie temporale avec un foyer amygdalien, dans le contexte de l'épisode ictal, en postictal (psychose postictale) et en interictal [7.106-7.107]. Ainsi, il est possible d'envisager que l'agressivité exagérée dans toutes les pathologies dégénératives affectant les amygdales résulte de l'effet permanent des destructions ou de leurs conséquences paroxystiques de type critique (à noter que la maladie d'Alzheimer et la démence à corps de Lewy diffus entraînent très précocement des lésions amygdaliennes et que la DFT s'associe dans ses différentes formes cliniques avec des lésions temporales antérieures touchant les noyaux amygdaliens) [7.108-7.114]. Enfin, les lésions ou dysfonctionnements du lobe frontal, dans le contexte de la DFT (mais aussi de toute autre pathologie dégénérative affectant le lobe frontal), peuvent produire des troubles agressifs par plusieurs mécanismes, souvent intriqués :

- libération d'un schéma de réponse automatique en réaction à une interaction perçue comme requérant une défense (impulsivité), par défaut d'exercice du contrôle inhibiteur ;
- défaut d'analyse contextuelle affective et/ou sociale ;
- trouble de la flexibilité ;
- difficultés à envisager les conséquences ultérieures de ses actions ;
- absence d'empathie et de compassion.

Il est aussi important de noter que, préalablement à l'installation du syndrome démentiel, l'intrication entre la trajectoire de vie d'un individu et son patrimoine génétique peut contribuer à favoriser les comportements violents dans un contexte démentiel. Ainsi, les modèles psychopathologiques actuels explicatifs postulent que la tendance à se comporter avec violence résulterait de l'interaction entre un terrain génétique (spécificité individuelle innée du système monoaminergique, en particulier sérotoninergique) et un environnement délétère pour le développement de l'individu pendant la grossesse ou la petite enfance (enfants battus, défaut de maternage, exposition fœtale à l'alcool, complications obstétriques...) [7.115-7.118]. Cette interaction aurait pour conséquence un retentissement structurel à long terme sur le système de régulation de l'agressivité (le système limbique) et la production durable et installée de réactions exagérées aux stimuli de nature émotionnelle [7.116].

En pratique, prendre en charge des comportements agressifs dans les démences comporte deux phases :

- comprendre les raisons des comportements ;
- essayer de les faire disparaître ou de les atténuer, compte tenu des conséquences potentiellement graves de ces comportements sur les patients et les personnes qui les côtoient.

Concernant les mécanismes expliquant le comportement, plusieurs questions doivent se poser :

- y a-t-il une confusion surajoutée (faire un bilan de confusion au moindre doute) ?
- y a-t-il une modification récente et contemporaine des conditions de vie (changement de lieu, nouveau traitement, mauvaise nouvelle...) ?
- y a-t-il des troubles sensoriels, neurologiques ou psychiatriques surajoutés (surdité/cécité, hallucinations, comitialité, délire interprétatif, dépression, anxiété, insomnie...) ?
- la pathologie démentielle peut-elle contribuer aux troubles par les lésions structurelles (syndrome frontal orbitaire, lésions temporales antérieures ou temporales basales...) ?
- y a-t-il des difficultés de communications et d'interaction avec l'entourage (conflit, incompréhension de la maladie, isolement social, maltraitance volontaire ou involontaire...) ;
- quel était le comportement connu du patient ?

Concernant la prise en charge thérapeutique, selon la sévérité des troubles et les raisons trouvées, plusieurs approches peuvent être discutées :

- une approche non pharmacologique, qui doit être privilégiée si les troubles restent acceptables au quotidien et si aucune cause médicale traitable n'est détectée. Le plus souvent, il s'agira de comprendre les patrons de déclenchement des crises d'agitation afin de limiter leur apparition. D'une façon générale, il n'est pas rare d'identifier des difficultés d'interaction patient-aidant comme source des phases d'agitation. Souvent, le fait de s'opposer (légitimement) au patient déclenche l'agitation. Par exemple, lorsque l'on s'oppose au désir de sortie du domicile. Dans ce cas et dans l'idéal, il s'agit de trouver une façon de permettre la sortie des patients. Il est possible par exemple de requérir l'aide d'une auxiliaire de vie qui aura pour mission de se promener avec le patient. Des approches plus structurées, avec l'aide de professionnels, reposant sur les interactions sociales et focalisées sur les centres d'intérêts des patients ont été testées dans des essais randomisés et ont démontré une bonne efficacité [7.119, 7.120] ;
- une approche pharmacologique non psychotrope : par exemple, chez les patients Alzheimer déments sévères, Ballard et Corbett [7.121] proposent en première ligne de la pharmacopée un traitement antalgique par 3 g/j de paracétamol afin de traiter un éventuel syndrome douloureux même si celui-ci n'est pas clairement identifié ;
- parmi les molécules à effet psychotrope, les antipsychotiques peuvent être utilisés. Ceux-ci ont démontré une efficacité réelle mais néanmoins modeste dans les différents essais cliniques bien menés au cours des syndromes démentiels neurodégénératifs (pour une revue, voir [7.121]).

Plusieurs essais ont démontré une relative efficacité de la rispéridone dans l'agitation et l'agressivité de la maladie d'Alzheimer, tandis que deux grands essais cliniques ont démontré l'effet antipsychotique de la clozapine dans les démences parkinsoniennes (avec peu d'effets secondaires moteurs si l'on ne dépasse pas 50 mg/j). Toutefois, cette dernière molécule justifie une surveillance stricte (carnet de suivi) du fait du risque d'agranulocytose de mécanisme immunoallergique. Il faut néanmoins noter que l'utilisation des neuroleptiques mêmes atypiques est associée à un plus grand risque d'accident vasculaire cérébral et à une élévation de la mortalité par pneumopathie, par épisodes thromboemboliques et par troubles de la conduction et du rythme cardiaque. Enfin, l'olanzapine n'a pas démontré d'efficacité dans le traitement de l'agitation dans les démences.

Au total, trois recommandations doivent être formulées concernant l'utilisation des antipsychotiques afin de limiter les effets secondaires et les risques de surmortalité : la durée du traitement doit être courte (n'excédant pas 3 mois), les doses doivent être faibles, bien inférieures à celles utilisées en psychiatrie chez les jeunes sujets psychotiques (par exemple, pas plus de 2 mg/j de rispéridone ou 50 mg/j de clozapine), et il faut privilégier les neuroleptiques de nouvelle génération dits « atypiques » (rispéridone ou clozapine). Toutefois, ces recommandations doivent être modulées par la démonstration récente d'un risque important de rechute à l'arrêt du traitement mené pendant une période continue de 4 ou 8 mois [7.122].

Parmi les autres traitements médicamenteux de l'agitation, les anticholinestérasiques et la mémantine ont montré soit un effet statistiquement significatif mais cliniquement très modeste, soit une absence d'effet [7.123-7.131].

Parmi les antidépresseurs, le citaprolam aurait une efficacité comparable à celle de la rispéridone sur la réduction de l'agitation [7.132, 7.133]. La trazodone (non disponible en pharmacie de ville en France), proposée dans le traitement de l'agitation et la désinhibition de la DFT [7.134], n'aurait pas démontré d'efficacité dans la maladie d'Alzheimer [7.135]. Les thymorégulateurs/anticonvulsivants, en particulier la carbamazépine, auraient montré un bénéfice réel dans l'agitation de la maladie d'Alzheimer [7.136, 7.137].

Quel avenir pour la compréhension et la prise en charge des troubles du comportement dans les pathologies neurodégénératives ?

Le potentiel de progrès dans ce domaine est immense tant sont faibles nos connaissances de la physiologie des comportements normaux et de la physiopathologie (mécanismes mentaux, bases neurales) des troubles du comportement. Par conséquent, la prise en charge des troubles du comportement n'en est qu'à ses balbutiements. Il paraît important que des initiatives visant à renforcer la recherche et la clinique soient prises par les communautés médicales et scientifiques. Par exemple, il serait souhaitable de créer des unités médicoscientifiques pluridisciplinaires (neurologues, psychiatres, gériatres, neuroscientifiques...) dont l'activité serait dédiée aux troubles du comportement dans les pathologies neurologiques (« unités de neuropsychiatrie comportementale »).

Bibliographie

[7.1] Reisberg B, Ferris SH, De Leon MJ, Crook T. Global Deterioration Scale for assessment of primary degenerative dementia. Am J Psychiatry 1982 ; 139 : 1136-9.

[7.2] Knopman DS, Knapp MJ, Gracon SI, Davis CS. The clinician interviewed based impression (CIBI) : a clinician global change rating scale in Alzheimer's disease. Neurology 1994 ; 44 : 2315-21.

[7.3] Mohs RC, Rosen WG, Davis KL. The Alzheimer's Disease Assessement Scale : an instrument for assessing treatment efficacy. Psychopharmacol Bull 1983 ; 19 : 448-50.

[7.4] Cummings JL. The Neuropsychiatric Inventory : assessing psychopathology in dementia patients. Neurology 1997 ; 48 (5 Suppl 6) : S10-6.

[7.5] Dobigny-Roman N, Verny M, Hugonot-Diener L. L'ECD GRECO : échelle d'évaluation du comportement de la démence. Rev Neurol (Paris) 1999 ; 155 (Suppl 1) : 96-7.

[7.6] Auer S, Monteiro IM, Reisberg B. The empirical behavioral pathology in Alzheimer's disease (E-BEHAVE-AD) rating scale. Int Psychogeriatr 1996 ; 8 : 247-66.

[7.7] Dubois B, Slachevsky A, Litvan I, Pillon B. The FAB : a Frontal Assessment Battery at bedside. Neurology 2000 ; 55 : 1621-6.

[7.8] Godefroy O et le Groupement de réflexion sur l'évaluation des fonctions exécutives. Fonctions exécutives et pathologies neurologiques et psychiatriques. Marseille : Solal, 2008.

[7.9] Lebert F, Pasquier F, Souliez L, Petit H. Fronto-temporal behavioral scale. Alzheimer Dis Assoc Disord 1998 ; 12 : 335-9.

[7.10] Kertesz A, Davidson W, Fox H. Frontal Behavioral Inventory : diagnostic criteria for frontal lobe dementia. Can J Neurol Sci 1997 ; 24 : 29-36.

[7.11] Funkiewiez A, Bertoux M, de Souza LC, Lévy R, Dubois B. The SEA (Social cognition and Emotional Assessment) : a clinical neuropsychological tool for early diagnosis of frontal variant of frontotemporal lobar degeneration. Neuropsychology 2012 ; 26 : 81-90.

[7.12] Bertoux M, Delavest M, de Souza LC, Funkiewiez A, Lépine JP, Fossati P *et al.* Social Cognition and Emotional Assessment differentiates frontotemporal dementia from depression. J Neurol Neurosurg Psychiatry 2012 ; 83 : 411-6.

[7.13] Torralva T, Roca M, Gleichgerrcht E, Bekinschtein T, Manes F. A neuropsychological battery to detect specific executive and social cognitive impairments in early frontotemporal dementia. Brain 2009 ; 132 : 1299-309.

[7.14] Gleichgerrcht E, Torralva T, Roca M, Manes F. Utility of an abbreviated version of the executive and social cognition battery in the detection of executive deficits in early behavioral variant frontotemporal dementia patients. J Int Neuropsychol Soc 2010 ; 16 : 687-94.

[7.15] Marin RS. Apathy : a neuropsychiatric syndrome. J Neuropsychiatr Clin Neurosci 1991 ; 3 : 243-54.

[7.16] Starkstein SE, Mayberg HS, Preziosi TJ, Andrezejewski P, Leiguarda R, Robinson RG. Reliability, validity, and clinical correlates of apathy in Parkinson's disease. J Neuropsychiatry Clin Neurosci 1992 ; 4 : 134-9.

[7.17] Sockeel P, Dujardin K, Devos D, Denève C, Destée A, Defebvre L. The Lille apathy rating scale (LARS), a new instrument for detecting and quantifying apathy : validation in Parkinson's disease. J Neurol Neurosurg Psychiatry 2006 ; 77 : 579-84.

[7.18] Robert PH, Clairet S, Benoit M, Koutaich J, Bertogliati C, Tible O *et al.* The apathy inventory : assessment of apathy and awareness in Alzheimer's disease, Parkinson's disease and mild cognitive impairment. Int J Geriatr Psychiatry 2002 ; 17 : 1099-105.

[7.19] Hugonot-Diener L, Barbeau E, Michel BF, Thomas-Antérion C, Robert P. GREMOIRE : tests et échelles de la maladie d'Alzheimer et des syndromes apparentés. Collection GRECO. Marseille : Solal, 2008.

[7.20] Volle E, Beato R, Levy R, Dubois B. Forced collectionism after orbitofrontal damage. Neurology 2002 ; 58 : 488-90.

[7.21] Eslinger PJ, Damasio AR. Severe disturbance of higher cognition after bilateral frontal lobe ablation : patient EVR. Neurology 1985 ; 35 : 1731-41.

[7.22] Kyung Sunwoo M, Yong Hong J, Choi J, Jung Park H, Hoon Kim S, Hyu Lee P. Alpha-synuclein pathology is related to postoperative delirium in patients undergoing gastrectomy. Neurology 2013 ; 80 : 1-4.

[7.23] Khachiyants N, Trinkle D, Son SJ, Kim KY. Sundown syndrome in persons with dementia : an update. Psychiatry Investig 2011 ; 8 : 275-87.

[7.24] McKeith IG. Consensus guidelines for the clinical and pathologic diagnosis of dementia with Lewy bodies (DLB) : report of the Consortium on DLB International Workshop. J Alzheimers Dis 2006 ; 9 (3 Suppl) : 417-23.

[7.25] Robert PH, Berr C, Volteau M, Bertogliati C, Benoit M, Sarazin M *et al.* Apathy in patients with mild cognitive impairment and the risk of developing dementia of Alzheimer's disease : a one-year follow-up study. Clin Neurol Neurosurg 2006 ; 108 : 733-6.

[7.26] Geda YE, Roberts RO, Knopman DS, Petersen RC, Christianson TJ, Pankratz VS *et al.* Prevalence of neuropsychiatric symptoms in mild cognitive impairment and normal cognitive aging : population-based study. Arch Gen Psychiatry 2008 ; 65 : 1193-8.

[7.27] Mendez MF, Lauterbach EC, Sampson SM, ANPA Committee on Research. An evidence-based review of the psychopathology of frontotemporal dementia: a report of the ANPA Committee on Research. J Neuropsychiatry Clin Neurosci 2008 ; 20 : 130-49.

[7.28] Quaranta D, Marra C, Rossi C, Gainotti G, Masullo C. Different apathy profile in behavioral variant of frontotemporal dementia and Alzheimer's disease : a preliminary investigation. Curr Gerontol Geriatr Res 2012 ; 2012 : 719250.

[7.29] Litvan I, Mega MS, Cummings JL, Fairbanks L. Neuropsychiatric aspects of progressive supranuclear palsy. Neurology 1996 ; 47 : 1184-9.

[7.30] Aarsland D, Larsen JP, Lim NG, Janvin C, Karlsen K, Tandberg E *et al.* Range of neuropsychiatric disturbances in patients with Parkinson's disease. J Neurol Neurosurg Psychiatry 1999 ; 67 : 492-6.

[7.31] Isella V, Melzi P, Grimaldi M, Iurlaro S, Piolti R, Ferrarese C *et al.* Clinical, neuropsychological, and morphometric correlates of apathy in Parkinson's disease. Mov Disord 2002 ; 17 : 366-71.

[7.32] Hamilton JM, Salmon DP, Corey-Bloom J, Gamst A, Paulsen JS, Jerkins S *et al.* Behavioural abnormalities contribute to functional decline in Huntington's disease. J Neurol Neurosurg Psychiatry 2003 ; 74 : 120-2.

[7.33] Robert PH, Berr C, Volteau M, Bertogliati C, Benoit M, Mahieux F *et al.* Neuropsychological performance in mild cognitive impairment with and without apathy. Dement Geriatr Cogn Disord 2006 ; 21 : 192-7.

[7.34] Benoit M, Andrieu S, Lechowski L, Gillette-Guyonnet S, Robert PH, Vellas B ; REAL-FR group. Apathy and depression in Alzheimer's disease are associated with functional deficit and psychotropic prescription. Int J Geriatr Psychiatry 2008 ; 23 : 409-14.

[7.35] Lechowski L, Benoit M, Chassagne P, Vedel I, Tortrat D, Teillet L *et al.* Persistent apathy in Alzheimer's disease as an independent factor of rapid functional decline : the REAL longitudinal cohort study. Int J Geriatr Psychiatry 2009 ; 24 : 341-6.

[7.36] Starkstein SE, Mizrahi R, Capizzano AA, Acion L, Brockman S, Power BD *et al.* Neuroimaging correlates of apathy and depression in Alzheimer's disease. J Neuropsychiatry Clin Neurosci 2009 ; 21 : 259-65.

[7.37] Starkstein SE, Merello M, Brockman S, Bruce D, Petracca G, Power BD. Apathy predicts more severe parkinsonism in Alzheimer's disease. Am J Geriatr Psychiatry 2009 ; 17 : 291-8.

[7.38] Dujardin K, Sockeel P, Delliaux M, Destée A, Defebvre L. Apathy may herald cognitive decline and dementia in Parkinson's disease. Mov Disord 2009 ; 24 : 2391-7.

[7.39] Marin RS. Apathy : concept, syndrome, neural mechanisms, and treatment. Semin Clin Neuropsychiatry 1996 ; 1 : 304-14.

[7.40] Esposito F, Rochat L, Van der Linden AC, Lekeu F, Quittre A, Charnallet A *et al.* Apathy and executive dysfunction in Alzheimer disease. Alzheimer Dis Assoc Disord 2010 ; 24 : 131-7.

[7.41] Levy R, Dubois B. Apathy and the prefrontal cortex-basal ganglia circuits. Cerebral Cortex 2006 ; 16 : 916-28.

[7.42] Brown RG, Pluck G. Negative symptoms : the "pathology" of motivation and goal-directed behaviour. Trends Neurosci 2000 ; 23 : 412-7.

[7.43] Godefroy O, Rousseaux M. Novel decision making in patients with prefrontal or posterior brain damage. Neurology 1997 ; 49 : 695-701.

[7.44] Schmidt L, Forgeot d'Arc B, Galanaud D, Galanaud D, Czernecki V, Grabli D *et al.* Breaking the bridge between money and force : dysfunction of incentive motivation following basal ganglia damage. Brain 2008 ; 131 : 1303-10.

[7.45] Goldman-Rakic PS. Circuitry of primate prefrontal cortex and regulation of behavior by representational memory. *In :* Plum F, Mouncastle U, eds. Handbook of physiology. Vol. 5. Washington : The American Physiological Society, 1987 : 373-417.

[7.46] Migneco O, Benoit M, Koulibaly PM, Dygai I, Bertogliati C, Desvignes P *et al.* Perfusion brain SPECT and statistical parametric mapping analysis indicate that apathy is a cingulate syndrome : a study in Alzheimer's disease and non-demented patients. Neuroimage 2001 ; 13 : 896-902.

[7.47] Benoit M, Kounibaly PM, Migneco O, Darcourt J, Pringuey DJ, Robert PH. Brain perfusion in Alzheimer's disease with and without apathy : a SPECT study with statistical parametric mapping analysis. Psychiatry Res 2002 ; 114 : 103-11.

[7.48] Benoit M, Clairet S, Koulibaly PA, Darcourt J, Robert PH. Brain perfusion correlates of the apathy inventory dimensions of Alzheimer's disease. Int J Geriatr Psychiatry 2004 ; 19 : 864-9.

[7.49] Marshall GA, Fairbanks LA, Tekin S, Vinters HV, Cummings JL. Neuropathological correlates of apathy in Alzheimer's disease. Dement Geriatr Cogn Disord 2006 ; 21 : 144-7.

[7.50] Marshall GA, Montserratt L, Harwood D, Mandelkern M, Cummings JL, Sultzer DL. Positron emission tomography metabolic correlates of apathy in Alzheimer's disease. Arch Neurol 2007 ; 64 : 1015-20.

[7.51] Apostolova LG, Akopyan GG, Partiali N, Steiner CA, Dutton RA, Hayashi KM *et al.* Structural correlates of apathy in Alzheimer's disease. Dement Geriatr Cogn Disord 2007 ; 27 : 91-7.

[7.52] Lanctôt KL, Moosa S, Hermann N, Leibovitch FS, Rothenburg L, Cotter A *et al.* A SPECT study of apathy in Alzheimer's disease. Dement Geriatr Cogn Disord 2007 ; 24 : 65-72.

[7.53] Marin RS, Firinciogullari S, Biedrzycki RC. The sources of convergence between measures of apathy and depression. J Affect Disord 1983 ; 28 : 117-24.

[7.54] Marin RS, Firinciogullari S, Biedrzycki RC. Group differences in the relationship between apathy and depression. J Nerv Ment Dis 1994 ; 182 : 235-9.

[7.55] Levy ML, Cummings JL, Fairbanks LA, Masterman D, Miller BL, Craig AH *et al.* Apathy is not depression. J Neuropsychiatry Clin Neurosci 1998 ; 10 : 314-9.

[7.56] Andersson S, Krogstad JM, Finset A. Apathy and depressed mood in acquired brain damage : relationship to lesion localization and psychophysiological reactivity. Psychol Med 1999 ; 29 : 447-56.

[7.57] Hoehn-Saric R, Harris GJ, Pearlson GD, Cox CS, Machlin SR, Camargo EE. A fluoxetine-induced frontal lobe syndrome in an obsessive compulsive patient. J Clin Psychiatry 1991 ; 52 : 131-3.

[7.58] Deakin JB, Rahman S, Nestor PJ, Hodges JR, Sahakian BJ. Paroxetine does not improve symptoms and impairs cognition in frontotemporal dementia : a double-blind randomized controlled trial. Psychopharmacology 2004 ; 172 : 400-8.

[7.59] Moore DP. Methylphenidate in depression and states of apathy. South Med J 1981 ; 74 : 347-8.

[7.60] Marin RS, Fogel BS, Hawkins J, Duffy J, Krupp B. Apathy : a treatable syndrome. J Neuropsychiatry Clin Neurosci 1995 ; 7 : 23-30.

[7.61] Debette S, Kozlowski O, Steinling M, Rousseaux M. Levodopa and bromocriptine in hypoxic brain injury. J Neurol 2002 ; 249 : 1678-82.

[7.62] Corcoran C, Wong ML, O'Keane V. Bupropion in the management of apathy. J Psychopharmacol 2004 ; 18 : 133-5.

[7.63] Padala R, Burke WJ, Bhatia SC, Petty F. Treatment of apathy with methylphenidate. J Neuropsychiatry Clin Neurosci 2007 ; 19 : 81-3.

[7.64] Spiegel DR, Kim J, Greene K, Conner C, Zamfir D. Apathy due to cerebrovascular accidents successfully treated with methylphenidate : a case series. J Neuropsychiatry Clin Neurosci 2009 ; 21 : 216-9.

[7.65] Feldman H, Gauthier S, Hecker J, Vellas B, Subbiah P, Whalen E ; Donepezil MSAD Study Investigators Group. A 24-week, randomized, double-blind study of donepezil in moderate to severe Alzheimer's disease. Neurology 2001 ; 57 : 613-20.

[7.66] Tariot P, Cummings JL, Katz IR, Mintzer J, Perdomo CA, Schwam EM *et al*. A randomized, double-blind, placebo-controlled study of the efficacy and safety of donepezil in patients with Alzheimer's disease in the nursing home setting. J Am Geriatr Soc 2001 ; 49 : 1590-9.

[7.67] Gauthier S, Feldman H, Hecker J, Vellas B, Ames D, Subbiah P *et al*. Efficacy of donepezil on behavioral symptoms in patients with moderate to severe Alzheimer's disease. Int Psychogeriatr 2002 ; 14 : 389-404.

[7.68] Seltzer B, Zolnouni P, Nunez M, Goldman R, Kumar D, Ieni J *et al*. Donepezil "402" Study Group. Efficacy of donepezil in early-stage Alzheimer disease : a randomized placebo-controlled trial. Arch Neurol 2004 ; 61 : 1852-6.

[7.69] Feldman H, Gauthier S, Hecker J, Vellas B, Xu Y, Ieni JR *et al*. Donepezil MSAD Study Investigators Group. Efficacy and safety of donepezil in patients with more severe Alzheimer's disease : a subgroup analysis from a randomized placebo-controlled trial. Int J Geriatr Psychiatry 2005 ; 20 : 559-69.

[7.70] Waldemar G, Gauthier S, Jones R, Wilkinson D, Cummings J, Lopez O *et al*. Effect of donepezil on emergence of apathy in mild to moderate Alzheimer's disease. Int J Geriatr Psychiatry 2011 ; 26 : 150-7.

[7.71] Mega MS, Masterman DM, O'Connor SM, Barclay TR, Cummings JL. The spectrum of behavioral responses to cholinesterase inhibitor therapy in Alzheimer disease. Arch Neurol 1999 ; 56 : 1388-93.

[7.72] Tanaka M, Namiki C, Thuy DH, Yoshida H, Kawasaki K, Hashikawa K *et al*. Prediction of psychiatric response to donepezil in patients with mild to moderate Alzheimer's disease. J Neurol Sci 2004 ; 15 ; 225 : 135-41.

[7.73] Rockwood K, Black S, Bedard MA, Tran T, Lussier I. TOPS Study Investigators. Specific symptomatic changes following donepezil treatment of Alzheimer's disease : a multi-centre, primary care, open-label study. Int J Geriatr Psychiatry 2007 ; 22 : 312-9.

[7.74] Herrmann N, Rabheru K, Wang J, Binder C. Galantamine treatment of problematic behaviour in Alzheimer's disease : *post-hoc* analysis of pooled data from three large trials. Am J Geriatr Psychiatry 2005 ; 13 : 527-34.

[7.75] Edwards KR, Hershey L, Wray L, Bednarczyk EM, Lichter D, Farlow M *et al*. Efficacy and safety of galantamine in patients with dementia with Lewy bodies : a 12-week interim analysis. Dement Geriatr Cogn Disord 2004 ; 17 (Suppl 1) : 40-8.

[7.76] Brodaty H, Woodward M, Barnes N, Barnes N, Allen G. NATURE Investigators. A naturalistic study of galantamine for Alzheimer's disease. CNS Drugs 2006 ; 20 : 935-43.

[7.77] McKeith IG, Grace JB, Walker Z, Byrne EJ, Wilkinson D, Stevens T *et al*. Rivastigmine in the treatment of dementia with Lewy bodies : preliminary findings from an open trial. Int J Geriatr Psychiatry 2000 ; 15 : 387-92.

[7.78] McKeith I, Del Ser T, Spano P, Emre M, Wesnes K, Anand R *et al*. Efficacy of rivastigmine in dementia with Lewy bodies : a randomized, double-blind, placebo-controlled international study. Lancet 2000 ; 356 : 2031-6.

[7.79] Dartigues J, Goulley F, Bourdeix I, Péré JJ, Barberger-Gateau P. Rivastigmine in current clinical practice in patients with mild to moderate Alzheimer's disease. Rev Neurol 2002 ; 158 : 807-12.

[7.80] Cummings JL, Koumaras B, Chen M, Mirski D. Rivastigmine Nursing Home Study Team. Effects of rivastigmine treatment on the neuropsychiatric and behavioral disturbances of nursing home residents with moderate to severe probable Alzheimer's disease : a 26-week, multicenter, open-label study. Am J Geriatr Pharmacother 2005 ; 3 : 137-48.

[7.81] Gauthier S, Juby A, Rehel B, Schecter R. EXACT : rivastigmine improves high prevalence of attention deficits and mood and behaviour symptoms in Alzheimer's disease. Int J Clin Pract 2007 ; 61 : 886-95.

[7.82] Herrmann N, Rothenburg LS, Black SE, Ryan M, Liu BA, Busto UE *et al*. Methylphenidate for the treatment of apathy in Alzheimer disease : prediction of response using dextroamphetamine challenge. J Clin Psychopharmacol 2008 ; 28 : 296-301.

[7.83] Galynker I, Ieronimo C, Miner C, Rosenblum J, Vilkas N, Rosenthal R. Methylphenidate treatment of negative symptoms in patients with dementia. J Neuropsychiatry Clin Neurosci 1997 ; 9 : 231-9.

[7.84] Chatterjee A, Fahn S. Methylphenidate treats apathy in Parkinson's disease. J Neuropsychiatry Clin Neurosci 2002 ; 14 : 461-2.

[7.85] Czernecki V, Pillon B, Houeto JL, Pochon JB, Levy R, Dubois B. Motivation, reward and Parkinson's disease : influence of dopatherapy. Neuropsychologia 2002 ; 40 : 2257-67.

[7.86] Scripnikov A, Khomenko A, Napryenyenko O. Effects of Ginkgo biloba extract EGb 761 on neuropsychiatric symptoms of dementia : findings from a randomized controlled trial. Wien Med Wochenschr 2007 ; 157 : 295-300.

[7.87] Cummings JL, Nadal A, Masterman D, Cyrus PA. Efficacy of metrifonate in improving the psychiatric and behavioral disturbances of patients with Alzheimer's disease. J Geriatr Psychiatry Neurol 2001 ; 14 : 101-8.

[7.88] Kaufer D. Beyond the cholinergic hypothesis : the effect of metrifonate and other cholinesterase inhibitors on neuropsychiatric symptoms in Alzheimer's disease. Dement Geriatr Cogn Disord 1998 ; 9 : 8-14.

[7.89] Swanberg M. Memantine for behavioral disturbances in frontotemporal dementia, a case series. Alzheimer Dis Assoc Disord 2007 ; 21 : 164-6.

[7.90] Czernecki V, Schüpbach M, Yaici S, Lévy R, Bardinet E, Yelnik J *et al.* Ropinerole improves apathy in patients with parkinson disease and subthalamic nucleus stimulation. Mov Disord 2008 ; 23 : 964-9.

[7.91] Funkiewiez A, Ardouin C, Krack P, Fraix V, Van Blercom N, Xie J *et al.* Acute psychotropic effects of bilateral subthalamic nucleus stimulation and levodopa in Parkinson's disease. Mov Disord 2003 ; 18 : 524-30.

[7.92] Drapier D, Drapier S, Sauleau P, Haegelen C, Raoul S, Biseul I *et al.* Does subthalamic nucleus stimulation induce apathy in Parkinson's disease ? J Neurol 2006 ; 253 : 1083-91.

[7.93] Le Jeune F, Drapier D, Bourguignon A, Péron J, Mesbah H, Drapier S *et al.* Subthalamic nucleus stimulation in Parkinson disease induces apathy : a PET study. Neurology 2009 ; 73 : 1746-51.

[7.94] Thobois S, Ardouin C, Lhommée E, Klinger H, Lagrange C, Xie J *et al.* Non-motor dopamine withdrawal syndrome after surgery for Parkinson's disease : predictors and underlying mesolimbic denervation. Brain 2010 ; 133 : 1111-27.

[7.95] Lane-Brown AT, Tate RL. Apathy after acquired brain impairment : a systematic review of non-pharmacological interventions. Neuropsychol Rehabil 2009 ; 19 : 481-516.

[7.96] Gonfrier S, Andrieu S, Renaud D, Vellas B, Robert PH. Course of neuropsychiatric symptoms during a 4-year follow up in the REAL-FR cohort. J Nutr Health Aging 2012 ; 16 : 134-7.

[7.97] Meloy JR. Violent and homicidal behavior in primitive mental states. J Am Acad Psychoanal 1998 ; 16 : 381-94.

[7.98] Meloy JR. Empirical basis and forensic application of affective and predatory violence. Aust N Z J Psychiatry 2006 ; 40 : 539-47.

[7.99] Gregg TR, Siegel A. Brain structures and neurotransmitters regulating aggression in cats : implications for human aggression. Prog Neuropsychopharmacol Biol Psychiatry 2001 ; 25 : 91-140.

[7.100] Sano K, Yoshioka M, Ogashiwa M, Ishijima B, Ohye C. Postero-medial hypothalamotomy in the treatment of aggressive behaviors. Confin Neurol 1966 ; 27 : 164-7.

[7.101] Bejjani BP, Houeto JL, Hariz M, Yelnik J, Mesnage V, Bonnet AM *et al.* Aggressive behavior induced by intraoperative stimulation in the triangle of Sano. Neurology 2002 ; 59 : 1425-7.

[7.102] Albert DJ, Chew GL. The septal forebrain and the inhibitory modulation of attack and defense in the rat. A review. Behav Neural Biol 1980 ; 30 : 357-88.

[7.103] Siegel A, Victoroff J. Understanding human aggression: New insights from neuroscience. Int J Law Psychiatry 2099 ; 32 : 209-15.

[7.104] Martinius J. Homicide of an aggressive adolescent boy with right temporal lesion : a case report. Epilepsy Behav 2000 ; 1 : 160-8.

[7.105] Marsh L, Krauss GL. Aggression and violence in patients with epilepsy. Neurosci Biobehav Rev 1983 ; 7 : 419-22.

[7.106] Tassinari CA, Tassi L, Calandra-Buonaura G, Stanzani-Maserati M, Fini N, Pizza F *et al.* Biting behavior, aggression, and seizures. Epilepsia 2005 ; 46 : 654-63.

[7.107] Fazel S, Lichtenstein P, Grann M, Långström N. Risk of violent crime in individuals with epilepsy and traumatic brain injury : a 35-year Swedish population study. PLoS Med 2011 ; 8 : e1001150.

[7.108] Kromer Vogt LJ, Hyman BT, Van Hoesen GW, Damasio AR. Pathological alterations in the amygdala in Alzheimer's disease. Neuroscience 1990 ; 37 : 377-85.

[7.109] Tsuchiya K, Kosaka K. Neuropathological study of the amygdala in presenile Alzheimer's disease. J Neurol Sci 1990 ; 100 : 165-73.

[7.110] Barnes J, Whitwell JL, Frost C, Josephs KA, Rossor M, Fox NC. Measurements of the amygdala and hippocampus in pathologically confirmed Alzheimer disease and frontotemporal lobar degeneration. Arch Neurol 2006 ; 63 : 1434-9.

[7.111] Rabinovici GD, Seeley WW, Kim EJ, Gorno-Tempini ML, Rascovsky K, Pagliaro TA *et al.* Distinct MRI atrophy patterns in autopsy-proven Alzheimer's disease and frontotemporal lobar degeneration. Am J Alzheimers Dis Other Demen 2007 ; 22 : 474-88.

[7.112] Garibotto V, Borroni B, Agosti C, Premi E, Alberici A, Eickhoff SB *et al.* Subcortical and deep cortical atrophy in frontotemporal lobar degeneration. Neurobiol Aging 2011 ; 32 : 875-84.

[7.113] Poulin SP, Dautoff R, Morris JC, Barrett LF, Dickerson BC. Alzheimer's Disease Neuroimaging Initiative. Amygdala atrophy is prominent in early Alzheimer's disease and relates to symptom severity. Psychiatry Res 2011 ; 194 : 7-13.

[7.114] Trzepacz PT, Yu P, Bhamidipati PK, Willis B, Forrester T, Tabas L *et al.* Alzheimer's Disease Neuroimaging Initiative. Frontolimbic atrophy is associated with agitation and aggression in mild cognitive impairment and Alzheimer's disease. Alzheimers Dement 2013 ; 9 (5 Suppl) : S95-S104.

[7.115] Volavka J. The neurobiology of violence : an update. J Neuropsychiatry Clin Neurosci 1999 ; 11 : 307-14.

[7.116] Meyer-Lindenberg A, Buckholtz JW, Kolachana B, R Hariri A, Pezawas L, Blasi G *et al.* Neural mechanisms of genetic risk for impulsivity and violence in humans. Proc Natl Acad Sci USA 2006 ; 103 : 6269-74.

[7.117] Viding E, Frith U. Genes for susceptibility to violence lurk in the brain. Proc Natl Acad Sci USA 2006 ; 103 : 6085-6.

[7.118] De Boer SF, Caramaschi D, Natarajan D, Koolhaas JM. The vicious cycle towards violence : focus on the negative feedback mechanisms of brain serotonin neurotransmission. Front Behav Neurosci 2009 ; 3 : 52.

[7.119] Bird M. Psychosocial approaches to challenging behavior in dementia : a controlled trial. Report to the Commonwealth Department of Health and Ageing. Camberra : Office for Older Australians, 2002.

[7.120] Gitlin LN, Winter L, Burke J, Chernett N, Dennis MP, Hauck WW. Tailored activities to manage neuro-psychiatric behaviors in persons with dementia and reduce caregiver burden : a randomized pilot study. Am J Geriatr Psychiatry 2008 ; 16 : 229-39.

[7.121] Ballard C, Corbett A. Agitation and aggression in people with Alzheimer's disease. Curr Opin Psychiatry 2013 ; 26 : 252-9.

[7.122] Devanand DP, Mintzer J, Schultz SK, Andrews HF, Sultzer DL, de la Pena D *et al.* Relapse risk after discontinuation of risperidone in Alzheimer's disease. N Engl J Med 2012 ; 367 : 1497-507.

[7.123] Trinh NH, Hoblyn J, Mohanty S, Yaffe K. Efficacy of cholinesterase inhibitors in the treatment of neuropsychiatric symptoms and functional impairment in Alzheimer disease : a meta-analysis. JAMA 2003 ; 289 : 210-6.

[7.124] Holmes C, Wilkinson D, Dean C, Vethanayagam S, Olivieri S, Langley A *et al.* The efficacy of donepezil in the treatment of neuropsychiatric symptoms in Alzheimer disease. Neurology 2004 ; 63 : 214-9.

[7.125] Ballard C, Margallo-Lana M, Juszczak E, Douglas S, Swann A, Thomas A *et al.* Quetiapine and rivastigmine and cognitive decline in Alzheimer's disease : randomised double blind placebo controlled trial. BMJ 2005 ; 330 : 874-7.

[7.126] Gauthier S, Wirth Y, Mobius HJ. Effects of memantine on behavioural symptoms in Alzheimer's disease patients : an analysis of the Neuropsychiatric Inventory (NPI) data of two randomised, controlled studies. Int J Geriatr Psychiatry 2005 ; 20 : 459-64.

[7.127] Gauthier S, Loft H, Cummings J. Improvement in behavioural symptoms in patients with moderate to severe Alzheimer's disease by memantine : a pooled data analysis. Int J Geriatr Psychiatry 2008 ; 23 : 537-45.

[7.128] Howard RJ, Juszczak E, Ballard C, Bentham P, Brown RG, Bullock R *et al.* Donepezil for the treatment of agitation in Alzheimer's disease. N Engl J Med 2007 ; 357 : 1382-92.

[7.129] Wilcock GK, Ballard CG, Cooper JA, Loft H. Memantine for agitation/aggression and psychosis in moderately severe to severe Alzheimer's disease : a pooled analysis of 3 studies. J Clin Psychiatry 2008 ; 69 : 341-8.

[7.130] Fox C, Crugel M, Maidment I, Auestad BH, Coulton S, Treloar A *et al.* Efficacy of memantine for agitation in Alzheimer's dementia : a randomised double-blind placebo controlled trial. PLoS One 2012 ; 7 : e35185.

[7.131] Herrmann N, Gauthier S, Boneva N, Lemming OM, 10158 Investigators. A randomized, double-blind, placebo-controlled trial of memantine in a behaviorally enriched sample of patients with moderate-to-severe Alzheimer's disease. Int Psychogeriatr 2013 ; 25 : 919-27.

[7.132] Pollock BG, Mulsant BH, Rosen J, Sweet RA, Mazumdar S, Bharucha A *et al.* Comparison of citalopram, perphenazine, and placebo for the acute treatment of psychosis and behavioral disturbances in hospitalized, demented patients. Am J Psychiatry 2002 ; 159 : 460-5.

[7.133] Pollock BG, Mulsant BH, Rosen J, Mazumdar S, Blakesley RE, Houck PR *et al.* A doubleblind comparison of citalopram and risperidone for the treatment of behavioral and psychotic symptoms associated with dementia. Am J Geriatr Psychiatry 2007 ; 15 : 942-52.

[7.134] Manoochehri M, Huey ED. Diagnosis and management of behavioral issues in frontotemporal dementia. Curr Neurol Neurosci Rep 2012 ; 12 : 528-36.

[7.135] Teri L, Logsdon RG, Peskind E, Raskind M, Weiner MF, Tractenberg RE *et al.* Treatment of agitation in AD : a randomized, placebo-controlled clinical trial. Neurology 2000 ; 55 : 1271-8.

[7.136] Tariot PN, Erb R, Podgorski CA, Cox C, Patel S, Jakimovich L *et al.* Efficacy and tolerability of carbamazepine for agitation and aggression in dementia. Am J Psychiatry 1998 ; 155 : 54-61.

[7.137] Olin JT, Fox LS, Pawluczyk S, Taggart NA, Schneider LS. A pilot randomized trial of carbamazepine for behavioral symptoms in treatment-resistant outpatients with Alzheimer disease. Am J Geriatr Psychiatry 2001 ; 9 : 400-5.

Chapitre

8

IRM morphologique des démences

| A. Bertrand, O. Colliot, S. Lehéricy, D. Dormont

L'imagerie morphologique est une étape indispensable au cours de la prise en charge d'un syndrome démentiel. Elle permet tout d'abord d'éliminer une cause curable de syndrome démentiel, situation rare mais qui justifie à elle seule la réalisation systématique d'une imagerie cérébrale. Elle permet également de quantifier le degré d'atteinte vasculaire cérébrale, en vue de rechercher et corriger d'éventuels facteurs de risque cardiovasculaires. Elle permet enfin de déterminer le degré d'atrophie cérébrale et sa prédominance topographique, ce qui permettra de confirmer ou de remettre en question le diagnostic de maladie neurodégénérative qui a été suspecté à l'examen clinique.

Le vieillissement cérébral normal s'accompagne de modifications structurelles qui sont importantes à connaître, afin de ne pas les attribuer à un vieillissement pathologique. L'atrophie cérébrale liée à l'âge est un phénomène extrêmement robuste et précoce, visuellement décelable sur les imageries cérébrales dès la troisième décennie. L'atrophie secondaire aux démences dégénératives (maladie d'Alzheimer, dégénérescences lobaires frontotemporales) survient en général plus tardivement, et présente une prédominance régionale qui reflète la topographie des lésions histologiques sous-jacentes.

Quelle imagerie cérébrale réaliser pour l'exploration d'un syndrome démentiel ?

L'examen d'imagerie de choix pour l'exploration d'un syndrome démentiel est l'*IRM cérébrale*, qui permet une étude précise et tridimensionnelle du parenchyme cérébral. La Haute Autorité de santé (HAS) recommande ainsi la réalisation d'une IRM cérébrale lors de l'exploration d'un syndrome démentiel, mais également lors de l'exploration d'un trouble cognitif isolé [8.1]. La Société Française de Neuroradiologie, en s'appuyant sur les recommandations initiales de la HAS qui datent de 2008, a préconisé le rotocole IRM suivant pour l'exploration du syndrome démentiel [8.2] :

- une séquence *axiale FLAIR*, permettant de rechercher une cause curable de démence et de quantifier le degré de leucopathie vasculaire ;
- une séquence *axiale T2**, permettant de rechercher des microsaignements cérébraux dans le cadre d'une maladie des petits vaisseaux ou d'une angiopathie amyloïde ;

- une séquence *axiale diffusion*, à la recherche de petits accidents ischémiques silencieux récents ou semi-récents ; cette séquence est également utile en cas de suspicion de maladie de Creutzfeldt-Jakob ;
- une séquence *coronale T2*, complément de la séquence FLAIR dans un autre plan de l'espace (recherche de lacunes, d'anomalies de signal du parenchyme) ;
- une séquence *3DT1*, qui permet de bien caractériser l'atrophie cérébrale et sa topographie par une analyse multiplanaire. Cette analyse multiplanaire comprend notamment des reconstructions coronales obliques dans le plan perpendiculaire au grand axe du lobe temporal, ce qui permet de quantifier au mieux le degré d'atrophie hippocampique en cas de suspicion de maladie d'Alzheimer. La séquence 3DT1 est également utile pour la détection des lacunes.

Ces séquences de base peuvent être enrichies par des développements techniques plus récents :

- la séquence axiale T2* peut être remplacée par une séquence dite de susceptibilité magnétique (SWI, SWAN ou VeinoBold), qui permet une meilleure sensibilité de détection des microhémorragies, ainsi qu'une meilleure spécificité de leur détection du fait de son caractère tridimensionnel [8.3, 8.4] ;
- les séquences axiale FLAIR et coronale T2 peuvent être remplacées par une séquence 3D FLAIR, qui permet une meilleure résolution spatiale et une analyse tridimensionnelle des lésions.

Parfois, l'IRM cérébrale n'est pas réalisable, soit du fait de l'état du patient (syndrome démentiel avancé avec troubles de compréhension, agitation, anxiété), soit du fait de contre-indications à l'IRM, plus fréquentes chez le sujet âgé (présence de matériel métallique intracrânien ferromagnétique, port d'un *pacemaker* ou d'une valve cardiaque ancienne ferromagnétique). Un scanner cérébral pourra alors être réalisé en remplacement de l'IRM.

L'injection de produit de contraste n'est pas nécessaire lors de l'examen d'imagerie cérébrale (scanner ou IRM), sauf si l'acquisition sans injection fait suspecter une lésion tumorale, infectieuse ou inflammatoire sous-jacente.

Imagerie du vieillissement cérébral normal

Calcifications

Les *noyaux gris centraux (fig. 8.1)* sont le siège de calcifications physiologiques liées à l'âge, qui apparaissent en général après 40 ou 50 ans. Ces calcifications débutent à la partie toute interne du pallidum, avec un aspect punctiforme ; elles peuvent ensuite s'étendre, de façon plus confluente, à l'ensemble des pallidums et aux noyaux dentelés du cervelet.

Les *parois des artères intracrâniennes (fig. 8.1)* sont souvent le siège de plaques athéromateuses qui peuvent se calcifier. Ces calcifications sont visibles sur les artères de plus gros calibre : les siphons carotidiens, les terminaisons des artères vertébrales et le tronc basilaire.

L'*épiphyse*, les *plexus choroïdes (fig. 8.1)* et la *dure-mère* (faux du cerveau, tente du cervelet) sont très fréquemment calcifiés au cours du vieillissement normal.

FIGURE 8.1 Calcifications physiologiques liées à l'âge : athérome calcifié des siphons carotidiens (flèches blanches), calcifications pallidales (flèches noires), calcifications des plexus choroïdes (têtes de flèches blanches).

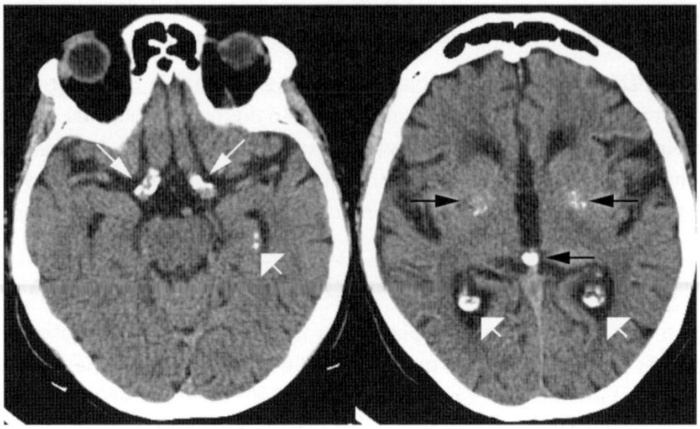

Dépôts de fer

Le *pallidum* est le principal lieu de stockage du fer dans le parenchyme cérébral, avec des concentrations en fer comparables à celle du parenchyme hépatique [8.5]. D'autres structures (substance noire, noyau rouge et noyau dentelé) sont également le siège d'un stockage de fer, qui augmente progressivement avec l'âge [8.6]. Le fer peut avoir un effet pathologique par la production de radicaux libres et la survenue d'un stress oxydatif ; cependant, il joue également un rôle clé dans divers processus physiologiques (fonctionnement mitochondrial, synthèse de neurotransmetteurs et de myéline). L'accumulation de fer dans ces structures ne semble pas avoir de conséquence clinique, et joue vraisemblablement un rôle de stockage réservoir [8.7]. Elle est responsable, sur les IRM cérébrales, d'une diminution des signaux T2, FLAIR et T2* dans ces structures *(fig. 8.2)*.

FIGURE 8.2 Aspect en hyposignal T2* des structures riches en fer : substance noire et noyau rouge (à droite), putamen et pallidum (à gauche). Séquence de susceptibilité magnétique (SWAN).

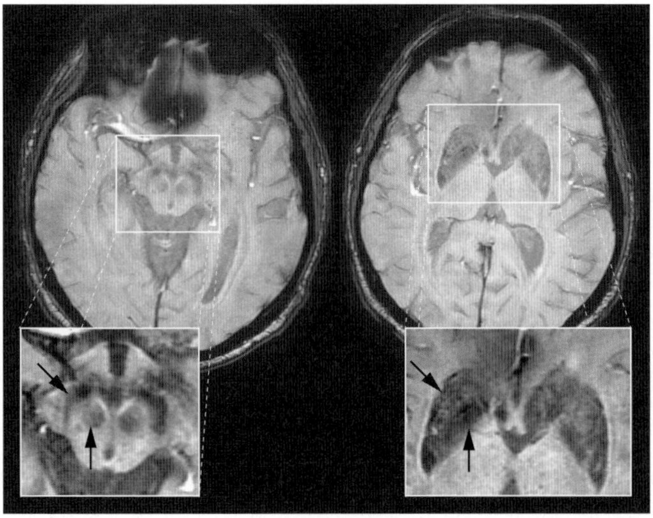

Microsaignements cérébraux

Les microsaignements dans le parenchyme cérébral sont fréquents, et leur incidence augmente avec l'âge : ils sont présents chez environ 5 % des patients entre 45 et 50 ans, et chez 15 à 35 % des patients de plus de 80 ans [8.8, 8.9]. La sensibilité de détection des microsaignements varie suivant le champ magnétique (meilleure sensibilité à haut champ) et le type de séquence utilisée (meilleure sensibilité en utilisant une séquence T2* à TE long, ou une séquence de susceptibilité magnétique). Bien qu'il soit impossible d'établir une valeur seuil, on peut considérer que la présence de quelques microsaignements après 60 ans reste dans les limites de la normale.

Hypersignaux FLAIR de la substance blanche

La présence de quelques hypersignaux FLAIR punctiformes de la substance blanche est quasi constante après 40 ans. De même, la présence d'un liseré en hypersignal FLAIR des parois ventriculaires, autour des cornes frontales des ventricules latéraux (stade I de Fazekas et Schmidt), reste dans les limites de la normale.

Atrophie cérébrale liée à l'âge

L'atrophie cérébrale liée à l'âge est un phénomène extrêmement robuste, qui affecte la totalité des individus. L'atrophie de la substance grise est observée dès l'âge de 20 ans et suit une pente très linéaire ; l'atrophie de la substance blanche est plus tardive, elle s'observe à partir de 50 ans environ. Au total, le volume cérébral s'atrophie à un taux annuel de 0,2 à 0,5 % [8.10-8.13].

L'atrophie liée à l'âge affecte toutes les régions cérébrales, mais de façon hétérogène. Les données de la littérature ont longtemps été en faveur d'une prédominance frontale de l'atrophie liée à l'âge [8.14-8.16] ; cependant, les régions temporales s'atrophient de façon comparable [8.17, 8.18], avec des taux annuels de l'ordre de 0,9 à 2 % pour l'hippocampe [8.19].

L'atrophie cérébrale liée à l'âge se traduit visuellement par un *élargissement des sillons et des ventricules* de façon modérée et diffuse. Elle entraîne également des *dilatations des espaces de Virchow-Robin*, souvent visibles dans les noyaux lenticulaires, dans la substance blanche sous-corticale, dans le pont et le mésencéphale. L'espace de Virchow-Robin est un espace périvasculaire qui entoure les artères pénétrant dans le parenchyme cérébral ; il contient du LCR et est limité par la pie-mère en dehors. Les dilatations des espaces de Virchow-Robin ont un aspect liquidien (hypodense en scanner, hyperintense en T2, hypo-intense en T1 et en T2 FLAIR), et ne présentent pas de gliose périphérique (absence d'hypersignal FLAIR périphérique), à la différence des petits infarctus lacunaires.

Imagerie du syndrome démentiel

Premier temps : éliminer une cause curable de démence

Méningiomes frontaux

Les méningiomes frontaux, qui sont des tumeurs bénignes à croissance lente, peuvent se révéler par un trouble dysexécutif, voire un syndrome démentiel de survenue progressive *(fig. 8.3a et b)*. Ils sont visibles sous forme d'un processus expansif extracérébral, de densité et de signal variable mais rehaussé de façon intense après injection de produit de contraste. Dans ce contexte, il s'agit souvent de méningiomes très volumineux, mais assez longtemps bien tolérés du fait de leur évolution lente (l'effet de masse et l'engagement sous-falcoriel peuvent rester modérés par rapport à la taille de la lésion). Le traitement repose sur l'exérèse neurochirurgicale du méningiome.

Hématome sous-dural chronique

L'hématome sous-dural chronique, uni ou bilatéral, peut se manifester par un syndrome démentiel. Chez le sujet âgé, il n'est pas toujours retrouvé de contexte traumatique. Il apparaît sous forme d'une collection en croissant, souvent hémisphérique, d'aspect liquidien : hypodense en scanner *(fig. 8.3c)*, en hypersignal T2 et hyposignal T1 en IRM, avec souvent un liseré hémorragique ancien en hyposignal T2* sur la dure-mère adjacente. Le traitement repose sur l'évacuation neurochirurgicale par un trou de trépan ; en cas d'hématome peu volumineux ou de contre-indication anesthésique, un traitement par corticoïdes peut permettre de résorber l'hématome.

Hydrocéphalie à pression normale

L'hydrocéphalie à pression normale (HPN) se manifeste classiquement par l'association de troubles de l'équilibre, d'une incontinence urinaire et d'un syndrome frontal voire d'un syndrome démentiel. L'imagerie montre un élargissement marqué de l'ensemble des cavités ventriculaires, associé à des signes de résorption transépendymaire du LCR (plages périventriculaires d'aspect hypodense en scanner, et hyperintense en FLAIR) *(fig. 8.3d)* [8.20]. Les sillons corticaux sont peu élargis ; l'effacement des sillons au niveau du vertex, de part et d'autre de la ligne médiane, est un signe évocateur *(fig. 8.3e)* [8.21]. L'artéfact de flux dans l'aqueduc de Sylvius est souvent très marqué *(fig. 8.3f)* [8.20]. Le traitement repose sur la dérivation du LCR (dérivation ventriculopéritonéale, pleurale ou atriale), qui permet une amélioration clinique durable dans un tiers des cas environ [8.22].

Deuxième temps : évaluer la sévérité de l'atteinte vasculaire

Un syndrome démentiel peut être secondaire à une maladie vasculaire par deux mécanismes :

- une maladie des petits vaisseaux cérébraux ;
- la survenue d'infarctus dits « stratégiques », responsables de déficits cognitifs.

Reconnaître et évaluer la sévérité de l'atteinte vasculaire est important, dans la mesure où il est possible, au stade précoce, de corriger les facteurs de risque cardiovasculaires et de limiter ainsi l'évolution de la maladie vasculaire.

Maladie des petits vaisseaux cérébraux

La maladie des petits vaisseaux cérébraux touche les petits vaisseaux perforants, par un mécanisme qui n'est pas totalement élucidé mais qui est lié aux facteurs de risque cardiovasculaires [8.23]. Historiquement attribuée à des lésions de microathérome (« lipohyalinose ») sur les artérioles perforantes [8.24, 8.25], la maladie des petits vaisseaux cérébraux pourrait également faire intervenir des phénomènes d'altération locale de la perméabilité capillaire [8.23]. C'est une maladie fréquente : on la retrouve dans 20 % des cas d'AVC [8.26] et près de 45 % des démences [8.27].

FIGURE 8.3 Causes curables de démence. Volumineux méningiome frontobasal (**a** : coupe coronale T1 après injection de gadolinium), responsable d'une large plage d'œdème bifrontal (**b** : coupe axiale FLAIR). Hématome sous-dural chronique bilatéral (**c** : scanner cérébral sans injection). Hydrocéphalie à pression normale : noter la dilatation des ventricules latéraux, associée à des hypersignaux FLAIR périventriculaires en rapport avec la résorption transépendymaire du LCR (**d** : coupe axiale FLAIR). Les sillons du vertex sont effacés (**e** : coupe axiale FLAIR) ; l'aqueduc de Sylvius est perméable avec un artéfact de flux marqué (**f** : coupe sagittale T2, l'artéfact de flux en hyposignal est indiqué par une flèche).

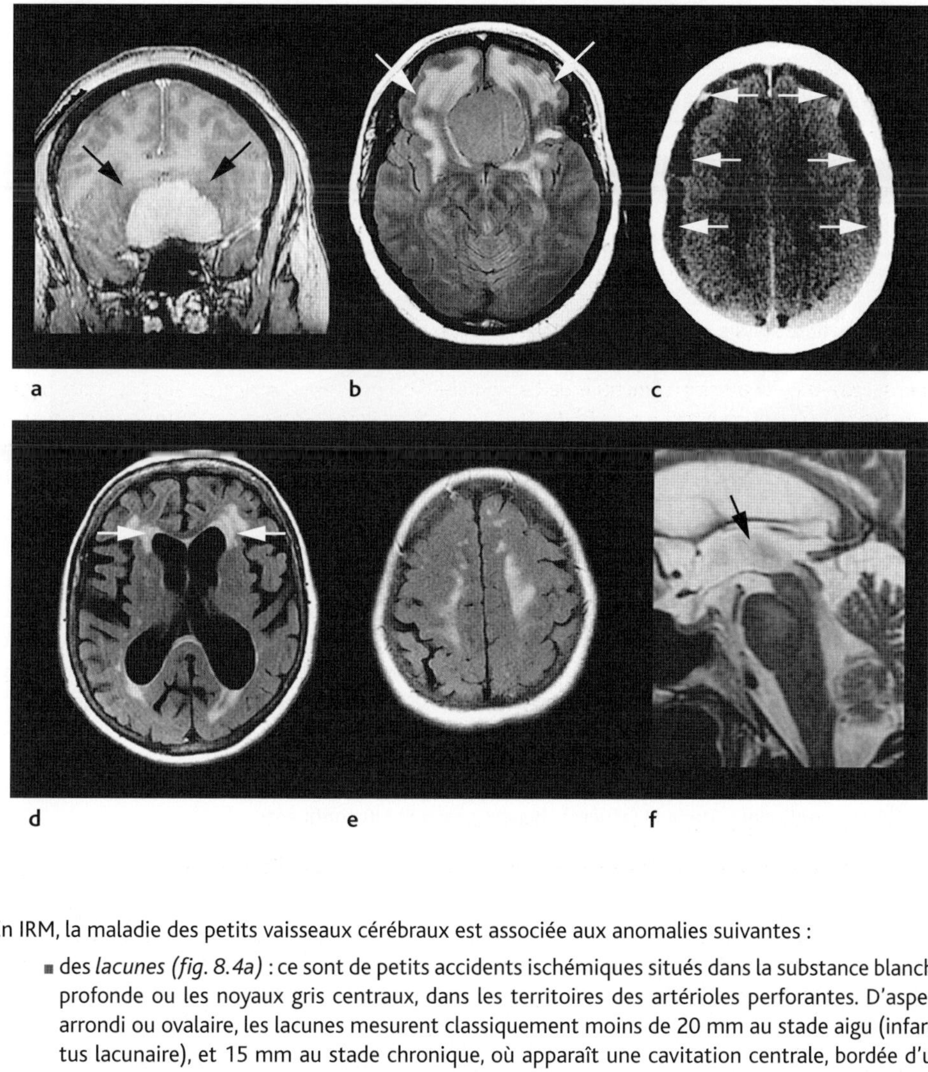

En IRM, la maladie des petits vaisseaux cérébraux est associée aux anomalies suivantes :

- des *lacunes (fig. 8.4a)* : ce sont de petits accidents ischémiques situés dans la substance blanche profonde ou les noyaux gris centraux, dans les territoires des artérioles perforantes. D'aspect arrondi ou ovalaire, les lacunes mesurent classiquement moins de 20 mm au stade aigu (infarctus lacunaire), et 15 mm au stade chronique, où apparaît une cavitation centrale, bordée d'un hypersignal séquellaire sur la séquence FLAIR ;
- des *hématomes profonds*, également situés dans la substance blanche profonde ou les noyaux gris centraux ;
- des *microhémorragies à prédominance profonde* (noyaux gris centraux et substance blanche profonde), visibles uniquement sur les séquences T2* ou de susceptibilité magnétique. Les données récentes de la littérature suggèrent cependant que ces microhémorragies peuvent être aussi bien profondes que superficielles *(fig. 8.4b)* [8.28] ;

FIGURE 8.4 Maladie des petits vaisseaux cérébraux. Hypersignaux FLAIR de la substance blanche supratentorielle témoignant d'une leucopathie vasculaire (**a** : coupe axiale FLAIR, flèches) ; noter la présence de lacunes, qui apparaissent comme une cavitation centrale en hyposignal FLAIR bordée d'un liseré en hypersignal FLAIR (tête de flèche). Microhémorragies profondes et superficielles (**b** : coupe axiale T2*, flèches).

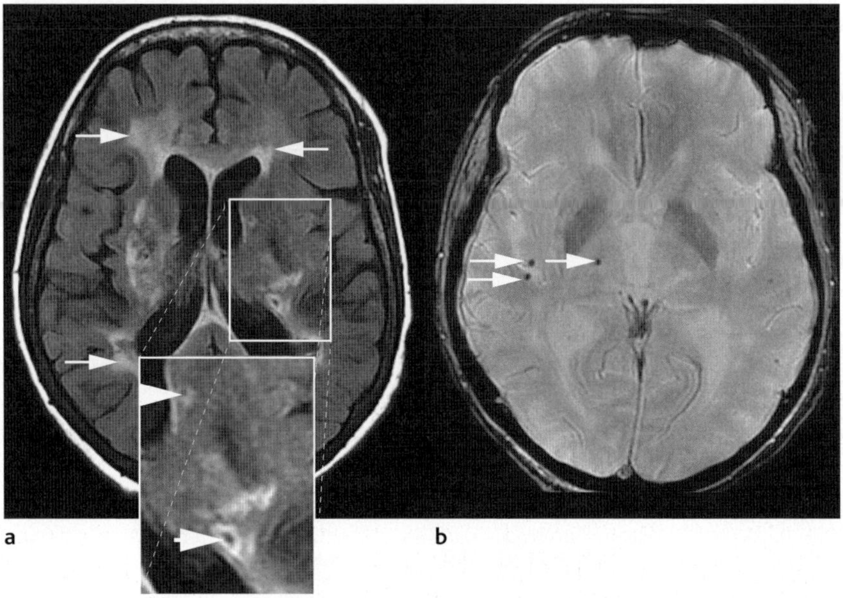

a b

- des *anomalies de la substance blanche* : appelées historiquement « leucoaraïose », ou plus classiquement « leucopathie vasculaire », ces anomalies de signal sont bien visibles sur la séquence FLAIR, avec un aspect souvent caractéristique *(tab. 8.1)*. Elles correspondent à des hypodensités au scanner. Ces anomalies ne sont pas rehaussées après injection de produit de contraste. Leur sévérité peut être évaluée visuellement par le score de Fazekas et Schmidt *(fig. 8.5)* [8.29] ;

FIGURE 8.5 Stades de Fazekas et Schmidt. Stade I (discret) : hypersignaux FLAIR non confluents. Stade II (modéré) : hypersignaux FLAIR peu confluents. Stade III (sévère) : hypersignaux FLAIR confluents.

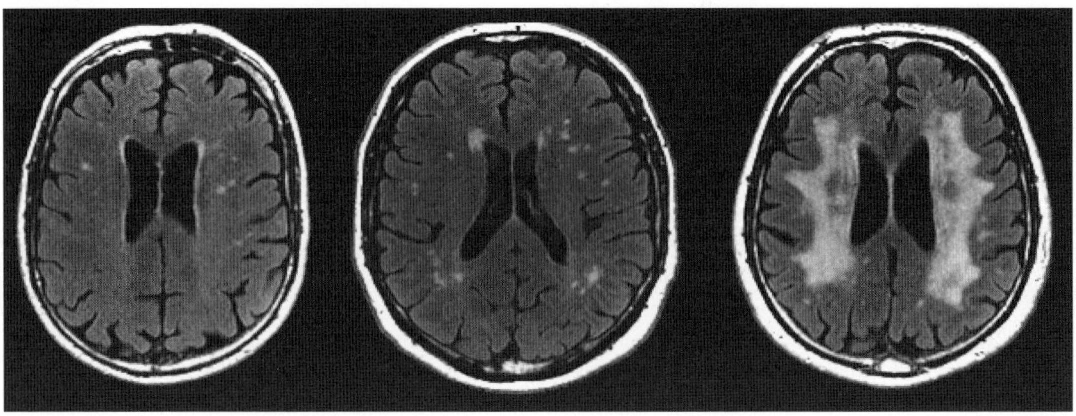

I II III

TABLEAU 8.1 ▼ **Hypersignaux FLAIR de la substance blanche : quand parler de « leucopathie vasculaire » ?**

Signes évocateurs

- Terrain compatible (présence de facteurs de risque cardiovasculaires)
- Hypersignaux FLAIR de petite taille, à limites irrégulières, parfois confluents
- Aspect bilatéral mais asymétrique
- Hypersignaux FLAIR supratentoriels (**a**) :
  - marqués dans la substance blanche périventriculaire
  - moins marqués dans la substance blanche profonde
  - discrets dans la substance blanche sous-corticale
- Hypersignaux FLAIR pontiques (**b**) : aspect de stries horizontales

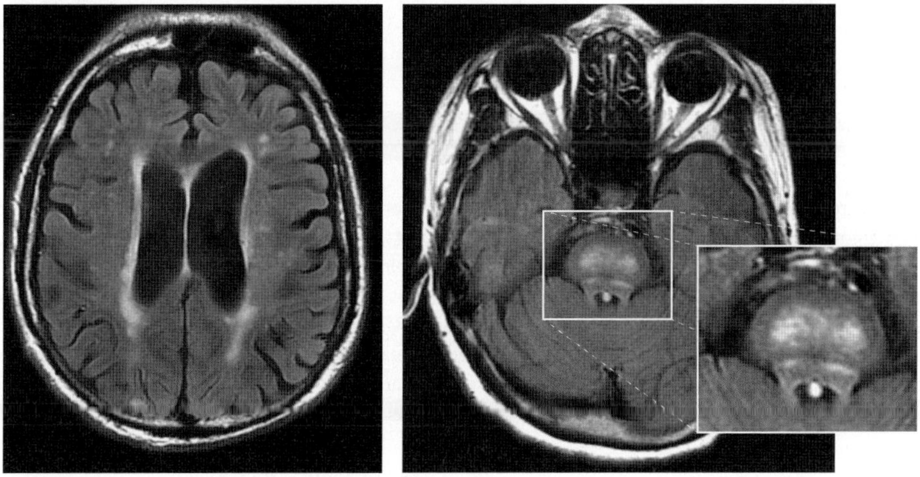

a **b**

Signes devant faire évoquer un autre diagnostic

- Hypersignaux FLAIR ovalaires et bien limités : maladie démyélinisante ?
- Hypersignaux FLAIR à prédominance sous-corticale : maladie systémique ?
- Hypersignaux FLAIR en plages confluentes et symétriques : maladie métabolique ?

- des *élargissements des espaces de Virchow-Robin* : bien qu'ils puissent être observés au cours du vieillissement normal, la présence de nombreux espaces de Virchow-Robin dilatés est associée à une maladie des petits vaisseaux [8.30, 8.31].

Infarctus « stratégiques »

Les séquelles d'AVC ischémiques ou hémorragiques dans les régions frontales (territoire des artères cérébrales antérieures) peuvent être responsables d'un syndrome dysexécutif séquellaire.

Les séquelles d'AVC ischémiques ou hémorragiques thalamiques, en particulier s'ils sont bilatéraux, peuvent être responsables de troubles cognitifs séquellaires.

Troisième temps : évaluer le degré d'atrophie et sa topographie

Cette étape ne se conçoit que comme une confrontation avec le diagnostic de maladie neurodégénérative qui est suspecté cliniquement. Il n'est pas possible, en dehors de tout contexte clinique, de poser un diagnostic de maladie neurodégénérative uniquement sur la base de la topographie de l'atrophie. En revanche, il est possible de dire au neurologue :

- si la topographie de l'atrophie correspond au diagnostic qu'il suspecte, apportant ainsi un élément de confirmation diagnostique ;
- ou au contraire si la topographie de l'atrophie va à l'encontre du diagnostic suspecté, et incite à envisager d'autres hypothèses.

L'étude de l'atrophie se fait sur la séquence 3DT1, reconstruite dans les 3 plans de l'espace ; la reconstruction coronale s'effectue perpendiculairement au grand axe du lobe temporal, afin d'évaluer au mieux les structures temporales internes.

Maladie d'Alzheimer

La maladie d'Alzheimer est caractérisée sur le plan histopathologique par la présence de deux lésions : les plaques séniles, dépôts extracellulaires de protéine Aβ, et les dégénérescences neurofibrillaires, dépôts intraneuronaux de protéine tau sous une forme anormalement phosphorylée. La progression des dégénérescences neurofibrillaires dans le temps suit un schéma topographique très robuste et bien caractérisé : elles apparaissent dans le cortex entorhinal et transentorhinal (stades I-II de Braak), s'étendent ensuite à l'hippocampe et aux régions limbiques (stades III-IV de Braak), puis à l'ensemble de l'isocortex, avec une atteinte tardive du cortex primaire [8.32]. Cette topographie des dégénérescences neurofibrillaires est fortement corrélée à celle de l'atrophie cérébrale [8.33, 8.34] : l'atrophie commence dans le lobe temporal médial et inférieur, s'étend ensuite aux régions temporales postérieures et pariétales, puis à l'isocortex de façon diffuse, avec un respect relatif des cortex primaires [8.35].

■ Atrophie hippocampique au cours de la maladie d'Alzheimer

L'atrophie hippocampique au cours de la maladie d'Alzheimer a été très largement étudiée depuis plus de 20 ans, car cette structure est atteinte de façon précoce au cours de la maladie, et ses limites sont relativement simples à déterminer, à la différence du cortex entorhinal. Les méthodes de volumétrie automatisée de l'hippocampe permettent une analyse quantitative du volume hippocampique [8.36-8.38], mais leur utilisation est limitée aux centres de recherche, et leur application nécessite une harmonisation des procédures actuellement utilisées entre les différentes équipes [8.39]. Les méthodes d'analyse visuelle, plus adaptées à la pratique clinique, permettent une estimation rapide du volume hippocampique ; la plus répandue est l'échelle visuelle de Scheltens, du stade 0 (aspect normal) au stade IV (atrophie très sévère) *(fig. 8.6)* [8.40, 8.41].

Au cours de la maladie d'Alzheimer, le volume hippocampique est 10 à 30 % inférieur à celui de sujets contrôles [8.42], avec un taux d'atrophie annuel plus élevé que chez les sujets contrôles (environ 3 % par an, contre 1 % chez les contrôles) [8.43]. Le volume hippocampique est corrélé aux performances mnésiques [8.44] et au risque d'évolution du stade MCI vers la maladie d'Alzheimer [8.42, 8.43]. La mesure de l'atrophie hippocampique permet de distinguer des patients atteints de maladie d'Alzheimer de sujets témoins du même âge, avec une sensibilité et une spécificité de l'ordre de 85 % [8.42]. Cependant, l'estimation de l'atrophie hippocampique reste limitée en pratique clinique pour le diagnostic de la maladie d'Alzheimer. D'une part, les méthodes d'estimation visuelle de l'atrophie hippocampique ne permettent pas de définir de valeur seuil : pour l'échelle de Scheltens, le seuil permettant de différencier les sujets sains des patients se situe entre 1 et 2 [8.40, 8.41, 8.45]. D'autre part, l'atrophie hippocampique n'est pas spécifique de la maladie d'Alzheimer : elle peut également être observée au cours des démences vasculaires, des démences frontotemporales, de la dépression et du vieillissement normal. Il est donc important, en cas de suspicion de maladie d'Alzheimer, de caractériser la topographie de l'atrophie cérébrale dans son ensemble, sans se limiter aux structures hippocampiques.

FIGURE 8.6 Stades visuels d'atrophie hippocampique de Scheltens : de 0 (atrophie absente) à IV (atrophie sévère).

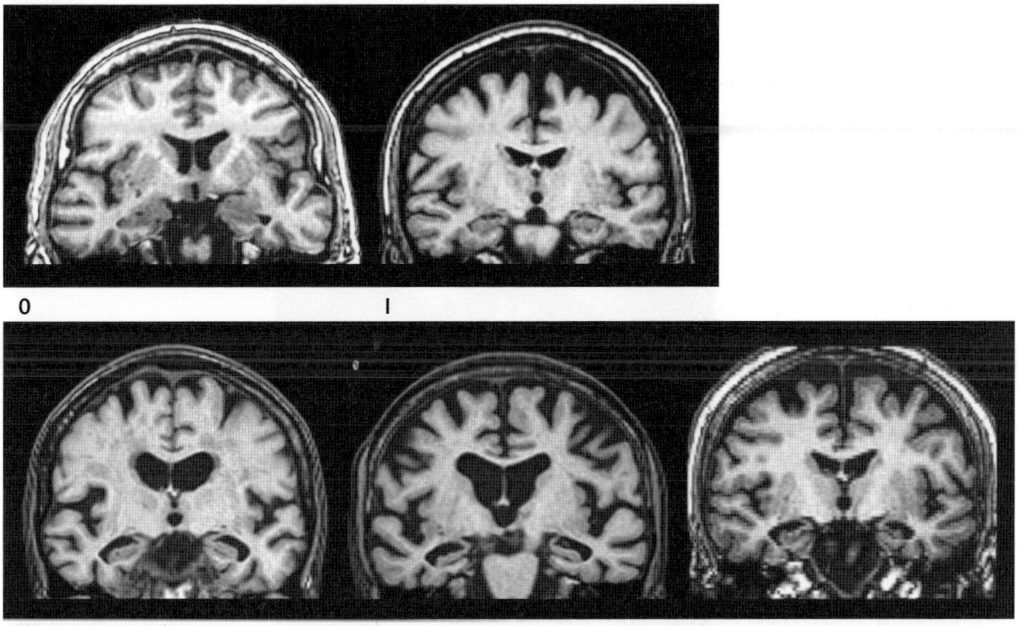

Aspect global de l'atrophie au cours de la maladie d'Alzheimer

Au cours de la maladie d'Alzheimer, l'atrophie des régions temporales internes et inférieures s'associe à une atrophie des structures pariétales internes et cingulaires postérieures. Cet aspect est responsable d'un gradient d'atrophie postéroantérieur caractéristique sur les coupes parasagittales, les sillons pariétaux étant plus élargis que les sillons frontaux. L'atrophie est relativement symétrique entre l'hémisphère droit et l'hémisphère gauche *(fig. 8.7)*.

FIGURE 8.7 Maladie d'Alzheimer. Acquisition 3DT1 en reformatage coronal dans le plan perpendiculaire aux hippocampes (**a**), axial (**b**) et sagittal (**c**). Atrophie hippocampique bilatérale, stade III de Scheltens à droite et stade II à gauche (**a**, flèches). Atrophie pariétale interne bilatérale et symétrique (**b** et **c**, flèches), responsable d'un gradient d'atrophie postéroantérieur : les sillons pariétaux sont plus ouverts que les sillons frontaux (**b** et **c**, flèches).

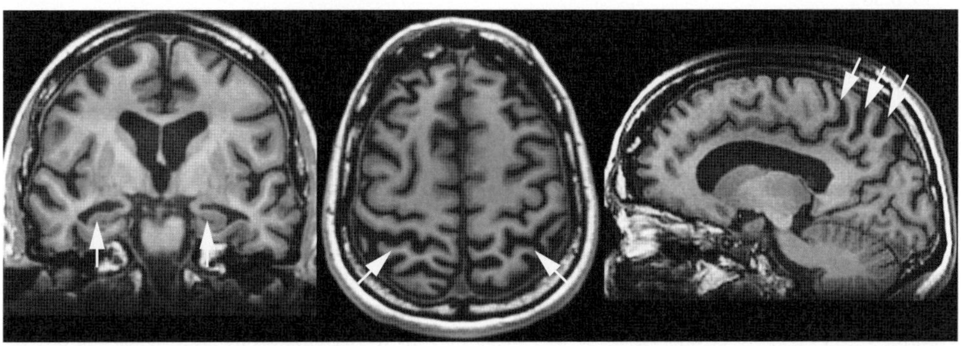

a b c

Angiopathie amyloïde

Environ 20 % des patients atteints de maladie d'Alzheimer présentent des microhémorragies de topographie superficielle, sous-corticale, bien visibles sur les séquences pondérées T2* *(fig. 8.8)*. Ces microhémorragies sont vraisemblablement secondaires à l'angiopathie amyloïde très souvent associée à la maladie d'Alzheimer [8.46].

FIGURE 8.8 Angiopathie amyloïde. Multiples microhémorragies superficielles (flèches).

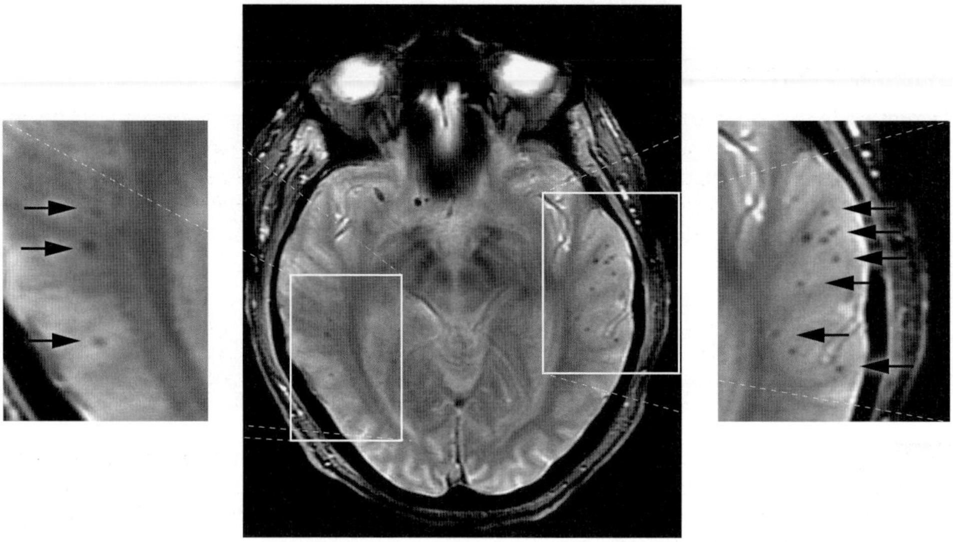

Formes sporadiques à début précoce (< 65 ans)

Le premier facteur de risque de maladie d'Alzheimer sporadique est l'âge : l'incidence annuelle de la maladie est de 1,5 % après 70 ans, 2,5 % après 80 ans et 6,5 % après 90 ans [8.47]. Les formes sporadiques à début précoce, avant 65 ans, sont donc peu fréquentes : elles représenteraient environ 5 % des cas [8.48]. La présentation clinique diffère des formes sporadiques à début tardif : le syndrome amnésique est souvent absent, les troubles concernent d'autres domaines cognitifs (langage, praxies, fonctions visuospatiales), et l'évolution clinique est plus rapide [8.48]. L'IRM montre une atrophie pariétale interne souvent très marquée, alors que l'atrophie hippocampique est peu marquée, voire absente [8.49, 8.50].

Chez les patients jeunes, la maladie d'Alzheimer peut également se présenter sous forme d'une atrophie corticale postérieure, avec des troubles visuospatiaux au premier plan, ou sous forme d'une aphasie progressive primaire (voir *infra*).

Formes génétiques autosomiques dominantes

Ces formes sont rares : moins de 1 % des cas de maladie d'Alzheimer. Les mutations des gènes *APP* ou *PS1* sont responsables de formes autosomiques dominantes de maladie d'Alzheimer à pénétrance complète. La maladie débute très tôt, vers 40 ans ; l'âge de début est le même que chez les apparentés atteints. La topographie et la progression de l'atrophie sont par ailleurs similaires à celles des formes sporadiques [8.51].

Dégénérescences lobaires frontotemporales (DLFT)

Les dégénérescences lobaires frontotemporales sont un groupe hétérogène de maladies neurodégénératives, ayant pour point commun l'atteinte prédominante des lobes frontaux et/ou temporaux de façon uni ou bilatérale. À la différence de la maladie d'Alzheimer, les démences frontotemporales touchent des patients plus jeunes, entre 50 et 70 ans, avec une forte proportion de formes génétiques autosomiques dominantes : une mutation causale est retrouvée dans 10 à 30 % des cas, les trois plus fréquentes étant *GRN*, *C9ORF72* et *MAPT* [8.52]. Sur le plan histologique, les démences frontotemporales sont classées en trois groupes en fonction du type de dépôt de protéine anormale : tau, TDP-43 ou FUS [8.53].

Formes comportementales

Ce sont les formes cliniques les plus fréquentes de la démence frontotemporale, avec un syndrome frontal et des troubles comportementaux au premier plan. L'IRM montre une atrophie à prédominance antérieure, frontale et temporale ; cette atrophie est responsable d'un aspect de gradient antéropostérieur sur les coupes parasagittales *(fig. 8.9)*. L'atrophie est fréquemment asymétrique. L'atrophie hippocampique peut être extrêmement marquée, elle est souvent plus sévère qu'au cours de la maladie d'Alzheimer [8.50, 8.54].

Une atrophie sévère, parfois hémisphérique, associée à la présence d'hypersignaux FLAIR de la substance blanche en regard des zones d'atrophie, peut orienter vers une mutation *GRN* [8.55] ; à l'inverse, l'atrophie est souvent peu marquée dans les cas liés à une mutation *C9ORF72* [8.56].

FIGURE 8.9 Dégénérescence lobaire frontotemporale : forme comportementale. Atrophie à prédominance frontale et temporale, responsable d'une atrophie hippocampique sévère, stade IV de Scheltens (**a**), et d'un gradient d'atrophie antéropostérieur : les sillons frontaux sont plus ouverts que les sillons pariétaux (**b** et **c**, flèches).

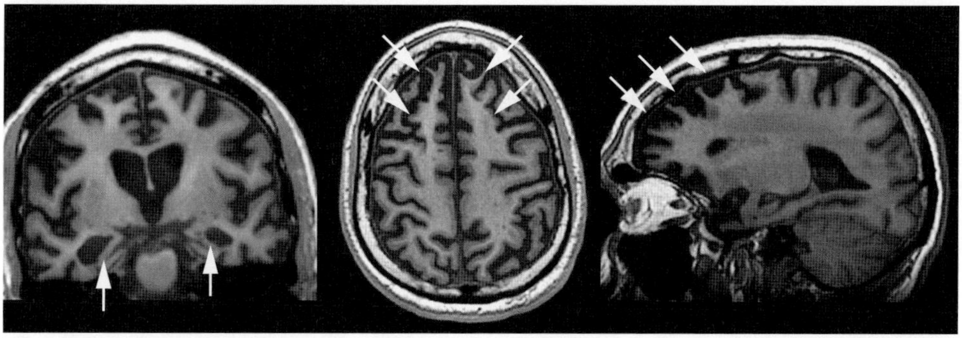

a b c

Autres formes cliniques

Les démences frontotemporales peuvent également se présenter par une aphasie progressive primaire (voir *infra*).

Aphasies progressives primaires

Les aphasies progressives primaires sont des formes cliniques de maladies neurodégénératives au cours desquelles les troubles du langage sont au premier plan. Elles sont classées en trois groupes selon le type d'aphasie : les démences sémantiques (anomie, perte du sens des mots), les aphasies progressives non fluentes (agrammatisme et apraxie de la parole), et les aphasies logopéniques (troubles de la dénomination et de la répétition). Les démences sémantiques sont de loin les plus fréquentes.

■ Démences sémantiques

Les démences sémantiques ont un aspect caractéristique en IRM. L'atrophie prédomine sur les régions temporopôlaires, où l'atrophie est souvent extrêmement sévère, avec un aspect de « fonte » des pôles temporaux. Elle peut être symétrique, ou prédominer à droite ou à gauche *(fig. 8.10)*. L'atrophie hippocampique est souvent très marquée. Sur le plan histologique, les démences sémantiques sont des dégénérescences lobaires frontotemporales dans environ 75 % des cas, et des maladies d'Alzheimer dans environ 25 % des cas.

FIGURE 8.10 Aphasies progressives primaires. **a.** Démence sémantique : atrophie temporopôlaire bilatérale très marquée, avec « fonte » des régions temporales antérieures. Dans l'exemple présenté, l'atrophie prédomine à gauche, mais elle peut également être symétrique. **b.** Aphasie progressive non fluente : élargissement des sillons de la région frontale inférieure gauche. La coupe parasagittale montre l'élargissement des rameaux horizontal et ascendant du sillon latéral. **c.** Aphasie logopénique : noter l'asymétrie de la région postérieure des vallées sylviennes, beaucoup plus large du côté gauche, et l'atrophie pariétale gauche.

a

b

c

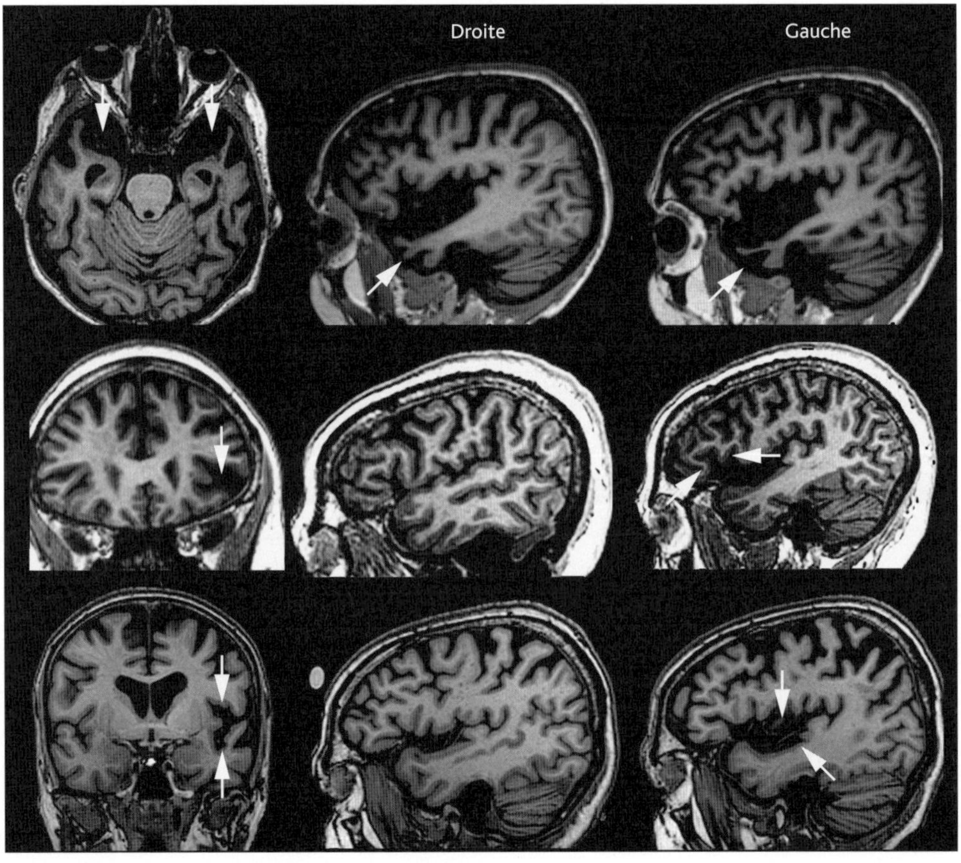

Aphasies progressives non fluentes

Plus rares et un peu plus difficiles à détecter en IRM, elles se caractérisent par une atrophie de l'aire de Broca : la *pars opercularis* et la *pars triangularis* du gyrus frontal inférieur gauche, autour des rameaux ascendant et horizontal du sillon latéral. Ces régions sont bien visualisées sur les coupes parasagittales, mais les coupes coronales antérieures sont également utiles en montrant l'asymétrie des sillons, plus ouverts du côté gauche *(fig. 8.10)*. Chez ces patients, la proportion de maladie d'Alzheimer et de dégénérescence lobaire frontotemporale n'est pas clairement établie.

Aphasies logopéniques

Elles sont associées à une atrophie de la jonction pariétotemporale gauche, souvent difficile à mettre en évidence *(fig. 8.10)*. Les études de biomarqueurs et de neuropathologie montrent que deux tiers des aphasies logopéniques sont des maladies d'Alzheimer, les autres étant des dégénérescences frontotemporales [8.57, 8.58].

Atrophie corticale postérieure

L'atrophie corticale postérieure est une forme rare de démence dégénérative, caractérisée par la survenue de troubles visuels précoces qui précèdent la survenue d'autres atteintes cognitives. Elle débute en général vers 50-60 ans. Les lésions histologiques sous-jacentes sont dans 80 % des cas celles de la maladie d'Alzheimer [8.59, 8.60]. L'IRM montre une atrophie occipitale et pariétale marquée, bilatérale, prédominant du côté droit *(fig. 8.11)* [8.61].

FIGURE 8.11 **Atrophie corticale postérieure. Atrophie marquée de la région pariéto-occipitale, bilatérale mais prédominant à droite (flèches). Les hippocampes ont une taille normale.**

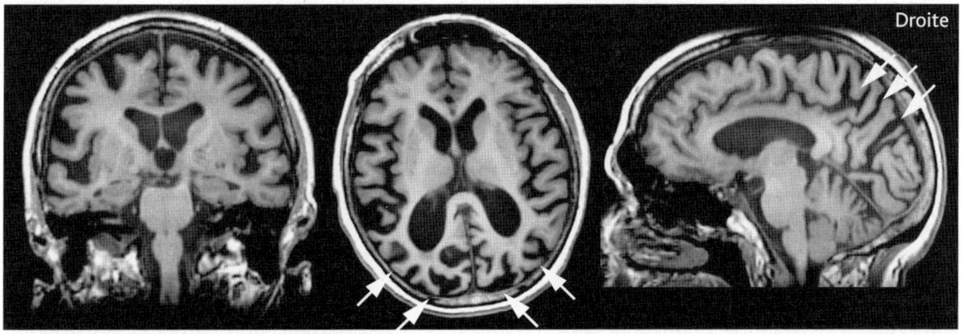

Dégénérescence corticobasale

La dégénérescence corticobasale est une maladie neurodégénérative rare. Le tableau clinique caractéristique est la survenue progressive d'un hémisyndrome parkinsonien doparésistant, et d'autres signes d'atteinte du cortex et des noyaux gris (apraxie, dystonie, myoclonies). Cependant, ce tableau clinique n'est présent que dans environ 50 % des cas confirmés à l'autopsie : d'autres présentations cliniques sont possibles (paralysie supranucléaire progressive, aphasie progressive primaire, troubles comportementaux). L'IRM cérébrale montre une atrophie péricentrale bilatérale et symétrique *(fig. 8.12)*. D'autres zones d'atrophie peuvent être associées, dont la topographie varie selon le type de présentation clinique (atrophie préfrontale dans les formes comportementales, atrophie temporale dans les formes aphasiques), mais l'atteinte bilatérale du cortex frontal postérieur semble présente quel que soit le type de présentation clinique de la maladie [8.62]. En histologie, la dégénérescence corticobasale se caractérise par la présence de protéine tau anormale gliale et neuronale, dans les régions corticales et sous-corticales (noyaux gris, diencéphale, tronc cérébral).

FIGURE 8.12 Dégénérescence corticobasale. Atrophie bilatérale et symétrique prédominant au niveau du sillon central (flèches noires).

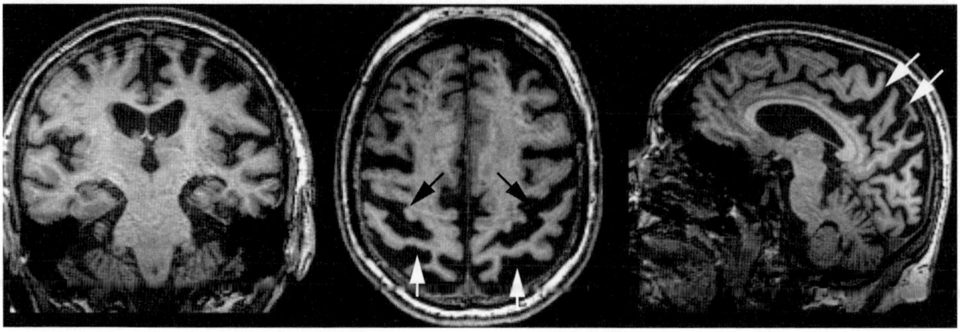

Démence à corps de Lewy

La démence à corps de Lewy est une maladie neurodégénérative qui se manifeste par un syndrome parkinsonien et des troubles cognitifs souvent fluctuants et associés à des hallucinations. L'IRM morphologique a peu d'intérêt pour le diagnostic positif de démence à corps de Lewy, l'atrophie étant modérée et globale, sans spécificité régionale [8.63].

Cas particuliers : syndrome démentiel dans un contexte clinique spécifique

Maladie de Creutzfeldt-Jakob

Ce diagnostic doit être suspecté devant un syndrome démentiel d'évolution anormalement rapide, sur quelques mois, associé à un syndrome cérébelleux, des troubles visuels, puis des myoclonies. Sur la séquence de diffusion, la présence d'hypersignaux du striatum antérieur et du thalamus (noyau dorsomédian et pulvinar, donnant l'image classique de « crosse de hockey ») est très évocatrice du diagnostic ; des hypersignaux du cortex sont également en faveur du diagnostic *(fig. 8.13)*.

FIGURE 8.13 Maladie de Creutzfeldt-Jakob. Hypersignaux asymétriques du cortex et du striatum (flèches), à peine visible sur la séquence FLAIR (**a** et **c**) mais bien visibles sur les séquences de diffusion (**b** et **d**).

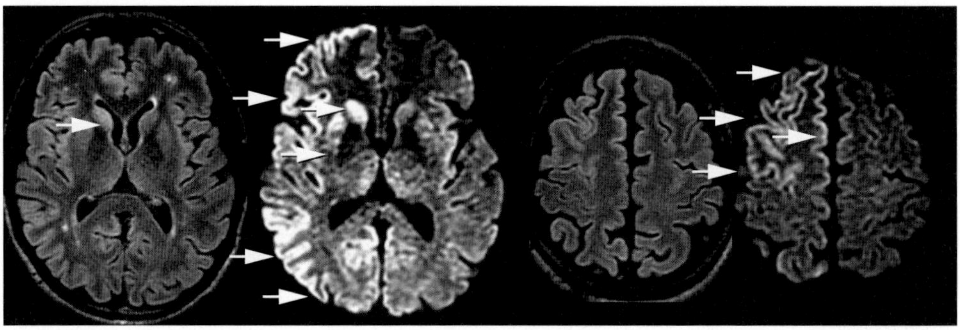

a **b** **c** **d**

Patient VIH

Les troubles cognitifs associés au VIH (*HIV-Associated Neurocognitive Disorder*, ou HAND) comprennent des troubles de l'attention, des troubles des fonctions exécutives, un ralentissement moteur et des troubles mnésiques. L'IRM montre une atrophie diffuse, associée à des anomalies de signal de la substance blanche et des noyaux gris centraux [8.64].

Sclérose en plaques

Les formes très évoluées de sclérose en plaques peuvent être responsables de troubles cognitifs marqués, allant jusqu'au syndrome démentiel. À ce stade de la maladie, les lésions démyélinisantes sont souvent très confluentes, avec sur la séquence FLAIR un aspect de leucopathie en plage peu spécifique ; mais la séquence T1 montre souvent des lésions ovalaires de signal variable, hypo ou iso-T1. L'atrophie est très marquée et prédomine dans les régions sous-corticales, l'élargissement ventriculaire étant beaucoup plus marqué que l'élargissement des sillons *(fig. 8.14)*.

FIGURE 8.14 Forme évoluée de sclérose en plaques. La coupe axiale FLAIR montre une atrophie marquée à prédominance sous-corticale, et des hypersignaux FLAIR très confluents de la substance blanche supratentorielle (a). La coupe sagittale T1 permet d'individualiser des plaques en franc hyposignal T1, d'aspect ovalaire, orientées perpendiculairement au grand axe des ventricules (b).

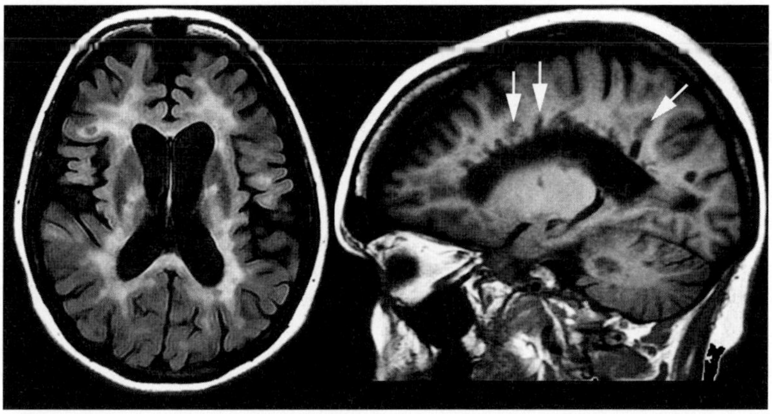

a b

Bibliographie

[8.1] HAS. Maladie d'Alzheimer et maladies apparentées : diagnostic et prise en charge. Recommandations, décembre 2011 (http://www.has-sante.fr/).

[8.2] Delmaire C, Lehéricy S, Dormont D. L'imagerie des démences en pratique clinique. Recommandations de la SFNR. J Neuroradiol 2010 ; 37 : 122-6.

[8.3] Haacke EM, Mittal S, Wu Z, Neelavalli J, Cheng YC. Susceptibility-weighted imaging : technical aspects and clinical applications, part 1. AJNR Am J Neuroradiol 2009 ; 30 : 19-30.

[8.4] Hodel J, Rodallec M, Gerber S, Blanc R, Maraval A, Caron S *et al.* Susceptibility weighted magnetic resonance sequences "SWAN, SWI and VenoBOLD" : technical aspects and clinical applications. J Neuroradiol 2012 ; 39 : 71-86.

[8.5] Rouault TA. Iron metabolism in the CNS : implications for neurodegenerative diseases. Nat Rev Neurosci 2013 ; 14 : 551-64.

[8.6] Haacke EM, Miao Y, Liu M, Habib CA, Katkuri Y, Liu T *et al.* Correlation of putative iron content as represented by changes in R2* and phase with age in deep gray matter of healthy adults. J Magn Reson Imaging JMRI 2010 ; 32 : 561-76.

[8.7] Bradbury MW. Transport of iron in the blood-brain-cerebrospinal fluid system. J Neurochem 1997 ; 69 : 443-54.

[8.8] Sveinbjornsdottir S, Sigurdsson S, Aspelund T, Kjartansson O, Eiriksdottir G, Valtysdottir B *et al*. Cerebral microbleeds in the population based AGES-Reykjavik study : prevalence and location. J Neurol Neurosurg Psychiatry 2008 ; 79 : 1002-6.

[8.9] Poels MM, Vernooij MW, Ikram MA, Hofman A, Krestin GP, Van der Lugt A *et al*. Prevalence and risk factors of cerebral microbleeds : an update of the Rotterdam scan study. Stroke 2010 ; 41 (10 Suppl) : S103-6.

[8.10] Fjell AM, Westlye LT, Grydeland H, Amlien I, Espeseth T, Reinvang I *et al*. Critical ages in the life course of the adult brain : nonlinear subcortical aging. Neurobiol Aging 2013 ; 34 : 2239-47.

[8.11] Hedman AM, Van Haren NE, Schnack HG, Kahn RS, Hulshoff Pol HE. Human brain changes across the life span : a review of 56 longitudinal magnetic resonance imaging studies. Hum Brain Mapp 2012 ; 33 : 1987-2002.

[8.12] Fotenos AF, Snyder AZ, Girton LE, Morris JC, Buckner RL. Normative estimates of cross-sectional and longitudinal brain volume decline in aging and AD. Neurology 2005 ; 64 : 1032-9.

[8.13] Fjell AM, McEvoy L, Holland D, Dale AM, Walhovd KB. What is normal in normal aging ? Effects of aging, amyloid and Alzheimer's disease on the cerebral cortex and the hippocampus. Prog Neurobiol 2014 ; 117 : 20-40.

[8.14] Rabbitt P. Frontal brain changes and cognitive performance in old age. Cortex 2005 ; 41 : 238-40.

[8.15] Robbins TW, James M, Owen AM, Sahakian BJ, Lawrence AD, McInnes L *et al*. A study of performance on tests from the CANTAB battery sensitive to frontal lobe dysfunction in a large sample of normal volunteers : implications for theories of executive functioning and cognitive aging. Cambridge Neuropsychological Test Automated Battery. J Int Neuropsychol Soc 1998 ; 4 : 474-90.

[8.16] West RL. An application of prefrontal cortex function theory to cognitive aging. Psychol Bull 1996 ; 120 : 272-92.

[8.17] Raz N, Ghisletta P, Rodrigue KM, Kennedy KM, Lindenberger U. Trajectories of brain aging in middle-aged and older adults : regional and individual differences. Neuroimage 2010 ; 51 : 501-11.

[8.18] Driscoll I, Davatzikos C, An Y, Wu X, Shen D, Kraut M *et al*. Longitudinal pattern of regional brain volume change differentiates normal aging from MCI. Neurology 2009 ; 72 : 1906-13.

[8.19] Jack CR, Petersen RC, Xu Y, O'Brien PC, Smith GE, Ivnik RJ *et al*. Rate of medial temporal lobe atrophy in typical aging and Alzheimer's disease. Neurology 1998 ; 51 : 993-9.

[8.20] Shprecher D, Schwalb J, Kurlan R. Normal pressure hydrocephalus : diagnosis and treatment. Curr Neurol Neurosci Rep 2008 ; 8 : 371-6.

[8.21] Sasaki M, Honda S, Yuasa T, Iwamura A, Shibata E, Ohba H. Narrow CSF space at high convexity and high midline areas in idiopathic normal pressure hydrocephalus detected by axial and coronal MRI. Neuroradiology 2008 ; 50 : 117-22.

[8.22] Hebb AO, Cusimano MD. Idiopathic normal pressure hydrocephalus : a systematic review of diagnosis and outcome. Neurosurgery 2001 ; 49 : 1166-86.

[8.23] Wardlaw JM, Smith C, Dichgans M. Mechanisms of sporadic cerebral small vessel disease : insights from neuroimaging. Lancet Neurol 2013 ; 12 : 483-97.

[8.24] Fisher CM. The arterial lesions underlying lacunes. Acta Neuropathol (Berl.) 1968 ; 12 : 1-15.

[8.25] Fisher CM. Capsular infarcts : the underlying vascular lesions. Arch Neurol 1979 ; 36 : 65-73.

[8.26] Sudlow CL, Warlow CP. Comparable studies of the incidence of stroke and its pathological types : results from an international collaboration. International Stroke Incidence Collaboration. Stroke 1997 ; 28 : 491-9.

[8.27] Gorelick PB, Scuteri A, Black SE, Decarli C, Greenberg SM, Iadecola C *et al*., and American Heart Association Stroke Council, Council on Epidemiology and Prevention, Council on Cardiovascular Nursing, Council on Cardiovascular Radiology and Intervention, and Council on Cardiovascular Surgery and Anesthesia. Vascular contributions to cognitive impairment and dementia : a statement for healthcare professionals from the american heart association/american stroke association. Stroke 2011 ; 42 : 2672-713.

[8.28] Park JH, Seo SW, Kim C, Kim GH, Noh HJ, Kim ST *et al*. Pathogenesis of cerebral microbleeds : *in vivo* imaging of amyloid and subcortical ischemic small vessel disease in 226 individuals with cognitive impairment : lobar *vs.* deep CMBs. Ann Neurol 2013 ; 73 : 584-93.

[8.29] Schmidt R, Fazekas F, Kleinert G, Offenbacher H, Gindl K, Payer F *et al*. Magnetic resonance imaging signal hyperintensities in the deep and subcortical white matter : a comparative study between stroke patients and normal volunteers. Arch Neurol 1992 ; 49 : 825-7.

[8.30] Doubal FN, MacLullich AM, Ferguson KJ, Dennis MS, Wardlaw JM. Enlarged perivascular spaces on MRI are a feature of cerebral small vessel disease. Stroke 2010 ; 41 : 450-4.

[8.31] Zhu YC, Tzourio C, Soumaré A, Mazoyer B, Dufouil C, Chabriat H. Severity of dilated Virchow-Robin spaces is associated with age, blood pressure, and MRI markers of small vessel disease : a population-based study. Stroke 2010 ; 41 : 2483-90.

[8.32] Braak H, Braak E. Frequency of stages of Alzheimer-related lesions in different age categories. Neurobiol Aging 1997 ; 18 : 351-7.

[8.33] Whitwell JL, Dickson DW, Murray ME, Weigand SD, Tosakulwong N, Senjem ML *et al*. Neuroimaging correlates of pathologically defined subtypes of Alzheimer's disease : a case-control study. Lancet Neurol 2012 ; 11 : 868-77.

[8.34] Whitwell JL, Josephs KA, Murray ME, Kantarci K, Przybelski SA, Weigand SD *et al*. MRI correlates of neurofibrillary tangle pathology at autopsy. A voxel-based morphometry study. Neurology 2008 ; 71 : 743-9.

[8.35] Whitwell JL, Przybelski SA, Weigand SD, Knopman DS, Boeve BF, Petersen RC *et al*. 3D maps from multiple MRI illustrate changing atrophy patterns as subjects progress from mild cognitive impairment to Alzheimer's disease. Brain 2007 ; 130 : 1777-86.

[8.36] Chupin M, Hammers A, Liu RS, Colliot O, Burdett J, Bardinet E *et al.* Automatic segmentation of the hippocampus and the amygdala driven by hybrid constraints : method and validation. NeuroImage 2009 ; 46 : 749-61.

[8.37] Colliot O, Chételat G, Chupin M, Desgranges B, Magnin B, Benali H *et al.* Discrimination between Alzheimer disease, mild cognitive impairment, and normal aging by using automated segmentation of the hippocampus. Radiology 2008 ; 248 : 194-201.

[8.38] Cuingnet R, Gerardin E, Tessieras J, Auzias G, Lehéricy S, Habert MO *et al.*, and Alzheimer's Disease Neuroimaging Initiative. Automatic classification of patients with Alzheimer's disease from structural MRI : a comparison of ten methods using the ADNI database. NeuroImage 2011 ; 56 : 766-81.

[8.39] Boccardi M, Bocchetta M, Apostolova LG, Barnes J, Bartzokis G, Corbetta G *et al.*, for the EADC-ADNI Working Group on the Harmonized Protocol for Manual Hippocampal Segmentation. Delphi definition of the EADC-ADNI Harmonized Protocol for hippocampal segmentation on magnetic resonance. Alzheimers Dement 2014 [Epub ahead of print].

[8.40] Scheltens P, Leys D, Barkhof F, Huglo D, Weinstein HC, Vermersch P *et al.* Atrophy of medial temporal lobes on MRI in "probable" Alzheimer's disease and normal ageing : diagnostic value and neuropsychological correlates. J Neurol Neurosurg Psychiatry 1992 ; 55 : 967-72.

[8.41] Boutet C, Chupin M, Colliot O, Sarazin M, Mutlu G, Drier A *et al.*, and Alzheimer's Disease Neuroimaging Initiative. Is radiological evaluation as good as computer-based volumetry to assess hippocampal atrophy in Alzheimer's disease ? Neuroradiology 2012 ; 54 : 1321-30.

[8.42] Frisoni GB, Fox NC, Jack CR, Scheltens P, Thompson PM. The clinical use of structural MRI in Alzheimer disease. Nat Rev Neurol 2010 ; 6 : 67-77.

[8.43] Jack CR, Petersen RC, Xu Y, O'Brien PC, Smith GE, Ivnik RJ *et al.* Rates of hippocampal atrophy correlate with change in clinical status in aging and AD. Neurology 2000 ; 55 : 484-9.

[8.44] Sarazin M, Chauviré V, Gerardin E, Colliot O, Kinkingnéhun S, de Souza LC *et al.* The amnestic syndrome of hippocampal type in Alzheimer's disease : an MRI study. J Alzheimers Dis 2010 ; 22 : 285-94.

[8.45] De Carli C, Frisoni GB, Clark CM, Harvey D, Grundman M, Petersen RC *et al.*, and Alzheimer's Disease Cooperative Study Group. Qualitative estimates of medial temporal atrophy as a predictor of progression from mild cognitive impairment to dementia. Arch Neurol 2007 ; 64 : 108-15.

[8.46] Cordonnier C, Van der Flier WM, Sluimer JD, Leys D, Barkhof F, Scheltens P. Prevalence and severity of microbleeds in a memory clinic setting. Neurology 2006 ; 66 : 1356-60.

[8.47] Plassman BL, Langa KM, McCammon RJ, Fisher GG, Potter GG, Burke JR *et al.* Incidence of dementia and cognitive impairment not dementia in the United States. Ann Neurol 2011 ; 70 : 418-26.

[8.48] Mendez MF. Early-onset Alzheimer's disease : nonamnestic subtypes and type 2 AD. Arch Med Res 2012 ; 43 : 677-85.

[8.49] Möller C, Vrenken H, Jiskoot L, Versteeg A, Barkhof F, Scheltens P *et al.* Different patterns of gray matter atrophy in early- and late-onset Alzheimer's disease. Neurobiol Aging 2013 ; 34 : 2014-22.

[8.50] Lehmann M, Koedam EL, Barnes J, Bartlett JW, Ryan NS, Pijnenburg YA *et al.* Posterior cerebral atrophy in the absence of medial temporal lobe atrophy in pathologically-confirmed Alzheimer's disease. Neurobiol Aging 2012 ; 33 : 627.e1-627.e12.

[8.51] Benzinger TLS, Blazey T, Jack CR, Koeppe RA, Su Y, Xiong C *et al.* Regional variability of imaging biomarkers in autosomal dominant Alzheimer's disease. Proc Natl Acad Sci 2013 ; 110 : E4502-9.

[8.52] Kurz A, Riedl L, Mackenzie I, Förstl H, Diehl-Schmid J. Frontotemporal lobar degeneration : current perspectives. Neuropsychiatr Dis Treat 2014 ; 10 : 297-310.

[8.53] Whitwell JL, Josephs KA. Neuroimaging in frontotemporal lobar degeneration – Predicting molecular pathology. Nat Rev Neurol 2012 ; 8 : 131-42.

[8.54] De Souza LC, Chupin M, Bertoux M, Lehéricy S, Dubois B, Lamari F *et al.* Is hippocampal volume a good marker to differentiate Alzheimer's disease from frontotemporal dementia ? J Alzheimers Dis 2013 ; 36 : 57-66.

[8.55] Caroppo P, Le Ber I, Camuzat A, Clot F, Naccache L, Lamari F *et al.* Extensive white matter involvement in patients with frontotemporal lobar degeneration: think progranulin. JAMA Neurol 2014 ; 71 : 1562-6.

[8.56] Devenney E, Hornberger M, Irish M, Mioshi E, Burrell J, Tan R *et al.* Frontotemporal dementia associated with the C9ORF72 mutation : a unique clinical profile. JAMA Neurol 2014 ; 71 : 331.

[8.57] Teichmann M, Kas A, Boutet C, Ferrieux S, Nogues M, Samri D *et al.* Deciphering logopenic primary progressive aphasia : a clinical, imaging and biomarker investigation. Brain 2013 ; 136 : 3474-88.

[8.58] Mesulam MM, Weintraub S, Rogalski EJ, Wieneke C, Geula C, Bigio EH. Asymmetry and heterogeneity of Alzheimer's and frontotemporal pathology in primary progressive aphasia. Brain 2014 ; 137 : 1176-92.

[8.59] Victoroff J, Ross GW, Benson DF, Verity MA, Vinters HV. Posterior cortical atrophy. Neuropathologic correlations. Arch Neurol 1994 ; 51 : 269-74.

[8.60] Tang-Wai DF, Graff-Radford NR, Boeve BF, Dickson DW, Parisi JE, Crook R *et al.* Clinical, genetic, and neuropathologic characteristics of posterior cortical atrophy. Neurology 2004 ; 63 : 1168-74.

[8.61] Whitwell JL, Jack CR, Kantarci K, Weigand SD, Boeve BF, Knopman DS *et al.* Imaging correlates of posterior cortical atrophy. Neurobiol Aging 2007 ; 28 : 1051-61.

[8.62] Kouri N, Whitwell JL, Josephs KA, Rademakers R, Dickson DW. Corticobasal degeneration : a pathologically distinct 4R tauopathy. Nat Rev Neurol 2011 ; 7 : 263-72.

[8.63] Mak E, Su L, Williams GB, O'Brien JT. Neuroimaging characteristics of dementia with Lewy bodies. Alzheimers Res Ther 2014 ; 6 : 18.

[8.64] Steinbrink F, Evers S, Buerke B, Young P, Arendt G, Koutsilieri E *et al.* and the German Competence Network HIV/AIDS. Cognitive impairment in HIV infection is associated with MRI and CSF pattern of neurodegeneration. Eur J Neurol 2013 ; 20 : 420.

Chapitre

9

Imagerie isotopique dans les démences

| M.-O. Habert, N. Yeni, A. Kas

La scintigraphie cérébrale, par tomographie d'émission monophotonique (TEMP) ou de positons (TEP), permet de réaliser *in vivo* de façon non invasive une imagerie fonctionnelle 3D de la perfusion ou du métabolisme cérébral, de la neurotransmission ou de la charge amyloïde. Elle a connu ces dix dernières années des avancées importantes grâce aux progrès de l'instrumentation et au développement de nouveaux radiotraceurs. Dans la mesure où les modifications fonctionnelles surviennent souvent plus précocement que les modifications structurelles [9.1], la TEMP et la TEP sont des techniques sensibles, qui apportent des informations physiologiques ou physiopathologiques sur certains processus biochimiques. Elles sont recommandées pour l'aide au diagnostic précoce de maladie d'Alzheimer (MA) et pour le diagnostic différentiel avec d'autres démences, notamment les atrophies lobaires [9.2]. Des critères diagnostiques pour la maladie d'Alzheimer ont été proposés récemment [9.3], qui reposent sur l'association aux symptômes cliniques de biomarqueurs classés en deux catégories : des marqueurs indirects et topographiques de la neurodégénérescence et des marqueurs physiopathologiques. L'imagerie de la perfusion ou du métabolisme cérébral entrent dans la première catégorie, l'imagerie des plaques amyloïdes et du transporteur de la dopamine dans la deuxième.

Technique d'acquisition des images en TEMP et en TEP et principaux radiotraceurs utilisés en pratique courante

Tomographie d'émission monophotonique

Le principe de la TEMP repose sur l'injection d'un traceur radioactif émetteur de photons gamma, et sur la détection de ces photons par un détecteur appelé gamma-caméra. Lors d'une TEMP cérébrale, le détecteur acquiert selon une orbite circulaire autour de la tête du patient une succession d'images, appelées projections, permettant d'obtenir, après reconstruction, des coupes reflétant la distribution du traceur dans les 3 plans de l'espace. Il est possible de corriger l'atténuation des photons les plus éloignés du détecteur, à l'aide d'un algorithme appelé Chang, qui suppose que le cerveau est uniquement composé d'eau, ou à l'aide d'une « vraie » carte d'atténuation lorsque la gamma-caméra est couplée à un scanner X (machine hybride TEMP-TDM).

Deux traceurs de perfusion technétiés, le ^{99m}Tc-HMPAO et le ^{99m}Tc-ECD, ainsi qu'un ligand du transporteur de la dopamine, le ^{123}I-FP-CIT, sont utilisés en routine pour la scintigraphie cérébrale en TEMP. Le ^{99m}Tc-HMPAO et le ^{99m}Tc-ECD sont des amines lipophiles de petit poids moléculaire qui traversent passivement la barrière hématoencéphalique et restent piégés au niveau cérébral dès le premier passage, grâce à une transformation en un complexe hydrophile. Les mécanismes de cette transformation sont différents pour les deux traceurs [9.4], ce qui explique des différences dans l'aspect des images, mais leurs résultats et leur sémiologie dans les démences sont similaires [9.5]. Le ^{123}I-FP-CIT se lie au transporteur de la dopamine, c'est donc un ligand du versant présynaptique de la voie dopaminergique nigrostriatale [9.6].

Tomographie d'émission de positons

Le principe de la TEP repose également sur l'injection d'un radiotraceur, cette fois-ci émetteur de positons, et sur la détection des photons issus de l'annihilation du positon dans l'organisme. Lors de cette annihilation, deux photons de 511 keV sont émis dans des directions diamétralement opposées. Le système de détection enregistre un événement si deux photons d'annihilation arrivent sur deux détecteurs opposés l'un à l'autre, dans un intervalle de temps très court appelé fenêtre de coïncidence. La collecte de tous les événements en coïncidence détectés est enregistrée dans une matrice appelée sinogramme. À l'aide d'algorithmes de reconstruction, on passe du sinogramme à des coupes jointives décrivant un volume, chaque voxel de ces images représentant la mesure locale de radioactivité sur la durée de l'acquisition. Diverses corrections sont apportées aux images, en particulier la correction d'atténuation, à partir d'une image de transmission obtenue grâce au couplage avec un scanner X (machine hybride TEP-TDM), ou très récemment à l'aide de certaines séquences d'IRM (machine hybride TEP-IRM).

Le principal traceur utilisé en pratique courante est le ^{18}F-fluoro-déoxy-glucose (FDG). En situation physiologique, le glucose est la seule source d'énergie des neurones. En l'absence de réserve en glycogène, la consommation de glucose peut être considérée comme le témoin de l'activité métabolique neuronale et reflète l'activité synaptique. La corrélation existant au repos entre la consommation régionale de glucose et le DSCr a été démontrée initialement chez l'animal [9.7], et confirmée chez l'homme [9.8]. Ce couplage perfusion/métabolisme est réputé persister dans les pathologies dégénératives [9.9].

Plus récemment, les progrès en imagerie moléculaire ont rendu possible la détection *in vivo* en TEP d'une des lésions histologiques de la MA, les dépôts amyloïdes Aβ [9.10]. Le premier traceur proposé, le ^{11}C-PIB, nécessite la proximité d'un cyclotron en raison de la courte demi-vie du carbone 11 et n'est utilisé qu'en recherche. Plusieurs traceurs marqués au ^{18}F ont depuis été développés [9.11-9.13]. La cible moléculaire de ces traceurs, les dépôts fibrillaires insolubles extracellulaires de protéine Aβ, présents non seulement dans les plaques neuritiques mais aussi dans les plaques diffuses et les plaques vasculaires (angiopathie amyloïde), a été validée par des corrélations avec des examens *post-mortem* ou des biopsies [9.14-9.16].

Apport de l'imagerie isotopique dans le diagnostic de maladie d'Alzheimer

Étude de la perfusion ou du métabolisme glucidique

La démence d'Alzheimer est caractérisée par une hypoperfusion ou un hypométabolisme cortical diffus, souvent asymétrique au début, prédominant dans les aires associatives pariétales et temporales, et le cortex cingulaire postérieur, avec une relative préservation des aires primaires, des ganglions de la base et du cervelet *(fig. 9.1)*. Les traceurs de perfusion ou du métabolisme sont des traceurs topographiques, et le diagnostic repose sur la localisation des anomalies fonctionnelles observées. Il est important de noter que la distribution de ces anomalies reflète la distribution des lésions histologiques sous-jacentes mais ne donne aucune information sur la nature de ces lésions. Dans la maladie d'Alzheimer, il a été montré que les modifications de la perfusion cérébrale sont bien corrélées avec les stades histopathologiques de Braak, qui reflètent l'extension des lésions de neurodégénérescence fibrillaire [9.17]. L'hypoperfusion ou l'hypométabolisme sont également bien corrélés avec la sévérité de la démence [9.18] et ces traceurs sont considérés comme de bons marqueurs de progression de la maladie.

FIGURE 9.1 Profil d'hypométabolisme (TEP-FDG) dans la maladie d'Alzheimer. Patient de 64 ans avec un tableau de MA cliniquement probable. La TEP-FDG en coupes axiales montre un hypométabolisme sévère dans le cortex associatif postérieur bilatéral, discret dans le cortex associatif frontal. Les anomalies prédominent à gauche. À noter la préservation des aires primaires, du cervelet et des structures sous-corticales.

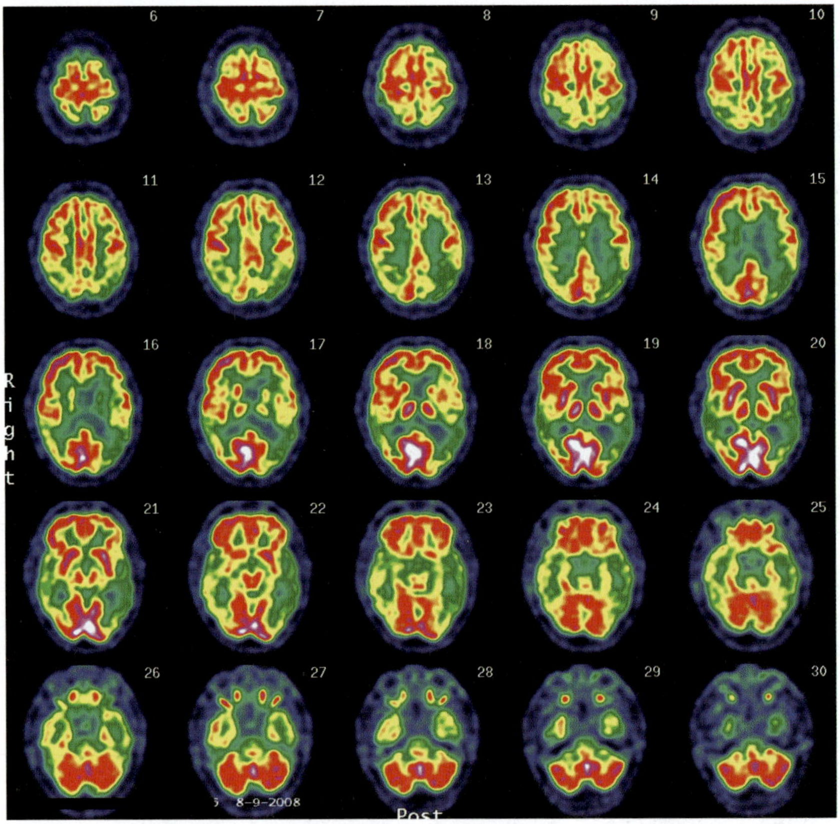

Il n'est pas nécessaire de réaliser une TEMP de perfusion ou une TEP-FDG cérébrale systématique pour confirmer un diagnostic de MA cliniquement probable (selon les critères NINCDS-ADRDA). Il existe néanmoins des cas où la scintigraphie est utile, en particulier lorsque les tests neuropsychologiques sont de réalisation ou d'interprétation difficiles : problème de barrière linguistique, niveau socioculturel trop bas ou au contraire trop élevé… Elle est particulièrement indiquée lorsque la présentation clinique ou l'âge de début (formes jeunes) sont atypiques, et pour un diagnostic différentiel avec d'autres démences, notamment les atrophies frontotemporales [9.19].

Les quelques études disposant du diagnostic anatomopathologique montrent une sensibilité supérieure des critères cliniques (81 %) sur l'imagerie de perfusion (74 %) pour le diagnostic de MA, mais une meilleure spécificité de la scintigraphie (91 % contre 71 %), suggérant l'intérêt de cet examen pour le diagnostic différentiel de la MA [9.20]. Jagust *et al.* [9.21] montrent également la valeur ajoutée de la TEP-FDG dans le diagnostic de MA par rapport aux critères cliniques, dans une population de 25 patients MA et 19 non-MA prouvées histologiquement : la sensibilité passe de 76 à 84 % et la spécificité de 58 à 74 %. Il est à noter que les performances de la TEP-FDG et du diagnostic clinique réévalué après 4 ans de suivi longitudinal sont en revanche similaires.

Ces dix dernières années, de nombreuses études prospectives longitudinales ont évalué les performances de l'imagerie de perfusion en TEMP ou du métabolisme cérébral en TEP pour le diagnostic de MA à un stade prodromal, chez des patients répondant aux critères cliniques du *Mild Cognitive Impairment* (MCI), et suivis pendant 1 à 5 ans selon les études [9.22-9.25]. Quels que soient le traceur ou la technique, les régions permettant le plus souvent de discriminer entre MCI stables et MCI ayant converti vers une MA sont le cortex associatif pariétotemporal, le cortex cingulaire postérieur et/ou le précunéus, plus rarement l'hippocampe ou le cortex préfrontal *(fig. 9.2)*. L'exactitude de l'imagerie isotopique était comprise entre 73 et 100 % dans ces études. La combinaison des résultats de l'imagerie isotopique à d'autres marqueurs (neuropsychologiques, IRM ou biologiques) augmentait la valeur prédictive [9.26, 9.27]. Enfin, l'utilisation d'outils d'analyse quantitative automatisée améliore les performances diagnostiques [9.28].

FIGURE 9.2 Profil d'hypométabolisme (TEP-FDG) dans la maladie d'Alzheimer au stade prodromal. Patient de 71 ans avec un niveau socioculturel élevé, présentant une plainte mnésique. Le score de MMS est de 30/30. La TEP-FDG en coupes axiales met en évidence un discret hypométabolisme du cortex associatif bipariétal et temporal gauche, ainsi que du cortex préfrontal sur les coupes proches de la convexité. Les biomarqueurs du LCR montrent une élévation de la protéine Aβ42 et une élévation de tau et phospho-tau, en faveur d'une MA.

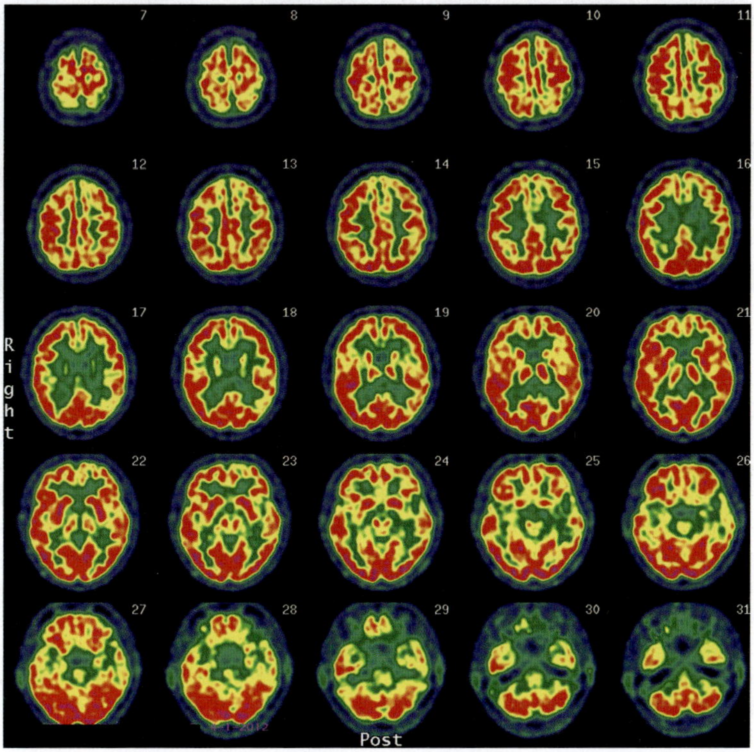

Il faut souligner que deux méta-analyses récentes [9.29, 9.30] suggèrent de meilleures performances de la TEP-FDG pour le diagnostic de MA à un stade prodromal, comparée à la TEMP de perfusion et la volumétrie hippocampique en IRM.

Imagerie TEP des plaques amyloïdes

Dans la maladie d'Alzheimer, la rétention des ligands des plaques amyloïdes est élevée dans le cortex frontal, pariétotemporal, et cingulaire postérieur, ainsi que dans le thalamus et le striatum. Elle est en revanche faible dans le cervelet et la substance blanche *(fig. 9.3)*. L'évaluation de la charge amyloïde peut être visuelle, ou quantitative grâce au calcul d'un index appelé SUVR, qui représente le rapport de l'activité moyenne dans des régions d'intérêt corticales sur l'activité cérébelleuse moyenne [9.31].

FIGURE 9.3 Imagerie TEP des plaques amyloïdes dans la MA. Coupes axiales de TEP-FDG (**a**) et TEP-Florbetapir (**b**) chez un patient de 68 ans présentant une maladie d'Alzheimer cliniquement probable. **a.** Hypométabolisme prédominant au niveau du cortex associatif postérieur et à droite. **b.** Augmentation diffuse de la captation du traceur au niveau du cortex.

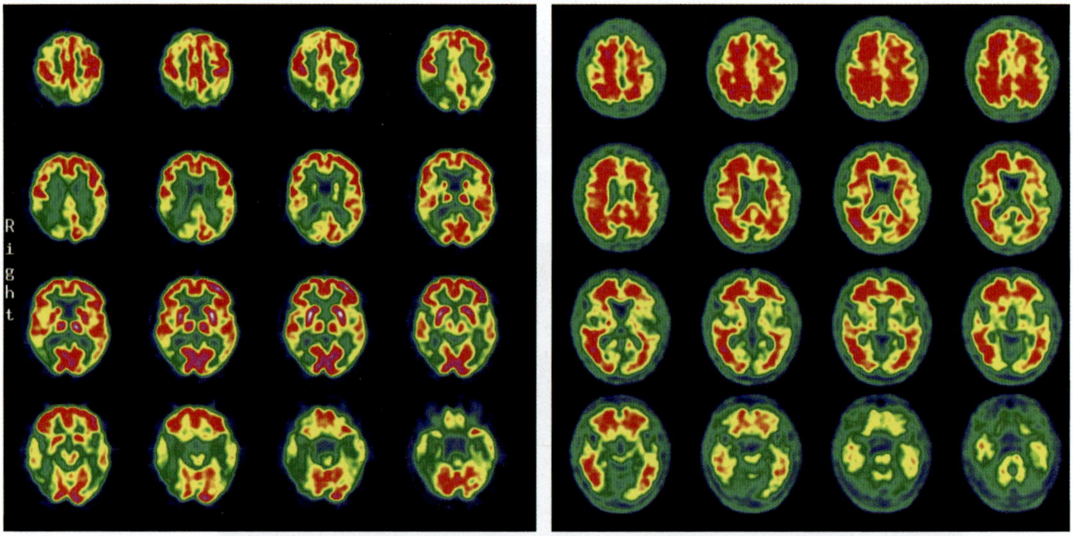

a b

Klunk [9.32] rapporte, à travers une revue systématique de tous les cas publiés entre 2004 et 2011, que sur 341 patients présentant une MA cliniquement probable et ayant bénéficié d'une imagerie TEP amyloïde avec le ^{11}C-PIB, 13 seulement (3,8 %) avaient un examen PIB négatif. En revanche, parmi les 651 sujets volontaires sains, sans plainte ou trouble cognitif, recrutés pour ces études, 155 (23,8 %) avaient un examen PIB positif. La probabilité chez ces sujets asymptomatiques d'avoir un examen PIB positif augmente avec l'âge, la présence d'une histoire familiale de MA ou avec la présence du génotype de l'ApoE ε4 [9.33, 9.34]. Le suivi longitudinal a mis en évidence un déclin cognitif et un taux d'atrophie plus élevés chez les sujets PIB positifs comparés aux sujets PIB négatifs [9.35].

Dans le MCI, la proportion d'examens positifs est de 60 % environ [9.32]. Parmi les patients MCI suivis longitudinalement pendant 3 ans, 70 % de ceux dont la TEP-PIB était positive ont progressé vers une MA.

La corrélation entre la rétention du PIB et l'atteinte cognitive est faible. De plus, il a été montré que la progression de la charge amyloïde est faible au cours du temps, non seulement dans la MA mais aussi chez les patients MCI et les sujets asymptomatiques âgés [9.36, 9.37]. Cette absence de progression longitudinale suggère que la déposition amyloïde pourrait être un événement précoce au cours du vieillissement et de la MA [9.38], indépendant du stade de la maladie.

Démence frontotemporale ou variante comportementale

Le profil fonctionnel observé dans la démence frontotemporale (DFT) est une hypoperfusion ou un hypométabolisme du cortex frontal et des pôles temporaux *(fig. 9.4)*. La présence d'une atteinte fonctionnelle antérieure fait partie des critères diagnostiques de DFT pour les groupes de Lund et Manchester alors qu'une atteinte isolée des régions associatives postérieures exclut le diagnostic de DFT de façon formelle. Une étude multicentrique en TEMP du réseau national français DFT/DFT-SLA a montré que l'hypoperfusion touchait de façon bilatérale le cortex frontal, cingulaire, temporopolaire et temporomésial, l'insula, le striatum et le thalamus [9.39]. L'atteinte est souvent asymétrique et elle progresse du cortex orbitofrontal, insulaire, temporopolaire et mésial vers l'ensemble du cortex préfrontal puis plus tardivement vers le cortex associatif postérieur [9.39].

FIGURE 9.4 Profil d'hypométabolisme (TEP-FDG) dans la démence frontotemporale. Patiente de 57 ans avec un tableau de DFT. La TEP-FDG en coupes axiales montre un hypométabolisme très sévère du cortex préfrontal mésial bilatéral et dorsolatéral droit, incluant le cortex orbitofrontal. Discret hypométabolisme du cortex préfrontal dorsolatéral gauche.

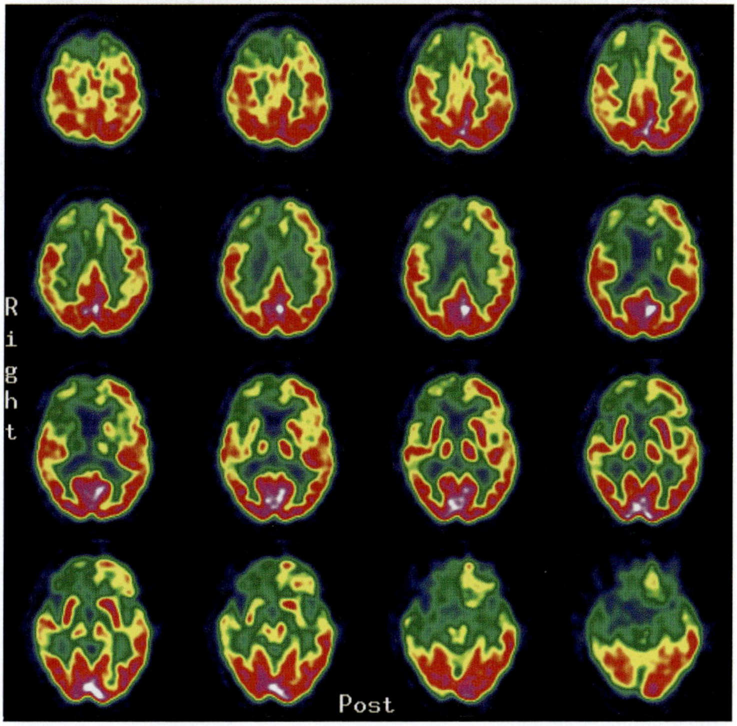

Dans une étude de 45 patients avec confirmation *post-mortem* de diagnostic de MA ou DFT, la TEP-FDG a montré une très bonne sensibilité et spécificité pour le diagnostic différentiel entre ces deux pathologies [9.40]. En ce qui concerne l'imagerie TEP amyloïde, une majorité des patients avec un diagnostic clinique de DFT sont négatifs [9.41].

Aphasies primaires progressives

Depuis 2011, une nouvelle classification définit trois variantes d'aphasie primaire progressive (APP), caractérisées par des profils langagier et neurobiologique distincts : la variante sémantique (ou démence sémantique, DS), la variante non fluente/agrammatique (ou aphasie non fluente, APP-NF) et la variante logopénique (aphasie logopénique, ALP). La DS et l'APP-NF appartiennent majoritairement aux dégénérescences lobaires frontotemporales alors que des lésions de type MA sont majoritairement retrouvées dans l'aphasie logopénique [9.42]. Ces variantes se distinguent aussi sur le plan fonctionnel. Dans la démence sémantique, la perfusion et le métabolisme sont diminués dans les pôles temporaux souvent de façon bilatérale *(fig. 9.5)* ; les troubles langagiers sont au premier plan lorsque l'atteinte prédomine à gauche, ce qui correspond à la majorité des patients [9.43]. Des troubles comportementaux ou visuels, par exemple la prosopagnosie, qui désigne la difficulté à reconnaître les visages familiers, sont rapportés en cas d'atteinte temporopolaire droite sévère. Une hypoperfusion ou un hypométabolisme modéré orbitofrontal peuvent être observés.

FIGURE 9.5 Profil d'hypométabolisme (TEP-FDG) de la démence sémantique. Dans la démence sémantique, l'hypométabolisme atteint les pôles temporaux. Dans l'exemple présenté ici l'atteinte temporopolaire est sévère, bilatérale et prédomine à droite. On observe également un hypométabolisme modéré du cortex orbitofrontal et préfrontal droit.

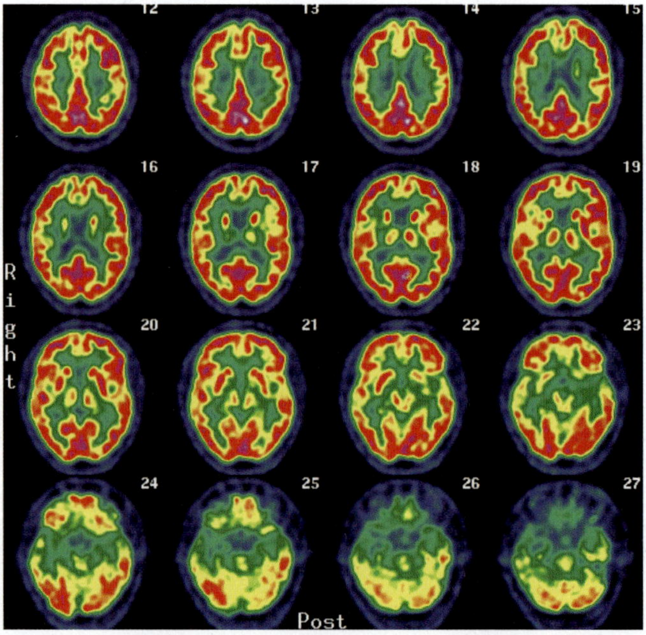

Dans l'APP-NF, la perfusion et le métabolisme sont diminués dans les régions périsylviennes, operculaires et rolandiques *(fig. 9.6)*. Cette atteinte est asymétrique et prédomine sur l'hémisphère gauche chez les patients droitiers.

FIGURE 9.6 Profil d'hypométabolisme (TEP-FDG) dans l'aphasie primaire progressive non fluente. L'hypométabolisme est limité à la région périsylvienne et operculaire gauche.

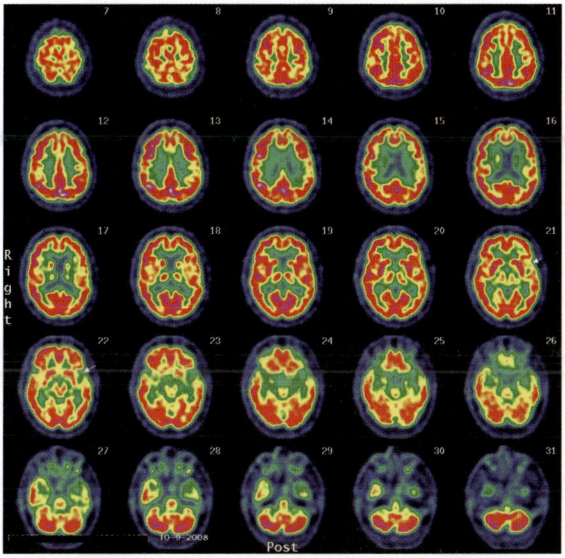

L'aphasie logopénique se distingue des deux précédentes variantes dans la mesure où l'atteinte fonctionnelle n'affecte pas les régions temporales antérieures ou frontales mais le cortex associatif postérieur comme dans la MA. Néanmoins, contrairement à la MA typique, l'atteinte est très asymétrique et touche de façon sélective la jonction temporopariétale gauche au stade débutant de la maladie *(fig. 9.7)*. Lorsque celle-ci progresse, elle s'étend sur les régions adjacentes et le cortex associatif postérieur droit. Dans l'APP-NF et la DS, la TEP amyloïde est habituellement normale [9.44], alors qu'elle est positive dans l'ALP [9.45].

FIGURE 9.7 Profil d'hypométabolisme (TEP-FDG) dans l'aphasie logopénique. La TEP-FDG en coupes axiales montre un hypométabolisme sévère du cortex associatif postérieur gauche et un aspect aminci du cortex associatif postérieur droit.

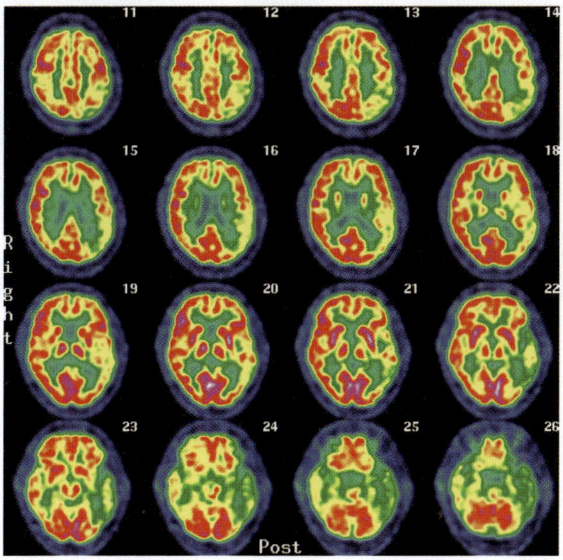

Atrophie corticale postérieure

L'atrophie corticale postérieure (ACP) désigne une affection neurodégénérative caractérisée par l'installation progressive de troubles visuels complexes, liés à l'atteinte des voies visuelles corticales impliquant les régions occipitopariétale et occipitotemporale. La cause principale des ACP est la MA et certains auteurs proposent d'utiliser les termes de « MA atypique » lorsque les biomarqueurs de la MA orientent vers ce mécanisme étiologique [9.46]. Plus rarement, il peut s'agir d'une maladie de Creutzfeld-Jakob, d'une démence à corps de Lewy ou d'une dégénérescence corticobasale [9.47]. La diminution de la perfusion ou du métabolisme prédomine sur le cortex associatif pariétal bilatéral *(fig. 9.8)*. Elle affecte à des degrés variables le cortex temporal et occipital adjacent. Les comparaisons de groupe montrent que l'hypoperfusion des régions pariéto-occipitales est plus sévère dans l'ACP que dans la MA typique. En revanche, les régions temporales internes et le cortex préfrontal sont relativement épargnés [9.48].

FIGURE 9.8 **Profil d'hypométabolisme (TEP-FDG) dans l'atrophie corticale postérieure. La TEP-FDG montre un hypométabolisme sévère du cortex associatif postérieur bilatéral prédominant à gauche. Le métabolisme des structures temporales internes et du cortex préfrontal est relativement préservé.**

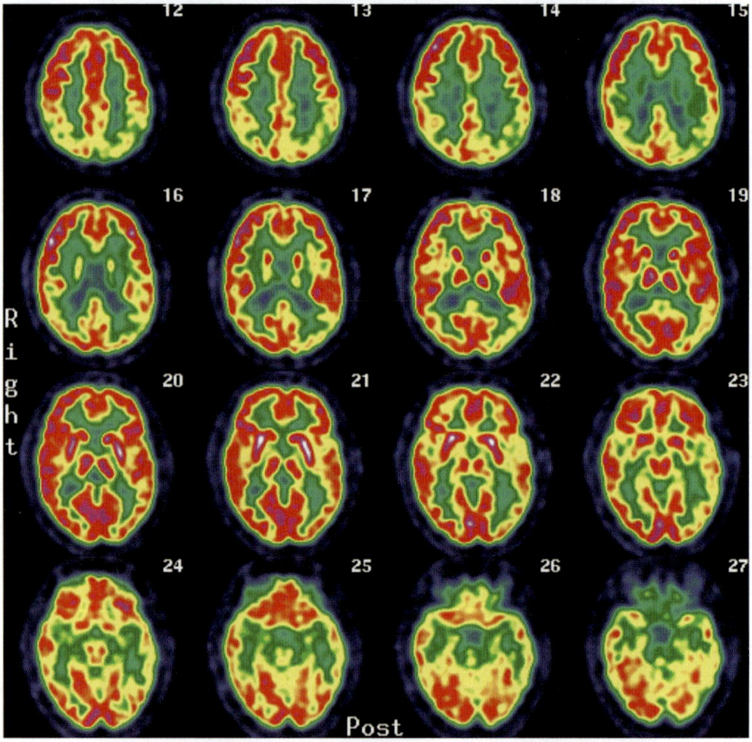

Démence à corps de Lewy diffus

Dans la démence à corps de Lewy diffus (DCL), il existe comme dans la MA une hypoperfusion ou un hypométabolisme cortical diffus. Cependant, des travaux ont montré qu'il existait de plus dans la DCL une atteinte occipitale, latérale et médiale [9.49, 9.50]. La présence d'une telle distribution des anomalies fonctionnelles est un argument supportant le diagnostic de DCL [9.51], mais elle est inconstante. L'imagerie du transporteur de la dopamine (^{123}I-FP-CIT) permet dans ce cas de faire le diagnostic différentiel entre MA et DCL, puisqu'il existe une dénervation dopaminergique dans la DCL et non dans la MA [9.51]. Elle doit être réservée aux cas pour lesquels le diagnostic est difficile, notamment les patients chez qui le syndrome parkinsonien est absent *(fig. 9.9)*. En revanche, l'imagerie TEP amyloïde est moins performante pour le diagnostic différentiel entre MA et DCL en raison de la fréquence de l'association de ces deux pathologies [9.52].

FIGURE 9.9 **Profil d'hypométabolisme (TEP-FDG) dans la maladie à corps de Lewy. La TEP-FDG montre un hypométabolisme sévère du cortex associatif pariéto-temporo-occipital droit, s'étendant au cortex visuel primaire droit, et plus discret du cortex préfrontal.**

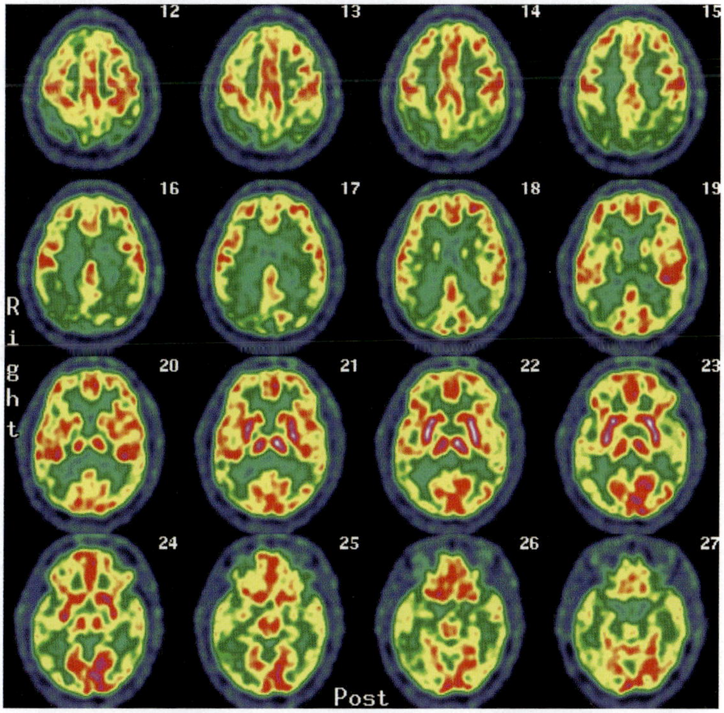

Démences striatales

Le diagnostic de dégénérescence corticobasale (DCB) est actuellement difficile à porter avec certitude sur la clinique compte tenu des nombreux modes de présentation [9.53]. Le diagnostic différentiel se pose parfois avec une paralysie supranucléaire progressive, avec la DCL ou certaines formes d'atrophie corticale progressive.

On observe dans la DCB une distribution asymétrique de la perfusion ou du métabolisme, aux dépens de l'hémisphère controlatéral à l'atteinte clinique. Cette atteinte fonctionnelle prédomine au niveau du cortex frontal postérieur et pariétal [9.54, 9.55] *(fig. 9.10)*. Elle peut parfois être plus étendue sur le même hémisphère, intéressant également le cortex temporal et occipital, ou pariétale bilatérale. Une diminution asymétrique de la perfusion du striatum et du thalamus a aussi été rapportée [9.55].

FIGURE 9.10 Imagerie isotopique dans la DCB. Patient de 70 ans avec un tableau d'aphasie primaire progressive. La TEP-FDG (**a**) met en évidence un hypométabolisme du cortex associatif frontal, pariétal et temporal gauche, associé à un hypométabolisme des structures sous-corticales homolatérales, faisant suspecter une forme cognitive de DCB. La scintigraphie du transporteur de la dopamine (^{123}I-FP-CIT) (**b**) montre une diminution sévère très asymétrique de la captation striatale du traceur, quasi absente à gauche, en faveur d'une dénervation dopaminergique présynaptique.

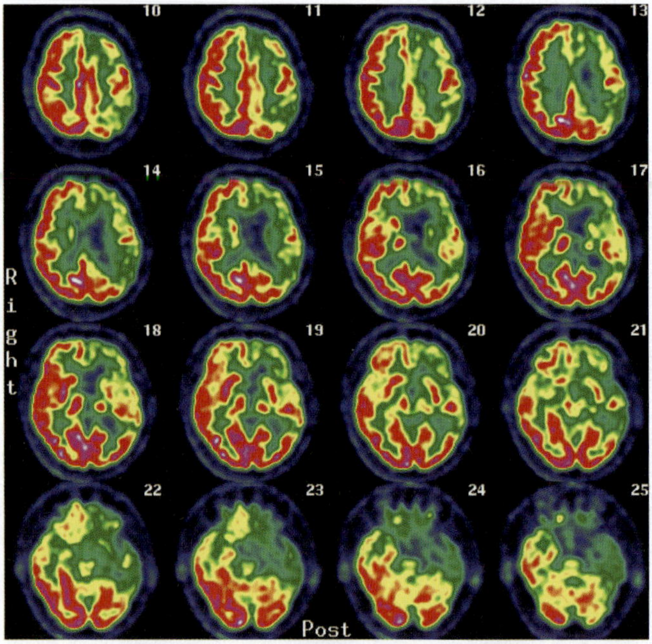

a

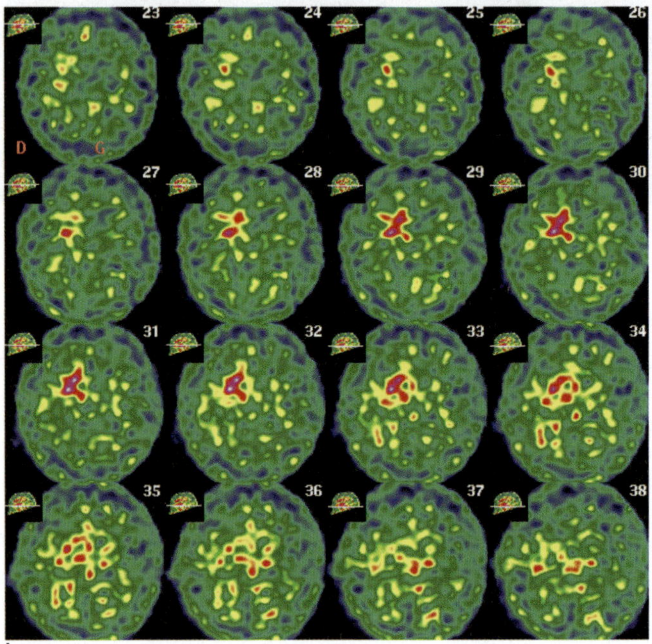

b

Cette distribution des anomalies est différente de l'atteinte fonctionnelle frontale observée dans la maladie de Steele-Richardson ou paralysie supranucléaire progressive, qui est symétrique, modérée, et prédomine à la partie supérieure et mésiale des lobes frontaux [9.56, 9.57] *(fig. 9.11)*. Il faut souligner que l'imagerie du transporteur de la dopamine ne permet pas de faire un diagnostic différentiel entre syndromes parkinsoniens dégénératifs et n'a donc pas d'utilité dans le diagnostic différentiel entre DCB et PSP.

FIGURE 9.11 Profil d'hypométabolisme (TEP-FDG) dans la paralysie supranucléaire progressive. Présence d'un hypométabolisme frontal modéré prédominant à la partie supérieure et mésiale du cortex frontal.

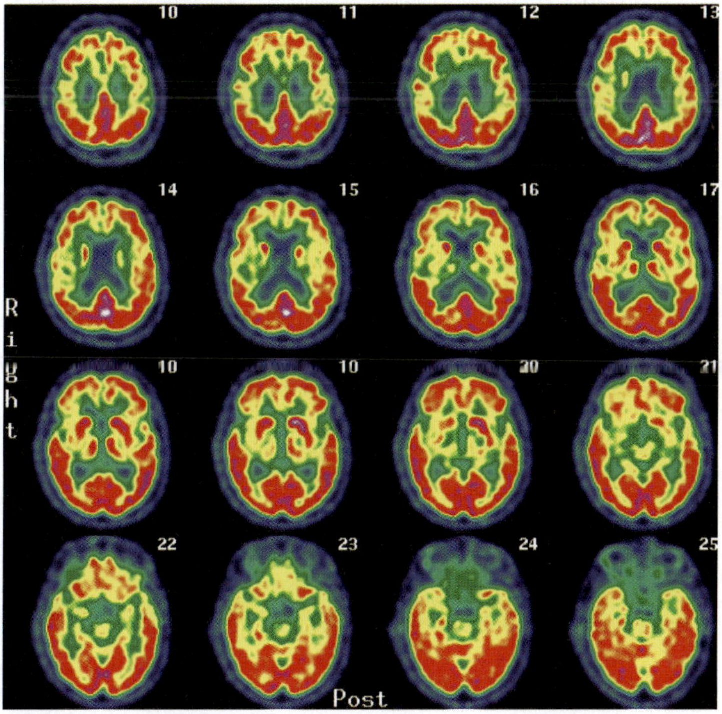

Bibliographie

[9.1] Reiman E, Chen K, Alexander G, Caselli R, Bandy D, Osborne D *et al.* Correlations between apolipoprotein E epsilon4 gene dose and brain-imaging measurements of regional hypometabolism. Proc Natl Acad Sci USA 2005 ; 102 : 8299-302.

[9.2] HAS. Guide du bon usage des examens d'imagerie médicale, révision 2013.

[9.3] McKhann GM, Knopman DS, Chertkow H, Hyman BT, Jack CR Jr, Kawas CH *et al.* The diagnosis of dementia due to Alzheimer's disease : recommendations from the National Institute on Aging and the Alzheimer's Association workgroup. Alzheimers Dement 2011 ; 7 : 263-9.

[9.4] Asenbaum S, Brücke T, Pirker W, Pietrzyk U, Podreka I. Imaging of cerebral blood flow with technetium-99m-HMPAO and technetium-99m-ECD : a comparison. J Nucl Med 1998 ; 39 : 613-8.

[9.5] Van Dyck CH, Lin CH, Smith EO, Wisniewski G, Cellar J, Robinson R *et al.* Comparison of technetium-99m-HMPAO and technetium-99m-ECD cerebral SPECT images in Alzheimer's disease. J Nucl Med 1996 ; 37 : 1749-55.

[9.6] Booij J, Busemann Sokole E, Stabin MG, Janssen AG, de Bruin K, Van Royen EA. Human biodistribution and dosimetry of [123I]FP-CIT : a potent radioligand for imaging of dopamine transporters. Eur J Nucl Med 1998 ; 25 : 24-30.

[9.7] Sokoloff L. Relationships among local functional activity, energy metabolism, and blood flow in the central nervous system. Fed Proc 1981 ; 40 : 2311-6.

[9.8] Baron J, Lebrun-Grandie P, Collard P, Crouzel C, Mestelan G, Bousser M. Noninvasive measurement of blood flow, oxygen consumption, and glucose utilization in the same brain regions in man by positron emission tomography : concise communication. J Nucl Med 1982 ; 23 : 391-9.

[9.9] Villringer A, Dirnagl U. Coupling of brain activity and cerebral blood flow : basis of functional neuroimaging. Cerebrovasc Brain Metab Rev 1995 ; 7 : 240-76.

[9.10] Klunk W, Engler H, Nordberg A, Wang Y, Blomqvist G, Holt D *et al.* Imaging brain amyloid in Alzheimer's disease with Pittsburgh Compound-B. Ann Neurol 2004 ; 55 : 306-19.

[9.11] Nelissen N, Van Laere K, Thurfjell L, Owenius R, Vandenbulcke M, Koole M *et al.* Phase 1 study of the Pittsburgh Compound-B derivative 18F-flutemetamol in healthy volunteers and patients with probable Alzheimer disease. J Nucl Med 2009 ; 50 : 1251-9.

[9.12] Okamura N, Yanai K. Florbetapir (18F), a PET imaging agent that binds to amyloid plaques for the potential detection of Alzheimer's disease. IDrugs 2010 ; 13 : 890-9.

[9.13] Barthel H, Sabri O. Florbetaben to trace amyloid-β in the Alzheimer brain by means of PET. J Alzheimers Dis 2011 ; 26 (Suppl 3) : 117-21.

[9.14] Ikonomovic MD, Klunk WE, Abrahamson EE, Mathis CA, Price JC, Tsopelas ND *et al. Post-mortem* correlates of *in vivo* PIB-PET amyloid imaging in a typical case of Alzheimer's disease. Brain 2008 ; 131 (Pt 6) : 1630-45.

[9.15] Clark CM, Schneider JA, Bedell BJ, Beach TG, Bilker WB, Mintun MA *et al.* Use of florbetapir-PET for imaging beta-amyloid pathology. JAMA 2011 ; 305 : 275-83.

[9.16] Rinne JO, Wong DF, Wolk DA, Leinonen V, Arnold SE, Buckley C *et al.* [(18)F]Flutemetamol PET imaging and cortical biopsy histopathology for fibrillar amyloid β detection in living subjects with normal pressure hydrocephalus : pooled analysis of four studies. Acta Neuropathol 2012 ; 124 : 833-45.

[9.17] Bradley KM, O'Sullivan VT, Soper NDW, Nagy Z, King EM, Smith AD *et al.* Cerebral perfusion SPET correlated with Braak pathological stage in Alzheimer's disease. Brain 2002 ; 125 (Pt 8) : 1772-81.

[9.18] Ashford JW, Shih WJ, Coupal J, Shetty R, Schneider A, Cool C *et al.* Single SPECT measures of cerebral cortical perfusion reflect time-index estimation of dementia severity in Alzheimer's disease. J Nucl Med 2000 ; 41 : 57-64.

[9.19] HAS. Maladie d'Alzheimer et maladies apparentées : diagnostic et prise en charge. Recommandations de bonne pratique, décembre 2011 (http://www.has-sante.fr/portail/upload/docs/application/pdf/2011-12/recommandation_maladie_d_alzheimer_et_maladies_apparentees_diagnostic_et_prsie_en_charge.pdf).

[9.20] Jagust W, Thisted R, Devous MD, Van Heertum R, Mayberg H, Jobst K *et al.* SPECT perfusion imaging in the diagnosis of Alzheimer's disease : a clinical-pathologic study. Neurology 2001 ; 56 : 950-6.

[9.21] Jagust W, Reed B, Mungas D, Ellis W, De Carli C. What does fluorodeoxyglucose PET imaging add to a clinical diagnosis of dementia ? Neurology 2007 ; 69 : 871-7.

[9.22] Chetelat G, Eustache F, Viader F, de la Sayette V, Pelerin A, Mezenge F *et al.* FDG-PET measurement is more accurate than neuropsychological assessments to predict global cognitive deterioration in patients with mild cognitive impairment. Neurocase 2005 ; 11 : 14-25.

[9.23] Drzezga A, Lautenschlager N, Siebner H, Riemenschneider M, Willoch F, Minoshima S *et al.* Cerebral metabolic changes accompanying conversion of mild cognitive impairment into Alzheimer's disease : a PET follow-up study. Eur J Nucl Med Mol Imaging 2003 ; 30 : 1104-13.

[9.24] Encinas M, De Juan R, Marcos A, Gil P, Barabash A, Fernandez C *et al.* Regional cerebral blood flow assessed with 99mTc-ECD SPET as a marker of progression of mild cognitive impairment to Alzheimer's disease. Eur J Nucl Med Mol Imaging 2003 ; 30 : 1473-80.

[9.25] Huang C, Wahlund LO, Svensson L, Winblad B, Julin P. Cingulate cortex hypoperfusion predicts Alzheimer's disease in mild cognitive impairment. BMC Neurol 2002 ; 2 : 9.

[9.26] Borroni B, Anchisi D, Paghera B, Vicini B, Kerrouche N, Garibotto V *et al.* Combined 99mTc-ECD SPECT and neuropsychological studies in MCI for the assessment of conversion to AD. Neurobiol Aging 2006 ; 27 : 24-31.

[9.27] Mosconi L, Perani D, Sorbi S, Herholz K, Nacmias B, Holthoff V *et al.* MCI conversion to dementia and the APOE genotype : a prediction study with FDG-PET. Neurology 2004 ; 63 : 2332-40.

[9.28] Habert MO, Horn JF, Sarazin M, Lotterie JA, Puel M, Onen F *et al.* Brain perfusion SPECT with an automated quantitative tool can identify prodromal Alzheimer's disease among patients with mild cognitive impairment. Neurobiol Aging 2011 ; 32 : 15-23.

[9.29] Bloudek LM, Spackman DE, Blankenburg M, Sullivan SD. Review and meta-analysis of biomarkers and diagnostic imaging in Alzheimer's disease. J Alzheimers Dis 2011 ; 26 : 627-45.

[9.30] Yuan Y, Gu ZX, Wei WS. Fluorodeoxyglucose-positron-emission tomography, single-photon emission tomography, and structural MR imaging for prediction of rapid conversion to Alzheimer disease in patients with mild cognitive impairment : a meta-analysis. AJNR Am J Neuroradiol 2009 ; 30 : 404-10.

[9.31] Lopresti BJ, Klunk WE, Mathis CA, Hoge JA, Ziolko SK, Lu X *et al.* Simplified quantification of Pittsburgh Compound B amyloid imaging PET studies : a comparative analysis. J Nucl Med 2005 ; 46 : 1959-72.

[9.32] Klunk WE. Amyloid imaging as a biomarker for cerebral β-amyloidosis and risk prediction for Alzheimer dementia. Neurobiol Aging 2011 ; 32 (Suppl 1) : S20-36.

[9.33] Reiman EM, Chen K, Liu X, Bandy D, Yu M, Lee W *et al.* Fibrillar amyloid-beta burden in cognitively normal people at 3 levels of genetic risk for Alzheimer's disease. Proc Natl Acad Sci USA 2009 ; 106 : 6820-5.

[9.34] Mosconi L, Rinne JO, Tsui WH, Berti V, Li Y, Wang H *et al.* Increased fibrillar amyloid-beta burden in normal individuals with a family history of late-onset Alzheimer's. Proc Natl Acad Sci USA 2010 ; 107 : 5949-54.

[9.35] Jack CR, Lowe VJ, Weigand SD, Wiste HJ, Senjem ML, Knopman DS *et al.* Serial PIB and MRI in normal, mild cognitive impairment and Alzheimer's disease : implications for sequence of pathological events in Alzheimer's disease. Brain 2009 ; 132 (Pt 5) : 1355-65.

[9.36] Engler H, Forsberg A, Almkvist O, Blomquist G, Larsson E, Savitcheva I *et al.* Two-year follow-up of amyloid deposition in patients with Alzheimer's disease. Brain 2006 ; 129 (Pt 11) : 2856-66.

[9.37] Jack CR, Lowe VJ, Senjem ML, Weigand SD, Kemp BJ, Shiung MM *et al.* 11C PIB and structural MRI provide complementary information in imaging of Alzheimer's disease and amnestic mild cognitive impairment. Brain 2008 ; 131 (Pt 3) : 665-80.

[9.38] Jack CR, Knopman DS, Jagust WJ, Shaw LM, Aisen PS, Weiner MW *et al.* Hypothetical model of dynamic biomarkers of the Alzheimer's pathological cascade. Lancet Neurol 2010 ; 9 : 119-28.

[9.39] Le Ber I, Guedj E, Gabelle A, Verpillat P, Volteau M, Thomas-Anterion C *et al.* Demographic, neurological and behavioural characteristics and brain perfusion SPECT in frontal variant of frontotemporal dementia. Brain 2006 ; 129 (Pt 11) : 3051-65.

[9.40] Foster NL, Heidebrink JL, Clark CM, Jagust WJ, Arnold SE, Barbas NR *et al.* FDG-PET improves accuracy in distinguishing frontotemporal dementia and Alzheimer's disease. Brain 2007 ; 130 (Pt 10) : 2616-35.

[9.41] Engler H, Santillo AF, Wang SX, Lindau M, Savitcheva I, Nordberg A *et al. In vivo* amyloid imaging with PET in frontotemporal dementia. Eur J Nucl Med Mol Imaging 2008 ; 35 : 100-6.

[9.42] Gorno-Tempini ML, Hillis AE, Weintraub S, Kertesz A, Mendez M, Cappa SF *et al.* Classification of primary progressive aphasia and its variants. Neurology 2011 ; 76 : 1006-14.

[9.43] Kas A, Uspenskaya O, Lamari F, de Souza LC, Habert MO, Dubois B *et al.* Distinct brain perfusion pattern associated with CSF biomarkers profile in primary progressive aphasia. J Neurol Neurosurg Psychiatry 2012 ; 83 : 695-8.

[9.44] Rabinovici GD, Jagust WJ, Furst AJ, Ogar JM, Racine CA, Mormino EC *et al.* Abeta amyloid and glucose metabolism in three variants of primary progressive aphasia. Ann Neurol 2008 ; 64 : 388-401.

[9.45] Leyton CE, Villemagne VL, Savage S, Pike KE, Ballard KJ, Piguet O *et al.* Subtypes of progressive aphasia : application of the International Consensus Criteria and validation using β-amyloid imaging. Brain 2011 ; 134 : 3030-43.

[9.46] De Souza LC, Corlier F, Habert MO, Uspenskaya O, Maroy R, Lamari F *et al.* Similar amyloid-β burden in posterior cortical atrophy and Alzheimer's disease. Brain 2011 ; 134 (Pt 7) : 2036-43.

[9.47] Renner JA, Burns JM, Hou CE, McKeel DW, Storandt M, Morris JC. Progressive posterior cortical dysfunction : a clinicopathologic series. Neurology 2004 ; 63 : 1175-80.

[9.48] Kas A, de Souza LC, Samri D, Bartolomeo P, Lacomblez L, Kalafat M *et al.* Neural correlates of cognitive impairment in posterior cortical atrophy. Brain 2011 ; 134 (Pt 5) : 1464-78.

[9.49] Kemp P, Hoffmann S, Holmes C, Bolt L, Ward T, Holmes R *et al.* The contribution of statistical parametric mapping in the assessment of precuneal and medial temporal lobe perfusion by 99mTc-HMPAO SPECT in mild Alzheimer's and Lewy body dementia. Nucl Med Commun 2005 ; 26 : 1099-106.

[9.50] Yong SW, Yoon JK, An YS, Lee PH. A comparison of cerebral glucose metabolism in Parkinson's disease, Parkinson's disease dementia and dementia with Lewy bodies. Eur J Neurol 2007 ; 14 : 1357-62.

[9.51] McKeith I. Consensus guidelines for the clinical and pathologic diagnosis of dementia with Lewy bodies (DLB) : report of the Consortium on DLB International Workshop. J Alzheimers Dis 2006 ; 9 (3 Suppl) : 417-23.

[9.52] Maetzler W, Liepelt I, Reimold M, Reischl G, Solbach C, Becker C *et al.* Cortical PIB binding in Lewy body disease is associated with Alzheimer-like characteristics. Neurobiol Dis 2009 ; 34 : 107-12.

[9.53] Mahapatra RK, Edwards MJ, Schott JM, Bhatia KP. Corticobasal degeneration. Lancet Neurol 2004 ; 3 : 736-43.

[9.54] Garraux G, Salmon E, Peigneux P, Kreisler A, Degueldre C, Lemaire C *et al.* Voxel-based distribution of metabolic impairment in corticobasal degeneration. Mov Disord 2000 ; 15 : 894-904.

[9.55] Eckert T, Barnes A, Dhawan V, Frucht S, Gordon MF, Feigin AS *et al.* FDG PET in the differential diagnosis of parkinsonian disorders. Neuroimage 2005 ; 26 : 912-21.

[9.56] Hosaka K, Ishii K, Sakamoto S, Mori T, Sasaki M, Hirono N *et al.* Voxel-based comparison of regional cerebral glucose metabolism between PSP and corticobasal degeneration. J Neurol Sci 2002 ; 199 : 67-71.

[9.57] Juh R, Pae CU, Kim TS, Lee CU, Choe B, Suh T. Cerebral glucose metabolism in corticobasal degeneration comparison with progressive supranuclear palsy using statistical mapping analysis. Neurosci Lett 2005 ; 383 : 22-7.

Chapitre

10

Spécificités des démences du sujet très âgé

P. Saidlitz, F. Nourhashemi, T. Voisin, B. Vellas

La prévalence de la démence chez les plus de 90 ans est de 45 % des femmes et 28 % des hommes [10.1]. Même si l'incidence augmente avec l'avancée en âge, cette augmentation est moins importante après 90 ans [10.2].

Chez les sujets très âgés, la proportion des démences de type Alzheimer (MA) et des démences « mixtes » augmente, alors que les démences vasculaires « pures » (DV) sont de moins en moins fréquentes [10.3] : respectivement, 39,2 %, 32,9 % (MA avec composante vasculaire), 11 % (MA et démence à corps de Lewy) et 9,4 % (DV) au-delà de 90 ans [10.3]. Cela explique les présentations cliniques et l'évolution différente chez les sujets très âgés.

Il y a peu de données dans la littérature sur les autres types de démences, c'est pourquoi ce chapitre s'intéresse principalement aux spécificités de la maladie d'Alzheimer chez le sujet très âgé. Les données sont résumées au *tableau 10.1*.

TABLEAU 10.1 ▼ **Principales spécificités des démences chez le sujet très âgé.**

Présentation anatomoclinique	Plus de formes « mixtes » Moins de présentations focales
Localisation des lésions	DNF : prédominante au niveau du système limbique PS : moindres au niveau du cortex visuel
Génétique	Plus d'homozygotes H1H1 Moins d'associations de l'APOε4
Facteurs associés à la sévérité	Importance de l'atteinte cérébrovasculaire Moindre association des PS et de la DNF
Fonctions cognitives	Atteinte mnésique prédominante
Évolution	Perte d'autonomie plus rapide Altération cognitive plus lente
Intérêt des examens paracliniques	Évaluation neuropsychologique et atrophie hippocampique (IRM) aussi performantes Moindre apport du TEP-FDG et des biomarqueurs du LCR
Prise en charge	Molécules identiques Importance de l'EGS

DNF : dégénérescence neurofibrillaire ; PS : plaques séniles ; IRM : imagerie par résonance magnétique ; LCR : liquide céphalorachidien ; EGS : évaluation gériatrique standardisée.

Particularités anatomopathologiques et génétiques chez les sujets très âgés

Les études anatomopathologiques retrouvent plus fréquemment chez les sujets très âgés sains des marqueurs histopathologiques de MA (plaques séniles, dégénérescence neurofibrillaire). Chez ceux atteints de démence, le diagnostic *post-mortem* est plus souvent celui de pathologies « mixtes » : maladie d'Alzheimer, démence à corps de Lewy, TDP 43 et démences vasculaires [10.3-10.5]. La relation entre « présence de marqueurs de MA » et « diagnostic de démence » est moindre dans cette population très âgée [10.4, 10.6, 10.7], ce qui montre qu'il existe d'autres facteurs expliquant la pathologie démentielle que les plaques séniles et la dégénérescence neurofibrillaire, et notamment la charge cérébrovasculaire.

Concernant les lésions de MA, la dégénérescence neurofibrillaire (DNF) est plus marquée dans les régions hippocampiques, du *subiculum* et de l'amygdale que dans les formes du sujet plus jeune, mais moindre dans les 3 cortex associatifs, la région frontale médiane et le cortex moteur primaire [10.5]. Les lésions de DNF se font donc préférentiellement dans le système limbique, ce qui peut contribuer à la présentation clinique différente. Les dépôts de plaques séniles sont moindres au niveau de la zone du cortex visuel [10.5].

La plus importante part de pathologies mixtes, notamment MA et démence à corps de Lewy [10.3, 10.4, 10.8], est concordante avec l'analyse génotypique MAPT (facteur de risque de maladie de Parkinson) [10.5], qui retrouve une plus forte proportion de H1H1 homozygotes. En revanche, avec l'avancée en âge, l'association de l'allèle APOε4 est moindre que dans les formes à début précoce de MA [10.9].

Particularités de la symptomatologie et des examens complémentaires

Chez les sujets très âgés, les études rétrospectives autopsiques retrouvent plus de diagnostics *ante-mortem* de MA et moins de présentations cliniques atypiques (6 % *versus* 30 %) que dans les formes du sujet plus jeune [10.5]. Il y a chez ceux atteints de démence moins de diagnostics « non MA » (démence frontotemporale, aphasie primaire non fluente, dégénérescence corticobasale...) que chez les sujets plus jeunes [10.5].

Le retard au diagnostic est la principale particularité de la démence chez le sujet très âgé. Comme le montre l'étude des Trois Cités, 19 % des sujets déments au-delà de 80 ans avaient consulté un spécialiste, contre 55 % entre 65 et 74 ans. Le concept aujourd'hui dépassé de « démence sénile », ou encore l'anosognosie plus fréquente sont en partie responsables de ce retard. Sur le plan des atteintes cognitives, les fonctions exécutives, l'attention et la vitesse d'exécution sont moins altérées que chez les sujets atteints de MA plus jeunes [10.10]. L'atteinte prédominante dans la région limbique et moindre dans les zones associatives [10.5] explique en partie la présentation clinique spécifique, qui peut longtemps dominer sur l'atteinte de la mémoire antérograde. L'évolution de l'altération cognitive est généralement plus lente et plus longue [10.5, 10.11] que celle des sujets plus jeunes, en revanche la perte d'autonomie est plus rapide, indépendamment des autres facteurs [10.12].

Avec l'avancée en âge, la sévérité de la maladie d'Alzheimer est de moins en moins corrélée à la densité des plaques amyloïdes et à la dégénérescence neurofibrillaire [10.13] car cette densité est moins importante chez les sujets âgés atteints de démence. Cela confirme que d'autres facteurs comme les troubles cérébrovasculaires ou les pertes synaptiques influent sur l'intensité de la pathologie démentielle dans cette population.

Concernant les examens complémentaires, l'interprétation du score au MMSE nécessite une adaptation des normes dans cette population spécifique [10.14]. Malgré tout il garde de bonnes sensibilité et spécificité pour le diagnostic de démence lorsque les *cut-off* sont plus bas dans les groupes âgés [10.15]. Les meilleures performances diagnostiques sont obtenues par l'évaluation des performances aux tests (mnésiques et attentionnels) et la mesure du volume hippocampique à l'IRM [10.16], même si la spécificité de la mesure de l'atrophie temporale interne pour le diagnostic de MA est moins bonne [10.17].

Les biomarqueurs du LCR et le métabolisme au TEP-FDG n'apportent pas de distinction supplémentaire pour différencier les sujets normaux et anormaux âgés, et leurs performances (environ 70 à 75 %) sont moins bonnes que chez les sujets plus jeunes [10.16]. En effet, de la même manière que les patients âgés sains présentent plus de dépôts amyloïdes dans les études autopsiques [10.18], l'âge influence les biomarqueurs de maladie d'Alzheimer dans le LCR : les taux d'Aβ42 sont plus bas, et les taux de tau totale plus élevés [10.19]. Ces données sont probablement identiques pour le marquage amyloïde par les examens scintigraphiques (PIB, AV-45), car on remarque que l'hyperfixation amyloïde au PIB est plus importante chez les sujets âgés [10.20].

Particularités du traitement : place de l'évaluation gérontologique

Le très grand âge ne représente pas une contre-indication pour les principales classes thérapeutiques utilisées dans la prise en charge des démences et notamment de la MA. À cause de la fréquente polymédicamentation et du risque de iatrogénie, des précautions à l'utilisation des traitements psychotropes sont pourtant nécessaires, ainsi qu'une adaptation posologique à la tolérance.

Du fait de l'augmentation de la fragilité avec l'âge, des désordres psychiques ou de la présence d'une démence [10.21], la prise en charge doit surtout se faire après une rigoureuse évaluation gérontologique standardisée (EGS), définie comme un *« processus diagnostique multidomaine, interdisciplinaire, pour identifier les besoins de soins, élaborer les soins, et prévenir les complications chez les sujets âgés fragiles »* [10.22]. L'objectif est une évaluation globale de la personne âgée sur ses fonctions cognitives, fonctionnelles, thymiques, sensorielles, ainsi que sur l'alimentation, le comportement, en utilisant les échelles standardisées. L'EGS paraît nécessaire chez les patients très âgés atteints de maladie d'Alzheimer ou d'autres démences, avec pour but une amélioration de la qualité de vie, une baisse du nombre d'hospitalisations, une moindre perte cognitive, par la mise en place de mesures préventives et la prise en charge des déficits diagnostiqués. L'efficacité de l'EGS sur la mortalité, le maintien au domicile, le taux de réhospitalisations et les fonctions cognitives est d'ailleurs prouvée dans la littérature [10.23]. L'EGS est d'autant plus importante dans cette population que la présence d'une démence, quelle que soit son type, est associée à un statut fonctionnel et nutritionnel altéré par rapport aux sujets très âgés non déments [10.24]. De plus la prise en compte de l'entourage familial et du fardeau de l'aidant est d'autant plus importante que ceux-ci (compagnons, enfants) sont souvent eux-mêmes âgés, voire dépendants.

Conclusion

La maladie d'Alzheimer et les autres démences présentent de nombreuses particularités chez les sujets très âgés : plus de pathologies « mixtes », évolution cognitive plus lente mais autonomie plus rapidement altérée. La validation des examens standard (évaluation neuropsychologique et IRM) est similaire, mais celle des examens scintigraphiques ou du LCR est moins bonne. La prise en charge médicamenteuse est fondée sur les mêmes molécules, mais doit avant tout se faire par une évaluation gérontologique standardisée, afin d'appréhender les dimensions alimentaires, thymiques, fonctionnelles et environnementales de tout sujet très âgé atteint d'une pathologie démentielle.

Bibliographie

[10.1] Corrada MM, Brookmeyer R, Berlau D, Paganini Hill A, Kawas CH. Prevalence of dementia after age 90 – Results from the 90+ Study. Neurology 2008 ; 71 : 337-43.

[10.2] Hall CB, Verghese J, Sliwinski M, Chen Z, Katz M, Derby C *et al*. Dementia incidence may increase more slowly after age 90 : results from the Bronx Aging Study. Neurology 2005 ; 65 : 882-6.

[10.3] Jellinger KA, Attems J. Prevalence of dementia disorders in the oldest-old : an autopsy study. Acta Neuropathol 2010 ; 119 : 421-33.

[10.4] James BD, Bennett DA, Boyle PA, Leurgans S, Schneider JA. Dementia from Alzheimer disease and mixed pathologies in the oldest old. JAMA 2012 ; 307 : 1798-800.

[10.5] Murray ME, Graff-Radford NR, Ross OA, Petersen RC, Duara R, Dickson DW. Neuropathologically defined subtypes of Alzheimer's disease with distinct clinical characteristics : a retrospective study. Lancet Neurol 2011 ; 10 : 785-96.

[10.6] Imhof A, Kövari E, von Gunten A, Gold G, Rivara CB, Herrmann FR *et al*. Morphological substrates of cognitive decline in nonagenarians and centenarians : a new paradigm ? J Neurol Sci 2007 ; 257 : 72-9.

[10.7] Middleton LE, Grinberg LT, Miller B, Kawas C, Yaffe K. Neuropathologic features associated with Alzheimer disease diagnosis : age matters. Neurology 2011 ; 77 : 1737-44.

[10.8] Schneider JA, Arvanitakis Z, Bang W, Bennett DA. Mixed brain pathologies account for most dementia cases in community-dwelling older persons. Neurology 2007 ; 69 : 2197-204.

[10.9] Van der Flier WM, Pijnenburg YA, Fox NC, Scheltens P. Early-onset *versus* late-onset Alzheimer's disease : the case of the missing APOE ε4 allele. Lancet Neurol 2011 ; 10 : 280-8.

[10.10] Stricker NH, Chang YL, Fennema-Notestine C, Delano-Wood L, Salmon DP, Bondi MW *et al*. Distinct profiles of brain and cognitive changes in the very old with Alzheimer disease. Alzheimer's Disease Neuroimaging Initiative. Neurology 2011 ; 77 : 713-21.

[10.11] Holland D, Desikan RS, Dale AM, McEvoy LK, for the Alzheimer's Disease Neuroimaging Initiative. Rates of decline in Alzheimer disease decrease with age. PLoS One 2012 ; 7 : e42325.

[10.12] Nourhashémi F, Gillette-Guyonnet S, Rolland Y, Cantet C, Hein C, Vellas B. Alzheimer's disease progression in the oldest old compared to younger elderly patient : data from the REAL.FR study. Int J Geriatr Psychiatry 2009 ; 24 : 149-55.

[10.13] Haroutunian V, Schnaider Beeri M, Schmeidler J, Wysocki M, Purohit DP, Perl DP *et al*. Role of the neuropathology of Alzheimer disease in dementia in the oldest-old. Arch Neurol 2008 ; 65 : 1211-7.

[10.14] Dufouil C, Clayton D, Brayne C, Chi LY, Dening TR, Paykel ES *et al*. Population norms for the MMSE in the very old : estimates based on longitudinal data. Mini-Mental State Examination. Neurology 2000 ; 55 : 1609-13.

[10.15] Kahle-Wrobleski K, Corrada MM, Li B, Kawas CH. Sensitivity and specificity of the mini-mental state examination for identifying dementia in the oldest-old : the 90+ Study. J Am Geriatr Soc 2007 ; 55 : 284-9.

[10.16] Schmand B, Eikelenboom P, Van Gool WA, for the Alzheimer's Disease Neuroimaging Initiative. Value of neuropsychological tests, neuroimaging, and biomarkers for diagnosing Alzheimer's disease in younger and older age cohorts. J Am Geriatr Soc 2011 ; 59 : 1705-10.

[10.17] Barkhof F, Polvikoski TM, Van Straaten EC, Kalaria RN, Sulkava R, Aronen HJ *et al*. The significance of medial temporal lobe atrophy : a post-mortem MRI study in the very old. Neurology 2007 ; 69 : 1521-7.

[10.18] Savva GM, Wharton SB, Ince PG, Forster G, Matthews FE, Brayne C. Age, neuropathology, and dementia. N Engl J Med 2009 ; 360 : 2302-9.

[10.19] Bouwman FH, Schoonenboom NS, Verwey NA, Van Elk EJ, Kok A, Blankenstein MA *et al*. CSF biomarker levels in early and late onset Alzheimer's disease. Neurobiol Aging 2009 ; 30 : 1895-901.

[10.20] Resnick SM, Sojkova J, Zhou Y, An Y, Ye W, Holt DP *et al*. Longitudinal cognitive decline is associated with fibrillar amyloid-beta measured by [11C]PiB. Neurology 2010 ; 74 : 807-15.

[10.21] Evenhuis HM, Hermans H, Hilgenkamp TI, Bastiaanse LP, Echteld MA. Frailty and disability in older adults with intellectual disabilities : results from the healthy ageing and intellectual disability study. J Am Geriatr Soc 2012 ; 60 : 934-8.

[10.22] Epstein AM, Hall JA, Besdine R, Cumella E Jr, Feldstein M, McNeil BJ *et al*. The emergence of geriatric assessment units. The "new technology of geriatrics". Ann Intern Med 1987 ; 106 : 299-303.

[10.23] Stuck AE, Siu AL, Wieland GD, Adams J, Rubenstein LZ. Comprehensive geriatric assessment : a meta-analysis of controlled trials. Lancet 1993 ; 342 : 1032-6.

[10.24] Zekry D, Herrmann FR, Grandjean R, Meynet MP, Michel JP, Gold G *et al*. Demented *versus* non-demented very old inpatients : the same comorbidities but poorer functional and nutritional status. Age Ageing 2008 ; 37 : 83-9.

Chapitre

11

Protéines tau, marqueurs pathologiques des démences

L. Buée

Les agrégats de protéines tau sont des lésions neuropathologiques rencontrées dans de nombreuses maladies neurodégénératives, regroupées sous le terme de tauopathies [11.1]. Ils sont retrouvés dans des affections aussi diverses que la maladie d'Alzheimer, certains types de démence fronto-temporale, de syndromes parkinsoniens ou d'encéphalopathies traumatiques chroniques. La neuropathologie, complétée par les données de la biochimie, est indispensable pour les différencier. L'analyse neuropathologique permet d'identifier et de cartographier les lésions cérébrales alors que la biochimie détermine la nature de leurs constituants moléculaires ainsi que leur distribution tissulaire, cellulaire et subcellulaire. Elle permet de caractériser les différents types d'agrégats en analysant la nature des protéines tau agrégées [11.2]. Une analyse génétique est à évoquer dans le cas de sujets jeunes, présentant par exemple des antécédents familiaux de démence ou de troubles du comportement [11.1-11.3].

Protéines tau

Les protéines tau appartiennent à la famille des protéines associées aux microtubules. Dans le cerveau humain adulte, six isoformes sont formées par épissage alternatif. Le gène de tau, *MAPT*, est unique et situé sur le chromosome 17. Les six isoformes (A à F) se distinguent par l'absence (A et C), ou par l'insertion d'une séquence peptidique de 29 (B et D) ou 58 (E et F) acides aminés (transcription de l'exon 2 – E2 – ou de l'E2 et de l'exon 3 – E3) dans la partie aminoterminale de la molécule, et par la présence de 3 (A, C et E) ou 4 (B, D et F) domaines répétés de 31 acides aminés dans la moitié carboxy-terminale (*fig. 11.1*). Ces séquences répétées (R) constituent les domaines de liaison aux microtubules. En effet, le rôle majeur des protéines tau est de réguler l'assemblage des microtubules. Les isoformes comportant un quatrième domaine répété traduit à partir de l'exon 10 (4R) ont une capacité de liaison aux microtubules accrue. Par ailleurs, les protéines tau normales sont soumises à des modifications post-traductionnelles, telles que la phosphorylation, qui régule leur liaison aux microtubules : les protéines tau phosphorylées induisent la dépolymérisation des microtubules et, inversement, les protéines tau déphosphorylées les stabilisent. Par l'intermédiaire de la protéine tau et de l'expression de ses isoformes, la cellule peut contrôler la plasticité neuronale, activité fondamentale dans les processus mnésiques et l'établissement des réseaux neuronaux [11.1-11.3] mais aussi protéger son matériel génétique et l'expression de ses gènes [11.4, 11.5].

Une hyperphosphorylation des protéines tau est une caractéristique commune aux maladies neurodégénératives (ou tauopathies), où elles s'agrègent dans la cellule, et pourrait expliquer un dysfonctionnement neuronal [11.1-11.3].

FIGURE 11.1 Du gène *MAPT* aux six isoformes de protéines tau.

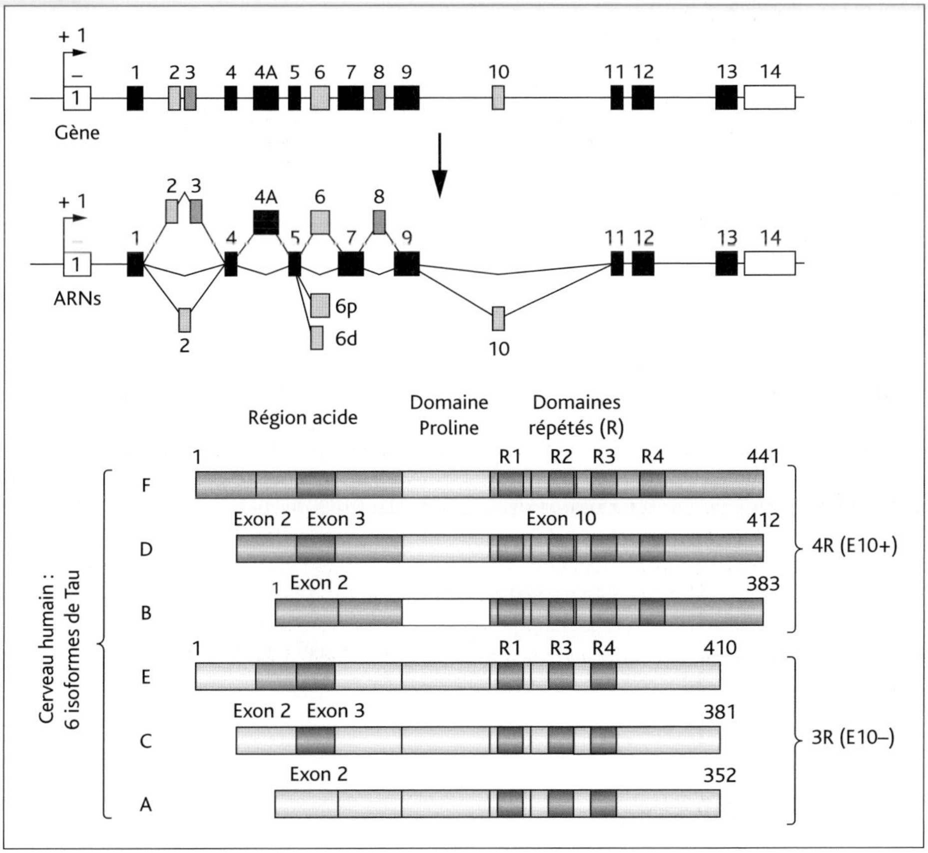

Agrégats de protéines tau

Le plus célèbre de ces agrégats est sans doute la dégénérescence neurofibrillaire (DNF). Elle résulte de l'agrégation intraneuronale des six isoformes de protéines tau en paires de filaments appariées en hélice (ou PHF). Les six isoformes de protéines tau hyperphosphorylées présentent un profil électrophorétique de type triplet, de masse moléculaire apparente à 60, 64 et 68 kDa *(fig. 11.2a)* [11.6]. Dans la paralysie supranucléaire progressive (maladie de Steele-Richardson-Olszewski), il existe quelques lésions gliales de type touffe gliale mais surtout une DNF caractéristique. En effet, seules les isoformes à quatre domaines de liaison aux microtubules (4R), les isoformes B, D et F, sont hyperphosphorylées et s'accumulent *(fig. 11.2b)* [11.7, 11.8]. Leur profil électrophorétique est celui d'un doublet majeur à 64 et 68 kDa. Les mêmes isoformes sont retrouvées agrégées dans la dégénérescence corticobasale [11.9, 11.10].

Les agrégats de protéines tau ne forment pas toujours de DNF. Dans une forme rare de démence frontotemporale, la maladie de Pick, les protéines tau s'agrègent au sein de structures pathologiques : les corps de Pick. Les corps de Pick sont localisés principalement dans les petits neurones des couches II et VI de l'isocortex et les neurones granulaires du gyrus dentatus [11.11]. Ils sont constitués d'isoformes hyperphosphorylées de protéines tau sans la séquence codée par l'exon 10 (trois domaines de liaison aux microtubules – 3R), les isoformes A, C, E *(fig. 11.2c)* [11.9, 11.10, 11.12, 11.13]. L'analyse biochimique montre que ces variants sont essentiellement présents dans les régions frontotemporales et la formation hippocampique. Elle se caractérise par la présence d'un doublet tau de masse moléculaire apparente de 60 et 64 kDa [11.9, 11.10, 11.12, 11.13].

FIGURE 11.2 Les agrégats de tau dans les tauopathies. **a.** Exemple de la maladie d'Alzheimer. **b.** Exemple de la paralysie supranucléaire progressive. **c.** Exemple de la maladie de Pick. **d.** Exemple de la dystrophie myotonique de Steinert.

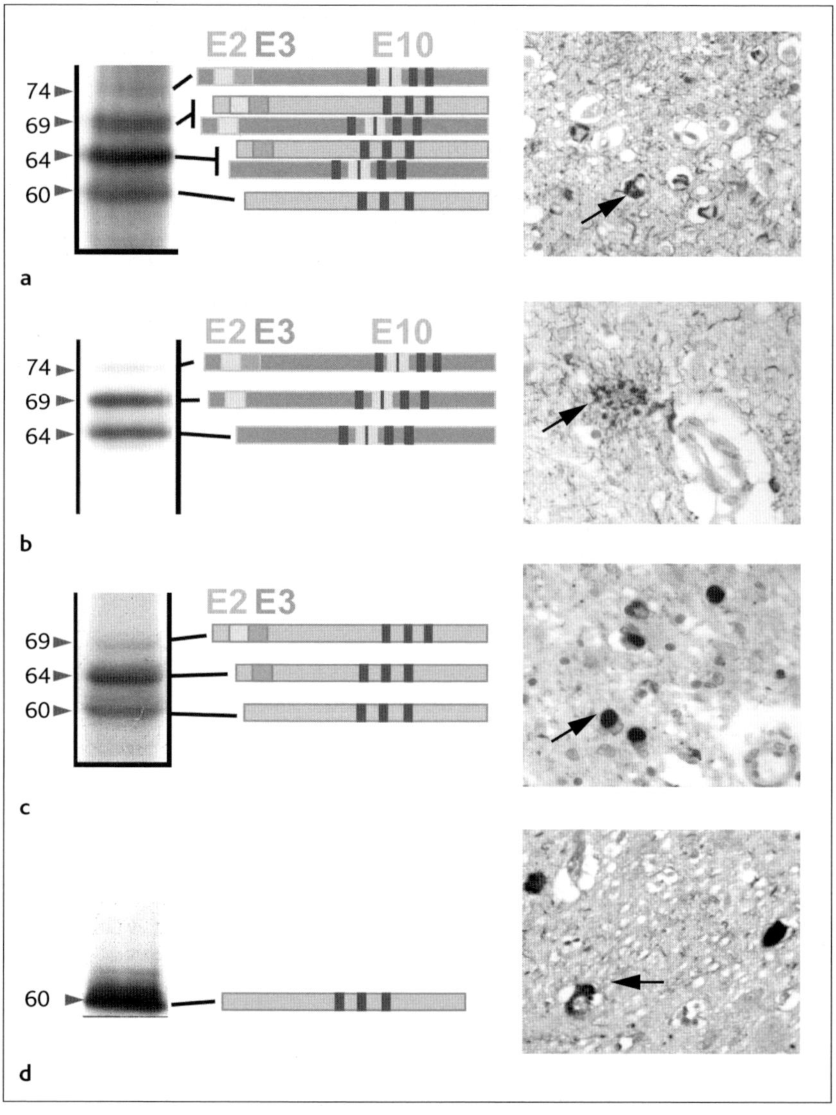

Les agrégats de tau sont également rencontrés dans d'autres pathologies d'étiologies différentes : génétique, infectieuse, métabolique, toxique, traumatique *(tab. 11.1)*... Les raisons de cette agrégation de protéines tau sont également diverses et même incertaines *(tab. 11.2)*.

TABLEAU 11.1 ▼ **Origine des tauopathies.**

Traumatique • Démence pugilistique et encéphalopathies traumatiques chroniques • Autisme avec comportement d'automutilation
Infectieuse • Parkinson postencéphalitique • Encéphalites virales, par exemple de type rubéole
Métabolique • Maladie de Niemann-Pick de type C
Toxique • Paralysie supranucléaire progressive de l'île de Guadeloupe/des Caraïbes • Syndrome de l'île de Guam : sclérose latérale amyotrophique avec syndrome parkinsonien
Génétique • *Effet direct (mutations)* : FTDP-17 • *Effet indirect (expansion de triplet)* : dystrophie myotonique de type 1 (Steinert)

Des maladies comme le syndrome de Down (trisomie 21), la maladie d'Alzheimer ou les maladies à prions comme le Gertsmann-Straussler-Scheinker peuvent avoir ou non des origines génétiques mais l'étiologie de la pathologie tau reste indéterminée. Elle est cependant liée aux agrégats protéiques de type amyloïde (Aβ, PrP...).

TABLEAU 11.2 ▼ **Mécanismes moléculaires proposés dans la toxicité et/ou l'agrégation de tau.**

Changements dans l'épissage alternatif • Mutations *MAPT* • Poly-CUG dans le transcrit DMPK • Micro-ARN
Changements dans l'expression • Duplication du gène *MAPT* • Haplotypes H1/H2 du gène *MAPT* • Micro-ARN
Changements de conformation • Mutations de certains exons de *MAPT* • Peptidyl-prolyl isomérases
Changements dans les modifications post-traductionnelles • Phosphorylation • Glycosylation • Acétylation, etc.
Changements dans la dégradation ou le trafic cellulaire • Protection des acides nucléiques • Protéolyse • Sécrétion

Il n'y a pas de lien avec le type d'agrégat et les isoformes de protéines.

Il n'y a pas de lien entre étiologie des tauopathies et isoforme/lésion.

Isoformes de tau et agrégats

Une grande variabilité dans l'agrégation des isoformes de protéines tau est observée parmi les tauopathies. Plusieurs hypothèses ont été suggérées, comme une expression différentielle dans des sous-populations neuronales ou une altération de l'épissage alternatif.

Sous-populations neuronales

Il existe un certain nombre de données suggérant que les six isoformes de protéines tau ne s'expriment pas de façon égale dans les différentes régions et cellules du cerveau [11.14]. Dès 1989, Goedert *et al.* montraient que les cellules granulaires du gyrus denté n'expriment que des isoformes à 3R [11.15]. Ces neurones forment des corps de Pick composés de protéines agrégées à 3R. Il est donc possible que la composition en isoformes retrouvée dans une tauopathie donnée reflète le contenu neuronal en isoformes de protéines tau (3R, 4R ou mélange 3R/4R) [11.9]. Cependant, d'autres observations suggèrent que l'épissage alternatif de tau puisse être modifié dans les tauopathies comme certaines démences frontotemporales et la dystrophie myotonique de Steinert [11.2, 11.3, 11.16, 11.17].

Modification de l'épissage alternatif

Effet direct : les mutations *MAPT* dans la démence frontotemporale

Ainsi, la « démence frontotemporale avec syndrome parkinsonien lié au chromosome 17 » (FTDP-17, ou *Fronto-Temporal Dementia with Parkinsonism linked to chromosome 17*) regroupe des pathologies neurodégénératives caractérisées par une hétérogénéité à la fois clinique et neuropathologique [11.1-11.3, 11.17]. L'existence de troubles comportementaux et la présence d'une mutation sur le gène des protéines tau semblent être les seuls points communs entre les patients des différentes familles.

Actuellement, une quarantaine de mutations différentes ont été mises en évidence chez les patients atteints d'une FTDP-17. Elles ségrègent toujours avec la maladie, et ne sont jamais retrouvées chez les sujets témoins, soulignant l'implication directe des protéines tau dans le processus pathogénique. Les mutations sont principalement localisées soit dans la partie codante du gène des protéines tau, soit au niveau de la séquence intronique suivant l'exon 10 [11.1-11.3, 11.17].

Une classification de ces mutations peut être établie sur la base de leurs effets fonctionnels. Un premier groupe comprend la plupart des mutations non-sens situées dans le domaine de liaison aux microtubules, qui ont pour effet de modifier la capacité de liaison des protéines tau aux microtubules. Les mutations du deuxième groupe, correspondant aux mutations introniques plus quelques mutations exoniques, ont pour effet de modifier l'épissage de l'exon 10, et donc de changer la proportion des isoformes tau-4R par rapport aux isoformes tau-3R [11.1-11.3, 11.16, 11.17].

Ces résultats indiquent que pour ces pathologies FTDP-17, la perte ou le gain de fonction des protéines tau sont à l'origine même du processus pathologique conduisant à l'accumulation de la protéine tau dans les neurones (dégénérescence neurofibrillaire) ou dans la glie.

Effet indirect : génétique ou épigénétique

■ Exemple de la dystrophie myotonique de type I

La dystrophie myotonique ou maladie de Steinert est une maladie génétique rare caractérisée par une atteinte multisystémique comprenant les muscles, le cerveau et de nombreux autres organes et systèmes biologiques. La mutation responsable de cette maladie se situe dans la région non codante du gène codant la dystrophie myotonique protéine kinase *(DMPK)*. Cette maladie appartient à la famille des maladies à expansion de motifs nucléotidiques qui consiste en un motif de trinucléotide CTG répété plus de 50 fois chez les individus atteints et dont le nombre est inférieur à 25 dans la population générale. La physiopathologie de cette maladie repose sur des gains de fonction toxique des transcrits ARN produits de l'allèle muté. L'ARN produit du gène muté s'accumule dans le noyau pour former avec des régulateurs/facteurs d'épissage alternatif des inclusions nucléaires. Ainsi dans la dystrophie myotonique, plusieurs transcrits voient leur épissage modifié, expliquant l'atteinte multisystémique. Ainsi, dans le cas des transcrits de tau, les trois séquences alternatives (2, 3, et 10) ne sont pas intégrées, expliquant la présence d'une seule isoforme majeure *(fig. 11.2d)*. Ce mécanisme contribue très certainement au développement de la DNF [11.16].

Exemple de la paralysie supranucléaire progressive

Comme nous l'avons vu précédemment, il y a une agrégation préférentielle des isoformes de tau-4R dans cette tauopathie *(fig. 11.2b)*. Si l'influence sur l'épissage alternatif d'un haplotype particulier du gène *MAPT* ou une méthylation de l'ADN ont été suggérées [11.14, 11.18, 11.19], la modification d'expression de certains micro-ARN pourrait expliquer cette variation du rapport 3R/4R [11.20]. En effet, il y a une baisse du miR132 dans la paralysie supranucléaire progressive. Ce micro-ARN cible une protéine, PTBP2, impliquée dans l'épissage de l'exon 10. Cela pourrait expliquer l'augmentation des isoformes 4R dans cette tauopathie [11.20].

Progression de la pathologie tau dans les tauopathies

Formes génétiques

La présence de mutations sur le gène *MAPT* dans les FTDP-17 ou la mutation à expansion CTG sur le gène *DMPK* dans la maladie de Steinert vont modifier le rapport des isoformes 3R/4R dans tous les neurones. Cependant, l'expression de ces isoformes n'est pas identique dans tous les neurones. Il y a donc une combinaison de facteurs génétiques et épigénomiques qui peuvent expliquer la vulnérabilité neuronale différentielle de certaines populations cellulaires et l'hétérogénéité neuropathologique des agrégats de tau. De ce fait, cette hétérogénéité au niveau lésionnel se traduit par un tableau clinique variable en fonction des patients.

Formes sporadiques

Dans les formes sporadiques comme la maladie d'Alzheimer, la paralysie supranucléaire progressive et la démence à grains argyrophiles, la séquence d'apparition des agrégats de tau est toujours la même. Dans la maladie d'Alzheimer, la DNF débute dans la formation hippocampique, se propage au lobe temporal et autres régions polymodales associatives, puis unimodales associatives et enfin à l'ensemble du cortex cérébral [11.21, 11.22]. Dans la paralysie supranucléaire progressive, le chemin de la DNF est différent. Il commence dans les régions sous-corticales et remonte vers le cortex moteur et le néocortex associatif, en particulier frontal [11.23]. Si l'hypothèse de vulnérabilité cellulaire avait été suggérée, des travaux récents montrent que la protéine tau peut être sécrétée de façon libre ou vésiculaire [11.24]. Cette protéine sécrétée est transmise aux neurones voisins par un mécanisme de transfert trans-synaptique [11.25-11.27]. Ainsi, cette protéine tau sécrétée, quand elle est modifiée de façon pathologique, pourrait se conduire comme une protéine de type prion et infecter les neurones connectés [11.25-11.29]. Il est donc possible que la pathologie tau se transmette comme un agent infectieux en suivant des réseaux neuronaux [11.27].

Conclusion

Il est maintenant clairement établi que différentes isoformes de protéines tau s'agrègent dans les maladies neurodégénératives sous la forme de variants hyperphosphorylés. La détection de ces variants permet de suivre l'accumulation de protéine tau dans les lésions. Certaines sous-populations cellulaires expriment des isoformes de protéines tau qui leur sont propres. Ainsi, les neurones qui dégénèrent dans la maladie d'Alzheimer sont principalement les grands neurones pyramidaux des couches II-III et V-VI de l'isocortex associatif, exprimant les six isoformes de protéines tau. Dans la maladie de Pick, les corps de Pick sont constitués de l'agrégation d'isoformes de protéines tau hyperphosphorylées, sans la séquence codée par l'exon 10 (trois domaines de liaison aux microtubules), présentes dans des sous-populations neuronales particulières. À l'inverse, seules des isoformes à quatre domaines de liaison aux microtubules s'agrègent dans la PSP et la dégénérescence corticobasale. La dégénérescence de sous-populations neuronales conduirait à l'agrégation et à l'hyperphosphorylation de leur contenu en isoformes de protéines tau. Ainsi les différences biochimiques observées dans les maladies neurodégénératives seraient reliées à la présence de différentes combinaisons d'isoformes de protéines tau (trois ou quatre domaines de liaison aux microtubules) dans des sous-populations neuronales. En plus de cette notion de sous-populations neuronales, l'existence de mutations/polymorphismes sur le gène de tau pourrait conduire à la DNF. Certaines isoformes se retrouveraient alors préférentiellement au sein des filaments dans les neurones en DNF.

Au total, l'ensemble des altérations structurales et fonctionnelles des protéines tau peut expliquer en grande partie les différentes et nombreuses pathologies démentielles avec DNF. Les différentes signatures moléculaires des protéines tau pathologiques sont une aide au diagnostic neuropathologique, et peut-être bientôt au diagnostic biologique, en suivant les protéines tau sécrétées ou générées lors du processus de mort neuronale. Par ailleurs, la compréhension de la physiologie des protéines tau débouchera sans nul doute sur des approches thérapeutiques [11.27, 11.30].

Bibliographie

[11.1] Goedert M. Filamentous nerve cell inclusions in neurodegenerative diseases : tauopathies and alphasynucleinopathies. Philos Trans R Soc Lond B Biol Sci 1999 ; 354 : 1101-18.

[11.2] Buée L, Bussière T, Buée-Scherrer V, Delacourte A, Hof PR. Tau isoforms in neurodegenerative disorders. Brain Res Rev 2000 ; 33 : 95-130.

[11.3] Sergeant N, Bretteville A, Hamdane M, Caillet-Boudin ML, Grognet P, Bombois S *et al.* Biochemistry of tau in Alzheimer's disease and related neurological disorders. Expert Rev Proteomics 2008 ; 5 : 207-24.

[11.4] Sultan A, Nesslany F, Violet M, Bégard S, Loyens A, Talahari S *et al.* Nuclear tau : a key player in neuronal DNA protection. J Biol Chem 2011 ; 286 : 4566-75.

[11.5] Violet M, Delattre L, Tardivel M, Sultan A, Chauderlier A, Caillierez R *et al.* A major role for tau in neuronal DNA and RNA protection *in vivo* under physiological and hyperthermic conditions. Front Cell Neurosci 2014 ; 8 : 84.

[11.6] Sergeant N, David JP, Goedert M, Jakes R, Vermersch P, Buée L *et al.* Two-dimensional characterization of paired helical filament-tau from Alzheimer's disease : demonstration of an additional 74-kDa component and age-related biochemical modifications. J Neurochem 1997 ; 69 : 834-44.

[11.7] Flament S, Delacourte A, Verny M, Hauw JJ, Javoy-Agid F. Abnormal tau proteins in progressive supranuclear palsy. Similarities and differences with the neurofibrillary degeneration of the Alzheimer type. Acta Neuropathol 1991 ; 81 : 591-6.

[11.8] Sergeant N, Wattez A, Delacourte A. Neurofibrillary degeneration in progressive supranuclear palsy and corticobasal degeneration : tau pathologies with exclusively « exon 10 » isoforms. J Neurochem 1999 ; 72 : 1243-9.

[11.9] Buée Scherrer V, Hof PR, Buée L, Leveugle B, Vermersch P, Perl DP *et al.* Hyperphosphorylated tau proteins differentiate corticobasal degeneration and Pick's disease. Acta Neuropathol (Berlin) 1996 ; 91 : 351-9.

[11.10] Mailliot C, Sergeant N, Bussiere T, Caillet-Boudin ML, Delacourte A, Buée L. Phosphorylation of specific sets of tau isoforms reflects different neurofibrillary degeneration processes. FEBS Lett 1998 ; 433 : 201-4.

[11.11] Hof PR, Bouras C, Perl DP, Morrison JH. Quantitative neuropathologic analysis of Pick's disease cases : cortical distribution of Pick bodies and coexistence with Alzheimer's disease. Acta Neuropathol (Berlin) 1994 ; 87 : 115-24.

[11.12] Delacourte A, Robitaille Y, Sergeant N, Buée L, Hof PR, Wattez A *et al.* Specific pathological tau protein variants characterize Pick's disease. J Neuropathol Exp Neurol 1996 ; 55 : 159-68.

[11.13] Sergeant N, David JP, Lefranc D, Vermersch P, Wattez A, Delacourte A. Different distribution of phosphorylated tau protein isoforms in Alzheimer's and Pick's diseases. FEBS Lett 1997 ; 412 : 578-82.

[11.14] Trabzuni D, Wray S, Vandrovcova J, Ramasamy A, Walker R, Smith C *et al.* MAPT expression and splicing is differentially regulated by brain region : relation to genotype and implication for tauopathies. Hum Mol Genet 2012 ; 21 : 4094-103.

[11.15] Goedert M, Spillantini MG, Potier MC, Ulrich J, Crowther RA. Cloning and sequencing of the cDNA encoding an isoform of microtubule-associated protein tau containing four tandem repeats : differential expression of tau protein mRNAs in human brain. EMBO J 1989 ; 8 : 393-9.

[11.16] Caillet-Boudin ML, Fernandez-Gomez FJ, Tran H, Dhaenens CM, Buee L, Sergeant N. Brain pathology in myotonic dystrophy : when tauopathy meets spliceopathy and RNAopathy. Front Mol Neurosci 2014 ; 6 : 57.

[11.17] Lee VM, Goedert M, Trojanowski JQ. Neurodegenerative tauopathies. Annu Rev Neurosci 2001 ; 24 : 1121-59.

[11.18] Baker M, Litvan I, Houlden H, Adamson J, Dickson D, Perez-Tur J *et al.* Association of an extended haplotype in the tau gene with progressive supranuclear palsy. Hum Mol Genet 1999 ; 8 : 711-5.

[11.19] Morris HR, Janssen JC, Bandmann O, Daniel SE, Rossor MN, Lees AJ *et al.* The tau gene A0 polymorphism in progressive supranuclear palsy and related neurodegenerative diseases. J Neurol Neurosurg Psychiatry 1999 ; 66 : 665-7.

[11.20] Smith PY, Delay C, Girard J, Papon MA, Planel E, Sergeant N *et al.* MicroRNA-132 loss is associated with tau exon 10 inclusion in progressive supranuclear palsy. Hum Mol Genet 2011 ; 20 : 4016-24.

[11.21] Delacourte A, David JP, Sergeant N, Buée L, Wattez A, Vermersch P *et al.* The biochemical pathway of neurofibrillary degeneration in aging and Alzheimer's disease. Neurology 1999 ; 52 : 1158-65.

[11.22] Braak H, Del Tredici K. Where, when, and in what form does sporadic Alzheimer's disease begin ? Curr Opin Neurol 2012 ; 25 : 708-14.

[11.23] Verny M, Duyckaerts C, Agid Y, Hauw JJ. The significance of cortical pathology in progressive supranuclear palsy. Clinico-pathological data in 10 cases. Brain 1996 ; 119 : 1123-36.

[11.24] Dujardin S, Bégard S, Caillierez R, Lachaud C, Delattre L, Carrier S *et al.* Ectosomes : a new mechanism for non-exosomal secretion of tau protein. PLoS One 2014 ; 9 : e100760.

[11.25] Liu L, Drouet V, Wu JW, Witter MP, Small SA, Clelland C *et al.* Trans-synaptic spread of tau pathology *in vivo*. PLoS One 2012 ; 7 : e31302.

[11.26] De Calignon A, Polydoro M, Suárez-Calvet M, William C, Adamowicz DH, Kopeikina KJ *et al.* Propagation of tau pathology in a model of early Alzheimer's disease. Neuron 2012 ; 73 : 685-97.

[11.27] Dujardin S, Lécolle K, Caillierez R, Bégard S, Zommer N, Lachaud C *et al.* Neuron-to-neuron wild-type tau protein transfer through a trans-synaptic mechanism : relevance to sporadic tauopathies. Acta Neuropathol Commun 2014 ; 2 : 14.

[11.28] Clavaguera F, Akatsu H, Fraser G, Crowther RA, Frank S, Hench J *et al.* Brain homogenates from human tauopathies induce tau inclusions in mouse brain. Proc Natl Acad Sci USA 2013 ; 110 : 9535-40.

[11.29] Sanders DW, Kaufman SK, De Vos SL, Sharma AM, Mirbaha H, Li A *et al.* Distinct tau prion strains propagate in cells and mice and define different tauopathies. Neuron 2014 ; 82 : 1271-88.

[11.30] Holmes BB, Diamond MI. Prion-like properties of tau protein : the importance of extracellular tau as a therapeutic target. J Biol Chem 2014 ; 289 : 19855-61.

Partie 2
La maladie d'Alzheimer

Chapitre

12

Nouvelle définition de la maladie d'Alzheimer

| B. Dubois, S. Epelbaum

La maladie d'Alzheimer (MA) est une affection neurodégénérative progressive responsable de troubles cognitifs et comportementaux qui retentissent sur l'autonomie du sujet et définissent alors la démence. Décrite initialement dans le *presenium*, sa définition s'est secondairement élargie dans les années 1980 pour englober aujourd'hui la démence dite sénile dans une seule et même entité. Dans cette acception, elle représente la plus fréquente des démences, rendant compte de plus de 70 % des cas. On estime aujourd'hui à plus de 800 000 le nombre de patients souffrant de cette affection en France, avec une incidence de plus de 160 000 nouveaux cas par an (il ne s'agit que d'une estimation). L'âge est un facteur de risque important. Mais si la maladie est liée à l'âge, elle n'est pas due à l'âge : un début précoce, avant 65 ans, n'est pas rare...

Sur le plan clinique, la MA débute le plus souvent par des troubles de la mémoire épisodique, en rapport avec une atteinte précoce des structures temporales internes et notamment de l'hippocampe. Il s'y associe rapidement des troubles cognitifs (du langage, des schémas gestuels, des fonctions exécutives et visuospatiales) et des modifications du comportement (apathie, délires) qui vont progressivement interférer avec les activités de la vie quotidienne et créer un état de dépendance lié à une perte d'autonomie, marqueur du syndrome démentiel. L'examen neurologique physique est généralement normal. Le bilan neuropsychologique permet de mieux qualifier les déficits cognitifs. Les examens complémentaires (bilans sanguins, neuro-imagerie cérébrale) sont classiquement proposés pour écarter une étiologie secondaire au syndrome démentiel.

Il n'y a pas de traitement curatif de la MA. Les inhibiteurs de la cholinestérase ont un effet limité et les médicaments physiopathologiques n'ont pas démontré leur efficacité, tout au moins sur des paramètres cliniques. Les agents psychotropes (thymorégulateurs, inhibiteurs de la recapture de la sérotonine) peuvent être utilisés avec parcimonie en cas de troubles comportementaux ou de syndrome neuropsychiatrique. L'éducation des aidants est un objectif important pour une prise en charge optimale des patients.

Diagnostic de maladie d'Alzheimer selon les critères classiques

Nous avons appris, et nous l'enseignons toujours, que le diagnostic clinique de la MA ne pouvait être que « probable », la certitude n'étant établie que sur la base d'une preuve histologique, le plus souvent *post-mortem*. Cette définition, sanctuarisée par les critères du NINCDS-ADRDA de 1984 [12.1], se justifiait par la difficulté à porter le diagnostic de MA lorsqu'il ne reposait que sur des arguments cliniques. C'est la raison pour laquelle le diagnostic de MA n'était envisagé que lorsque la maladie avait atteint un stade évolué, celui de la démence.

La maladie d'Alzheimer est une démence

Selon les critères du NINCDS-ADRDA, le diagnostic de MA probable se fait donc en deux temps :

- tout d'abord, reconnaître la présence du syndrome démentiel par la mise en évidence d'un déficit dans au moins deux secteurs cognitifs avec un impact significatif sur les activités de la vie quotidienne ;
- puis exclure toute autre étiologie de syndrome démentiel par les examens complémentaires : examens biologiques (sang voire liquide céphalorachidien) pour exclure une étiologie infectieuse, inflammatoire ou métabolique ; explorations de neuro-imagerie cérébrale (CT-scan ou IRM) pour éliminer une maladie des petits vaisseaux, un infarctus stratégique, une hémorragie cérébrale, une tumeur ou une hydrocéphalie à pression normale... *(tab. 12.1)*.

TABLEAU 12.1 ▼ **Causes de démence.**

Démences secondaires
• Démences vasculaires : maladies des petits vaisseaux, infarctus ou hématomes multiples, infarctus stratégiques, état lacunaire, CADASIL • Processus infectieux : démence du Sida, maladie de Whipple, neurosyphilis • Processus inflammatoire : leuco-encéphalopathie multifocale progressive, sclérose en plaques • Démences métaboliques ou toxiques : carence en vitamine B12, hypothyroïdie, démence alcoolique • Démence post-radiothérapie • Causes neurochirurgicales : tumeurs cérébrales, hématome sous-dural, traumatisme crânien, hydrocéphalie • Maladies à prions : maladie de Creutzfeld-Jakob, syndrome de Gerstmann-Straussler
Démences dégénératives
• Principalement corticales : – maladie d'Alzheimer – démence frontotemporale (variante comportementale) – démence sémantique – aphasie non fluente progressive – aphasie logopénique – atrophie corticale postérieure • Principalement sous-corticales : – maladie de Parkinson avec démence – paralysie supranucléaire progressive – maladie de Huntington • Sub-cortico-corticales : – démence à corps de Lewy – dégénérescence corticobasale

Une entité nouvelle est créée : le trouble cognitif léger (ou MCI)

Cette définition de la MA, reconnue uniquement au stade de démence, a eu aussi pour conséquence d'ouvrir le champ au concept de troubles cognitifs légers (*Mild Cognitive Impairment*, ou MCI) qui regroupe les différentes maladies responsables de troubles cognitifs ou mnésiques d'intensité modérée n'entravant pas l'autonomie du sujet (*voir chapitre 5*). Ce concept, introduit dans les années 1990 par le groupe de la Mayo Clinic [12.2], avait pour but de donner un cadre clinique aux troubles cognitifs non démentiels. En conséquence, les troubles cognitifs débutants de la maladie d'Alzheimer et précédant le stade clinique démentiel n'étaient pas reconnus comme tels et étaient artificiellement inclus dans le spectre du MCI. Le MCI présente donc plusieurs avantages et notamment celui de repérer des patients à risque d'évolution démentielle nécessitant un suivi. Mais il a également plusieurs inconvénients, liés surtout à l'hétérogénéité des étiologies sous-jacentes. Ce n'est qu'un syndrome réunissant, sous le même label, une variété d'entités pathologiques différentes. Afin de diminuer cette hétérogénéité, des sous-titres cliniques ont été proposés. Cependant, seuls 70 % des cas de MCI amnésiques présentent des critères neuropathologiques de maladie d'Alzheimer. Cette hétérogénéité étiologique du MCI est problématique [12.3]. Sur un plan purement clinique, il est important pour le clinicien moins de reconnaître le syndrome dont se plaint le patient que la maladie qui en est responsable (dépression ou MA débutante, par exemple) car le pronostic ou la prise en charge thérapeutique en seront radicalement différents. Sur le plan de la recherche, l'hétérogénéité sous-jacente du concept des troubles cognitifs légers a eu pour conséquence de diluer les éventuels effets thérapeutiques et de contribuer aux résultats négatifs d'études visant à tester l'efficacité des médicaments au stade prédémentiel de la MA.

Pour une nouvelle approche de la maladie d'Alzheimer

Un certain nombre de considérations ont conduit à revoir le cadre conceptuel de la MA.

Les critères classiques de McKahnn sont peu spécifiques

La performance des critères du NINCDS-ADRDA est médiocre, avec une spécificité de l'ordre de 70 % quand elle est confrontée aux données de l'examen *post-mortem* [12.4]. Deux raisons principales peuvent en rendre compte : à l'époque de ces critères, les phénotypes cliniques de la MA n'était pas clairement spécifiés et, surtout, il n'y avait pas encore connaissance de l'existence de biomarqueurs de la maladie. La maladie d'Alzheimer, identifiée seulement sur des critères cliniques, était souvent confondue avec d'autres démences dégénératives. Ainsi s'explique le fait que deux études récentes, cherchant à tester l'efficacité d'anticorps anti-Aβ chez des patients inclus sur la base des critères du NINCDS-ADRDA, avaient un taux d'erreurs de diagnostic atteignant 36 % ! C'est souligner l'importance, même au stade de démence, de définir le diagnostic de la MA sur la base d'un phénotype clinique spécifique et sur la positivité des biomarqueurs de la maladie.

Les critères classiques de McKahnn sont trop tardifs

Il est acquis aujourd'hui que le processus pathologique et les symptômes qui en découlent sont présents bien avant la démence. D'ailleurs, il n'y a pas de raison de lier le diagnostic d'une maladie à un certain degré de sévérité et d'exclure ainsi du cadre diagnostique (et potentiellement du traitement) un grand nombre de patients qui ont déjà exprimé l'affection. Si l'on se réfère à la maladie de Parkinson, le diagnostic peut être porté dès les tout premiers symptômes moteurs, par exemple dès le tremblement de repos d'une main, sans attendre que le patient soit grabataire. Reconnaître la MA à un stade plus précoce, avant la démence, peut avoir un certain nombre d'avantages : éviter l'errance diagnostique et le nomadisme médical d'un patient inquiet de troubles récents de sa mémoire ; rassurer sur l'absence de MA dans l'immense majorité des cas où ces troubles, bien qu'invalidants, sont de nature attentionnelle ; permettre la prise de décisions personnelles concernant les choix de vie alors que le patient est encore pleinement compétent ; informer et préparer l'entourage pour qu'il comprenne la situation et qu'il puisse s'y adapter ; permettre au patient d'accéder précocement au système de prise en charge ou de participer à des essais thérapeutiques innovants à un stade beaucoup plus précoce, quand la charge amyloïde cérébrale est moins importante, comme l'ont montré des études récentes en tomographie par émission de positons (TEP) avec marqueur amyloïde [12.5]. À un moment où les études cliniques avec des traitements *« disease modifier »* ont révélé une inefficacité chez des patients Alzheimer au stade de démence légère à modérée, il peut être utile de réaliser de telles études chez des patients à un stade prodromal, au diagnostic fondé sur des biomarqueurs.

A contrario, définir la maladie dès les premiers symptômes, pour peu que ceux-ci soient spécifiques, peut avoir l'inconvénient majeur de faire prendre conscience au patient de la gravité de l'affection qu'il présente alors qu'il n'y a pas de traitement établi à proposer à ce stade. Cela étant, il s'agit là d'un risque relativement fréquent en médecine, et en particulier dans les affections neurologiques : l'enquête étiologique d'une atrophie des petits muscles de la main dans un contexte de fasciculations peut conduire à faire très précocement le diagnostic de maladie de Charcot pour laquelle il n'y a pourtant pas de traitement curatif disponible. Il y a un risque certain qui doit être clairement évalué au moment de l'annonce d'un diagnostic, qui doit être prudente, mesurée et partielle si besoin.

La MA débute dès les premiers symptômes

Dans plus de 85 % des cas, la MA débute par un syndrome amnésique progressif et prédominant, en lien direct avec les lésions du cortex entorhinal et des formations hippocampiques. Depuis longtemps, des travaux [12.6, 12.7], de Braak notamment, ont montré que les lésions de la MA (en particulier les dégénérescences neurofibrillaires) débutaient au sein des structures temporales internes. En accord avec ces données neuropathologiques, nous avons montré dans une étude multicentrique nationale (étude Pré-Al), réalisée au début des années 2000, que, parmi tous les champs cognitifs étudiés, l'atteinte de la mémoire épisodique était de loin le meilleur marqueur pour prédire l'évolution vers une démence de type Alzheimer au terme d'un suivi de 3 années [12.8].

Les troubles de la mémoire épisodique de la MA sont non seulement précoces mais présentent aussi un profil relativement spécifique [12.9]. Rappelons que pour identifier l'affection responsable d'un trouble du rappel, il faut garder à l'esprit les 3 étapes de la mémoire épisodique. La première concerne l'*enregistrement de l'information* quelle qu'en soit la modalité (mots, phrases, images, événements personnels). Cette étape d'enregistrement repose principalement sur les capacités attentionnelles et sera perturbée lors d'une dépression, par exemple. La deuxième étape concerne le *processus de mise en mémoire* proprement dit, c'est-à-dire la transformation de l'information perçue en trace mnésique distribuée dans les régions néocorticales. Cette étape repose principalement sur le fonctionnement de l'hippocampe et des structures qui lui sont reliées. Elle est altérée dans la MA. La dernière étape consiste dans la *récupération de l'information*, processus qui demande l'activation des stratégies cognitives sous le contrôle en grande partie du cortex préfrontal. Elle est perturbée dans les dysfonctions frontales (démence frontotemporale, démence sous-corticofrontale, voire vieillissement normal). L'utilisation de tests spécifiques, comme le test RL/RI-16, qui contrôlent l'encodage et facilitent la récupération par l'utilisation d'indices sémantiques, permet de qualifier le trouble de mémoire et d'opposer le syndrome amnésique véritable par atteinte hippocampique des troubles de l'attention ou de la récupération. Ce « syndrome amnésique de type hippocampique » est défini par une performance effondrée en rappel libre (comme dans tout syndrome amnésique) mais qui ne bénéficie que de façon marginale des indices sémantiques proposés pour faciliter la récupération des items [12.4]. Cette absence de normalisation lors du rappel indicé témoigne d'un défaut de stockage lié à l'atteinte hippocampique, propre à la MA. Une étude allemande [12.10] a montré récemment que le RL-RI 16 était, parmi tous les tests de mémoire étudiés, celui qui permettait de prédire de façon la plus certaine la présence d'une pathologie de type Alzheimer évoquée sur la présence des biomarqueurs du liquide céphalorachidien (LCR) dans un groupe de 185 sujets.

Des biomarqueurs sont maintenant disponibles qui augmentent la fiabilité du diagnostic

Au cours de ces 20 dernières années, des progrès importants ont été réalisés dans le domaine des biomarqueurs pour la MA. Ces biomarqueurs peuvent être divisés en marqueurs physiopathologiques et topographiques [12.11-12.13].

Marqueurs physiopathologiques

Ils ciblent le processus pathologique sous-jacent qui caractérise la maladie d'Alzheimer. Ils incluent les modifications du LCR (avec une diminution du peptide bêta-amyloïde et une augmentation des protéines tau, totales et phosphorylées) et le TEP-amyloïde (avec une rétention anormale du ligand). Le PET-tau est quant à lui encore en phase de développement mais devrait faire partie de ces marqueurs physiopathologiques dans les années à venir.

Les modifications du LCR ont une bonne spécificité pour la maladie d'Alzheimer : elles augmentent de façon significative la performance du diagnostic dans les cas de doute clinique [12.14] et elles sont très fortement corrélées avec les données *post-mortem* [12.15]. Il faut cependant noter l'existence d'une grande variabilité dans les taux selon la technique utilisée [12.16] ou selon les centres [12.17].

La TEP-amyloïde est également hautement spécifique pour la MA dans la mesure où cette technique renseigne sur la charge en plaques amyloïdes cérébrales. Il existe une forte validation *post-mortem* avec la pathologie amyloïde fibrillaire [12.18, 12.19], une bonne prédictibilité d'évolution vers la démence [12.20] mais une sensibilité faible pour la progression clinique [12.21]. La fixation du ligand est 2 à 3 fois supérieure chez les patients atteints de MA comparés à des sujets contrôles, même à un stade prodromal de la maladie [12.20]. Il persiste des incertitudes concernant la méthode d'évaluation, l'interprétation et la signification des cas « asymptomatiques-biomarqueurs positifs » [12.22]. Ces données suggèrent l'existence de plaques amyloïdes même à des stades précliniques de la maladie, en accord avec des études *post-mortem*, montrant que des lésions de type Alzheimer sont déjà observées dans la population générale, relativement tôt dans la vie [12.7].

Marqueurs topographiques

Ils évaluent les conséquences régionales des lésions cérébrales de la MA. Ce sont principalement des marqueurs de progression. Ils sont moins spécifiques. Ils incluent l'atrophie des structures temporales médianes et en particulier de l'hippocampe [12.23] et la diminution de la consommation de glucose dans les régions temporopariétales en PET-FDG [12.24].

L'atrophie des structures temporales médianes représente un bon marqueur IRM d'évolution du stade prodromal vers la démence, l'hippocampe étant de loin le plus puissant marqueur IRM [12.25]. L'évaluation peut se faire par simple analyse visuelle [12.26] ou par quantification (par segmentation manuelle ou par logiciel automatique). Cependant, la spécificité du volume hippocampique pour la MA est influencée par de nombreuses conditions (vieillissement normal, diabète, syndrome d'apnées du sommeil, états bipolaires…) et par d'autres affections cérébrales (sclérose hippocampique, maladie à corps de Lewy, maladie des grains argyrophiles, démence frontotemporale…). Cela étant, la fiabilité des mesures volumiques réalisées sur des examens répétés est très bonne [12.27], permettant l'étude de la progression de l'atrophie au cours du temps [12.28].

L'étude du métabolisme cérébral par le PET-FDG a montré une bonne sensibilité pour détecter des changements précoces au cours de la MA [12.24] et pour suivre leur évolution au cours du temps [12.29]. La consommation de glucose est réduite principalement dans le néocortex associatif temporopariétal, dans le *precuneus* et dans le cortex cingulaire postérieur, et ces modifications métaboliques sont étroitement corrélées aux troubles cognitifs, comme le montrent les études longitudinales et transversales. Une importante méta-analyse portant sur 9 études a montré que la réduction du métabolisme dans ses aires associatives avait une spécificité et une sensibilité pour la MA supérieures à 85 %, en comparaison à des sujets témoins [12.30].

Les biomarqueurs de la MA ont des fonctions et des applications différentes. Ainsi, les marqueurs physiopathologiques servent à identifier la pathologie Alzheimer : ce sont les marqueurs du diagnostic. Ils sont plutôt indiqués pour confirmation diagnostique lorsque l'enjeu est important : malades jeunes, diagnostics complexes, présentations atypiques, protocoles de recherche ou essais cliniques, notamment. Les marqueurs topographiques évaluent plutôt les modifications au cours du temps : ce sont des marqueurs de progression.

D'une façon générale, ces avancées récentes dans le domaine des biomarqueurs ont profondément modifié notre conception de la maladie. Ainsi, les marqueurs amyloïdes sont les premiers à être positifs, bien avant la survenue de la phase clinique, alors que les marqueurs tau et les modifications structurelles (l'atrophie hippocampique, par exemple) sont plus liés aux phases symptomatiques de la maladie. La trajectoire de chacun de ces marqueurs au cours du temps a été représentée dans un modèle hypothétique par Jack *et al. (fig. 12.1)*.

FIGURE 12.1 Modèle hypothétique des biomarqueurs dynamiques de la maladie d'Alzheimer (adapté de Sperling *et al.* [12.11]).

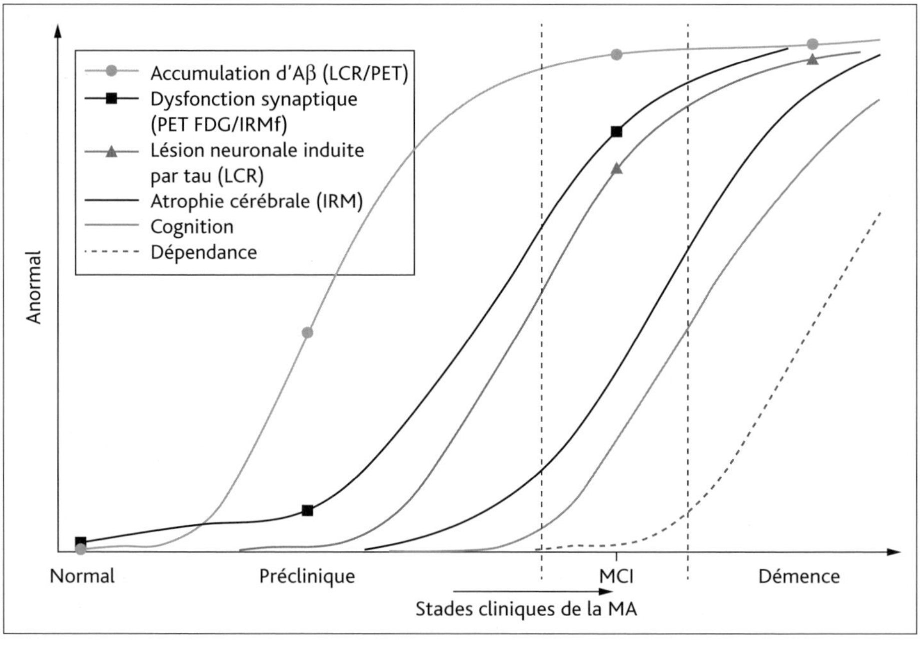

Pour conclure cette perspective historique, il apparaît que dans la définition classique de la MA, les critères du NINCDS-ADRDA [12.1] avaient pour inconvénients majeurs d'être trop tardifs et pas assez spécifiques.

Nouvelle définition de la maladie d'Alzheimer

En réponse à ces remarques, un nouveau cadre conceptuel de la MA a été proposé qui a pour ambition d'être plus spécifique, même au stade précoce de l'affection. Les différences conceptuelles entre les critères classiques et les plus récents [12.11, 12.13, 12.31] sont résumées dans le *tableau 12.2*. Les nouveaux critères proposés par l'*International Work Group* (IWG) ou par le *National Institute on Aging-Alzheimer's Association* (NIA/AA) incluent les biomarqueurs dans l'algorithme diagnostique. Les investigations complémentaires (IRM, LCR) ne sont plus proposées pour exclure d'autres maladies devant un syndrome démentiel. Ces investigations sont maintenant parties prenantes du processus diagnostique lui-même. Cet algorithme diagnostique, fondé sur des biomarqueurs, s'applique principalement dans une perspective de recherche ou dans les cas de diagnostic difficile. Chez les patients plus âgés ou lorsque le recours à des procédures d'examens sophistiqués ou invasifs (étude du LCR, TEP...) ne semble pas souhaitable ou nécessaire, les critères du NIA/AA restent applicables sans recourir aux biomarqueurs, même si cela se fait aux dépens de la spécificité du diagnostic.

TABLEAU 12.2 ▼ Le nouveau concept de la maladie d'Alzheimer.

Le concept de diagnostic de la MA selon les critères NINCDS-ADRA (1984)	Le concept du diagnostic de la MA selon l'IWG (2007)
• Le diagnostic de la MA ne peut être certifié cliniquement et a besoin d'une confirmation *post-mortem* pour être vérifié. • Par conséquent, le diagnostic clinique de la MA ne peut être que « probable ». • Et ne peut être fait que lorsque la maladie est avancée et atteint le seuil de la démence.	• Les biomarqueurs pathologiques peuvent être considérés comme des marqueurs intermédiaires de la pathologie sous-jacente de MA. • Par conséquent, le diagnostic clinique peut être établi *in vivo*. • Et il n'est plus nécessaire de se référer à la démence pour le diagnostic de MA.

Si l'on admet que certains biomarqueurs ne sont pas liés à un stade particulier de sévérité de la maladie mais bien au processus pathologique lui-même, ces nouveaux critères permettent d'identifier la MA au stade prodromal/MCI. Le recours aux marqueurs physiopathologiques peut même permettre d'identifier des sujets au stade préclinique. Les critères de l'IWG considèrent ces sujets, cognitivement normaux, comme « asymptomatiques à risque ». Cette nomenclature neutre a été choisie pour tenir compte du fait que tous ces sujets ne progresseront probablement pas vers une MA clinique. Ce n'est pas le cas pour les critères du NIA/AA, qui ont choisi de décrire ce stade comme « MA préclinique ». Ces deux séries de critères diffèrent également par les termes et le contenu des différents stades symptomatiques.

Critères de l'IWG

Ils proposent un unique algorithme clinicobiologique pour le diagnostic des phases symptomatiques de la MA (phase prodromale et phase démentielle), consistant en deux points :

- *un phénotype clinique spécifique :* dans la forme typique de MA, il s'agit du syndrome amnésique de type hippocampique, défini par un rappel libre effondré et un rappel total diminué en raison d'une moindre efficacité des indices sémantiques. Dans les formes dites « atypiques » de MA [12.13], le phénotype est également spécifique, bien que moins fréquent : aphasie logopénique, atrophie bipariétale, atrophie corticale postérieure et variante frontale de MA ;

- *la positivité des biomarqueurs :* cette positivité vient confirmer un diagnostic évoqué sur la présence d'un phénotype clinique spécifique (typique ou atypique). Dans une perspective diagnostique, ce sont les marqueurs physiopathologiques (voir *supra*), véritable signature biologique *in vivo* de la pathologie Alzheimer sous-jacente, qui sont les plus spécifiques et qui doivent être aujourd'hui proposés dans les cas atypiques ou dans les problématiques de recherche.

Pour l'IWG, le diagnostic de MA repose donc, quel que soit le stade, sur la présence d'arguments cliniques (phénotype spécifique) et biologiques (marqueurs physiopathologiques) qui permettent d'assurer un haut niveau de spécificité et de validité prédictive. La possibilité d'accéder, *in vivo*, à des substituts de la pathologie sous-jacente ont déplacé la définition de la MA d'une entité clinicopathologique à une entité clinicobiologique. Le diagnostic peut maintenant être établi *in vivo*. La référence au syndrome démentiel n'est plus obligée.

Critères du NIA/AA

Ces critères divisent également la MA en deux phases (MCI et démence) mais proposent une approche diagnostique différente pour chacune de ces phases :

- *les troubles cognitifs légers liés à la MA (« MCI due to AD ») :* les critères cliniques restent ceux du MCI publiés précédemment [12.32]. La qualification du MCI se fait en fonction du degré de certitude qu'autorise le résultat des biomarqueurs : dans l'hypothèse d'un seul biomarqueur positif (biomarqueur amyloïde ou de neurodégénérescence), le diagnostic de MCI lié à la MA est qualifié de probabilité intermédiaire alors que la présence de deux biomarqueurs positifs qualifie le MCI comme lié à la MA avec une forte probabilité ;
- *la démence d'Alzheimer :* les critères diagnostiques pour la démence diffèrent de ceux du MCI dû à la MA. Dix catégories de démences liées à la MA sont proposées, avec des critères spécifiques pour chacune des catégories *(tab. 12.3)*.

Conclusion

Au total, l'élargissement du cadre de la MA au stade prodromal et l'utilisation des biomarqueurs permettent d'identifier des patients plus précocement, au stade prodromal, avec un haut niveau de probabilité diagnostique. À titre d'exemple, le diagnostic de MA peut être pratiquement certifié, *in vivo*, chez un patient de 65 ans qui présenterait un syndrome amnésique hippocampique progressif sans anomalie parenchymateuse à l'IRM en dehors d'une atrophie modérée de l'hippocampe et un PET-amyloïde positif. Il n'est bien sûr pas question de proposer le recours à ces biomarqueurs chez tous les patients. Cette approche doit être réservée à ceux qui doivent être inclus dans un protocole de recherche, dans un essai clinique, dans un suivi de cohorte ou pour lesquels un problème diagnostique complexe se pose : sujet jeune, atrophie corticale postérieure... Il s'agit de critères de recherche. Leur applicabilité en pratique courante est encore sujette à caution, et ce pour plusieurs raisons : la standardisation des mesures volumiques de l'hippocampe ou des dosages biologiques du LCR reste à faire ; l'analyse du marquage amyloïde est délicate, surtout dans les formes débutantes ; les comorbidités (démence à corps de Lewy, lésions vasculaires...) doivent être prises en compte ; surtout, leur validation est en cours... Cela dit, il existe indiscutablement une validation par l'usage. Ces critères sont maintenant utilisés dans la plupart des centres experts. Ils sont utilisés dans la quasi-totalité des études de molécules en développement chez des patients prodromaux et ils ont été qualifiés par l'agence européenne EMA pour les biomarqueurs du LCR (février 2011) et pour l'atrophie hippocampique (septembre 2011) dans le cadre du diagnostic d'Alzheimer prodromal. Cette approche vient d'être également retenue par la FDA

TABLEAU 12.3 ▼ **Les différents stades et la classification des sous-types de MA à travers les critères du NIA-AA et de l'IWG.**

Critères NIA-AA	**Critères IWG**	**Commentaires**
MA préclinique Amylose cérébrale asymptomatique (ACA) ACA + preuve de lésion neuronale (LN) ACA + LN + déclin cognitif subtil	Asymptomatiques à risque de MA **(1)** MA préclinique **(2)**	**1.** Cognition normale avec un marqueur physiopathologique **2.** Cognition normale chez un sujet porteur de mutation autosomique dominante de MA
MCI dû à la MA MCI dû à la MA de haute probabilité **(1)** MCI dû à la MA de probabilité intermédiaire **(2)** MCI possiblement dû à la MA **(3)** MCI probablement non dû à la MA **(4)**	MA prodromale **(5)**	**1.** Les biomarqueurs d'amyloïdose et de lésions neuronales sont positifs **2.** Les biomarqueurs d'amyloïdose sont positifs et ceux de lésions neuronales non testés **3.** Les biomarqueurs d'amyloïdose sont positifs et ceux de lésions neuronales non testés ou donnent des résultats contradictoires **4.** Les biomarqueurs d'amyloïdose sont positifs et ceux de lésions neuronales négatifs **5.** Troubles de la mémoire épisodique ou syndrome compatible avec une forme atypique de MA avec un marqueur physiopathologique (LCR ou imagerie amyloïde anormale)
Démence causée par la MA *Probable démence liée à la MA avec augmentation du niveau de certitude :* – démence liée à la MA avec un déclin clinique documenté – démence liée à la MA avec une mutation autosomique dominante causant la MA *Possible démence liée à la MA :* – démence liée à la MA avec un parcours atypique – démence liée à la MA avec des preuves d'étiologie mixte *Probable démence liée à la MA avec la preuve de processus physiopathologique de MA :* – haute probabilité de MA (présence des biomarqueurs d'anomalies amyloïdes et de la neurodégénérescence) – probabilité intermédiaire de MA (présence des biomarqueurs d'anomalies amyloïdes ou de la neurodégénérescence) *Possible démence liée à la MA avec des preuves du processus physiopathologique de MA :* – haute probabilité de MA (présence des biomarqueurs d'anomalies amyloïdes et de la neurodégénérescence) – probabilité intermédiaire de MA (présence des biomarqueurs d'anomalies amyloïdes ou de la neurodégénérescence) **Démence liée à la MA prouvée** (phénotype clinique de MA probable avec des résultats de neuropathologie indicatifs de MA)	Démence liée à la MA **(1)**	**1.** Troubles de la mémoire épisodique ou phénotype de MA atypique avec perturbations des activités de la vie quotidienne **et** au moins un des biomarqueurs suivants : – changements de LCR (Aβ bas et élévation de tau ou p-tau) – imagerie amyloïde anormale – atrophie temporale médiale à l'IRM – hypométabolisme pariétal bilatéral sur la TEP-FDG – porteur de la mutation PS1, PS2, APP

américaine. Il est probable que cette nouvelle définition de la MA va s'imposer à l'avenir, même dans la pratique courante, tout au moins dans les centres ou dans les pays où les ressources technologiques seront disponibles et pour les patients pour lesquels une certitude diagnostique sera requise *(tab. 12.4)*.

TABLEAU 12.4 ▼ Nouveau lexique proposé (modifié d'après Dubois *et al.* [12.13]).

Le nouveau concept de MA a pour effet de redéfinir le lexique suivant
• *Maladie d'Alzheimer* : entité clinique qui débute avec les premiers symptômes de la maladie et qui intègre à la fois le stade prodromal et le stade de démence. • *Démence de type Alzheimer* : phase de la MA où les troubles cognitifs sont suffisamment sévères pour interférer avec les activités de la vie quotidienne. • *MA prodromale* : phase symptomatique précoce, prédémentielle de la MA. • *MA typique* : phénotype clinique classique de la MA, caractérisé par un déficit de mémoire épisodique de type hippocampique, précoce et progressif. • *MA atypique* : phénotypes cliniques moins fréquents mais tout aussi spécifiques qui s'accompagnent souvent d'une pathologie de type Alzheimer lors des examens *post-mortem* : aphasie logopénique, atrophie corticale postérieure, variant frontal de la MA. Le diagnostic de MA impose, dans ces cas, la mise en évidence *in vivo* des marqueurs physiopathologiques. • *Alzheimer mixte* : se réfère aux patients qui répondent aux critères de MA et qui présentent, en plus, des traits cliniques et des biomarqueurs témoignant d'une comorbidité (maladie cérébrovasculaire ou maladie à corps de Lewy). • *Sujets asymptomatiques à risque* : individus cognitivement normaux mais chez lesquels a été mise en évidence une positivité des marqueurs physiopathologiques, témoignant de la présence d'une pathologie Alzheimer sous-jacente. • *Alzheimer présymptomatique* : ce terme réfère à des sujets cognitivement normaux chez lesquels la preuve d'une mutation autosomale dominante a été établie. • *Biomarqueurs topographiques* : modifications cérébrales identifiables, structurelles (atrophie des structures temporales internes et notamment de l'hippocampe en IRM volumique) ou métaboliques (hypométabolisme pariétotemporal en TEP-FDG), témoins indirects du processus pathologique. Ce sont des marqueurs surtout de l'évolution de la maladie. • *Biomarqueurs pathophysiologiques* : modifications biologiques *in vivo*, témoins directs de la pathologie (changements des taux de protéine Aβ et tau du LCR ou rétention du ligand amyloïde en TEP). Ce sont principalement des marqueurs diagnostiques. • *Pathologie Alzheimer* : caractérise les modifications neurobiologiques sous-jacentes de la MA. • *Troubles cognitifs légers (MCI en anglais)* : se réfèrent aux patients pour lesquels aucune étiquette diagnostique précise n'a pu être clairement identifiée.

Bibliographie

[12.1] McKhann G, Drachman D, Folstein M, Katzman R, Price D, Stadlan EM. Clinical diagnosis of Alzheimer's disease : report of the NINCDS-ADRDA Work Group under the auspices of Department of Health and Human Services Task Force on Alzheimer's Disease. Neurology 1984 ; 34 : 939-44.

[12.2] Petersen RC, Smith GE, Waring SC, Ivnik RJ, Tangalos EG, Kokmen E. Mild cognitive impairment : clinical characterization and outcome. Arch Neurol 1999 ; 56 : 303-8.

[12.3] Dubois B, Albert ML. Amnestic MCI or prodromal Alzheimer's disease ? Lancet Neurol 2004 ; 3 : 246-8.

[12.4] Varma AR, Snowden JS, Lloyd JJ, Talbot PR, Mann DM, Neary D. Evaluation of the NINCDS-ADRDA criteria in the differentiation of Alzheimer's disease and frontotemporal dementia. J Neurol Neurosurg Psychiatry 1999 ; 66 : 184-8.

[12.5] Morris JC, Roe CM, Grant EA, Head D, Storandt M, Goate AM *et al.* Pittsburgh compound B imaging and prediction of progression from cognitive normality to symptomatic Alzheimer disease. Arch Neurol 2009 ; 66 : 1469-75.

[12.6] Braak H, Braak E. Neuropathological stageing of Alzheimer-related changes. Acta Neuropathol 1991 ; 82 : 239-59.

[12.7] Duyckaerts C, Hauw JJ. Diagnosis and staging of Alzheimer disease. Neurobiol Aging 1997 ; 18 (4 Suppl) : S33-42.

[12.8] Sarazin M, Berr C, de Rotrou J, Fabrigoule C, Pasquier F, Legrain S *et al.* Amnestic syndrome of the medial temporal type identifies prodromal AD : a longitudinal study. Neurology 2007 ; 69 : 1859-67.

[12.9] Tounsi H, Deweer B, Ergis AM, Van der Linden M, Pillon B, Michon A *et al*. Sensitivity to semantic cuing : an index of episodic memory dysfunction in early Alzheimer disease. Alzheimer Dis Assoc Disord 1999 ; 13 : 38-46.

[12.10] Wagner M, Wolf S, Reischies FM, Daerr M, Wolfsgruber S, Jessen F *et al*. Biomarker validation of a cued recall memory deficit in prodromal Alzheimer disease. Neurology 2012 ; 78 : 379-86.

[12.11] Sperling RA, Aisen PS, Beckett LA, Bennett DA, Craft S, Fagan AM *et al*. Toward defining the preclinical stages of Alzheimer's disease : recommendations from the National Institute on Aging-Alzheimer's Association workgroups on diagnostic guidelines for Alzheimer's disease. Alzheimers Dement 2011 ; 7 : 280-92.

[12.12] Jack CR Jr, Knopman DS, Jagust WJ, Petersen RC, Weiner MW, Aisen PS *et al*. Tracking pathophysiological processes in Alzheimer's disease : an updated hypothetical model of dynamic biomarkers. Lancet Neurol 2013 ; 12 : 207-16.

[12.13] Dubois B, Feldman HH, Jacova C, Cummings JL, Dekosky ST, Barberger-Gateau P *et al*. Revising the definition of Alzheimer's disease : a new lexicon. Lancet Neurol 2010 ; 9 : 1118-27.

[12.14] Engelborghs S, Le Bastard N. The impact of cerebrospinal fluid biomarkers on the diagnosis of Alzheimer's disease. Mol Diagn Ther 2012 ; 16 : 135-41.

[12.15] Tapiola T, Alafuzoff I, Herukka SK, Parkkinen L, Hartikainen P, Soininen H *et al*. Cerebrospinal fluid beta-amyloid 42 and tau proteins as biomarkers of Alzheimer-type pathologic changes in the brain. Arch Neurol 2009 ; 66 : 382-9.

[12.16] Fagan AM, Shaw LM, Xiong C, Vanderstichele H, Mintun MA, Trojanowski JQ *et al*. Comparison of analytical platforms for cerebrospinal fluid measures of beta-amyloid 1-42, total tau, and p-tau181 for identifying Alzheimer disease amyloid plaque pathology. Arch Neurol 2011 ; 68 : 1137-44.

[12.17] Verwey NA, Van der Flier WM, Blennow K, Clark C, Sokolow S, De Deyn PP *et al*. A worldwide multicentre comparison of assays for cerebrospinal fluid biomarkers in Alzheimer's disease. Ann Clin Biochem 2009 ; 46 (Pt 3) : 235-40.

[12.18] Ikonomovic MD, Abrahamson EE, Price JC, Hamilton RL, Mathis CA, Paljug WR *et al*. Early AD pathology in a [C-11]PiB-negative case : a PiB-amyloid imaging, biochemical, and immunohistochemical study. Acta Neuropathol 2012 ; 123 : 433-47.

[12.19] Choi SR, Schneider JA, Bennett DA, Beach TG, Bedell BJ, Zehntner SP *et al*. Correlation of amyloid PET ligand florbetapir F18 binding with Abeta aggregation and neuritic plaque deposition in postmortem brain tissue. Alzheimer Dis Assoc Disord 2012 ; 26 : 8-16.

[12.20] Koivunen J, Scheinin N, Virta JR, Aalto S, Vahlberg T, Nagren K *et al*. Amyloid PET imaging in patients with mild cognitive impairment : a 2-year follow-up study. Neurology 2011 ; 76 : 1085-90.

[12.21] Ossenkoppele R, Tolboom N, Foster-Dingley JC, Adriaanse SF, Boellaard R, Yaqub M *et al*. Longitudinal imaging of Alzheimer pathology using [11C]PIB, [18F]FDDNP and [18F]FDG PET. Eur J Nucl Med Mol Imaging 2012 ; 39 : 990-1000.

[12.22] Aizenstein HJ, Nebes RD, Saxton JA, Price JC, Mathis CA, Tsopelas ND *et al*. Frequent amyloid deposition without significant cognitive impairment among the elderly. Arch Neurol 2008 ; 65 : 1509-17.

[12.23] Sabuncu MR, Desikan RS, Sepulcre J, Yeo BT, Liu H, Schmansky NJ *et al*. The dynamics of cortical and hippocampal atrophy in Alzheimer disease. Arch Neurol 2011 ; 68 : 1040-8.

[12.24] Mosconi L, Berti V, Glodzik L, Pupi A, De Santi S, De Leon MJ. Pre-clinical detection of Alzheimer's disease using FDG-PET, with or without amyloid imaging. J Alzheimers Dis 2010 ; 20 : 843-54.

[12.25] Risacher SL, Saykin AJ, West JD, Shen L, Firpi HA, McDonald BC *et al*. Baseline MRI predictors of conversion from MCI to probable AD in the ADNI cohort. Curr Alzheimer Res 2009 ; 6 : 347-61.

[12.26] Scheltens P, Leys D, Barkhof F, Huglo D, Weinstein HC, Vermersch P *et al*. Atrophy of medial temporal lobes on MRI in "probable" Alzheimer's disease and normal ageing : diagnostic value and neuropsychological correlates. J Neurol Neurosurg Psychiatry 1992 ; 55 : 967-72.

[12.27] Giedd JN, Raznahan A, Mills KL, Lenroot RK. Review : magnetic resonance imaging of male/female differences in human adolescent brain anatomy. Biol Sex Differ 2012 ; 3 : 19.

[12.28] Lo RY, Hubbard AE, Shaw LM, Trojanowski JQ, Petersen RC, Aisen PS *et al*. Longitudinal change of biomarkers in cognitive decline. Arch Neurol 2011 ; 68 : 1257-66.

[12.29] De Leon MJ, Convit A, Wolf OT, Tarshish CY, De Santi S, Rusinek H *et al*. Prediction of cognitive decline in normal elderly subjects with 2-[(18)F]fluoro-2-deoxy-D-glucose/positron-emission tomography (FDG/PET). Proc Natl Acad Sci USA 2001 ; 98 : 10966-71.

[12.30] Patwardhan MB, McCrory DC, Matchar DB, Samsa GP, Rutschmann OT. Alzheimer disease : operating characteristics of PET. A meta-analysis. Radiology 2004 ; 23 : 73-80.

[12.31] Dubois B, Feldman HH, Jacova C, Dekosky ST, Barberger-Gateau P, Cummings J *et al*. Research criteria for the diagnosis of Alzheimer's disease : revising the NINCDS-ADRDA criteria. Lancet Neurol 2007 ; 6 : 734-46.

[12.32] Albert MS, De Kosky ST, Dickson D, Dubois B, Feldman HH, Fox NC *et al*. The diagnosis of mild cognitive impairment due to Alzheimer's disease : recommendations from the National Institute on Aging-Alzheimer's Association workgroups on diagnostic guidelines for Alzheimer's disease. Alzheimers Dement 2011 ; 7 : 270-9.

Chapitre 13

Approche clinique de la maladie d'Alzheimer

| S. Bombois, B. Dubois, F. Pasquier

C'est essentiellement au stade de démence que la maladie d'Alzheimer est identifiée. La recherche clinique et fondamentale de ces dernières années a permis d'améliorer les connaissances de cette pathologie. Il est actuellement admis qu'il s'agit d'une entité clinicobiologique avec phase asymptomatique, suivie d'une phase clinique s'exprimant par des troubles cognitifs avec déclin progressif et associé à des troubles psychocomportementaux, évoluant vers une perte progressive d'autonomie caractérisant un syndrome démentiel. Ces avancées significatives des connaissances ont permis la récente révision [13.1-13.4] des critères diagnostiques du *National Institute of Neurological and Communicative Disorders and Stroke and the Alzheimer's Disease and Related Disorders Association* (NINCDS-ADRDA), publiés en 1984 [13.5] (*voir chapitre 12*). Ainsi, la phase clinique de la maladie inclut le trouble cognitif léger (*Mild Cognitive Impairment*, ou MCI) dû à la maladie d'Alzheimer, ou maladie d'Alzheimer prodromale, et la démence liée à une maladie d'Alzheimer. L'évaluation clinique s'appuie sur l'évaluation des fonctions cognitives, des troubles psychocomportementaux et de l'autonomie. Il existe un phénotype clinique typique et des phénotypes atypiques plus rares, et la maladie d'Alzheimer peut être associée à des pathologies cérébrales neurodégénératives ou vasculaires.

Phases cliniques de la maladie d'Alzheimer

La maladie d'Alzheimer est cliniquement caractérisée par une phase prédémentielle et une phase démentielle. La phase clinique prédémentielle est une longue phase de plusieurs années durant laquelle les perturbations cognitives et psychocomportementales progressent et où débute une perte d'autonomie. L'étude épidémiologique Paquid a montré qu'il était possible de déceler des troubles de mémoire environ 12 ans avant la démence, un syndrome dépressif 6 à 7 ans avant la démence et une perte d'autonomie dans les activités sociales et de loisir 3 à 6 ans avant la perte d'autonomie instrumentale [13.6]. Lors de la démence, 3 stades de la maladie d'Alzheimer sont distingués : les stades légers, modérés et sévères, en fonction de la gravité du tableau cognitif et comportemental et de leur influence sur la perte d'autonomie. Le déclin cognitif global mesuré par l'échelle *Mini Mental State Evaluation* (MMSE) [13.7] au stade de démence n'est pas linéaire dans le temps, et s'avère plus lent aux stades légers et sévères de la maladie [13.8]. Il est variable d'un individu à l'autre, dépendant de nombreux facteurs (profils cognitifs et psychocomportementaux, comorbidités, iatrogénie, facteurs socioéconomiques, réserve cognitive...) [13.8-13.12]. Selon la cohorte REAL.FR, à 2 ans de suivi, 11 % des patients traités déclinent rapidement (perte au MMSE > 9 points) alors que 66 % déclinent de façon intermédiaire (perte au MMSE entre 3 et 9 points) et 23 % restent stables (perte au MMSE < 2 points) [13.13]. La phase démentielle de la maladie d'Alzheimer dure en moyenne 8,5 ans [13.14], avec des extrêmes allant de 2 à 20 ans.

Démarche diagnostique

La maladie d'Alzheimer était diagnostiquée au stade de démence jusqu'à la révision récente des critères. Le diagnostic est difficile aux deux extrémités de sa présentation clinique : au stade prodromal les symptômes peuvent être très discrets et s'apparenter à des difficultés liées au vieillissement normal, et au stade de démence sévère, il n'y a plus de signe spécifique. Un des objectifs est d'établir un diagnostic précoce, pour instaurer le plus tôt possible la prise en charge thérapeutique et un accompagnement approprié.

La démarche diagnostique comprend :

- un entretien avec le patient et l'entourage ;
- un examen clinique ;
- des examens complémentaires utilisant des biomarqueurs de la maladie d'Alzheimer, pour étayer le diagnostic à la fois positif et différentiel.

Pour le groupe de travail du *National Institute on Aging-Alzheimer's Association* (NIA-AA), le diagnostic de maladie d'Alzheimer, au stade de MCI ou de démence, est avant tout clinique. Le recours aux biomarqueurs dans le cadre de la recherche a pour but d'augmenter le niveau de preuve de la présence de lésions pathologiques de la maladie d'Alzheimer [13.3, 13.4]. Pour l'*International Working Group* (IWG), qui privilégie la spécificité du diagnostic dans une perspective de recherche, le diagnostic de maladie d'Alzheimer au stade prodromal ou démentiel s'appuie sur une présentation clinique évocatrice et au moins un des biomarqueurs de maladie d'Alzheimer positif [13.5, 13.15]. Il existe des recommandations pratiques pour le diagnostic de la maladie d'Alzheimer, émises par la Haute Autorité de santé(1) (HAS) et par la Fédération des centres mémoire de ressources et de recherche(2) (FCMRR).

Entretien

L'interrogatoire permet de :

- relever les antécédents personnels et familiaux ;
- qualifier les symptômes cognitifs et comportementaux actuels ;
- rechercher le mode de début des symptômes et leur évolution ;
- évaluer le retentissement dans la vie quotidienne.

Il est utile d'interroger un proche pour compléter et authentifier les éléments de l'interrogatoire du patient, qui peut être anosognosique et minimiser ses troubles, même aux stades débutants de la maladie.

(1) http://www.has-sante.fr/portail/jcms/c_668822/.
(2) http://www.cmrr-nice.fr/?p=plan-recommandations.

Antécédents

La recherche des antécédents médicaux porte notamment sur une histoire familiale de maladie d'Alzheimer, les facteurs de risque vasculaires, les pathologies et traitements qui pourraient avoir un impact cognitif ou comportemental.

Mode de début et progression

L'histoire de la maladie est un élément clé du diagnostic. Les premiers symptômes sont importants à déterminer : un trouble de la mémoire épisodique progressif isolé concernant les faits récents est le mode de début habituel de la maladie d'Alzheimer. Il s'agit d'oublis vrais, portant sur des événements signifiants pour le sujet. C'est en cela qu'ils se distinguent de la plainte mnésique banale fréquente chez les sujets âgés. Plus rarement, des troubles instrumentaux, langagiers, visuospatiaux ou dysexécutifs peuvent être au premier plan, notamment chez les sujets les plus jeunes. Les démences dégénératives sont d'apparition insidieuse et d'évolution progressive ; un début brutal peut être en rapport avec un épisode vasculaire. Une évolution fluctuante évoque une démence à corps de Lewy ou une maladie cérébrovasculaire. Les premiers symptômes peuvent se révéler au décours d'un syndrome confusionnel lié à une pathologie somatique intercurrente, à une iatrogénie ou à une anesthésie. Il est prudent d'évaluer l'état cognitif à distance d'un épisode confusionnel résolutif.

Troubles psychocomportementaux

L'entretien apprécie le comportement du patient pendant l'examen et en situation de vie quotidienne, en recherchant des troubles affectifs, psychiatriques et comportementaux (troubles du sommeil, apathie, dépression, anxiété, hyperémotivité, irritabilité, agressivité, hallucinations, idées délirantes...). L'entretien peut être structuré à l'aide d'échelles telles que le *Neuro-Psychiatric Inventory* (NPI) [13.16]. Quel que soit le stade clinique de la maladie, l'apathie et les symptômes dépressifs sont les plus souvent rencontrés [13.17, 13.18]. Au stade prodromal, l'anxiété est également fréquente [13.19]. Des idées délirantes, de préjudices, de jalousie et des hallucinations visuelles sont possibles lors de la maladie d'Alzheimer mais moins fréquemment aux stades débutants [13.17] et évoquent en premier lieu une démence à corps de Lewy ou une démence vasculaire. L'association irritabilité, hyperémotivité, apathie doit faire rechercher une pathologie cérébrovasculaire. La perte des convenances sociales, l'indifférence affective, la négligence physique sont évocatrices d'un dysfonctionnement frontotemporal et sont tardives dans la maladie d'Alzheimer. Avec la progression de la maladie, aucun symptôme comportemental n'est spécifique. Devant toute modification comportementale aiguë, il est nécessaire de rechercher une cause somatique surajoutée ou une iatrogénie.

Évaluation fonctionnelle

Le retentissement dans la vie quotidienne est important à évaluer pour caractériser le stade clinique et les besoins en aides médicosociales. Différencier un syndrome démentiel d'un MCI s'appuie sur la présence ou non d'une perte d'autonomie significative dans les actes de la vie quotidienne et professionnelle. Il s'agit d'un jugement clinique qui doit être porté par des cliniciens qualifiés, à partir de l'interrogatoire du patient et de son accompagnant. Il est toutefois difficile de préciser pour un individu donné à quel moment apparaît une perte d'autonomie significative [13.20]. La perte d'autonomie touche en premier lieu la vie sociale et les loisirs, avec des difficultés dans les activités instrumentales, puis plus tardivement dans les actes élémentaires. Elle peut être appréciée par les échelles *Activities of Daily Living* [13.21] et *Instrumental Activities of Daily Living* [13.22], qui comporte 4 items sensibles (utilisation du téléphone, utilisation des transports, prise de médicaments, gestion des finances).

Examen clinique

Il apprécie l'état général, nutritionnel, les fonctions sensorielles et recherche d'éventuelles pathologies somatiques pouvant aggraver l'état cognitif et comportemental ou pouvant faire partie d'un tableau clinique plus large, associant des troubles cognitifs, comportementaux et généraux comme certaines pathologies métaboliques. L'examen neurologique est généralement normal au début de la maladie. Des signes ou symptômes neurologiques sont possibles, surtout dans les présentations cognitives atypiques de la maladie d'Alzheimer. Ils doivent cependant faire évoquer une pathologie non Alzheimer comme une démence vasculaire, une démence à corps de Lewy, une maladie de Creutzfeldt-Jakob, une dégénérescence lobaire frontotemporale, ou une association de comorbidités (maladie d'Alzheimer avec lésions cérébrovasculaires ou maladie à corps de Lewy). D'exceptionnelles formes familiales préséniles peuvent s'accompagner de paraparésie spastique, d'ataxie cérébelleuse, de syndromes extrapyramidaux ou frontaux [13.23].

Examen neuropsychologique

Lors de l'évaluation initiale, l'atteinte de la mémoire épisodique peut être facilement objectivée par l'épreuve des 5 mots [13.24]. Il est aussi recommandé d'effectuer une évaluation globale des fonctions cognitives à l'aide du MMSE. Lors de la consultation spécialisée, le bilan neuropsychologique, dont le choix des échelles reste à l'appréciation de celui qui les réalise, doit évaluer chacune des fonctions cognitives, tout particulièrement la mémoire épisodique, la mémoire sémantique, les fonctions exécutives, l'attention et les fonctions instrumentales (langage, praxies, gnosies, fonctions visuoconstructives, calcul). Cet examen permet de dresser un profil cognitif typique ou atypique de maladie d'Alzheimer.

Examens complémentaires

Il est recommandé de réaliser un bilan biologique devant tout déficit cognitif, comprenant un dosage de la TSH, un hémogramme, une CRP, une natrémie, une calcémie, une glycémie, une albuminémie et un bilan rénal. D'autres prélèvements plus spécifiques sont prescrits en fonction du contexte clinique.

Les examens complémentaires spécialisés ont pour intérêt principal de mettre en évidence, de façon plus ou moins directe, les lésions pathologiques de la maladie d'Alzheimer. Ils sont indiqués quand il est nécessaire d'établir le diagnostic avec certitude (voir *infra*). La pathologie amyloïde peut être suspectée devant une diminution du peptide amyloïde Aβ1-42 dans le liquide cérébrospinal (LCS) [13.25] et/ou devant le marquage des plaques amyloïdes cérébrales par un radiotraceur spécifique, couplé à une imagerie en tomographie par émission de positons (TEP) [13.26]. La pathologie tau est mise en évidence par une augmentation des protéines tau et phospho-tau dans le LCS [13.25]. Le retentissement neuronal des lésions de la maladie d'Alzheimer peut être évalué par l'IRM [13.27, 13.28], qui montre une atrophie sélective au niveau hippocampique et pariétal postérieur [13.29], ou par la TEP, qui montre un hypométabolisme du traceur glucosé marqué au fluor au niveau du *precuneus* et des carrefours temporopariétaux [13.30].

La HAS et la FCMRR s'accordent à recommander l'utilisation de l'IRM à titre systématique dans l'exploration de tout déficit cognitif et celle des autres biomarqueurs dans certaines conditions particulières :

- lors de présentations cliniques atypiques ;
- chez les patients jeunes ;
- devant une évolution atypique.

Le diagnostic de maladie d'Alzheimer est avant tout clinique. Il est *probable* après avoir exclu toute autre cause de déclin cognitif. La probabilité de ce diagnostic peut être renforcée par la positivité de biomarqueurs et/ou par un déclin cognitif objectivé sur des explorations répétées lors du suivi [13.3, 13.4]. Le diagnostic est *possible* s'il existe :

- une autre pathologie associée à la maladie d'Alzheimer, comme une maladie cérébrovasculaire ou une démence à corps de Lewy (ou pathologie mixte) ;
- une présentation clinique atypique ;
- une autre pathologie (neurologique ou non) ou des traitements qui pourraient avoir une influence sur la cognition.

Différents phénotypes cliniques

Il existe différents phénotypes de la maladie d'Alzheimer. Environ un quart des patients Alzheimer auraient une présentation atypique [13.31, 13.32], même au début des symptômes cliniques [13.33], surtout lorsque la maladie débute avant l'âge de 65 ans [13.34, 13.35].

Phénotype typique amnésique

Les études neuropathologiques et biochimiques des cerveaux de patients Alzheimer [13.36, 13.37] ont permis de montrer que les lésions pathologiques, tout particulièrement la dégénérescence neurofibrillaire, intéressent initialement les structures cérébrales temporales internes (cortex entorhinal, hippocampe), corrélant à la présentation clinique la plus classique et la plus fréquente de la maladie d'Alzheimer : le syndrome amnésique de type hippocampique touchant la mémoire épisodique. Ce déficit apparaît précocement, domine initialement le tableau cognitif [13.38] et est intégré comme un symptôme essentiel pour le diagnostic de maladie d'Alzheimer, avec au second plan une atteinte d'au moins une autre fonction cognitive et des modifications comportementales.

Phénotypes atypiques

Ce sont les formes corticales focales non amnésiques, comme certaines aphasies, le variant visuospatial et le variant frontal [13.15].

Les biomarqueurs permettent d'évoquer *in vivo* la présence de lésions pathologiques de la maladie d'Alzheimer à l'origine de ces formes atypiques, qui peuvent toutefois être sous-tendues par d'autres lésions neuropathologiques. Ces présentations atypiques peuvent s'accompagner d'un syndrome amnésique ultérieurement dans l'évolution de la maladie.

Phénotype langagier

Depuis la première description de Mesulam, 3 sous-types de syndrome d'aphasie progressive primaire sont actuellement décrits : le syndrome d'aphasie progressive fluente ou variant sémantique, et le syndrome d'aphasie progressive non fluent, comprenant les variants agrammatiques et logopéniques. L'aphasie logopénique est caractérisée par une anomie avec des difficultés à trouver le mot juste, des paraphasies phonologiques et des difficultés à la répétition de phrases. Les variants sémantiques et agrammatiques sont le plus souvent liés à des lésions pathologiques non Alzheimer [13.39], bien que des lésions pathologiques de la maladie d'Alzheimer soient possibles [13.40], alors que le variant logopénique est le plus fréquemment lié aux lésions pathologiques de la maladie d'Alzheimer [13.41, 13.42].

Phénotype visuospatial

Ce phénotype atypique serait le plus fréquent, notamment chez les patients plus jeunes [13.33], et résulte d'une atteinte corticale postérieure des régions pariéto-occipitales. Il est caractérisé par des troubles des processus spatiaux, incluant la localisation ou l'orientation environnementale, une agnosie des objets, des troubles de reconnaissance des visages, une simultagnosie, une agraphie, une dyscalculie, une indistinction droite-gauche, une agnosie digitale et une alexie. Il peut y être associé de façon variable une hémianospie, une extinction visuelle, une héminégligence, une dystonie de l'hémicorps, des myoclonies et des hallucinations. La plupart de ces patients rapportent des troubles visuels, sans spécificité de leur plainte.

Phénotype frontal

Il implique à l'avant-plan des troubles des fonctions exécutives, du raisonnement et du jugement. Il peut exister des troubles psychocomportementaux frontaux comme l'apathie.

Les différents syndromes non amnésiques peuvent se chevaucher [13.33].

Particularités cliniques et comorbidités liées à la maladie d'Alzheimer

La prise en charge médicale des patients déments est généralement moins bonne que celle des patients non déments, avec des pathologies somatiques graves moins souvent diagnostiquées, la sémiologie n'étant pas évocatrice [13.43].

La perte de poids et la dénutrition des patients Alzheimer est liée à de nombreux facteurs cognitifs (oubli de faire des courses, de manger, manque de variété des repas), somatiques (mycoses digestives, problèmes dentaires, infections, cancers...), physiologiques (perte du goût et de l'odorat), lésionnels (atteinte de l'hypothalamus) voire iatrogéniques (inappétence ou nausées induites par les médicaments), et sont prédictives d'un plus mauvais pronostic cognitif [13.44].

Les troubles de la marche et de l'équilibre sont fréquents au cours de la maladie d'Alzheimer. Ils sont associés à de nombreuses comorbidités et traitements mais aussi aux lésions vasculaires sous-corticales éventuellement présentes et à l'atrophie hippocampique [13.45].

Le risque de crises convulsives est augmenté de 6 à 10 chez les patients Alzheimer comparés à des sujets de même âge [13.46]. Diagnostiquer une épilepsie partielle chez ces patients est parfois difficile, la symptomatologie pouvant être frustre et pas toujours dissociable des troubles cognitifs et psychocomportementaux liés à la maladie d'Alzheimer. Le risque de crise augmente avec la gravité de la maladie mais la récurrence des crises ne semble pas très élevée [13.46].

L'association de la maladie d'Alzheimer à d'autres pathologies cérébrales est fréquente, comme la co-occurrence avec des corps de Lewy [13.47] ou une maladie cérébrovasculaire. Les hypersignaux sous-corticaux sont fréquents au cours de la maladie d'Alzheimer prodromale ou démentielle [13.48,

13.49] et il existe un risque élevé d'accident vasculaire [13.50], notamment hémorragique chez les patients les plus jeunes [13.51]. L'angiopathie amyloïde pourrait être un facteur explicatif [13.52].

Conclusion

Le défi actuel est de poser le diagnostic de maladie d'Alzheimer avant le stade démentiel, ce qui se justifie par le bénéfice qu'apportent les traitements symptomatiques déjà disponibles, le plan de soins à mettre en œuvre et la perspective des traitements à venir. L'examen clinique par un praticien averti garde une place prépondérante et permet d'établir un diagnostic fiable.

Bibliographie

[13.1] McKhann G, Drachman D, Folstein M, Katzman R, Price D, Stadlan EM. Clinical diagnosis of Alzheimer's disease : report of the NINCDS-ADRDA Work Group under the auspices of Department of Health and Human Services Task Force on Alzheimer's Disease. Neurology 1984 ; 34 : 939-44.

[13.2] McKhann GM, Knopman DS, Chertkow H, Hyman BT, Jack CR Jr, Kawas CH *et al.* The diagnosis of dementia due to Alzheimer's disease : recommendations from the on diagnostic guidelines for Alzheimer's disease. Alzheimers Dement 2011 ; 7 : 263-9.

[13.3] Albert MS, De Kosky ST, Dickson D, Dubois B, Feldman HH, Fox NC *et al.* The diagnosis of mild cognitive impairment due to Alzheimer's disease : recommendations from the National Institute on Aging-Alzheimer's Association workgroups on diagnostic guidelines for Alzheimer's disease. Alzheimers Dement 2011 ; 7 : 270-9.

[13.4] Dubois B, Feldman HH, Jacova C, Dekosky ST, Barberger-Gateau P, Cummings J *et al.* Research criteria for the diagnosis of Alzheimer's disease : revising the NINCDS-ADRDA criteria. Lancet Neurol 2007 ; 6 : 734-46.

[13.5] Dubois B, Feldman HH, Jacova C, Hampel H, Molinuevo JL, Blennow K *et al.* Advancing research diagnostic criteria for Alzheimer's disease : the IWG-2 criteria. Lancet Neurol 2014 ; 13 : 614-29.

[13.6] Amieva H, Le Goff M, Millet X, Orgogozo JM, Pérès K, Barberger-Gateau P *et al.* Prodromal Alzheimer's disease : successive emergence of the clinical symptoms. Ann Neurol 2008 ; 64 : 492-8.

[13.7] Folstein MF, Folstein SE, McHugh PR. "Mini-mental state". A practical method for grading the cognitive state of patients for the clinician. J Psychiatr Res 1975 ; 12 : 189-98.

[13.8] Neumann PJ, Araki SS, Arcelus A, Longo A, Papadopoulos G, Kosik KS *et al.* Measuring Alzheimer's disease progression with transition probabilities : estimates from CERAD. Neurology 2001 ; 57 : 957-64.

[13.9] Marra C, Silveri MC, Gainotti G. Predictors of cognitive decline in the early stage of probable Alzheimer's disease. Dement Geriatr Cogn Disord 2000 ; 11 : 212-8.

[13.10] Stern Y. Cognitive reserve in ageing and Alzheimer's disease. Lancet Neurol 2012 ; 11 : 1006-12.

[13.11] Soto ME, Andrieu S, Cantet C, Reynish E, Ousset PJ, Arbus C *et al.* Predictive value of rapid decline in mini mental state examination in clinical practice for prognosis in Alzheimer's disease. Dement Geriatr Cogn Disord 2008 ; 26 : 109-16.

[13.12] Wilson RS, Gilley DW, Bennett DA, Beckett LA, Evans DA. Hallucinations, delusions, and cognitive decline in Alzheimer's disease. J Neurol Neurosurg Psychiatry 2000 ; 69 : 172-7.

[13.13] Cortes F, Nourhashémi F, Guérin O, Cantet C, Gillette-Guyonnet S, Andrieu S *et al.* Prognosis of Alzheimer's disease today : a two-year prospective study in 686 patients from the REAL-FR Study. Alzheimers Dement 2008 ; 4 : 22-9.

[13.14] Jost BC, Grossberg GT. The natural history of Alzheimer's disease : a brain bank study. J Am Geriatr Soc 1995 ; 43 : 1248-55.

[13.15] Dubois B, Feldman HH, Jacova C, Cummings JL, Dekosky ST, Barberger-Gateau P *et al.* Revising the definition of Alzheimer's disease : a new lexicon. Lancet Neurol 2010 ; 9 : 1118-27.

[13.16] Cummings JL, Mega M, Gray K, Rosenberg-Thompson S, Carusi DA, Gornbein J. The Neuropsychiatric Inventory : comprehensive assessment of psychopathology in dementia. Neurology 1994 ; 44 : 2308-14.

[13.17] Lyketsos CG, Lopez O, Jones B, Fitzpatrick AL, Breitner J, DeKosky S. Prevalence of neuropsychiatric symptoms in dementia and mild cognitive impairment: results from the cardiovascular health study. JAMA 2002 ; 288 : 1475-83.

[13.18] Gonfrier S, Andrieu S, Renaud D, Vellas B, Robert PH. Course of neuropsychiatric symptoms during a 4-year follow up in the REAL-FR cohort. J Nutr Health Aging 2012 ; 16 : 134-7.

[13.19] Gallagher D, Coen R, Kilroy D, Belinski K, Bruce I, Coakley D *et al.* Anxiety and behavioural disturbance as markers of prodromal Alzheimer's disease in patients with mild cognitive impairment. Int J Geriatr Psychiatry 2011 ; 26 : 166-72.

[13.20] Barberger-Gateau P, Fabrigoule C, Helmer C, Rouch I, Dartigues JF. Functional impairment in instrumental activities of daily living : an early clinical sign of dementia ? J Am Geriatr Soc 1999 ; 47 : 456-62.

[13.21] Katz S, Ford AB, Moskowitz RW, Jackson BA, Jaffe MW. Studies of illness in the aged. The index of ADL : a standardized measure of biological and psychosocial function. JAMA 1963 ; 185 : 914-9.

[13.22] Lawton MP, Brody EM. Assessment of older people : self-maintaining and instrumental activities of daily living. Gerontologist 1969 ; 9 : 179-86.

[13.23] Guyant-Maréchal L, Campion D, Hannequin D. Alzheimer disease : autosomal dominant forms. Rev Neurol 2009 ; 165 : 223-31.

[13.24] Dubois B, Touchon J, Portet F, Ousset PJ, Vellas B, Michel B. "The 5 words" : a simple and sensitive test for the diagnosis of Alzheimer's disease. Presse Med 2002 ; 31 : 1696-9.

[13.25] Tapiola T, Alafuzoff I, Herukka SK, Parkkinen L, Hartikainen P, Soininen H *et al.* Cerebrospinal fluid {beta}-amyloid 42 and tau proteins as biomarkers of Alzheimer-type pathologic changes in the brain. Arch Neurol 2009 ; 66 : 382-9.

[13.26] Ikonomovic MD, Klunk WE, Abrahamson EE, Mathis CA, Price JC, Isopelas ND *et al. Post-mortem* correlates of *in vivo* PiB-PET amyloid imaging in a typical case of Alzheimer's disease. Brain 2008 ; 131 (Pt 6) : 1630-45.

[13.27] Whitwell JL, Josephs KA, Murray ME, Kantarci K, Przybelski SA, Weigand SD *et al.* MRI correlates of neurofibrillary tangle pathology at autopsy. Neurology 2008 ; 71 : 743-9.

[13.28] Jack CR Jr, Dickson DW, Parisi JE, Xu YC, Cha RH, O'Brien PC *et al. Antemortem* MRI findings correlate with hippocampal neuropathology in typical aging and dementia. Neurology 2002 ; 58 : 750-7.

[13.29] Vemuri P, Whitwell JL, Kantarci K, Josephs KA, Parisi JE, Shiung MS *et al. Antemortem* MRI based STructural Abnormality iNDex (STAND)-scores correlate with *post-mortem* Braak neurofibrillary tangle stage. NeuroImage 2008 ; 42 : 559-67.

[13.30] Hoffman JM, Welsh-Bohmer KA, Hanson M, Crain B, Hulette C, Earl N *et al.* FDG PET imaging in patients with pathologically verified dementia. J Nucl Med 2000 ; 41 : 1920-8.

[13.31] Van der Flier WM, Pijnenburg YA, Fox NC, Scheltens P. Early-onset *versus* late-onset Alzheimer's disease : the case of the missing APOE ε4 allele. Lancet Neurol 2011 ; 10 : 280-8.

[13.32] Murray ME, Graff-Radford NR, Ross OA, Petersen RC, Duara R, Dickson DW. Neuropathologically defined subtypes of Alzheimer's disease with distinct clinical characteristics : a retrospective study. Lancet Neurol 2011 ; 10 : 785-96.

[13.33] Mendez MF, Lee AS, Joshi A, Shapira JS. Nonamnestic presentations of early-onset Alzheimer's disease. Am J Alzheimers Dis Other Demen 2012 ; 27 : 413-20.

[13.34] Alladi S, Xuereb J, Bak T, Nestor P, Knibb J, Patterson K *et al.* Focal cortical presentations of Alzheimer's disease. Brain 2007 ; 130 (Pt 10) : 2636-45.

[13.35] Galton CJ, Patterson K, Xuereb JH, Hodges JR. Atypical and typical presentations of Alzheimer's disease : a clinical, neuropsychological, neuroimaging and pathological study of 13 cases. Brain 2000 ; 123 (Pt 3) : 484-98.

[13.36] Braak H, Braak E. Neuropathological stageing of Alzheimer-related changes. Acta Neuropathol 1991 ; 82 : 239-59.

[13.37] Delacourte A, David JP, Sergeant N, Buée L, Wattez A, Vermersch P *et al.* The biochemical pathway of neurofibrillary degeneration in aging and Alzheimer's disease. Neurology 1999 ; 52 : 1158-65.

[13.38] Sarazin M, Berr C, De Rotrou J, Fabrigoule C, Pasquier F, Legrain S *et al.* Amnestic syndrome of the medial temporal type identifies prodromal AD : a longitudinal study. Neurology 2007 ; 69 : 1859-67.

[13.39] Josephs KA, Duffy JR, Strand EA, Whitwell JL, Layton KF, Parisi JE *et al.* Clinicopathological and imaging correlates of progressive aphasia and apraxia of speech. Brain 2006 ; 129 (Pt 6) : 1385-98.

[13.40] Kertesz A, McMonagle P, Blair M, Davidson W, Munoz DG. The evolution and pathology of frontotemporal dementia. Brain J Neurol 2005 ; 128 : 1996-2005.

[13.41] Gorno-Tempini ML, Brambati SM, Ginex V, Ogar J, Dronkers NF, Marcone A *et al.* The logopenic/phonological variant of primary progressive aphasia. Neurology 2008 ; 71 : 1227-34.

[13.42] Rohrer JD, Rossor MN, Warren JD. Alzheimer's pathology in primary progressive aphasia. Neurobiol Aging 2012 ; 33 : 744-52.

[13.43] Beard CM, Kokmen E, Sigler C, Smith GE, Petterson T, O'Brien PC. Cause of death in Alzheimer's disease. Ann Epidemiol 1996 ; 6 : 195-200.

[13.44] Soto ME, Secher M, Gillette-Guyonnet S, Abellan Van Kan G, Andrieu S, Nourhashemi F *et al.* Weight loss and rapid cognitive decline in community-dwelling patients with Alzheimer's disease. J Alzheimers Dis 2012 ; 28 : 647-54.

[13.45] Annweiler C, Beauchet O, Celle S, Roche F, Annweiler T, Allali G *et al.* Contribution of brain imaging to the understanding of gait disorders in Alzheimer's disease : a systematic review. Am J Alzheimers Dis Other Demen 2012 ; 27 : 371-80.

[13.46] Pandis D, Scarmeas N. Seizures in Alzheimer disease : clinical and epidemiological data. Epilepsy Curr 2012 ; 12 : 184-7.

[13.47] Deramecourt V, Bombois S, Maurage CA, Ghestem A, Drobecq H, Vanmechelen E *et al.* Biochemical staging of synucleinopathy and amyloid deposition in dementia with Lewy bodies. J Neuropathol Exp Neurol 2006 ; 65 : 278-88.

[13.48] Barber R, Scheltens P, Gholkar A, Ballard C, McKeith I, Ince P *et al.* White matter lesions on magnetic resonance imaging in dementia with Lewy bodies, Alzheimer's disease, vascular dementia, and normal aging. J Neurol Neurosurg Psychiatry 1999 ; 67 : 66-72.

[13.49] Bombois S, Debette S, Delbeuck X, Bruandet A, Lepoittevin S, Delmaire C *et al.* Prevalence of subcortical vascular lesions and association with executive function in mild cognitive impairment subtypes. Stroke 2007 ; 38 : 2595-7.

[13.50] Chi NF, Chien LN, Ku HL, Hu CJ, Chiou HY. Alzheimer disease and risk of stroke : a population-based cohort study. Neurology 2013 ; 80 : 705-11.

[13.51] Tolppanen AM, Lavikainen P, Solomon A, Kivipelto M, Soininen H, Hartikainen S. Incidence of stroke in people with Alzheimer disease : a national register-based approach. Neurology 2013 ; 80 : 353-8.

[13.52] De Reuck J, Deramecourt V, Cordonnier C, Leys D, Maurage CA, Pasquier F. The impact of cerebral amyloid angiopathy on the occurrence of cerebrovascular lesions in demented patients with Alzheimer features : a neuropathological study. Eur J Neurol 2011 ; 18 : 913-8.

Chapitre 14

Neuropsychologie de la maladie d'Alzheimer

V. Hahn

La maladie d'Alzheimer (MA), longtemps désignée démence de type Alzheimer (DTA) selon les critères diagnostiques disponibles [14.1], est depuis peu mieux identifiée précocement grâce à l'utilisation de biomarqueurs, tant au stade prédémentiel [14.2] que sous ses formes cliniques plus atypiques [14.3, 14.4]. Le profil neuropsychologique des différentes formes cliniques de MA témoigne d'atteintes spécifiques de réseaux neuronaux objectivées par l'imagerie morphologique et métabolique [14.5-14.7] *(fig. 14.1)*.

FIGURE 14.1 Les différentes formes de MA.

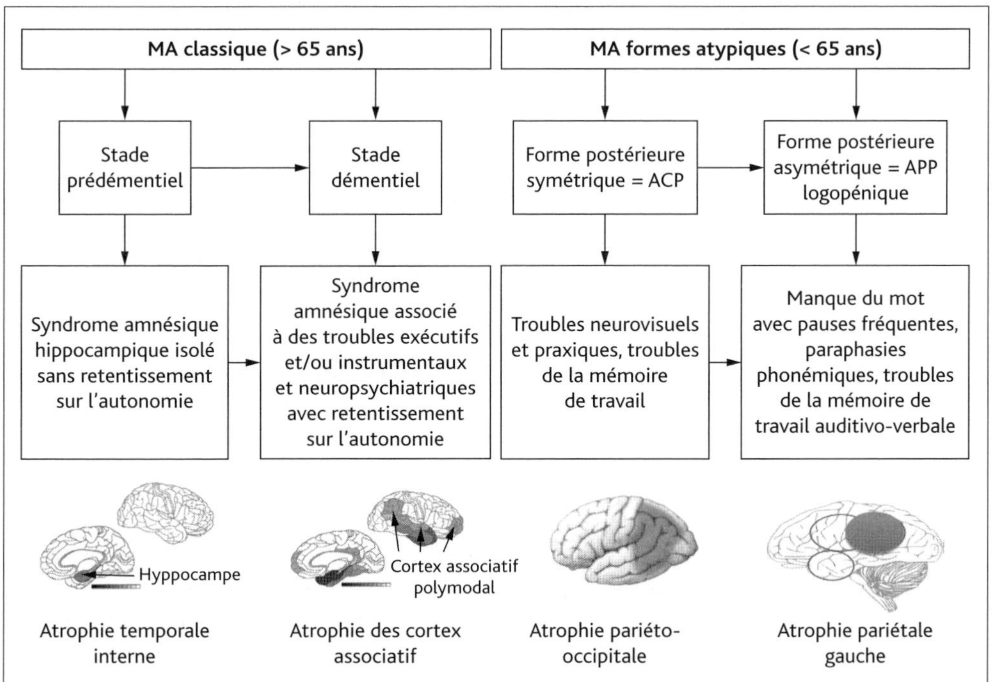

La forme la plus classique est caractérisée par une atteinte primaire de la mémoire épisodique et commence généralement après l'âge de 65 ans, tandis que les formes atypiques dont le phénotype clinique est un syndrome cortical focal non amnésique concernent plutôt les personnes plus jeunes [14.8].

Phénotype classique de la MA

Stade prédémentiel

La caractéristique clinique principale est l'atteinte primaire de la mémoire épisodique qui donne lieu à un syndrome amnésique de type temporal interne ou hippocampique, défini [14.9] par :

- un déficit du rappel libre malgré un encodage renforcé ;
- une inefficacité de l'indiçage ;
- ou une atteinte des capacités de reconnaissance ;
- la présence d'intrusions.

Ces critères précisent la pertinence d'utiliser des tests de mémoire spécifiques tels que le RL/RI 16 items [14.10] afin d'identifier les différentes étapes de la mémorisation et d'isoler les processus de stockage spécifiquement déficitaires dans le cadre d'une atteinte temporale interne.

Pour ce faire, il est essentiel de distinguer l'étape d'encodage dépendante des régions pariétales (impliquant la mémoire de travail dans sa composante de rétention à court terme) de l'étape de récupération dépendante des régions préfrontales (impliquant la mémoire de travail dans sa composante exécutive lors de la mise en place de stratégies de recherche), respectivement par un renforcement et le contrôle de l'encodage, d'une part, et par l'étude des capacités de récupération spontanée (rappels libres) confrontées à la réactivité aux indices de rappel, d'autre part.

La présence de faux souvenirs spontanés (intrusions) ou provoqués (fausses reconnaissances) est également très contributive à la définition du syndrome amnésique de type hippocampique.

Ce syndrome amnésique reste relativement isolé au stade prédémentiel de la maladie ; de discrets troubles de la mémoire de travail sont toutefois acceptés [14.11], puis s'accompagnent progressivement d'autres troubles cognitifs témoignant de l'atteinte des cortex associatifs, ainsi que des troubles neuropsychiatriques [14.4]. L'apathie est le trouble neuropsychiatrique le plus fréquent dès le stade prédémentiel et représente un facteur de risque de conversion vers le stade démentiel [14.12].

Stade démentiel ou forme sévère de MA

Pour évoquer une MA, deux domaines cognitivocomportementaux au moins doivent être touchés [14.4] :

- atteinte des capacités d'apprentissage de nouvelles informations (déficit antérograde) ou du rappel des souvenirs, s'exprimant par des oublis d'événements, due à l'aggravation d'un syndrome amnésique de type hippocampique déjà présent dès le stade prédémentiel ;
- atteinte des fonctions exécutives, incluant une baisse des capacités de raisonnement, de jugement et de traitement de tâches complexes (incluant une mauvaise compréhension des règles de sécurité, une incapacité à gérer ses finances, à prendre des décisions, à planifier des activités complexes) ;

- atteinte des fonctions postérieures, comprenant un déficit pour les capacités :
  - visuospatiales : incapacité de trouver des objets face à soi malgré une bonne acuité visuelle (syndrome de Balint) ;
  - visuoperceptives : incapacité à reconnaître des visages (prosopagnosie) ou des objets communs (agnosie visuelle) ;
  - praxiques : incapacité à utiliser des outils simples (apraxie idéatoire) ou à s'habiller (apraxie de l'habillage) ;
- atteinte du langage : manque du mot, troubles de la lecture et de l'écriture, troubles de la compréhension ;
- modification de la personnalité, du comportement, s'exprimant par des fluctuations de l'humeur ou une agitation, une apathie, une perte d'empathie, des comportements obsessionnels compulsifs, un retrait social.

Formes atypiques de MA ou atteinte focale corticale non amnésique

Atrophie corticale postérieure

L'atrophie corticale postérieure (ACP), appelée aussi syndrome de Benson [14.13], se définit par une atteinte spécifique des traitements neurovisuels touchant les deux voies de traitement visuel, « dorsale » et/ou « ventrale », et épargnant la mémoire épisodique et les fonctions exécutives. La voie « dorsale » ou voie du *« where »* prend en charge la localisation spatiale et justifie les troubles visuospatiaux tels que ceux rassemblés dans le syndrome de Balint, et serait préférentiellement atteinte dans l'ACP [14.14]. Par contraste, la voie « ventrale » ou voie du *« what »*, plus rarement touchée, prend en charge l'identification visuelle et rend compte de troubles visuoperceptifs tels que ceux observés dans l'agnosie visuelle.

La symptomatologie clinique de l'ACP peut être classée en trois grands sous-groupes [14.8] :

- syndrome bipariétal : apraxie, troubles visuospatiaux, agraphie, syndrome de Balint avec préservation des capacités perceptives élémentaires telles que la reconnaissance d'objets et la lecture ;
- syndrome occipitotemporal : alexie, agnosie aperceptive et prosopagnosie ;
- variante visuelle : atteinte visuelle primaire et atteinte des capacités perceptives primaires.

Les symptômes cliniques les plus fréquents dans l'ACP sont [14.5] :

- la symptomatologie bipariétale [14.15], avec prédominance de l'atteinte pariétale inférieure gauche, incluant :
  - les troubles de la mémoire de travail ;
  - l'apraxie gestuelle ;
  - le syndrome de Gestmann avec une nette prédominance de l'agraphie et de l'acalculie ;
  - l'aphasie ;
- la symptomatologie occipitopariétale bilatérale :
  - le syndrome de Balint avec une nette prédominance de la simultanagnosie ;
  - plus rarement l'alexie agnosique.

La complexité de ces troubles neuropsychologiques rend souvent difficile leur identification au stade précoce.

APP logopénique

L'aphasie progressive primaire logopénique est une atteinte primaire du langage qui s'inscrit dans le cadre des APP [14.16], dont trois variantes cliniques sont à présent identifiées *(tab. 14.1)* [14.17] :

- APP variante agrammatique ;
- APP variante sémantique ;
- APP variante logopénique.

TABLEAU 14.1 ▼ Les 3 variantes d'APP [14.18].

	APP Variante agrammatique	**APP Variante sémantique**	**APP Variante logopénique**
Caractéristiques cliniques principales	Discours non fluent Agrammatisme, troubles arthriques ou apraxie de la parole Paraphasies phonétiques et troubles de la répétition de mots	Discours fluent Atteinte sémantique : défaut de dénomination et compréhension de mots simples, paraphasies sémantiques	Manque du mot en langage spontané et en dénomination Défaut de répétition de phrases (effet de longueur) Paraphasies phonémiques
Troubles neuropsychiatriques associés (Rohrer et Warren, 2010)	Apathie, agitation, dépression	Irritabilité, désinhibition, dépression, troubles du comportement alimentaire	Anxiété, irritabilité, agitation et apathie
Similarités avec les aphasies vasculaires	Aphasie de Broca	Aphasie de Wernicke	Aphasie de conduction
Régions atrophiées à l'IRM	Fronto-insulaire postérieure gauche	Bitemporale antérieure	Pariétale gauche
Diagnostic histopathologique le plus fréquent	DLFT	DLFT	MA

Les deux premières variantes sont plus proches histopathologiquement des dégénérescences lobaires frontotemporales (DLFT) alors que la troisième est plus caractéristique de la MA.

Cette troisième variante des APP dite « logopénique », mode d'entrée possible de la MA sous une forme unihémisphérique [14.14, 14.19], présente les caractéristiques cliniques suivantes [14.18] :

- *signes positifs :*
  - manque du mot observé dans le discours spontané et en dénomination. Le discours spontané est caractérisé par un ralentissement du débit avec des pauses fréquentes dues au manque du mot sévère. Des paraphasies phonémiques sont présentes ;
  - troubles de la répétition de phrases justifiés par l'effet de longueur liés aux troubles sévères de la mémoire de travail ;
- *signes négatifs :*
  - absence de troubles de la compréhension (sémantique préservée) ;
  - absence de troubles arthriques (pas de *speech apraxia*) ;
  - absence d'agrammatisme : les phrases sont courtes mais grammaticalement correctes.

Conclusion

La MA, longtemps décrite comme une maladie de la mémoire, se présente sous différentes formes cliniques pour lesquelles une évaluation neuropsychologique bien menée, confrontée aux biomarqueurs, reste essentielle tant sur le plan diagnostique que sur le plan de la prise en charge [14.20] (*voir chapitre 23*). D'autres formes atypiques plus rares ont également été identifiées, telles que la variante frontale [14.3], qui pourrait s'observer dans les formes génétiques de MA avec la mutation préséniline-1 [14.21].

Bibliographie

[14.1] McKhann G, Drachman D, Folstein M, Katzman R, Price D, Stadlan EM. Clinical diagnosis of Alzheimer's disease : report of the NINCDS-ADRDA Work Group under the auspices of Departement of Health and Human Services Task Force on Alzheimer's disease. Neurology 1984 ; 34 : 939-44.

[14.2] Dubois B, Feldman HH, Jacova C, Dekosky ST, Barberger-Gateau P, Cummings J *et al*. Research criteria for the diagnosis of Alzheimer's disease : revising the NINCDS-ADRDA criteria. Lancet Neurol 2007 ; 8 : 734-46.

[14.3] Dubois B, Feldman HH, Jacova C, Cummings JL, Dekosky ST, Barberger-Gateau P *et al*. Revising the definition of Alzheimer's disease : a new lexicon. Lancet Neurol 2010 ; 9 : 1118-27.

[14.4] McKhann GN, Knopman DS, Chertkow H, Hyman BT, Jack CR, Kawas CH *et al*. The diagnosis of dementia due to Alzheimer's disease : recommendations from the National Institute on Aging and the Alzheimer's Association workgroup. Alzheimers Dement 2011 ; 7 : 263-9.

[14.5] Kas A, de Souza LC, Samri D, Bartolomeo P, Lacomblez L, Kalafat M *et al*. Neural correlates of cognitive impairment in posterior cortical atrophy. Brain 2011 ; 134 (Pt 5) : 1464-78.

[14.6] Kas A, Uspenskaya O, Lamari F, de Souza LC, Habert MO, Dubois B *et al*. Distinct brain perfusion pattern associated with CSF biomarkers profile in primary progressive aphasia. J Neurol Neurosurg Psychiatry 2012 ; 83 : 695-8.

[14.7] Sarazin M, Berr C, De Rotrou J, Fabrigoule C, Pasquier F, Legrain S *et al*. Amnestic syndrome of the medial temporal type identifies prodromal AD : a longitudinal study. Neurology 2007 ; 69 : 1859-67.

[14.8] Alladi S, Xuereb J, Bak T, Nestor P, Knibb J, Patterson K *et al*. Focal cortical presentations of Alzheimer's disease. Brain 2007 ; 130 : 2636-45.

[14.9] Dubois B, Albert M. Amnestic MCI or prodromal Alzheimer's disease ? Lancet Neurol 2004 ; 3 : 246-8.

[14.10] Van der Linden M, Coyette F, Poitrenaud J, Kalafat M, Calacis F, Wyns C *et al*., et les membres du GREMEM. L'épreuve de rappel libre/rappel indicé à 16 items (RL/RI-16). *In :* Van der Linden M, Adam S, Agniel A, Antérion-Thomas C, Baisset-Mouly C, Coyette F *et al*., eds. L'évaluation des troubles de la mémoire. Marseille : Solal, 2004.

[14.11] Dubois B, Hahn-Barma V, Beato R. Déclin cognitif léger ou maladie d'Alzheimer au stade prédémentiel ? Année Gérontologique 2001 ; 15 : 157-62.

[14.12] Robert PH, Berr C, Volteau M, Bertogliati C, Benoit M, Sarazin M *et al*., and the members of the PreAL study. Apathy in patients with mild cognitive impairment and the risk of developing dementia of Alzheimer's disease. A one-year follow-up study. Clin Neurol Neurosurg 2006 ; 108 : 733-6.

[14.13] Benson DF, Davis RJ, Snyder BD. Posterior cortical atrophy. Arch Neurol 1988 ; 45 : 789-93.

[14.14] McMonagle P, Deering F, Berliner Y, Kertesz A. The cognitive profile of posterior cortical atrophy. Neurology 2006 ; 66 : 331-8.

[14.15] Mackenzie-Ross SJ, Graham N, Stuart-Green L, Prins M, Patterson K, Hodges JR. Progressive biparietal atrophy : an atypical presentation of Alzheimer's disease. J Neurol Neurosurg Psychiatry 1996 ; 61 : 388-95.

[14.16] Mesulam MM, Weintraub S. Spectrum of primary progressive aphasia. Baillieres Clin Neurol 1992 ; 1 : 583-609.

[14.17] Gorno-Tempini ML, Dronkers NF, Rankin KP, Ogar JM, Phengrasamy L, Rosen HJ *et al*. Cognition and anatomy in three variants of primary progressive aphasia. Ann Neurol 2004 ; 55 : 335-46.

[14.18] Gorno-Tempini ML, Hillis AE, Weintraub S, Kertesz A, Mendez M, Cappa SF *et al*. Classification of primary progressive aphasia an its variants. Neurology 2011 : 76 : 1006-14.

[14.19] Rohrer JD, Rossor MN, Warren JD. Alzheimer's pathology in primary progressive aphasia. Neurobiol Aging 2012 ; 33 : 744-52.

[14.20] Hahn-Barma V. L'évaluation neuropsychologique dans le cadre des démences neurodégénératives : illustration avec la maladie d'Alzheimer. Prat Psychol 2005 ; 11 : 307-17.

[14.21] Mendez MF, McMurtray A. Frontotemporal dementia-like phenotypes associated with presenilin-1 mutations. Am J Alzheimers Dis Other Demen 2006 ; 21 : 281-6.

Chapitre

15

Génétique de la maladie d'Alzheimer

D. Wallon, D. Hannequin, D. Campion

L'étude de la génétique de la maladie d'Alzheimer au cours des 20 dernières années a permis l'identification, dans les formes autosomiques dominantes, de plusieurs anomalies génétiques responsables, et dans les formes sporadiques de plusieurs facteurs de risques génétiques. Les formes autosomiques dominantes représentent moins de 1 % de la totalité des MA [15.1] mais sont déterminantes pour la compréhension physiopathologique. Elles sont dues à des mutations ou duplications du gène *APP* ou à des mutations des gènes *PSEN1* et *PSEN2* [15.2]. L'étude des conséquences des mutations de ces trois gènes a permis de comprendre la cascade amyloïde (*voir chapitre 18*) en la plaçant comme événement principal responsable de la maladie. Par ailleurs, différents facteurs de risques génétiques sont maintenant bien identifiés, largement dominés par le gène de l'*APOE*, conférant un risque majeur [15.3] de développer une MA. Les études d'association pangénomique (GWA) sont plus récemment à l'origine de la découverte d'une série d'autres facteurs de risques génétiques associés à la MA.

Mutations de *PSEN1*

Le gène codant pour la préséniline-1 (*PSEN1*), identifié en 1995, est le plus fréquemment impliqué dans la MA autosomique dominante. Actuellement, plus de 180 mutations de *PSEN1* ont été rapportées dans *Alzheimer Disease and Fronto-Temporal Dementia Mutation Database* (http://www.molgen.ua.ac.be/ADMutations/). Il s'agit pour la plupart de mutations ponctuelles de type faux-sens, et plus rarement de mutations d'épissage au niveau de l'intron 8, entraînant une délétion de l'exon 9.

L'âge de début moyen associé aux mutations *PSEN1* est de 43,6 ans, avec plus de 50 % des patients âgés de moins de 40 ans [15.4]. Il existe cependant une importante diversité des âges de début intermutations, avec un début avant 30 ans pour p.Pro117Leu et p.Ser170Phe [15.5, 15.6] et jusqu'à 60 ans pour p.Met139Thr, p.Leu262Val, p.Glu273Gly et p.Cys410Tyr [15.4]. La présentation amnésique est la plus fréquente : 78 % des patients [15.4]. L'imagerie structurale par IRM montre très fréquemment une atrophie hippocampique bilatérale et l'imagerie fonctionnelle révèle un profil d'hypoperfusion ou d'hypométabolisme dans les régions temporopariétales classique d'une MA. Des troubles comportementaux au premier plan sont également rencontrés avec certaines mutations de *PSEN1* : p.Leu113Pro [15.7], p.Thr116Ile, p.Met139Lys, p.Met139Thr, p.Trp165Cys, p.Leu173Trp, p.His214Tyr, p.Glu280Gly, la délétion partielle de l'exon 9 et p.Arg377Trp [15.4]. D'autres mutations comme p.Gly183Val, p.Met146Leu, p.Leu226Phe et p.Leu424His [15.8] ont également été décrites avec ce phénotype comportemental.

Les myoclonies et les crises d'épilepsie sont des symptômes classiques dans la MA sporadique. Il s'agit cependant de manifestations apparaissant tardivement dans l'évolution. Au contraire, dans les formes familiales, elles semblent plus fréquentes et beaucoup plus précoces [15.9]. Dans cette série de patients porteurs d'une mutation de *PSEN1*, 12,6 % des patients avaient une épilepsie ou des myoclonies précoces [15.4]. Les premières crises peuvent être inaugurales et précèdent alors l'apparition des symptômes cognitifs.

Une paraplégie spastique associée à la MA est rencontrée dans près de 10 % des cas [15.4]. Elle a été décrite avec une vingtaine de mutations différentes de *PSEN1* : délétion ΔI83-M84, insertion InsFI, p.Leu85Pro, p.Tyr154Asn, p.Phe237Ile, p.Val261Phe, p.Pro264Leu, p.Arg278Thr, p.Arg278Lys, p.Glu280Gly, p.Pro284Leu, p.Thr291Pro, p.Pro436Gln et des délétions partielles de l'exon 9 [15.10]. La paraparésie peut être contemporaine des troubles cognitifs ou les précéder de plusieurs années. À l'imagerie cérébrale, une leucopathie périventriculaire [15.11] ou juxtacorticale [15.12] est souvent rapportée.

Plus rarement, une ataxie cérébelleuse peut survenir au cours de l'évolution d'une MA liée à *PSEN1*. Différentes mutations ont été rapportées associées à ce phénotype : p.Pro117Ala, p.Ile143Thr, p.Met139Val, p.Glu280Ala, p.Leu166Pro, p.Leu282Val [15.13-15.17]. L'ataxie peut être contemporaine des troubles cognitifs ou inaugurale.

Sur le plan neuropathologique, il est très fréquemment rencontré, outre les lésions habituelles de MA en grande quantité, des plaques arrondies distinctes des plaques séniles, de grande taille, appelées plaques « *cotton wool* » [15.18]. Elles sont principalement constituées de peptides Aβ42, sans cœur amyloïde dense et sans pathologie neuritique en périphérie. Plusieurs hypothèses ont été avancées pour expliquer le lien entre ces mutations de *PSEN1* et le type de plaques mais aucune ne permettait d'expliquer complètement leur présence pour l'ensemble des mutations [15.10].

Mutations de *PSEN2*

Beaucoup plus rares que celles de *PSEN1*, les mutations de *PSEN2* sont actuellement listées au nombre de 13 sur le site *Alzheimer Disease and Fronto-Temporal Dementia Mutation Database*. Près de 70 % d'entre elles ont une pathogénicité avérée, reposant essentiellement sur la coségrégation intrafamiliale de la mutation, sur la conservation du codon impliqué entre *PSEN1* et *PSEN2*, les propriétés physico-chimiques de l'acide aminé substitué ou le niveau de production d'Aβ [15.19].

Le phénotype rencontré est celui d'une MA classique avec des âges de début plus tardifs que ceux associés aux mutations *PSEN1*. Dans une série [15.4], les troubles débutaient entre 47 et 69 ans, mais il est décrit des formes débutant jusqu'à 85 ans [15.20]. Dans la plus grande série comportant 101 cas de 11 familles portant la mutation p.Asp141Ile, l'âge de début moyen était de 53,7 ans (39 à 75 ans) et le décès survenait en moyenne autour de 64,2 ans (43 à 88 ans) [15.21]. Ces écarts imposent donc une certaine prudence pour évoquer le pourcentage de pénétrance complète avec une mutation de *PSEN2*.

Mutations d'*APP*

Les premières mutations décrites responsables de MA autosomiques dominantes sont celles du gène *APP* [15.22]. Les mutations *APP* correspondent au niveau protéique soit aux sites de clivage, soit à la séquence codante pour le peptide Aβ et influencent son métabolisme de plusieurs façons. Actuellement, 25 mutations de type faux-sens et considérées comme pathogènes ont été répertoriées. Ces mutations agissent sur l'agrégation du peptide Aβ de trois manières différentes :

- la production excessive de fragments Aβ40 et Aβ42 pour les mutations concernant le site de clivage β-sécrétase ;

- la modification du rapport de concentration entre ces 2 peptides pour les mutations du site de clivage γ-sécrétase ;
- l'augmentation de l'agrégabilité pour les mutations de la région codante [15.23, 15.24].

Le phénotype habituel est celui d'une MA, avec des âges de début très variables, de 37 à 64 ans par exemple pour la mutation Val717Ile, la plus fréquente. De même, les autres mutations situées sur ce même codon s'accompagnent du même phénotype [15.9]. À l'autre extrémité du peptide Aβ, une double mutation située sur les codons 670 et 671 remplace la séquence lysine/méthionine par asparagine/leucine. Les différents phénotypes associés à ces altérations, qui portent le nom de « Swedish APP », sont soit des troubles mnésiques, soit un tableau psychiatrique avec délire paranoïde. Un troisième type de mutation affecte la séquence d'Aβ, comme par exemple la mutation connue sous le nom d'« Iowa APP » ou p.Asp694Asn. Elle est responsable là encore d'un déclin cognitif progressif, parfois associé à la survenue d'hémorragie cérébrale secondaire à l'AAC (angiopathie amyloïde cérébrale) [15.25]. Ce phénotype est également fréquemment rencontré dans la forme « Artic APP » ou p.Glu693Gly. Enfin la mutation p.Ala673Val présente une pathogénicité originale. C'est-à-dire qu'elle entraînerait une MA à l'état homozygote mais les apparentés porteurs hétérozygotes ne présenteraient aucun trouble [15.26]. Les auteurs rapportent cette mutation *APP* comme la première de type récessif impliquée dans une forme familiale de MA. Des études complémentaires sont toutefois nécessaires pour valider totalement sa pathogénicité.

Lors de l'examen neuropathologique de sujets porteurs de mutation *APP*, une angiopathie amyloïde cérébrale (AAC) est très souvent rencontrée. En effet, cette AAC est décrite avec les mutations « Flemish APP » (p.Ala692Gly), « Italian APP » (p.Gly693Lys), « Iowa APP » (p.Asp694Asn), et « Artic APP » (p.Glu693Gly) de façon plus ou moins sévère. Elle est responsable d'hémorragies intracérébrales et méningées se traduisant par des déficits neurologiques focaux itératifs. L'examen neuropathologique révèle de sévères lésions affectant les artères cérébrales et méningées avec dépôts d'Aβ40 et 42 dans la paroi des vaisseaux. L'IRM permet le plus souvent de constater cette AAC par l'existence d'une leucopathie parfois sévère visible en séquence FLAIR et de nombreux *microbleeds* corticaux et sous-corticaux visibles en séquence T2* ou SWAN [15.27].

Duplications d'*APP*

Les duplications du locus du gène *APP* ont été identifiées dans une vingtaine de familles [15.4, 15.28-15.32]. Cette anomalie quantitative est responsable d'une surexpression de la protéine APP, entraînant elle-même l'augmentation de production de peptides Aβ [15.33]. Les duplications sont de taille variable, allant de 0,29 Mb à 15,50 Mb, et le phénotype reste indépendant de la taille. En effet dans une famille néerlandaise, la duplication ne concernait que l'APP, excluant l'implication potentielle des gènes adjacents [15.34]. De même, l'*APP* étant localisé sur le chromosome 21, sa duplication suffit à expliquer que les patients trisomique 21 présentent précocement les lésions de la maladie d'Alzheimer.

Les patients présentent en grande majorité un déclin cognitif débutant entre 41 et 65 ans [15.4], et évoluant progressivement vers une démence. Les troubles en mémoire épisodique concernent 71 % des patients porteurs d'une duplication [15.4]. Les lésions neuropathologiques rencontrées dans la trisomie 21 après 60 ans et dans les duplications d'APP sont très similaires. Les plaques amyloïdes concernent dans la majorité des cas l'ensemble du cortex cérébral : hippocampique, limbique et l'ensemble de l'isocortex. Ces plaques amyloïdes peuvent parfois s'organiser en « pétales de rose » dans la corne d'Ammon. Les DNF et les neurites dystrophiques sont également très fréquentes et intéressent de manière sévère l'ensemble du cortex cérébral.

De façon similaire à certaines mutations d'*APP*, l'AAC constitue un phénotype fréquemment associé aux duplications d'*APP*. Celle-ci s'exprime par des déficits neurologiques brutaux liés à la survenue des hémorragies cérébrales et parfois méningées. Les topographies sont corticales lorsqu'ils sont de petites tailles, ou corticales et sous-corticales dans le cas d'hémorragie intracérébrale sévère, alors le plus souvent associée à une inondation ventriculaire ou sous-arachnoïdienne. L'imagerie cérébrale confirme le cas échéant l'hémorragie intracrânienne et permet de montrer la présence de *microbleeds* en séquence T2* ou SWI. Cette AAC est très fréquemment associée à une leucopathie d'intensité variable, avec 2 topographies privilégiées : périventriculaire en plages progressivement confluentes, et juxtacorticale punctiforme ou en plages.

Les crises comitiales constituent un troisième phénotype fréquemment associé aux duplications d'*APP*. Cette épilepsie peut être secondaire aux lésions ischémiques et hémorragiques de ces patients mais cette hypothèse paraît insuffisante pour expliquer l'ensemble des cas. En effet l'épilepsie peut être révélatrice de la pathologie, parfois plusieurs années avant le déclin cognitif et en l'absence d'événement vasculaire cérébral [15.4, 15.32]. Une autre hypothèse serait que l'angiopathie amyloïde puisse entraîner ces manifestations comitiales ou que la surproduction de peptides Aβ entraîne une toxicité neuronale capable de perturber les équilibres électrophysiologiques de certains réseaux neuronaux.

Enfin le phénotype peut correspondre à un tableau clinique de démence à corps de Lewy [15.30, 15.34]. Dans ce dernier cas, l'examen neuropathologique peut révéler la présence de corps de Lewy intra et extracellulaires associée à la pathologie amyloïde habituelle.

Facteurs de risques génétiques

Dans le cas des formes sporadiques de la maladie, dont l'âge de début est classiquement plus tardif, différents facteurs de risques génétiques sont connus [15.35] dont le principal est l'allèle ε4 du gène *APOE (APOE4)*, codant pour l'apolipoprotéine E. Ainsi 10 % des porteurs d'un allèle *APOE4* ayant atteint l'âge de 75 ans développeront une MA et 33 % s'ils sont homozygotes *APOE4/E4* [15.3]. L'importance de ce facteur de risque est attestée par de nombreuses études épidémiologiques [15.36]. Plusieurs hypothèses sont avancées pour expliquer le lien physiopathologique entre l'isoforme ApoE4 et l'apparition de lésions de la maladie. Il semblerait que cette protéine interagisse avec le peptide Aβ en modifiant ses capacités d'agrégation et sa clairance mais elle pourrait également intervenir dans la plasticité neuronale ou la neuro-inflammation [15.37]. Les études d'association pangénomique ou *Genomic Wide Association* (GWA) menées actuellement ont identifié des polymorphismes sur trois autres gènes [15.35, 15.38] : *CLU* (également appelé *APOJ*), *PICALM* et *CR1*, conférant un risque faible, avec des odds-ratios de l'ordre de 1,15 à 1,20. Ces données ont rapidement été confirmées par d'autres études et méta-analyses [15.39, 15.40]. Les protéines codées par *CLU* et *CR1* seraient indirectement impliquées dans les processus d'élimination du peptide Aβ [15.41, 15.42]. Le rôle de ces facteurs de risque semble donc lié aux mécanismes d'agrégation et d'élimination du peptide Aβ.

Bibliographie

[15.1] Campion D, Dumanchin C, Hannequin D, Dubois B, Belliard S, Puel M *et al.* Early-onset autosomal dominant Alzheimer disease : prevalence, genetic heterogeneity, and mutation spectrum. Am J Hum Genet 1999 ; 65 : 664-70.

[15.2] Guyant-Marechal L, Campion D, Hannequin D. Génétique de la maladie d'Alzheimer : formes autosomiques dominantes. Rev Neurol (Paris) 2009 ; 165 : 223-31.

[15.3] Genin E, Hannequin D, Wallon D, Sleegers K, Hiltunen M, Combarros O *et al.* APOE and Alzheimer disease : a major gene with semi-dominant inheritance. Mol Psychiatry 2011 ; 16 : 903-7.

[15.4] Wallon D, Rousseau S, Rovelet-Lecrux A, Quillard-Muraine M, Guyant-Maréchal L, Martinaud O *et al.* The French series of autosomal dominant early onset Alzheimer's disease cases : mutation spectrum and cerebrospinal fluid biomarkers. J Alzheimers Dis 2012 ; 30 : 847-56.

[15.5] Wisniewski T, Dowjat WK, Buxbaum JD, Khorkova O, Efthimiopoulos S, Kulczycki J *et al.* A novel Polish presenilin-1 mutation (P117L) is associated with familial Alzheimer's disease and leads to death as early as the age of 28 years. Neuroreport 1998 ; 9 : 217-21.

[15.6] Golan MP, Styczyńska M, Jóźwiak K, Walecki J, Maruszak A, Pniewski J *et al.* Early-onset Alzheimer's disease with a *de novo* mutation in the presenilin-1 gene. Exp Neurol 2007 ; 208 : 264-8.

[15.7] Raux G, Guyant-Marechal L, Martin C, Bou J, Penet C, Brice A *et al.* Molecular diagnosis of autosomal dominant early onset Alzheimer's disease : an update. J Med Genet 2005 ; 42 : 793-5.

[15.8] Larner AJ, Doran M. Genotype-phenotype relationships of presenilin-1 mutations in Alzheimer's disease : an update. J Alzheimers Dis 2009 ; 17 : 259-65.

[15.9] Ryan NS, Rossor MN. Correlating familial Alzheimer's disease gene mutations with clinical phenotype. Biomark Med 2010 ; 4 : 99-112.

[15.10] Karlstrom H, Brooks WS, Kwok JBJ, Broe GA, Kril JJ, McCann H *et al.* Variable phenotype of Alzheimer's disease with spastic paraparesis. J Neurochem 2008 ; 104 : 573-83.

[15.11] Dumanchin C, Tournier I, Martin C, Didic M, Belliard S, Carlander B *et al.* Biological effects of four PSEN1 gene mutations causing Alzheimer disease with spastic paraparesis and cotton wool plaques. Hum Mutat 2006 ; 27 : 1063.

[15.12] Marrosu MG, Floris G, Costa G, Schirru L, Spinicci G, Cherchi MV *et al.* Dementia, pyramidal system involvement, and leukoencephalopathy with a presenilin 1 mutation. Neurology 2006 ; 66 : 108-11.

[15.13] Martin JJ, Gheuens J, Bruyland M, Cras P, Vandenberghe A, Masters CL *et al.* Early-onset Alzheimer's disease in 2 large Belgian families. Neurology 1991 ; 41 : 62-8.

[15.14] Mann DM, Pickering-Brown SM, Takeuchi A, Iwatsubo T, Members of the Familial Alzheimer's Disease Pathology Study Group. Amyloid angiopathy and variability in amyloid beta deposition is determined by mutation position in presenilin-1-linked Alzheimer's disease. Am J Pathol 2001 ; 158 : 2165-75.

[15.15] Moehlmann T, Winkler E, Xia X, Edbauer D, Murrell J, Capell A *et al.* Presenilin-1 mutations of leucine 166 equally affect the generation of the Notch and APP intracellular domains independent of their effect on Abeta 42 production. Proc Natl Acad Sci USA 2002 ; 99 : 8025-30.

[15.16] Miklossy J, Taddei K, Suva D, Verdile G, Fonte J, Fisher C *et al.* Two novel presenilin-1 mutations (Y256S and Q222H) are associated with early-onset Alzheimer's disease. Neurobiol Aging 2003 ; 24 : 655-62.

[15.17] Anheim M, Hannequin D, Boulay C, Martin C, Campion D, Tranchant C. Ataxic variant of Alzheimer's disease caused by Pro117Ala PSEN1 mutation. J Neurol Neurosurg Psychiatry 2007 ; 78 : 1414-5.

[15.18] Duyckaerts C. Nosologie des démences : le point de vue du neuropathologiste. Rev Neurol (Paris) 2006 ; 162 : 921-8.

[15.19] Guerreiro RJ, Baquero M, Blesa R, Boada M, Brás JM, Bullido MJ *et al.* Genetic screening of Alzheimer's disease genes in Iberian and African samples yields novel mutations in presenilins and APP. Neurobiol Aging 2010 ; 31 : 725-31.

[15.20] Sherrington R, Froelich S, Sorbi S, Campion D, Chi H, Rogaeva EA *et al.* Alzheimer's disease associated with mutations in presenilin 2 is rare and variably penetrant. Hum Mol Genet 1996 ; 5 : 985-8.

[15.21] Jayadev S, Leverenz JB, Steinbart E, Stahl J, Klunk W, Yu CE *et al.* Alzheimer's disease phenotypes and genotypes associated with mutations in presenilin 2. Brain 2010 ; 133 : 1143-54.

[15.22] Hardy J, Allsop D. Amyloid deposition as the central event in the aetiology of Alzheimer's disease. Trends Pharmacol Sci 1991 ; 12 : 383-8.

[15.23] Hardy J. The Alzheimer family of diseases : many etiologies, one pathogenesis ? Proc Natl Acad Sci USA 1997 ; 94 : 2095-7.

[15.24] Wolfe MS. When loss is gain : reduced presenilin proteolytic function leads to increased Abeta42/Abeta40. Talking point on the role of presenilin mutations in Alzheimer disease. EMBO Rep 2007 ; 8 : 136-40.

[15.25] Grabowski TJ, Cho HS, Vonsattel JP, Rebeck GW, Greenberg SM. Novel amyloid precursor protein mutation in an Iowa family with dementia and severe cerebral amyloid angiopathy. Ann Neurol 2001 ; 49 : 697-705.

[15.26] Di Fede G, Catania M, Morbin M, Rossi G, Suardi S, Mazzoleni G *et al.* A recessive mutation in the APP gene with dominant-negative effect on amyloidogenesis. Science 2009 ; 323 : 1473-7.

[15.27] Roks G, Van Harskamp F, De Koning I, Cruts M, De Jonghe C, Kumar-Singh S *et al.* Presentation of amyloidosis in carriers of the codon 692 mutation in the amyloid precursor protein gene (APP692). Brain 2000 ; 123 (Pt 10) : 2130-40.

[15.28] Rovelet-Lecrux A, Hannequin D, Raux G, Le Meur N, Laquerriere A, Vital A *et al.* APP locus duplication causes autosomal dominant early-onset Alzheimer disease with cerebral amyloid angiopathy. Nat Genet 2006 ; 38 : 24-6.

[15.29] Cabrejo L, Guyant-Maréchal L, Laquerrière A, Vercelletto M, de la Fournière F, Thomas-Antérion C *et al.* Phenotype associated with APP duplication in five families. Brain 2006 ; 129 : 2966-76.

[15.30] Guyant-Marechal I, Berger E, Laquerriere A, Rovelet-Lecrux A, Viennet G, Frebourg T *et al.* Intrafamilial diversity of phenotype associated with APP duplication. Neurology 2008 ; 71 : 1925-6.

[15.31] Kasuga K, Shimohata T, Nishimura A, Shiga A, Mizuguchi T, Tokunaga J *et al.* Identification of independent APP locus duplication in Japanese patients with early-onset Alzheimer disease. J Neurol Neurosurg Psychiatry 2009 ; 80 : 1050-2.

[15.32] McNaughton D, Knight W, Guerreiro R, Ryan N, Lowe J, Poulter M *et al.* Duplication of amyloid precursor protein (APP), but not prion protein (PRNP) gene is a significant cause of early onset dementia in a large UK series. Neurobiol Aging 2010 ; 33 : 426.e13-21.

[15.33] Pottier C, Wallon D, Rovelet-Lecrux A, Maltête D, Bombois S, Jurici S *et al.* Amyloid-β protein precursor gene expression in Alzheimer's disease and other conditions. J Alzheimers Dis 2012 ; 28 : 561-6.

[15.34] Sleegers K, Brouwers N, Gijselinck I, Theuns J, Goossens D, Wauters J *et al.* APP duplication is sufficient to cause early onset Alzheimer's dementia with cerebral amyloid angiopathy. Brain 2006 ; 129 : 2977-83.

[15.35] Lambert JC, Heath S, Even G, Campion D, Sleegers K, Hiltunen M *et al.* Genome-wide association study identifies variants at CLU and CR1 associated with Alzheimer's disease. Nat Genet 2009 ; 41 : 1094-9.

[15.36] Bertram L, Tanzi RE. Thirty years of Alzheimer's disease genetics : the implications of systematic meta-analyses. Nature Rev 2008 ; 9 : 768-78.

[15.37] Kim J, Basak JM, Holtzman DM. The role of apolipoprotein E in Alzheimer's disease. Neuron 2009 ; 63 : 287-303.

[15.38] Harold D, Abraham R, Hollingworth P, Sims R, Gerrish A, Hamshere ML *et al.* Genome-wide association study identifies variants at CLU and PICALM associated with Alzheimer's disease. Nat Genet 2009 ; 41 : 1088-93.

[15.39] Carrasquillo MM, Belbin O, Hunter TA, Ma L, Bisceglio GD, Zou F *et al.* Replication of CLU, CR1, and PICALM associations with Alzheimer disease. Arch Neurol 2010 ; 67 : 961-4.

[15.40] Jun G, Naj AC, Beecham GW, Wang LS, Buros J, Gallins PJ *et al.* Meta-analysis confirms CR1, CLU, and PICALM as Alzheimer disease risk loci and reveals interactions with APOE genotypes. Arch Neurol 2010 ; 67 : 1473-84.

[15.41] Holtzman DM. *In vivo* effects of ApoE and clusterin on amyloid-beta metabolism and neuropathology. J Mol Neurosci 2004 ; 23 : 247-54.

[15.42] Rogers J, Li R, Mastroeni D, Grover A, Leonard B, Ahern G *et al.* Peripheral clearance of amyloid beta peptide by complement C3-dependent adherence to erythrocytes. Neurobiol Aging 2006 ; 27 : 1733-9.

Chapitre

16

Marqueurs biologiques de la maladie d'Alzheimer

| L. C. de Souza, M. Sarazin

Le développement des biomarqueurs de la maladie d'Alzheimer (MA) utilisables en pratique clinique a entraîné un changement essentiel de paradigme dans la neurologie cognitive. Les marqueurs biologiques du liquide céphalorachidien (LCR) ont permis d'avancer le diagnostic au-delà de la simple description phénotypique, qui représentait jusqu'alors la seule base du diagnostic clinique de la MA [16.1]. En offrant des informations sur le processus lésionnel physiopathologique sous-jacent, les biomarqueurs du liquide céphalorachidien (LCR) et l'imagerie moléculaire des plaques amyloïdes [16.2, 16.3] ont permis de confronter, *in vivo*, un diagnostic clinique avec un diagnostic lésionnel, ce qui a modifié le raisonnement diagnostique, et ouvert la porte à des nouveaux critères diagnostiques de la MA [16.4-16.7].

Les principaux marqueurs biologiques du LCR actuellement disponibles pour le diagnostic de la MA sont la protéine tau totale (tau), les marqueurs des isoformes de la protéine tau phosphorylée ($p\text{-}tau_{181}$ et $p\text{-}tau_{231}$) et les peptides β-amyloïdes Aβ40 et Aβ42.

Biomarqueurs : reflets du processus physiopathologique

La MA est définie du point de vue neuropathologique par la présence de deux types de lésions, considérées comme des marqueurs de la maladie : d'une part, les lésions de taupathie, intraneuronales, qui comprennent notamment les dégénérescences neurofibrillaires (DNF) et, d'autre part, les lésions liées à l'accumulation extracellulaire du peptide β-amyloïde (Aβ), tout particulièrement les plaques séniles [16.8].

L'intérêt des biomarqueurs du LCR comme mesure indirecte du processus lésionnel de la MA a été évalué par des études de confrontation clinicopathologique, dans lesquelles sont analysées les corrélations entre les dosages des biomarqueurs au LCR (protéines Aβ, tau et p-tau) et les lésions observées (plaques séniles et DNF) à l'examen pathologique. La plupart de ces études ont mis en évidence une corrélation significative entre les taux des protéines tau et la quantification des DNF [16.9-16.11]. Des corrélations significatives entre le taux de la protéine tau hyperphosphorylée (p-tau) et la quantification des DNF ont également été rapportées [16.11, 16.12]. Les études montrent aussi que le dosage d'Aβ42 dans le LCR est inversement corrélé à la charge amyloïde (nombre de plaques séniles) mesurée à l'examen pathologique du cerveau [16.10, 16.11, 16.13].

Ainsi, les études de corrélations lésionnelles neuropathologiques suggèrent que le dosage des biomarqueurs du LCR peut être considéré comme le reflet du processus physiopathologique de la MA [16.14].

Sensibilité et spécificité des biomarqueurs du LCR pour le diagnostic de maladie d'Alzheimer

Le profil biologique caractéristique de la MA est défini par la réduction d'Aβ42 et l'augmentation de la protéine tau et de p-tau [16.14-16.16]. Les nombreuses études cliniques montrent que chacun de ces biomarqueurs différencie les patients avec une MA des sujets contrôles âgés avec une sensibilité et une spécificité entre 80 et 90 % [16.14, 16.15].

Le dosage de l'Aβ42 chez les patients atteints d'une MA est environ 50 % plus bas que celui observé pour les sujets contrôles sains de la même tranche d'âge [16.15]. L'agrégation de l'Aβ dans les plaques amyloïdes, en réduisant la disponibilité d'Aβ diffusant vers le LCR, expliquerait cette diminution du dosage d'Aβ42 [16.14]. La réduction d'Aβ42 peut aussi s'observer dans d'autres pathologies, telles que la démence à corps de Lewy et dans les démences vasculaires [16.17], et éventuellement chez les patients avec une démence frontotemporale [16.18]. Ainsi une diminution de l'Aβ42 dans le LCR est nécessaire mais insuffisante pour le diagnostic étiologique de MA.

Le dosage de la protéine tau est environ trois fois plus élevé chez les malades MA que chez les contrôles appariés à l'âge [16.15]. Une augmentation isolée du dosage de la protéine tau peut aussi être observée dans d'autres maladies neurodégénératives, dans des événements lésionnels cérébraux aigus, tels que les traumatismes crâniens et les accidents vasculaires cérébraux (AVC), et dans la maladie de Creutzfeldt-Jacob [16.14]. C'est pourquoi l'élévation de la protéine tau est considérée comme un marqueur non spécifique de lyse neuronale [16.14].

Le dosage de la protéine tau phosphorylée (notamment les sous-types p-tau_{181} et p-tau_{231}) est, quant à lui, le marqueur le plus spécifique de la MA et se trouve normal dans des pathologies non-MA où les niveaux de protéine tau sont augmentés, comme la maladie de Creutzfeldt-Jacob et les AVC [16.14].

L'ensemble des études dans le domaine a démontré que c'est l'approche combinée des trois biomarqueurs qui s'avère différencier le plus correctement les patients MA des témoins. La combinaison de l'Aβ42 avec tau ou avec p-tau augmente la sensibilité et la spécificité du diagnostic de MA par rapport à l'utilisation de ces marqueurs isolés. L'intérêt du dosage combiné des biomarqueurs dans le LCR a été démontré par une étude avec confirmation pathologique [16.10], mettant en évidence que le rapport p-tau/Aβ42 a une sensibilité de 91,6 % et une spécificité de 85,7 % pour le diagnostic de MA.

Pour tenir compte de l'analyse couplée des biomarqueurs, des ratios ont été proposés : le IATI, défini par le ratio Aβ42/(240 + 1,18 × tau) [16.19] et les ratios tau/Aβ42 et p-tau/Aβ42. Un score IATI inférieur à 1 a été proposé comme évocateur d'une MA mais, étant donné la haute prévalence (31 %) des sujets contrôles sans atteinte cognitive avec ce profil [16.20], ce *cut-off* semble peu spécifique. Pour cette raison, un index inférieur à 0,8 est le seuil recommandé en France [16.16].

Biomarqueurs du LCR dans le stade prodromal (prédémentiel) de la maladie d'Alzheimer

Les études longitudinales ont démontré que, dans les phases débutantes de la maladie, la mesure combinée des biomarqueurs du LCR (réduction d'Aβ42, augmentation de protéine tau et de la p-tau) permet d'identifier les patients présentant des troubles cognitifs légers (*Mild Cognitive Impairment*, ou MCI) qui vont évoluer vers une MA (MCI *« converteurs »*) quelques années plus tard, donc d'identifier la MA dès le stade de MCI.

L'ensemble des études longitudinales montre que les patients MCI *« converteurs »* se différencient des patients MCI « stables » par un profil biologique initial caractérisé par une diminution du dosage de l'Aβ42 associée à une augmentation des protéines tau et p-tau [16.14, 16.21].

L'étude récente de De Meyer *et al.* [16.22] a conforté ces résultats. Cette étude a inclus 416 sujets (114 sujets normaux, 200 patients atteints d'un MCI et 102 patients MA) de la base nord-américaine ADNI *(Alzheimer's Disease Neuroimaging Initiative)*. L'analyse des données cliniques et biologiques avec un modèle statistique de probabilité montre que le ratio Aβ42/p-tau$_{181}$ permettait un diagnostic de MA prodromale avec une sensibilité de 94 % au sein d'une population ayant un diagnostic confirmé par la neuropathologie, et de 100 % pour des patients MCI qui ont développé cliniquement une MA dans le suivi évolutif.

Biomarqueurs : intérêt pronostique

La valeur des biomarqueurs du LCR comme outil pronostique ou indicateur de sévérité de la MA reste un sujet discuté [16.23-16.25].

Les études cliniques avec suivi longitudinal ont démontré que la sévérité de la diminution de l'Aβ42, de l'augmentation de la protéine tau et du ratio tau/Aβ42 était associée à la rapidité du déclin cognitif [16.24]. Les patients avec les altérations des biomarqueurs (réduction d'Aβ42 et augmentation de tau et p-tau) les plus marquées semblent évoluer défavorablement, avec un déclin cognitif plus sévère, une mauvaise réponse au traitement anticholinestérasique et une mortalité plus élevée [16.25].

Il a aussi été démontré que des élévations des protéines tau et p-tau sont inversement corrélées à la perfusion dans le cortex pariétal et le *precuneus* gauche, alors qu'aucune corrélation n'est observée entre la perfusion cérébrale et le dosage d'Aβ42 [16.26].

Des études en IRM cérébrale ont aussi rapporté que l'élévation du dosage des marqueurs tau et p-tau était associée à la sévérité de l'atrophie hippocampique [16.23, 16.27-16.31]. L'élévation des dosages des protéines tau et p-tau est également associée à une progression plus sévère de l'atrophie hippocampique [16.23, 16.27, 16.29, 16.30].

Même si les études cliniques transversales et longitudinales suggèrent que les dosages des protéines tau et p-tau peuvent apporter des informations sur la sévérité de la maladie, les publications ne permettent pas, à l'heure actuelle, d'utiliser les biomarqueurs du LCR comme des outils du pronostic de la MA.

Valeur des biomarqueurs dans le diagnostic différentiel de la maladie d'Alzheimer avec d'autres démences

L'intérêt des biomarqueurs du LCR dans le diagnostic différentiel de la MA avec d'autres démences a fait l'objet de plusieurs publications [16.18, 16.32-16.35].

Une étude française a montré que la combinaison de marqueurs du LCR (ratios p-tau/Aβ42 et tau/Aβ42) a une meilleure sensibilité et spécificité que l'utilisation de chacun des biomarqueurs séparément pour différencier la MA de la variante frontale (comportementale) de la dégénérescence lobaire frontotemporale (f-DLFT) et de la démence sémantique [16.36]. Le ratio p-tau/Aβ42 est le meilleur marqueur discriminant la MA des f-DLFT (sensibilité de 91,7 % et spécificité de 92,6 %) et des démences sémantiques (sensibilité de 98,3 % et spécificité de 84,2 %). Ces résultats sont similaires à ceux précédemment rapportés (spécificité de 96,6 %) pour le diagnostic différentiel entre MA et DLFT dans une série avec confirmation par la génétique ou par l'examen neuropathologique *post-mortem* [16.35].

Enfin, se pose la question d'utiliser les biomarqueurs du LCR non pas pour différencier la MA des dégénérescences lobaires frontotemporales (f-DLFT et démence sémantique), mais pour identifier des malades ayant une forme focale atypique de MA.

Les études neuropathologiques ont démontré qu'il existe des formes atypiques de MA, bien définies sur le plan clinique (syndrome cognitif focal) mais sans amnésie sévère, et qui ne répondent donc pas aux critères diagnostiques de la MA typique. Ces formes atypiques incluent les aphasies primaires progressives de type logopénique, les atrophies corticales postérieures (ACP) et les variantes frontales de MA [16.5, 16.37, 16.38]. Dans ces formes focales atypiques de MA, le déficit mnésique, quand il apparaît, ne survient que secondairement et n'est jamais au premier plan du tableau clinique. Jusqu'à présent, les formes atypiques de MA étaient sous-estimées car le diagnostic reposait uniquement sur la confirmation neuropathologique *post-mortem*. L'utilisation des nouveaux marqueurs pathophysiologiques de la MA permet désormais d'évoquer un diagnostic étiologique *in vivo* [16.5].

Dans les atrophies corticales postérieures, un diagnostic neuropathologique de MA est posé dans plus de 80 % des cas [16.37, 16.39, 16.40]. Dans les aphasies primaires progressives, un diagnostic de MA est rapporté dans plus de 60 % des cas [16.41-16.43]. Les données sur les dosages des biomarqueurs dans ces groupes de patients sont cohérentes avec les données pathologiques, car il a été observé que 60 % des sujets ACP (9/15) et 61,5 % (16/26) des aphasiques ont un profil biologique de MA, avec une altération des deux ratios tau/Aβ42 et p-tau/Aβ42) [16.36]. Ces résultats sont confirmés par une étude lyonnaise récente [16.44], qui a rapporté les données des biomarqueurs d'une population de 22 patients atteints d'une ACP dans laquelle la quasi-totalité des patients (20/22, soit 90 %) avaient des altérations des biomarqueurs compatibles avec un diagnostic de MA.

Enfin, la concordance du diagnostic biologique posé par le LCR et le diagnostic en imagerie amyloïde (Pittsburgh Compound B en tomographie d'émission de positrons) dans un groupe de malades ayant une ACP conforte l'idée que les biomarqueurs du LCR permettent d'identifier le diagnostic étiologique de MA atypique [16.45].

Conclusion

Le dosage des biomarqueurs du LCR fait désormais partie de la pratique clinique. En particulier, face à un MCI, les nouveaux critères de diagnostic de MA intègrent les biomarqueurs du LCR au diagnostic de MA. Il en est de même dans les formes atypiques de MA.

■ Bibliographie

[16.1] McKhann G, Drachman D, Folstein M, Katzman R, Price D, Stadlan EM. Clinical diagnosis of Alzheimer's disease : report of the NINCDS-ADRDA Work Group under the auspices of Department of Health and Human Services Task Force on Alzheimer's Disease. Neurology 1984 ; 34 : 939-44.

[16.2] De Souza LC, Lehéricy S, Dubois B, Stella F, Sarazin M. Neuroimaging in dementias. Curr Opin Psychiatry 2012 ; 25 : 473-9.

[16.3] Noble JM, Scarmeas N. Application of pet imaging to diagnosis of Alzheimer's disease and mild cognitive impairment. Int Rev Neurobiol 2009 ; 84 : 133-49.

[16.4] Albert MS, DeKosky ST, Dickson D, Dubois B, Feldman HH, Fox NC *et al.* The diagnosis of mild cognitive impairment due to Alzheimer's disease : recommendations from the National Institute on Aging-Alzheimer's Association workgroups on diagnostic guidelines for Alzheimer's disease. Alzheimers Dement 2011 ; 7 : 270-9.

[16.5] Dubois B, Feldman HH, Jacova C, Cummings JL, Dekosky ST, Barberger-Gateau P *et al.* Revising the definition of Alzheimer's disease : a new lexicon. Lancet Neurol 2010 ; 9 : 1118-27.

[16.6] Jack CR Jr, Albert MS, Knopman DS, McKhann GM, Sperling RA, Carrillo MC *et al.* Introduction to the recommendations from the National Institute on Aging-Alzheimer's Association workgroups on diagnostic guidelines for Alzheimer's disease. Alzheimers Dement 2011 ; 7 : 257-62.

[16.7] Sarazin M, de Souza LC, Lehéricy S, Dubois B. Clinical and research diagnostic criteria for Alzheimer's disease. Neuroimaging Clin N Am 2012 ; 22 : 23-32, viii.

[16.8] Duyckaerts C, Delatour B, Potier MC. Classification and basic pathology of Alzheimer disease. Acta Neuropathol 2009 ; 118 : 5-36.

[16.9] Tapiola T, Overmyer M, Lehtovirta M, Helisalmi S, Ramberg J, Alafuzoff I *et al.* The level of cerebrospinal fluid tau correlates with neurofibrillary tangles in Alzheimer's disease. Neuroreport 1997 ; 8 : 3961-3.

[16.10] Tapiola T, Alafuzoff I, Herukka SK, Parkkinen L, Hartikainen P, Soininen H *et al.* Cerebrospinal fluid beta-amyloid 42 and tau proteins as biomarkers of Alzheimer-type pathologic changes in the brain. Arch Neurol 2009 ; 66 : 382-9.

[16.11] Seppälä TT, Nerg O, Koivisto AM, Rummukainen J, Puli L, Zetterberg H *et al.* CSF biomarkers for Alzheimer disease correlate with cortical brain biopsy findings. Neurology 2012 ; 78 : 1568-75.

[16.12] Buerger K, Ewers M, Pirttilä T, Zinkowski R, Alafuzoff I, Teipel SJ *et al.* CSF phosphorylated tau protein correlates with neocortical neurofibrillary pathology in Alzheimer's disease. Brain 2006 ; 129 (Pt 11) : 3035-41.

[16.13] Strozyk D, Blennow K, White LR, Launer LJ. CSF Abeta 42 levels correlate with amyloid-neuropathology in a population-based autopsy study. Neurology 2003 ; 60 : 652-6.

[16.14] Blennow K, Hampel H, Weiner M, Zetterberg H. Cerebrospinal fluid and plasma biomarkers in Alzheimer disease. Nat Rev Neurol 2010 ; 6 : 131-44.

[16.15] Hampel H, Bürger K, Teipel SJ, Bokde AL, Zetterberg H, Blennow K. Core candidate neurochemical and imaging biomarkers of Alzheimer's disease. Alzheimers Dement 2008 ; 4 : 38-48.

[16.16] Koric L, Felician O, Ceccaldi M. Use of CSF biomarkers in the diagnosis of Alzheimer's disease in clinical practice. Rev Neurol (Paris) 2011 ; 167 : 474-84.

[16.17] Blennow K, Hampel H. CSF markers for incipient Alzheimer's disease. Lancet Neurol 2003 ; 2 : 605-13.

[16.18] Grossman M, Farmer J, Leight S, Work M, Moore P, Van Deerlin V *et al.* Cerebrospinal fluid profile in frontotemporal dementia and Alzheimer's disease. Ann Neurol 2005 ; 57 : 721-9.

[16.19] Hulstaert F, Blennow K, Ivanoiu A, Schoonderwaldt HC, Riemenschneider M, De Deyn PP *et al.* Improved discrimination of AD patients using beta-amyloid (1-42) and tau levels in CSF. Neurology 1999 ; 52 : 1555-62.

[16.20] Visser PJ, Verhey F, Knol DL, Scheltens P, Wahlund LO, Freund-Levi Y *et al.* Prevalence and prognostic value of CSF markers of Alzheimer's disease pathology in patients with subjective cognitive impairment or mild cognitive impairment in the DESCRIPA study : a prospective cohort study. Lancet Neurol 2009 ; 8 : 619-27.

[16.21] Hansson O, Zetterberg H, Buchhave P, Londos E, Blennow K, Minthon L. Association between CSF biomarkers and incipient Alzheimer's disease in patients with mild cognitive impairment : a follow-up study. Lancet Neurol 2006 ; 5 : 228-34.

[16.22] De Meyer G, Shapiro F, Vanderstichele H, Vanmechelen E, Engelborghs S, De Deyn PP *et al.* Diagnosis-independent Alzheimer disease biomarker signature in cognitively normal elderly people. Arch Neurol 2010 ; 67 : 949-56.

[16.23] Henneman WJ, Vrenken H, Barnes J, Sluimer IC, Verwey NA, Blankenstein MA *et al.* Baseline CSF p-tau levels independently predict progression of hippocampal atrophy in Alzheimer disease. Neurology 2009 ; 73 : 935-40.

[16.24] Kester MI, Van der Vlies AE, Blankenstein MA, Pijnenburg YA, Van Elk EJ, Scheltens P *et al.* CSF biomarkers predict rate of cognitive decline in Alzheimer disease. Neurology 2009 ; 73 : 1353-8.

[16.25] Wallin AK, Blennow K, Zetterberg H, Londos E, Minthon L, Hansson O. CSF biomarkers predict a more malignant outcome in Alzheimer disease. Neurology 2010 ; 74 : 1531-7.

[16.26] Habert MO, de Souza LC, Lamari F, Daragon N, Desarnaud S, Jardel C *et al.* Brain perfusion SPECT correlates with CSF biomarkers in Alzheimer's disease. Eur J Nucl Med Mol Imaging 2010 ; 37 : 589-93.

[16.27] Hampel H, Bürger K, Pruessner JC, Zinkowski R, DeBernardis J, Kerkman D *et al.* Correlation of cerebrospinal fluid levels of tau protein phosphorylated at threonine 231 with rates of hippocampal atrophy in Alzheimer disease. Arch Neurol 2005 ; 62 : 770-3.

[16.28] Apostolova LG, Hwang KS, Andrawis JP, Green AE, Babakchanian S, Morra JH *et al.* 3D PIB and CSF biomarker associations with hippocampal atrophy in ADNI subjects. Neurobiol Aging 2010 ; 31 : 1284-303.

[16.29] Fjell AM, Walhovd KB, Fennema-Notestine C, Mc Evoy LK, Hagler DJ, Holland D *et al.* CSF biomarkers in prediction of cerebral and clinical change in mild cognitive impairment and Alzheimer's disease. J Neurosci 2010 ; 30 : 2088-101.

[16.30] Leow AD, Yanovsky I, Parikshak N, Hua X, Lee S, Toga AW *et al.* Alzheimer's disease neuroimaging initiative : a one-year follow up study using tensor-based morphometry correlating degenerative rates, biomarkers and cognition. Neuroimage 2009 ; 45 : 645-55.

[16.31] De Souza LC, Chupin M, Lamari F, Jardel C, Leclercq D, Colliot O *et al.* CSF tau markers are correlated with hippocampal volume in Alzheimer's disease. Neurobiol Aging 2012 ; 33 : 1253-7.

[16.32] Bibl M, Mollenhauer B, Lewczuk P, Esselmann H, Wolf S, Otto M *et al.* Cerebrospinal fluid tau, p-tau 181 and amyloid-beta38/40/42 in frontotemporal dementias and primary progressive aphasias. Dement Geriatr Cogn Disord 2011 ; 31 : 37-44.

[16.33] Kapaki E, Paraskevas GP, Papageorgiou SG, Bonakis A, Kalfakis N, Zalonis I *et al.* Diagnostic value of CSF biomarker profile in frontotemporal lobar degeneration. Alzheimer Dis Assoc Disord 2008 ; 22 : 47-53.

[16.34] De Jong D, Jansen RW, Pijnenburg YA, Van Geel WJ, Borm GF, Kremer HP *et al.* CSF neurofilament proteins in the differential diagnosis of dementia. J Neurol Neurosurg Psychiatry 2007 ; 78 : 936-8.

[16.35] Bian H, Van Swieten JC, Leight S, Massimo L, Wood E, Forman M *et al.* CSF biomarkers in frontotemporal lobar degeneration with known pathology. Neurology 2008 ; 70 (19 Pt 2) : 1827-35.

[16.36] De Souza LC, Lamari F, Belliard S, Jardel C, Houillier C, De Paz R *et al.* Cerebrospinal fluid biomarkers in the differential diagnosis of Alzheimer's disease from other cortical dementias. J Neurol Neurosurg Psychiatry 2011 ; 82 : 240-6.

[16.37] Alladi S, Xuereb J, Bak T, Nestor P, Knibb J, Patterson K *et al.* Focal cortical presentations of Alzheimer's disease. Brain 2007 ; 130 (Pt 10) : 2636-45.

[16.38] Grossman M, Libon DJ, Forman MS, Massimo L, Wood E, Moore P *et al.* Distinct antemortem profiles in patients with pathologically defined frontotemporal dementia. Arch Neurol 2007 ; 64 : 1601-9.

[16.39] Tang-Wai DF, Graff-Radford NR, Boeve BF, Dickson DW, Parisi JE, Crook R *et al.* Clinical, genetic, and neuropathologic characteristics of posterior cortical atrophy. Neurology 2004 ; 63 : 1168-74.

[16.40] Renner JA, Burns JM, Hou CE, McKeel DW Jr, Storandt M, Morris JC *et al.* Progressive posterior cortical dysfunction : a clinicopathologic series. Neurology 2004 ; 63 : 1175-80.

[16.41] Ikonomovic MD, Klunk WE, Abrahamson EE, Mathis CA, Price JC, Tsopelas ND *et al.* Post-mortem correlates of in vivo PiB-PET amyloid imaging in a typical case of Alzheimer's disease. Brain 2008 ; 131 (Pt 6) : 1630-45.

[16.42] Cummings J. Primary progressive aphasia and the growing role of biomarkers in neurological diagnosis. Ann Neurol 2008 ; 64 : 361-4.

[16.43] Deramecourt V, Lebert F, Debachy B, Mackowiak-Cordoliani MA, Bombois S, Kerdraon O *et al.* Prediction of pathology in primary progressive language and speech disorders. Neurology 2010 ; 74 : 42-9.

[16.44] Seguin J, Formaglio M, Perret-Liaudet A, Quadrio I, Tholance Y, Rouaud O *et al.* CSF biomarkers in posterior cortical atrophy. Neurology 2011 ; 76 : 1782-8.

[16.45] De Souza LC, Corlier F, Habert MO, Uspenskaya O, Maroy R, Lamari F *et al.* Similar amyloid-beta burden in posterior cortical atrophy and Alzheimer's disease. Brain 2011 ; 134 (Pt 7) : 2036-43.

Chapitre

17

Modèles animaux de la maladie d'Alzheimer

| L. Pradier, C. Duyckaerts

Trois types de modèles animaux de maladie d'Alzheimer peuvent être schématiquement distingués : les modèles spontanés, ceux faisant appel aux injections de toxines à l'animal, enfin les lignées d'animaux transgéniques générées par les méthodes de génétique moléculaire.

Modèles spontanés

Des modèles animaux spontanés de maladie d'Alzheimer ont été identifiés depuis longtemps. La présence de plaques séniles chez le chien âgé avait été notée par von Braunmühl [17.1]. Il s'agit en réalité de dépôts diffus de peptide Aβ, prenant parfois l'aspect « en flaque » trouvé, chez l'homme, dans le cortex entorhinal ou le *presubiculum* (*voir chapitre 19*). Ces dépôts « en flaque » sont particulièrement fréquents dans la couche moléculaire du gyrus denté, zone de projection du cortex entorhinal [17.2]. L'étude des singes âgés [17.3] a révélé la présence de plaques séniles et d'altérations du cytosquelette. Le singe vervet âgé a pu être utilisé pour démontrer la réduction des dépôts diffus de peptide Aβ cérébraux par immunothérapie anti-Aβ [17.4]. Par ailleurs, des accumulations neuronales de protéine tau phosphorylée (mise en évidence par l'anticorps AT8) ont été observées chez la guenon, le singe Rhésus, le babouin, le lapin et de nombreuses autres espèces [17.5, 17.6]. Chez le lapin, ces phénotypes sont accélérés par une alimentation riche en cholestérol qui, en quelques mois, conduit à une immunoréactivité Aβ intraneuronale dans l'hippocampe, une perte neuronale associée à une accumulation de protéine tau intraneuronale et à des déficits fonctionnels [17.7, 17.8].

Le lémurien *Microcebus murinus*, un prosimien originaire de Madagascar, d'une durée de vie d'une dizaine d'années, constitue un modèle intéressant de maladie d'Alzheimer et de vieillissement [17.9]. Certains individus âgés développent, en effet, des dépôts de peptide Aβ et des accumulations de protéine tau (qui ne constituent pas, cependant, d'authentiques dégénérescences neurofibrillaires). Une atrophie corticale, liée à l'âge, a pu être mise en évidence par l'IRM [17.10]. Elle est liée à la présence de dépôts amyloïdes. Chez le babouin, une accumulation de protéine tau phosphorylée a été observée dans les neurones et la glie. Dans le groupe des animaux âgés, jusqu'à 91 % des individus étaient affectés [17.11, 17.12].

Les modèles spontanés que nous venons de passer en revue présentent au moins 3 inconvénients :

- le développement de la pathologie est généralement tardif et intéresse seulement une proportion limitée de leur population, qui ne peut pas être préidentifiée ;

- il s'agit, pour l'essentiel, de dépôts de peptide Aβ souvent diffus, la pathologie neurofibrillaire spontanée étant inexistante ou modérée, en tout cas différente de celle qui est constatée chez l'homme ;
- la recherche du mécanisme de la pathologie se heurte en pratique aux mêmes difficultés que chez l'homme, parce qu'il est encore mal compris et ses étapes difficiles à contrôler.

Modèles faisant appel à l'injection d'agents/toxines exogènes

Injection d'aluminium

L'injection intraventriculaire ou sous-cutanée de sel d'aluminium, chez le lapin, produit l'apparition de « dégénérescences neurofilamentaires » dans le corps cellulaire et la partie proximale de l'axone de neurones vulnérables [17.13, 17.14]. Les accumulations filamentaires sont marquées par les anticorps antineurofilaments mais non par les anticorps anti-tau [17.15]. La parenté avec les lésions de la maladie d'Alzheimer est donc discutable.

Injection de substance amyloïde ou de peptide Aβ

L'injection intracérébrale du cœur amyloïde des plaques séniles chez le rongeur provoque une perte neuronale et une gliose. La présence de tau hyperphosphorylée peut être détectée dans les neurones situés à proximité du site d'injection [17.16]. De même, l'injection intracérébrale d'extraits cérébraux de cas Alzheimer accélère dramatiquement la formation de dépôts amyloïdes chez des souris transgéniques APP [17.17] et de la pathologie tau chez des souris transgéniques APPxTau [17.18], rappelant la contamination par les agents prions.

L'usage de peptide Aβ synthétique a permis une utilisation plus large de ce type de modèle malgré quelques controverses initiales dans les années 1990. L'injection de peptide Aβ synthétique agrégé dans le gyrus denté provoque une déposition d'amyloïde, une réaction inflammatoire et entraîne une perte neuronale, accompagnée de déficits comportementaux chez le rat (combinaison de Aβ40 et Aβ43 [17.19]). Chez le primate âgé mais pas chez le jeune animal, l'injection d'Aβ agrégé provoque une perte neuronale associée à une phosphorylation de la protéine tau [17.20]. Une conformation oligomérique du peptide Aβ42 semble avoir des propriétés similaires après injections répétées (6 jours) dans le gyrus denté. La déposition d'Aβ dans l'hippocampe s'accompagne de la phosphorylation de la protéine tau spécifiquement en position Ser202/Thr205, et d'une forte perte neuronale dans le gyrus denté à 7 jours [17.21].

L'injection cérébrale d'une forme courte de peptide Aβ (Aβ25-35) agrégé conduit aussi à une toxicité neuronale [17.22]. Administré dans les ventricules cérébraux, Aβ25-35 agrégé conduit à la formation de dépôts dans l'espace périventriculaire et à des déficits cognitifs multiples dès la première semaine, suivis d'une astrogliose dans plusieurs structures cérébrales et d'une perte neuronale incluant les neurones cholinergiques du septum [17.23].

Ces modèles rongeurs, qui ont le grand avantage de délais courts, montrent avec la déposition de peptide Aβ dans le cerveau une perte neuronale accompagnée d'une réaction inflammatoire, mais dont la similitude avec la pathologie humaine reste à être mieux documentée.

Modèles murins transgéniques et souris *knock-in*

Souris simple transgénique

Depuis l'identification des gènes liés aux formes familiales de maladie d'Alzheimer (débutant avec l'APP), un effort considérable a été entrepris pour générer des lignées transgéniques surexprimant les formes mutées de ces gènes (mutations FAD et d'autres formes de démences). Un répertoire est disponible sur le site : http://www.alzforum.org/members/resources/transgenic/index.html.

De nombreuses revues documentent en détail ces multiples lignées [17.24], et le présent chapitre se concentrera sur les lignées transgéniques visant à reproduire certaines des lésions/phénotypes de la maladie et leur utilisation.

Souris transgénique APP

La surexpression forte d'un transgène APP portant une mutation FAD dans les neurones provoque l'augmentation de la sécrétion du peptide amyloïde Aβ dans le cerveau, une augmentation de la proportion de la forme longue Aβ42, plus amyloïdogénique, qui en quelques mois conduit à l'apparition de dépôts extracellulaires amyloïdes diffus ou agrégés [17.25-17.28]. Trois promoteurs principaux ont permis d'atteindre des niveaux d'expression suffisants et sont largement utilisés : le promoteur humain du PDGF *(Platelet Derived Growth Factor)*, le promoteur de hamster de la protéine prion et le promoteur murin du gène *Thy-1*.

Les dépôts amyloïdes agrégés sont congophiliques et accompagnés d'une forte réaction inflammatoire astrogliale mais ils semblent être moins insolubles/compactés que les plaques amyloïdes humaines [17.29]. Ces dépôts amyloïdes agrégés altèrent localement la connectivité synaptique : renflements pseudosynaptiques autour des dépôts, diminution des épines dendritiques [17.30] et distorsions des circuits cortico-corticaux [17.31]. Suivant les régions cérébrales d'expression du transgène, différents déficits cognitifs, surtout de mémoire de travail, ont pu être documentés et sont fortement affectés par le fond génétique, qui doit être attentivement contrôlé (discussion détaillée dans [17.32, 17.33]). La relation de ces déficits avec les dépôts amyloïdes n'est pas établie puisque la surexpression de la forme sauvage du gène *APP* (sans mutation) conduit à un déficit de mémoire similaire à celui de la forme *APP* portant une mutation, bien qu'en l'absence de formation de plaques amyloïdes, un résultat rarement souligné dans la littérature [17.27]. La forte surexpression de l'APP (au moins 5 à 10 fois les niveaux de l'APP endogène) a donc des conséquences qui compliquent l'interprétation des résultats comportementaux dans ces modèles.

Souris transgénique PS1, PS2 ou *knock-in* et double transgénique APPxPS

Les lignées de souris transgéniques exprimant des formes mutées des gènes *PS1* ou *PS2* présentent une augmentation du ratio Aβ42/Aβ40 qui entraîne une forte accélération de la formation des dépôts amyloïdes lorsqu'elles sont croisées avec des souris APP (double transgénique APPxPS1 ou APPxPS2) [17.34, 17.35]. Les niveaux d'expression du transgène PS1 n'ont pas besoin d'être élevés (rôle qualitatif de PS1/2 contrairement à l'APP) étant donné le contrôle post-traductionnel strict des niveaux de PS1/2. En particulier, l'insertion de mutations FAD dans le gène *PS1* naturel de la souris par recombinaison homologue *(knock-in)* est suffisante pour accélérer la formation des plaques amyloïdes [17.36].

Dans les lignées APPxPS1 les plus agressives (formes multimutées de chacun des transgènes, APPxPS1KI [17.37], 5xFAD [17.38]), dans lesquelles la majorité du peptide Aβ est sous la forme Aβ42 (très peu d'Aβ40), des plaques amyloïdes sont présentes dès l'âge de 2 mois. Des modifications du peptide Aβ connues dans la pathologie humaine (pyroGlu3Aβ, par exemple) apparaissent progressivement avec l'âge (vers 10 mois) et ces dépôts amyloïdes plus matures sont détectés par les radioligands d'imagerie nucléaire des plaques amyloïdes humaines tels que le *Pittsburg Compound B* (PiB) [17.39]. Ces lignées développent une forte perte neuronale (neurones pyramidaux de l'hippocampe et du cortex) dès 6 mois, une des caractéristiques de la pathologie humaine mais qui n'avait pas encore été reproduite dans les lignées transgéniques amyloïdes. La perte neuronale apparaît associée à une présence précoce de peptide Aβ intraneuronal plutôt qu'aux dépôts extracellulaires. Des déficits synaptiques fonctionnels et comportementaux sont aussi très prononcés.

Souris transgénique ApoE4

Un rôle important de l'apolipoprotéine E dans la formation des dépôts amyloïdes *in vivo* a été démontré chez les souris déficientes en ApoE croisées avec une lignée transgénique APP qui présentent une forte réduction des dépôts amyloïdes agrégés sans altération des dépôts diffus [17.40]. Dans cet environnement génétique, l'expression d'ApoE4 humaine par transgenèse standard reconduit à la formation de plaques amyloïdes agrégées [17.41]. Les formes ApoE3 et Apo2 sont moins amyloïdogéniques, en cohérence avec les données de génétique humaine. Ces résultats ont été confirmés en utilisant des *knock-in* des différentes isoformes ApoE pour refléter des conditions d'expression plus physiologiques [17.42]. Par ailleurs, la surexpression de la protéine ApoE4 en neurones conduit à l'hyperphosphorylation de tau [17.43].

Souris transgénique tau

Dans plusieurs lignées transgéniques, la surexpression en neurones de la protéine tau humaine portant des mutations associées aux démences frontotemporales liées au chromosome 17 (FTD-17) provoque une hyperphosphorylation de la protéine tau et la formation de dégénérescences neurofibrillaires (DNF) très semblables aux lésions humaines [17.44-17.48]. Une forte expression dans les neurones de la moelle épinière se traduit par des déficits moteurs majeurs, mais plus récemment des lignées à expression enrichie dans le cerveau ont présenté des déficits cognitifs mesurables [17.49]. Les lignées transgéniques tau développent une perte neuronale marquée dans les structures présentant des DNF. Cependant, le lien n'est pas direct entre DNF et perte neuronale puisque dans une lignée à expression de tau inductible [17.50], la réduction de l'expression du transgène diminue la progression de la mort neuronale, induit une récupération fonctionnelle partielle mais pourtant ne modifie pas l'accumulation de DNF [17.51]. Comme pour l'amyloïde, des formes solubles de la protéine tau semblent jouer un rôle clé dans la perte neuronale.

Combinaison des lignées « amyloïdes » et tau

Différentes approches expérimentales combinant les deux types de lésions ont démontré que la présence de plaques amyloïdes accélérait la formation de DNF (par croisement de lignées transgéniques [17.52] ou par injection cérébrale d'Aβ agrégé dans une lignée tau [17.53]). Dans le modèle triple transgénique 3xTG (APPxPS1xTau [17.54]) développant les deux lésions successivement, la réduction de la pathologie amyloïde diminue l'hyperphosphorylation de tau dans ses phases initiales, mais pas quand la pathologie tau est plus prononcée [17.55], et probablement irréversible.

Les lignées de souris transgéniques, surtout dans leurs formes multitransgéniques (APP, PS1, tau, hApoE4), ont déjà largement contribué à une meilleure compréhension des mécanismes moléculaires responsables de la maladie d'Alzheimer. La production du peptide Aβ, et plus particulièrement de la forme Aβ42, initierait une cascade pathogénique incluant la formation de dépôts amyloïdes, une dysfonction synaptique et une hypersensibilisation à la pathologie tau liée à l'âge, contribuant ainsi largement à la perte neuronale. Dans ces modèles, les différents facteurs de risque de la maladie (trauma crânien, ApoE4, hypercholestérolémie, diabète) accélèrent la pathologie amyloïde cérébrale et, inversement, un facteur de prévention (environnement enrichi) la diminue, renforçant la validité de ces modèles.

Ces modèles sont clairement pertinents pour démontrer l'effet mécanistique des candidats thérapeutiques sur chacune des différentes lésions cérébrales et ont été largement utilisés. Ces avancées ne se sont malheureusement pas encore traduites en traitements efficaces pour cette maladie, but et validation ultimes des modèles animaux. La grande majorité des traitements démontrés efficaces sur ces lésions cérébrales de souris transgéniques dans les 15 dernières années l'ont été en mode prévention/prophylactique [17.56]. Cependant, les récents progrès de l'imagerie médicale et des biomarqueurs du LCR ont établi que la pathologie s'installe de nombreuses années avant que le patient n'atteigne la phase de démence initiale. Dans ces modèles animaux, les candidats traitements devraient donc être testés en mode curatif/thérapeutique sur une pathologie cérébrale déjà établie et certains exemples récents sont déjà encourageants [17.57, 17.58]. Ces approches prometteuses devraient de plus bénéficier de la mise en place de développements cliniques dans les phases les plus précoces possibles de la maladie d'Alzheimer (Alzheimer prédémence).

Autres modèles de biologie moléculaire, appliqués à la maladie d'Alzheimer

La complexité et le coût des modèles transgéniques murins demeurent des limitations fortes à leur utilisation à grande échelle. Des approches plus réductionnistes récapitulant une partie de ces lésions sont possibles chez des organismes modèles comme *Caenorhabditis elegans* ou la drosophile, dont la durée de vie brève et la facilité d'élevage permettent d'accélérer les études et d'effectuer des cribles à grande échelle autant génétiques que de molécules synthétiques.

Caenorhabditis elegans

Ce nématode, très étudié par les biologistes moléculaires, possède des gènes homologues à ceux impliqués, chez l'homme, dans la maladie d'Alzheimer. *SEL-12*, par exemple, est l'homologue de la préséniline-1. Les déficits observés après mutation de *SEL-12* sont corrigés par l'expression du gène de la préséniline-1 humaine normale, mais non par les formes mutées de la protéine [17.59]. Par transgenèse, la surexpression du peptide Aβ42 dans le muscle conduit à la formation de dépôts amyloïdes congophiliques et à un stress oxydatif [17.60]. Quant à la surexpression neuronale de la protéine tau, elle se traduit par un déficit locomoteur et à une accumulation de tau insoluble hyperphosphorylée, corrélée à une perte neuronale [17.61].

Drosophile

Des homologues des gènes *APP* [17.62], tau [17.63] et préséniline ont été identifiés chez la mouche du vinaigre (drosophile). La surexpression par transgenèse des gènes *APP*, *BACE* et *PS1* dans l'œil conduit à la formation de dépôts amyloïdes « globulaires » dans la rétine accompagnés d'une toxicité neuronale qui peuvent être prévenus par des inhibiteurs de *BACE* [17.64]. La surexpression de la protéine tau humaine, normale ou mutée, est à l'origine d'une mort neuronale sans apparition d'inclusion [17.65] mais certainement liée à des formes oligomériques toxiques hyperphosphorylées de tau [17.66]. Ces modèles sont largement utilisés pour identifier par criblage génétique des gènes altérant ces phénotypes [17.66].

Conclusion

Il y a à peine 25 ans, la recherche sur la maladie d'Alzheimer était encore descriptive : les dégénérescences neurofibrillaires et la « substance amyloïde » étaient isolées pour permettre l'identification des protéines dont elles étaient constituées et générer les outils anticorps pour préciser les caractéristiques morphologiques de la pathologie.

Aujourd'hui, la recherche est passée à l'action : des modèles utilisant une large panoplie de techniques sont produits dans le but d'élucider des mécanismes moléculaires. Il ne fait guère de doute que les souris transgéniques constituent un progrès décisif, en particulier pour la recherche de nouveaux traitements en permettant leur test chez l'animal. Les organismes modèles simples ouvrent la voie à une approche plus réductionniste encore et permettront sans doute de disséquer les étapes qui conduisent à l'apparition des plaques séniles et des dégénérescences neurofibrillaires.

Bibliographie

[17.1] Von Braunmühl A. Alterserkrankungen des Zentralnervensystems. Senile Involution. Senile Demez. Alzheimersche Krankeit. *In :* Lubarsch O, Henke F, Rössle R, eds. Handbuch der speziellen pathologischen Anatomie und Histologie. Berlin : Springer Verlag, 1957 : 337-539.

[17.2] Cummings BJ, Su JH, Cotman CW, White R, Russell MJ. Beta-amyloid accumulation in aged canine brain : a model of early plaque formation in Alzheimer's disease. Neurobiol Aging 1993 ; 14 : 547-60.

[17.3] Price DL, Koo EH, Wagster MV. Modèles animaux. *In :* Signoret JL, Hauw JJ, eds. Maladie d'Alzheimer et autres démences. Paris : Flammarion Médecine-Sciences, 1991 : 203-11.

[17.4] Lemere CA, Beierschmitt A, Iglesias M, Spooner ET, Bloom JK, Leverone JF *et al.* Alzheimer's disease abeta vaccine reduces central nervous system abeta levels in a non-human primate, the Caribbean vervet. Am J Pathol 2004 ; 165 : 283-97.

[17.5] Härtig W, Klein C, Brauer K, Schüppel KF, Arendt T, Brückner G *et al.* Abnormally phosphorylated protein tau in the cortex of aged individuals of various mammalian orders. Acta Neuropathol (Berl) 2000 ; 100 : 305-12.

[17.6] Braak H, Braak E, Strothjohann M. Abnormally phosphorylated tau protein related to the formation of neurofibrillary tangles and neuropil threads in the cerebral cortex of sheep and goat. Neurosci Lett 1994 ; 171 : 1-4.

[17.7] Sparks LD. Cholesterol, copper, and accumulation of thioflavine S-reactive Alzheimer's-like amyloid beta in rabbit brain. J Mol Neurosci 2004 ; 24 : 97-104.

[17.8] Woodruff-Pak DS, Agelan A, Del Valle L. A rabbit model of Alzheimer's disease : valid at neuropathological, cognitive, and therapeutic levels. J Alzheimers Dis 2007 ; 11 : 371-83.

[17.9] Bons N, Mestre N, Ritchie K, Petter A, Podlisny M, Selkoe D. Identification of amyloid beta protein in the brain of the small, short-lived lemurian primate *Microcebus murinus*. Neurobiol Aging 1994 ; 15 : 215-20.

[17.10] Dhenain M, Michot JL, Privat N, Picq JL, Boller F, Duyckaerts C *et al.* MRI description of cerebral atrophy in mouse lemurs. Relation with amyloid deposition. Neurobiol Aging 2000 ; 21 : 81-8.

[17.11] Schultz C, Dehghani F, Hubbard GB, Thal DR, Struckhoff G, Braak E *et al.* Filamentous tau pathology in nerve cells, astrocytes, and oligodendrocytes of aged baboons. J Neuropathol Exp Neurol 2000 ; 59 : 39-52.

[17.12] Schultz C, Hubbard GB, Rüb U, Braak E, Braak H. Age-related progression of tau pathology in brains of baboons. Neurobiol Aging 2000 ; 21 : 905-12.

[17.13] Forrester TM, Yokel RA. Comparative toxicity of intracerebroventricular and subcutaneous aluminum in the rabbit. Neurotoxicology 1985 ; 6 : 71-80.

[17.14] Pendlebury WW, Beal MF, Kowall NW, Solomon PR. Neuropathologic, neurochemical and immunocytochemical characteristics of aluminum-induced neurofilamentous degeneration. Neurotoxicology 1988 ; 9 : 503-10.

[17.15] Langui D, Probst A, Anderton B, Brion JP, Ulrich J. Aluminium-induced tangles in cultured rat neurones.

Enhanced effect of aluminium by addition of maltol. Acta Neuropathol 1990 ; 80 : 649-55.

[17.16] Frautschy SA, Baird A, Cole GM. Effects of injected Alzheimer beta-amyloid cores in rat brain. Proc Natl Acad Sci USA 1991 ; 88 : 8362-6.

[17.17] Meyer-Luehmann M, Coomaraswamy J, Bolmont T, Kaeser S, Schaefer C, Kilger E *et al*. Exogenous induction of cerebral beta-amyloidogenesis is governed by agent and host. Science 2006 ; 313 : 1781-4.

[17.18] Bolmont T, Clavaguera F, Meyer-Luehmann M, Herzig MC, Radde R, Staufenbiel M *et al*. Induction of tau pathology by intracerebral infusion of amyloid-beta containing brain extract and by amyloid-beta deposition in APP x Tau transgenic mice. Am J Pathol 2007 ; 171 : 2012-20.

[17.19] Stephan A, Laroche S, Davis S. Generation of aggregated beta-amyloid in the rat hippocampus impairs synaptic transmission and plasticity and causes memory deficits. J Neurosci 2001 ; 21 : 5703-14.

[17.20] Geula C, Wu CK, Saroff D, Lorenzo A, Yuan M, Yankner BA. Aging renders the brain vulnerable to amyloid beta-protein neurotoxicity. Nat Med 1998 ; 4 : 827-31.

[17.21] Brouillette J, Caillierez R, Zommer N, Alves-Pires C, Benilova I, Blum D *et al*. Neurotoxicity and memory deficits induced by soluble low-molecular-weight amyloid-β1-42 oligomers are revealed *in vivo* by using a novel animal model. J Neurosci 2012 ; 32 : 7852-61.

[17.22] Stepanichev MY, Zdobnova IM, Zarubenko II, Moiseeva YV, Lazareva NA, Onufriev MV *et al*. Amyloid-beta(25-35)-induced memory impairments correlate with cell loss in rat hippocampus. Physiol Behav 2004 ; 80 : 647-55.

[17.23] Zussy C, Brureau A, Delair B, Marchal S, Keller E, Ixart G *et al*. Time-course and regional analyses of the physiopathological changes induced after cerebral injection of an amyloid β fragment in rats. Am J Pathol 2011 ; 179 : 315-34.

[17.24] McGowan E, Eriksen J, Hutton M. A decade of modeling Alzheimer's disease in transgenic mice. Trends Genet 2006 ; 22 : 281-9.

[17.25] Games D, Adams D, Alessandrini R, Barbour R, Berthelette P, Blackwell C *et al*. Alzheimer-type neuropathology in transgenic mice overexpressing V717F b-amyloid precursor protein. Nature 1995 ; 373 : 523-7.

[17.26] Hsiao K, Chapman P, Nilsen S, Eckman C, Harigaya Y, Younkin S *et al*. Correlative memory deficits, Abeta elevation, and amyloid plaques in trangenic mice. Science 1996 ; 274 : 99-102.

[17.27] Moechars D, Dewachter I, Lorent K, Reversé D, Baekelandt V, Naidu A *et al*. Early phenotypic changes in transgenic mice that overexpress different mutants of amyloid precursor protein in brain. J Biol Chem 1999 ; 274 : 6483-92.

[17.28] Sturchler-Pierrat C, Abramowski D, Duke M, Wiederhold KH, Mistl C, Rothacher S *et al*. Two amyloid precursor protein transgenic mouse models with Alzheimer disease-like pathology. Proc Natl Acad Sci USA 1997 ; 94 : 13287-92.

[17.29] Kalback W, Watson MD, Kokjohn TA, Kuo YM, Weiss N, Luehrs DC *et al*. APP transgenic mice Tg2576 accumulate Abeta peptides that are distinct from the chemically modified and insoluble peptides deposited in Alzheimer's disease senile plaques. Biochemistry 2002 ; 41 : 922-8.

[17.30] Tsai J, Grutzendler J, Duff K, Gan WB. Fibrillar amyloid deposition leads to local synaptic abnormalities and breakage of neuronal branches. Nat Neurosci 2004 ; 7 : 1181-3.

[17.31] Delatour B, Blanchard V, Pradier L, Duyckaerts C. Alzheimer pathology disorganizes cortico-cortical circuitry : direct evidence from a transgenic animal model. Neurobiol Dis 2004 ; 16 : 41-7.

[17.32] Eriksen JL, Janus CG. Plaques, tangles, and memory loss in mouse models of neurodegeneration. Behav Genet 2007 ; 37 : 79-100.

[17.33] Duyckaerts C, Potier MC, Delatour B. Alzheimer disease models and human neuropathology : similarities and differences. Acta Neuropathol 2008 ; 115 : 5-38.

[17.34] Duff K, Eckman C, Zehr C, Yu X, Prada CM, Pereztur J *et al*. Increased amyloid-beta42(43) in brains of mice expressing mutant presenilin 1. Nature 1996 ; 383 : 710-3.

[17.35] Borchelt DR, Ratovitski T, Van Lare J, Lee MK, Gonzales V, Jenkins NA *et al*. Accelerated amyloid deposition in the brains of transgenic mice coexpressing mutant presenilin 1 and amyloid precursor proteins. Neuron 1997 ; 19 : 939-45.

[17.36] Siman R, Reaume AG, Savage MJ, Trusko S, Lin YG, Scott RW *et al*. Presenilin-1 P264L knock-in mutation : differential effects on abeta production, amyloid deposition, and neuronal vulnerability. J Neurosci 2000 ; 20 : 8717-26.

[17.37] Casas C, Sergeant N, Itier JM, Blanchard V, Wirths O, Van der Kolk N *et al*. Massive CA1/2 neuronal loss with intraneuronal and N-terminal truncated Abeta42 accumulation in a novel Alzheimer transgenic model. Am J Pathol 2004 ; 165 : 1289-300.

[17.38] Oakley H, Cole SL, Logan S, Maus E, Shao P, Craft J *et al*. Intraneuronal beta-amyloid aggregates, neurodegeneration, and neuron loss in transgenic mice with five familial Alzheimer's disease mutations : potential factors in amyloid plaque formation. J Neurosci 2006 ; 26 : 10129-40.

[17.39] Maeda J, Ji B, Irie T, Tomiyama T, Maruyama M, Okauchi T *et al*. Longitudinal, quantitative assessment of amyloid, neuroinflammation, and anti-amyloid treatment in a living mouse model of Alzheimer's disease enabled by positron emission tomography. J Neurosci 2007 ; 27 : 10957-68.

[17.40] Bales KR, Verina T, Dodel RC, Du Y, Altstiel L, Bender M *et al*. Lack of apolipoprotein E dramatically reduces amyloid beta-peptide deposition. Nat Genet 1997 ; 17 : 263-4.

[17.41] Holtzman DM, Bales KR, Tenkova T, Fagan AM, Parsadanian M, Sartorius LJ *et al*. Apolipoprotein E isoform-dependent amyloid deposition and neuritic degeneration in a mouse model of Alzheimer's disease. Proc Natl Acad Sci USA 2000 ; 97 : 2892-7.

[17.42] Bales KR, Liu F, Wu S, Lin S, Koger D, De Long C *et al*. Human APOE isoform-dependent effects on brain beta-amyloid levels in PDAPP transgenic mice. J Neurosci 2009 ; 29 : 6771-9.

[17.43] Tesseur I, Van Dorpe J, Spittaels K, Van den Haute C, Moechars D, Van Leuven F. Expression of human apolipoprotein E4 in neurons causes hyperphosphorylation of protein tau in the brains of transgenic mice. Am J Pathol 2000 ; 156 : 951-64.

[17.44] Ishihara T, Hong M, Zhang B, Nakagawa Y, Lee MK, Trojanowski JQ *et al*. Age-dependent emergence and progression of a tauopathy in transgenic mice overexpressing the shortest human tau isoform. Neuron 1999 ; 24 : 751-62.

[17.45] Spittaels K, Van den Haute C, Van Dorpe J, Bruynseels K, Vandezande K, Laenen I *et al*. Prominent axonopathy in the brain and spinal cord of transgenic mice overexpressing four-repeat human tau protein. Am J Pathol 1999 ; 155 : 2153-65.

[17.46] Probst A, Götz J, Wiederhold KH, Tolnay M, Mistl C, Jaton AL *et al*. Axonopathy and amyotrophy in mice transgenic for human four-repeat tau protein. Acta Neuropathol (Berl) 2000 ; 99 : 469-81.

[17.47] Lewis J, McGowan E, Rockwood J, Melrose H, Nacharaju P, Van Slegtenhorst M *et al*. Neurofibrillary tangles, amyotrophy and progressive motor disturbance in mice expressing mutant (P301L) tau protein. Nat Genet 2000 ; 25 : 402-5.

[17.48] Götz J, Chen F, Barmettler R, Nitsch RM. Tau filament formation in transgenic mice expressing P301L tau. J Biol Chem 2001 ; 276 : 529-34.

[17.49] Schindowski K, Bretteville A, Leroy K, Bégard S, Brion JP, Hamdane M *et al*. Alzheimer's disease-like tau neuropathology leads to memory deficits and loss of functional synapses in a novel mutated tau transgenic mouse without any motor deficits. Am J Pathol 2006 ; 169 : 599-616.

[17.50] Ramsden M, Kotilinek L, Forster C, Paulson J, McGowan E, SantaCruz K *et al*. Age-dependent neurofibrillary tangle formation, neuron loss, and memory impairment in a mouse model of human tauopathy (P301L). J Neurosci 2005 ; 25 : 10637-47.

[17.51] Santacruz K, Lewis J, Spires T, Paulson J, Kotilinek L, Ingelsson M *et al*. Tau suppression in a neurodegenerative mouse model improves memory function. Science 2005 ; 309 : 476-81.

[17.52] Lewis J, Dickson DW, Lin WL, Chisholm L, Corral A, Jones G *et al*. Enhanced neurofibrillary degeneration in transgenic mice expressing mutant tau and APP. Science 2001 ; 293 : 1487-91.

[17.53] Götz J, Chen F, Van Dorpe J, Nitsch RM. Formation of neurofibrillary tangles in P301L tau transgenic mice induced by Abeta42 fibrils. Science 2001 ; 293 : 1491-5.

[17.54] Oddo S, Caccamo A, Shepherd JD, Murphy MP, Golde TE, Kayed R *et al*. Triple-transgenic model of Alzheimer's disease with plaques and tangles : intracellular Abeta and synaptic dysfunction. Neuron 2003 ; 39 : 409-21.

[17.55] Oddo S, Billings L, Kesslak JP, Cribbs DH, La Ferla FM. Abeta immunotherapy leads to clearance of early, but not late, hyperphosphorylated tau aggregates via the proteasome. Neuron 2004 ; 43 : 321-32.

[17.56] Zahs KR, Ashe KH. "Too much good news" – Are Alzheimer mouse models trying to tell us how to prevent, not cure, Alzheimer's disease ? Trends Neurosci 2010 ; 33 : 381-9.

[17.57] Cramer PE, Cirrito JR, Wesson DW, Lee CY, Karlo JC, Zinn AE *et al*. ApoE-directed therapeutics rapidly clear β-amyloid and reverse deficits in AD mouse models. Science 2012 ; 335 : 1503-6.

[17.58] Sehgal N, Gupta A, Valli RK, Joshi SD, Mills JT, Hamel E *et al*. Withania somnifera reverses Alzheimer's disease pathology by enhancing low-density lipoprotein receptor-related protein in liver. Proc Natl Acad Sci USA 2012 ; 109 : 3510-5.

[17.59] Baumeister R, Leimer U, Zweckbronner I, Jakubek C, Grünberg J, Haass C. Human presenilin-1, but not familial Alzheimer's disease (FAD) mutants, facilitates *Caenorhabditis elegans* Notch signalling independently of proteolytic processing. Genes Funct 1997 ; 1 : 149-59.

[17.60] Link CD. Expression of human beta-amyloid peptide in transgenic *Caenorhabditis elegans*. Proc Natl Acad Sci USA 1995 ; 92 : 9368-72.

[17.61] Kraemer BC, Zhang B, Leverenz JB, Thomas JH, Trojanowski JQ, Schellenberg GD. Neurodegeneration and defective neurotransmission in a *Caenorhabditis elegans* model of tauopathy. Proc Natl Acad Sci USA 2003 ; 100 : 9980-5.

[17.62] Gunawardena S, Goldstein LS. Disruption of axonal transport and neuronal viability by amyloid precursor protein mutations in Drosophila. Neuron 2001 ; 32 : 389-401.

[17.63] Heidary G, Fortini ME. Identification and characterization of the Drosophila tau homolog. Mech Dev 2001 ; 108 : 171-8.

[17.64] Greeve I, Kretzschmar D, Tschäpe JA, Beyn A, Brellinger C, Schweizer M *et al*. Age-dependent neurodegeneration and Alzheimer-amyloid plaque formation in transgenic Drosophila. J Neurosci 2004 ; 24 : 3899-906.

[17.65] Wittmann CW, Wszolek MF, Shulman JM, Salvaterra PM, Lewis J, Hutton M *et al*. Tauopathy in Drosophila : neurodegeneration without neurofibrillary tangles. Science 2001 ; 293 : 711-4.

[17.66] Ali YO, Ruan K, Zhai RG. NMNAT suppresses tau-induced neurodegeneration by promoting clearance of hyperphosphorylated tau oligomers in a Drosophila model of tauopathy. Hum Mol Genet 2012 ; 21 : 237-50.

Chapitre

18

Cascade amyloïde et maladie d'Alzheimer

| C. Clamagirand, B. Allinquant

L'hypothèse de la cascade amyloïde dans la maladie d'Alzheimer (MA) fut proposée par J. Hardy et G. Higgins en 1992 [18.1]. Elle est liée à la présence du peptide amyloïde (Aβ) de 40 à 42 aminoacides *(fig. 18.1)*, constituant majeur des dépôts extracellulaires (plaques séniles) présents dans le cerveau des patients atteints de MA, et à la mise en évidence des mutations sur le précurseur du peptide Aβ (APP) à l'origine des formes de MA à transmission mendélienne. Le fait que le peptide Aβ perturbe l'homéostasie calcique susceptible de conduire à l'hyperphosphorylation de tau a suggéré que les dépôts amyloïdes constituaient un événement précoce de la maladie. Bien que l'identification des mutations sur les présénilines à l'origine de la plupart des formes de MA à transmission mendélienne, et induisant une augmentation de la formation de Aβ, ait renforcé l'hypothèse de la cascade amyloïde, l'absence de corrélation entre le nombre de plaques séniles et le degré du déficit cognitif a remis en question celle-ci.

À la différence de la forme insoluble de Aβ présente dans les plaques séniles, la quantité de formes solubles de Aβ est corrélée avec les marqueurs de la sévérité de la maladie [18.2]. Les travaux de ces dernières années ont montré que ces formes solubles, particulièrement Aβ42, peuvent s'oligomériser du dimère jusqu'au dodécamère [18.3]. Isolés du cerveau de patients atteints de MA, ces oligomères, contrairement aux formes insolubles de Aβ, diminuent la plasticité synaptique dans des tranches d'hippocampe de rongeur [18.4]. Injectés au niveau du ventricule latéral de rongeur, ces oligomères, isolés de patients ou préparés *in vitro*, conduisent à une diminution des protéines synaptiques et à une perte de mémoire [18.4, 18.5] ; si ces injections sont répétées pendant 6 jours, elles peuvent induire une perte neuronale et une hyperphosphorylation de tau, suggérant que le peptide Aβ joue un rôle crucial dans le développement de la pathologie [18.6]. Des formes clivées de Aβ ont été détectées chez les patients atteints de MA, celles tronquées en N-terminal restant les plus agrégantes et neurotoxiques [18.7]. Dans les formes sporadiques de MA, une clairance diminuée de Aβ pourrait favoriser cette formation d'oligomères solubles [18.8]. Le rôle des formes insolubles de Aβ au sein des plaques séniles n'est pas actuellement élucidé.

Le clivage en Aβ relargue aussi le domaine cytoplasmique (AICD), principalement dégradé dans le cytoplasme mais dont une partie peut aller au noyau pour activer certains gènes [18.9] *(fig. 18.1)*. La GSK3β, kinase capable d'augmenter la phosphorylation de tau, est le gène le plus fréquemment identifié [18.10]. Dans le cerveau des patients atteints de MA, AICD est augmenté, favorisant ainsi l'hyperphosphorylation de tau [18.10]. Mais AICD peut aussi activer la néprilysine, contrôlant ainsi le taux de Aβ [18.11]. La régulation de l'activation de ces gènes reste donc à définir.

Que ce soit par la formation de Aβ et donc d'oligomères solubles, ou par AICD, le clivage en Aβ peut conduire à l'hyperphosphorylation de tau. Le fragment sAPPβ, également issu du clivage en Aβ, ne semble pas avoir de propriétés neurotoxiques *(fig. 18.1)*.

Enfin, un autre clivage de l'APP au site caspase du domaine cytoplasmique génère un fragment C-terminal (C31) très neurotoxique mais n'empêche pas le clivage en Aβ *(fig. 18.1)* [18.12]. Ce clivage caspase de l'APP est augmenté dans le cortex entorhinal et l'hippocampe des patients à des stades précoces de la MA et participe au développement de la pathologie dans un modèle murin de la MA [18.12, 18.13]. Les relations entre ce clivage et le développement de la pathologie tau restent à définir.

FIGURE 18.1 Représentation schématique de l'APP et de son clivage en Aβ. Le peptide Aβ résulte du clivage en β-secrétase, libérant le fragment extracellulaire N-terminal sAPPβ, suivi d'un clivage intramembranaire en γ-secrétase. La γ-secrétase est un complexe de 4 protéines où les présénilines portent l'activité enzymatique. Cette enzyme permet aussi le clivage en ε qui peut suivre ou précéder celui en γ. Le fragment AICD issu du clivage en Aβ et capable d'aller au noyau, peut donc avoir soit 50 (clivage en ε), soit 59 ou 57 aminoacides (respectivement clivage en γ pour Aβ40 et 42). Le clivage en α va empêcher le clivage en Aβ. Celui en caspase va engendrer le fragment C31.

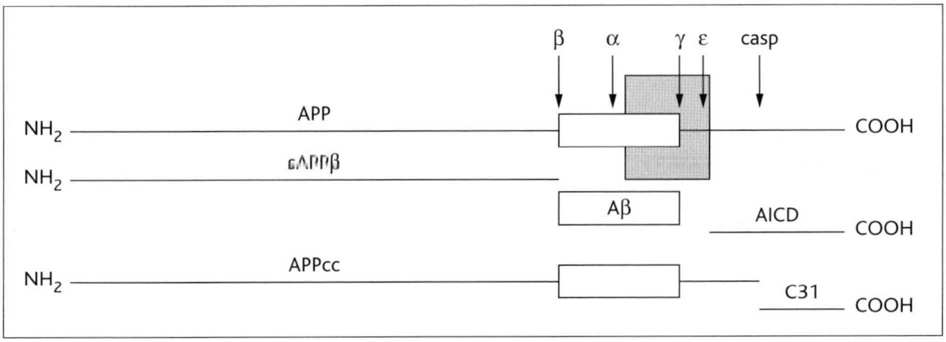

En résumé, le clivage de l'APP en Aβ dans la MA reste donc un événement précoce. L'insuffisance de la clairance de Aβ conduit à la formation d'oligomères solubles induisant la déconnexion synaptique. Ces oligomères ainsi que AICD peuvent favoriser l'hyperphosphorylation de tau. Il est possible que d'autres fragments issus du clivage de l'APP par une caspase stimulent également le développement de la pathologie.

Bibliographie

[18.1] Hardy JA, Higgins GA. Alzheimer's disease : the amyloid cascade hypothesis. Science 1992 ; 256 : 184-5.

[18.2] McLean CA, Cherny RA, Fraser FW, Fuller SJ, Smith MJ, Beyreuther K *et al.* Soluble pool of Abeta amyloid as a determinant of severity of neurodegeneration in Alzheimer's disease. Ann Neurol 1999 ; 46 : 860-6.

[18.3] Lesne S, Koh MT, Kotilinek L, Kayed R, Glabe CG, Yang A *et al.* A specific amyloid-beta protein assembly in the brain impairs memory. Nature 2006 ; 440 : 352-7.

[18.4] Shankar GM, Li S, Mehta TH, Garcia-Munoz A, Shepardson NE, Smith I *et al.* Amyloid-beta protein dimers isolated directly from Alzheimer's brains impair synaptic plasticity and memory. Nat Med 2008 ; 14 : 837-42.

[18.5] Garcia P, Youssef I, Utvik JK, Florent-Bechard S, Barthelemy V, Malaplate-Armand C *et al.* Ciliary neurotrophic factor cell-based delivery prevents synaptic impairment and improves memory in mouse models of Alzheimer's disease. J Neurosci 2010 ; 30 : 7516-27.

[18.6] Brouillette J, Caillierez R, Zommer N, Alves-Pires C, Benilova I, Blum D *et al.* Neurotoxicity and memory deficits induced by soluble low-molecular-weight amyloid-beta1-42 oligomers are revealed *in vivo* by using a novel animal model. J Neurosci 2012 ; 32 : 7852-61.

[18.7] Portelius E, Mattsson N, Andreasson U, Blennow K, Zetterberg H. Novel abeta isoforms in Alzheimer's disease – Their role in diagnosis and treatment. Curr Pharm Des 2011 ; 17 : 2594-602.

[18.8] Miners JS, Baig S, Palmer J, Palmer LE, Kehoe PG, Love S. Abeta-degrading enzymes in Alzheimer's disease. Brain Pathol 2008 ; 18 : 240-52.

[18.9] Cao X, Sudhof TC. A transcriptionally [correction of transcriptively] active complex of APP with Fe65 and histone acetyltransferase Tip60. Science 2001 ; 293 : 115-20.

[18.10] Ghosal K, Vogt DL, Liang M, Shen Y, Lamb BT, Pimplikar SW. Alzheimer's disease-like pathological features in transgenic mice expressing the APP intracellular domain. Proc Natl Acad Sci USA 2009 ; 106 : 18367-72.

[18.11] Pardossi-Piquard R, Petit A, Kawarai T, Sunyach C, Alves da Costa C, Vincent B *et al.* Presenilin-dependent transcriptional control of the Abeta-degrading enzyme neprilysin by intracellular domains of betaAPP and APLP. Neuron 2005 ; 46 : 541-54.

[18.12] Bredesen DE, John V, Galvan V. Importance of the caspase cleavage site in amyloid-beta protein precursor. J Alzheimers Dis 2010 ; 22 : 57-63.

[18.13] Galvan V, Gorostiza OF, Banwait S, Ataie M, Logvinova AV, Sitaraman S *et al.* Reversal of Alzheimer's-like pathology and behavior in human APP transgenic mice by mutation of Asp664. Proc Natl Acad Sci USA 2006 ; 103 : 7130-5.

Chapitre 19

Neuropathologie de la maladie d'Alzheimer

| C. Duyckaerts, D. Seilhean, B. Delatour, M.-C. Potier

Les principales lésions neuropathologiques observées au cours de la maladie d'Alzheimer peuvent être schématiquement classées en trois rubriques : les lésions par accumulation, les lésions par manque, et les modifications réactionnelles. La pathologie neurofibrillaire ou taupathie et les dépôts de peptide Aβ relèvent de la première, les pertes synaptiques et neuronales de la seconde, et l'inflammation de la dernière [19.1].

Lésions par accumulation

Pathologie neurofibrillaire : accumulation intracellulaire de protéine tau

Elle a d'abord été mise en évidence par les imprégnations argentiques, qui révèlent 3 types de lésions : les « dégénérescences neurofibrillaires », qui occupent le corps cellulaire du neurone, la couronne des plaques séniles, constituée de prolongements argyrophiles anormalement dilatés, enfin les fibres tortueuses *(neuropil threads)*, prolongements courts siégeant dans le neuropile. Les fibres tortueuses sont pour la plupart des dendrites, mais jusqu'à 10 % d'entre elles des axones myélinisés [19.2]. L'observation au microscope électronique des dégénérescences neurofibrillaires, de la couronne des plaques séniles et des fibres tortueuses révèle que ces altérations ont toutes le même aspect ultrastructural : elles sont constituées par l'accumulation de paires de filaments disposés en hélice (PHF : *Paired Helical Filaments* [19.3]) ou plus précisément de rubans torsadés [19.4] *(fig. 19.1 et 19.2)*.

Les anticorps dirigés contre les protéines tau marquent spécifiquement la pathologie neurofibrillaire [19.5], dont elles semblent constituer l'élément principal. Des précipités analogues aux PHF peuvent être obtenus *in vitro* à partir de solution de protéine tau purifiée en présence de polyanions comme l'héparane sulfate. Plusieurs isoformes de protéines tau sont rencontrées chez l'homme. On distingue, en particulier, les formes à trois et à quatre segments répétitifs (tau 3R et 4R). Ces deux formes sont rencontrées dans la maladie d'Alzheimer. L'hyperphosphorylation des protéines tau explique la modification de leur migration électrophorétique chez les patients atteints de maladie d'Alzheimer. La protéine tau intervient dans la polymérisation des neurotubules. Sa séquestration dans les PHF est associée à la réduction de la densité en microtubules stables.

FIGURE 19.1 **A** à **D** : dégénérescences neurofibrillaires examinées à l'objectif × 100. Le trait noir figure 10 µm. **a** à **d** : schémas des microphotographies correspondantes. **A.** Dégénérescence neurofibrillaire mise en évidence par l'imprégnation argentique de Bodian. Le noyau de la cellule (petites flèches noires) est à peine visible. Les fibrilles, marquées par des flèches grises, siègent dans le corps cellulaire du neurone et dans la partie proximale d'une dendrite. **B.** Isocortex. Immunohistochimie de la protéine tau. Le corps cellulaire d'une petite cellule pyramidale de l'isocortex est occupé par une dégénérescence neurofibrillaire marquée par l'anticorps anti-tau (flèches grises). **C.** Isocortex. Immunohistochimie de la protéine tau. Le corps cellulaire d'une cellule pyramidale est presque entièrement occupé par la dégénérescence neurofibrillaire marquée par l'anticorps anti-tau (flèches grises). Le noyau (petite flèche), contenant un nucléole (tête de flèche), est refoulé à la périphérie. Des fibres tortueuses (têtes de flèche) sont visibles dans le neuropile. **D.** Hippocampe. Coloration par le rouge Congo. Un neurone est reconnaissable à son noyau (petites flèches noires), contenant un nucléole (tête de flèche). Les dégénérescences neurofibrillaires (petites flèches grises) sont extracellulaires (« *ghost tangles* » ou dégénérescences neurofibrillaires « fantômes »). Elles sont faiblement colorées par le rouge Congo.

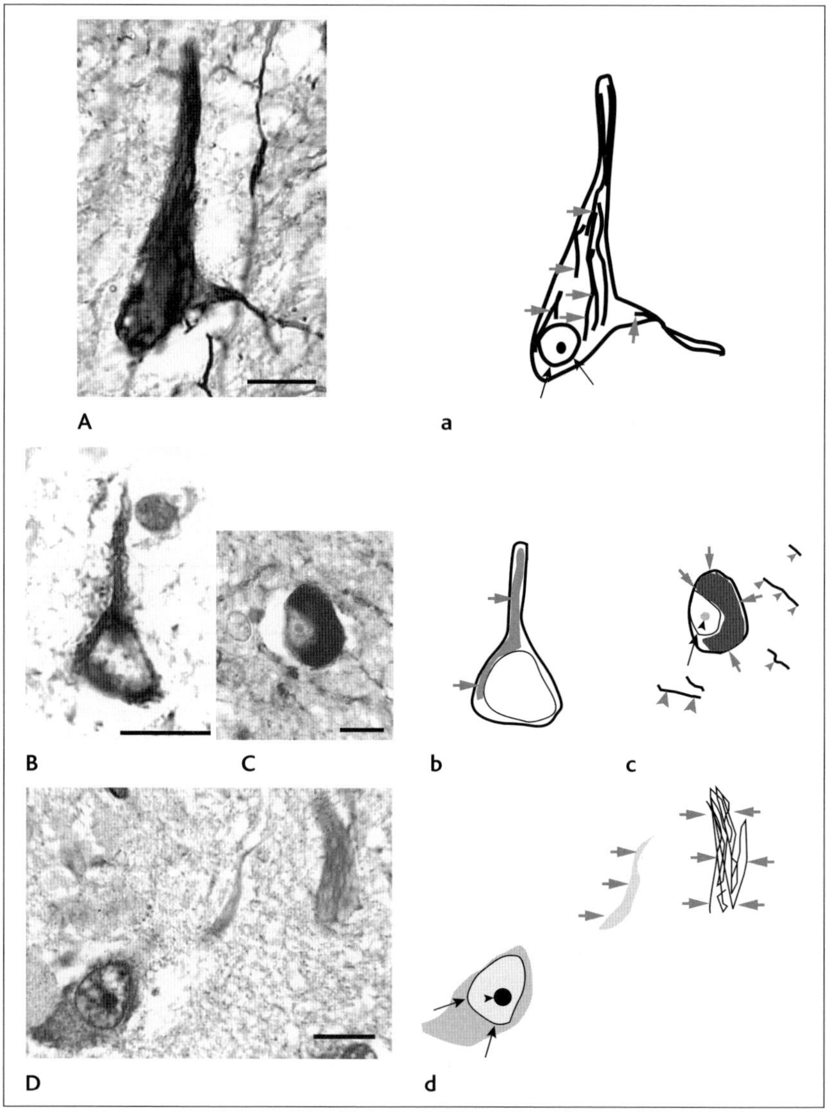

FIGURE 19.2 **A** à **D** : plaques séniles examinées à l'objectif × 100. Le trait blanc figurant sur l'image A représente 10 μm. Les schémas figurant à droite représentent les microphotographies de la planche de gauche. **A.** Mise en évidence d'une plaque sénile par une imprégnation argentique couplée au bleu de Luxol. Le cœur de la plaque sénile (grande flèche) est coloré par le bleu de luxol. Les prolongements nerveux formant la couronne de la plaque sont indiqués par des têtes de flèche. **B.** Immunomarquage d'une plaque sénile par un anticorps anti-Aβ. Le centre de la plaque est fortement marqué (grande flèche). Il est entouré d'un halo clair autour duquel on trouve des dépôts moins denses de peptide Aβ, prenant parfois un aspect filamentaire (têtes de flèche). **C.** Immunomarquage d'une plaque sénile par un anticorps anti-tau. Le centre de la plaque (où est déposé le peptide Aβ) n'est pas marqué (grande tête de flèche). Les prolongements présents dans la couronne de la plaque sont marqués (têtes de flèche). La plupart d'entre eux sont des axones. Un noyau de macrophage est visible à la périphérie de la plaque (petite flèche). **D.** Immunomarquage par le CD68. Cet anticorps marque les macrophages. Le centre de la plaque sénile n'est pas marqué (grande flèche). L'immunomarquage met en évidence des parties du cytoplasme du macrophage qui englobe la plaque sénile. L'encart e est un schéma proposant une représentation hypothétique du macrophage et du dépôt d'amyloïde.

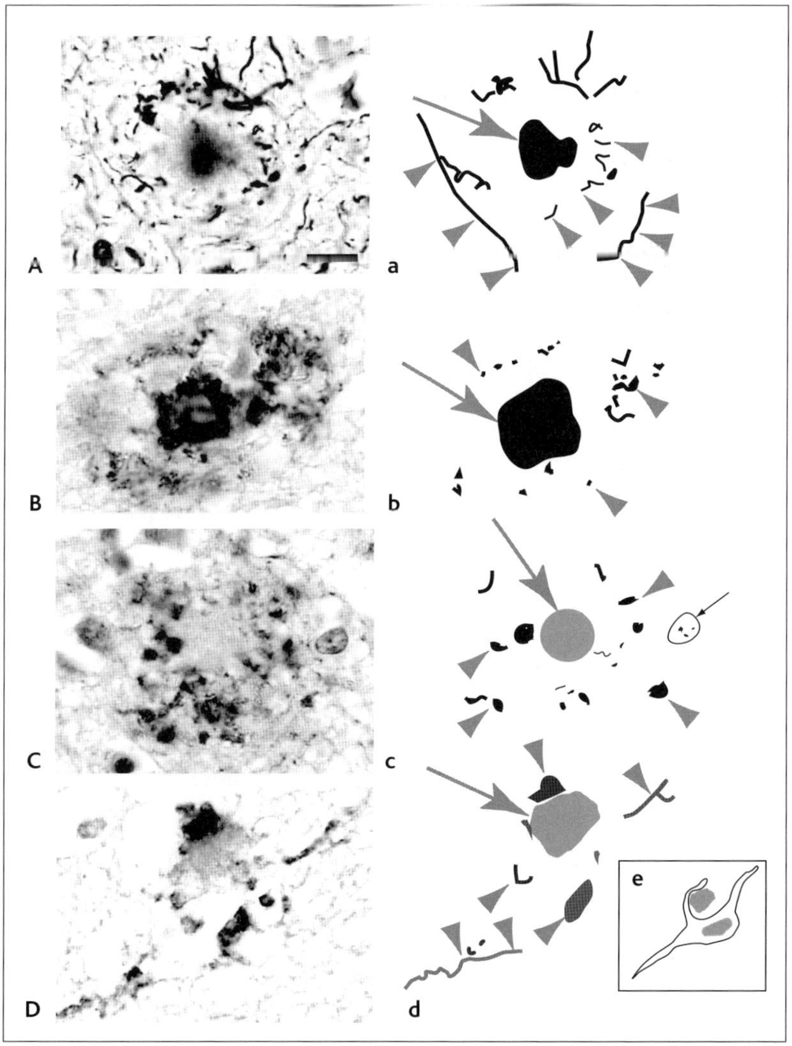

Les dégénérescences neurofibrillaires comportent d'autres composés qui paraissent plus contingents : une proportion élevée d'entre elles sont ubiquitinées (l'ubiquitine se lie aux protéines qui doivent être dégradées par le protéasome, un système enzymatique extralysosomal). Certaines contiennent des épitopes des neurofilaments, des kinases cycline-dépendantes et de leurs inhibiteurs, de Fe65 et de PICALM [19.6]. Une activité cholinestérasique a pu leur être attribuée. Enfin certains de leurs épitopes sont glycosylés ou glyqués – ce qui témoigne d'une oxydation en rapport avec le stress oxydant associé aux lésions de la maladie d'Alzheimer.

Les neurones peuvent être marqués par l'anticorps anti-tau avant la constitution des dégénérescences neurofibrillaires (*pre-tangle*, c'est-à-dire prédégénérescence neurofibrillaire). Des dégénérescences neurofibrillaires « fantômes » *(ghost tangles)* persistent après la mort du neurone qui les contenait. Ces lésions en apparence inertes peuvent subsister de façon indéfinie sans provoquer d'inflammation. Elles ne sont pas éliminées – ou seulement de façon très lente. Leur nombre augmente donc avec la durée et la sévérité de la maladie, ce qui explique la corrélation statistique entre leur densité et les symptômes.

Dépôts extracellulaires de peptide Aβ

Peptide Aβ

Le centre de la plaque sénile comporte un dépôt d'environ 10 à 20 µm de diamètre. Celui-ci a d'abord été pris pour de la nécrose – justifiant le terme de nécrose miliaire qui lui a été appliqué. Sa nature « amyloïde », c'est-à-dire caractérisée par l'accumulation d'une protéine anormalement riche en feuillets β, a été affirmée par la coloration au rouge Congo – un colorant synthétique présentant une affinité particulière pour tous les peptides ou protéines qui possèdent cette caractéristique. Le peptide contenu dans la substance amyloïde de la maladie d'Alzheimer est connu sous le nom de peptide Aβ [19.7]. Son extrémité C est de longueur variable, les formes les plus abondantes étant constituées de 40 à 42 acides aminés. Il provient du clivage successif d'un précurseur, l'APP *(Amyloid Protein Precursor)*, en deux sites : β (par BACE) et γ. La coupure γ est réalisée par un complexe enzymatique comprenant la préséniline. Des mutations autosomiques dominantes de l'APP ou des préséniline 1 et 2 sont responsables de maladie d'Alzheimer familiale. Le peptide Aβ laissé en solution fibrillise et précipite. Les formes oligomériques, solubles, sont probablement celles qui sont les plus toxiques.

Types de dépôts

Les anticorps dirigés contre le peptide Aβ marquent le centre des plaques séniles et un halo plus large qui l'entoure. Ils mettent en évidence une lésion jusqu'alors invisible ou sous-estimée : les dépôts diffus de peptide Aβ, beaucoup plus volumineux que les plaques séniles (pouvant dépasser 100 µm de diamètre), plus irréguliers et moins bien limités [19.8]. Les dépôts diffus sont dépourvus de la couronne de prolongements nerveux dégénérés propres aux plaques séniles. Des anticorps spécifiques de l'extrémité C du peptide permettent de distinguer les 2 formes du peptide : longue (de 42 acides aminés) ou courte (de 40 acides aminés). Les premiers marquent les dépôts diffus et focaux, les seconds plus sélectivement les dépôts focaux – en particulier le cœur des plaques séniles. Dans certaines topographies, les dépôts ont un aspect particulier : c'est le cas dans la couche parvopyramidale du présubiculum, parfois entièrement occupé par une immunoréactivité Aβ 42 « en flaque » *(« lake-like »)*, ou dans les couches internes du cortex entorhinal où des dépôts « floconneux » *(« fleecy »)* couvrent toute la surface des couches. Dans cette dernière topographie, il a pu être montré que le peptide Aβ, tronqué à son extrémité N-terminale, était probablement résorbé par les astrocytes (eux-mêmes marqués par certains anticorps anti-Aβ) et disparaissait dans les stades évolués.

Angiopathie amyloïde

Des dépôts amyloïdes se produisent dans la paroi des artères et des veines, méningées ou parenchymateuses, ainsi que des capillaires. Les anticorps anti-Aβ les mettent en évidence de façon très sensible, même lorsqu'ils ne sont pas révélés par le rouge Congo. L'atteinte capillaire est plus fréquente chez les patients porteurs d'un ou de deux allèles Apoε4 [19.9]. La prévalence de l'angiopathie amyloïde au cours de la maladie d'Alzheimer est diversement appréciée : elle est en tout cas fréquente, sinon constante.

Plaque sénile : association de pathologie neurofibrillaire et d'un dépôt de peptide Aβ

La plaque sénile – au moins à l'un des stades de son évolution – comprend un dépôt focal de peptide Aβ, situé en son cœur, et une couronne de prolongements, chargés en protéine tau. Le terme de « plaque neuritique » est parfois utilisé pour insister sur la présence de ces prolongements et est opposé au terme de « plaque primitive », qui désigne la lésion uniquement constituée du dépôt du peptide Aβ. Les prolongements de la couronne sont principalement des axones. Dans certaines plaques séniles, probablement jeunes, les prolongements de la couronne ne comportent pas d'épitopes de la protéine tau. Ils sont, en revanche, marqués par des anticorps dirigés contre l'APP et l'ubiquitine, et sont appelés « dystrophiques ». Les plaques séniles neuritiques comportent toutes une ou plusieurs cellules microgliales (voir *infra*), dont la présence est statistiquement liée à celle d'un cœur amyloïde [19.10].

Plusieurs composants de la matrice extracellulaire, tels ICAM1, la thrombospondine et l'héparane sulfate protéoglycane, s'accumulent dans la plaque sénile. Elle est également enrichie en cholestérol, mis en évidence par spectrométrie de masse sur des lésions microdisséquées [19.11]. La présence de cholestérol est à mettre en rapport avec celle de son transporteur, l'apolipoprotéine E. L'ApoE est aussi trouvée dans les macrophages au sein ou à proximité de la plaque. Les dépôts de peptide Aβ sont plus abondants chez les patients dont le génotype comporte un ou deux allèles ε4.

Autres lésions

Les dégénérescences granulovacuolaires sont faites de vésicules de 1 à 2 microns de diamètre dans le corps cellulaire des neurones pyramidaux de la corne d'Ammon. Elles sont tau-positives. Les granules périsomatiques sont des boutons synaptiques dilatés, de 1 à 5 microns de diamètre, contenant les récepteurs au glutamate R1 et R2. Ils sont appendus à des neurones tau-positifs.

Lésions par manque

Perte neuronale

La perte neuronale, naguère considérée comme un des signes principaux de la maladie, est en réalité difficile à quantifier. Elle ne fait pas partie des critères diagnostiques [19.12]. Son existence même a pu être mise en doute [19.13]. Elle est tardive par rapport à la dégénérescence neurofibrillaire. Une perte neuronale peut cependant être détectée dès les premiers stades de la maladie dans les régions, comme le cortex entorhinal, où la pathologie neurofibrillaire est très précoce. De nombreuses dégénérescences neurofibrillaires « fantômes » sont observées dans l'hippocampe ou l'aire entorhinale – témoignant de l'association de cette lésion à la mort neuronale. D'autres données laissent penser que le nombre de neurones perdus est en fait supérieur à celui des dégénérescences neurofibrillaires produites, une opinion qui laisse ouverte la possibilité de mécanismes différents de mort cellulaire [19.14]. La question d'une apoptose a été souvent soulevée. La technique de marquage *in situ* des extrémités polynucléotidiques (*In Situ End Labelling* ou ISEL) a montré que l'ADN était souvent fragmenté, mais ces résultats ne signifient pas que l'apoptose soit fréquente. Un déficit de la réparation de l'ADN pourrait être en cause. L'utilisation d'anticorps dirigés contre la caspase-3 activée, une enzyme intervenant dans la chaîne de réactions aboutissant à l'apoptose, a permis de conclure que la densité des neurones apoptotiques était beaucoup plus faible (1 neurone apoptotique pour 1 100 à 5 000 neurones examinés) que la technique ISEL ne l'avait laissé croire. Ces valeurs, contrairement à celles qui avaient été avancées auparavant, sont compatibles avec l'évolution chronique de la maladie. L'expression de protéines impliquées dans la régulation du cycle cellulaire, telles que la cycline B ou Ki-67, a conduit à formuler l'hypothèse selon laquelle le neurone, normalement postmitotique, tenterait d'entrer dans une phase de prolifération. L'impossibilité de se diviser le conduirait à la mort.

Perte synaptique

Les premiers résultats obtenus par dénombrement des synapses en microscopie électronique ont mis en évidence une diminution de leur nombre mais le maintien de leur surface d'apposition [19.15]. L'analyse de protéines synaptiques a montré que les composants membranaires (synaptotagmine, SNAP-25, and syntaxine 1/HPC-1) sont peu diminués (environ 10 % des témoins), au contraire des composants vésiculaires (synaptobrévine et synaptophysine : 30 % des témoins) [19.16]. L'immunohistochimie de la synaptophysine a mis en évidence une baisse marquée et précoce, statistiquement liée à la détérioration intellectuelle.

Modifications réactionnelles : l'inflammation

Des cellules microgliales activées, des composants précoces de la cascade du complément, différents types d'interleukine ont été identifiés au sein de la plaque sénile et témoignent d'un processus inflammatoire, focalisé mais persistant. L'alpha-1-antichymotrypsine, présent dans les dépôts diffus et les plaques séniles, pourrait être un cofacteur de l'amyloïdogenèse, comme l'ont suggéré les modèles transgéniques. Le rôle de la microglie activée est encore discuté : elle pourrait intervenir dans la production des fibrilles d'amyloïde – mais des dépôts amyloïdes sont présents chez des souris transgéniques APP dépourvues de microglie [19.17] – ou, au contraire, être impliquée dans la résorption du dépôt. Chez la souris transgénique APP, ce processus est favorisé par l'injection périphérique de peptide Aβ, une observation à l'origine des tentatives d'immunothérapie.

Topographie des lésions : description et mécanisme

Diffusion des dépôts extracellulaires de peptide Aβ

La topographie des dépôts de peptide Aβ et celle de la pathologie neurofibrillaire sont différentes. Les premiers affectent successivement des régions qui constituent des stades évolutifs formalisés sous le terme de « phases » [19.18]. Les données *post-mortem*, nécessairement transversales, ont été récemment confirmées par celles obtenues *in vivo* grâce aux ligands radioactifs (PIB, florbetapir) à forte affinité pour l'amyloïde. Schématiquement, les dépôts intéressent d'emblée des régions étendues du néocortex même au stade précoce (caractérisant la phase 1). À la phase 2, ils sont trouvés dans l'hippocampe, puis dans les noyaux gris centraux (phase 3), le tronc cérébral (phase 4) et enfin le cervelet (phase 5).

Dans certaines régions encéphaliques, les dépôts de peptide Aβ peuvent être particulièrement abondants alors que les dégénérescences neurofibrillaires sont absentes, peu nombreuses ou seulement présentes dans les cas les plus évolués. C'est, par exemple, le cas dans le cortex visuel primaire, la plupart des noyaux thalamiques, le striatum et le cervelet.

Diffusion de l'accumulation intraneuronale de protéine tau hyperphosphorylée

Cortex cérébral

L'analyse systématique d'un grand nombre de prélèvements cérébraux *post-mortem* de personnes à différents âges, souffrant ou non de troubles cognitifs, révèle que dans un nombre important de cas, les dégénérescences neurofibrillaires n'occupent que les aires entorhinale et transentorhinale ; il s'agit de régions corticales situées sur la 5e circonvolution temporale (gyrus parahippocampique) entre l'isocortex et l'hippocampe, et sur laquelle convergent les voies issues des aires associatives multimodales. Dans certains cas, l'hippocampe contient de nombreuses dégénérescences neurofibrillaires : elles sont toujours associées à celles des cortex entorhinal et transentorhinal. Enfin, lorsque des lésions neurofibrillaires sont observées dans l'isocortex, elles sont aussi présentes dans l'hippocampe et les cortex entorhinal et transentorhinal. Ces données permettent de conclure que les régions corticales intéressées le sont dans un ordre stéréotypé [19.19] : aires transentorhinale puis entorhinale, hippocampe et enfin isocortex. Les aires isocorticales sont, à leur tour, affectées selon une hiérarchie précise : schématiquement aires associatives multimodales puis unimodales et enfin primaires. La topographie des dégénérescences neurofibrillaires constitue donc un indice précis du stade évolutif de l'affection. Cette notion a été formalisée par Braak et Braak, qui reconnaissent 6 stades (de I à VI), groupés 2 par 2 (stades entorhinaux, limbiques, isocorticaux) [19.19]. Ces stades sont statistiquement liés aux symptômes.

Noyaux sous-corticaux

Des dégénérescences neurofibrillaires sont observées dans certains noyaux sous-corticaux. Ils ont tous pour particularité de projeter leurs efférences directement sur le cortex cérébral (condition nécessaire mais non suffisante) : noyau basal de Meynert, *locus coeruleus*, noyaux du raphé, *substantia nigra*. Le noyau basal de Meynert est à l'origine de l'innervation cholinergique du cortex cérébral. Son atteinte, généralement sévère dès les premiers stades de la maladie, explique la baisse en acétylcholine observée dans le cortex cérébral, justifiant le traitement par les anticholinestérasiques. De nombreuses dégénérescences neurofibrillaires sont aussi constatées dans le *locus coeruleus* et la région voisine *(subcoeruleus)* et expliquent la baisse de l'innervation noradrénergique du cortex cérébral. L'accumulation de protéine tau phosphorylée, détectée dans ce noyau grâce à l'anticorps monoclonal AT8, a été notée chez des enfants et des jeunes adultes, ce qui a conduit Braak et Del Tredici à proposer de compléter les stades neurofibrillaires précédemment décrits (de I = transentorhinal à VI = isocortical) : au stade a, des prolongements nerveux tau-positifs sont notés dans le complexe *coeruleus-subcoeruleus* ; au stade b, ce sont les corps cellulaires des neurones mélanisés du même noyau qui le sont. Au stade c, d'autres noyaux du tronc cérébral, à projection diffuse, sont affectés [19.20]. La présence de ces lésions chez les sujets jeunes est encore discutée. Si elle était avérée, elle pourrait indiquer que la maladie d'Alzheimer, comme l'athérome, est une affection chronique dont la progression s'étend sur des décennies [19.21].

La déplétion sérotoninergique est associée à une atteinte des noyaux du raphé. Les noyaux « limbiques » du thalamus (complexe antérieur, noyau latérodorsal, une partie du complexe intralaminaire, les noyaux paraventriculaire et *reuniens*), le noyau suprachiasmatique et latéral du *tuber* dans l'hypothalamus, l'amygdale temporale sont également riches en dégénérescences neurofibrillaires.

Physiopathologie de la hiérarchie lésionnelle

Plusieurs observations laissaient soupçonner que les lésions neurofibrillaires progressaient le long des voies de connexion. Parmi celles-ci, on peut citer la lésion sélective des noyaux sous-corticaux à projection directe sur le cortex, la présence de plaques neuritiques dans la partie superficielle de la couche moléculaire du gyrus denté où se terminent précisément les axones du cortex entorhinal, et l'atteinte des aires isocorticales dans l'ordre des connexions rétrogrades issues de l'hippocampe. La diffusion des dépôts de peptide Aβ suit de façon moins claire les systèmes de connexion.

Des données expérimentales récentes complètent les données d'observation. L'injection de broyats de cortex, comportant des dépôts de peptide Aβ, à des souris transgéniques APP avant qu'elles n'aient développé des plaques séniles, provoque l'apparition anticipée des lésions au point d'injection et à distance [19.22]. Des injections de broyats de cerveaux riches en protéine tau fibrillisée à des souris transgéniques exprimant la protéine tau mutée accélère l'apparition des dégénérescences neurofibrillaires non seulement au point d'injection mais également dans les corps cellulaires de neurones séparés par une synapse des premiers [19.23]. La taupathie suit donc les voies de connexion et sa progression n'est pas arrêtée par la synapse. Le mécanisme en cause n'est pas connu mais pourrait faire intervenir la transconformation de la protéine tau normale par son isoforme pathologique, mal repliée – transconformation qui rappelle celle observée dans les maladies à prions [19.24].

Séquence chronologique des lésions

Le rapport chronologique entre les dépôts de peptide Aβ, leur transformation amyloïde, la réaction inflammatoire (microgliale) et la pathologie neurofibrillaire est mal connu chez l'homme où seules des études transversales sont possibles. L'étude des souris transgéniques portant le gène humain muté de l'APP, éventuellement associé à celui d'une préséniline mutée (souris APPxPS), permet de combler en partie les lacunes de la neuropathologie humaine, mais les plaques neuritiques (c'est-à-dire entourées de prolongements nerveux contenant de la protéine tau) sont absentes chez ces animaux, à moins qu'ils ne soient croisés à des souris qui expriment la protéine tau humaine mutée. Ces souris triplement transgéniques sont très éloignées de la maladie d'Alzheimer sporadique commune [19.25].

Chez l'homme, l'analyse *post-mortem* d'une seule aire corticale dans une cohorte de patients dont la détérioration intellectuelle était de gravité croissante a permis de retracer la chronologie des lésions. Cette reconstruction est évidemment hypothétique puisqu'elle s'appuie sur des observations transversales – l'analyse *post-mortem* de différents patients décédés à des stades variés de la maladie – pour imaginer une évolution moyenne, en considérant que chaque cas représente un stade différent de la même maladie. L'utilisation de ligands radioactifs *in vivo* permettra de se faire une idée plus exacte dans les années qui viennent.

Dans les aires isocorticales, ce sont d'abord les dépôts diffus de peptide Aβ qui sont observés, puis les dépôts amyloïdes et l'apparition de cellules microgliales. Les fibres tortueuses sont visibles dans des cas plus évolués. Les plaques neuritiques et enfin les dégénérescences neurofibrillaires ne sont présentes que chez les patients les plus sévèrement touchés. La séquence supposée des lésions est donc la suivante : dépôt diffus, puis focal et amyloïde de peptide Aβ, réaction microgliale, fibres tortueuses, plaque neuritique et dégénérescence neurofibrillaire [19.26]. Dans l'hippocampe ou la région entorhinale, la chronologie des lésions est différente : il est habituel que seules des dégénérescences neurofibrillaires, en l'absence de dépôts de peptide Aβ, soient présentes dans certains cas, qui correspondent aux formes « à dégénérescences neurofibrillaires prédominantes ». Il pourrait s'agir d'un stade évolutif de l'affection mais cette dissociation lésionnelle laisse penser que l'hypothèse de la cascade amyloïde selon laquelle l'accumulation du peptide Aβ est à l'origine des autres lésions est probablement à tempérer. Les formes génétiques démontrent que la perturbation du métabolisme de l'APP est suffisante pour causer la maladie d'Alzheimer mais il est probable que des dégénérescences neurofibrillaires puissent être observées en l'absence d'accumulation de peptide Aβ, en particulier chez les patients âgés [19.27].

Progression des lésions en fonction de l'âge

Les stades de Braak ont été étudiés en fonction de l'âge dans une série de 2 661 cerveaux [19.28]. Les courbes actuarielles qui ont pu être tirées de ces données [19.27] montrent que des dégénérescences neurofibrillaires étaient présentes dans la moitié des cas dès l'âge de 47 ans. C'est seulement à l'âge de 85 ans que la moitié de la population avait atteint le stade hippocampique ou isocortical. Pour les dégénérescences neurofibrillaires, un délai de près de 40 ans sépare donc les premiers stades entorhinaux pré ou asymptomatiques des stades ultérieurs. Par ailleurs, les dépôts de peptide Aβ (stade a) sont détectés à un âge plus avancé que les premiers stades neurofibrillaires (I et II). Le décalage temporel est de 20 ans.

Corrélations clinicopathologiques

L'analyse de groupes de sujets âgés examinés de façon prospective – normaux ou souffrant d'un déficit cognitif de sévérité variable – a permis d'établir des corrélations entre la densité des lésions et la détérioration intellectuelle. La majorité des études s'accorde à trouver que les corrélations du déficit cognitif avec la pathologie neurofibrillaire (dégénérescences neurofibrillaires ou plaques « neuritiques ») sont meilleures que celles qui le lient avec les dépôts de peptide Aβ [19.29]. Les dépôts diffus de peptide Aβ à eux seuls ne provoquent pas de détérioration intellectuelle, ou seulement des troubles minimes. Il est généralement admis aujourd'hui que le syndrome clinicopathologique caractérisé par d'abondants dépôts diffus sans altération intellectuelle représente un stade précoce de la maladie d'Alzheimer.

Formes clinicopathologiques de la maladie

Formes familiales

Elles sont généralement de début précoce et les lésions neuropathologiques sont abondantes et sévères. Du point de vue neuropathologique, la fréquence des plaques en « laine de coton » *(cotton wool)* ont été signalées : elles sont particulières par leur grande taille, l'absence de centre amyloïde et la rareté des prolongements tau-positifs. Elles ont été trouvées fréquemment mais non exclusivement dans des cas héréditaires comportant en particulier une délétion dans le gène de la préséniline 1 : dans ces cas, la démence peut être associée à une paraplégie spastique.

Formes focales

Une aphasie progressive primaire ou une agnosie visuelle (« atrophie corticale postérieure » ou syndrome de Benson) peuvent constituer les symptômes initiaux de la maladie d'Alzheimer. Ces syndromes focaux, sans amnésie, sont l'apanage de sujets jeunes. Ils sont associés à une distribution inhabituelle des lésions neurofibrillaires mais celle-ci ne peut pas toujours être prouvée au moment de l'examen neuropathologique.

Formes à « dégénérescences neurofibrillaires prédominantes »

Aussi appelées « démence sénile de type dégénérescence neurofibrillaire », ces formes sont caractérisées par l'abondance des lésions neurofibrillaires limbiques et la rareté des dépôts amyloïdes. Elles surviennent chez des individus âgés. Dans ce groupe, le génotype Apoε4 est sous-représenté et le génotype Apoε2 est sur-représenté. Les troubles de la mémoire sont prédominants et peuvent être associés à un tableau de confusion mentale.

Formes à « plaques seules » *(plaques only)*

Dans ces cas, au contraire du précédent, ce sont les dépôts de peptide Aβ qui constituent les lésions les plus abondantes. L'absence de dégénérescence neurofibrillaire est exceptionnelle même dans ces formes : il est habituel d'en trouver dans les aires rhinales et l'hippocampe, mais l'isocortex en est dépourvu. La démence à corps de Lewy est souvent associée à ce profil lésionnel.

Formes associées

La fréquence des comorbidités augmente avec l'âge. L'association à une pathologie vasculaire est fréquente, comme l'ont démontré les études en population [19.30]. La sclérose hippocampique peut mimer la maladie d'Alzheimer, avec laquelle elle est inconstamment associée [19.31]. Des accumulations cytoplasmiques de TDP-43 sont rencontrées avec une prévalence inhabituelle dans le gyrus denté au cours de la maladie d'Alzheimer et sont statistiquement associées à la sclérose hippocampique [19.32]. L'association lésions de la maladie d'Alzheimer et corps de Lewy est fréquente mais n'est peut-être pas supérieure à ce que voudrait le hasard [19.33]. Dans de nombreux cas de démence à corps de Lewy, les lésions de maladie d'Alzheimer sont insuffisantes pour retenir ce dernier diagnostic [19.34]. La maladie des grains argyrophiles (accumulation synaptique de tau 4R), très prévalente chez les personnes âgées, peut être difficile à diagnostiquer en présence de nombreuses dégénérescences neurofibrillaires dans l'hippocampe.

Difficultés du diagnostic : critères diagnostiques

La prévalence élevée des plaques séniles et des dégénérescences neurofibrillaires dans la population générale explique les difficultés du diagnostic. Faut-il réserver le terme de maladie d'Alzheimer aux cas présentant une démence ? Peut-il s'appliquer aux patients souffrant d'un déficit cognitif moins marqué ? À ceux qui ne présentent pas de symptômes dès lors que des accumulations extracellulaires de peptide Aβ et des agrégations intraneuronales de protéine tau sont détectées ?

Les derniers critères diagnostiques (sous l'égide du *National Institute of Aging* et de l'Association Alzheimer américaine) tranchent la question en séparant le diagnostic clinique (troubles cognitifs, démence) et neuropathologique (lésions liées à la maladie d'Alzheimer). Celles-ci doivent comporter à la fois les accumulations de peptide Aβ et de protéine tau. La probabilité qu'elles expliquent les troubles cognitifs dépend de la phase de Thal, du stade de Braak et de l'abondance des plaques séniles [19.12].

Bibliographie

[19.1] Duyckaerts C, Delatour B, Potier MC. Classification and basic pathology of Alzheimer disease. Acta Neuropathol 2009 ; 118 : 5-36.

[19.2] Perry G, Kawai M, Tabaton M, Onrato M, Mulvihill P, Richey P *et al.* Neuropil threads of Alzheimer's disease show a marked alteration of the normal cytoskeleton. J Neurosci 1991 ; 11 : 1748-55.

[19.3] Kidd M. Paired helical filaments in electron microscopy in Alzheimer's disease. Nature 1963 ; 197 : 262-8.

[19.4] Pollanen MS, Markiewicz P, Goh MC. Paired helical filaments are twisted ribbons composed of two parallel and aligned components : image reconstruction and modeling of filament structure using atomic force microscopy. J Neuropathol Exp Neurol 1997 ; 56 : 79-85.

[19.5] Brion JP, Passareiro H, Nunez J, Flament-Durand J. Mise en évidence immunologique de la protéine tau au niveau des lésions de dégénérescence neurofibrillaire de la maladie d'Alzheimer. Arch Biol (Brux) 1985 ; 95 : 229-35.

[19.6] Ando K, Brion JP, Stygelbout V, Suain V, Authelet M, Dedecker R *et al.* Clathrin adaptor CALM/PICALM is associated with neurofibrillary tangles and is cleaved in Alzheimer's brains. Acta Neuropathol 2013 ; 125 : 861-78.

[19.7] Glenner GG, Wong CW. Alzheimer's disease : initial report of the purification and characterization of a novel cerebrovascular amyloid protein. Biochem Biophys Res Commun 1984 ; 120 : 885-90.

[19.8] Delaère P, Duyckaerts C, He Y, Piette F, Hauw JJ. Subtypes and differential laminar distributions of βA4 deposits in Alzheimer's disease : relationship with the intellectual status of 26 cases. Acta Neuropathol (Berl) 1991 ; 81 : 328-35.

[19.9] Thal DR, Ghebremedhin E, Rüb U, Yamaguchi H, Del Tredici K, Braak H. Two types of sporadic cerebral amyloid angiopathy. J Neuropathol Exp Neurol 2002 ; 61 : 282-93.

[19.10] Arends YM, Duyckaerts C, Rozemuller JM, Eikelenboom P, Hauw JJ. Microglia, amyloid and dementia in Alzheimer disease. A correlative study. Neurobiol Aging 2000 ; 21 : 39-47.

[19.11] Panchal M, Loeper J, Cossec JC, Perruchini C, Lazar A, Pompon D *et al.* Enrichment of cholesterol in microdissected Alzheimer's disease senile plaques as assessed by mass spectrometry. J Lipid Res 2010 ; 51 : 598-605.

[19.12] Montine TJ, Phelps CH, Beach TG, Bigio EH, Cairns NJ, Dickson DW *et al.* National Institute on Aging-Alzheimer's Association guidelines for the neuropathologic assessment of Alzheimer's disease : a practical approach. Acta Neuropathol 2012 ; 123 : 1-11.

[19.13] Regeur L, Badsberg Jensen G, Pakkenberg H, Evans SM, Pakkenberg B. No global neocortical nerve cell loss in brains from patients with senile dementia of Alzheimer's type. Neurobiol Aging 1994 ; 15 : 347-52.

[19.14] Gomez-Isla T, Hollister R, West H, Mui S, Growdon JH, Petersen RC *et al.* Neuronal loss correlates with but exceeds neurofibrillary tangles in Alzheimer's disease. Ann Neurol 1997 ; 41 : 17-24.

[19.15] Scheff SW, Price DA. Synapse loss in the temporal lobe in Alzheimer's disease. Ann Neurol 1993 ; 33 : 190-9.

[19.16] Shimohama S, Kamiya S, Taniguchi T, Akagawa K, Kimura J. Differential involvement of synaptic vesicle and presynaptic plasma membrane proteins in Alzheimer's disease. Biochem Biophys Res Commun 1997 ; 236 : 239-42.

[19.17] Grathwohl SA, Kalin RE, Bolmont T, Prokop S, Winkelmann G, Kaeser SA *et al.* Formation and maintenance of Alzheimer's disease beta-amyloid plaques in the absence of microglia. Nat Neurosci 2009 ; 12 : 1361-3.

[19.18] Thal DR, Rub U, Orantes M, Braak H. Phases of Abeta-deposition in the human brain and its relevance for the development of Alzheimer disease. Neurology 2002 ; 58 : 1791-800.

[19.19] Braak H, Braak E. Neuropathological stageing of Alzheimer-related changes. Acta Neuropathol (Berl) 1991 ; 82 : 239-59.

[19.20] Braak H, Del Tredici K. The pathological process underlying Alzheimer's disease in individuals under thirty. Acta Neuropathol 2011 ; 121 : 171-81.

[19.21] Duyckaerts C. Tau pathology in children and young adults : can you still be unconditionally baptist ? Acta Neuropathol 2011 ; 121 : 145-7.

[19.22] Meyer-Luehmann M, Coomaraswamy J, Bolmont T, Kaeser S, Schaefer C, Kilger E *et al.* Exogenous induction of cerebral beta-amyloidogenesis is governed by agent and host. Science 2006 ; 313 : 1781-4.

[19.23] Clavaguera F, Bolmont T, Crowther RA, Abramowski D, Frank S, Probst A *et al.* Transmission and spreading of tauopathy in transgenic mouse brain. Nat Cell Biol 2009 ; 11 : 909-13.

[19.24] Jucker M, Walker LC. Pathogenic protein seeding in Alzheimer disease and other neurodegenerative disorders. Ann Neurol 2011 ; 70 : 532-40.

[19.25] Duyckaerts C, Potier MC, Delatour B. Alzheimer disease models and human neuropathology : similarities and differences. Acta Neuropathol 2008 ; 115 : 5-38.

[19.26] Metsaars WP, Hauw JJ, Welsem ME, Duyckaerts C. A grading system of Alzheimer disease lesions in neocortical areas. Neurobiol Aging 2003 ; 24 : 563-72.

[19.27] Duyckaerts C, Hauw JJ. Prevalence, incidence and duration of Braak's stages in the general population : can we know ? Neurobiol Aging 1997 ; 18 : 362-9 ; discussion : 389-92.

[19.28] Braak H, Braak E. Frequency of stages of Alzheimer-related lesions in different age categories. Neurobiol Aging 1997 ; 18 : 351-7.

[19.29] Nelson PT, Alafuzoff I, Bigio EH, Bouras C, Braak H, Cairns NJ *et al*. Correlation of Alzheimer disease neuropathologic changes with cognitive status : a review of the literature. J Neuropathol Exp Neurol 71 : 362-81.

[19.30] Neuropathology Group Medical Research Council Cognitive Function and Aging Study (MRC CFAS). Pathological correlates of late-onset dementia in a multicentre, community-based population in England and Wales. Lancet 2001 ; 357 : 169-75.

[19.31] Pao WC, Dickson DW, Crook JE, Finch NA, Rademakers R, Graff-Radford NR. Hippocampal sclerosis in the elderly: genetic and pathologic findings, some mimicking Alzheimer disease clinically. Alzheimer Dis Assoc Disord 2011 ; 25 : 364-8.

[19.32] Josephs KA, Whitwell JL, Knopman DS, Hu WT, Stroh DA, Baker M *et al*. Abnormal TDP-43 immunoreactivity in AD modifies clinicopathologic and radiologic phenotype. Neurology 2008 ; 70 : 1850-7.

[19.33] Parkkinen L, Soininen H, Laakso M, Alafuzoff I. Alpha synuclein pathology is highly dependent on the case selection. Neuropathol Appl Neurobiol 2001 ; 27 : 314-25.

[19.34] Mattila PM, Rinne JO, Helenius H, Dickson DW, Röyttä M. Alpha-synuclein-immunoreactive cortical Lewy bodies are associated with cognitive impairment in Parkinson's disease. Acta Neuropathol 2000 ; 100 : 285-90.

Partie 3
Thérapeutiques et prise en charge

Chapitre 20

Thérapeutique pharmacologique de la maladie d'Alzheimer : bilan et perspectives

| P. Anthony, F. Sellal

De nombreux essais thérapeutiques sont en cours dans la maladie d'Alzheimer (MA), surtout avec des molécules à visée étiopathogénique. On peut en consulter la liste sur le site www.clinicaltrials.gov, qui permet de trouver plusieurs centaines de réponses. Cependant de nombreuses molécules qui ont eu des résultats prometteurs chez l'animal ou lors des premiers essais chez l'homme ont été abandonnées. Ce chapitre n'a pas pour but d'être exhaustif, au risque d'être obsolète au fur et à mesure des succès, mais plus souvent des échecs, mais de bien comprendre les différentes cibles thérapeutiques possibles.

Traitements symptomatiques

La découverte d'une déplétion cholinergique dans la MA, bien corrélée aux troubles neuropsychiatriques, a présidé à la mise au point des inhibiteurs de l'acétylcholine estérase (IAChE), dont trois sont commercialisés et désormais tous administrables en une prise quotidienne. Il s'agit du donépézil (Aricept®), de la rivastigmine (Exélon®), qui existe en gélules ou en patchs, et la galantamine (Réminyl®). Les IAChE ont leur indication dans la MA légère à modérée et diverses méta-analyses ont confirmé leur efficacité sur les troubles cognitifs, l'impression clinique globale et les troubles neuropsychiques [20.1, 20.2]. On a pu reprocher aux études de validation d'être menées sur des périodes brèves (6 mois le plus souvent) et à l'effet thérapeutique d'être léger. On a cependant montré qu'il persiste sur une période plus longue, sur la cognition comme sur les activités quotidiennes, alors même que la maladie progresse [20.3]. Les principaux effets indésirables des IAChE sont digestifs (nausées, vomissements, diarrhées) ou cardiaques (risque de bradycardie, de syncope et donc de chute) et aisés à gérer [20.4, 20.5].

La mémantine (Ebixa®) est un antagoniste glutamatergique qui est le seul de sa classe et a obtenu l'indication thérapeutique pour les formes modérées à sévères de la MA. Les mêmes méta-analyses ont confirmé son efficacité sur la cognition et les aspects comportementaux de la maladie, avec une bonne sécurité d'emploi.

L'efficacité fatalement limitée au long cours de ces traitements symptomatiques explique que depuis plusieurs années l'essentiel de la recherche porte sur des traitements à visée étiopathogénique.

Thérapies ciblées contre la protéine amyloïde (Aβ)

La théorie de la cascade amyloïde restant la vision pathogénique la plus souvent admise de la maladie, de nombreuses tentatives ont cherché à enrayer la formation ou l'accumulation du peptide amyloïde Aβ, dont on s'accorde à reconnaître la toxicité des oligomères.

Empêcher la production du peptide Aβ

Inhibiteurs de la β-secrétase

BACE 1 (ou β-secrétase) est une protéase qui intervient dans la première phase du clivage d'APP. Pour le moment les molécules ciblant cette enzyme ne sont pas spécifiques de BACE 1 mais agissent aussi sur BACE 2, son homologue dans les tissus périphériques, indispensable au fonctionnement des fuseaux neuromusculaires et donc dans le maintien du tonus musculaire. De surcroît, BACE 1 aurait plus de 100 substrats autres que l'APP, ce qui majore les risques d'effets indésirables [20.6]. Cette voie thérapeutique est donc peu aboutie.

Inhibiteurs ou modulateurs de la γ-secrétase

Le sémagacestat est un inhibiteur non sélectif de la γ-secrétase, enzyme clivant l'APP en peptide Aβ. Un essai de phase 3 a montré que la molécule entraînait une majoration du déclin cognitif par rapport au placebo, avec en outre une incidence accrue de cancers de la peau [20.7]. L'hypothèse la plus probable est que le sémagacestat interfère aussi avec un autre système enzymatique, appelé Notch, qui est une voie de signalisation vitale. Son index thérapeutique est d'environ 3, c'est-à-dire que la concentration inhibant de 50 % le clivage de la protéine Notch est 3 fois supérieure à celle inhibant 50 % du clivage d'APP en Aβ. L'aggravation des performances cognitives de certains patients Alzheimer sous sémagacestat pourrait s'expliquer par cet index thérapeutique trop étroit, de sorte que le fonctionnement de protéines essentielles a été bloqué par la molécule [20.6, 20.7].

Le R-flurbiprofène est un AINS qui a une action modulatrice plutôt qu'inhibitrice de la γ-secrétase. L'échec d'études de phase 3 tient sans doute à sa faible puissance d'action et à sa faible pénétration à travers la barrière hématoencéphalique.

Neutraliser la toxicité du peptide Aβ

Il existe deux façons de neutraliser le peptide Aβ, que ce soit sous sa forme incomplètement agrégée et la plus toxique, les oligomères, ou sous sa forme complètement agrégée (protofibrilles et plaques).

Agents dissociant les agrégats du peptide Aβ

Une petite molécule, le ramiprosate (*3-amino-1-propanesulfonic acid*, ou Alzhemed®), semblait capable de bien dissocier les plaques séniles, ce qui n'est pas facile. Il s'agit d'un mimétique des glycosaminoglycanes sulfatés, capables de se coller sur les plaques amyloïdes. Deux essais thérapeutiques de phase 3 n'ont cependant pas confirmé des résultats initiaux qui semblaient prometteurs.

Agents augmentant la clairance du peptide Aβ

Dans ce registre figurent tous les médicaments dont le mode d'action est d'immuniser le patient contre le peptide Aβ. L'avantage qu'on peut espérer des vaccinations dites actives est une réponse polyclonale contre les différentes formes de protéines Aβ42, un effet plus durable, ainsi qu'une administration plus aisée, par exemple par voie sous-cutanée.

Les premières tentatives d'immunisation active Aβ (AN1792) ont été stoppées en raison d'effets secondaires graves, notamment la survenue d'encéphalites allergiques chez 6 % des patients traités. Le suivi à long terme des patients et l'analyse anatomopathologique ont montré une quasi-disparition des dépôts amyloïdes, ce qui tend à valider l'efficacité anti-amyloïde de l'immunisation. Cependant les dégénérescences neurofibrillaires (DNF) et le déclin cognitif n'ont pas été enrayés [20.8].

Pour contrer ce risque allergique, on a secondairement privilégié des stratégies d'immunisation passive, moins sujettes à l'activation des lymphocytes T. Deux molécules ont été évaluées dans des études de phase 3 de grande ampleur. Le bapineuzumab est un anticorps monoclonal dirigé contre la partie N-terminale d'Aβ, capable de se fixer sur les monomères, les oligomères solubles d'Aβ et les plaques séniles. La vaccination passive par le bapineuzumab a engendré un certain nombre d'« ARIA » (en IRM, images anormales liées à Aβ, soit en rapport avec un œdème vasogénique, soit liées à des microsaignements), dont certaines étaient symptomatiques, de façon dose-dépendante. Ainsi 104 œdèmes vasogéniques ont été observés sur les IRM : 1 (0,2 %) dans le groupe placebo, contre 103 (15,3 %), dont 16 symptomatiques dans le groupe sous traitement actif. Cela a limité le choix des doses et participé à l'échec des études cliniques, en dépit d'une bonne clairance de la protéine amyloïde en tomographie à émission de positons (TEP) et d'une diminution significative des valeurs de phospho-tau dans le LCR [20.9-20.11]. Aucune efficacité n'a été démontrée sur les deux critères de jugement principaux qu'étaient la cognition, évaluée par l'ADAS-cog, et les troubles fonctionnels, mesurés grâce à l'échelle DAD *(Disability Assessment for Dementia)*.

Le solanézumab est un autre anticorps monoclonal, dirigé contre la région médiane d'Aβ et se fixant principalement sur les monomères. Il n'a pas entraîné d'œdème vasogénique, ce qui a permis de l'utiliser à des doses 15 à 30 fois supérieures que le bapineuzumab. Il a engendré une diminution de l'ordre de 35 % du déclin cognitif par rapport au placebo, mais uniquement chez les malades légers (MMSE de 20 à 26) et sans réduction significative du handicap fonctionnel. Il n'y avait pas de bénéfice significatif dans les formes modérées de la maladie (MMSE de 16 à 19) [20.6].Ces résultats ont poussé à débuter une nouvelle étude de phase 3 pour les formes légères, et incitent à essayer ce médicament dans des formes prodromales de MA, voire dans des formes précliniques, par exemple chez des sujets asymptomatiques porteurs d'une mutation des gènes d'*APP* ou de *PSEN1*, dans le cadre du réseau « DIAN » *(Dominantly Inherited Alzheimer Network)*. La relative sécurité d'emploi du solanézumab rend cette démarche éthiquement recevable. Un essai de phase 2/3 est en cours dans cette indication, comparant le solanézumab au gantenerumab contre placebo ; un autre essai de phase 2 est en cours avec le crenezumab chez les porteurs d'une mutation *PSEN1*. Ces molécules sont également utilisées dans des essais de prévention secondaire pour les formes sporadiques de maladie d'Alzheimer. Les essais concernent des patients de 65 à 85 ans sans troubles cognitifs mais ayant des signes de pathologie β-amyloïde.

Autres cibles dans la voie amyloïde

Un inhibiteur de la translation d'APP, le posiphen, est un énantiomère de la phensérine, qui par le biais d'autres enzymes réprime la translation d'APP [20.12].

Le scylo-inositol est une autre molécule en cours d'étude susceptible de diminuer la charge amyloïde et de prévenir l'inhibition de la potentiation à long terme induite par Aβ42. En phase 2, les effets attendus sur la cognition et les activités fonctionnelles de patients atteints de forme légère à modérée de MA n'ont pas été atteints, mais des effets positifs, cognitifs et biologiques ont été notés chez les patients légers. Son effet sur les troubles du comportement de patients modérément atteints est en cours d'évaluation [20.13].

Thérapeutiques ciblées sur la protéine tau

L'hypothèse physiopathologique la plus couramment retenue jusqu'à présent est celle de la toxicité des oligomères Aβ42. Mais l'hypothèse d'une « tauopathie » évoluant de manière indépendante à la pathologie amyloïde est apparue. Elle se propagerait par transmission trans-synaptique cellule par cellule, telle une « maladie à prion » [20.14]. Les différentes étapes de la tauopathie constituent autant d'options thérapeutiques potentielles *(fig. 20.1)*.

FIGURE 20.1 Cibles thérapeutiques contre la tauopathie de la maladie d'Alzheimer (d'après Yoshiyama ***et al.*** [20.28]).

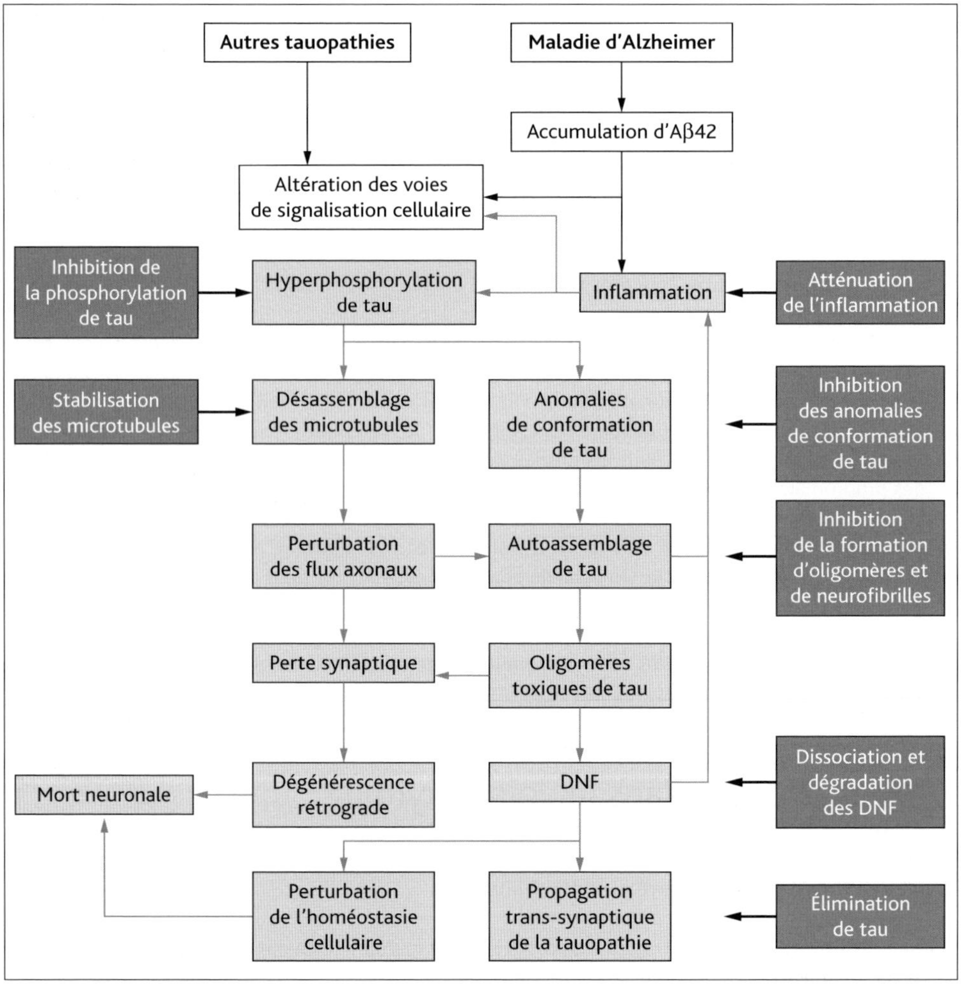

DNF : dégénérescence neurofibrillaire.

Stabiliser les microtubules

L'hyperphosphorylation de tau diminue sa capacité à se lier aux microtubules, et entraîne une instabilité et une dislocation de ces derniers, et donc une altération du transport axonal. Les stabilisateurs des microtubules sont donc des cibles prometteuses. Certains traitements utilisés en oncologie sont testés, comme le taxol [20.15]. Un essai de phase 1 utilisant l'epothilon D et le BMS-241027, une substance apparentée, a débuté, ainsi qu'un autre en phase 2 avec le davunétide [20.16].

Inhiber l'hyperphosphorylation de tau

La phosphorylation de tau dépend d'un équilibre entre l'activité enzymatique des kinases et des phosphatases. L'inhibition des kinases est donc une cible thérapeutique privilégiée. Deux enzymes, GSK-3 et CDK-5, interviennent sur plusieurs sites de phosphorylation et sont fortement exprimées. Chez la souris, l'enzyme GSK-3α intervient à la fois dans la formation des plaques séniles et des dégénérescences neurofibrillaires, et la réduction de son activité améliore les performances mnésiques [20.17]. Cette enzyme permettrait de faire le lien entre la tauopathie et l'amyloïdopathie. L'activité de l'isoforme β de GSK-3 serait modulée par la protéine Aβ. Par ailleurs, l'APP est un substrat de GSK-3 et celle-ci interviendrait dans son clivage *via* la γ-secrétase [20.18]. Un essai de phase 2 avec le tideglusib, un inhibiteur de la GSK-3 est en cours. Les essais menés avec du lithium, qui agit sur la phosphorylation, n'ont pas abouti. L'activation des phosphatases semble être une cible plus difficile. PP2A, qui est l'enzyme principale, intervient dans de nombreux autres processus cellulaires, et le risque d'effets délétères est donc important. L'augmentation du taux d'homocystéine, dont la carence en B9 est une cause, entraîne la méthylation et l'activation de PP2A.

Inhiber l'oligomérisation de tau, dégrader les protéines tau de conformation anormale et les DNF

Un essai de phase 3 a débuté avec le leuco-méthylthioninium, un dérivé du bleu de méthylène qui inhibe l'agrégation de tau. Cette molécule a été utilisée dans d'autres pathologies comme la méthémoglobinopathie, ou pour les infections urinaires. Elle facilite l'élimination des oligomères de tau en les catalysant en monomères [20.6].

Inhiber la propagation de la protéine tau anormale

La protéine tau anormalement conformée, en pénétrant dans le cytoplasme d'une cellule saine, va entraîner une agrégation en DNF des protéines tau saines. La formation de fibrilles va déstabiliser la structure des microtubules en recrutant les protéines tau fonctionnelles [20.19]. Si la propagation de la tauopathie passe par une phase extracellulaire, c'est une cible privilégiée pour stopper la maladie.

Immunothérapies

La difficulté est de cibler la protéine tau anormalement phosphorylée. Une immunothérapie active contre la protéine tau risque de provoquer des dommages cellulaires et une encéphalopathie. Les immunothérapies passives semblent plus adaptées.

Action sur l'inflammation

Il y a un lien entre l'activation inflammatoire de la microglie et la formation de DNF.

Les essais avec les AINS et les coxibs ont été décevants. Un essai de phase 2 est en cours avec l'étanercept, un anti-TNF utilisé dans la polyarthrite rhumatoïde. La progranuline, dont la mutation provoque des DLFT avec inclusion TDP43 +, est une protéine au rôle neurotrophique. Elle intervient dans les mécanismes de réparation cellulaire, majore le nombre de dendrites, intervient dans l'embryogenèse. Des thérapies entraînant une hyperexpression du gène de la progranuline ou l'augmentation de sa libération limiteraient les effets inflammatoires en agissant comme un anti-TNFα [20.20, 20.21].

Conclusion et perspectives

Les difficultés à obtenir des résultats probants soulèvent plusieurs questions.

Le peptide Aβ est-il la bonne cible ? Pourtant toutes les mutations à l'origine d'une MA induisent une hyperproduction d'Aβ et les oligomères d'Aβ ont prouvé leur toxicité synaptique et neuronale. De plus, l'existence de dépôts intracérébraux d'Aβ est un bon prédicteur de l'aggravation de troubles cognitifs légers [20.22].

N'intervient-on pas trop tard ? C'est probable, si l'on considère que les anomalies biochimiques de la MA précèdent de 15 à 20 ans la maladie cliniquement ouverte [20.23].

La contrepartie est qu'il faut être capable de porter un diagnostic plus précoce. C'est tout l'enjeu de la redéfinition de la MA en faisant appel à la clinique et à l'utilisation de biomarqueurs, dont les meilleurs seraient ceux liés à la pathogénie de la maladie (amyloïdose, présence de tau hyperphosphorylée) [20.24, 20.25]. Dans les essais de phase 3 évaluant le bapineuzumab et le solanézumab, près de 30 % des patients n'avaient pas de dépôts amyloïdes en TEP, ce qui remet en cause la fiabilité du seul diagnostic clinique et peut (partiellement) expliquer l'inefficacité d'une thérapie ciblée contre les dépôts d'Aβ42. À l'avenir les sujets inclus dans des études devront avoir un diagnostic clinicobiologique de MA (grâce aux biomarqueurs du LCR ou en TEP).

Nos échelles (Adas-Cog) utilisées actuellement dans les études comme critères principaux sont-elles assez sensibles ? Sans doute que non, surtout s'il faut étudier des changements dans les stades prodromaux ou légers de la maladie. Il faut rester critique devant certaines différences statistiquement significatives mais qui ne le sont pas cliniquement. Les durées des études sont-elles assez longues pour déterminer d'un réel changement dans l'évolution naturelle de la pathologie [20.26] ? Existe-t-il des biomarqueurs pouvant être utilisés comme critère d'efficacité intermédiaire des traitements ?

N'oublie-t-on pas trop vite la tauopathie de la MA ? Elle est souvent vue comme la conséquence de l'amyloïdopathie, mais des études prospectives montrent qu'elle est plutôt concomitante et que les deux phénomènes se potentialisent pour engendrer la MA.

Qu'en est-il des stratégies de prévention ? On sait que traiter les facteurs de risque vasculaire permet de retarder l'émergence des troubles en rapport avec une MA débutante. Mais on sait aussi que nous sommes inégaux face à la maladie et que certains ont une meilleure réserve cognitive que d'autres [20.27]. La recherche sur la prévention de la maladie reste embryonnaire.

Les questions et les défis ne manquent donc pas, mais nos progrès dans la connaissance de la maladie ont été considérables ces dernières décennies. L'abondance des pistes fait qu'une poursuite des recherches devrait raisonnablement nous permettre à moyen terme de trouver des options thérapeutiques nouvelles.

Bibliographie

[20.1] Raina P, Santaguida P, Ismaila A, Patterson C, Cowan D, Levine M *et al*. Effectiveness of cholinesterase inhibitors and memantine for treating dementia : evidence review for clinical pratice guideline. Ann Intern Med 2008 ; 148 : 379-97.

[20.2] Campbell N, Ayub A, Boustani MA, Fox C, Farlow M, Maidment I *et al*. Impact of cholinesterase inhibitors on behavioral and psychological symptoms of Alzheimer's disease : a meta-analysis. Clin Interv Aging 2008 ; 3 : 719-28.

[20.3] Howard R, McShane R, Lindesay J, Ritchie C, Baldwin A, Barber R *et al*. Donepezil and memantine for moderate to severe Alzheimer's disease. N Engl J Med 2012 ; 366 : 893-903.

[20.4] Kim DH, Brown RT, Ding EL, Kiel DP, Berry SD. Dementia medications and risk of falls, syncope and related adverse events : meta-analysis of randomized controlled trials. J Am Geriatr Soc 2011 ; 59 : 1019-31.

[20.5] Gill SS, Anderson GM, Fischer HD, Bell CM, Li P, Normand SLT *et al*. Syncope and ist consequences in patients with dementia receiving cholinesterase inhibitors. Arch Neurol 2009 ; 169 : 867-73.

[20.6] Selkoe DJ. The therapeutics of Alzheimer's disease : where we stand and where we are heading. Ann Neurol 2013 ; 71 ; 328-36.

[20.7] Doody R, Raman R, Farlow M, Iwatsubo T, Vellas B, Joffe S *et al*. Phase 3 trial of semagacestat for treatment of Alzheimer's disease. N Engl J Med 2013 ; 369 : 341-50.

[20.8] Holmes C, Boche D, Wilkinson D, Yadegarfar G, Hopkins V, Bayer A *et al*. Long-term effects of Abeta42 immunisation in Alzheimer's disease : follow-up of a randomised, placebo-controlled phase I trial. Lancet 2008 ; 372 : 216-23.

[20.9] Rinne JO, Brooks MN, Rossor MN, Fox NC, Bullock R, Klunk WE *et al*. 11C-PiB PET assessment of change in fibrillar amyloid-β load in patients with Alzheimer's disease treated with bapineuzumab : a phase 2, double-blind, placebo-controlled, ascending-dose study. Lancet Neurol 2010 ; 9 : 363-72.

[20.10] Salloway S, Sperling R, Fox NC, Blennow K, Klunk W, Raskind M *et al*. Two phase 3 trials of bapineuzumab in mild-to-moderate Alzheimer's disease. N Engl J Med 2014 ; 370 : 322-33.

[20.11] Blennow K, Zetterberg H, Rinne JO, Salloway S, Wei J, Black R *et al*. Effect of immunotherapy with bapineuzumab on cerebrospinal fluid biomarkers levels in patients with mild to moderate Alzheimer disease. Arch Neurol 2012 ; 69 : 1002-10.

[20.12] Maccecchini L, Chang M, Pan C, Varghese J, Zetterberg H, Greig N. Posiphen as a candidate drug to lower CSF amyloid precursor protein, amyloid-β peptide and Tau levels : target engagement, tolerability and pharmacokinetics in humans. J Neurol Neurosurg Psychiatry 2012 ; 83 : 894-902.

[20.13] Salloway S, Sperling R, Keren R, Porsteinsson AP, Van Dyck CH, Tariot PN *et al*. A phase 2 randomized trial of ELND005, scyllo-inositol, in mild to moderate Alzheimer disease. Neurology 2011 ; 77 : 1253-62.

[20.14] Liu L, Drouet V, Wu JW, Witter MP, Small SA, Clelland C *et al*. Trans-synaptic spread of tau pathology *in vivo*. PLoS One 2012 ; 7 : e31302.

[20.15] Baas PW, Ahmad FJ. Beyond taxol : microtubule-based treatment of disease and injury of the nervous system. Brain 2013 ; 136 : 2937-51.

[20.16] Magen I, Gozes I. Microtubules stabilizing peptides and small molecules protecting axonal transport and brain function : focus on davunetide (NAP). Neuropeptides 2013 ; 47 : 489-95.

[20.17] Hurtado DE, Molina-Porcel L, Carroll JC, Macdonald C, Aboagye AK, Trojanowski JQ *et al*. Selectively silencing GSK-3 isoforms reduces plaques and tangles in mouse models of Alzheimer's disease. J Neurosci 2012 ; 32 : 7392-402.

[20.18] Engel T, Lucas JJ, Gomez-Ramos P, Moran MA, Avila J, Hernández F. Coexpression of FTDP-17 tau and GSK-3beta in transgenic mice induce tau polymerization and neurodegeneration. Neurobiol Aging 2006 ; 27 : 1258-68.

[20.19] Guo JL, Lee VM. Seeding of normal tau by pathological tau conformers drives pathogenesis of Alzheimer-like tangles. J Biol Chem 2011 ; 286 : 15317-31.

[20.20] Gass J, Prudencio M, Stetler C, Petrucelli L. Progranulin : an emerging target for FTLD therapies. Brain Res 2012 ; 1462 : 118-28.

[20.21] Boxer AL, Gold M, Huey E, Gao FB, Burton EA, Chow T *et al*. Frontotemporal degeneration, the next therapeutic frontier : molecules and animal models for frontotemporal degeneration drug development. Alzheimers Dement 2013 ; 209 : 176-88.

[20.22] Heister D, Brewer JB, Magda S, Blennow K, McEvoy LK. Predicting MCI outcome with clinically available MRI and CSF biomarkers. Neurology 2011 ; 77 : 1619-28.

[20.23] Bateman RJ, Xiong C, Benzinger TLS, Fagan AM, Goate A, Fox NC *et al*. Clinical and biomarkers changes in dominantly inherited Alzheimer's disease. N Engl J Med 2012 ; 367 : 795-804.

[20.24] Dubois B, Feldman HH, Jacova C, Cummings JL, De Kosky ST, Barberger-Gateau P *et al*. Revising the definition of Alzheimer's disease : a new lexicon. Lancet Neurol 2010 ; 9 : 1118-27.

[20.25] McKhann GM, Knopman DS, Chertkow H, Hyman BT, Jack CR, Kawas CH *et al*. The diagnosis of dementia due to Alzheimer's disease : recommendations from the NIAAA workgroups on diagnostic guidelines for Alzheimer's disease. Alzheimers Dement 2011 ; 7 : 263-9.

[20.26] Vellas B, Andrieu S, Sampaio C, Coley N, Wilcock G. European Task Force Group. Endpoints for trials in Alzheimer's disease : a European task force consensus. Lancet Neurol 2008 ; 7 : 436-50.

[20.27] Jack CR, Knopman DS, Jagust WJ, Petersen RC, Weiner MW, Aisen PS *et al*. Tracking pathophysiological processes in Alzheimer's disease : an updated hypothetical model of dynamic biomarkers. Lancet Neurol 2013 ; 12 : 207-16.

[20.28] Yoshiyama Y, Lee VMY, Trojanowski JQ. Therapeutic strategies for tau mediated neurodegeneration. J Neurol Neurosurg Psychiatry 2013 ; 84 : 784-95.

Chapitre

21

Approches psychothérapiques dans la maladie d'Alzheimer

P.-M. Charazac

Le contenu de ce chapitre étend la psychothérapie à l'ensemble des démarches cliniques visant à soutenir le patient et son entourage face aux traumatismes qui jalonnent l'évolution de la maladie. Au lieu de la classer dans les traitements non médicamenteux, une catégorie aussi délicate à manier qu'à évaluer, cette conception de la psychothérapie se réfère plutôt à la distinction entre *cure* et *care*, traitement et soin, en prenant ce dernier terme dans le sens de la maintenance de la vie somatique et psychique.

Entretien avec le patient

Commencer par recevoir le patient seul présente un double intérêt. Du fait qu'il cherche l'appui de la personne qui l'accompagne, l'aider à surmonter cette petite épreuve établit la base de la relation soignante. Ce qu'apprend l'entretien duel compense les informations qu'il sera toujours temps de recueillir plus tard auprès des proches. C'est aussi leur adresser le message que leur parent reste une personne à part entière et, après coup, les réponses qu'il a été capable de nous donner sont souvent pour eux une révélation.

Si le diagnostic nécessite la passation de certaines épreuves, le clinicien ne se borne pas à évaluer telle ou telle ressource cognitive. Il cherche à appréhender la vie psychique d'une personne singulière, en sachant que la situation d'évaluation retentit sur sa présentation et que tout état de souffrance perturbe les épreuves. Il doit intervenir avec tact, en évitant le double écueil de la bienveillance infantilisante et de l'abandon du patient à ses difficultés.

Face au patient dément, le principe de l'entretien clinique est de recueillir toutes ses expressions, verbales ou non, afin de situer la manière dont il vit ses affects, en conservant la capacité de les traiter au plan mental ou en ayant recours à son comportement. Il est précieux d'observer si la rencontre rompt le tableau habituel en provoquant une parole, la suspension d'un cri ou l'arrêt d'une stéréotypie motrice.

Connaître l'histoire de vie du patient est l'un des buts essentiels de l'entretien. Elle est d'une telle importance pour comprendre les difficultés de la relation soignante qu'un seul entretien familial ne suffit pas. En EHPAD, l'entretien d'admission avec le patient et sa famille et le bilan d'installation deux ou trois mois plus tard avec ces derniers sont un minimum.

Avec le conjoint ou la famille en position d'aidant, l'entretien permet d'apprécier les dynamiques de la relation de dépendance sur la base de la capacité de communication et d'identification, de l'angoisse dominante (d'épuisement et de perte, de confusion, de mort ou d'effondrement groupal) et du rapport à la réalité (déni et résistance aux aides extérieures).

Annonce et accompagnement du diagnostic

L'obligation d'informer le patient sur sa maladie soulève des problèmes d'ordre clinique, déontologique et éthique, qui ont conduit la HAS [21.1] à publier en septembre 2009 des recommandations sur l'annonce et l'accompagnement du diagnostic de la maladie d'Alzheimer et des maladies apparentées. Elles affirment que l'annonce doit être explicite, si possible constructive (en faisant du médecin traitant, dûment informé du diagnostic, le promoteur du plan de soins et d'aides) et surtout individualisée. Six cas particuliers font l'objet de recommandations spécifiques, en fonction du tableau clinique, du stade, de l'attitude de la famille ou de l'isolement du patient.

L'intégration du diagnostic dans la démarche psychothérapique fait intervenir :

- *les inconnus de l'évolution de la maladie d'Alzheimer*, mettant le médecin dans l'incapacité de répondre à certaines questions comme il le ferait pour le pronostic d'un cancer ;
- *les dénis* que l'annonce du diagnostic ne suffit pas à lever, y compris celui de la capacité de compréhension du malade, créant un écart entre ce qui est annoncé à la famille et dit au patient qui pèsera sur la suite de la relation, en particulier au moment de l'entrée en EHPAD ;
- *l'attitude du médecin vis-à-vis de la maladie* qui peut vivre la tâche d'accompagner le patient et ses proches comme une mise en échec professionnel ou éprouver un sentiment d'échec plus personnel dans le cas où l'un de ses proches en est aussi atteint ;
- *l'évolution de la maladie*, du fait que l'annonce se rejouera à chaque étape. Pour être efficaces, les explications doivent d'abord porter sur le traumatisme actuel. Au-delà, nos mots et nos images se heurtent à l'incapacité pour le patient et ses proches de se représenter leur vie à venir. L'annonce n'est pas seulement un événement mais inaugure un processus fait de périodes d'illusion et de désillusion à accompagner selon les mêmes recommandations.

Soutien psychothérapique individuel

Deux principes généraux

La psychothérapie dans la maladie d'Alzheimer vise à soutenir la vie psychique du patient et prévenir les décompensations marquant notamment l'atteinte de la parole et l'entrée en établissement. Elle donne au soutien le sens du *holding*, qui ne désigne pas seulement la tenue par la mère [21.2] mais également la fonction de maintien ou de maintenance du « moi-peau » [21.3] et de son investissement libidinal, le narcissisme. Lorsque cette enveloppe symbolique se détériore, le thérapeute est amené à soutenir ces autres enveloppes que sont le moi-peau du couple et de la famille.

Les moyens du soutien passent du verbal au préverbal. C'est l'expérience que font les proches et c'est aussi celle du psychothérapeute dont le cadre habituel est autant bouleversé par l'intervention de tiers que par la perte du symbolique. Cela signifie que le soutien passe de moins en moins par la parole et de plus en plus par le climat affectif et le corps. Rappelons que l'effet délétère de certaines prescriptions ne touche pas seulement la cognition mais aussi la motricité et tout ce qui contribue au maintien corporel. L'allègement des prescriptions est d'ailleurs un des critères d'évaluation du soutien psychothérapique, à côté de la stabilité de la clinique individuelle et de la relation d'aide.

Au stade des premiers troubles cognitifs

Le patient est confronté à des pertes dont la nature traumatique tient à l'étendue touchant son sentiment d'identité et à son incapacité de s'y préparer ou de s'y adapter. Tant qu'il dispose de la parole, il peut exprimer ses angoisses, puiser dans son passé pour donner du sens au présent et colmater la blessure de son narcissisme, et utiliser ses défenses les mieux mentalisées. À ce stade, si la structure de la personnalité s'y prête, le refoulement et l'oubli peuvent encore se confondre.

Quand le langage commence à être atteint, la relation se fait de part et d'autre plus difficile : le patient accepte mal de se montrer en défaut et le psychothérapeute doit sortir de sa neutralité pour jouer le rôle de moi auxiliaire, par exemple en entretenant la conversation ou en proposant une lecture à deux. Cet aménagement est propice au phénomène décrit par Le Gouès [21.4] de la relance de la pensée par l'affect.

Au stade des manifestations comportementales

L'économie somatopsychique privée du symbolique se rabat sur le comportement et le corps selon des modalités qui font encore intervenir la personnalité antérieure. L'entourage tend à communiquer à son tour dans le non-verbal, en se centrant sur les besoins physiques de son proche. Le soutien peut se faire à deux niveaux, en associant les proches aux entretiens et en proposant des techniques médiatisées pratiquées le plus souvent en groupe, en accueil de jour.

La souffrance de l'entourage vient de son incapacité à réguler le comportement et sa difficulté à le comprendre. Alors qu'au sein du couple l'illusion de l'empathie soutient l'effort de communication du conjoint, de leur côté les soignants atteignent plus vite leurs limites. En EHPAD, la relation tend à se replier sur les deux pôles de l'agitation et de l'apaisement, avec pour objectif de maintenir l'excitation à son niveau le plus bas possible. Dans un tel climat, ce ne sont plus les mots qui font sens mais le surgissement d'une parole, l'interruption d'un cri ou la suspension d'une déambulation nous plaçant soudain en présence du résident. Ces expressions sont révélatrices d'une vie intérieure à laquelle nous n'avons plus accès mais que nous devons reconnaître et respecter pour rester soignant.

C. Caleca [21.5] a montré que le contre-transfert face au dément ne comportait pas seulement l'attaque de la pensée mais aussi des fantasmes de transgression induits par le rapprochement corporel, qu'elle qualifie d'incestueux. Les techniques médiatisées ont à cet égard l'intérêt de présenter moins de danger pour le patient et le soignant, qui se vivent l'un et l'autre sans défense dans le rapport direct. Parfois individuelles (Snoezelen) et plus souvent groupales (gymnastique douce, peinture, chant, cuisine), elles constituent la sociothérapie.

Guidance du couple et de la famille

Au niveau du couple, la prise en charge de la dépendance fait osciller le conjoint aidant entre l'idéal narcissique d'une empathie totale, accentuant les fantasmes de toute-puissance et le repli sur l'intimité conjugale, et le besoin de rétablir la distinction entre soi et l'autre qui est nécessaire à la préservation du principe de réalité. Le principe de la psychothérapie est de permettre au conjoint d'exprimer ces deux dynamiques contradictoires en faisant preuve de la même compréhension pour chacune, afin d'éviter qu'en rejetant l'une ou l'autre il se trouve clivé au moment où il devra faire un choix décisif pour le couple.

Pour la famille (*voir chapitre 24*), la maladie d'Alzheimer est un traumatisme à l'origine de crises dans lesquelles s'extériorisent le fantasme du sauvetage du parent par le groupe et une angoisse de mort collective, qui peut précipiter la décision de placement [21.6]. Deux positions sur lesquelles se cristallisent la culpabilité et les défenses du groupe, et dont il faut tenir compte lorsqu'on analyse les rapports de la famille avec l'établissement hébergeant son parent. L'ignorance des soignants de la régression dans laquelle son rôle d'aidant avait placé jusqu'ici la famille et la dépendance réciproque entre la famille et l'EHPAD sont sources de conflits. Pour l'équipe soignante, l'accompagnement des familles dont l'état du parent se dégrade nécessite en parallèle une analyse de la pratique.

Programmes d'information, d'éducation et de soutien

Alors que la guidance est à l'écoute des dynamiques psychiques de l'aidant, la démarche éducative vise par une série d'apprentissages à le soulager des aspects les plus concrets de son fardeau. À côté des groupes de familles ou de conjoints mis en place par les accueils de jour et les EHPAD, existent des programmes d'action éducative apportant des notions de base sur la maladie, le vécu de l'aidant et les questions pratiques qu'il se pose [21.7]. Ces sessions, dont le nombre et le contenu varient, suscitent un partage qui soulage l'aidant de son isolement et de sa culpabilité. Elles risquent en revanche de faire surestimer les connaissances médicales au détriment du savoir qui s'acquiert auprès du proche. D'un point de vue psychothérapique, ce sont cette compréhension et ces gestes intuitifs qui nous semblent les mieux aptes à développer la confiance en soi de l'aidant et à écarter par là le risque de maltraitance.

Bibliographie

[21.1] HAS. Maladie d'Alzheimer et maladies apparentées : annonce et accompagnement du diagnostic. Paris : HAS, septembre 2009 (www.has-sante.fr).

[21.2] Winnicott DW. La théorie de la relation parent-nourrisson. De la pédiatrie à la psychanalyse. Paris : Payot, 1969 : 237-56.

[21.3] Anzieu D. Le Moi-peau. Paris : Dunod, 1985.

[21.4] Le Gouès G. Le psychanalyste et le vieillard. Paris : PUF, 1991.

[21.5] Caleca C. Psychothérapie individuelle de l'adulte présentant des troubles démentiels. *In :* Verdon B, ed. Cliniques du sujet âgé. Paris : Armand Colin, 2012 : 165-85.

[21.6] Charazac P. Psychothérapie du patient âgé et de sa famille. 2e éd. Paris : Dunod, 2012.

[21.7] Pancrazi MP. Comment soutenir les proches des personnes atteintes d'Alzheimer ? La Santé de l'homme 2005 ; 377 : 4-7.

Chapitre 22

Stimulation, rééducation cognitive

H. Amieva

La démence étant, par définition, un syndrome affectant le fonctionnement cognitif, psychologique tout autant que social, il paraît raisonnable de penser que la prise en charge ne doit pas se limiter au traitement pharmacologique mais doit consister en une approche plus intégrative du malade. Les échecs successifs des essais thérapeutiques et la faiblesse des bénéfices des thérapeutiques actuellement en vigueur ne constituent pas un argument rationnel en faveur de l'utilisation de thérapeutiques non médicamenteuses mais ont probablement contribué à leur essor « exponentiel » dans le domaine de la démence ces dernières années. Même si les thérapies ciblant les troubles cognitifs ne sont pas les seules approches non médicamenteuses à avoir connu un tel essor, du fait de l'atteinte cognitive au cœur de la démence, elles ont été parmi les premières à avoir été développées et sont encore celles le plus couramment pratiquées dans les consultations mémoire, accueils de jour, structures d'hébergement ou encore cabinets d'orthophonie. Parmi les techniques ciblant les troubles cognitifs, deux grands courants empruntant une démarche différente peuvent être cités.

Stimulation cognitive

Historiquement, la stimulation cognitive est la première technique de prise en charge non médicamenteuse à avoir vu le jour dans le domaine de la démence. Elle a pour objectif la stimulation générale de la cognition au travers d'exercices variés ciblant différentes capacités cognitives comme la mémoire sémantique, autobiographique, la fluence verbale, la compréhension écrite et orale ou les fonctions exécutives. Une première méta-analyse effectuée pour la *Cochrane Library* a réuni les résultats de 6 essais cliniques randomisés ayant évalué l'efficacité de ces approches dans les stades légers et modérés de maladie d'Alzheimer [22.1]. La conclusion des auteurs était l'absence d'efficacité démontrée de ces approches, bien que des effets modérés, mais non significatifs, semblaient présents dans certains domaines de la cognition.

En 2006, une nouvelle méta-analyse conclut au contraire en faveur d'un effet positif de ces thérapies [22.2]. Il faut souligner que dans cette dernière, les critères de sélection des études étaient beaucoup plus larges, conduisant à inclure des études de faible qualité méthodologique et ayant employé des techniques très diverses. En particulier, les thérapies dites de « restauration », pour lesquelles l'effet rapporté était le plus important, regroupaient des techniques de récupération espacée pour le réapprentissage d'informations, de rééducation de l'orientation, mais aussi des thérapies qui ne sont habituellement pas qualifiées de « cognitives » comme la technique de réminiscence.

L'introduction de nouvelles technologies dans les programmes de stimulation cognitive ces dernières années a pour vocation d'apporter une coloration plus « écologique » mais, bien que de nombreux outils multimédias accessibles *via* Internet, par exemple, et utilisables au domicile, fleurissent, peu d'études rigoureuses viennent à l'appui de ces programmes. Une étude pilote a testé un de ces outils après 24 semaines d'utilisation et montrait une amélioration du score à l'ADAS-cog [22.3]. Cette étude intéressante n'a toutefois pas la valeur de preuve dans la mesure où elle portait sur 15 sujets seulement.

Réhabilitation/rééducation cognitive

Cette approche, strictement individuelle, débute par une évaluation précise des capacités cognitives résiduelles des patients, capacités qui serviront de socle à un travail de renforcement cognitif ciblant les capacités disponibles plutôt que les processus déficitaires : l'objectif est d'aider les patients à développer des stratégies de compensation de leurs difficultés dans la vie quotidienne. Les techniques de réadaptation appliquées aux patients déments s'appuient généralement sur le principe de l'« apprentissage sans erreur » [22.4]. Un patient présentant un trouble sévère de mémoire épisodique ne peut en effet tirer bénéfice des erreurs qu'il commet au cours d'un apprentissage. Au contraire, confronté à plusieurs reprises à une même situation, le sujet dément reconnaîtra de manière implicite la situation sans en avoir le souvenir conscient et aura tendance à reproduire le premier comportement adopté face à cette situation, maximisant le risque de reproduire l'erreur initiale. L'apprentissage sans erreur limite donc la possibilité de produire des erreurs en induisant chez le patient la réponse correcte. L'apprentissage de la réponse dans une tâche donnée peut se faire par exposition répétée à la bonne réponse. La restitution de la réponse peut ensuite se faire selon le principe de la récupération espacée, consistant à tester le souvenir de l'information-cible après des intervalles de rétention de temps de plus en plus longs [22.5]. Ces approches peuvent également utiliser la méthode d'estompage, qui consiste à faire apprendre des informations au patient en estompant progressivement les indices fournis jusqu'à ce que la réponse correcte puisse être produite en l'absence d'indice.

Du fait de la nécessité d'une approche individuelle adaptée à chaque patient, les bénéfices de ces techniques ont malheureusement pour la plupart été rapportés à partir de l'étude de cas uniques [22.6, 22.7] ou sur de très petits échantillons [22.8]. Une seule étude randomisée a évalué les bénéfices d'un programme s'apparentant à une approche de réhabilitation cognitive [22.9]. Au cours de dix séances d'une heure, les patients apprenaient à utiliser des aides externes et des stratégies de compensation afin d'optimiser la réalisation d'activités de la vie quotidienne tandis que les aidants recevaient des conseils pour superviser efficacement leur proche et trouver des solutions permettant de contourner les difficultés qu'ils rencontraient dans la réalisation de ces activités. L'efficacité de l'intervention a été testée auprès de 114 patients (randomisés dans le groupe intervention ou dans le groupe contrôle), évalués au moyen d'une échelle d'aptitudes physiques et instrumentales, un questionnaire de restrictions fonctionnelles ainsi qu'un questionnaire de sentiment de compétence recueilli auprès des aidants. Les résultats montraient une amélioration de ces mesures à la fois chez les patients et les aidants ayant bénéficié du programme. La différence des scores entre les deux groupes restait significative 3 mois après l'intervention. Cette étude illustre l'intérêt des programmes de prise en charge reposant non pas sur une approche systématique mais privilégiant l'adéquation entre l'aide apportée et les difficultés rencontrées au quotidien par les patients.

Conclusion

Même si des résultats encourageants existent, il est important de souligner le manque d'études rigoureuses dans le domaine, en conséquence de quoi il est difficile d'établir des recommandations claires en faveur de l'utilisation de programmes parfaitement identifiés et jalonnés. Cela est particulièrement regrettable compte tenu de leur très large application. Il est également important de préciser qu'avant de débuter une prise en charge relativement intensive (sous la forme d'une ou plusieurs séances hebdomadaires, par exemple), l'« après »-thérapie doit être anticipé. Une étude a en effet montré que des patients déments pris en charge au moyen de séances hebdomadaires répétées de stimulation cognitive bénéficiaient dudit programme pendant son application, mais avaient tendance à décliner plus que les sujets contrôles à l'arrêt du programme [22.10]. Cette étude a le mérite de souligner les possibles effets délétères du « sevrage thérapeutique » qui s'opère à l'arrêt de ces prises en charge proposées, parfois, de manière trop systématique.

Bibliographie

[22.1] Clare L, Woods RT, Moniz Cook ED, Orrell M, Spector A. Cognitive rehabilitation and cognitive training for early-stage Alzheimer's disease and vascular dementia. Cochrane Database Syst Rev 2003 ; 4 : CD003260.

[22.2] Sitzer DI, Twamley EW, Jeste DV. Cognitive training in Alzheimer's disease : a meta-analysis of the literature. Acta Psychiatr Scand 2006 ; 114 : 75-90.

[22.3] Tarraga L, Boada M, Modinos G, Espinosa A, Diego S, Morera A *et al.* A randomised pilot study to assess the efficacy of an interactive, multimedia tool of cognitive stimulation in Alzheimer's disease. J Neurol Neurosurg Psychiatry 2006 ; 77 : 1116-21.

[22.4] Clare L, Wilson BA, Carter G, Breen K, Gosses A, Hodges JR. Intervening with everyday memory problems in dementia of Alzheimer type : an errorless learning approach. J Clin Exp Neuropsychol 2000 ; 22 : 132-46.

[22.5] Camp CJ, Foss JW, O'Hanlon AM, Stevens AB. Memory interventions in persons with dementia. Appl Cogn Psychol 1996 ; 10 : 193-210.

[22.6] Adam S, Van der Linden M, Juillerat AC, Salmon E. The cognitive management of daily life activities in patients with mild to moderate Alzheimer's disease in a day care centre : a case report. Neuropsychol Rehabil 2000 ; 10 : 485-509.

[22.7] Lekeu F, Wojtasik V, Van der Linden M, Salmon E. Training early Alzheimer patients to use a mobile phone. Acta Neurol Belg 2002 ; 102 : 114-21.

[22.8] Clare L, Wilson BA, Carter G, Roth I, Hodges JR. Relearning face-name associations in early Alzheimer's disease. Neuropsychology 2002 ; 16 : 538-47.

[22.9] Graff MJ, Vernooij-Dassen MJ, Thijssen M, Dekker J, Hoefnagels WH, Olde Rikkert MG. Community based occupational therapy for patients with dementia and their care givers : randomised controlled trial. BMJ 2006 ; 333 : 1196-9.

[22.10] Orrell M, Spector A, Thorgrimsen L, Woods B. A pilot study examining the effectiveness of maintenance cognitive stimulation therapy (MCST) for people with dementia. Int J Geriatr Psychiatry 2005 ; 20 : 446-51.

Chapitre 23

Prise en charge des troubles du comportement dans la maladie d'Alzheimer

| R. David, J. Piano

La prise en charge thérapeutique des symptômes psychologiques et comportementaux (SPCD) de la maladie d'Alzheimer (MA) doit privilégier en première intention une approche non pharmacologique, sauf dans certaines situations spécifiques. En l'absence d'amélioration clinique avec les mesures non pharmacologiques, le recours à une prise en charge pharmacologique est à considérer, en respectant les règles de bonne pratique actuelles. Des recommandations de la Haute Autorité de santé (HAS) relatives au diagnostic et à la prise en charge de la MA, ainsi qu'à la prise en charge des troubles du comportement perturbateurs sont actuellement disponibles (www.has-sante.fr). Des recommandations de bonnes pratiques ont été également proposées par la Fédération nationale des centres mémoire de ressources et de recherche (www.fcmrr.fr).

Prise en charge non pharmacologique

Concept général

Jusqu'à récemment encore, la prise en considération des interventions non médicamenteuses pour les troubles du comportement était limitée par rapport aux traitements pharmacologiques (psychotropes de types antidépresseurs et antipsychotiques), notamment en raison d'un niveau de preuve insuffisant quant à leur efficacité (manque de rigueur méthodologique, études à effectifs faibles...). Le consensus actuel recommande désormais de privilégier en première intention les traitements non pharmacologiques, sauf dans les cas d'état psychotique avec danger potentiel, d'épisode dépressif majeur avec ou sans idéation suicidaire, ou d'état d'agressivité avec danger pour autrui. Plusieurs facteurs concourent à l'efficacité d'une approche non médicamenteuse :

- *un niveau d'engagement suffisant :* le concept d'engagement correspond, pour un patient donné, au fait de se sentir impliqué dans des tâches (ou activités) ayant une résonance particulière pour lui. Selon Cohen-Mansfield, l'engagement est fortement dépendant des stimuli externes [23.1]. Chez les patients atteints de MA ou d'un syndrome apparenté, l'engagement fait souvent défaut, ce qui se manifeste par un comportement apathique (l'un des SPCD les plus fréquents dans la MA). Ainsi, les interventions non pharmacologiques doivent préalablement cibler les centres d'intérêt de chaque patient afin de favoriser l'implication du patient au cours des différentes interventions ;

- *une approche personnalisée :* celle-ci consiste à identifier les facteurs déclenchants d'un trouble (dans le cas par exemple d'un état d'agitation avec agressivité) afin d'adapter d'une manière optimale la stratégie non médicamenteuse. Ce concept est illustré dans le programme TAP (pour *Tailored Activity Program* ou « programme d'activité adapté »), qui consiste à prendre en compte les capacités préservées, les intérêts et habitudes du patient dément afin de lui proposer des activités personnalisées. Un tel programme permet notamment de retarder l'institutionnalisation (avec une réduction des SPCD, notamment de l'agitation) et diminue le fardeau des aidants professionnels [23.2] ;
- *la formation des aidants habituels, professionnels et familiaux :* certains auteurs intègrent l'entourage familial du patient dans sa prise en charge en le formant sur les conduites à tenir au quotidien (veiller à la sécurité au domicile, s'adapter aux capacités de leur proche, gérer son stress) [23.3]. La formation des aidants professionnels est également primordiale, si l'on pose l'hypothèse que le comportement du soignant influe sur la survenue de SPCD chez les sujets atteints de MA en institution. Ce type d'intervention réduit les SPCD chez les résidents atteints de démence sévère avec un effet persistant jusqu'à 3 mois après l'arrêt du programme [23.4].

Une prise en charge non pharmacologique efficace se doit donc d'intégrer ces trois notions : cibler préalablement les centres d'intérêt de chaque patient, dans le but de favoriser son implication au cours des différentes interventions et, parallèlement, proposer une formation aux aidants.

Néanmoins, en amont de la conception de la prise en charge à proprement parler, un travail d'identification et d'évaluation du trouble doit être réalisé, comme cela est proposé dans l'approche « 4D » : *Define and describe the phenomenology of the problem* (définir et décrire la phénoménologie du problème rencontré), *Decode what are the contributing causes* (décoder les causes), *Devise a treatment plan and implement it* (élaborer un plan de prise en charge et le mettre en œuvre), *Determine if the treatment works* (déterminer la réussite de la prise en charge mise en œuvre) [23.5]. Elle consiste à identifier le SPCD survenu, à le décrire (contexte, environnement, patient, degré de détresse, comorbidités) et à l'investiguer (causes sous-jacentes), pour ensuite mettre en place une prise en charge, l'évaluer et suivre son efficacité.

Types d'interventions

Différents types d'interventions sont envisageables, que ce soit sur les SPCD, l'autonomie ou encore les fonctions cognitives. Mais toutes doivent être réalisées dans le cadre d'un projet de soins et après la réalisation d'une évaluation du patient (capacités préservées, SPCD, intérêts, habitudes). Ces interventions, bien que ciblées, ne sont en réalité jamais entièrement dédiées à un domaine spécifique. Elles agissent en parallèle sur d'autres composantes puisque le patient est considéré comme un être dans sa globalité.

Toutefois pour aider à la compréhension, certaines techniques de prise en charge sont classées plus spécifiquement pour agir sur les SPCD. Ainsi, en agissant sur différents domaines (sensorialité, cognition, physique, émotion), le thérapeute parvient à réduire l'expression d'un SPCD. Plusieurs auteurs ont montré, par exemple, qu'une approche systématique et individuelle de la douleur réduit significativement l'agitation de résidents atteints de démence à un stade modéré et sévère [23.6] ; de même, une intervention psychologique ciblée (incluant interaction sociale, musique personnalisée ou suppression de déclencheurs environnementaux) permet une diminution du niveau d'agitation de 30 % chez environ la moitié des patients [23.7]. Le *tableau 23.1* présente une liste non exhaustive des interventions non pharmacologiques ciblant les SPCD.

Les troubles du comportement peuvent par ailleurs être parfois l'expression d'une souffrance psychologique qui peut relever d'une approche psychothérapeutique (*voir chapitre 21*).

TABLEAU 23.1 ▼ **Liste non exhaustive de prises en charge non pharmacologiques proposées pour réduire les SPCD.**

Type d'intervention	Apports
Intervention directe (auprès du patient)	
Stimulation cognitive	Mise en situation ou simulation de situations vécues (par exemple, utiliser le téléphone) pour favoriser l'autonomie et ainsi rassurer le patient
Réminiscence-thérapie	Évocation de souvenirs anciens à l'aide de supports (par exemple, photos de mariage) pour réduire les SPCD (tels que l'agitation) du patient
Gymnastique	Maintien des capacités physiques et prévention des chutes pour rassurer le patient et réduire les SPCD (à type d'agitation/agressivité ou apathie)
Stimulation sensorielle (aromathérapie, art-thérapie, musicothérapie, espace Snoezelen, zoothérapie, massage, relaxation)	Réduction des SPCD en procurant du bien-être au patient
Intervention indirecte (auprès du patient)	
Éducation et soutien aux aidants (professionnels et familiaux)	Apporter des informations sur la maladie (adaptées au public) pour éviter de générer une ambiance stressante (voir fiches « TNM » [23.8] et « STIM-EHPAD » [23.9] sur le site : http://www.cmrr-nice.fr)
Adaptation environnementale (ergothérapie)	Aménager l'environnement pour sécuriser et stimuler le patient (barre d'appui, calendrier, signalétique)

Prise en charge pharmacologique

Il faut distinguer les médicaments ayant une indication spécifique dans la MA et les autres psychotropes. Avant d'aborder ces options thérapeutiques, il est important de rappeler qu'il faut essayer d'éviter tout agent ayant une action anticholinergique *(tab. 23.2)*. En effet, le système cholinergique est particulièrement atteint dans la MA et l'utilisation de ces médicaments ne ferait qu'aggraver le tableau clinique.

Inhibiteurs de l'acétylcholinestérase (IAChE) et mémantine

Malgré un mécanisme d'action différent, les IAChE et la mémantine (molécule à action antiglutamatergique), préconisés dans le traitement symptomatique de la MA (essentiellement pour les aspects cognitifs de la maladie), ont montré, dans certaines études, un effet bénéfique bien que modéré sur la plupart des SPCD observables dans la MA [23.10, 23.11]. Le bénéfice de ces traitements reste toutefois discuté [23.12]. Les IAChE seraient préférentiellement efficaces sur l'apathie, la dépression et les comportements moteurs aberrants, alors que la mémantine agirait sur l'agitation/agressivité, l'irritabilité et les symptômes psychotiques. Cependant, ces médicaments ne font pas l'objet de recommandations spécifiques, par l'HAS et d'autres sociétés savantes, dans la prévention et le traitement des symptômes psychotiques et les comportements perturbateurs [23.13], ni pour les autres troubles comportementaux. Du fait d'un profil d'efficacité possiblement différent des IAChE et de la mémantine sur les troubles du comportement associés à la MA, les bithérapies associant un IAChE et la mémantine ont montré, pour certains auteurs, un bénéfice clinique significatif en présence de troubles du comportement multiples chez un même sujet [23.14]. Cependant, la bithérapie n'est actuellement pas une recommandation

TABLEAU 23.2 ▼ **Thérapeutique.**

Spécialité	Classe thérapeutique	DCI	Nom commercial
Neurologie	Antiparkinsonien	Trihexyphénidyle Tropatépine Bipéridine	Artane® Parkinane® Lepticur® Akineton®
	Antimigraineux	Flunirazine	Sibelium®
Psychiatrie	Antidépresseur tricyclique	Clomipramine	Anafranil®
	Neuroleptiques phénothiaziniques	Thioridazine Loxapine	Melleril® Loxapac®
	Antipsychotiques atypiques	Clozapine Olanzapine	Leponex® Zyprexa®
	Hypnotiques	Méprobamate + acétaprométazine	Noctran® Mépronizine®
Gastroentérologie	Antiémétiques	Métoclopramide Métopimazine	Primpéran® Vogalène®
Urologie	Antispasmodiques dans l'instabilité vésicale	Oxybutynine Trospium Toltérodine Solifénacine	Ditropan® Céris® Détrusitol® Vésicare®
Pneumologie	Antitussifs anti-H1	Pimétixène Oxomémazine	Calmixène® Toplexil®
	Bronchodilatateurs anticholinergiques	Ipratropium Tiotropium	Atrovent® Spiriva®
Cardiologie	Troubles du rythme	Disopyramide	Rythmodan®
Allergologie	Antihistaminiques phénothiaziniques	Prométhazine Alimémazine	Phénergan® Théralène®
	Anti-H1	Hydroxyzine Dexchlorphéniramine cyproheptadine	Atarax® Polaramine®
Autres	Antispasmodiques anticholinergiques	Atropine Tiémonium Scopolamine	Viscéralgine®

d'experts en France en raison de l'absence de données congruentes suffisantes [23.15]. Une revue de la littérature récente regroupant les résultats de plusieurs essais randomisés contrôlés et de méta-analyses relatifs aux associations mémantine-IAChE et incluant également les résultats de plusieurs études non publiées tend à montrer un bénéfice significatif, bien que faible, sur les troubles cognitifs et sur les troubles comportementaux après 6 mois de traitement [23.16]. L'utilisation d'IAChE, avec ou sans mémantine, permet notamment de diminuer la durée et la posologie des psychotropes (lorsque leur prescription a été jugée nécessaire) [23.17].

Psychotropes

Antipsychotiques

Cette classe pharmacologique inclut les antipsychotiques classiques, ou neuroleptiques (par exemple, halopéridol), et les antipsychotiques atypiques (rispéridone, olanzapine, aripiprazole...). Ces molécules ont montré une action modérée, pour des prescriptions de courte durée (entre 3 et 18 semaines), sur les symptômes psychotiques sévères non contrôlables autrement (idées délirantes, hallucinations), ainsi que pour l'agitation et l'agressivité qui en découlent [23.18], mais leur intérêt au long cours (> 6 mois) n'a pas été démontré. Ils sont, de plus, déconseillés dans la MA pour de nombreuses raisons :

- action anticholinergique (valable pour les neuroleptiques classiques et les antipsychotiques atypiques) ;
- effets secondaires extrapyramidaux, dyskinésies tardives, trouble de la marche avec chute ;
- majoration du risque cardiovasculaire (augmentation du risque d'AVC, allongement de l'intervalle QT) ;
- syndrome métabolique (présence d'au moins 3 atteintes parmi : obésité, hyperglycémie, hypertension artérielle, dyslipidémie).

De plus, ces molécules ont également montré une efficacité modérée pour la prise en charge des comportements agressifs associés à la MA dans différentes études comparant l'effet de telles molécules par rapport à un placebo [23.12]. De manière globale, l'efficacité des antipsychotiques pour la prise en charge des symptômes psychotiques et de l'agitation/agressivité associés à la MA reste discutée et, dans le meilleur des cas, modérée. Si la sévérité clinique le justifie et seulement après l'essai d'autres types de prise en charge, le traitement doit être de courte durée (inférieure à 12 semaines au maximum), à dose minimale efficace, et réévalué au maximum dans les 15 jours. En pratique, la rispéridone (0,25 à 1 mg/j) et l'olanzapine (2,5 à 5 mg/j) peuvent être utilisées [23.19]. La tolérance doit être le premier critère de choix du traitement antipsychotique prescrit [23.20]. La prescription de neuroleptiques classiques n'est pas recommandée actuellement. Dans la MA, la prescription d'antipsychotique ne doit être proposée que chez des sujets recevant déjà un agent anti-Alzheimer (IAChE ou mémantine), sauf en cas de contre-indication à ce dernier.

Anxiolytiques

Ils sont habituellement prescrits pour les symptômes anxieux, mais également parfois en cas d'agitation, d'agressivité, d'irritabilité. Les anxiolytiques de type benzodiazépine doivent être utilisés avec prudence (bien qu'ils soient encore très fréquemment prescrits), en privilégiant les molécules à demi-vie courte (par exemple, oxazépam, lorazépam, alprazolam) et sans métabolite actif, pour les raisons suivantes :

- majoration des troubles mnésiques ;
- somnolence diurne excessive ;
- risque de syndrome de sevrage en cas d'arrêt brutal ;
- sédation et risque de chute ;
- dépression respiratoire sur terrain prédisposant.

Certains ont, de plus, une action anticholinergique (par exemple, l'hydroxyzine). L'utilisation prolongée de benzodiazépines pourrait, pour certains auteurs, augmenter le risque de développer une MA. Cet effet serait plus marqué avec les benzodiazépines à demi-vie longue qu'à demi-vie courte [23.21].

Antidépresseurs

Ils sont principalement indiqués en cas d'épisode dépressif associé à la MA, même si les données récentes suggèrent qu'ils n'améliorent pas ou peu les symptômes dépressifs dans la MA [23.22]. Dans cette indication, les antidépresseurs de la classe des inhibiteurs spécifiques de la recapture de la sérotonine (ISRS) ont montré une efficacité comparable aux autres classes d'antidépresseurs (non ISRS), avec généralement une meilleure tolérance. De ce fait, les ISRS sont recommandés en première intention en cas d'épisode dépressif associé à la MA, à condition que le diagnostic différentiel avec l'apathie ait été correctement fait (*voir chapitre 7*). Les ISRS ont également montré une efficacité, plus contrastée cependant, en cas d'agitation associée à la MA. Ainsi, la sertraline et le citalopram ont montré une efficacité similaire aux antipsychotiques (halopéridol et rispéridone) en cas d'agitation [23.23], mais ne doivent pas être prescrits en cas d'agitation associée à un état maniaque. Les antidépresseurs tricycliques doivent actuellement être évités, au moins en première intention, en raison de leur action anticholinergique et de leur tolérance souvent moins bonne. En cas d'anxiété chronique, les ISRS sont également préconisés (d'autant plus que les benzodiazépines ne doivent pas être prescrites au long cours).

Thymorégulateurs

Les traitements antiépileptiques n'ont globalement pas montré d'efficacité à faible posologie en cas d'agitation dans la MA et sont souvent mal tolérés à forte posologie. De ce fait, ils ne sont pas recommandés dans le traitement de l'agitation associée à la MA. Seule la carbamazépine semble avoir montré une efficacité par rapport au placebo dans le traitement de l'agitation associée à la MA [23.12]. Cependant, aucun traitement antiépileptique ne fait actuellement partie des recommandations d'experts pour la prise en charge de l'agitation dans la MA.

Conclusion

Une prise en charge non pharmacologique est à privilégier en première intention devant la survenue de troubles du comportement associés à la MA, sauf dans certaines situations précises (état psychotique avec danger potentiel, épisode dépressif majeur avec ou sans idéation suicidaire, état d'agressivité avec danger pour autrui). Lorsque la prise en charge non pharmacologique seule ne permet pas l'amélioration des SPCD, le recours à un traitement pharmacologique doit être envisagé en association à la prise en charge non pharmacologique. Les agents anti-Alzheimer peuvent permettre une amélioration, souvent modérée, de certains troubles du comportement, tels que l'apathie, la dépression, les comportements moteurs aberrants (agents anticholinestérasiques) ou l'agitation, l'irritabilité et les symptômes psychotiques (mémantine). Les psychotropes peuvent être considérés en suivant les précautions énoncées précédemment. Le recours aux antipsychotiques peut permettre, en l'absence d'autres alternatives, d'améliorer de façon modérée certains troubles du comportement, tels que les symptômes psychotiques ou l'agitation/agressivité, en veillant à initier le traitement aux posologies minimales efficaces, et en réévaluant régulièrement le traitement, qui doit être maintenu pour une durée limitée seulement. En présence de symptômes neuropsychiatriques dans le cadre d'une MA, les traitements anticholinergiques ou la mémantine doivent être mis en œuvre avant l'utilisation de psychotropes, permettant entre autres de réduire les posologies ou la durée totale de prescription des psychotropes lorsque ceux-ci s'avèrent indispensables.

■ Bibliographie

[23.1] Cohen-Mansfield J, Dakheel-Ali M, Marx MS. Engagement in persons with dementia : the concept and its measurement. Am J Geriatr Psychiatry 2009 ; 17 : 299-307.

[23.2] Gitlin LN, Winter L, Burke J, Chernett N, Dennis MP, Hauck WW. Tailored activities to manage neuropsychiatric behaviors in persons with dementia and reduce caregiver burden : a randomized pilot study. Am J Geriatr Psychiatry 2008 ; 16 : 229-39.

[23.3] Gitlin LN, Winter L, Dennis MP, Hodgson N, Hauck WW. A biobehavioral home-based intervention and the well-being of patients with dementia and their caregivers : the COPE randomized trial. Jama 2010 ; 304 : 983-91.

[23.4] Deudon A, Maubourguet N, Gervais X, Leone E, Brocker P, Carcaillon L *et al*. Non-pharmacological management of behavioural symptoms in nursing homes. Int J Geriatr Psychiatry 2009 ; 24 : 1386-95.

[23.5] Rabins P, Lyketsos C, Steele C. Noncognitive behavioral and neuropsychiatric disorders. *In :* Rabins P, Lyketsos C, Steele C, eds. Practical dementia care. Oxford : Oxford University Press, 2006 : 131-68.

[23.6] Husebo BS, Ballard C, Sandvik R, Nilsen OB, Aarsland D. Efficacy of treating pain to reduce behavioural disturbances in residents of nursing homes with dementia : cluster randomised clinical trial. BMJ 2011 ; 343 : d4065.

[23.7] Ballard C, Brown R, Fossey J, Douglas S, Bradley P, Hancock J *et al.* Brief psychosocial therapy for the treatment of agitation in Alzheimer disease (the CALM-AD trial). Am J Geriatr Psychiatry 2009 ; 17 : 726-33.

[23.8] Leone, E., Deudon A, Maubourguet N, Gervais X, Robert PH., Methodological issues in the non pharmacological treatment of BPSD in nursing home--the TNM study. J Nutr Health Aging, 2009 ; 13 : 260-3.

[23.9] Leone E, Deudon A, Bauchet M, Laye M, Bordone N, Lee JH *et al.* Management of apathy in nursing homes using a teaching program for care staff : the STIM-EHPAD study. Int J Geriatr Psychiatry 2013 ; 28 : 383-92.

[23.10] Campbell N, Ayub A, Boustani MA, Fox C, Farlow M, Maidment I *et al.* Impact of cholinesterase inhibitors on behavioral and psychological symptoms of Alzheimer's disease : a meta-analysis. Clin Interv Aging 2008 ; 3 : 719-28.

[23.11] Winblad B, Jones RW, Wirth Y, Stöffler A, Möbius HJ. Memantine in moderate to severe Alzheimer's disease : a meta-analysis of randomised clinical trials. Dement Geriatr Cogn Disord 2007 ; 24 : 20-7.

[23.12] Gauthier S, Cummings J, Ballard C, Brodaty H, Grossberg G, Robert P *et al.* Management of behavioral problems in Alzheimer's disease. Int Psychogeriatr 2010 ; 22 : 346-72.

[23.13] HAS. Maladie d'Alzheimer et maladies apparentées : prise en charge des troubles du comportement perturbateurs. Recommandations de bonne pratique, mai 2009.

[23.14] Howard R, McShane R, Lindesay J, Ritchie C, Baldwin A, Barber R *et al.* Donepezil and memantine for moderate-to-severe Alzheimer's disease. N Engl J Med 2012 ; 366 : 893-903.

[23.15] HAS. Maladie d'Alzheimer et maladies apparentées : diagnostic et prise en charge. Recommandations de bonne pratique, décembre 2011.

[23.16] Farrimond LE, Roberts E, McShane R. Memantine and cholinesterase inhibitor combination therapy for Alzheimer's disease : a systematic review. BMJ Open 2012 ; 2. pii : e000917.

[23.17] Patel L, Grossberg GT. Combination therapy for Alzheimer's disease. Drugs Aging 2011 ; 28 : 539-46.

[23.18] Ballard C, Creese B, Corbett A, Aarsland D. Atypical antipsychotics for the treatment of behavioral and psychological symptoms in dementia, with a particular focus on longer term outcomes and mortality. Expert Opin Drug Saf 2011 ; 10 : 35-43.

[23.19] Ballard C, Corbett A. Management of neuropsychiatric symptoms in people with dementia. CNS Drugs 2010 ; 24 : 729-39.

[23.20] Alexopoulos GS, Streim J, Carpenter D, Docherty JP, Expert Consensus Panel for Using Antipsychotic Drugs in Older Patients. Using antipsychotic agents in older patients. J Clin Psychiatry 2004 ; 65 (Suppl 2) : 5-99 ; discussion : 100-2.

[23.21] Yaffe K, Boutani M. Benzodiazepines and risk of Alzheimer's disease. BMJ 2014 ; 349 : g5312.

[23.22] Banerjee S, Hellier J, Dewey M, Romeo R, Ballard C, Baldwin R *et al.* Sertraline or mirtazapine for depression in dementia (HTA-SADD) : a randomised, multicentre, double-blind, placebo-controlled trial. Lancet 2011 ; 378 : 403-11.

[23.23] Pollock BG, Mulsant BH, Rosen J, Mazumdar S, Blakesley RE, Houck PR *et al.* A double-blind comparison of citalopram and risperidone for the treatment of behavioral and psychotic symptoms associated with dementia. Am J Geriatr Psychiatry 2007 ; 15 : 942-52.

Chapitre 24

Prise en charge des proches

| T. Hergueta

La prise en compte des proches au cours du suivi des patients présentant des troubles cognitifs évolutifs a débuté il y a environ 25 ans. L'évolution des approches a été parallèle à celle de l'évolution de la connaissance médicale. L'arrivée des traitements médicamenteux à partir du milieu des années 1990, l'amélioration de la fiabilité du diagnostic et le démembrement des démences en sous-catégories spécifiques, l'accent mis sur les formes précoces et les recherches en génétique ont changé la perception des démences, qui sont devenues des « maladies » comme les autres et les déments des « malades ». Une réflexion sur la prise en soin s'est imposée au fil des années. Au centre, se pose la question des proches, de leur place comme partenaires dans le dépistage des premiers signes, des premières consultations, de la prise en charge et de l'aide à l'autonomie. Place difficile, avec des décisions à prendre pour le malade, place douloureuse avec de profonds changements sur le plan relationnel dus à la démence. Le proche a du mal à se retrouver dans son rôle, devenant, au fur et à mesure que la maladie progresse, auxiliaire médical, soutien psychologique, expert des troubles cognitifs... Il va devoir s'occuper du malade tant sur le plan de sa qualité de vie que sur le plan matériel, et cela n'est pas sans conséquence, car il est maintenant bien établi que prendre soin d'un proche malade a un impact négatif aussi bien somatique que psychologique [24.1-24.5]. La prise en charge des proches est devenue une évidence.

Problématique des aidants

Le terme « aidant » est la traduction de *caregiver* en anglais, qui est moins instrumentalisé et plus proche de la notion de « pourvoyeur de soins, d'attention ». On appelle « aidant naturel » un conjoint ou un enfant, et « aidant professionnel » une auxiliaire de vie, une aide-soignante ou une aide-ménagère. L'aidant naturel est devenu un véritable partenaire du soin. Il est présent dès le diagnostic, la plupart du temps, et c'est lui qui va être alerté par des modifications de comportements. C'est aussi lui qui va encourager le patient à consulter et va l'accompagner lors des visites chez les professionnels de santé. Autrefois laissé dans la salle d'attente, il est maintenant convié à participer à tout ou partie de l'entretien. Il va donner des éléments fondamentaux pour construire le diagnostic, il va être la mémoire du patient, sa « canne blanche » dans son parcours face à la maladie, lorsqu'il va perdre son autonomie.

Cela étant posé, et avant de décrire les différentes interventions, quelques remarques s'imposent. Le terme d'aidant naturel est souvent contre-nature pour différentes raisons. Qualifié de « naturel », l'aidant peut se sentir contraint par des valeurs culturelles et souvent religieuses, qui ne prennent pas toujours en compte ses aspirations ou son histoire avec le malade. Les professionnels de la santé ne doivent pas tomber dans la facilité et faire reposer sur un individu ou une famille toute la responsabilité de la prise en charge et du soutien du malade. Il faut plutôt accompagner et prendre soin de ces conjoints, enfants, frères ou sœurs, amis, et parfois parents dans les formes jeunes des démences rares.

Les exemples décrits dans ce chapitre illustrent des propositions de soins innovants pour les malades et leurs proches. Quelles que soient ces approches, elles doivent prendre en compte l'*âge des aidants*, en grande majorité élevé, souvent soumis à des problèmes de santé et très fatigables, qui ont parfois de grandes difficultés à gérer les problèmes pratiques et à demander de l'aide. Les *modifications sociétales* doivent aussi être considérées, avec l'éloignement des enfants (45 % des aidants sont des enfants), la recomposition des familles, la volonté d'indépendance des *baby-boomers* et les spécificités des cultures issues de l'émigration. La santé mentale de l'aidant, son niveau d'étude et ses ressources financières vont aussi déterminer la prise en charge et devront être évalués avec précision. Il faut aussi considérer les *histoires de vie* de chacun et admettre qu'aider un conjoint ou un parent n'est pas toujours une évidence. À l'inverse, il faut savoir s'effacer et éviter de projeter ses propres références culturelles, familiales ou ses peurs concernant la maladie et le déclin cognitif en respectant les opinions des proches dans leur choix de vie.

Quels bénéfices à la prise en charge des aidants ?

Les prises en charge réalisées auprès des aidants *(tab. 24.1)* présentent l'avantage d'avoir un effet bénéfique à la fois pour le proche, en diminuant le fardeau, le stress, les symptômes dépressifs et anxieux [24.6-24.12], mais aussi pour le malade en diminuant les troubles comportementaux, que l'aidant soit « naturel » ou professionnel [24.13, 24.14]. Ces interventions permettent également de retarder l'institutionnalisation du malade *(tab. 24.2)* [24.15].

TABLEAU 24.1 ▼ **Description et facteurs d'efficacité des interventions sur l'environnement psychoaffectif des patients atteints de maladie d'Alzheimer.**

	Efficacité
Mode de prise en charge	Individuel + groupe > individuel > groupe
Taille des groupes	Petits groupes > grands groupes
Modalité de participation	Participant actif > participant passif
Information délivrée	Spécifique > générale
Type d'intervention	Cognitivocomportementale (pensées dysfonctionnelles) > comportementale/résolution de problèmes > soutien
Focus de l'intervention	Interaction aidant-malade > aidant seul
Focus 2 de l'intervention	Croyances de l'aidant sur l'aide > maladie > comment aider
Au début de la maladie	Soutien > résolution de problèmes
Durant la maladie	Résolution de problèmes > soutien
Structure de l'intervention	Multidisciplinaire > non multidisciplinaire
Contenu de l'intervention	Concret > abstrait Ciblé > multiple

Adapté de Hergueta et Sarazin, 2006 [24.36], d'après : Teri, 1997 ; Pinquart, 2006 ; Selwood, 2007 ; Coon, 2003 ; Mahoney, 2005 ; Hepburn, 2001 ; Woods, 2005 ; McCurry 2003 ; Losada Baltar, 2004 ; Livingston, 2004 ; Callahan, 2006 ; Hergueta, 2006 ; Shultz, 2000 ; Logsdon, 2007.

TABLEAU 24.2 ▼ Délai de l'institutionnalisation.

Auteurs	Année de publication	Type de thérapie	Type d'effets sur les aidants	Type d'effets sur les patients
Brodaty *et al.*	2003	Psychoéducation	Diminution de la détresse psychique	Institutionnalisation plus tardive
Nobili *et al.*	2004	Intervention structurée	Diminution du stress	Institutionnalisation plus tardive
Mittelman *et al.*	2006	Conseils et soutien : intervention structurée	Diminution du temps passé aux soins	Institutionnalisation plus tardive

Quels types d'intervention auprès des aidants ?

Les prises en charge et les recommandations de « bonnes pratiques » [24.16] se sont affinées au cours de ces dix dernières années, fondées sur un nombre d'études cohérentes sur le plan méthodologique en constante augmentation.

Groupes de parole ou groupes de soutien

Les premières interventions qui se sont développées et qui sont toujours en cours actuellement ont été les groupes de parole proposés aux proches dans les établissements de soins ainsi qu'au sein des associations de malades. Ces groupes, animés le plus souvent par des psychologues, offrent un espace d'écoute, d'échange et de parole permettant l'expression et le partage des émotions. Ils permettent aussi de sortir de l'isolement. Ils existent aujourd'hui également en dehors des établissements de soin, sous forme de « cafés Alzheimer », par exemple. Bien que très appréciés, ces groupes n'ont pas fait l'objet d'études pouvant démontrer une efficacité significativement établie.

Guidance individuelle ou familiale : le *counselling*

Mary Mittelman aux États-Unis a été la pionnière dans le domaine dès le début des années 1990 [24.17, 24.18]. Elle a, avec son équipe, mené des études permettant de montrer que 5 sessions de *counselling* (s'apparentant à de la guidance, des conseils pratiques autour la maladie, avec un accompagnement par téléphone en cas de nécessité) avaient une efficacité sur la dépression de l'aidant, avec un effet stable dans le temps et encore présent 24 mois après l'intervention. Elle a également été la première à utiliser un critère d'évaluation externe : le délai par rapport à l'institutionnalisation du malade. En fonction des études, les interventions auprès des aidants retardent de 1 an à 1 an et demi le passage en institution des patients. Ce critère est particulièrement important, à la fois pour les patients, qui peuvent rester à domicile plus longtemps, et pour les aidants qui ne souhaitent pas se séparer de leur proche, mais aussi d'un point de vue économique, le coût du maintien à domicile étant moins élevé que celui de l'institutionnalisation. Rapportées au nombre de malades et à l'augmentation de leur nombre du fait du vieillissement de la population, les économies réalisées grâce à ces prises en charge peuvent être considérables.

Programmes psychoéducatifs

Le concept de psychoéducation introduit au début du xxe siècle par Dondley est apparenté à ce qu'on appelle maintenant l'*éducation pour la santé* ou l'*éducation thérapeutique*, tout d'abord développée dans d'autres affections comme le diabète, l'asthme ou les suites d'infarctus, et plus récemment dans le champ des maladies mentales (dépression, troubles bipolaires, schizophrénie, Asperger...). Ces 15 dernières années, ces programmes se sont développés dans le champ des démences dans de nombreux pays. Ils proposent des interventions structurées en direction des aidants avec des sessions en groupe multifamilles et des thèmes visant à donner une information adaptée sur la maladie leur permettant de mettre en place des stratégies pour faire face au quotidien *(coping)*. Ils permettent d'améliorer la capacité à demander de l'aide, à diminuer l'isolement et le sentiment de fardeau lié à la prise en charge [24.19] et encouragent les proches à mieux prendre soin d'eux et de leur santé [24.20]. Ils diminuent l'anxiété et la symptomatologie dépressive en comparaison d'un suivi classique [24.21]. Par ailleurs, ils permettent aux proches de mieux suivre le cours de la maladie et d'alerter plus rapidement les professionnels de santé, avec un impact positif pour le malade [24.22]. Enfin, le proche devenant un partenaire du soin, il existe aussi une meilleure observance sur le plan thérapeutique, médicamenteuse et non médicamenteuse.

Programmes multicomposants

Les programmes se sont étoffés depuis, fondés sur des techniques empruntées aux thérapies cognitivo-comportementales (TCC). Au sein même de ces programmes, une évolution s'est produite. Les premières interventions reposaient principalement sur la transmission d'informations et la *psychoéducation* concernant la maladie. Puis, dans une perspective comportementale, de nouvelles prises en charge ont associé psychoéducation et techniques de *résolution de problèmes* et ont montré une meilleure efficacité [24.22], notamment sur le stress (par la mesure du cortisol) et les troubles comportementaux des malades, que la psychoéducation seule *(tab. 24.3)*. Issues de la Gestalt thérapie et de la thérapie cognitive, elles visent à stimuler les fonctions exécutives en proposant un travail cognitif de haut niveau mettant à distance les émotions. Chaque situation est envisagée sur un plan factuel et concret, étape par étape. La résolution de problèmes peut être faite en individuel mais bénéficie beaucoup du partage

TABLEAU 24.3 ▼ **Thérapie cognitivocomportementale.**

Auteurs	Année	Type de thérapie considérée efficace	Type d'effets sur les aidants	Type d'effets sur les patients
Teri *et al.*	1997	Thérapie cognitivocomportementale Activités programmées/résolution de problèmes	Dépression	Dépression
Woods *et al.*	2005	Soutien social pour aidants de patients débutants Résolution de problèmes pour les aidants de patients de stades avancés	Compréhension de la maladie, stress	Non exploré
Livingston *et al.*	2005	Thérapie comportementale	Non exploré	Troubles comportementaux
Dorenlot *et al.*	2006	PEC aidant + patient Thérapie comportementale	Dépression, détresse psychique	Non exploré
Selwood *et al.*	2007	Thérapie comportementale et stratégies à avoir face au patient	Santé psychique Effets à long terme (32 mois)	Non exploré

avec les pairs-aidants, offrant la possibilité d'un apprentissage vicariant, en se mettant à la place des pairs ayant résolu des situations difficiles. À titre d'exemples de situations, on peut citer les répétitions de questions, les réactions d'opposition, l'hygiène, la déambulation, les comportements désinhibés, les troubles alimentaires, de sommeil... En ajustant ses comportements et en étant renforcé positivement sur le fait qu'il n'est pas le seul à avoir des problèmes face aux symptômes perturbants de la maladie, l'aidant limite les troubles du comportement du malade qui sont souvent des contre-réactions à sa lassitude, son anxiété, son agacement [24.23, 24.24].

Pensées dysfonctionnelles par rapport au soin (PDS)

Malgré l'efficacité établie des programmes, un certain nombre de participants, que l'on peut évaluer à 15-20 % en fonction des études, ne retirent pas de bénéfice des interventions. Il a été montré que la flexibilité cognitive des bénéficiaires de techniques psychoéducatives pouvait être un facteur explicatif de leur non-efficacité [24.25]. L'âge [24.26] et le niveau socioculturel le sont sans doute aussi, mais il est difficile de les dissocier du facteur précédent. Ces facteurs sont à l'origine de croyances rigides par rapport au soin et à la place de l'aidant. En se fondant sur le concept de Beck des pensées dysfonctionnelles, mis en évidence chez les patients déprimés, et sur les techniques de restructuration cognitive qu'il a développées dans les années 1950, l'équipe d'Andres Losada, à la suite du travail de McNaughton [24.27], a montré qu'une intervention fondée sur les pensées dysfonctionnelles était plus efficace qu'une intervention centrée uniquement sur la résolution de problèmes [24.28] *(tab. 24.4 et 24.5)*. L'échelle évaluant les PDS développée par Losada vient d'être traduite en français [24.29].

TABLEAU 24.4 ▼ **Les pensées dysfonctionnelles.**

Pensées dysfonctionnelles d'après Beck Les pensées dysfonctionnelles sont des règles *(je dois...)*, des croyances ou des attitudes stables *(ce serait terrible si...)*, des expressions conditionnelles *(si les autres le font, alors...)* peu réalistes sur le monde ou sur soi-même qui empêchent un affrontement adapté aux différentes demandes de l'environnement.
Pensées dysfonctionnelles des aidants d'après McNaughton Les pensées dysfonctionnelles spécifiques des aidants sont des *« croyances irrationnelles qui affectent l'aidant dans sa façon d'interpréter et d'affronter une situation stressante »*.
Pensées dysfonctionnelles par rapport au soin (PDS) d'après Losada Les pensées dysfonctionnelles par rapport au soin vont également influencer la réception de l'aide et du soutien social ainsi que les stratégies d'affrontement. • *Perception du besoin de soutien social* Certains proches ne veulent pas que d'autres personnes participent aux soins du patient et/ou ne peuvent pas demander de l'aide. Type de PDS : *« Je ne peux pas déranger les autres, ils sont déjà très occupés », « Je n'ai pas besoin d'aide », « Je ne veux pas changer mes habitudes », « Personne ne peut s'occuper du patient aussi bien que moi ».* • *Interprétation du comportement du patient* Le proche peut mal interpréter le comportement du patient du fait de son manque de connaissance de la maladie. Le proche peut, par exemple, attribuer un comportement à certaines circonstances au lieu de l'attribuer à la maladie ou interpréter un comportement problématique comme intentionnel. Il en est de même pour les émotions : une tentative d'expression émotionnelle peut être prise pour de l'agressivité. • *Négligence de soi ou « oubli de soi »* Le proche évite toute forme d'activités plaisantes ou arrête progressivement les activités qu'il aimait. Le soin est surinvesti. Les besoins fondamentaux sont niés. Type de PDS : *« Je dois tout faire pour la personne dont je prends soin aussi souvent que possible et je dois le faire moi-même et laisser de côté mes propres occupations », « Les conflits ne doivent jamais s'exprimer », « Un proche doit toujours être enthousiaste, ne jamais se plaindre et ne doit pas exprimer de sentiment négatif vis-à-vis du patient ».*

TABLEAU 24.5 ▼ **Thérapie cognitive et pensées dysfonctionnelles.**

Auteurs	Année	Type de thérapie considérée efficace	Type d'effets sur les aidants	Type d'effets sur les patients
Losada *et al.*	2004	Thérapie cognitivocomportementale (+ pensées dysfonctionnelles)	Dépression, stress, diminution des pensées dysfonctionnelles	Non exploré
Negovanska *et al.*	2010	Thérapie cognitivocomportementale (+ pensées dysfonctionnelles)	Dépression à 6 mois et 1 an Anxiété à 1 an Demande de soutien à 1 an Fardeau NS	Dépression à 1 an Anxiété à 1 an

Gestion du stress

Vivre avec un proche atteint d'une maladie dégénérative entraîne un stress constant qui dure de nombreuses années, pouvant avoir des répercussions physiologiques, comme sur le taux de cortisol ou, cognitives, sur les fonctions exécutives [24.30]. Dès les premières interventions dans les années 1990, l'équipe de Mary Mittelman aux États-Unis avait intégré des modules de gestion du stress. Des informations permettant une prise de conscience de l'organisation de la vie quotidienne couplées à l'apprentissage de techniques de relaxation ont été proposées dans les programmes. Depuis une dizaine d'années, des expériences d'utilisation de la pleine conscience *(mindfulness)* se sont développées, comme pour d'autres maladies chroniques, avec des adaptations des programmes MBSR de Jon Kabat-Zinn [24.31] et MBCT de Zindel Segal [24.32]. Même si les études restent peu nombreuses, ces techniques semblent prometteuses en complément des programmes plus classiques pour améliorer la qualité de vie des aidants, le sentiment d'efficience personnelle *(self-efficacy)*, l'anxiété, les symptômes dépressifs, les troubles du sommeil, les taux de cortisol salivaire et la gestion du stress [24.33-24.35].

Même s'il n'existe pas d'études, toutes les opportunités pour permettre un répit pour l'aidant semblent favorables. Maintenir des activités personnelles régulières, s'éloigner temporairement du malade lorsque c'est possible (solidarité familiale, amicale, accueils et hôpitaux de jour, placements temporaires) ou bien participer à des séjours organisés par des associations de malades diminue les tensions et peut prévenir la maltraitance.

Burn-out : syndrome d'épuisement

Plus qu'un diagnostic d'épisode dépressif caractérisé, on observe le plus souvent chez les aidants les symptômes psychologiques et somatiques du syndrome d'épuisement. Beaucoup de critères sont équivalents, seul diffère le comportement robotisé. Les tâches sont enchaînées l'une après l'autre dans une routine factuelle. Les activités de plaisir sont très limitées et les actions pour trouver de l'aide inexistantes. On l'observe au quotidien en consultation. Remplir un simple formulaire pour demander de l'aide, qui s'avère à ce stade précieux, devient une épreuve. La plus grande bienveillance de la part des services sociaux est recommandée. Il ne s'agit pas dans ce cas d'infantilisation mais de pallier une incapacité chez des personnes épuisées qui ont, la plupart du temps, fait face tout au long de leur vie.

Une prise en charge psychologique individuelle est nécessaire et parfois un traitement antidépresseur s'impose.

Indication d'intervention auprès des proches

Elle peut être proposée à tous les aidants à visée préventive, mais de manière plus systématique à ceux présentant des antécédents psychiatriques. Par ailleurs, un accompagnement à différentes phases de l'évolution paraît indispensable :

- durant la première année après le diagnostic, pour permettre d'intégrer les changements sur les plans pratiques, émotionnels et sociaux ;
- au cours de la phase chronique, lorsque survient la perte d'autonomie, la mise en place des aides humaines, de l'accueil de jour, des mesures de protection juridiques, l'émergence des troubles du comportement, le changement de domicile pour une structure d'accueil adaptée ;
- enfin, lors de la phase terminale, avec les soins palliatifs, et lors de la phase post-décès, après des années de prise en charge au quotidien, pour prévenir des deuils compliqués.

Le modèle développé par Roland pour la prise en charge des proches peut être utilisé pour construire le plan de soin étape par étape *(fig. 24.1)*.

FIGURE 24.1 Modèle de Roland.

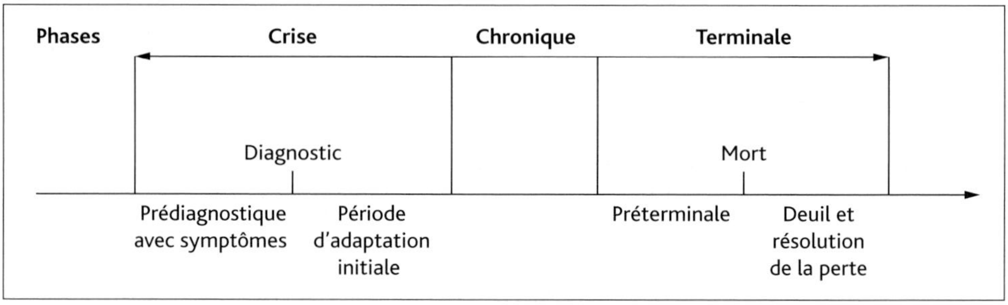

D'après Roland JS. Families, illness and disability : an integrative treatment model. New York : Basic Books, 1994.

Limites de la prise en charge des aidants

Le développement de l'aide aux aidants a été très important aux États-Unis et en Europe ces 20 dernières années et ce développement se poursuit actuellement en Asie. Néanmoins, le nombre de proches pouvant en profiter reste largement minoritaire. La capacité à pouvoir se déplacer, à faire garder le malade, à se libérer de son travail et auprès de ses enfants, mais aussi la fréquence de la phobie sociale et la gêne à s'exprimer devant un groupe sont des freins qui nécessitent d'innover sur le plan pratique. Grâce à Internet, des initiatives fondées sur le *e-learning* et les forums de discussion se développent [24.16, 24.37, 24.38]. La télémédecine [24.39] paraît être aussi une alternative d'avenir, dans le cadre de la prise en charge psychologique dans des zones éloignées des centres de soins.

Le nombre limité d'études, même si elles sont en constante augmentation, et leur faiblesse méthodologique, liée au fait que les prises en charge sont peu soutenues par des équipes de recherche formées, au manque de moyens alloués aux sciences humaines et aux études non pharmacologiques, aux faibles effectifs, et au choix des paramètres *(outcomes)* [24.16, 24.40], restent des freins à la mise en évidence de l'efficacité de ces interventions et de leurs avantages (rapport coût/bénéfice) nécessaire à leur développement par les pouvoirs publics.

Bibliographie

[24.1] Pinquart M, Sörensen S. Differences between caregivers and noncaregivers in psychological health and physical health : a meta-analysis. Psychol Aging 2003 ; 18 : 250-67.

[24.2] Schulz R, Beach S. Caregiving as a risk factor for mortality : the caregiver health effects study. JAMA 1999 ; 282 : 2215-19.

[24.3] Schulz R, O'Brien A, Bookwala J. Psychiatric and physical morbidity effects of dementia caregiving : prevalence, correlates, and causes. Gerontologist 1995 ; 35 : 771-91.

[24.4] Vitaliano P, Zhang J, Scanlan J. Is caregiving hazardous to one's physical health ? A meta-analysis. Psychol Bull 2003 ; 129 : 946-72.

[24.5] Zarit S, Stephens M, Townsend A, Greene R. Stress reduction for family caregivers : effects of adult day care use. J Gerontol B Psychol Sci Soc Sci 1998 ; 53 : S267-77.

[24.6] Brodaty H, Green A, Koschera A. Meta-analysis of psychosocial interventions for caregivers of people with dementia. J Am Geriatr Soc 2003 ; 51 : 657-64.

[24.7] Selwood A, Johnston K, Katona C, Lyketsos C, Livingston G. Systematic review of the effect of psychological interventions on family caregivers of people with dementia. J Affect Disord 2007 ; 101 : 75-89.

[24.8] Sörensen S, Pinquart M, Duberstein P. How effective are interventions with caregivers ? An updated meta-analysis. Gerontologist 2002 ; 42 : 356-72.

[24.9] Ducharme F, Evesque L, Giroux F, Lachance L. Follow-up of an intervention program for caregivers of a relative with dementia living in a long-term care setting : are there any persistent and delayed effects ? Aging Ment Health 2005 ; 9 : 461-9.

[24.10] Gallagher-Thompson D, Coon DW. Evidence-based psychological treatments for distress in family caregivers of older adults. Psychol Aging 2007 ; 22 : 37-51.

[24.11] Negovanska V, Hergueta T, Guichart-Gomez E, Dubois B, Sarazin M, Bungener C. Bénéfice d'un programme cognitivo-comportemental et pluridisciplinaire de prise en charge de la maladie d'Alzheimer sur l'anxiété du conjoint : étude française ELMMA. Rev Neurol 2011 ; 167 : 114-22.

[24.12] Mittelman MS, Roth DL, Coon DW, Haley WE. Sustained benefit of supportive intervention for depressive symptoms in caregivers of patients with Alzheimer's disease. Am J Psychiatry 2004 ; 161 : 850-6.

[24.13] Livingston G, Johnston K, Katona C. Systematic review of psychological approaches to the management of neuropsychiatric symptoms of dementia. Am J Psychiatry 2005 ; 162 : 1996-2021.

[24.14] Olazaran J, Reisberg B, Clare L, Cruz I, Woods B. Nonpharmacologic therapies in Alzheimer disease : a systematic review of efficacy. Dement Geriatr Cogn Disord 2010 ; 30 : 161-78.

[24.15] Mittelman MS, Haley WE, Clay OJ, Roth DL. Improving caregiver well-being delays nursing home placement of patients with Alzheimer disease. Neurology 2006 ; 67 : 1592-9.

[24.16] Gallagher-Thomson D, Au A, Brodaty H, Charlesworth G, Gupta R, Lee S *et al*. International perspective on nonpharmacological best practices for dementia family caregivers : a review. Clin Gerontol 2012 ; 35 : 316-55.

[24.17] Mittelman M, Ferris S, Steinberg G, Schulman E, Makkell J, Ambinder A *et al*. An intervention that delays institutionalization of Alzheimer's disease patients : treatment of spouse-caregivers. Gerontologist 1993 ; 33 : 730-40.

[24.18] Mittelman M, Ferris S, Schulman E, Steinberg G, Levin B. A family intervention to delay nursing home placement patients with Alzheimer disease : a randomized control trial. JAMA 1996 ; 276 : 1725-31.

[24.19] Costa Ponce C, Nascimento Ordonez T, Lima-Silva TB, Dias dos Santos G, de Fátima Viola L, Villela Nunes P *et al*. Effects of a psychoeducational intervention in family caregivers of people with Alzheimer's disease. Dement Neuropsychol 2011 ; 5 : 226-37.

[24.20] Teri L, Gibbons L, McCurry SM, Logsdon RG, Buchner DM, Barlow WE *et al*. Exercise plus behavioral management in patients with Alzheimer's disease : a randomized controlled trial. JAMA 2003 ; 290 : 2015-22.

[24.21] Negovanska V, Hergueta T, Guichart-Gomez E, Dubois B, Sarazin M, Bungener C. Beneficial effect of a cognitive behavioral and multidisciplinary program in Alzheimer disease on spouse caregiver anxiety : French study ELMMA. Rev Neurol 2011 ; 167 : 114-22.

[24.22] Aboulafia-Brakha T, Suchecki D, Gouveia-Paulino F, Nitrini R, Ptak R. Cognitive-behavioural group therapy improves a psychophysiological marker of stress in caregivers of patients with Alzheimer's disease. Aging Ment Health 2014 ; 18 : 801-8.

[24.23] Coon DW, Thomson L, Steffen A, Sorocco K, Gallagher-Thomson D. Anger and depression management : psychoeducational skill training for women caregivers of a relative with dementia. Gerontologist 2003 ; 43 : 678-89.

[24.24] Mc Curry S, Gibbons L, Logsdon R, Vitello M, Teri L. Training caregivers to change the sleep hygiene practices of patients with dementia : the NITE-AD project. J Am Geriatrics Soc 2003 ; 51 : 1455-60.

[24.25] Topçu B, Boucault S, Negovanska V, Hergueta T. Group CBT focused on Dysfunctional Thoughts about Caregiving (DTC) in Alzheimer disease' caregivers : interaction between DTC, psychological and cognitive flexibility. Alzheimer Dement 2011 ; 7 : S428.

[24.26] Negovanska V, Tandetnik C, Hergueta T, Bungener C. Dysfunctional thoughts in Alzheimer's disease family caregivers : does age matter ? Alzheimer Dement 2009 ; 5 : 412.

[24.27] McNaughton ME, Patterson TL, Smith TL, Grant I. The relationship among stress, depression, locus of control, irrational beliefs, social support, and health in Alzheimer's disease caregivers. J Nerv Ment Dis 1995 ; 183 : 78-85.

[24.28] Losada Baltar A, Izal Farnandez de Troconiz M, Montorio Cerrato I, Marquez Gonzalez M, Perez Rojo G. Differential efficacy of two psychoeducational interventions for dementia family caregivers. Rev Neurol 2004 ; 38 : 704-8.

[24.29] Tandetnik C, Hergueta T, Negovanska V, Dubois B, Bungener C. Traduction française du « Dysfunctional Thoughts about Caregiving Questionnaire – DTCQ ». Étude préliminaire auprès d'aidants de personnes atteintes de maladie neurodégénérative. JTCC 2014 ; 24 : 5-13.

[24.30] Oken BS, Fonareva I, Wahbeh H. Stress-related cognitive dysfunction in dementia caregivers. J Geriatr Psychiatry Neurol 2011 ; 24 : 191-8.

[24.31] Kabat-Zinn J. Au cœur de la tourmente, la pleine conscience. MBSR, la réduction du stress basée sur la *mindfulness* : programme complet en 8 semaines. Bruxelles : De Boeck, 2009.

[24.32] Segal ZV, Williams JMG, Teasdale JD. La thérapie cognitive basée sur la pleine conscience pour la dépression. Bruxelles : De Boeck, 2006.

[24.33] Jain FA, Nazarian N, Lavretsky H. Feasibility of central meditation and imagery therapy for dementia caregivers. Int J Geriatr Psychiatry 2014 ; 29 : 870-6.

[24.34] Whitebird RR, Kreitzer M, Crain AL, Lewis BA, Hanson LR, Enstad CJ. Mindfulness-based stress reduction for family caregivers : a randomized controlled trial. Gerontologist 2013 ; 53 : 676-86.

[24.35] Oken BS, Fonareva I, Haas M, Wahbeh H, Lane JB, Zajdel D *et al*. Pilot controlled trial of mindfulness meditation and education for dementia caregivers. J Altern Complement Med 2010 ; 16 : 1031-8.

[24.36] Hergueta T, Sarazin M. Prise en charge psychologique de la maladie d'Alzheimer. Le concept de « psychothérapie environnementale ». Neuropsy News 2006 ; 5 : 121-5.

[24.37] Lewis M, Hobday J, Hepburn K. Internet-based program for dementia caregivers. Am J Alzheimer's Dis Other Dementia 2010 ; 25 : 674-9.

[24.38] Chambers M, Connor S, Mc Gonigle M. Multimedia software to help caregivers cope. J Med Inform Assoc 2003 ; 10 : 504-11.

[24.39] Stretcher V. Internet methods for delivering behavioral and health-related intervention (e-Health). Annu Rev Clin Psychol 2007 ; 3 : 53-76.

[24.40] Thompson C, Spilsbury K. WITHDRAWN : support for carers of people with Alzheimer's type dementia. Cochrane Database Syst Rev 2007 ; 3 : CD000454.

Chapitre

25

Aspects juridiques et aide médicosociale

| J.-P. Flouzat, B. Lavallart

Une personne atteinte de la maladie d'Alzheimer ou d'une maladie apparentée détient les mêmes droits que tout autre citoyen. Ces droits sont reconnus par la Constitution de la République française.

La fragilité liée à l'âge et à la dépendance nécessite un besoin de protection particulier. L'évolution de la maladie d'Alzheimer va également nécessiter des aides et des soins spécifiques pour permettre au malade de rester à domicile le plus longtemps possible et soulager l'aidant. En établissement, des dispositifs spécifiques ont également été mis en place.

Aspects juridiques

Le Code de la santé publique et le Code de l'action sociale et des familles ont tous les deux réaffirmé les droits des patients hospitalisés et des personnes accueillies en établissement ou service social ou médicosocial, ou accompagnées par un service d'aide à domicile. Ces droits sont, notamment, le droit au respect de la dignité et de l'intégrité, le droit à la sécurité et à la protection de sa santé, le droit à une prise en charge individualisée de qualité respectant le consentement éclairé de l'usager, le droit à une information sur ses droits, les protections et les voies de recours, le droit de la personne à participer au projet d'accueil et d'accompagnement qui la concerne, le droit de se faire assister par une personne de confiance ou un aidant naturel.

Par ailleurs, de nombreuses chartes complètent le dispositif légal. Elles élargissent les références protectrices des droits des personnes. On peut citer par exemple la charte des droits et libertés de la personne accueillie et la charte des droits et libertés de la personne âgée dépendante.

Aides à la protection de la personne

Personne de confiance

La personne de confiance peut être désignée à tout moment. La désignation est faite par écrit. Le sujet peut avoir demandé à un de ses proches de conserver le document ou à son médecin traitant de l'ajouter à son dossier médical. Si le sujet n'est plus en mesure d'évoquer ce point et si ses proches ne sont pas au courant, il est donc utile de consulter le dossier médical.

La personne de confiance peut, si elle est désignée par le sujet, accompagner celui-ci dans les démarches qui concernent les soins et l'assister dans ses entretiens médicaux. Si le sujet n'est plus en mesure de faire part de ses décisions concernant sa santé, la personne de confiance devra être consultée. Elle ne peut pas pour autant donner son accord à la place de la personne malade, mais son avis guidera le médecin pour prendre ses décisions.

La personne de confiance pourra obtenir communication du dossier médical si elle en a reçu l'autorisation. De plus, les informations que le sujet souhaite garder confidentielles ne peuvent pas lui être communiquées.

Sauf décision contraire du juge, un sujet sous tutelle n'a pas de personne de confiance.

Directives anticipées

Si une personne est atteinte d'une affection grave et incurable, en phase avancée ou terminale, et n'est plus en mesure d'exprimer sa volonté, ses directives anticipées permettront au médecin de connaître ses souhaits concernant la possibilité de limiter ou d'arrêter les traitements alors en cours. Avant toute décision médicale, le médecin doit tenir compte des directives anticipées, y compris lorsqu'elles sont contraires à l'avis de la personne de confiance. Le médecin reste libre d'apprécier les conditions dans lesquelles il convient d'appliquer les directives, compte tenu de la situation concrète et de l'éventuelle évolution des connaissances médicales.

Les directives anticipées sont écrites par la personne ou, si celle-ci ne peut ni écrire ni signer elle-même ses directives, faite devant deux témoins. Elles sont conservées par la personne ou par une personne de son choix et peuvent figurer dans son dossier médical.

Pour être valables, les directives anticipées doivent dater de moins de 3 ans et peuvent être renouvelées. Les directives anticipées ne peuvent pas être prises en compte si l'on considère que la personne n'était plus en mesure d'exprimer sa volonté au moment de leur rédaction.

Mandat de protection future

Chacun peut, grâce à un mandat de protection future, avoir confié à une personne de son choix le soin de veiller sur sa personne pour le cas où il ne serait plus en mesure de le faire par lui-même. Ses revenus et ses biens peuvent aussi être protégés grâce au mandat.

La personne peut décider que le mandataire exercera les missions de la personne de confiance et du tuteur quand son état de santé ne lui permettra plus de prendre une décision.

Le mandat de protection future peut être confié à la personne de son choix mais aussi à plusieurs personnes en même temps. L'application du mandat est contrôlée par une personne désignée dans le mandat. Dans certains cas, il s'agira d'un notaire.

Le mandat de protection future est établi par écrit par la personne ou par un notaire. Il est également signé par la personne à laquelle il est confié.

Il ne prend effet qu'après enregistrement par le tribunal d'instance sur la base d'un certificat médical. Le mandat de protection future s'exerce à titre gratuit, sauf si une rémunération ou une indemnisation de la personne a été prévue. La personne chargée du contrôle peut aussi être rémunérée.

Une personne sous tutelle ne peut pas conclure de mandat de protection future.

Mesure de protection des majeurs

Une personne peut faire l'objet d'une mesure de protection des majeurs : la sauvegarde de justice, la curatelle ou la tutelle. Ses revenus et ses biens peuvent aussi être protégés grâce à cette mesure.

En matière de soins, la personne sous mesure de protection prendra seule ses décisions après avoir reçu une information adaptée à son degré de compréhension sur les conséquences et les risques d'un examen, d'un traitement ou d'une intervention.

Mais si l'état de santé de la personne ne lui permet pas de prendre seule une décision, le curateur ou le tuteur, s'il est autorisé par le juge pour assister ou représenter la personne pour les décisions relatives à sa personne, devra donner son accord sur les soins courants (traitements et examens légers, vaccinations...). Si les soins ont pour conséquence de porter gravement atteinte à l'intégrité corporelle de la personne, le tuteur ou le curateur devra, sauf urgence, demander l'accord du juge. Si le tuteur refuse de donner son accord pour des soins et que ce refus risque d'entraîner des conséquences graves pour la santé de la personne, le médecin devra lui délivrer les soins indispensables.

Le tuteur ou le curateur, s'il n'est pas autorisé par le juge pour assister ou représenter la personne pour les décisions relatives à sa personne, pourra refuser de donner son accord sur les soins.

La personne chargée d'exercer la mesure de protection des majeurs est désignée par le juge des tutelles sur la base d'un certificat médical établissant que la capacité de la personne à exprimer sa volonté au quotidien, à faire ou à comprendre les actes de la vie courante et les événements de sa vie personnelle est réduite au point qu'elle a besoin d'être protégée et accompagnée de manière constante, que ce soit pour quelques mois ou jusqu'à la fin de sa vie. Une mesure de protection ne sera donc mise en place que dans les situations les plus délicates.

La personne désignée peut être un proche ou un professionnel. Les professionnels médicaux et paramédicaux ne peuvent pas être désignés sauf pour un proche.

En conclusion, la personne atteinte de troubles cognitifs peut être accompagnée de plusieurs manières pour la prise de décisions relative à ses soins mais, quel que soit son degré d'autonomie, les souhaits qu'elle a pu exprimer auparavant, ceux qu'elle peut encore formuler et ses habitudes de vie doivent toujours être pris en considération.

Aides à la gestion des biens

Mandat de protection future

Chacun peut, grâce à un mandat de protection future, avoir confié à une personne de son choix le soin de veiller sur ses revenus et ses biens pour le cas où il ne serait plus en mesure de le faire par lui-même.

La personne à laquelle a été confié le mandat pourra gérer les revenus et les biens au nom du sujet et pour son compte. Elle pourra par exemple accomplir toutes les démarches administratives ou même acheter ou vendre l'un de ses biens immobiliers.

Le sujet peut déterminer la liste des biens concernés et le niveau de protection dont il bénéficie.

Lorsque le mandat aura pris effet, le sujet peut, en cas de difficulté, saisir le juge des tutelles. Celui-ci pourra contrôler, compléter ou mettre fin au mandat s'il l'estime insuffisant ou contraire aux intérêts de la personne.

Le mandat de protection future peut être confié à la personne de son choix mais aussi à plusieurs personnes en même temps. L'application du mandat est contrôlée par une personne désignée dans le mandat. Dans certains cas, il s'agira d'un notaire.

Mesure de protection des majeurs

Une personne peut faire l'objet d'une mesure de protection des majeurs pour la gestion de ses revenus et de ses biens : la sauvegarde de justice, la curatelle ou la tutelle. La mesure de protection des majeurs peut aussi permettre de veiller sur la personne.

Une mesure de protection des majeurs peut être très utile, notamment au cours du séjour dans un établissement, pour protéger ses biens.

La *sauvegarde de justice*, qui est une mesure de protection légère et temporaire, permettra de faire annuler en justice les actes relatifs à la gestion du patrimoine qu'une personne malade aura pu réaliser pendant la période couverte et qui se seront révélés contraires à son intérêt.

La personne malade pourra continuer à réaliser seule tous ces actes (testament, donation, etc.) mais si un mandataire spécial a été désigné, ce dernier pourra, s'il y est autorisé par le juge, gérer les revenus de cette personne, régler ses dépenses et effectuer un certain nombre d'actes, y compris les plus importants, comme par exemple la vente d'un bien immobilier.

La *curatelle* est une mesure de protection plus étendue pour une plus longue durée. La personne sous curatelle sera assistée par le curateur pour les décisions relatives à la gestion de son patrimoine. Le curateur devra ainsi signer tous les actes écrits et pourra aussi, s'il y est autorisé par le juge, gérer les revenus de la personne et régler ses dépenses.

La *tutelle* est la mesure de protection la plus complète. Le tuteur prendra seul toute décision relative au patrimoine de la personne malade (gestion des revenus, location d'un appartement...), sauf pour les actes les plus importants, où il aura besoin de l'autorisation du juge, comme par exemple vendre sa maison.

La personne chargée de la mesure de protection d'un sujet doit maintenir autant qu'il est possible son cadre de vie habituel. Elle ne pourra, par exemple, vendre son logement qu'avec l'accord du juge et sur avis médical.

La tutelle et la curatelle ont une durée maximale de cinq ans mais peuvent être renouvelées sous certaines conditions, voire pour une plus longue durée.

La protection d'une personne peut, sur décision du juge, être allégée ou renforcée pour s'adapter à une situation particulière. Elle peut ainsi ne concerner que certaines décisions, comme par exemple la vente d'un appartement.

La personne désignée est choisie par le juge dans une liste précise et selon un ordre de priorité établi par la loi : la personne que le sujet aura choisi par avance, son conjoint, la personne avec laquelle il a conclu un Pacs, son concubin, un parent, un allié, une personne résidant et entretenant avec lui des liens étroits et stables, un mandataire judiciaire à la protection des majeurs (personnel de l'établissement, association spécialisée ou privé). Les professionnels médicaux et paramédicaux ne peuvent pas être désignés sauf pour leurs proches.

La curatelle et la tutelle peuvent être confiées à plusieurs personnes, chacune pouvant avoir ses propres missions.

La demande sera instruite par un juge des tutelles qui pourra demander à entendre la personne, sa famille, ses proches.

Le juge déterminera la nature et la durée de la mesure de protection. Il désignera la personne qui l'exercera et en délimitera, si nécessaire, les pouvoirs. Il pourra désigner une personne chargée de contrôler les actes faits par le curateur ou le tuteur.

La personne chargée de la mesure de protection devra remettre chaque année au tribunal un compte rendu de sa gestion, sauf si le juge en a décidé autrement.

Si la mesure de protection est confiée à un membre de la famille, l'exercice de la mesure de protection est gratuit, sauf décision particulière du juge. Si la mesure de protection est exercée par un mandataire judiciaire à la protection des majeurs (personnel de l'établissement, association spécialisée ou privée), la personne devra, selon le montant de ses ressources, s'acquitter auprès de lui d'une participation financière.

Aide médicosociale

En plus des aides légales à la protection des personnes, les malades atteints d'une maladie d'Alzheimer ou d'une maladie apparentée vont avoir besoin, en fonction de l'évolution de la maladie, d'aides, d'accompagnement et de soins de plus en plus importants et spécialisés pour faire face aux troubles cognitifs, aux symptômes psychocomportementaux et à la perte d'autonomie.

De nombreux organismes et des professionnels interviennent à domicile auprès des personnes en perte d'autonomie pour des soins et des aides à la vie quotidienne, l'aménagement du logement, les transports… et des établissements médicalisés peuvent les accueillir lorsque rester à domicile n'est plus possible. Des aides financières et fiscales ont également été mises en place pour réduire les dépenses des familles. Seules sont présentées ici les aides médicosociales valables pour toute personne âgée, les prestations spécifiques pour les personnes atteintes de maladie d'Alzheimer sont détaillées au *chapitre 28*.

Soutien à domicile

Soins et aides

Il peut devenir nécessaire, pour les malades atteints d'une maladie d'Alzheimer ou d'une maladie apparentée, de mettre en place des soins et des aides qui peuvent faciliter la vie quotidienne (aides aux tâches de la vie quotidienne, aménagement du logement, transports…).

Soins à domicile

Des services et des professionnels assurent des soins à domicile sur prescription médicale, avec une prise en charge par l'Assurance maladie :

- les *services de soins infirmiers à domicile* (SSIAD) : ces services sont destinés aux personnes dont l'état de santé leur permet de rester à domicile avec une surveillance paramédicale régulière. Certains SSIAD ont des équipes spécialisées dans la maladie d'Alzheimer à domicile :
  – intervention d'infirmiers et d'aides-soignants ;

– prise de médicaments, soins de nursing, d'hygiène et de confort ;
– interventions à la sortie de l'hôpital ;

- les *professionnels paramédicaux libéraux* : infirmiers, masseurs-kinésithérapeutes, orthophonistes, psychomotriciens...

Dans la liste des 30 affections de longue durée figure depuis 2004 la « maladie d'Alzheimer et autres démences ». À ce titre, cette reconnaissance ouvre droit à la limitation ou à la suppression de la participation financière de la personne malade (l'assuré) au coût de sa prise en charge médicale. Ainsi, les familles et personnes malades peuvent plus facilement bénéficier d'une prise en charge médicale et financière aussi bien en matière de diagnostic que d'examens médicaux et de traitements. Le médecin référent ou la personne malade en fait la demande à la caisse de Sécurité sociale.

Aides à domicile

Services d'aides à domicile

Des services à domicile assurent des prestations payantes, avec possibilité de prise en charge selon les ressources par l'allocation personnalisée d'autonomie (APA, voir *infra*), la Caisse nationale d'assurance vieillesse (CNAV), les caisses de retraite complémentaires, les mutuelles ou la mairie. Ces prestations sont les suivantes : aides aux tâches et activités de la vie quotidienne, portage de repas, télé-alarme, etc.

Aménagement du logement

Ces aménagements sont à la charge des personnes avec possibilité d'aides financières en fonction des ressources par l'Agence nationale pour l'amélioration de l'habitat (ANAH), le PACT pour l'amélioration de l'habitat du département, la CNAV, les caisses de retraite... Il peut s'agir des aménagements suivants :

- rampes, barres d'appui, mains-courantes ;
- aménagement des sanitaires ;
- accessibilité, sécurité...

Transports

Sous conditions d'attribution, des aides au transport peuvent être financées par le conseil général, le conseil régional, la CNAV, la mairie...

Dans certaines communes, les transports facilitant les déplacements locaux des personnes à mobilité réduite sont organisés dans des véhicules spécialement aménagés.

Des associations locales proposent par ailleurs un accompagnement lors de déplacements quotidiens et occasionnels.

Prestations payantes avec possibilité d'aide financière (APA, CNAV, aide sociale)

Des activités peuvent être proposées en journée et des gardes la nuit.

L'*accueil de jour* propose des activités stimulantes pour les malades. Il se déroule dans des lieux réservés à l'accueil des personnes atteintes de la maladie d'Alzheimer, pendant une ou plusieurs journées par semaine, pour participer à des activités variées, adaptées et encadrées par des professionnels. Les accueils de jour sont à la charge de la personne avec l'aide de l'APA (voir *infra*). Le transport du domicile à l'accueil de jour peut être organisé et pris en charge par la structure ou à défaut par une atténuation du tarif s'il est assuré par la famille. Les accueils de jour sont autonomes ou rattachés à un EHPAD.

La *plateforme d'accompagnement et de répit* est un dispositif qui offre une palette diversifiée de solutions de répit pour les aidants. Cette plateforme est portée par un accueil de jour. Elle est destinée aux aidants d'une personne atteinte de la maladie d'Alzheimer ou d'une maladie apparentée ou en perte d'autonomie et à la personne malade elle-même. La plateforme propose un répit à domicile, des activités culturelles et artistiques, des rencontres, un soutien, une formation pour les aidants, des séjours de vacances… Ces plateformes ont été créées dans le cadre du plan Alzheimer 2008-2012 et 150 sont opérationnelles sur tout le territoire depuis fin 2012.

L'*accompagnement de nuit* est destiné à garantir la sécurité, soit par la présence d'un professionnel toute la nuit à domicile (répit à domicile), soit par des passages ponctuels personnalisés et programmés.

Des *séjours en hébergement temporaire*, pour quelques jours ou semaines, en établissement d'hébergement pour personnes âgées dépendantes (EHPAD) ou dans des structures autonomes, permettent à l'aidant proche un temps de répit pour se soigner et reprendre des forces. Ils sont payants au même titre que l'hébergement permanent et peuvent intervenir, par exemple, pendant ou à la suite d'une hospitalisation de l'aidant. Ce sont des lieux de vie médicalisés qui s'inscrivent dans une politique de soutien à domicile et d'aide aux aidants.

Entrée en établissement

Lorsqu'il n'est plus possible à une personne de vivre à domicile et qu'une surveillance permanente est nécessaire en établissement médicalisé, différentes structures d'accueil peuvent être proposées aux personnes de plus de 60 ans (et sur dérogation du conseil général pour les personnes de moins de 60 ans).

Les EHPAD proposent une prise en charge comprenant l'hébergement, la restauration, les aides essentielles de la vie courante, les soins, l'animation… Ces établissements ont signé une convention avec l'État, représenté par l'Agence régionale de santé, et le conseil général permettant le financement des soins par l'Assurance maladie, de l'hébergement par la personne malade et sa famille (aide sociale possible du conseil général, selon les ressources et uniquement dans les établissements agréés à l'Aide sociale, voir *infra*), des frais liés à la perte d'autonomie, payés en partie par la personne malade et par le conseil général au moyen de l'APA en établissement (voir *infra*).

Deux dispositifs ont été créés en EHPAD dans le cadre du plan Alzheimer 2008-2012 pour les malades d'Alzheimer atteints de symptômes psychocomportementaux : les pôles d'activités et de soins adaptés (PASA) et les unités d'hébergement renforcées (UHR) (*voir chapitre 28*).

Droits sociaux et avantages fiscaux

Allocation personnalisée d'autonomie (APA)

C'est une prestation sociale départementale, allouée par le conseil général du lieu de résidence, à toute personne de plus de 60 ans ayant besoin d'une aide pour l'accomplissement des actes essentiels de la vie quotidienne. Elle est attribuée aux personnes vivant à domicile, en famille d'accueil ou en établissement ayant un groupe iso-ressources (GIR) de 1 à 4 (évaluation faite à partir de la grille autonomie gérontologie-groupe iso-ressources, AGGIR). Elle varie selon le niveau de dépendance et de ressources de la personne âgée. L'APA ne fait pas l'objet de récupération sur les successions et les donations, et n'engage pas la participation des obligés alimentaires (enfants, petits-enfants).

Aide sociale

L'aide sociale est une aide financière du conseil général du département pour les personnes dépendantes qui permet de bénéficier de prestations à domicile, mais aussi d'assurer le coût de l'hébergement en établissement médicalisé lorsque la personne accueillie a de faibles ressources. Ces aides sont récupérables sur la succession (les conditions sont définies par chaque conseil général). L'aide sociale est soumise à l'obligation alimentaire mentionnée aux articles 205 et suivants du Code civil et à l'article L. 132-6 du Code de l'action sociale et des familles. L'obligation alimentaire est l'aide financière due à un membre de sa famille proche (ascendant, descendant, conjoint) qui n'est pas en mesure d'assurer seul ses besoins essentiels.

Carte d'invalidité

Elle est attribuée par la maison départementale des personnes handicapées (MDPH) aux personnes adultes de moins de 60 ans sous condition d'un taux d'invalidité de 80 % et donne droit à des réductions d'impôt sur le revenu, carte de stationnement, priorité et réduction dans les transports, loisirs culturels...

Avantages fiscaux

■ Réduction d'impôt

Avec un taux d'invalidité à 80 %, le foyer fiscal a droit à l'attribution d'une demi-part de quotient familial supplémentaire.

■ Déduction des revenus imposables

Dans le cadre des services à la personne, l'emploi direct d'un salarié à domicile ou par l'intermédiaire d'une association d'aide à domicile donne droit à un crédit d'impôt.

■ Taxe d'habitation

Elle peut faire l'objet d'une exonération totale sous conditions (liées à la situation personnelle, aux ressources et au lieu d'habitation).

Spécificités pour les malades d'Alzheimer de moins de 60 ans

La maladie d'Alzheimer peut survenir de manière précoce, avant l'âge de 60 ans. Le retard mis à diagnostiquer la maladie chez les personnes en activité leur est particulièrement préjudiciable alors qu'elle entraîne des conséquences dramatiques dans la vie professionnelle (risque de licenciement) et familiale. Environ 5 000 malades jeunes sont actuellement suivis médicalement.

Un Centre national de référence pour les malades Alzheimer jeunes a été créé dans le cadre du plan Alzheimer 2008-2012. Il regroupe les trois centres mémoire de ressources et de recherche (CMRR) de Lille-Bailleul (pilote), Rouen et Paris-Pitié-Salpêtrière. Des référents médicaux et sociaux pour les malades jeunes ont été désignés dans toutes les régions.

En France, l'âge de 60 ans constitue la frontière entre le champ du handicap et celui des personnes âgées. Les droits sociaux des personnes de moins de 60 ans atteintes de la maladie d'Alzheimer ou d'une maladie apparentée sont les mêmes que ceux des personnes adultes handicapées. Les maisons départementales des personnes handicapées (MDPH) des départements sont compétentes pour s'occuper de la situation de ces malades jeunes.

Allocation aux adultes handicapés

Les personnes atteintes de la maladie d'Alzheimer ou d'une maladie apparentée ayant moins de 60 ans peuvent, sous réserve de remplir certaines conditions d'incapacité et de ressources, bénéficier de l'allocation aux adultes handicapés (AAH). Cette allocation peut être assortie d'un complément de ressources ou de la majoration pour la vie autonome. Le taux d'incapacité est déterminé par la commission des droits et de l'autonomie des personnes handicapées (CDAPH). La CDAPH se prononce aussi sur l'attribution de la prestation de compensation, l'attribution de la carte d'invalidité, la reconnaissance de la qualité de travailleur handicapé. Les demandes d'attribution de ces prestations doivent être établies auprès de la maison départementale des personnes handicapées (MDPH).

Prestation de compensation du handicap (PCH)

La loi du 11 février 2005 a créé une prestation de compensation visant à compenser les surcoûts spécifiques liés au handicap. La prestation de compensation se substitue à l'allocation compensatrice tierce personne (ACTP). Contrairement à l'ACTP qui a un caractère forfaitaire, cette nouvelle prestation a pour ambition d'apporter une réponse adaptée à chaque personne handicapée sur la base d'une évaluation individualisée de ses besoins de compensation. La prestation de compensation a le caractère d'une prestation en nature qui peut être versée, selon le choix du bénéficiaire, en nature (par exemple, sous forme d'un service) ou en espèces. Les aides couvertes par la prestation de compensation concernent les aides humaines, les aides techniques, les aides liées au logement, les aides liées au véhicule et aux surcoûts de transport, les aides spécifiques et les aides animalières.

La première structure d'hébergement pour patients jeunes en France – un foyer d'accueil médicalisé – a ouvert en janvier 2015 à Cesson (Seine-et-Marne). Les patients jeunes sont hébergés dans des structures d'hébergement essentiellement de type EHPAD. Quelques places d'accueil à temps complet vont être créées dans certains établissements pour faire face à leurs besoins spécifiques de prise en charge, quand la vie à domicile n'est plus possible.

Bibliographie

Ministère des solidarités et de la cohésion sociale. Guide pratique : « Les aides légales à la gestion du patrimoine et à la protection de la personne ». Paris : Ministère des solidarités et de la cohésion sociale, 2010.

Lavallart B, Aquino JP, Mollard J. Manuel des assistants de soins en gérontologie. France Alzheimer/Fondation Médéric Alzheimer. Issy-les-Moulineaux : Elsevier-Masson, 2011.

Chapitre 26

Gérontechnologie et maladie d'Alzheimer

| M. Pino, H. Kerherve, G. Legouverneur, A.-S. Rigaud

Dans le cadre des interventions non pharmacologiques dans la maladie d'Alzheimer (MA), la gérontechnologie est un domaine en pleine expansion [26.1-26.3]. La gérontechnologie associe la gériatrie et les technologies de l'information et de la communication (TIC). Elle s'intéresse à la conception, l'adéquation et l'évaluation d'applications technologiques qui ont le potentiel de contribuer au bon état de santé, à l'autonomie, à la participation sociale et à la qualité de vie des personnes âgées. Les produits et services issus de la gérontechnologie sont conçus à partir des connaissances scientifiques relatives aux processus biologiques, psychologiques et sociaux du vieillissement, en s'appuyant sur les derniers développements technologiques [26.4].

Technologies d'assistance

Les technologies d'assistance (TA) comprennent les produits, services ou modifications environnementales qui ont le potentiel d'aider les personnes atteintes de MA à compenser leurs déficits cognitifs et fonctionnels au quotidien, soit au domicile, soit en institution [26.5]. Il existe un large éventail de TA qui varient en fonction de leur domaine d'application et de leur complexité.

Les TA qui ciblent spécifiquement le handicap cognitif sont connues depuis au moins une vingtaine d'années : c'est le cas des piluliers ou des dispositifs électroniques de rappel [26.2]. Ces premiers systèmes soit dépendaient de l'*input* de l'utilisateur pour lui signaler un événement, par exemple appuyer sur une touche, soit devaient être réglés pour émettre une alarme de rappel à une heure prédéterminée. L'utilisation de ces dispositifs posait, néanmoins, un certain nombre de difficultés lorsque l'utilisateur présentait des déficits dans la planification et l'initiation de tâches, troubles courants dans la MA [26.6]. De plus, ils offraient des possibilités limitées de personnalisation alors que l'adoption réussie des TA dépend de leur capacité à s'adapter aux besoins spécifiques de chaque utilisateur [26.7].

Le développement de l'informatique ambiante a favorisé l'émergence de nouvelles fonctionnalités pour les TA [26.8-26.10]. Ce concept fait référence à l'intégration de systèmes numériques de traitement de l'information dans l'environnement quotidien au moyen de capteurs, d'interfaces multimodales, de réseaux mobiles et sans fil, de la micro et nanoélectronique, de dispositifs interopérables ou de méthodes de fusion et partage de données. Les TA qui incorporent ces systèmes intelligents et omniprésents permettent d'apporter au moment opportun une aide adaptée :

- au profil de l'utilisateur ;
- au contexte dans lequel se déroule l'activité ;
- à l'historique des interactions ou usages précédents.

Ces outils sont également capables d'« apprendre » des stratégies pour anticiper les comportements de la personne, et s'adapter à court et à long terme à ses besoins et préférences [26.11]. Ils peuvent aussi être contrôlés à distance, facilitant ainsi l'accompagnement des personnes malades par les proches ou les professionnels. En outre, grâce à l'Internet des objets [26.12], les nouvelles TA peuvent utiliser comme supports les objets physiques du quotidien (réfrigérateur, télévision, clés, lunettes, etc.) qui, équipés d'émetteurs et récepteurs, permettent de s'affranchir de l'ordinateur ou d'autres dispositifs. Par conséquent, ces nouvelles TA peuvent s'insérer de façon « transparente » dans l'univers quotidien des utilisateurs, réduisant ainsi le sentiment d'intrusion dans leur intimité.

Domaines d'application des technologies d'assistance

Le *tableau 26.1* résume les principaux domaines d'utilisation des TA pour la prise en charge des personnes atteintes de MA et présente quelques exemples d'application [26.2, 26.13-26.15].

Apports des technologies d'assistance à la prise en charge de la maladie d'Alzheimer

Les TA qui utilisent ces technologies récentes peuvent apporter des bénéfices concrets aux personnes atteintes de MA et à leur entourage, à plusieurs niveaux [26.13, 26.16] :

- en fournissant des services répondant aux besoins des personnes malades et des aidants, permettant un accompagnement permanent qui allie soins et suivi psychosocial avec des possibilités d'intervention à tout moment ;
- en favorisant le confort, la sécurité et l'autonomie des personnes malades au moyen des TA leur permettant de continuer à réaliser des tâches du quotidien qui, sans assistance de la part d'un aidant, ne seraient plus possibles. Ce soutien, au-delà de soulager l'aidant, a de plus un effet positif sur le sentiment de compétence et d'estime de soi du patient ;
- en améliorant les connaissances scientifiques concernant le retentissement de la MA sur les activités quotidiennes des personnes malades grâce à l'actimétrie, qui permet d'identifier des marqueurs cognitifs, comportementaux et physiologiques, facilitant le suivi de l'évolution de la maladie ;
- en réduisant les coûts médicaux par une meilleure observance du traitement pharmacologique et par le suivi à distance (télémédecine), qui vont contribuer à la diminution des hospitalisations et à retarder l'institutionnalisation de la personne malade.

TABLEAU 26.1 ▼ **Technologies d'assistance et domaines d'utilisation.**

Domaine	Objectifs	Exemples
Prévention et sécurité	Réduire les risques d'accidents (chutes, incendies, inondations, etc.)	Dispositifs qui contrôlent automatiquement différents aspects du domicile (capteurs de chute, fumée, gaz, température, fuite d'eau)
	Réduire le risque d'égarement à l'extérieur	Systèmes de géolocalisation
	Prévenir les proches et/ou professionnels en cas d'urgence	Réseaux de partage de données (alarmes à distance)
Suivi de santé	Enregistrer et mesurer de façon non intrusive l'activité de la personne (actimétrie) pour définir des schémas comportementaux permettant de détecter des situations anormales et d'évaluer l'évolution des troubles	Réseaux de capteurs hétérogènes intégrés aux objets quotidiens (puces RFID, tapis tactiles, micro et nanotechnologies)
	Surveiller certains paramètres physiologiques à des fins de prévention ou de détection de situations qui nécessitent une intervention médicale	Capteurs biomédicaux et éléments de transmission des données : tensiomètre, glucomètre, pèse-personne, podomètre
	Faciliter le suivi médical et psychosocial de la personne	Web-conférence
Assistance à la réalisation de tâches	Pallier les déficits cognitifs par l'identification de difficultés lors de la réalisation des activités quotidiennes et l'apport des aides spécifiques (rappels, instructions)	Systèmes de monitoring et rappels fondés sur le principe d'objets communicants, capteurs et réseaux sans fil (lavage de mains, préparation de repas, prise de médicaments, localisation d'objets)
Stimulation et socialisation	Renforcer les capacités cognitives résiduelles du patient	Programmes informatisés de stimulation cognitive et *serious games* (télévision, radio, box Internet, consoles)
	Aider à maintenir le lien social et à réduire l'isolement des personnes malades	Réseaux sociaux, outils de stimulation sensorielle et d'accompagnement à l'activité physique, robots compagnons, algorithmes de détection des émotions
		Outils de télécommunication utilisant des interfaces familières ou nouvelles (télévision, radio, téléphone portable, tablettes)
	Favoriser l'engagement de la personne dans une activité de loisirs, contribuant au sentiment de compétence et à l'estime de soi	Programmes informatisés de divertissement et de stimulation
Soutien des aidants	Procurer des informations sur la maladie et sur l'accompagnement de la personne malade	Programmes psychoéducatifs en ligne, réseaux de soutien

Enjeux éthiques

L'utilisation des TA suscite des questionnements éthiques qu'il est nécessaire de prendre en considération en parallèle du développement de ces technologies [26.17].

Le respect de l'autonomie de la personne malade constitue un point central. Cela concerne autant sa liberté d'accepter ou de refuser l'usage du dispositif proposé que les conditions d'appropriation des TA. En raison des troubles cognitifs, il est parfois difficile de s'assurer que la personne malade donne un consentement éclairé. Tous les moyens doivent être mis en œuvre alors pour lui procurer des informations adaptées concernant les bénéfices et inconvénients des TA et de l'inclure dans le processus décisionnel.

L'utilité de la technologie dans la vie quotidienne de la personne doit être aussi considérée. En effet, la plupart de ces solutions ont été testées en laboratoire. Il est maintenant essentiel d'évaluer le bénéfice de ces technologies à domicile, à moyen et long terme, dans des études randomisées et contrôlées [26.1].

L'équité dans l'accès aux TA constitue un autre facteur de réflexion. En effet, les interfaces doivent être adaptées ergonomiquement pour être utilisables par ces personnes [26.18]. Des programmes de formation à l'usage des TA sont aussi conseillés. Enfin, le modèle économique permettant la mise à disposition des technologies pour le plus grand nombre de personnes malades et d'aidants reste à mettre en place.

Conclusion

Le développement de systèmes et dispositifs informatisés au cours des dernières années a permis d'élargir le champ d'application et la diffusion des interventions non médicamenteuses pour les personnes atteintes de MA. Ces outils pourraient contribuer au diagnostic, à l'autonomie de la personne malade ainsi qu'au monitoring responsable au domicile, sans pour autant se substituer aux professionnels ou aux aidants familiaux. En même temps, ces nouvelles pratiques posent de nombreux défis en termes d'acceptabilité, de possibilité d'utilisation, d'accessibilité, et des enjeux éthiques auxquels il faudra répondre pour leur garantir une implémentation réussie.

Remerciements

Les travaux de recherche du laboratoire LUSAGE[1] (EA 4468) ont bénéficié de financements de la part de la Fondation Médéric Alzheimer, de l'association France Alzheimer et de l'Agence Nationale de la Recherche dans le cadre de projets TECSAN. Par ailleurs, nous remercions l'apport des membres de l'équipe LUSAGE à cette réflexion.

(1) LUSAGE est un laboratoire de recherche qui étudie les usages de technologies par les personnes âgées, particulièrement dans le cadre de la prise en charge des troubles cognitifs. LUSAGE fait partie du réseau ENOLL *(European Network of Living Labs)*.

Bibliographie

[26.1] Lauriks S, Reinersmann A, Van der Roest HG, Meiland FJ, Davies RJ, Moelaert F *et al.* Review of ICT-based services for identified unmet needs in people with dementia. Ageing Res Rev 2007 ; 6 : 223-46.

[26.2] Mihailidis A, Fernie GR. Context-aware assistive devices for older adults with dementia. Gerontechnology 2002 ; 2 : 173-88.

[26.3] Rialle V. Technologies nouvelles susceptibles d'améliorer les pratiques gérontologiques et la vie quotidienne des malades âgés et de leur famille. Paris : Rapport pour le ministère de la Santé et des Solidarités, 2007.

[26.4] Harrington TL, Harrington MK. Gerontechnology : why and how. Eindhoven : Shaker Publishing BV, 2000.

[26.5] Hersh MA, Johnson MA. On modelling assistive technology systems. Part 1 : Modelling framework. Technol Disabil 2008 ; 20 : 193-215.

[26.6] Lo Presti EF, Mihailidis A, Kirsch N. Assistive technology for cognitive rehabilitation : state of the art. Neuropsychol Rehabil 2004 ; 14 : 5-39.

[26.7] Kintsch A, De Paula R. A framework for the adoption of assistive technology. SWAAAC 2002. Supporting Learning Through Assistive Technology 2002 ; E3 : 1-10.

[26.8] Kang HG, Mahoney DF, Hoenig H, Hirth VA, Bonato P, Hajjar I *et al. In situ* monitoring of health in older adults : technologies and issues. J Am Geriatr Soc 2010 ; 58 : 1579-86.

[26.9] Pollack ME. Intelligent technology for an aging population : the use of AI to assist elders with cognitive impairment. AI Magazine 2005 ; 26 : 9-24.

[26.10] Cho HI, Choi J. Ubiquitous computing in healthcare. Business briefing. Global Healthcare 2003 : 36-8.

[26.11] Rudary M, Singh SB, Pollack ME. Adaptive cognitive orthotics : combining reinforcement learning and constraint-based temporal reasoning. Proceedings of the Twenty-First International Conference on Machine Learning. New York : Association for Computing Machinery, 2004 : 719-26.

[26.12] Benhamou B. Internet des objets. Défis technologiques, économiques et politiques. Revue Esprit 2009 ; 3-4 : 137-50.

[26.13] Rigaud AS, Pino M, Wu YH, De Rotrou J, Boulay M, Seux ML *et al*. Support for patients with Alzheimer's disease and their caregivers by gerontechnology. Geriatr Psychol Neuropsychiatr Vieil 2011 ; 9 : 91-100.

[26.14] Morris M, Lundell, J. Ubiquitous computing for cognitive decline : findings from Intel's Proactive Health Research. Intel Corporation, 2003 (http://www.alz.org/national/documents/Intel_UbiquitousComputing.pdf).

[26.15] Broekens J, Heerink M, Rosendal H. Assistive social robots in elderly care : a review. Gerontechnology 2009 ; 8 : 94-103.

[26.16] Cahill S, Macijauskiene J, Nygård A, Faulkner J. Technology in dementia care. Technol Disabil 2007 ; 19 : 55-60.

[26.17] Alzheimer Europe. Alzheimer Europe Report. The ethical issues linked to the use of assistive technology in dementia care. Luxembourg : Alzheimer Europe, 2010.

[26.18] Fisk, AD, Rogers WA, Charness N, Czaja SJ, Sharit J. Designing for older adults : principles and creative human factors approaches. 2nd edition. Boca Raton : CRC Press, 2009.

Chapitre 27

Réseaux de prise en charge

J.-P. Aquino, A. Bérard

La maladie d'Alzheimer, une maladie prototypique

La maladie d'Alzheimer est une affection redoutée de nos concitoyens, préoccupante pour les pouvoirs publics et bien souvent déconcertante pour les professionnels confrontés aux conséquences des troubles cognitifs et du comportement, tant à domicile qu'en institution. Maladie prototypique, par les multiples interrogations qu'elle suscite, de nature médicale, sociale, juridique, familiale, éthique... toujours intriquées. Les besoins qui en résultent sont nombreux et diversifiés, à l'origine dans bien des cas de situations qualifiées de complexes.

Un accompagnement pendant une longue période – du diagnostic à la fin de vie – s'impose. Son objectif est bien sûr l'amélioration ou la préservation de la qualité de vie de la personne concernée. L'efficacité de la prise en charge repose sur une nécessaire approche globale des problèmes posés, imposant une analyse pluridisciplinaire.

Mais sur le terrain, les réponses, les dispositifs se sont construits au gré de la disponibilité des moyens humains, des financements et des opportunités. Il en résulte des organisations différentes selon les territoires en fonction de l'offre disponible, aboutissant à des réponses bien souvent fragmentaires. Ces dispositifs construits au fil du temps donnent bien souvent l'image d'une mosaïque et parfois même d'un millefeuille.

Professionnels et dispositifs impliqués

Depuis la mise en place du premier plan Alzheimer en 2001, un remarquable maillage national s'est construit, permettant l'établissement du diagnostic par les consultations mémoire labellisées, les centres mémoire de ressources et de recherche (CMRR) ou encore les neurologues libéraux. Mais l'accompagnement individuel des personnes diagnostiquées s'avère plus complexe.

Les professionnels et les dispositifs susceptibles de contribuer à l'accompagnement de la personne malade sont nombreux et divers, comme en témoigne leur liste non exhaustive :

- pour le corps médical : le médecin généraliste, le gériatre, le neurologue, le psychiatre, mais aussi les paramédicaux (masseurs-kinésithérapeutes, infirmiers...), le psychologue, le psychomotricien, l'ergothérapeute... ;
- l'assistante sociale, le travailleur social, les professionnels de l'aménagement du domicile, le juge des tutelles, le notaire... ;
- l'hôpital (médecine, chirurgie, soins de suite et de réadaptation, soins de longue durée, unité cognitivocomportementale), la consultation mémoire ;
- les accueils de jour, les établissements d'hébergement de personnes âgées dépendantes (EHPAD) ou non (EHPA), avec les pôles d'activités et de soins adaptés (PASA) et les unités d'hébergement renforcées (UHR) ;
- les services de soins et d'aides à domicile, les équipes spécialisées Alzheimer (ESA) ;
- les coordinations gérontologiques, les réseaux de santé, les maisons pour l'autonomie et l'intégration des malades Alzheimer (MAIA) ;
- les associations de familles.

Une question se pose d'emblée : comment ces différents professionnels et dispositifs s'articulent-ils tout au long de l'évolution de la maladie ? Et avec l'aidant (famille, proche...) ?

Analyse des parcours

Le réseau de prise en charge est variable selon les situations et les combinaisons de besoins. Il peut être d'une grande simplicité, ou à l'inverse d'une complexité extrême du fait des événements de santé intercurrents, du nombre de structures et d'intervenants concernés et impliqués dans la prise en charge [27.1].

Dans les cas les plus « simples », il est à noter qu'aucun parcours de soins n'est mis en place puisque la maladie n'est jamais diagnostiquée. Ce type de situation est assez fréquent, le diagnostic n'étant jamais porté dans un cas sur deux.

Dans d'autres cas, les patients sont suivis exclusivement par leur médecin généraliste, lequel temporise et considère que des explorations plus poussées ne s'avèrent pas utiles du fait de l'absence de traitement curatif.

Un autre exemple de cas simple est celui de la personne dont le diagnostic est posé en EHPAD et pour laquelle l'intervention se limite à une prise en charge médicosociale dans l'établissement.

À l'opposé, le parcours de soins peut s'avérer extrêmement complexe. En effet, c'est le cas lorsque le patient est confronté successivement à :

- une évolution de sa maladie, marquée par un déclin plus ou moins rapide et/ou la survenue de troubles du comportement, de chutes ;
- différents intervenants, de différents champs et disciplines : le médecin généraliste, les médecins spécialistes, le pharmacien, l'assistante sociale, le juge des tutelles... ;
- différents dispositifs sans réelle concertation entre eux : la consultation mémoire, le centre local d'informations et de coordination (CLIC) gérontologique, le centre communal d'action sociale

(CCAS), un tissu associatif distinct de prise en charge, l'établissement de santé avec plusieurs séjours hospitaliers... ;

- un entourage vieillissant (l'aidant est le plus souvent le conjoint) et présentant également des problèmes de santé (hypertension artérielle, trouble du sommeil, dépression...).

Entre ces situations extrêmes, tous les intermédiaires sont possibles. On comprend que les recommandations officielles de prise en charge et de suivi permettront de clarifier ces différents parcours et de fournir des indicateurs de qualité de prise en charge qui seront une aide à la décision.

Le réseau de soutien représenté par l'ensemble des dispositifs et des aides extérieures améliore la qualité de vie du malade et également de l'aidant. Mais un tel réseau ne s'improvise pas : il faut bien définir ses priorités en fonction des moyens disponibles. Il se constitue progressivement. Il est évolutif. Il se structure avec le temps à mesure qu'apparaissent de nouveaux besoins liés à l'évolution de l'état psychique de la personne malade et à la capacité de son aidant et de l'entourage à y faire face. Il nécessite du temps pour être opérationnel et une articulation entre la ville et l'hôpital dans la gestion de l'« aval », notamment pour le suivi des patients âgés chroniques.

La sortie de l'hôpital doit être prévue dès l'admission. Pour ce faire, il faut favoriser la communication entre médecins généralistes et hôpitaux. Les réseaux de santé ont un rôle à jouer dans l'organisation de ce suivi en ville, notamment pour :

- donner à l'hôpital une vision plus claire des structures en ville car l'atomisation de ces dernières rend leur compréhension difficile et donc réduit leur prescription depuis l'hôpital ;
- coordonner les acteurs libéraux et hospitaliers.

Force est de constater que l'hôpital a une faible connaissance de ce qui se passe réellement en dehors de ses murs, et que la ville n'a aucune visibilité sur ce qui se passe dans l'hôpital.

L'entrée en institution est loin d'être un processus inéluctable avec la progression de la maladie. La décision d'entrée en institution devrait être l'aboutissement d'un processus élaboré au fil de l'évolution de la maladie dans le cadre des projets de soins et de vie. Il convient de toujours rechercher l'avis de la personne malade et de respecter son choix, de définir clairement les objectifs de l'institutionnalisation et de dédramatiser l'image de l'institution. L'entrée en institution est un moment difficile. L'accompagnement est particulièrement utile durant cette période [27.2].

Des réponses générales de santé publique

Mise en place des agences régionales de santé

Le clivage entre l'organisation sanitaire et l'organisation médicosociale est régulièrement souligné, expliquant les difficultés des professionnels sur le terrain. Suite à la loi « Hôpital, Patients, Santé et Territoires » (loi n° 2009-879 du 21 juillet 2009 portant réforme de l'hôpital et relative aux patients, à la santé et aux territoires), les 26 agences régionales de santé (ARS) représentent maintenant un guichet unique, favorisant l'émergence d'initiatives territoriales ou de thématiques spécifiques relatives à la santé et la prévention. Elles assurent un pilotage unifié du sanitaire et du médicosocial en région. Conçues pour simplifier le système de santé, l'adapter aux évolutions démographiques des prochaines décennies et mieux garantir l'accès aux soins, elles permettent une vision globale sur les établissements de santé, les EHPA et les EHPAD, la médecine libérale et la prévention. C'est un véritable décloisonnement entre les différents secteurs qui est en cours, tout en plaçant les usagers au cœur du dispositif. Les ARS ont un rôle essentiel pour concevoir des projets régionaux de santé (PRS). Le PRS intègre un ensemble de démarches stratégiques en faveur de la santé, définie dans un sens large, englobant la prévention, les soins hospitaliers et ambulatoires, et le médicosocial. Le PRS est constitué du schéma régional de prévention (SRP), du schéma régional de l'offre de soins (SROS), du schéma régional de l'offre médicosociale (SROMS), mais aussi du programme interdépartemental d'accompagnement des handicaps et de la perte d'autonomie (PRIAC), du programme de télémédecine, et enfin de contrats locaux de santé. Il est raisonnable d'attendre, à terme, des améliorations dans la fluidité des parcours de prise en charge des personnes âgées, et ce malgré cet effet « millefeuille » qui perdure.

Filières gériatriques

Les filières gériatriques (circulaire DHOS/02 n° 2007-117 du 28 mars 2007 relative à la filière de soins gériatriques) représentent un mode organisationnel efficace que les pouvoirs publics veillent à développer. Elles visent à couvrir l'intégralité des parcours possibles des patients âgés de 75 ans et plus, à procéder à une orientation rapide, en fonction de leurs besoins, et à donner un avis gériatrique, en s'appuyant sur l'évaluation gérontologique. Elles répondent à une préoccupation constante : la personne malade « au bon endroit, au bon moment, sans perte de temps ». Les personnes âgées présentant une maladie d'Alzheimer doivent pouvoir bénéficier de cette organisation.

De la coordination à l'intégration des services

Un constat est partagé par tous : les organisations mises en place pour structurer l'offre et assurer une meilleure coordination des prestations (réseaux, coordinations, filières gériatriques) ne suffisent pas à délivrer un « service intégré », lisible pour l'usager. Les professionnels agissent en silo et le territoire manque d'un pilotage transversal adapté aux enjeux [27.3].

Il est donc logique de considérer comme une priorité le fait de renforcer la coordination entre tous les intervenants [27.4, 27.5]. Il s'agit d'offrir une réponse personnalisée et évolutive aux personnes atteintes de la maladie d'Alzheimer et à leur famille en renforçant la coordination entre les intervenants. Ainsi, une personne âgée dépendante bénéficie en moyenne, à domicile, de l'intervention de trois professionnels et, pour un quart d'entre elles, de six ou plus. Les dispositifs d'aides et de soins ont été juxtaposés sans que soient clairement définis les champs de compétence de chacun des acteurs ni les modalités de communication et de partage d'informations. Il est utile de rappeler que 83 diplômes caractérisent les intervenants à domicile [27.6]...

Face à cette complexité, qui peut desservir aussi bien les personnes atteintes de la maladie et leur famille que les professionnels, le processus d'intégration des dispositifs d'aides et de soins propose une réelle coordination des acteurs et des financeurs dans le but de simplifier la vie quotidienne des personnes malades. C'est le but des MAIA (*voir chapitre 28*).

La population âgée, et tout particulièrement les personnes présentant une maladie d'Alzheimer, sont sensibles à la fragmentation du système de prise en charge, du fait de problématiques multiples (de santé, sociale, familiale et économique) remettant en cause leur maintien à domicile. Un accompagnement optimal de ces personnes nécessite d'évaluer l'ensemble des problématiques en jeu et de coordonner les différents professionnels susceptibles de renforcer le maintien à domicile et/ou de stabiliser la situation. Cette population gagne particulièrement à être accompagnée par un gestionnaire de cas dans les situations de crise puis directement par le médecin traitant par la suite.

Des réponses spécifiques

Plan Alzheimer 2008-2012

Lancé le 1er février 2008, le 3e plan Alzheimer, portant sur la période 2008-2012, est centré sur la personne malade et sa famille. Il a pour objectifs de développer et soutenir la recherche (biomédicale et en sciences humaines et sociales), de favoriser un diagnostic plus précoce (maillage sur le territoire national des centres mémoire) et de mieux prendre en charge les malades et leurs aidants : formations des aidants, plateformes de répit, MAIA, gestionnaires de cas, équipes de professionnels formés aux soins d'accompagnement et de réhabilitation des personnes atteintes de la maladie d'Alzheimer (ergothérapeute et/ou psychomotricien assistés par des assistants de soins en gérontologie)... Ces objectifs sont mis en œuvre en 44 mesures, dont l'état d'avancement est suivi par un Comité national présidé par le président de la République.

Outre la personne atteinte de la maladie d'Alzheimer, le plan vise également à améliorer la qualité de vie des aidants naturels, en leur apportant un soutien accru, en développant des structures de répit (plateformes de répit, accueil de jour...), des formations à leur intention, et en améliorant leur suivi sanitaire.

Mise en place de l'ALD 15

La prise en charge à 100 % (affections longue durée – ALD) est explicitée dans une recommandation de l'HAS [27.7]. Ce guide définit la prise en charge optimale et le parcours de soins d'une personne malade admise au titre de l'ALD 15 (maladie d'Alzheimer et autres démences). C'est un outil pragmatique auquel le médecin traitant peut se référer.

Visite à domicile dans la nouvelle convention nationale des médecins libéraux

Une nouvelle lettre clé est introduite dans la nomenclature générale des actes professionnels (NGAP). Une visite à domicile destinée aux patients en ALD 15 (souffrant de maladie d'Alzheimer ou de maladie apparentée) [27.8] permet de mieux situer le patient dans son cadre de vie et de vérifier le bon niveau d'adéquation entre ses besoins, ceux de l'aidant naturel et les moyens mis en place. Organisée à domicile en présence de l'aidant, elle est réalisée à l'initiative du médecin traitant, une fois par an. Au cours de cette visite, le médecin traitant réalise une évaluation gérontologique, repère d'éventuels signes d'épuisement des aidants et informe le patient et les aidants sur les coordinations avec d'autres intervenants, sur les structures d'aide et de prise en charge, sur la possibilité de formation des aidants et d'une protection juridique si besoin (*voir chapitre 28*).

Malades jeunes et CNR de Lille (mesure 19 du plan Alzheimer 2008-2012)

Environ 8 000 personnes de moins de 60 ans bénéficient en France de l'ALD 15 pour une maladie d'Alzheimer ou une maladie apparentée, pour un total estimé à 30 000 malades jeunes en France.

Une caractéristique des malades jeunes est le diagnostic tardif et l'errance diagnostique. S'y ajoutent le retentissement socioprofessionnel et familial, et une prise en charge spécifique car les patients ne peuvent pas bénéficier des aides habituelles du fait de leur jeune âge. Un Centre national de référence pour les malades Alzheimer jeunes (CNR-MAJ) a été créé en février 2009 à Lille et s'appuie sur les centres mémoire de ressources et de recherche (CMRR) des centres hospitaliers universitaires (CHU) de Lille, de Rouen et de la Pitié-Salpêtrière à Paris. Des correspondants médicaux pour les malades jeunes dans les 26 CMRR de France et des correspondants médicosociaux dans 18 CMRR constituent le maillage national. Ce centre national a pour mission de développer les connaissances et d'organiser la prise en charge dans le domaine de la maladie d'Alzheimer à début précoce (*voir chapitres 28 et 29*).

Contribution des technologies

La technologie est de plus en plus perçue par les professionnels et les industriels comme étant une solution à une demande grandissante de soins, de sécurité et d'assistance pour la personne atteinte de la maladie d'Alzheimer comme pour son aidant. Les applications technologiques sont nombreuses : logiciels d'aide à la navigation, dispositif de géolocalisation, technologies domotiques (éclairage automatique, coupure des appareils électroménagers en cas de surchauffe...), robots... Deux freins au moins limitent l'extension de la technologie : la difficile appropriation de la technologie par la personne malade et son aidant, et le financement de ces technologies, qui restent coûteuses et sans modèle économique.

Place des associations de malades et de familles

Les associations de malades et de familles (« France Alzheimer », « Ama Diem », « Espoir Alzheimer », « La vie sans oubli »...) apportent informations, soutien et aides. Elles renseignent sur la maladie, sur les aides possibles, sur les dispositifs existants, voire orientent vers la structure ou l'interlocuteur idoines. Elles organisent des cafés/bistrots mémoire, des séjours vacances (ou de week-end) ou séjours de répit pour le couple personne malade et son aidant, des haltes-répit d'une demi-journée, des sorties culturelles, des soutiens psychologiques individuels, des groupes de parole... Certaines associations financent et soutiennent des projets de recherche par des bourses ou des subventions.

Pour les associations de malades et de familles prendre soin de l'aidant est tout aussi important que de la personne malade.

Une nécessaire évaluation des dispositifs en place

Face aux contraintes financières croissantes, aux exigences de qualité et de sécurité, aux progrès techniques et à l'explosion des demandes de toutes natures adressées au système de santé, il est plus que jamais important d'instaurer des processus décisionnels rationnels et transparents. La culture de l'évaluation doit permettre de repousser les méfiances et les incompréhensions. C'est pourquoi l'évaluation des actions conduites et des pratiques professionnelles s'avère nécessaire, car elle permet de s'assurer de l'efficacité des mesures appliquées et de repérer celles qui doivent être améliorées ou remises en cause. Ainsi est-il nécessaire de s'appuyer sur l'évaluation des organisations en place et de repenser l'articulation entre la prévention et les soins, le sanitaire et le médicosocial, mais aussi entre la ville et l'hôpital, ou encore la coordination des acteurs de la médecine de ville intervenant au domicile.

Conclusion

Dans l'organisation et le suivi de l'accompagnement des personnes présentant une maladie d'Alzheimer, la place et le rôle du médecin traitant sont centraux. Mais au-delà de son implication, une forte mobilisation du corps social est aussi nécessaire. Cela exige moins de cloisonnement pour une plus grande coordination des acteurs et des dispositifs, tendant vers un modèle intégré. Cela passe par une lisibilité du système de prise en charge et d'accompagnement. À cet égard, l'effort de tous (État, collectivités, Assurance maladie, caisses de retraite, établissements, professionnels, associations de malades et de familles...) est indispensable. Une meilleure formation des professionnels impliqués est une condition *sine qua non*...

Les stratégies mises en place pour les accompagner seront utiles, au-delà du contexte de la maladie d'Alzheimer et des maladies apparentées, à l'ensemble des personnes en perte d'autonomie.

Bibliographie

[27.1] Inserm. Maladie d'Alzheimer : enjeux scientifiques, médicaux et sociétaux. Expertise collective de l'Inserm, octobre 2007 : 442-4.

[27.2] HAS. La maladie d'Alzheimer et maladies apparentées : diagnostic et prise en charge. Recommandations de bonne pratique, décembre 2011.

[27.3] Anap. Les parcours de santé des personnes âgées sur un territoire. Rapport, 2011.

[27.4] Ministère des Affaires sociales et de la Santé. Plan Alzheimer 2008-2012. Objectif 2 : renforcer la coordination entre tous les intervenants, p. 19.

[27.5] HCAAM. Rapport « Assurance maladie et perte d'autonomie », 2011.

[27.6] Secrétariat d'État aux Aînés. Rapport « Vivre chez soi », 2010.

[27.7] HAS. Affection de longue durée : maladie d'Alzheimer et autres démences. Guide médecin, mai 2009.

[27.8] CNAMTS. Visite longue pour maladie d'Alzheimer. CNAMTS, avril 2012.

Chapitre

28

Nouvelles structures ou prestations au service d'un parcours personnalisé

I B. Lavallart, J.-P. Flouzat

Notre pays connaît une augmentation importante de l'espérance de vie. Cet accroissement de la longévité s'accompagne du développement des maladies liées au vieillissement, comme la maladie d'Alzheimer. Selon les études épidémiologiques extrapolées à l'ensemble de la population, plus de 800 000 personnes seraient touchées par la maladie d'Alzheimer ou une maladie apparentée en France. Parmi les malades, 550 000 sont suivis médicalement (évaluation fin 2009), dont 350 000 bénéficient d'une prise en charge au titre des affections longue durée [28.1].

Au-delà des malades eux-mêmes, les aidants familiaux et l'entourage sont souvent les secondes victimes. Face à cet enjeu de société, il fallait agir à la fois pour les malades mais aussi pour leurs proches. La réponse de l'État est un plan baptisé « plan Alzheimer ». Son objectif : trouver un traitement à cette maladie et, d'ici là, construire un parcours personnalisé pour chaque malade *(fig. 28.1)*, depuis le diagnostic jusqu'à la prise en charge à domicile et, le cas échéant, en établissement. L'effort de recherche s'appuie sur la Fondation Plan Alzheimer, une fondation de coopération scientifique qui a pour but d'attirer les meilleurs chercheurs sur les meilleurs projets avec l'aide des meilleures infrastructures, tout en développant des partenariats avec les acteurs privés.

Un diagnostic accessible partout dans des délais raisonnables

Bénéficier d'un diagnostic suffisamment tôt permet au patient de prendre les décisions utiles pour préparer son avenir (mandat de protection future, désignation de la personne de confiance, anticipation du financement de la prise en charge, choix de l'institutionnalisation ou du maintien à domicile), recevoir des traitements (médicamenteux ou non) susceptibles de retarder l'évolution de la maladie, bénéficier d'un suivi par des professionnels spécialisés et avoir accès à l'innovation thérapeutique et à la recherche clinique en participant à des protocoles de recherche.

L'enquête de l'Institut national de prévention et d'éducation pour la santé (INPES) réalisée auprès de la population générale française en 2008 a montré que 91 % des personnes interrogées souhaiteraient connaître leur diagnostic si elles avaient des signes évocateurs de la maladie [28.2].

FIGURE 28.1 Parcours personnalisé Alzheimer 2012.

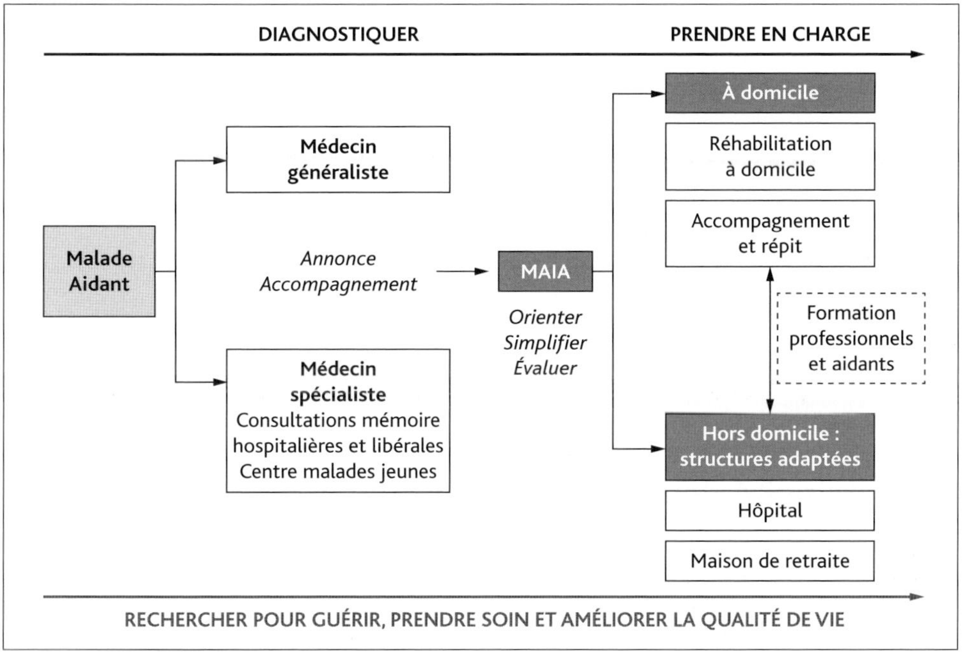

Consultations mémoire

Le territoire est totalement maillé par des consultations mémoire pour permettre à toute personne qui le souhaite l'accès aisé à un diagnostic plus précoce et mieux accompagné.

Les consultations mémoire permettent aux patients présentant des troubles de la mémoire de bénéficier d'un diagnostic précis et d'une prise en charge adaptée de la maladie d'Alzheimer et autres maladies apparentées. Encadrées par des équipes pluridisciplinaires, ces consultations sont ouvertes à toute personne présentant des troubles de la mémoire et/ou des troubles cognitifs (troubles du raisonnement, du jugement, de la compréhension...). Ces consultations mémoire sont soit hospitalières (469 structures hospitalières offrant au total 500 points d'accueil), soit, depuis 2011, libérales [28.3].

La consultation consiste en un bilan initial, qui comprend une évaluation psychologique et des examens biologiques et d'imagerie médicale. Des consultations de réévaluation et de suivi peuvent avoir lieu une ou deux fois par an.

Les consultations mémoire constituent un premier niveau du dispositif de diagnostic et de prise en charge de la maladie d'Alzheimer. Les 28 centres mémoire de ressources et de recherche (CMRR) reçoivent les patients dont les troubles nécessitent une expertise plus approfondie. Ils ont un rôle d'expertise en cas de diagnostic complexe.

Nécessaire implication des médecins généralistes

Cependant, encore trop de personnes atteintes de la maladie d'Alzheimer ne sont pas diagnostiquées ou le sont à un stade trop tardif en France. Afin de permettre l'accès des patients au diagnostic au bon moment et plus généralement de les inscrire dans un parcours de soin intégré, l'implication des médecins généralistes est essentielle. Dans ce but, une visite longue au domicile du patient et en présence des aidants familiaux a été créée par la nouvelle convention médicale de juillet 2011 (*tab. 28.1*). Elle permet d'appréhender la situation du patient dans son environnement habituel et de répondre à ses besoins et à ceux de son entourage. Elle est réalisée par le médecin traitant et est notamment l'occasion d'évaluer les capacités restantes, de répondre aux questions du patient et de la famille, de réévaluer les traitements médicamenteux et notamment les psychotropes, d'interroger l'aidant sur sa propre santé et de faire un point sur les comorbidités (*voir chapitre 27*).

TABLEAU 28.1 ▼ **Modalités pratiques et contenu de la visite longue (mémo CNAMTS : « La visite longue pour maladie d'Alzheimer », avril 2012).**

1. Évaluation gérontologique
2. Prévention de la iatrogénie médicamenteuse
3. Repérage des signes d'épuisement chez les aidants
4. Information sur les coordinations, les structures d'aide et de prise en charge, le soutien aux aidants et sur la protection juridique du patient

Spécificité des malades jeunes

Le cas des malades jeunes (moins de 60 ans), qui sont environ 5 000 suivis médicalement, dont 2 000 nouveaux par an, est spécifique. Ceux-ci sont confrontés à des problèmes de diagnostic tardif, voire d'erreur de diagnostic, de retentissement socioprofessionnel ou de prise en charge (*voir chapitres 27 et 29*).

Le Centre malades jeunes Alzheimer s'appuie sur trois pôles, Lille, Rouen et Paris, et dispose désormais de correspondants médicaux et médicosociaux partout en France pouvant répondre aux questions spécifiques posées par ces malades. Ce centre est devenu la référence régionale, nationale et internationale tant auprès des professionnels que du public.

Pour l'hébergement des malades jeunes hors du domicile, l'étude menée par ce centre de référence a montré en mai 2011 que le besoin d'hébergement permanent existait pour environ 200 malades. La liste des structures souhaitant apparaître comme accueillant des malades jeunes a été mise en ligne sur le site Internet du centre (http://www.centre-alzheimer-jeunes.fr). Il ne s'agit pas d'établissements spécialisés mais d'établissements qui ont l'expérience de l'accueil de malades jeunes Alzheimer.

Nouvelles structures facilitant le parcours du malade

Structures de soutien à domicile

Maison pour l'autonomie et l'intégration

La maison pour l'autonomie et l'intégration (MAIA) accueille, oriente et offre à toute personne âgée en perte d'autonomie la bonne prestation, au bon moment, par le bon acteur. L'objectif de cette solution clé du plan Alzheimer est de mettre un terme au désarroi des familles qui ne savent à qui s'adresser et sont souvent perdues dans de nombreux dispositifs mal articulés et cloisonnés. Sur son territoire, la MAIA organise un réel travail en commun de tous les acteurs sanitaires, médicosociaux et sociaux, sur la base de partenariats. Sans créer de nouvelle structure, la MAIA permet ainsi aux professionnels d'avoir une action professionnelle pertinente, efficace et sécurisée sur la base d'une évaluation partagée des besoins de la personne *(fig. 28.2)*.

FIGURE 28.2 Les MAIA.

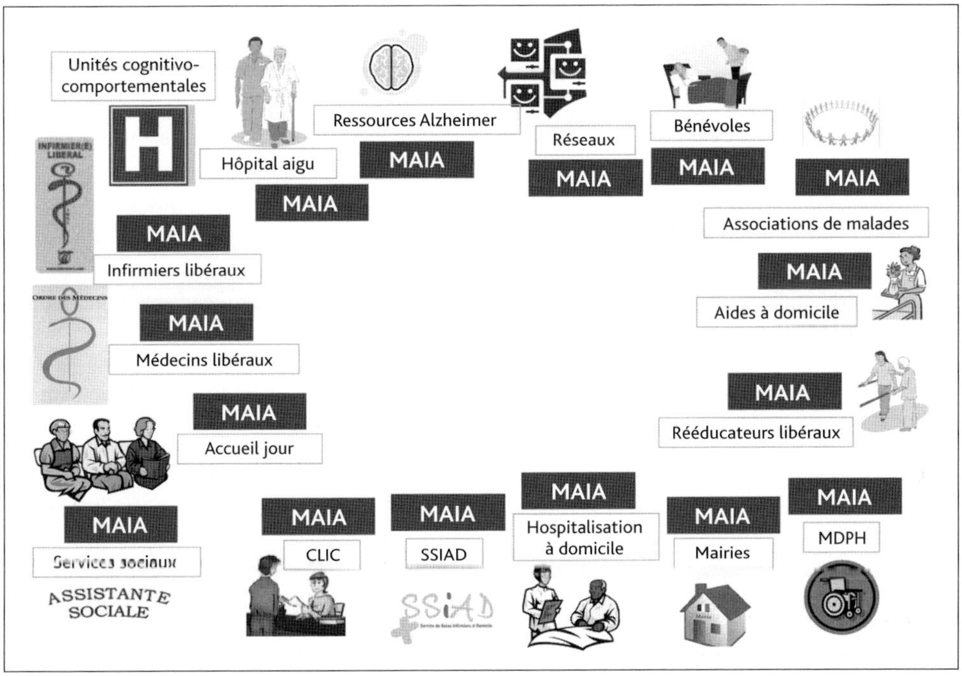

Quelle que soit sa demande et quel que soit le service auquel elle s'adresse, la personne âgée obtient le service, le soin ou la prestation financière adaptés à ses besoins.

Pour les cas « complexes », un gestionnaire de cas organise une prise en charge renforcée et intensive par des professionnels spécifiques. Il ne s'agit pas d'une nouvelle « maison » ou structure mais d'une nouvelle organisation des services et professionnels qui acceptent de travailler ensemble, d'échanger de l'information et de valider sans les refaire les évaluations et préconisations d'autres professionnels.

Les premières remontées d'information en provenance des territoires ayant mis en place une MAIA font état d'une réelle simplification du parcours du couple malade/aidant, d'une amélioration de la qualité du service rendu et laissent présager d'une diminution des hospitalisations non justifiées. Les expérimentations ont par ailleurs montré que le bénéfice des MAIA ne se limite pas aux malades Alzheimer mais que sur les territoires couverts par une MAIA, l'intégration des services disponibles bénéficie de fait à l'ensemble des personnes âgées dépendantes [28.4]. Une base légale a été donnée aux MAIA (article L. 113-3 du Code de l'action sociale et des familles) confirmant qu'elles sont ouvertes non seulement aux malades d'Alzheimer, mais aussi à toutes les personnes âgées de plus de 60 ans en perte d'autonomie. Les Agences régionales de santé (ARS) sont chargées de s'assurer de leur déploiement sur le territoire (plus de 250 MAIA créées fin 2014).

Réhabilitation à domicile

Même frappée par la maladie d'Alzheimer, une personne doit avoir le libre choix de rester chez elle, dans un environnement qu'elle connaît, où elle a des repères. Pour faciliter la prise en charge à domicile en début de maladie et apprendre aux patients à faire autrement des actes de la vie quotidienne auxquels ils tiennent particulièrement, la réhabilitation n'a pas pour but la restauration des capacités perdues, mais bien l'adaptation du patient à son environnement, malgré ces pertes. En mobilisant ses capacités restantes, en planifiant ses actions et en adaptant son environnement, le patient peut maintenir une vie sociale et relationnelle [28.5, 28.6].

La réhabilitation consiste successivement à :

- évaluer les capacités à accomplir les activités de la vie quotidienne ;
- écouter la ou les demandes de la personne malade et de son aidant, en s'appuyant sur son histoire de vie ;
- fixer, à partir des compétences et des désirs du patient et de son aidant, mis à jour par une approche motivationnelle, un objectif thérapeutique fonctionnel, réaliste et réalisable (comme s'habiller seul ou aider à la préparation des repas) ;
- mettre en place un programme utilisant les capacités restantes pour y parvenir, tout en intégrant la notion de plaisir, et non de performance.

Ce programme comprend également une prise en charge spécifique de l'aidant (écoute, soutien, éducation, orientation vers des groupes de parole ou bistrot mémoire, café des aidants...). Cette réhabilitation peut être prescrite par un médecin aux patients à un stade précoce sous la forme de « 12 à 15 séances de réhabilitation ». Cette prestation est dispensée par des équipes spécialisées (psychomotriciens, ergothérapeutes, assistants de soins en gérontologie) basées dans les services de soins infirmiers à domicile (voir *infra*).

Pour l'aidant et le patient : des plateformes d'accompagnement et de répit

Parce qu'ils sont contraints de veiller constamment sur les malades, les aidants sont soumis à une pression permanente. Il existe des structures qui leur permettent de « souffler » quelques heures en offrant une prestation thérapeutique aux malades pendant une ou plusieurs demi-journées. Au 31 décembre 2011, plus de 11 000 places regroupées dans 1 730 accueils de jour sont recensées sur le territoire national.

Mais la revue de la littérature montre que l'hétérogénéité et la singularité de chaque couple aidant/patient imposent de rechercher des réponses souples, évolutives, adaptées et adaptables. Ainsi, afin d'élargir l'offre pour répondre aux besoins très divers des malades et des aidants, des plateformes d'accompagnement et de répit ont été développées [28.7].

Elles réunissent une variété de services tels que l'accueil de jour mais aussi le répit à domicile, la garde de nuit, l'hébergement temporaire, l'accueil familial, les séjours de vacances, les activités culturelles, physiques ou artistiques, les ateliers de réhabilitation ou de stimulation sensorielle.

« Former » les aidants

Aider les proches, c'est également les informer afin qu'ils ne soient pas démunis face aux symptômes de la maladie : deux jours de formation par an sont ainsi proposés à chaque aidant familial ; depuis novembre 2009, plus de 17 000 aidants ont été formés, essentiellement par France Alzheimer. D'autres organismes proposent aussi ces formations. Il ne s'agit pas d'un programme psychoéducatif complet mais d'une sensibilisation des aidants à l'importance de ne pas rester seul, à la possibilité de se faire aider et à la compréhension des troubles.

Structures adaptées hors domicile

Adapter l'hôpital à la prise en charge des troubles du comportement

Pour faire face aux crises qui nécessitent une hospitalisation et afin d'éviter un passage par de nombreux services hospitaliers qui fragilise ces patients, des unités cognitivocomportementales sont ouvertes au sein des services de soins de suite et réadaptation. Elles ont pour missions d'accueillir des patients ayant une exacerbation de leurs troubles du comportement, de stabiliser ces troubles grâce à un programme individualisé de réhabilitation cognitive et comportementale et de leur permettre de retourner à leur domicile d'origine sans sédation médicamenteuse inappropriée [28.8].

Adapter les établissements d'hébergement pour personnes âgées dépendantes

Il arrive également que le maintien à domicile ne soit plus possible, ni même souhaitable devant l'aggravation des troubles du comportement, ce qui nécessite une prise en charge en établissement d'hébergement pour personnes âgées dépendantes (EHPAD). La plus grande difficulté rencontrée par les équipes travaillant dans ces EHPAD réside dans la gestion des troubles du comportement : aussi bien l'agitation, le refus de soin, la déambulation que l'apathie [28.9]. L'apparition d'un trouble du comportement va nécessiter 22 minutes de temps soignant en plus [28.10]. La réponse à apporter a été définie par une revue de la littérature [28.11] et du bon sens : des activités par groupe homogène de besoins, de la place pour les activités communes, du personnel formé et en nombre suffisant. Les unités fermées (de type Cantou) ne répondaient pas à ces trois critères. C'est pourquoi ont été créés les pôles d'activités et de soins adaptés (PASA) au sein des EHPAD. Ils sont destinés à accueillir les malades Alzheimer présentant des troubles modérés du comportement. Les principales caractéristiques d'un PASA, outre la personnalisation de chaque projet de soins et de vie, sont les suivantes :

- l'accueil durant la journée d'une population ciblée : personne atteinte de la maladie d'Alzheimer ou d'une maladie apparentée ayant des troubles du comportement modérés (mesurés par le NPI-ES) ;
- la présence d'un personnel qualifié, formé, soutenu et ayant exprimé une volonté d'exercer auprès de ces malades (le financement permet le recrutement de personnel supplémentaire) ;
- la conception d'un environnement architectural adapté et identifié par rapport au reste de la structure.

Les malades Alzheimer ayant des troubles du comportement sont ainsi séparés des autres résidents pendant la journée. Le PASA est un lieu de vie pouvant accueillir 12 à 14 personnes. Il fonctionne le plus souvent 5 jours sur 7. Les avantages de ce PASA sont multiples : les malades Alzheimer présentant des troubles modérés du comportement sont plus libres dans leurs mouvements dans cet espace de vie qui leur est exclusivement dédié, et cette séparation est également bénéfique aux autres résidents de la maison de retraite souvent perturbés par les symptômes déroutants que présentent certains malades Alzheimer. Les malades présentant des signes d'apathie, de repli sur soi... peuvent bénéficier d'une prise en charge dans le PASA alors qu'ils étaient le plus souvent laissés seuls dans les unités de vie. La sélection quotidienne des résidents accueillis dans le PASA est souple et variable, uniquement liée aux besoins de la personne et à l'état de santé. Les personnes ne changent pas de chambre quelle que soit l'évolution de la maladie.

Ainsi, les premiers retours des PASA montrent une amélioration de la satisfaction des résidents Alzheimer et non Alzheimer, du personnel et des familles, une diminution des prescriptions de sédatifs et psychotropes, une moindre utilisation des contentions et une prise en charge plus simple la nuit du fait d'un meilleur sommeil des résidents, plus fatigués par leurs activités. A été également signalée « la redécouverte par des familles de leurs proches, stimulés par des activités valorisantes dans un environnement rassurant ».

Pour les patients ayant des troubles du comportement perturbateurs sévères et donc ayant plus souvent des maladies apparentées, l'hébergement en EHPAD se fait au sein d'unités d'hébergement renforcées (UHR). Il s'agit d'unités de type psychogériatrique (ou gérontopsychiatrique) qui prennent en charge ces malades tant que leurs troubles persistent et qui sont en mesure de se déplacer en unités de soins de longue durée (USLD) ou en EHPAD.

De nouvelles compétences et de nouveaux métiers

La mise en œuvre concrète des solutions du plan Alzheimer suppose la participation de professionnels formés. Pour faire face au défi que lance la maladie d'Alzheimer aux responsables et professionnels qui interviennent dans le domaine de la grande dépendance et des troubles cognitifs, l'adaptation des métiers et plus particulièrement des métiers de l'aide à la vie quotidienne est la mesure la plus efficace en termes de coût/efficacité pour améliorer la qualité de vie des patients.

La fonction d'assistant de soins en gérontologie a été créée dans le cadre du plan Alzheimer 2008-2012 [28.12]. L'assistant de soins en gérontologie (ASG) est un(e) aide-soignant(e) ou un(e) aide médico-psychologique déjà expérimenté(e) dans la prise en charge de personnes atteintes de la maladie d'Alzheimer et en grande dépendance, qui a suivi une formation complémentaire. Après une formation de 140 heures, les assistants de soins en gérontologie travaillent dans des unités ou services spécialisés dans la prise en charge des personnes souffrant de troubles cognitifs. Ils y apportent leurs connaissances, leurs techniques de soins adaptées et participent aux activités de stimulation et de réhabilitation. Ce n'est pas un métier nouveau, mais une spécialisation de l'aide soignant(e) ou de l'aide médicopsychologique qui ouvre droit à une prime.

L'ASG travaille sous la responsabilité de l'infirmier pour les actes de nursing et sous la responsabilité des ergothérapeutes ou psychomotriciens pour les activités de réhabilitation.

Par ailleurs, la prise en charge de ces patients nécessite une aide à la conservation de l'autonomie, notamment à domicile et au stade précoce. Il ne s'agit pas de faire un peu de marche dans un couloir ou des mots fléchés mais un programme individualisé de réhabilitation. C'est dans ce but que le nombre de psychomotriciens et ergothérapeutes formés a été augmenté de 2 000 depuis 2008. Charge à ces professionnels de la réhabilitation de montrer tout l'intérêt de leur action dans cette maladie si difficile à prendre en charge au quotidien.

Un indicateur de la qualité de la prise en charge de ces patients

Les troubles du comportement perturbateurs, très fréquents dans cette maladie, constituent la situation la plus fréquente de prescription de neuroleptiques chez ces patients. Or, les données disponibles aujourd'hui montrent que non seulement ces médicaments sont peu efficaces dans le traitement des troubles du comportement [28.13], qu'ils ne les préviennent pas et surtout que pour 1 000 personnes traitées par neuroleptiques pour troubles du comportement pendant 12 semaines, on observe 10 décès supplémentaires [28.14], 18 accidents vasculaires cérébraux, dont la moitié sévères, et 58 à 94 patients avec des troubles de la marche.

Les neuroleptiques constituent donc une mauvaise réponse à cette situation clinique, de gestion difficile mais pour laquelle existent des alternatives. C'est pourquoi il s'agit d'un bon reflet de la qualité de la prise en charge de ces patients.

Conclusion

Au-delà de la création de structures ou services spécialisés, l'ambition est de proposer à chaque patient un parcours de soin. Ce parcours doit être sans rupture et adapté à chaque stade ou besoin. Aussi, ces services ou structures spécialisées ne sont totalement efficaces que si l'ensemble des prestations est disponible sur un même territoire. C'est le constat réalisé par les patients et les professionnels ayant à disposition la palette complète des dispositifs. Il est impératif :

- de bénéficier d'un diagnostic au bon moment, et donc de disposer de consultations mémoire ;
- d'être suivi régulièrement et sans discontinuité, et donc de disposer de médecins généralistes appétants et d'une MAIA garante d'une réelle coordination des professionnels et d'une simplification du parcours ;
- d'être informé, formé, stimulé, accompagné, et donc de disposer de plateformes d'accompagnement et de répit, d'équipes spécialisées ;
- d'être soigné lors d'une crise par du personnel formé et des techniques appropriées, et donc de disposer de PASA en EHPAD et d'une unité cognitivocomportementale à l'hôpital.

Bibliographie

[28.1] Institut national de veille sanitaire. Données sur les patients inscrits en ALD pour maladie d'Alzheimer ou traités par un médicament spécifique. Paris : Assurance maladie, INVS, 2009 (http://www.plan-alzheimer.gouv.fr).

[28.2] Institut national de prévention et d'éducation à la santé. Étude qualitative sur la maladie d'Alzheimer auprès du grand public, des aidants et des professionnels de santé (médecins généralistes, infirmiers et pharmaciens). Paris : INPES, 2008 (http://www.alzheimer.inpes.fr/pdf/fr/rapport-etude-qualitative.pdf).

[28.3] Ministères des Affaires sociales et de la Santé. Plan Alzheimer 2008-2012 (http://www.plan-alzheimer.gouv.fr/).

[28.4] Dupont O. Les « MAIA », maisons pour l'autonomie et l'intégration des malades Alzheimer : un dispositif d'intégration à l'épreuve de la fragmentation des territoires. Gérontologie et Société 2010 ; 132 : 129-33.

[28.5] Graff MJ, Vernooij-Dassen MJ, Thijssen M, Dekker J, Hoefnagels WH, Rikkert MG. Community based occupational therapy for patients with dementia and their care givers : randomised controlled trial. BMJ 2006 ; 333 : 1196.

[28.6] Lavallart B, Augy J. Thérapies ambulatoires non médicamenteuses dans les maladies d'Alzheimer. Rev Prat 2011 ; 61 : 945-9.

[28.7] Villez M, Ngatcha-Ribert L, Kenigsberg PA. Analyse et revue de la littérature française et internationale sur l'offre de répit aux aidants de personnes atteintes de la maladie d'Alzheimer ou de maladies apparentées. Fondation Médéric Alzheimer, novembre 2008 (http://www.plan-alzheimer.gouv.fr/IMG/pdf/etude-mederic-formules-innovantes-2.pdf).

[28.8] Haute Autorité de santé. Maladie d'Alzheimer et maladies apparentées : prise en charge des troubles du comportement perturbateurs. Recommandations de bonne pratique, mai 2009 (http://www.has-sante.fr/portail/jcms/c_819667/maladie-d-alzheimer-et-maladies-apparentees-prise-en-charge-des-troubles-du-comportement-perturbateurs).

[28.9] Deudon A, Maubourguet N, Leone E, Brocker P, Carcaillon L, Riff S *et al.* Non-pharmacological management of behavioural symptoms in nursing homes. Int J Geriatr Psychiatry 2009 ; 24 : 1386-95.

[28.10] Souder E, O'Sullivan P. Disruptive behaviors of older adults in an institutional setting : staff time required to manage disruptions. J Gerontol Nurs 2003 ; 29 : 31-6.

[28.11] Villars H, Gardette V, Sourdet S, Lavallart B, Flouzat JP, Nourhashémiet F *et al.* Unités spécifiques Alzheimer en EHPAD et prise en charge des troubles sévères du comportement : réflexion sur les critères de définition et missions. Les Cahiers de l'Année gérontologique 2009 : 1 : 48-66.

[28.12] Décret n° 2010-681 du 22 juin 2010 portant attribution d'une prime aux aides-soignants et aides médico-psychologiques exerçant les fonctions d'assistant de soins en gérontologie dans la fonction publique hospitalière. Arrêté du 23 juin 2010 relatif à la formation préparant à la fonction d'assistant de soins en gérontologie.

[28.13] Haute Autorité de santé. Alerte et maîtrise de la iatrogénie des neuroleptiques dans la maladie d'Alzheimer. Programme AMI-Alzheimer, 2010 (http://www.has-sante.fr/portail/jcms/c_891528/programme-ami-alerte-maitrise-iatrogenie-alzheimer).

[28.14] Gill SS, Bronskill SE, Normand SL, Anderson GM, Sykora K, Lam K *et al.* Antipsychotic drug use and mortality in older adults with dementia. Ann Intern Med 2007 ; 146 : 775-86.

Chapitre

29 Maladie d'Alzheimer du sujet jeune

| F. Pasquier, A. Rollin, T. Lebouvier, F. Lebert

Dans la littérature internationale, les démences du sujet jeune (*young onset ou early onset dementia*) concernent les personnes atteintes de maladie d'Alzheimer (MA) ou de maladies apparentées avant l'âge de 65 ans, âge correspondant au point d'inflexion de la courbe d'incidence et de prévalence des démences. Rarement on réserve le terme de « *young onset dementia* » aux démences survenant encore plus tôt, avant 45 ans [29.1]. La reconnaissance sociétale de la particularité des malades jeunes, de leurs besoins et de ceux de leurs proches est assez récente [29.2-29.4].

Épidémiologie

Les chiffres de prévalence et d'incidence des démences du sujet jeune sont rares et dépendent :

- des méthodes de recensement des cas (en population, dans les hôpitaux, ou dans d'autres structures) ;
- des pathologies explorées (MA et maladies apparentées ou toute cause de déclin cognitif, primaire ou secondaire) ;
- de l'aire géographique étudiée ;
- de l'âge considéré (âge de début ou âge au moment de l'étude) ;
- de l'inclusion d'un âge seuil (60 ou 65 ans). Six études ont été publiées avant 2000, basées sur l'âge au moment de l'étude, les causes de démence étant incertaines ou non détaillées [29.5-29.11]. On peut y ajouter l'étude des cas de MA ayant débuté avant l'âge de 60 ans dans la ville de Rouen, qui montre une prévalence de 41,2 cas pour 100 000 habitants [29.12]. Trois études ont été publiées depuis 2000 [29.13-29.15], de méthodologie variable pour le recueil des données (auprès d'établissements, ou « toutes sources »), pour l'étendue de la population étudiée (300 000 à 3 millions), pour l'exclusion ou non de certaines causes, et pour l'âge au moment de l'enquête ou l'âge au moment du diagnostic. Les prévalences pour 100 000 habitants sont rapportées dans le *tableau 29.1*.

TABLEAU 29.1 ▼ **Prévalence des démences du sujet jeune dans la littérature depuis 2000.**

Auteur, année, pays	**Âge (ans)**	**Pathologies cibles**	**Méthode**	**Prévalence pour 100 000 [IC 95 %]**	**Proportion de MA**
Ratnavalli *et al.*, 2002, Cambridge UK [29.13]	Âge < 65 ans au moment de l'enquête 45-64 ans	Tout syndrome démentiel	Enquête auprès de toute source potentielle (couvre 326 000 habitants) : 59/108 cas retenus	81,0 [62,8-104,5]	25 %
Harvey *et al.*, 2003, London UK [29.14]	Âge de début < 65 (moy. 58,7, IC 95 % : 57,4-60,1) H : 58 % (IC 95 % : 50,9-65,6 %) 30-64 ans 45-64 ans	Tout syndrome démentiel (exclusion des traumatismes crâniens n = 7, schizophrénie n = 2)	Enquête auprès des médecins et structures d'un quartier de Londres (couvre une zone de plus de 500 000 habitants) : 185 cas retenus	54,0 [45,1-64,1] 98,1 [81,1-118,0]	34 %
Ikejima *et al.*, 2009, Japon [29.15]	Âge < 65 ans au moment de l'enquête (moy. 56,9 ± 7,3 – [22-64]) 20-64 ans	Syndrome démentiel (exclusion de schizophrénie n = 6, dépression n = 2, retard dévelopement n = 11)	Enquête auprès de 2 475 structures (3 millions d'habitants : 86 % de réponses) : 617 cas retenus	42,3 [39,4-45,4]	25,6 %

La prévalence de la MA varie donc, selon les tranches d'âges et les causes de démence considérées, de 38 à 260 pour 100 000 habitants pour la population âgée de 30 à 64 ans et jusqu'à 420 pour 100 000 pour la tranche d'âge 55-64 ans [29.16]. Elle n'est pas sensiblement différente chez les hommes et chez les femmes.

La prévalence de la démence double tous les 5 ans à partir de 35 ans [29.14]. Les études prenant en compte une population très jeune minimisent donc la prévalence par rapport à celles s'intéressant aux personnes de plus de 50 ans (10,6 à 153 pour 100 000) [29.16]. Une étude de population dans la banlieue de Londres a permis d'extrapoler à la population de Grande-Bretagne (59 millions d'habitants à l'époque), le nombre de patients ayant commencé leur MA avant l'âge de 65 ans : 5 918 personnes (IC 95 % : 4 254-7 889) [29.14]. Une approximation à partir des patients diagnostiqués dans l'ensemble des consultations mémoire du Nord-Pas de Calais (4 millions d'habitants) estimait le nombre de patients atteints de MA ou d'une maladie apparentée (dégénérescence lobaire frontotemporale, démence à corps de Lewy, démence vasculaire), avant l'âge de 65 ans, à 81 pour 100 000 habitants, soit 17 153 (IC 95 % : 9 991-10 191) dont 4 538 (IC 95 % : 4 470-4 605), âgés de moins de 60 ans en France métropolitaine en 2010 (www.centre-alzheimer-jeunes.fr), ce qui est comparable aux données britanniques.

Les études d'incidence, également hétérogènes au plan méthodologique, trouvent en moyenne 10 à 15 nouveaux cas de MA par an pour 100 000 habitants dans la tranche d'âge 40-65 ans [29.9, 29.17-29.22], ce qui donne une estimation de 550 nouveaux cas de MA par an en Grande-Bretagne chez des personnes de moins de 65 ans, et 460 nouveaux cas de démences frontotemporales [29.21]. La proportion de maladies apparentées est beaucoup plus importante que dans la population plus âgée.

Particularités des malades jeunes

Difficultés du diagnostic

Le diagnostic de MA est plus difficile à établir chez les personnes jeunes car, si la MA reste la cause de démence la plus fréquente même avant 65 ans, les patients, leurs familles et les professionnels ont plus de mal à évoquer ce diagnostic, tellement inattendu chez une personne encore jeune. De surcroît, la présentation est plus souvent atypique que chez les personnes plus âgées, notamment parce que les troubles de mémoire ne sont pas toujours à l'avant-plan, et que les troubles du comportement peuvent suggérer des pathologies psychiatriques. Dans notre expérience, le délai entre les premiers symptômes et le diagnostic est allongé de 2 ans par rapport aux patients plus âgés (5 *versus* 3 ans), un retard déjà constaté ailleurs [29.4, 29.23, 29.24]. Le diagnostic est encore plus difficile chez les personnes ayant une déficience intellectuelle ou une maladie psychiatrique telle qu'une schizophrénie [29.25], mais il est désormais grandement facilité par les nouveaux critères [29.26, 29.27] et les biomarqueurs qui apportent des arguments pour la présence de lésions Alzheimer.

Particularités cognitives

Forme typique

La majorité des MA qui surviennent chez les personnes jeunes présentent les caractéristiques habituelles de la maladie avec un déclin initial et prédominant de la mémoire épisodique. Seul l'âge atypique, puisque les anciens critères du NINCDS-ADRDA [29.28] précisaient que l'âge de début devait être compris entre 40 et 90 ans, pourrait différer le diagnostic. Toutefois, même dans les formes typiques avec des troubles mnésiques inauguraux, les déficits cognitifs instrumentaux sont plus précoces et sévères, et l'amnésie proportionnellement moindre au stade léger, que dans les formes tardives [29.29-29.32]. De même, les fonctions frontales et exécutives peuvent être particulièrement atteintes [29.33]. De plus, les patients jeunes ont une meilleure conscience de leurs troubles que les patients âgés [29.34], ce qui peut contribuer à dérouter le diagnostic.

Formes atypiques

Les formes focales (ou atypiques) qui représenteraient moins d'un quart de l'ensemble des cas de MA [29.35] sont plus fréquentes chez les patients jeunes, entre 1/3 et 2/3 des cas [29.36, 29.37], que la maladie soit sporadique ou familiale [29.38]. Les atrophies corticales postérieures ou variant visuospatial sont les plus fréquentes [29.39-29.46]. Le plus souvent sporadiques, elles ont aussi été décrites en cas de mutation *PSEN1* [29.47]. Les aphasies progressives primaires, qui commencent également avant l'âge de 65 ans, initialement décrites en lien avec une dégénérescence frontotemporale peuvent être également sous-tendues par une MA surtout dans la forme logopénique, plus rarement agrammatique [29.48-29.51], ou encore dans les formes ne rentrant pas dans le cadre d'un syndrome précis [29.52]. Un syndrome « logopénique » est d'ailleurs souvent associé à ces atrophies corticales postérieures [29.53]. Les apraxies progressives et syndromes pariétaux isolés sont plus rares [29.54]. Une autre forme focale est le variant frontal de MA où le syndrome dysexécutif est au premier plan, éventuellement associé à des troubles comportementaux [29.55]. Ces formes focales du sujet jeune pourraient être associées à l'absence d'APOE4 [29.56], alors qu'à l'inverse l'atrophie corticale postérieure serait fortement associée au génotype APOE4 dans la MA à début tardif [29.57].

Particularités comportementales

Les symptômes psychologiques et comportementaux, fréquents dans la MA, orientent l'attention vers une pathologie psychiatrique lorsque les malades sont jeunes, car une démence dégénérative est moins attendue chez eux que chez des personnes âgées. Ainsi 23 % des patients reçoivent un diagnostic de maladie psychiatrique en moyenne plus de 30 mois avant que le diagnostic de MA ne soit retenu [29.58].

Pour autant, ces symptômes ne sont pas plus fréquents quand l'âge de début est précoce. Une étude comparant prospectivement les troubles comportementaux de 221 patients atteints de MA selon l'âge de début de la maladie a montré une incidence, prévalence et persistance de troubles comportementaux, analysés par le *neuropsychiatric inventory* (NPI [29.59]), moindres chez les patients jeunes (âge moyen 61 ans, n = 98) que chez les patients âgés (âge moyen 79 ans, n = 123) [29.24]. Ces résultats confirment ceux d'une étude transversale comparant les scores du NPI d'un groupe de patients Alzheimer jeunes (n = 46, âge moyen 55 ans) et âgé (n = 262, âge moyen 75 ans) [29.60] : le score total du NPI était de 10,3 (10,9) chez les jeunes et de 17,8 (17,0) chez les plus âgés (n < 0,004), alors que la durée d'évolution et la sévérité de la maladie étaient comparables (3,5 et 3,2 ans ; MMSE moyen 17,4 et 19,0). Chez les patients Alzheimer, apathie, symptômes dépressifs, comportement moteur aberrant (surtout chez les plus âgés), et irritabilité sont les symptômes les plus fréquents quel que soit l'âge [29.24, 29.60], alors que les troubles du comportement alimentaires seraient proportionnellement plus fréquents [29.24] chez les patients jeunes que chez les patients âgés. En revanche, les troubles comportementaux s'aggravaient d'avantage chez les patients jeunes que chez les patients âgés avec la progression de la maladie [29.24].

L'âge précoce de survenue d'une MA est associé à la survenue d'une dépression au cours de l'évolution de la MA [29.61], comme l'histoire familiale de dépression [29.62] et les antécédents personnels de dépression [29.63, 29.64]. Ce syndrome est fréquent, mais exceptionnellement sévère chez les malades jeunes [29.64]. Le risque suicidaire est faible chez les patients Alzheimer (< 1 %) et est associé – mais les résultats, sur base de cas cliniques, ne sont pas toujours concordants –, au début de la maladie, à un niveau d'études élevé, aux antécédents dépressifs, à une bonne conscience des troubles, et à l'accès à des moyens pour commettre leur acte [29.65]. Le jeune âge est aussi associé à un risque plus élevé de suicide chez les patients déments, sans que l'on puisse affirmer que ce soit spécifique à la MA [29.65]. Ce risque est beaucoup plus élevé dans les démences sémantiques [29.66].

Les idées délirantes et les hallucinations sont en revanche dans l'ensemble moins fréquentes chez les patients jeunes que chez les patients âgés [29.24, 29.60], mais dans notre expérience, certains patients développent une forme psychotique sévère, avec violence, difficile à accompagner.

Dans les MA génétiques, les mutations *PSEN1* et *PSEN2* donnent les présentations comportementales les plus sévères [29.67]. Elles sont parfois inaugurales, et peuvent être évocatrices de démence frontotemporale [29.68-29.70], ou se présenter avec des idées paranoïdes [29.71].

Troubles comportementaux associés aux formes focales

Dans les atrophies corticales postérieures, des hallucinations détaillées surviennent dans 25 % des cas, en moyenne 3 ans après le début de la maladie, et semblent liées à l'atteinte du cortex visuel primaire, du thalamus et des noyaux lenticulaires [29.72]. En revanche dans les aphasies primaires progressives comprenant les formes logopéniques, si, avec le temps, des troubles de l'humeur et du comportement peuvent apparaître, les hallucinations, les idées délirantes, et l'euphorie sont exceptionnelles. Le variant frontal et la localisation antérieure préférentielle des lésions favorisent la survenue précoce de signes frontaux comportementaux [29.73].

Réactions psychologiques contribuant à la survenue de troubles de l'humeur

De nombreuses particularités du vécu de la maladie survenant avant 60 ans peuvent expliquer des réactions émotionnelles importantes. Le retard à porter le diagnostic de MA et une bonne conscience des troubles pourraient contribuer à la souffrance psychologique des patients jeunes [29.64]. L'annonce diagnostique est en réalité souvent une révision du diagnostic, car après avoir été considérés comme « non malades », malgré leurs plaintes et leurs craintes, ils reçoivent ensuite un diagnostic psychiatrique dans environ un quart des cas. Lorsqu'enfin le diagnostic est annoncé, la confiance dans les professionnels est émoussée en plus du regret de ne pas avoir été aidé à temps. Les doutes et les hésitations des professionnels contribuent au doute des malades et de leurs proches, ce qui peut-être à l'origine d'une remise en cause du diagnostic bien des années après le début, source perpétuelle d'angoisse.

Le diagnostic peut être posé alors que le malade est encore en activité ou tout juste en arrêt maladie, et la maladie va bouleverser le statut social puis familial de la personne, ce qui est source d'une intense dévalorisation. N'étant plus reconnu au sein de la société, il peut aussi ne plus l'être au sein même de sa propre famille dans laquelle il aura du mal à maintenir un statut parental auprès de jeunes enfants. Les particularités dans l'attribution des aides, bien différentes que celles attribuées aux personnes plus âgées, et la difficulté pour les obtenir, peuvent faire naître le sentiment d'une ségrégation injuste envers eux, malades jeunes, touchés par une maladie rare. Dans les formes familiales, les patients peuvent être sensibilisés à la pathologie et être diagnostiqués plus tôt, dès les premiers symptômes, parfois même sur des plaintes subjectives.

Avec la progression de la maladie, la réflexion sur la fin de vie devient très présente, avec à la fois, chez certains, le désir profond d'épargner ses proches du fardeau d'être « aidant » mais aussi une angoisse intense d'être abandonné de ses proches, en âge d'envisager une nouvelle vie après eux. La fin de vie peut aussi être vécue violemment, en particulier dans les formes familiales, où un désir de mort active est souvent exprimé soit à travers une demande d'euthanasie, soit par des évocations d'actes suicidaires.

Particularités cliniques

L'épilepsie est plus fréquente chez les patients Alzheimer jeunes qu'âgés. Elle peut survenir à tout stade de la maladie mais d'autant plus que la démence est sévère [29.74], et qu'elle est familiale [29.75]. Elle peut même être inaugurale notamment dans les formes postérieures [29.76].

Les formes génétiques de MA peuvent se manifester par des symptômes neurologiques inhabituels [29.77]. Outre l'épilepsie (dans les mutations *PSEN1* et APP, et les duplications d'APP), la présence de signes moteurs ne doit pas écarter le diagnostic : des myoclonies ou rarement une paraparésie spasmodique sont parfois inaugurales [29.78], un syndrome parkinsonien, voire une ataxie cérébelleuse (dans les mutations *PSEN1*) sont décrits [29.79]. Enfin, les hémorragies cérébrales associées à l'angiopathie amyloïde peuvent être à l'origine de signes neurologiques focaux (dans les mutations APP) [29.68, 29.80, 29.81].

Examens complémentaires et biomarqueurs

Imagerie structurale

Le profil d'atrophie cérébrale dans la MA est un peu différent selon l'âge de début : quand la MA débute tard, l'atrophie prédomine dans l'hippocampe, alors que lorsqu'elle début tôt l'atrophie prédomine dans les jonctions temporopariétales [29.82, 29.83]. Le cortex entorhinal est moins atrophié lorsque la maladie commence tôt que lorsqu'elle commence tard [29.84]. L'absence d'atrophie temporale interne prédominante peut contribuer à retarder le diagnostic chez les patients jeunes. L'atrophie du précunéus [29.83, 29.85], du gyrus cingulaire [29.86] et du cortex cingulaire postérieur [29.83, 29.87] est plus sévère chez les patients jeunes qu'âgés, en bonne concordance avec la fréquence des symptômes visuels et visuospatiaux.

Imagerie moléculaire

L'hypofixation du traceur de perfusion est également moins sévère dans la région temporale interne mais plus sévère dans le cortex associatif postérieur dans la MA à début précoce que dans la MA à début tardif [29.88].

De même, l'hypométabolisme pariétal en TEP-FDG est plus marqué dans la MA à début précoce qu'à début tardif [29.89], comme celui du précunéus, du cortex cingulaire postérieur, temporal externe et occipital, après contrôle de l'atrophie [29.90]. L'atteinte du cortex cingulaire postérieur, signe précoce de MA [29.91], est donc observée également chez les patients jeunes.

L'hypométabolisme est plus sévère et plus étendu chez les patients jeunes à niveau de sévérité équivalent, suggérant une plus grande réserve cognitive chez les patients jeunes, qui ont un niveau de scolarité plus élevé [29.92]. Les personnes présymptomatiques porteuses d'une mutation ont un hypométabolisme concordant avec celui observé dans la MA typique, même en tenant compte de l'atrophie [29.93].

La fixation des radiotraceurs d'amyloïde est identique [29.90], ou même plus marquée dans la MA à début précoce qu'à début tardif [29.89, 29.94], que la présentation clinique soit typique ou atypique [29.95].

Biomarqueurs du liquide cérébrospinal

Dans le liquide cérébrospinal (LCS), la combinaison d'une diminution de la concentration d'Aβ42, d'une augmentation de celle de tau et de phospho-tau avec un index IATI bas (< 0,80) est en faveur de lésions Alzheimer, et les taux ne sont pas différents selon l'âge des patients Alzheimer [29.96]. La diminution physiologique des taux d'Aβ42 et l'augmentation de ceux de tau et phospho-tau avec l'âge rend la frontière moins nette entre valeurs normales et pathologiques chez les sujets âgés [29.97], le profil est d'autant plus caractéristique chez les patients Alzheimer jeunes [29.98], y compris dans les formes atypiques [29.99] et génétiques [29.100]. Les biomarqueurs du LCS contribuent donc à l'orientation étiologique en faveur ou non d'une MA en présence d'un trouble cognitif et/ou comportemental progressif du sujet jeune [29.101].

Particularités physiopathologiques et génétiques

Les lésions de la MA ne diffèrent pas selon l'âge [29.27] et il n'est pas possible de distinguer une MA présénile d'une maladie sénile sur la base de l'examen neuropathologique [29.38]. L'activité choline acétyltransférase et les concentrations de sérotonine et de noradrénaline sont davantage réduites dans la MA à début précoce que tardif [29.102]. La charge lésionnelle est plus sévère chez les patients jeunes [29.103], plaidant pour une meilleure réserve cognitive chez les patients jeunes. Les facteurs de risque génétique identifiés pour la MA sporadique du sujet âgé sont retrouvés chez les patients jeunes, comme l'APOE4 [29.104], *SORL1* [29.105] ou le variant *TREM2 R47H* [29.106]. Surtout, la part génétique, monogénique, est beaucoup plus importante chez les sujets jeunes (autour de 10 %), que chez les sujets âgés [29.107]. Avant 50 ans, la MA est rarement sporadique [29.108]. Les mutations sur les gènes *PSEN1* (chromosome 14), les plus fréquentes, *PSEN2* (chromosome 1) et les mutations ou duplications du gène de l'APP (chromosome 21) débutent en moyenne avant 60 ans, parfois beaucoup plus tôt, mais aussi plus tard [29.109]. Les cas les plus précoces, autour de 20 ans, sont dus à des mutations de *PSEN1* [29.110], qui peuvent s'exprimer aussi beaucoup plus tardivement, avec un âge de début approchant 80 ans [29.111]. Ces formes monogéniques, autosomiques dominantes, à très forte pénétrance, sont toutes associées à une hyperproduction de peptide Ab42 [29.38]. De même, la trisomie 21 est constamment associée à un dépôt de plaques amyloïdes avant l'âge de 40 ans [29.112], même si toutes les personnes atteintes ne développent pas de démence [29.113].

Par ailleurs, l'association de pathologies est beaucoup plus importante chez les sujets âgés que chez les sujets jeunes [29.38], notamment la participation vasculaire [29.108, 29.114, 29.115]. Toutefois il a été décrit des associations de MA précoce, génétique et de maladie à corps de Lewy [29.116].

Évolution

La survie des malades jeunes est plus longue que celle des patients âgés [29.117, 29.118] et serait plus longue également dans les formes familiales que sporadiques [29.118]. Cependant le déclin est plus rapide [29.119], ce qui (associé au fait que l'atrophie soit plus diffuse, et que l'hypométabolisme soit plus important à sévérité équivalente), est en faveur d'une réserve cognitive plus importante [29.90]. Non seulement les tests cognitifs déclinent plus vite, mais l'atrophie du cortex associatif progresse également plus rapidement chez les patients jeunes [29.120].

La survie des patients jeunes aux stades sévères est plus longue que celle de sujets plus âgés, qui ont davantage de causes de mortalité concurrentielles [29.68].

Autres particularités des malades jeunes

Les conséquences émotionnelles, psychologiques et psychosociales (financières) du diagnostic et de la maladie sont particulières chez les patients jeunes en raison de leur situation familiale, avec la présence de jeunes enfants ou adolescents, et professionnelle, pour eux et leur conjoint [29.121]. Le « fardeau de l'aidant », qui est autant une femme qu'un homme pour les patients jeunes, est reconnu plus « lourd » que pour les malades âgés [29.122], d'autant que les patients sont moins anosognosiques [29.123]. Le poids de la génétique et de l'hérédité est également majeur, avec son corolaire de culpabilité et de questions éthiques.

Même si la majorité des souhaits et des besoins des patients et des aidants sont identifiés, quel que soit l'âge de début de la maladie (i.e. informations, formations, activités adaptées à chaque patient, allégement du stress à s'occuper en permanence des personnes malades...), certains obstacles sont plus particuliers aux patients jeunes [29.124, 29.125], notamment le retard au diagnostic avec l'angoisse, le stress, et les problèmes matériels qui en résultent... l'annonce du diagnostic apportant une forme de soulagement [29.126]. Les conjoints des patients jeunes font eux-mêmes des recherches sur internet et expriment leurs difficultés à gérer les symptômes psychologiques et comportementaux [29.122]. Ils ne parlent pas du diagnostic autour d'eux, épargnent leurs enfants, ce qui contribue à leur isolement, ils souffrent de la perte de leur conjoint en tant que tel, de la perte de leur vie de couple et de leurs projets, et endurent difficilement leur changement de statut, devenant « aidant » [29.127], sans compter les répercussions sur leurs autres rôles, de parents d'enfants encore jeunes, d'enfants de parents âgés en perte d'autonomie nécessitant aussi de l'aide, de personne active, ayant un travail et des responsabilités... [29.126]. Les patients jeunes veulent continuer à être actifs [29.128] et les aides doivent vraiment être personnalisées et adaptées au mode de vie de leur conjoint, différent de celui de patients plus âgés [29.129]. Le respect de l'autonomie et de la dignité, l'accès limité à l'offre médicosociale, en particulier aux structures d'accueil et d'hébergement réservées aux patients de plus de 60 ans, et les inégalités sur le territoire, posent des questions éthiques aux familles comme aux professionnels [29.130].

Diagnostic différentiel

Le diagnostic de MA lorsque le déclin cognitif est avéré, repose non seulement sur les symptômes évocateurs de cette maladie, qu'elle soit amnésique, typique, ou atypique, mais également sur l'absence de critères pour une maladie apparentée, telle qu'une dégénérescence frontotemporale, une démence à corps de Lewy, une démence vasculaire... Il existe des chevauchements dans les phénotypes des mutations de MA et de dégénérescences lobaires frontotemporales [29.131]. Le champ des diagnostics différentiel est particulièrement vaste chez les personnes jeunes, en particulier lorsque d'autres anomalies neurologiques ou systémiques sont présentes, comprenant notamment les maladies innées du métabolisme à début tardif [29.108].

La distinction est délicate dans les formes focales qui peuvent être sous-tendues par d'autres processus pathologiques comme les lésions de dégénérescences lobaires frontotemporales, de dégénérescence corticobasale, de maladies à corps de Lewy ou de maladies à prions. La maladie de Creutzfeldt-Jakob est en effet un diagnostic différentiel trompeur, puisqu'elle peut se présenter comme une atrophie corticale postérieure [29.132], et à l'inverse la MA peut s'accompagner de myoclonies.

Prise en soins

Le 3e plan Alzheimer français (2008-2012) a créé deux mesures concernant les malades âgés de moins de 60 ans, en raison de la barrière d'âge qui sépare en France les adultes handicapés et les personnes âgées puisque ces populations ne relèvent pas des mêmes aides médicosociales, notamment financières, ni, en théorie, des mêmes lieux d'hébergement. Un centre de référence multisite pour les malades Alzheimer jeunes a été créé en 2009 (http://www.centre-alzheimer-jeunes.fr) qui recense et répond aux questions médicales et médicosociales. Un référent médical et médicosocial est identifié dans chaque centre mémoire de ressource et de recherche (CMRR). Ce centre oriente le conseil génétique et assure le diagnostic moléculaire des formes génétiques (http://www.alzheimer-genetique.fr).

Particularités des traitements et prise en soins des modifications thymiques et comportementales

Les patients jeunes témoignent de leur grand désir d'avoir des activités adaptées à leur génération, leur donnant un sentiment d'activité, de mobilité et d'utilité. Contrairement aux patients retraités, ils n'ont pas fait le deuil de leur activité, ils apprécient moins qu'eux les activités de réminiscence par exemple. Les activités de détente corporelle conviennent à leur génération, ils apprécient souvent balnéothérapie, massages avec des huiles essentielles comme la lavande qui peut apporter un effet anxiolytique. Le jeune âge n'est pas une contre-indication à l'intégration dans un groupe de personnes plus âgées atteintes de MA à condition que le malade puisse y trouver une identité, soit parce qu'il ne fait plus vraiment la différence entre les âges, soit parce qu'il prend presque une place de bénévole vis-à-vis des malades âgés, ce qui lui donne un statut un peu privilégié vis-à-vis des animateurs. Un soutien psychologique individuel peut aussi être précieux, qui peut aussi permettre d'évaluer l'opportunité de proposer au patient de participer à un groupe de paroles où il sera confronté à d'autres personnes dans la même situation que lui, mais qui pour certains seront plus avancées dans le handicap.

En ce qui concerne les psychotropes, les recommandations de bonne pratique de la HAS de mai 2009 (maladie d'Alzheimer et maladies apparentées : prise en charge des troubles du comportement perturbateur) restent adaptées aux malades jeunes, à l'exception de formes aux manifestations psychotiques sévères avec agressivité et violence qui nécessitent trois fois plus souvent des antipsychotiques que les malades de plus de 65 ans, à des posologies pouvant monter jusqu'à celles proposées en psychiatrie [29.133]. Une surveillance hospitalière est recommandée, car des cas d'hypersensibilité aux antipsychotiques ont été décrits avec syndrome extrapyramidal sévère et déclin cognitif rapide chez des patients jeunes, notamment porteurs d'une mutation *PSEN1* [29.134]. Lorsque les difficultés comportementales ne peuvent être gérées au domicile, les unités cognitivocompotementales (UCC), qui n'ont pas de critère d'âge pour les admissions, sont particulièrement adaptées à l'accueil des malades jeunes. Le retour au domicile est parfois difficile en raison de la sévérité des modifications comportementales, mais beaucoup moins fréquemment en cas de maladie d'Alzheimer que dans la dégénérescence frontotemporale [29.135].

Traitements pharmacologiques de la maladie d'Alzheimer du sujet jeune

Les essais thérapeutiques excluent parfois les malades jeunes, pour maintenir une certaine homogénéité de la population de l'étude. Pourtant les malades jeunes ont en général moins de comorbidités, notamment vasculaires, que les personnes âgées et prennent donc moins de traitements chroniques. Les malades jeunes et leurs informants sont souvent très volontaires pour participer à la recherche clinique [29.136]. Le déclin étant plus rapide chez les malades jeunes, le nombre de patients à inclure dans les études sur les malades jeunes pourrait être réduit [29.137].

Dans l'optique de prévenir ou retarder la MA, des études visent les populations à risque : formes familiales comme celles coordonnées par DIAN (*dominantly inherited Alzheimer's disease network*) ou personnes atteintes de trisomie 21 [29.138].

Conclusion

Les particularités et les besoins des malades Alzheimer jeunes (MAJ) méritent une attention spécifique. L'allongement de la durée de vie et le recul du « vieillissement » font que certaines caractéristiques cliniques des « jeunes » pourront s'appliquer à des populations au-delà de l'âge seuil actuel.

Bibliographie

[29.1] Kelley BJ, Boeve BF, Josephs KA. Young-onset dementia : demographic and etiologic characteristics of 235 patients. Arch Neurol 2008 ; 65 : 1502-8.

[29.2] Alzheimer's Association. Early Onset Dementia : a national challenge, a future crisis Available at http://www.alz.org ed. Washington : DC, 2006 : 68 p.

[29.3] Alzheimer's Australia. Younger onset dementia : a new horizon ? National consumer summit. National Consumer summit, 2013. Australia, 2013.

[29.4] Alzheimer's Australia. Exploring the needs of youger people with dementia in Australia. Report to Australian Government, 2007.

[29.5] Mölsa PK, Mattila RJ, Rinne IK. Epidemiology of dementia in a Finnish population. Acta Neurol Scand 1982 ; 65 : 542-52.

[29.6] Sulkava R, Wikström J, Aromaa A, Raitasalo R, Lehtinen V, Lahtela K *et al.* Prevalence of severe dementia in Finland. Neurology 1985 ; 35 : 1025-9.

[29.7] Schoenberg BS, Anderson DW, Haerer AF. Severe dementia prevalence and clinical features in a biracial US population. Arch Neurol 1985 ; 42 : 740-3.

[29.8] Kokmen E, Beard CM, Offord KP, Kurland LT. Prevalence of medically diagnosed dementia in a defined United States population : Rochester, Minnesota, January 1, 1975. Neurology 1989 ; 39 : 773-6.

[29.9] Newens AJ, Forster DP, Kay DW, Kirkup W, Bates D, Edwardson J. Clinically diagnosed presenile dementia of the Alzheimer type in the Northern Health Region : ascertainment, prevalence, incidence and survival. Psychol Med 1993 ; 23 : 631-44.

[29.10] Ohishiro H, Kurozawa Y, Iwai N, Nose T. Estimated prevalence of presenile dementia in Tottori Prefecture [in Japanese]. Nippon Koushuu Eisei Zasshi 1994 ; 41 : 424-7.

[29.11] Ott A, Breteler MMB, van Harskamp F, Claus JJ, van der Cammen TJM, Grobbee DE *et al.* Prevalence of Alzheimer's disease and vascular dementia : association with education. The Rotterdam study. Br Med J 1995 ; 310 : 970-3.

[29.12] Campion D, Dumanchin C, Hannequin D, Dubois B, Belliard S, Puel M *et al.* Early-onset autosomal dominant Alzheimer disease : prevalence, genetic heterogeneity, and mutation spectrum. Am J Hum Gen 1999 ; 65 : 664-70.

[29.13] Ratnavalli E, Brayne C, Dawson K, Hodges JR. The prevalence of frontotemporal dementia. Neurology 2002 ; 58 : 1615-21.

[29.14] Harvey RJ, Skelton-Robinson M, Rossor MN. The prevalence and causes of dementia in people under the age of 65 years. J Neurol Neurosurg Psychiatry 2003 ; 74 : 1206-9.

[29.15] Ikejima C, Yasuno F, Mizukami K, Sasaki M, Tanimukai S, Asada T. Prevalence and causes of early-onset dementia in Japan. Stroke 2009 ; 40 : 2709-14.

[29.16] Lambert MA, Bickel H, Prince M, Fratiglioni L, Von Strauss E, Frydecka D *et al.* Estimating the burden of early onset dementia ; systematic review of disease prevalence. Eur J Neurol 2014 ; 21 : 563-9.

[29.17] McGonigal G, Thomas B, McQualde C, Starr JM, MacLennan WJ, Whalley LJ. Epidemiology of Alzheimer's presenile dementia in Scotland, 1974-88. Br Med J 1993 ; 306 : 680-3.

[29.18] Andreasen N, Blennow K, Sjodin C, Winblad B, Svardsudd K. Prevalence and incidence of clinically diagnosed memory impairments in a geographically defined general population in Sweden. The Pitea Dementia Project. Neuroepidemiology 1999 ; 18 : 144-55.

[29.19] Knopman DS, Petersen RC, Edland SD, Cha RH, Rocca WA. The incidence of frontotemporal lobar degeneration in Rochester, Minnesota, 1990 through 1994. Neurology 2004 ; 62 : 506-8.

[29.20] Knopman DS, Petersen RC, Cha RA, Edland SD, Rocca WA. Inicdence and causes of nondegenerative nonvascular dementia. Arch Neurol 2006 ; 63 : 218.

[29.21] Mercy L, Hodges JR, Dawson K, Barker RA, Brayne C. Incidence of early-onset dementia in Cambridgeshire, United Kingdom. Neurology 2008 ; 71 : 1496-9.

[29.22] Garre-Olmo J, Genis Batlle D, del Mar Fernandez F, Marquez Daniel F, de Eugenio Huélamo R, Casedevall T *et al.* Incidence and subtypes of early-onset dementia in a geographically defined general population. Neurology 2010 ; 75 : 1249-55.

[29.23] Masellis M, Sherborn K, Neto P, Sadovnick DA, Hsiung GY, Black SE *et al.* Early-onset dementias : diagnostic and etiological considerations. Alzheimers Res Ther 2013 ; 5 (Suppl 1) : S7.

[29.24] van Vliet D, de Vugt ME, Aalten P, Bakker C, Pijnenburg YA, Vernooij-Dassen MJ *et al.* Prevalence of neuropsychiatric symptoms in young-onset compared to late-onset Alzheimer's disease - part 1 : findings of the two-year longitudinal NeedYD-study. Dement Geriatr Cogn Disord 2012 ; 34 : 319-27.

[29.25] Nicolas G, Beherec L, Hannequin D, Opolczynski G, Rotharmel M, Wallon D *et al.* Dementia in middle-aged patients with schizophrenia. J Alzheimers Dis 2014 ; 39 : 809-22.

[29.26] Dubois B, Feldman H, Jacova C, DeKosky ST, Barberger-Gateau P, Cummings J *et al.* Research criteria for the diagnosis of Alzheimer's disease : revising the NINCDS-ADRDA criteria. Lancet Neurol 2007 ; 6 : 734-46.

[29.27] McKhann GM, Knopman DS, Chertkow H, Hyman BT, Jack CRJ, Kawas CH *et al.* The diagnosis of dementia due to Alzheimer's disease : Recommendations from the National Institute on Aging-Alzheimer's Association workgroups on diagnostic guidelines for Alzheimer's disease. Alzheimers Dement 2011 ; 7 : 263-9.

[29.28] McKhann G, Drachman D, Folstein M, Katzman R, Price D, Stadlan EM. Clinical diagnosis of Alzheimer's disease : report of the NINCDS-ADRDA Work Group under the auspices of the Department of Health and Human Services Task Force on Alzheimer's disease. Neurology 1984 ; 34 : 939-44.

[29.29] Koss E, Edland S, Fillenbaum G, Mohs R, Clark C, Galasko D *et al.* Clinical and neuropsychological differences between patients with earlier and later onset of Alzheimer's disease : a CERAD analysis, part XII. Neurology 1996 ; 46 : 136-41.

[29.30] Sa F, Pinto P, Cunha C, Lemos R, Letra L, Simoes M *et al.* Differences between Early and Late-Onset Alzheimer's Disease in Neuropsychological Tests. Front Neurol 2012 ; 3 : 81.

[29.31] Smits LL, Pijnenburg YA, Koedam EL, van der Vlies AE, Reuling IE, Koene T *et al.* Early onset Alzheimer's disease is associated with a distinct neuropsychological profile. J Alzheimers Dis 2012 ; 30 : 101-8.

[29.32] Licht EA, McMurtray AM, Saul RE, Mendez MF. Cognitive differences between early- and late-onset Alzheimer's disease. Am J Alzheimers Dis Other Demen 2007 ; 22 : 218-22.

[29.33] Reid W, Broe G, Creasey H, Grayson D, McCusker E, Bennett H *et al.* Age at onset and pattern of neuropsychological impairment in mild early-stage Alzheimer disease. A study of a community-based population. Arch Neurol 1996 ; 53 : 1056-61.

[29.34] Kashiwa Y, Kitabayashi Y, Narumoto J, Nakamura K, Ueda H, Fukui K. Anosognosia in Alzheimer's disease : association with patient characteristics, psychiatric symptoms and cognitive deficits. Psychiatry Clin Neurosci 2005 ; 59 : 697-704.

[29.35] Snowden JS, Stopford CL, Julien CL, Thompson JC, Davidson Y, Gibbons L *et al.* Cognitive phenotypes in Alzheimer's disease and genetic risk. Cortex 2007 ; 43 : 835-45.

[29.36] Koedam EL, Lauffer V, van der Vlies AE, van der Flier WM, Scheltens P, Pijnenburg YA. Early-versus late-onset Alzheimer's disease : more than age alone. J Alzheimers Dis 2010 ; 19 : 1401-8.

[29.37] Mendez MF. Early-onset Alzheimer's Disease : Nonamnestic Subtypes and type 2 AD. Arch Med Res 2012 ; 43 : 677-85.

[29.38] Greicius MD, Geschwind MD, Miller BL. Presenile dementia syndromes : an update on taxonomy and diagnosis. J Neurol Neurosurg Psychiatry 2002 ; 72 : 691-700.

[29.39] Tsunoda A, Iritani S, Ozaki N. Presenile dementia diagnosed as posterior cortical atrophy. Psychogeriatrics 2011 ; 11 : 171-6.

[29.40] Schmidtke K, Hull M, Talazko J. Posterior cortical atrophy : variant of Alzheimer's disease ? A case series with PET findings. J Neurol 2005 ; 252 : 27-35.

[29.41] Suzuki K, Otsuka Y, Endo K, Ejima A, Saito H, Fujii T *et al.* Visuospatial deficits due to impaired visual attention : investigation of two cases of slowly progressive visuospatial impairment. Cortex 2003 ; 39 : 327-41.

[29.42] Mendez MF, Ghajarania M, Perryman KM. Posterior cortical atrophy : clinical characteristics and differences compared to Alzheimer's disease. Dement Geriatr Cogn Disord 2002 ; 14 : 33-40.

[29.43] Kaida K, Takeda K, Nagata N, Kamakura K. Alzheimer's disease with asymmetric parietal lobe atrophy : a case report. J Neurol Sci 1998 ; 160 : 96-9.

[29.44] Mizuno M, Sartori G, Liccione D, Battelli L, Campo R. Progressive visual agnosia with posterior cortical atrophy. Clin Neurol Neurosurg 1996 ; 98 : 176-8.

[29.45] Nagaratnam N, Nagaratnam K, Jolley D, Ting A. Dementia following posterior cortical atrophy-a descriptive clinical case report. Arch Gerontol Geriatr 2001 ; 33 : 179-90.

[29.46] Goethals M, Santens P. Posterior cortical atrophy. Two case reports and a review of the literature. Clin Neurol Neurosurg 2001 ; 103 : 115-9.

[29.47] Sitek EJ, Narozanska E, Peplonska B, Filipek S, Barczak A, Styczynska M *et al.* A patient with posterior cortical atrophy possesses a novel mutation in the presenilin 1 gene. PloS One 2013 ; 8 : e61074.

[29.48] Mesulam MM, Rogalski EJ, Wieneke C, Hurley RS, Geula C, Bigio EH *et al.* Primary progressive aphasia and the evolving neurology of the language network. Nat Rev Neurol 2014 ; 10 : 554-69.

[29.49] Tree J, Kay J. Longitudinal assessment of short-term memory deterioration in a logopenic variant primary progressive aphasia with post-mortem confirmed Alzheimer's Disease pathology. J Neuropsychol 2014 ; 18.

[29.50] Mesulam MM, Weintraub S, Rogalski EJ, Wieneke C, Geula C, Bigio EH. Asymmetry and heterogeneity of Alzheimer's and frontotemporal pathology in primary progressive aphasia. Brain 2014 ; 137 : 1176-92.

[29.51] Teichmann M, Kas A, Boutet C, Ferrieux S, Nogues M, Samri D *et al.* Deciphering logopenic primary progressive aphasia : a clinical, imaging and biomarker investigation. Brain 2013 ; 136 (Pt 11) : 3474-88.

[29.52] Sajjadi SA, Patterson K, Nestor PJ. Logopenic, mixed, or Alzheimer-related aphasia ? Neurology 2014 : 26.

[29.53] Magnin E, Sylvestre G, Lenoir F, Dariel E, Bonnet L, Chopard G *et al.* Logopenic syndrome in posterior cortical atrophy. J Neurol 2013 ; 260 : 528-33.

[29.54] Crystal HA, Horoupian DS, Katzman R, Jotkowitz S. Biopsy-proved Alzheimer disease presenting as a right parietal lobe syndrome. Ann Neurol 1982 ; 12 : 186-8.

[29.55] Johnson JK, Head E, Kim R, Starr A, Cotman CW. Clinical and pathological evidence for a frontal variant of Alzheimer disease. Arch Neurol 1999 ; 56 : 1233-9.

[29.56] van der Flier WM, Pijnenburg YA, Fox NC, Scheltens P. Early-onset versus late-onset Alzheimer's disease : the case of the missing APOE ε4 allele. Lancet Neurol 2011 ; 10 : 280-8.

[29.57] Carrasquillo MM, Khan QU, Murray ME, Krishnan S, Aakre J, Pankratz VS *et al.* Late-onset Alzheimer disease genetic variants in posterior cortical atrophy and posterior AD. Neurology 2014 ; 26.

[29.58] Woolley JD, Khan BK, Murthy NK, Miller BL, Rankin KP. The diagnostic challenge of psychiatric symptoms in neurodegenerative disease : rates of and risk factors for prior psychiatric diagnosis in patients with early neurodegenerative disease. J Clin Psychiatry 2011 ; 72 : 126-33.

[29.59] Cummings JL, Mega M, Gray K, Rosenberg-Thompson S, Carusi DA, Gornbein J. The Neurospychiatric Inventory : comprehensive assessment of psychopathology in dementia. Neurology 1994 ; 44 : 2308-14.

[29.60] Toyota Y, Ikeda M, Shinagawa S, Matsumoto T, Matsumoto N, Hokoishi K *et al.* Comparison of behavioral and psychological symptoms in early-onset and late-onset Alzheimer's disease. Int J Geriatr Psychiatry 2007 ; 22 : 896-901.

[29.61] Panegyres PK, Chen HY. Early-onset Alzheimer's disease : a global cross-sectional analysis. Eur J Neurol 2014 ; 21 : 1149-54, e64-5.

[29.62] Lyketsos CG, Tune LE, Pearlson G, Steele C. Major depression in Alzheimer's disease. An interaction between gender and family history. Psychosomatics 1996 ; 37 : 380-4.

[29.63] Harwood DG, Barker WW, Ownby RL, Duara R. Association between premorbid history of depression and current depression in Alzheimer's disease. J Geriatr Psychiatry Neurol 1999 ; 12 : 72-5.

[29.64] Rosness TA, Barca ML, Engedal K. Occurrence of depression and its correlates in early onset dementia patients. Int J Geriatr Psychiatry 2010 ; 25 : 704-11.

[29.65] Erlangsen A, Zarit SH, Conwell Y. Hospital-diagnosed dementia and suicide : a longitudinal study using prospective, nationwide register data. Am J Geriatr Psychiatry 2008 ; 16 : 220-8.

[29.66] Sabodash V, Mendez MF, Fong S, Hsiao JJ. Suicidal behavior in dementia : a special risk in semantic dementia. Am J Alzheimers Dis Other Demen 2013 ; 28 : 592-9.

[29.67] Canevelli M, Piscopo P, Talarico G, Vanacore N, Blasimme A, Crestini A *et al.* Familial Alzheimer's disease sustained by presenilin 2 mutations : systematic review of literature and genotype-phenotype correlation. Neurosci Biobehav Rev 2014 ; 42 : 170-9.

[29.68] Ryan NS, Rossor MN. Correlating familial Alzheimer's disease gene mutations with clinical phenotype. Biomark Med 2010 ; 4 : 99-112.

[29.69] Tang-Wai D, Lewis P, Boeve B, Hutton M, Golde T, Baker M *et al.* Familial frontotemporal dementia associated with a novel presenilin-1 mutation. Dement Geriatr Cogn Disord 2002 ; 14 : 13-21.

[29.70] Borroni B, Pilotto A, Bonvicini C, Archetti S, Alberici A, Lupi A *et al.* Atypical presentation of a novel Presenilin 1 R377W mutation : sporadic, late-onset Alzheimer disease with epilepsy and frontotemporal atrophy. Neurol Sci 2012 ; 33 : 375-8.

[29.71] Queralt R, Ezquerra M, Lleo A, Castellvi M, Gelpi J, Ferrer I *et al.* A novel mutation (V89L) in the presenilin 1 gene in a family with early onset Alzheimer's disease and marked behavioural disturbances. J Neurol Neurosurg Psychiatry 2002 ; 72 : 266-9.

[29.72] Josephs KA, Whitwell JL, Boeve BF, Knopman DS, Tang-Wai DF, Drubach DA *et al.* Visual hallucinations in posterior cortical atrophy. Arch Neurol 2006 ; 63 : 1427-32.

[29.73] Nygaard HB, Lippa CF, Mehdi D, Baehring JM. A Novel Presenilin 1 Mutation in Early-Onset Alzheimer's Disease With Prominent Frontal Features. Am J Alzheimers Dis Other Demen 2014 ; 29 : 433-5.

[29.74] Amatniek JC, Hauser WA, DelCastillo-Castaneda C, Jacobs DM, Marder K, Bell K *et al.* Incidence and predictors of seizures in patients with Alzheimer's disease. Epilepsia 2006 ; 47 : 867-72.

[29.75] Born HA. Seizures in Alzheimer's disease. Neuroscience 2014 ; 286C : 251-63.

[29.76] Cretin B, Di Bitonto L, Blanc F, Magnin E. Left Temporal Lobe Epilepsy Revealing Left Posterior Cortical Atrophy Due to Alzheimer's Disease. J Alzheimers Dis 2015.

[29.77] Pilotto A, Padovani A, Borroni B. Clinical, biological, and imaging features of monogenic Alzheimer's Disease. Biomed Res Int 2013 ; 2013 : 689591.

[29.78] Saint-Aubert L, Payoux P, Hannequin D, Barbeau EJ, Campion D, Delisle MB *et al.* MR, (18)F-FDG, and (18) F-AV45 PET correlate with AD PSEN1 original phenotype. Alzheimer Dis Assoc Disord 2013 ; 27 : 91-4.

[29.79] Testi S, Peluso S, Fabrizi GM, Antenora A, Russo CV, Pappata S *et al.* A novel PSEN1 mutation in a patient with sporadic early-onset Alzheimer's disease and prominent cerebellar ataxia. J Alzheimers Dis 2014 ; 41 : 709-14.

[29.80] Anheim M, Hannequin D, Boulay C, Martin C, Campion D, Tranchant C. Ataxic variant of Alzheimer's disease caused by Pro117Ala PSEN1 mutation. J Neurol Neurosurg Psychiatry 2007 ; 78 : 1414-5.

[29.81] Guyant-Marechal I, Berger E, Laquerriere A, Rovelet-Lecrux A, Viennet G, Frebourg T *et al.* Intrafamilial diversity of phenotype associated with app duplication. Neurology 2008 ; 71 : 1925-6.

[29.82] Frisoni GB, Testa C, Sabattoli F, Beltramello A, Soininen H, Laakso MP. Structural correlates of early and late onset Alzheimer's disease : voxel based morphometric study. J Neurol Neurosurg Psychiatry 2005 ; 76 : 112-4.

[29.83] Ishii K, Kawachi T, Sasaki H, Kono AK, Fukuda T, Kojima Y *et al.* Voxel-based morphometric comparison between early- and late-onset mild Alzheimer's disease and assessment of diagnostic performance of z score images. AJNR Am J Neuroradiol 2005 ; 26 : 333-40.

[29.84] Shibuya Y, Kawakatsu S, Hayashi H, Kobayashi R, Suzuki A, Sato C *et al.* Comparison of entorhinal cortex atrophy between early-onset and late-onset Alzheimer's disease using the VSRAD, a specific and sensitive voxel-based morphometry. Int J Geriatr Psychiatry 2013 ; 28 : 372-6.

[29.85] Karas G, Scheltens P, Rombouts S, van Schijndel R, Klein M, Jones B *et al.* Precuneus atrophy in early-onset Alzheimer's disease : a morphometric structural MRI study. Neuroradiology 2007 ; 49 : 967-76.

[29.86] Moller C, Vrenken H, Jiskoot L, Versteeg A, Barkhof F, Scheltens P *et al.* Different patterns of gray matter atrophy in early- and late-onset Alzheimer's disease. Neurobiol Aging 2013 ; 34 : 2014-22.

[29.87] Shiino A, Watanabe T, Kitagawa T, Kotani E, Takahashi J, Morikawa S *et al.* Different atrophic patterns in early- and late-onset Alzheimer's disease and evaluation of clinical utility of a method of regional z-score analysis using voxel-based morphometry. Dement Geriatr Cogn Disord 2008 ; 26 : 175-86.

[29.88] Kemp PM, Holmes C, Hoffmann SM, Bolt L, Holmes R, Rowden J *et al.* Alzheimer's disease : differences in technetium-99m HMPAO SPECT scan findings between early onset and late onset dementia. J Neurol Neurosurg Psychiatry 2003 ; 74 : 715-9.

[29.89] Ossenkoppele R, Zwan MD, Tolboom N, van Assema DM, Adriaanse SF, Kloet RW *et al.* Amyloid burden and metabolic function in early-onset Alzheimer's disease : parietal lobe involvement. Brain 2012 ; 135 (Pt 7) : 2115-25.

[29.90] Rabinovici GD, Furst AJ, Alkalay A, Racine CA, O'Neil JP, Janabi M *et al.* Increased metabolic vulnerability in early-onset Alzheimer's disease is not related to amyloid burden. Brain 2010 ; 133 (Pt2) : 512-28.

[29.91] Minoshima S, Giordani B, Berent S, Frey KA, Foster NL, Kuhl DE. Metabolic reduction in the posterior cingulate cortex in very early Alzheimer's disease. Ann Neurol 1997 ; 42 : 85-94.

[29.92] Kim EJ, Cho SS, Jeong Y, Park KC, Kang SJ, Kang E *et al.* Glucose metabolism in early onset versus late onset Alzheimer's disease : an SPM analysis of 120 patients. Brain 2005 ; 128 (Pt 8) : 1790-801.

[29.93] Mosconi L, Sorbi S, de Leon MJ, Li Y, Nacmias B, Myoung PS *et al.* Hypometabolism exceeds atrophy in presymptomatic early-onset familial Alzheimer's disease. J Nucl Med 2006 ; 47 : 1778-86.

[29.94] Choo IH, Lee DY, Kim JW, Seo EH, Lee D, Kim YK *et al.* Relationship of Amyloid-Beta Burden With Age-At-Onset in Alzheimer Disease. Am J Geriatr Psychiatry 2011 ; 19 : 627-34.

[29.95] de Souza LC, Chupin M, Bertoux M, Lehericy S, Dubois B, Lamari F *et al.* Is Hippocampal Volume a Good Marker to Differentiate Alzheimer's Disease from Frontotemporal Dementia ? J Alzheimers Dis 2013 ; 29.

[29.96] Bouwman FH, Schoonenboom NSM, Verwey NA, van Elk EJ, Kok A, Blankenstein MA *et al.* CSF biomarker levels in early and late onset Alzheimer's disease. Neurobiol Aging 2009 ; 30 : 1895-901.

[29.97] Kester MI, Blankenstein MA, Bouwman FH, van Elk EJ, Scheltens P, van der Flier WM. CSF biomarkers in

Alzheimer's disease and controls : associations with APOE genotype are modified by age. J Alzheimers Dis 2009 ; 16 : 601-7.

[29.98] Dumurgier J, Gabelle A, Vercruysse O, Bombois S, Laplanche JL, Peoc'h K *et al.* Exacerbated CSF abnormalities in younger patients with Alzheimer's disease. Neurobiol Dis 2013 ; 54 : 486-91.

[29.99] Formaglio M, Costes N, Seguin J, Tholance Y, Le Bars D, Roullet-Solignac I *et al. In vivo* demonstration of amyloid burden in posterior cortical atrophy : a case series with PET and CSF findings. J Neurol 2011 ; 258 : 1841-51.

[29.100] Luedecke D, Becktepe JS, Lehmbeck J, Finckh U, Yamamoto R, Jahn H *et al.* A novel presenilin 1 mutation (Ala275Val) as cause of early-onset familial Alzheimer disease. Neurosci Lett 2014 ; 566 : 115-9.

[29.101] Balasa M, Sanchez-Valle R, Antonell A, Bosch B, Olives J, Rami L *et al.* Usefulness of biomarkers in the diagnosis and prognosis of early-onset cognitive impairment. J Alzheimers Dis 2014 ; 40 : 919-27.

[29.102] Arai H, Ichimiya Y, Kosaka K, Moroji T, Iizuka R. Neurotransmitter changes in early- and late-onset Alzheimer-type dementia. Prog Neuropsychopharmacol Biol Psychiatry 1992 ; 16 : 883-90.

[29.103] Marshall GA, Fairbanks LA, Tekin S, Vinters HV, Cummings JL. Early-onset Alzheimer's disease is associated with greater pathologic burden. J Geriatr Psychiatry Neurol 2007 ; 20 : 29-33.

[29.104] Genin E, Hannequin D, Wallon D, Sleegers K, Hiltunen M, Combarros O *et al.* APOE and Alzheimer disease : a major gene with semi-dominant inheritance. Mol Psychiatry 2011 ; 16 : 903-7.

[29.105] Pottier C, Hannequin D, Coutant S, Rovelet-Lecrux A, Wallon D, Rousseau S *et al.* High frequency of potentially pathogenic SORL1 mutations in autosomal dominant early-onset Alzheimer disease. Mol Psychiatry 2012 ; 17 : 875-9.

[29.106] Pottier C, Wallon D, Rousseau S, Rovelet-Lecrux A, Richard AC, Rollin-Sillaire A *et al.* TREM2 R47H variant as a risk factor for early-onset Alzheimer's disease. J Alzheimers Dis 2013 ; 35 : 45-9.

[29.107] Wallon D, Rousseau S, Rovelet-Lecrux A, Quillard-Muraine M, Guyant-Marechal L, Martinaud O *et al.* The French Series of Autosomal Dominant Early Onset Alzheimer's Disease Cases : Mutation Spectrum and Cerebrospinal Fluid Biomarkers. J Alzheimers Dis 2012 ; 30 : 847-56.

[29.108] Rossor MN, Mummery CJ, Schott JM, Warren JD. The diagnosis of young-onset dementia. Lancet Neurol 2010 ; 9 : 793-806.

[29.109] Ryman DC, Acosta-Baena N, Aisen PS, Bird T, Danek A, Fox NC *et al.* Symptom onset in autosomal dominant Alzheimer disease : A systematic review and meta-analysis. Neurology 2014 ; 83 : 253-60.

[29.110] Wisniewski T, Dowjat WK, Buxbaum JD, Khorkova O, Efthimiopoulos S, Kulczycki J *et al.* A novel Polish presenilin-1 mutation (P117L) is associated with familial Alzheimer's disease and leads to death as early as the age of 28 years. Neuroreport 1998 ; 9 : 217-21.

[29.111] Cruts M, van Duijn CM, Backhovens H, Van den Broeck M, Wehnert A, Serneels S *et al.* Estimation of the genetic contribution of presenilin-1 and -2 mutations in a population-based study of presenile Alzheimer disease. Hum Mol Genet 1998 ; 7 : 43-51.

[29.112] Ropper AH, Williams RS. Relationship between plaques, tangles, and dementia in Down syndrome. Neurology 1980 ; 30 : 639-44.

[29.113] Hartley D, Blumenthal T, Carrillo M, DiPaolo G, Esralew L, Gardiner K *et al.* Down syndrome and Alzheimer's disease : Common pathways, common goals. Alzheimers Dement 2014.

[29.114] Dolan D, Troncoso J, Resnick SM, Crain BJ, Zonderman AB, O'Brien RJ. Age, Alzheimer's disease and dementia in the Baltimore Longitudinal Study of Ageing. Brain 2010 ; 133 (Pt 8) : 2225-31.

[29.115] Ortner M, Kurz A, Alexopoulos P, Auer F, Diehl-Schmid J, Drzezga A *et al.* Small Vessel Disease, but Neither Amyloid Load nor Metabolic Deficit, Is Dependent on Age at Onset in Alzheimer's Disease. Biol Psychiatry 2014.

[29.116] Ishikawa A, Piao YS, Miyashita A, Kuwano R, Onodera O, Ohtake H *et al.* A mutant PSEN1 causes dementia with Lewy bodies and variant Alzheimer's disease. Ann Neurol 2005 ; 57 : 429-34.

[29.117] Holmes C. Genotype and phenotype in Alzheimer's disease. Br J Psychiatry 2002 ; 180 : 131-4.

[29.118] Armstrong RA. Factors determining disease duration in Alzheimer's disease : a postmortem study of 103 cases using the Kaplan-Meier estimator and Cox regression. Biomed Res Int 2014 ; 2014 : 623487.

[29.119] Sakai M, Hanyu H, Kume K, Sato T, Hirao K, Kanetaka H *et al.* Rate of progression of Alzheimer's disease in younger versus older patients : a longitudinal single photon emission computed tomography study. Geriatr Gerontol Int 2013 ; 13 : 555-62.

[29.120] Cho H, Jeon S, Kang SJ, Lee JM, Lee JH, Kim GH *et al.* Longitudinal changes of cortical thickness in early- versus late-onset Alzheimer's disease. Neurobiol Aging 2013 ; 34 : 1921.

[29.121] Antoine P, Pasquier F. Emotional and Psychological Implications of Early AD Diagnosis. Med Clin North Am 2013 ; 97 : 459-75.

[29.122] Arai A, Matsumoto T, Ikeda M, Arai Y. Do family caregivers perceive more difficulty when they look after patients with early onset dementia compared to those with late onset dementia ? Int J Geriatr Psychiatr 2007 ; 22 : 1255-61.

[29.123] van Vliet D, de Vugt ME, Kohler S, Aalten P, Bakker C, Pijnenburg YA *et al.* Awareness and its association with affective symptoms in young-onset and late-onset Alzheimer disease : a prospective study. Alzheimer Dis Assoc Disord 2013 ; 27 : 265-71.

[29.124] Ducharme F, Kergoat MJ, Coulombe R, Levesque L, Antoine P, Pasquier F. Unmet support needs of early-onset dementia family caregivers : a mixed-design study. BMC nursing 2014 ; 13 : 49.

[29.125] van Vliet D, de Vugt ME, Bakker C, Koopmans RT, Verhey FR. Impact of early onset dementia on caregivers : a review. Int J Geriatr Psychiatry 2010 ; 25 : 1091-100.

[29.126] Ducharme F, Kergoat MJ, Antoine P, Pasquier F, Coulombe R. The unique experience of spouses in early-onset dementia. Am J Alzheimers Dis Other Demen 2013 ; 28 : 634-41.

[29.127] Wawrziczny E, Antoine P, Ducharme F, Kergoat MJ, Pasquier F. Couples' experiences with early-onset dementia : An interpretative phenomenological analysis of dyadic dynamics. Dementia (London, England) 2014.

[29.128] Harris PB, Keady J. Selfhood in younger onset dementia : transitions and testimonies. Aging Ment Health 2009 ; 13 : 437-44.

[29.129] Ducharme F, Kergoat MJ, Antoine P, Pasquier F, Coulombe R. Caring for individuals with early-onset dementia and their family caregivers : the perspective of health care professionals. Advances in Alzheimer's Disease 2014 ; 3 : 33-43.

[29.130] Lebert F, Boitte P, de Bouvet A, Pasquier F. Maladie d'Alzheimer et syndromes apparentés : spécificités des « malades jeunes », réflexions cliniques et éthiques. Geriatr Psychol Neuropsychiatr Vieil 2012 ; 10 : 65-72.

[29.131] Wojtas A, Heggeli KA, Finch N, Baker M, Dejesus-Hernandez M, Younkin SG *et al.* C9ORF72 repeat expansions and other FTD gene mutations in a clinical AD patient series from Mayo Clinic. American journal of neurodegenerative disease 2012 ; 1 : 107-18.

[29.132] Depaz R, Haik S, Peoc'h K, Seilhean D, Grabli D, Vicart S *et al.* Long-standing prion dementia manifesting as posterior cortical atrophy. Alzheimer Dis Assoc Disord 2012 ; 26 : 289-92.

[29.133] Lebert F, Pasquier F. Utilisation des antipsychotiques chez les « malades jeunes ». Rev Neurol (Paris). 2009 ; 165 : 44.

[29.134] Cercy SP, Sadowski MJ, Wisniewski T. Prominent neuroleptic sensitivity in a case of early-onset Alzheimer disease due to presenilin-1 G206A mutation. Cogn Behav Neurol 2008 ; 21 : 190-5.

[29.135] Lebert F, Bieder F, Turc S. Caring for « young » Alzheimer's patients in a home for dependent elderly people. Soins Gerontol 2010 ; 85 : 28-30.

[29.136] Schneider LS, Olin JT, Lyness SA, Chui HC. Eligibility of Alzheimer's disease clinic patients for clinical trials. J Am Geriatr Soc 1997 ; 45 : 923-8.

[29.137] Bernick C, Cummings J, Raman R, Sun X, Aisen P. Age and Rate of Cognitive Decline in Alzheimer Disease : Implications for Clinical Trials. Arch Neurol 2012 ; 69 : 901-5.

[29.138] Cooper SA, Caslake M, Evans J, Hassiotis A, Jahoda A, McConnachie A *et al.* Toward onset prevention of cognitive decline in adults with Down syndrome (the TOP-COG study) : study protocol for a randomized controlled trial. Trials 2014 ; 15 : 202.

Partie 4
Les démences non Alzheimer

Chapitre 30

Maladie des grains argyrophiles

| S. Epelbaum, C. Duyckaerts

Physiopathologie

La maladie des grains argyrophiles (GA), telle que décrite initialement par Braak, est une constatation essentiellement *post-mortem* [30.1]. Les grains fusiformes de quelques micromètres de longueur étaient mis en évidence par l'imprégnation argentique de Gallyas, d'où le terme « argyrophile ». Dans la description princeps, il pouvait s'agir de la seule lésion observable, ou associée à des lésions typiques de maladie d'Alzheimer. Une étude ultérieure a mis en évidence des accumulations argyrophiles dans le corps cellulaire de l'oligodendrocyte, une lésion appelée *coiled body* (« corps bobiné ») [30.2], localisée principalement dans la substance blanche. Les grains et les corps bobinés sont observés aussi dans l'amygdale temporale (principalement les noyaux basolatéraux) et le noyau latéral du tuber (un noyau hypothalamique) [30.2]. Une distribution plus extensive (jusqu'à l'isocortex et au tronc cérébral) de ces lésions a été décrite, ce qui a donné lieu à une classification de la maladie des GA en fonction de sa sévérité [30.3].

L'immunohistochimie de la protéine tau met en évidence, dans les régions riches en grains, des neurones dont le cytoplasme contient de la protéine tau hyperphosphorylée qui ne s'est pas accumulée sous la forme de dégénérescence neurofibrillaire (un aspect connu dans la maladie d'Alzheimer sous le nom de *pre-tangle* ou pré-DNF [30.4]). Les grains, eux aussi tau-positifs, paraissent accrochés aux dendrites de ces neurones [30.5, 30.6]. Des neurones gonflés sont toujours observés dans l'amygdale. Ils peuvent être facilement identifiés par les anticorps dirigés contre l'α-B-crystalline, comme le sont les neurones gonflés de la maladie de Pick [30.7]. Des astrocytes faiblement marqués par des anticorps dirigés contre la protéine tau sont aussi présents [30.8].

La triade *grains, neurones et oligodendrocytes tau-positifs* définit la maladie des GA *(fig. 30.1)*. Elle est souvent associée à la maladie d'Alzheimer ou à d'autres pathologies dégénératives : maladie de Parkinson [30.9], de Creutzfeldt-Jakob, atrophie multisystématisée [30.10]. Les plaques séniles sont relativement moins nombreuses et les dépôts diffus plus abondants dans les cas de maladie d'Alzheimer associée à des GA, que dans les formes communes [30.11].

FIGURE 30.1 Hippocampe *(subiculum)*. Immunohistochimie de la protéine tau (objectif × 40 ; le trait représente 30 µm).

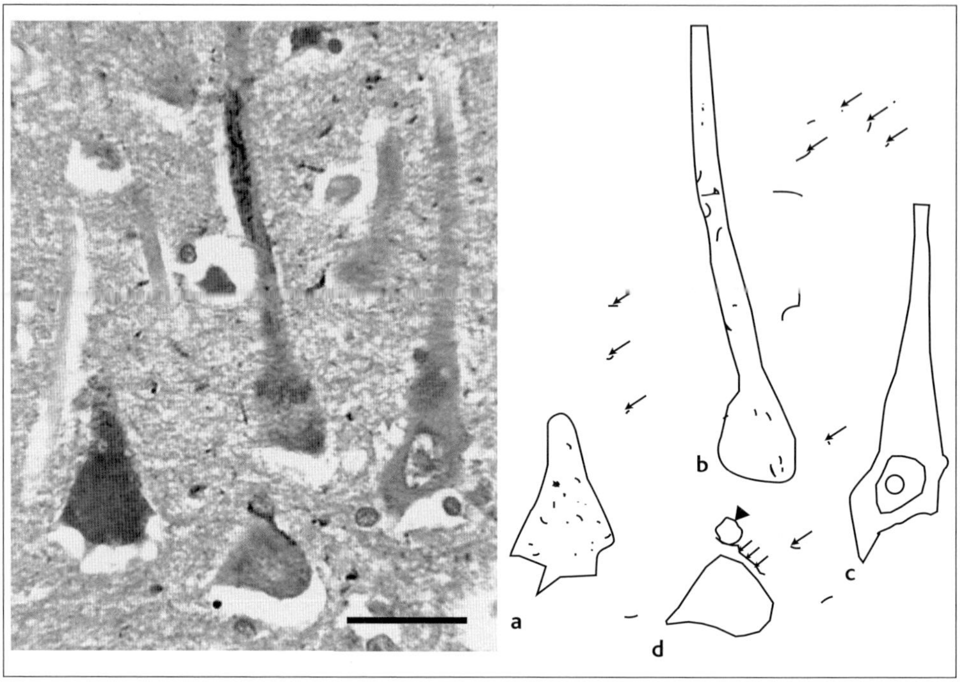

Quatre neurones sont visibles sur la photomicrographie (**a**, **b**, **c**, **d**). Les neurones **a** et **b** contiennent des accumulations de protéine tau sans formation de véritable dégénérescence neurofibrillaire *(pre-tangle)*. Les flèches les plus grandes indiquent les « grains », d'une taille de quelques µm. Un noyau d'oligodendrocyte est visible (tête de flèche) ; l'accumulation de protéine tau dans son cytoplasme constitue un « corps bobiné » (ou *coiled body*).

Prévalence

La prévalence des grains lors des études *post-mortem* est élevée et augmente avec l'âge. Lors d'une étude systématique portant sur 2 661 cerveaux, ils étaient identifiés dans 125 cas (5 %) entre 51 et 96 ans, alors que les cas de maladie d'Alzheimer représentaient 6 % de cette population [30.12]. Chez les centenaires, des GA pourraient être constamment mis en évidence dans l'hippocampe [30.3]. Il s'agit donc d'une maladie fréquente.

Sémiologie clinique

Les caractéristiques anatomopathologiques de la maladie sont aujourd'hui bien définies mais les études clinicopathologiques sont encore peu nombreuses : la sémiologie neurologique de cette affection est mal connue et semble liée :

- à l'importance et à la distribution de la charge lésionnelle ;
- à l'association d'une autre maladie neurodégénérative [30.3].

Les symptômes ont été considérés comme similaires à ceux de la maladie d'Alzheimer [30.13]. L'analyse rétrospective de 35 cas a montré qu'une démence était présente dans 19 cas, l'état intellectuel étant jugé normal dans 16 cas. Les grains étaient présents dans tous les cas à la partie antérieure de l'hippocampe. L'atteinte de la partie postérieure de l'hippocampe, du cortex entorhinal et parahippocampique était plus fréquente chez les patients déments [30.14]. Une étude portant sur 4 cas souligne l'importance des troubles de la mémoire et des modifications de la personnalité : agressivité, impulsivité [30.15]. L'accumulation extensive de GA pourrait être à l'origine de tableaux de démence frontotemporale [30.16].

Conclusion

La maladie des GA est aujourd'hui exclusivement une découverte *post-mortem*. Ce diagnostic, à notre connaissance, n'a jamais été porté du vivant du patient car la sémiologie clinique est encore mal connue, probablement polymorphe, et il n'existe aucun signe clinique ou paraclinique spécifique de cette affection. Lorsque les lésions sont abondantes et diffuses, elles semblent, à elles seules, pouvoir être responsables d'un déclin cognitif et de troubles comportementaux. Elles sont souvent associées à la maladie d'Alzheimer, qu'elles pourraient aggraver.

Bibliographie

[30.1] Braak H, Braak E. Argyrophilic grains : characteristic pathology of cerebral cortex in cases of adult onset dementia without Alzheimer changes. Neurosci Lett 1987 ; 761 : 124-7.

[30.2] Braak H, Braak E. Cortical and subcortical argyrophilic grains characterize a disease associated with adult onset dementia. Neuropathol Appl Neurobiol 1989 ; 151 : 13-26.

[30.3] Pham CT, de Silva R, Haik S, Verny M, Sachet A, Forette B *et al.* Tau-positive grains are constant in centenarians' hippocampus. Neurobiol Aging 2011 ; 327 : 1296-303.

[30.4] Bancher C, Brunner C, Lassmann H, Budka H, Jellinger K, Wiche G *et al.* Accumulation of abnormally phosphorylated tau precedes the formation of neurofibrillary tangles in Alzheimer's disease. Brain Res 1989 ; 477 : 90-9.

[30.5] Tolnay M, Mistl C, Ipsen S, Probst A. Argyrophilic grains of Braak : occurrence in dendrites of neurons containing hyperphosphorylated tau protein. Neuropathol Appl Neurobiol 1998 ; 241 : 53-9.

[30.6] Tolnay M, Spillantini MG, Goedert M, Ulrich J, Langui D, Probst A. Argyrophilic grain disease : widespread hyperphosphorylation of tau protein in limbic neurons. Acta Neuropathol 1997 ; 935 : 477-84.

[30.7] Tolnay M, Probst A. Ballooned neurons expressing alphaB-crystallin as a constant feature of the amygdala in argyrophilic grain disease. Neurosci Lett 1998 ; 2463 : 165-8.

[30.8] Botez G, Probst A, Ipsen S, Tolnay M. Astrocytes expressing hyperphosphorylated tau protein without glial fibrillary tangles in argyrophilic grain disease. Acta Neuropathol 1999 ; 983 : 251-6.

[30.9] Togo T, Sahara N, Yen SH, Cookson N, Ishizawa T, Hutton M *et al.* Argyrophilic grain disease is a sporadic 4-repeat tauopathy. J Neuropathol Exp Neurol 2002 ; 616 : 547-56.

[30.10] Wakabayashi K, Kawachi I, Toyoshima Y, Takahashi H. Occurrence of argyrophilic grains in multiple system atrophy : histopathological examination of 26 autopsy cases. No To Shinkei 1999 ; 515 : 433-7.

[30.11] Tolnay M, Calhoun M, Pham HC, Egensperger R, Probst A. Low amyloid (Abeta) plaque load and relative predominance of diffuse plaques distinguish argyrophilic grain disease from Alzheimer's disease. Neuropathol Appl Neurobiol 1999 ; 254 : 295-305.

[30.12] Braak H, Braak E. Argyrophilic grain disease : frequency of occurrence in different age categories and neuropathological diagnostic criteria. J Neural Transm 1998 ; 1058 : 801-19.

[30.13] Itagaki S, McGeer PL, Akiyama H, Beattie BL, Walker DG, Moore GR *et al.* A case of adult-onset dementia with argyrophilic grains. Ann Neurol 1989 ; 265 : 685-9.

[30.14] Tolnay M, Schwietert M, Monsch AU, Staehelin HB, Langui D, Probst A. Argyrophilic grain disease : distribution of grains in patients with and without dementia. Acta Neuropathol 1997 ; 944 : 353-8.

[30.15] Ikeda K, Akiyama H, Arai T, Matsushita M, Tsuchiya K, Miyazaki H. Clinical aspects of argyrophilic grain disease. Clin Neuropathol 2000 ; 196 : 278-84.

[30.16] Hodges JR, Davies RR, Xuereb JH, Casey B, Broe M, Bak TH *et al.* Clinicopathological correlates in frontotemporal dementia. Ann Neurol 2004 ; 563 : 399-406.

Chapitre 31

Sclérose hippocampique

S. Epelbaum, F. Pasquier, C. Duyckaerts

Sclérose hippocampique : historique, définition et conséquence clinique

Le terme de sclérose hippocampique est impropre puisqu'il s'agit en réalité d'une perte neuronale et d'une gliose. Il est consacré par l'usage : il est en effet utilisé depuis Bouchet et Cazauvieilh [31.1] et Sommer [31.2]. Ces auteurs avaient observé ces lésions chez des patients épileptiques. Elles intéressaient la corne d'Ammon (CA, ou hippocampe) et prédominaient dans une région qui a grossièrement les limites anatomiques de CA1 et qui porte aujourd'hui le nom de « secteur de Sommer ». Le secteur CA2 (« secteur résistant ») est partiellement ou totalement respecté. La perte neuronale déborde volontiers les limites de CA1 : elle intéresse le secteur CA4 et le gyrus denté. Plus rarement, elle touche aussi le *subiculum*, à l'origine des fibres du pilier du fornix qui se terminent dans le corps mammillaire. Une atrophie fornicomammillaire, visible macroscopiquement, en est la conséquence.

La sclérose hippocampique (aussi appelée « ammonienne » ou « incisurale ») est, aujourd'hui encore, fréquemment observée dans les pièces d'exérèse hippocampique au cours de la chirurgie de l'épilepsie [31.3]. Le secteur de Sommer est sensible à l'anoxie, et les arrêts cardiaques prolongés, par exemple, peuvent provoquer des lésions analogues à celles qui sont constatées dans l'épilepsie. La sclérose hippocampique est fréquemment observée au cours des traumatismes cérébraux, l'épilepsie et l'anoxie pouvant contribuer l'une et l'autre à la genèse des lésions [31.4]. Elle peut enfin être la conséquence des hypoglycémies sévères telles qu'elles étaient, par exemple, observées au cours des chocs insuliniques pour le traitement des psychoses [31.5].

Des lésions isolées mais bilatérales du secteur CA1 de l'hippocampe ont pour conséquence clinique une amnésie antérograde sévère [31.6, 31.7]. Lorsqu'elles sont unilatérales, comme c'est le plus souvent le cas dans l'épilepsie, l'amnésie est absente ou transitoire.

L'atrophie macroscopique de la corne d'Ammon peut être diagnostiquée par l'IRM, mais il reste difficile aujourd'hui de reconnaître *in vivo* que la diminution de volume est due à une perte neuronale pure. Bien que le diagnostic de certitude de sclérose hippocampique reste encore à ce jour porté à l'examen microscopique *(fig. 31.1)*, des études récentes en IRM à haute résolution suggèrent qu'il devrait devenir possible de confirmer le diagnostic de sclérose hippocampique avant l'examen anatomopathologique [31.8, 31.9].

FIGURE 31.1 Perte neuronale dans le secteur de Sommer.

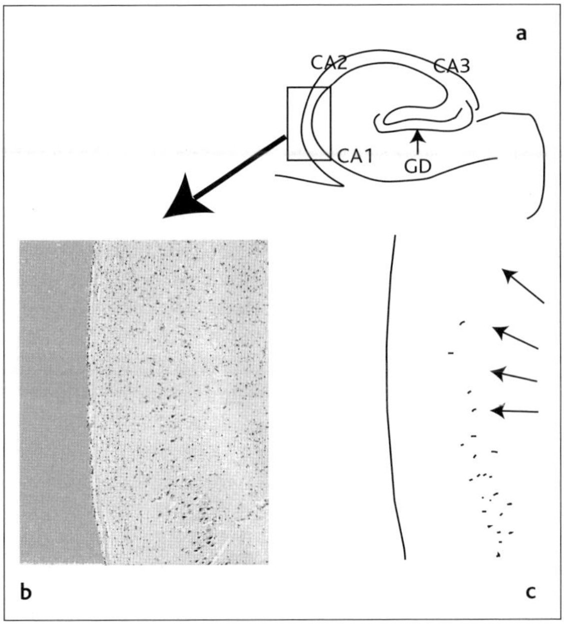

Le schéma **a** représente la corne d'Ammon (CA) et la position des divers secteurs de Lorente de Nò (CA1, CA2, CA3, CA4). L'endroit où la photo a été prise est indiqué par un rectangle. Sur la microphotographie **b**, les neurones apparaissent en noir (ils sont figurés en regard sur le schéma **c**). Dans la partie basse, leur densité est relativement respectée. À l'endroit des flèches sur le schéma **c**, la perte neuronale est sévère. La région de la perte neuronale correspond à une partie de CA1 appelée secteur de Sommer.

Prévalence de la sclérose hippocampique chez les patients déments

La sclérose hippocampique est donc une constatation neuropathologique, qui se distingue de l'atrophie hippocampique, terme surtout employé en neuro-imagerie, qui décrit simplement la diminution du volume de cette structure ne correspondant le plus souvent qu'à une perte synaptique (dégénérescence de la *stratum lacunosum-radiatum*) et non à une perte neuronale [31.10]. La sclérose hippocampique est une lésion aux causes multiples qui n'est caractéristique que par sa topographie sélective. Elle ne peut en aucun cas être prise pour une « maladie ».

La présence d'une sclérose hippocampique bilatérale avait été signalée chez des patients déments [31.11-31.14] mais son importance n'a été appréhendée que récemment [31.15]. Elle est observée dans 7 à 26 % des cerveaux âgés [31.15, 31.16], mais aussi dans le cerveau de patients déments plus jeunes [31.11-31.14]. Dans une série neuropathologique de patients âgés de 80 ans ou plus, 16 % présentaient une sclérose hippocampique [31.15]. En considérant les seuls cerveaux de patients déments, l'incidence était même plus élevée : 26 %. Tous les patients ayant une sclérose hippocampique étaient déments. Ces chiffres ont été remis en cause par les études ultérieures : une prévalence de 0,4 % a été observée dans une grande série neuropathologique de près de 1 771 patients déments provenant d'une banque de cerveaux [31.17]. Dans une autre série, la prévalence était de 4 cas sur 746 patients déments

(0,53 %) [31.18], et dans celle du *Consortium to Establish a Registry for Alzheimer's Disease* (CERAD) de 3 cas sur 100 [31.19]. La discordance entre ces valeurs (de 0,4 à 26 %) tient, au moins en partie, au seuil de perte neuronale jugé nécessaire pour accepter le diagnostic.

Causes de la sclérose hippocampique

La cause de la sclérose hippocampique dans ce groupe de patients, âgés et déments, demeure inconnue. Elle est probablement multifactorielle. Les lésions sont identiques à celles que l'on observe dans l'épilepsie, l'anoxie-ischémie ou l'hypoglycémie. Ces possibilités peuvent donc être envisagées. Dans la plupart des cas, l'histoire clinique ne signale pas d'épisode d'hypotension ou d'hypoxie [31.17, 31.18] mais, dans plusieurs séries, les pathologies cardiaques tendaient à être plus fréquentes chez les patients que chez les cas contrôles [31.12, 31.15]. Dans la série de Ala *et al.* [31.17], 7 cas de sclérose hippocampique pure ont été identifiés dans une cohorte neuropathologique de 1 771 patients déments. Un seul patient avait eu un épisode d'hypotension documenté, 2 étaient traités pour hypertension, 5 avaient une pathologie cardiaque (de nature variable) mais aucun n'était considéré comme atteint de maladie cérébrovasculaire. Aucun patient n'avait d'antécédent de diabète et un seul avait présenté des crises d'épilepsie (2 ans avant le début de la démence). La sclérose hippocampique, dans ce groupe de patients déments, était donc rarement associée à l'une de ses causes reconnues. On peut toutefois remarquer que l'absence d'épilepsie clinique (également signalée dans d'autres séries [31.12, 31.15]) n'écarte pas la possibilité d'épilepsie temporale passée inaperçue. On peut aussi signaler que la sclérose hippocampique peut accompagner une démence vasculaire [31.15, 31.18] (notamment avec ischémie bitemporale interne [31.20] ou leucoencéphalopathie [31.15]) et que, dans ces cas, son origine ischémique est probable.

La sclérose hippocampique est souvent associée à une démence dégénérative, ce qui laisse penser qu'elle pourrait dans certains cas en être la conséquence [31.17]. Elle a pu, en effet, être identifiée dans des cas de maladie d'Alzheimer [31.12, 31.15, 31.16], de démence à corps de Lewy [31.15], de démence frontotemporale [31.13, 31.18], de dégénérescence corticobasale [31.21], de démence à grains argyrophiles [31.15] et de paralysie supranucléaire progressive [31.22]. Dans une série portant sur 302 scléroses hippocampiques sévères (représentant 17 % des cas de démences), 68 % étaient associées à la maladie d'Alzheimer, 10 % à une démence à corps de Lewy, 9 % à une démence frontotemporale, 2 % à une démence vasculaire pure, et dans un cas à une maladie de Creutzfeldt-Jakob, une encéphalite, une démence alcoolique ou une gliose sous-corticale progressive [31.23].

Sémiologie clinique et paraclinique

Les cas où la sclérose hippocampique est la seule anomalie histopathologique pouvant expliquer le tableau clinique sont rares [31.12, 31.15, 31.16, 31.18]. Il ne semble pas y avoir de déséquilibre du sex-ratio. L'expression clinique de la sclérose hippocampique, telle qu'elle peut être reconstituée par l'examen rétrospectif des dossiers, est comparable à celle de la maladie d'Alzheimer [31.17, 31.18]. C'est, en effet, le diagnostic de maladie d'Alzheimer probable ou possible qui avait été porté du vivant des patients dans les quelques articles mentionnant les données cliniques [31.12, 31.15, 31.19]. Les troubles mnésiques et du langage ne sont pas significativement différents dans la maladie d'Alzheimer et la sclérose hippocampique [31.12]. Ils portent sur l'encodage, le stockage et la consolidation. Le déficit de la dénomination et la baisse des fluences verbales sont comparables à ceux observés dans la maladie d'Alzheimer. En revanche, les performances visuospatiales sont meilleures, comme les résultats des tests évaluant les fonctions exécutives [31.12].

Dans toutes les séries publiées, le trouble cognitif déborde le domaine de la mémoire et même du langage. Il peut être suffisant pour retentir sur la vie quotidienne. Le diagnostic de démence est donc justifié. L'atteinte extramnésique ne peut pas être imputée à la seule lésion hippocampique [31.11, 31.14, 31.17, 31.19]. Une pathologie néocorticale associée a donc été recherchée. Des lésions de maladie d'Alzheimer sont presque toujours présentes mais il est difficile de déterminer si elles sont plus fréquentes ou plus étendues que dans la population générale. Dans d'autres cas, il s'agit probablement d'une démence frontotemporale, qui explique à la fois les lésions hippocampiques et néocorticales [31.15, 31.17], la sévérité du syndrome amnésique étant bien entendu liée à l'atteinte hippocampique [31.17, 31.24, 31.25].

Dans une série européenne de 3 311 patients souffrant d'une épilepsie du lobe temporal, une sclérose hippocampique est observée dans 48 % des cas. Dans cette pathologie épileptique avec sclérose hippocampique les troubles cognitifs sont fréquents. La mémoire est le domaine cognitif touché de façon prédominante et cette altération est corrélée aux anomalies (perte et dispersion des cellules granulaires) constatées au sein du gyrus denté [31.26]. Ce point est particulièrement intéressant pour l'étude du rôle de la neurogenèse (qui a lieu tout au long de la vie uniquement dans le gyrus denté et le bulbe olfactif chez l'homme) vis-à-vis des phénomènes de mémorisation.

Sur le plan paraclinique, l'IRM est l'examen de choix pour diagnostiquer la sclérose de l'hippocampe, qui apparaît atrophié, en hypersignal T2 et hyposignal T1. L'imagerie fonctionnelle (PET-scan au ^{18}FDG) permet parfois de redresser le diagnostic même quand l'IRM est normale, en montrant un hypométabolisme temporal ipsilatéral à la sclérose hippocampique, dont l'étendue peut déborder largement les structures temporales internes [31.27].

Conclusion

La sclérose hippocampique est fréquemment observée chez les patients âgés puisque des chiffres de prévalence de 15 à 20 % ont été avancés mais elle est la principale constatation dans moins de 1 % des cas. Son mécanisme est probablement multifactoriel : l'anoxie-ischémie et l'épilepsie peuvent parfois être considérées comme responsables ; elle est, dans d'autres cas, associée à une démence dégénérative qui pourrait en être la cause. Le plus souvent son origine ne peut être déterminée.

L'atteinte hippocampique bilatérale, à elle seule, explique les troubles de la mémoire, constamment mentionnés. L'histoire clinique, généralement reconstituée de façon rétrospective, fait souvent état d'autres troubles cognitifs qui justifient le diagnostic de démence, en particulier de maladie d'Alzheimer. Les lésions néocorticales associées, souvent celles de la maladie d'Alzheimer mais parfois aussi celles des démences frontotemporales, expliquent dans un grand nombre de cas ces déficits extramnésiques.

Bibliographie

[31.1] Bouchet C, Cazauvieilh M. De l'épilepsie considérée dans ses rapports avec l'aliénation mentale. Arch Gen Med 1825 ; 9 : 510-42.

[31.2] Sommer W. Erkrankung des Ammonhornes als aetiologisches Moment der Epilepsie. Arch Psychiat Nervenkrankh 1880 ; 10 : 631-75.

[31.3] Brun A. Frontal lobe degeneration of non-Alzheimer type. I. Neuropathology. Arch Gerontol Geriatr 1987 ; 6 : 193-208.

[31.4] Kogure D, Matsuda H, Ohnishi T, Asada T, Uno M, Kunihiro T *et al.* Longitudinal evaluation of early Alzheimer's disease using brain perfusion SPECT. J Nucl Med 2000 ; 41 : 1155-62.

[31.5] Auer RN, Benveniste H. Hypoxia and related conditions. *In :* Graham DI, Lantos PL, eds. Greenfield's neuropathology. London : Arnold, 1997 : 285-7.

[31.6] Duyckaerts C, Derouesne C, Signoret JL, Gray F, Escourolle R, Castaigne P. Bilateral and limited amygdalohippocampal lesions causing a pure amnesic syndrome. Ann Neurol 1985 ; 18 : 314-9.

[31.7] Zola-Morgan S, Squire LR, Amaral DG. Human amnesia and the medial temporal region : enduring memory impairment following a bilateral lesion limited to field CA1 of the hippocampus. J Neurosci 1986 ; 6 : 2950-67.

[31.8] Mueller SG, Laxer KD, Barakos J, Cheong I, Garcia P, Weiner MW. Subfield atrophy pattern in temporal lobe epilepsy with and without mesial sclerosis detected by high-resolution MRI at 4 Tesla : preliminary results. Epilepsia 2009 ; 50 : 1474-83.

[31.9] Kerchner GA, Hess CP, Hammond-Rosenbluth KE, Xu D, Rabinovici GD, Kelley DA *et al*. Hippocampal CA1 apical neuropil atrophy in mild Alzheimer disease visualized with 7-T MRI. Neurology 2010 ; 75 : 1381-7.

[31.10] Mizutani T, Kasahara M. Hippocampal atrophy secondary to entorhinal cortical degeneration in Alzheimer-type dementia. Neurosci Lett 1997 ; 22 : 119-22.

[31.11] Clark AW, White CL 3rd, Manz HJ, Parhad IM, Curry B, Whitehouse PJ *et al*. Primary degenerative dementia without Alzheimer pathology. Can J Neurol Sci 1986 ; 13 (Suppl) : 462-70.

[31.12] Corey-Bloom J, Sabbagh MN, Bondi MW, Hansen L, Alford MF, Masliah E *et al*. Hippocampal sclerosis contributes to dementia in the elderly. Neurology 1997 ; 48 : 154-60.

[31.13] Knopman DS, Mastri AR, Frey WH 2nd, Sung JH, Rustan T. Dementia lacking distinctive histologic features : a common non-Alzheimer degenerative dementia. Neurology 1990 ; 40 : 251-6.

[31.14] Rasmusson DX, Brandt J, Steele C, Hedreen JC, Troncoso JC, Folstein MF. Accuracy of clinical diagnosis of Alzheimer disease and clinical features of patients with non-Alzheimer disease neuropathology. Alzheimer Dis Assoc Disord 1996 ; 10 : 180-8.

[31.15] Dickson DW, Davies P, Bevona C, Van Hoeven KH, Factor SM, Grober E *et al*. Hippocampal sclerosis : a common pathological feature of dementia in very old (> or = 80 years of age) humans. Acta Neuropathol 1994 ; 88 : 212-21.

[31.16] Jellinger KA. Hippocampal sclerosis – A common pathological feature of dementia in very old humans. Acta Neuropathologica 1994 ; 88 : 599.

[31.17] Ala TA, Beh GO, Frey WH 2nd. Pure hippocampal sclerosis : a rare cause of dementia mimicking Alzheimer's disease. Neurology 2000 ; 54 : 843-8.

[31.18] Jellinger K. Pure hippocampal sclerosis : a rare cause of dementia mimicking Alzheimer's disease. Neurology 2000 ; 55 : 739-40.

[31.19] Gearing M, Mirra SS, Hedreen JC, Sumi SM, Hansen LA, Heyman A. The Consortium to Establish a Registry for Alzheimer's Disease (CERAD). Part X. Neuropathology confirmation of the clinical diagnosis of Alzheimer's disease. Neurology 1995 ; 45 (3 Pt 1) : 461-6.

[31.20] Volpe BT, Petito CK. Dementia with bilateral medial temporal lobe ischemia. Neurology 1985 ; 35 : 1793-7.

[31.21] Schneider JA, Watts RL, Gearing M, Brewer RP, Mirra SS. Corticobasal degeneration : neuropathologic and clinical heterogeneity. Neurology 1997 ; 48 : 959-69.

[31.22] Gearing M, Olson DA, Watts RL, Mirra SS. Progressive supranuclear palsy : neuropathologic and clinical heterogeneity. Neurology 1994 ; 44 : 1015-24.

[31.23] Ala TA, Beh GO, Frey WH 2nd. Pure hippocampal sclerosis : a rare cause of dementia mimicking Alzheimer's disease [Letter]. Neurology 2000 ; 54 : 843-8.

[31.24] Frisoni GB, Laakso MP, Beltramello A, Geroldi C, Bianchetti A, Soininen H *et al*. Hippocampal and entorhinal cortex atrophy in frontotemporal dementia and Alzheimer's disease. Neurology 1999 ; 521 : 91-100.

[31.25] Lavenu I, Pasquier F, Lebert F, Pruvo JP, Petit H. Explicit memory in frontotemporal dementia : the role of medial temporal atrophy. Dement Geriatr Cogn Disord 1998 ; 9 : 99-102.

[31.26] Blumcke I, Coras R, Miyata H, Ozkara C. Defining clinico-neuropathological subtypes of mesial temporal lobe epilepsy with hippocampal sclerosis. Brain Pathol 2012 ; 22 : 402-11.

[31.27] Malmgren K, Thom M. Hippocampal sclerosis – Origins and imaging. Epilepsia 2012 ; 53 (Suppl 4) : 19-33.

Chapitre

32

Démence à corps de Lewy

C. Marelli, A. Gabelle, K. Bennys, M. Charif, V. Cochen de Cock, C. Geny, J. Touchon

La démence à corps de Lewy (DCL) est une démence neurodégénérative. Elle représente 10 à 15 % des cas de démences dans des séries autopsiques [32.1] et arrive au second rang des démences neurodégénératives après la maladie d'Alzheimer. Toutefois, il s'agit d'une entité clinique dont le diagnostic reste vraisemblablement sous-estimé. Les corps de Lewy, dépôts intranucléaires d'alpha-synucléine, ont été individualisés pour la première fois au début du siècle dans la maladie de Parkinson idiopathique, au niveau sous-cortical. Puis, des cas de démence ont été rattachés à la présence de corps de Lewy diffus, corticaux et sous-corticaux [32.2]. Depuis, de nombreux cas ont été rapportés où la présence de corps de Lewy était associée soit à un syndrome parkinsonien isolé, soit à un syndrome démentiel, soit aux deux à la fois. Le concept d'une démence à corps de Lewy a été progressivement défini avec des critères anatomopathologiques, puis anatomocliniques [32.1, 32.3, 32.4].

Si certains aspects de cette pathologie neurodégénérative sont désormais bien définis et acceptés par la majorité de la communauté scientifique, d'autres demeurent controversés, tant sur le plan clinique qu'anatomopathologique ou nosologique. S'agit-il d'une entité précise ou bien est-elle intégrée, sans limite nette, dans un ensemble de pathologies dégénératives (le « *Lewy bodies spectrum* ») dont le dénominateur commun serait la présence de corps de Lewy [32.5, 32.6] ?

Quel est le lien avec la maladie d'Alzheimer et comment interpréter la fréquente coexistence de corps de Lewy et d'agrégats neurofibrillaires, notamment néocorticaux [32.7-32.9] ?

« *Lewy bodies spectrum* »

Les corps de Lewy ne seraient pas observés au cours du vieillissement normal. Ils sont les marqueurs d'une pathologie neurodégénérative dont l'expression clinique pourrait dépendre de leur répartition et de la perte neuronale associée. Ainsi, trois principales entités clinicopathologiques peuvent être décrites selon McKeith *et al.* [32.5] : la maladie de Parkinson associant syndrome extrapyramidal et corps de Lewy limités aux régions sous-corticales (intéressant en particulier la substance noire et le tronc cérébral), la démence à corps de Lewy avec corps de Lewy diffus, corticaux et sous-corticaux, et le « syndrome dysautonomique primaire » avec syncopes, hypotension orthostatique et corps de Lewy n'intéressant que les neurones sympathiques médullaires.

Les patients observés en pratique clinique s'écartent fréquemment de ces trois cadres nosologiques ainsi définis. La présentation clinique est souvent hétérogène, associant des signes extrapyramidaux, une altération cognitivocomportementale, des manifestations neuropsychiatriques et dysautonomiques.

Critères diagnostiques

Les premiers critères de DCL ont été élaborés en 1995 [32.1] et ils ont été ensuite révisés en 1999 et 2005 [32.3, 32.4] *(tab. 32.1)*.

TABLEAU 32.1 ▼ **Critères de démence à corps de Lewy (DCL) [32.4].**

I. **Caractéristique essentielle** Déclin cognitif d'amplitude suffisante pour interférer avec un fonctionnement normal social ou professionnel. Une altération mnésique au premier plan, ou persistante, peut ne pas survenir nécessairement pendant les stades précoces, mais devient habituellement présente avec l'évolution. Les déficits aux tests d'attention, de fonctions fronto-sous-corticales ou de capacités visuospatiales peuvent être particulièrement marqués
II. **Critères majeurs** (deux des trois critères sont suffisants pour le diagnostic de DCL probable ; un seul critère est suffisant pour le diagnostic de DCL possible) : – fluctuations de l'état cognitif avec variations franches de l'attention et de la vigilance – hallucinations visuelles récidivantes, classiquement très précises et détaillées – syndrome parkinsonien spontané
III. **Éléments suggestifs** (diagnostic de DCL probable si présence d'au moins un des éléments suggestifs associé à un critère majeur ; diagnostic de DCL possible si présence d'au moins un élément suggestif, même en absence de critères majeurs) : – troubles du sommeil paradoxal – sensibilité sévère aux neuroleptiques – altération des transporteurs de la dopamine dans les ganglions de la base (imagerie par SPECT ou PET)
IV. **Éléments de support** (souvent présents mais aspécifiques) : – chutes répétées et syncopes – pertes de connaissance, transitoires et inexpliquées – dysautonomie sévère (hypotension orthostatique, incontinence urinaire) – hallucinations autres que visuelles – idées délirantes systématisées – dépression – préservation relative des structures temporales médianes (IRM ou TC) – hypoperfusion (SPECT) et/ou hypométabolisme (PET) au niveau occipital – réduction de la recaptation à une scintigraphie cardiaque par MIBG – activité lente à l'électroencéphalogramme avec des pointes transitoires en correspondance de la région du lobe temporal
V. **Le diagnostic de DCL est moins probable si :** – maladie cérébrovasculaire, révélée par des signes neurologiques focaux ou par l'imagerie cérébrale – démonstration par l'examen physique et les examens complémentaires de toute affection somatique ou cérébrale suffisante pour expliquer le tableau clinique – parkinsonisme avec apparition de la démence dans les phases tardives et sévères
VI. **Séquence temporelle des symptômes :** – DCL : la démence survient avant ou en même temps que le parkinsonisme (si présent) – démence associée à une maladie de Parkinson : la démence survient dans le contexte d'une maladie de Parkinson bien définie et préexistante Dans la pratique clinique, il faut utiliser la terminologie la plus adaptée selon la situation clinique et des définitions telles que maladie à corps de Lewy peuvent être utiles Dans un contexte de recherche, la règle d'un an entre l'apparition du parkinsonisme et le début de la démence doit être utilisée D'autres terminologies telles que la maladie à corps de Lewy ou synucléinopathie peuvent être utilisées dans un contexte de recherche incluant des études clinicopathologiques

SPECT : tomoscintigraphie d'émission monophotonique ; PET : tomographie par émission de positrons ; MIBG : méta-iodobenzylguanidine.

Il est particulièrement important de diagnostiquer une DCL du fait de la prise en charge pharmacologique qui doit tenir compte de la possible réponse aux inhibiteurs de la cholinestérase [32.10, 32.11] et de la sensibilité aux effets secondaires des neuroleptiques [32.12]. Toutefois, la sensibilité et la précision des critères cliniques de DCL actuellement utilisés restent imparfaites, avec une sous-estimation du diagnostic [32.13]. Il y aurait deux causes principales à ces difficultés :

- le manque de méthodes validées et fiables pour évaluer certaines caractéristiques cliniques principales, notamment les fluctuations ;
- les cas de DCL avec coexistence de corps de Lewy, corticaux et sous-corticaux, et de dégénérescence neurofibrillaire corticale, qui se manifestent plutôt avec un syndrome amnésique et qui font poser le diagnostic clinique de MA [32.14, 32.15].

Les critères de certitude reposent sur l'anatomopathologie, notamment sur l'analyse combinée des dépôts d'alpha-synucléine et de la neurodégénérescence neurofibrillaire [32.4, 32.16].

Tableau clinique

Le déclin cognitif représente le mode de présentation clinique initial le plus habituel. Les troubles des fonctions cognitives s'aggravent progressivement et insidieusement, ce qui induit un retentissement fonctionnel de plus en plus important sur les activités de la vie quotidienne et conduit au syndrome démentiel. D'autres modalités de début sont possibles : un syndrome parkinsonien, des manifestations psychiatriques, plus rarement une hypotension orthostatique, des troubles du sommeil paradoxal, des chutes, des fluctuations de la vigilance. Dans une série autopsique, l'âge de début était de 70,8 ± 9,4 ans [32.17] ; contrairement à la MA, il y aurait une prédominance de sujets de sexe masculin [32.18]. Si l'âge de début est généralement considéré comme comparable à celui de la MA, concernant la durée de maladie les données sont discordantes : elle serait inférieure, en moyenne de 7,28 ans (IC 95 % : 5,7-8,8 ans) [32.17, 32.19], ou comparable [32.20, 32.21] à celle de la MA. Dans deux séries avec confirmation autopsique, 7-10 % des cas de DLB présentaient une maladie avec une évolution rapidement progressive, sur 1 ou 2 ans [32.22, 32.23].

Troubles cognitifs

Un déclin progressif des fonctions cognitives est nécessaire pour évoquer un diagnostic de DCL [32.4]. Le profil cognitif de la DCL comporte des altérations à la fois corticales et sous-corticales, avec des troubles de l'attention, un syndrome dysexécutif et des troubles visuospatiaux. Les troubles praxiques intéressent principalement la sphère visuospatiale et l'apraxie visuoconstructive est généralement précoce. À la différence de la MA, l'altération mnésique isolée n'est pas un élément au premier plan, surtout dans les phases initiales de la maladie.

Dans le cadre des troubles visuospatiaux, le test de l'horloge, simple à utiliser en pratique clinique de routine, permet de mettre en évidence une altération des performances lors de la production spontanée du dessin de l'horloge mais également lors de l'épreuve de copie. D'autres tests permettent de mettre en évidence l'altération des fonctions exécutives *(Trail Making Test A and B)* ou les troubles attentionnels *(Wais – Revised Digit Span)* [32.24-32.26].

Les troubles du langage sont surtout caractérisés, au début au moins, par une difficulté d'accès au stock sémantique avec diminution de la fluence verbale.

Les symptômes de dysfonctionnement frontal sont fréquents et évocateurs. L'atteinte dysexécutive peut être mise en relation avec une atteinte lésionnelle directe des lobes frontaux [32.27] mais aussi, et surtout, avec une atteinte indirecte des circuits sous-corticofrontaux (en particulier les circuits nigrostriatofrontaux). Des troubles attentionnels, une dyscalculie, une réduction de la fluence verbale, des échecs dans les épreuves de double tâche, des troubles de l'abstraction et du raisonnement sont régulièrement observés. Ce dysfonctionnement frontal neuropsychologique associe également des symptômes psychocomportementaux, avec une apathie, une anhédonie, une bradypsychie, une désinhibition, des stéréotypies et persévérations motrices qui peuvent majorer l'altération des performances cognitives.

Les patients présentant une DCL associée à des dépôts de dégénérescence neurofibrillaire corticale diffèrent de ce profil clinique typique et se caractérisent principalement par des troubles de la mémoire plus importants qui peuvent faire évoquer un diagnostic de MA.

Syndrome parkinsonien

Sa prévalence est évaluée de façon variable ; elle serait de l'ordre de 60 à 70 % des cas de DCL [32.28]. Dans une série de cas de DCL, avec confirmation autopsique, la présence d'un syndrome parkinsonien *in vivo*, documentée par une altération du DaT-Scan, était corrélée à la perte de neurones dopaminergiques dans la substance noire mais pas à une déposition augmentée d'alpha-synucléine dans cette région ou au niveau striatal [32.29]. En effet, environ 20 % des patients atteints de DCL ne développent jamais de signes parkinsoniens et seulement 20 % des DCL débuteraient par une symptomatologie parkinsonienne. Elle serait présente dans moins de la moitié des cas au moment du diagnostic. Par rapport à une maladie de Parkinson idiopathique, cette symptomatologie parkinsonienne est essentiellement akinétohypertonique, avec une importante atteinte axiale qui se manifeste par des instabilités posturales, des troubles de la marche et une hypomimie. Le tremblement de repos est relativement rare, n'intéressant que moins de 20 % des patients ; plus souvent, on retrouve un tremblement de posture ou d'action. La symptomatologie est habituellement bilatérale et plus souvent symétrique. La réponse au traitement dopaminergique est en général moins bonne que dans la maladie de Parkinson idiopathique.

Hallucinations

Les hallucinations, le plus souvent visuelles, représentent la manifestation psychiatrique la plus fréquente. Elles sont présentes dans 32 à 85 % des cas avec confirmation autopsique [32.30]. Elles surviennent habituellement plusieurs fois par semaine, sans facteur déclenchant, plus souvent en fin de journée ; elles sont complexes (images colorées, animaux), sans être à l'origine de troubles majeurs du comportement. Les patients peuvent adhérer à ces hallucinations mais elles sont, à distance de l'épisode et au début de l'évolution de la maladie, bien critiquées. Elles sont plus rarement auditives, exceptionnellement olfactives. Leur physiopathologie est mal connue et plusieurs facteurs ont été évoqués : des altérations neurochimiques avec un déséquilibre des systèmes dopaminergique, sérotoninergique ou cholinergique, une altération de la perception visuelle, des anomalies du sommeil et de la vigilance [32.31]. Les hallucinations ont été également proposées comme marqueurs de la présence d'une synucléinopathie ; en réalité, elles refléteraient plus probablement la distribution topographique des lésions, notamment dans les régions temporales antérieures et inférieures, les régions limbiques et l'amygdale, plutôt que la nature spécifique de la protéine qui s'accumule. Le lien assez spécifique avec les synucléinopathies, notamment la DCL, serait lié à la tendance des corps de Lewy à s'accumuler préférentiellement dans ces régions particulières [32.32]. Dans la DCL, les hallucinations ne sont pas corrélées à la présence de dégénérescence neurofibrillaire au niveau cortical [32.30].

Fluctuations cognitivomotrices

Elles peuvent être retrouvées dans d'autres syndromes démentiels mais seraient plus nettes et plus fréquentes dans la DCL. Leur fréquence est estimée de façon très variable selon les études, allant de 13 à 85 % des cas [32.33-32.36]. Dans la DCL, les fluctuations se traduisent surtout par une augmentation de la somnolence diurne, même avec un sommeil nocturne suffisant, un temps de sommeil diurne supérieur à 2 heures, des variations attentionnelles ou de la vigilance. Plus rarement, elles peuvent donner lieu à une variation des performances, tant sur le plan cognitif que moteur [32.36].

Leur évaluation pose beaucoup de problèmes dans la pratique clinique et des échelles *ad hoc* ont été proposées, comme le « *Clinician assessment of fluctuation* » ou le « *One-day fluctuation assessment scale* » [32.37] ; l'interrogatoire de l'aidant demeure essentiel afin d'évaluer correctement ce symptôme.

Autres signes neurologiques

Troubles du sommeil

Les troubles du sommeil sont fréquents dans la DCL, comme dans d'autres affections neurodégénératives. L'insomnie, quel que soit son type, est régulièrement observée ; les mécanismes étiopathogéniques qui la sous-tendent sont variables : des douleurs, et en particulier les crampes et les dystonies douloureuses, un syndrome d'impatience des membres inférieurs et un syndrome de mouvements périodiques des membres, des éveils confusionnels, plus rarement un syndrome d'apnées du sommeil, et l'impact des traitements dopaminergiques. Une hypersomnie peut également être observée, favorisée par les périodes d'hypovigilance caractéristiques de cette pathologie, par la mauvaise qualité du sommeil nocturne et par la prescription abusive de médicaments sédatifs, hypnotiques en particulier.

Les troubles du sommeil les plus caractéristiques de la DCL sont les troubles du comportement en sommeil paradoxal (TCSP) [32.38-32.40]. Il s'agit de la mise en acte des rêves, rendue possible par l'absence de l'atonie musculaire caractéristique du sommeil paradoxal. Cette parasomnie particulière se traduit par des troubles du comportement nocturne, souvent spectaculaires, rapportés à une activité onirique. Le risque d'auto et même d'hétéroagressivité n'est pas négligeable. Ce trouble du sommeil peut s'observer dans d'autres syndromes dégénératifs, en particulier lorsqu'il existe une symptomatologie parkinsonienne ; il apparaît de façon très précoce et a une valeur prédictive de présence d'alpha-synucléinopathie [32.41]. Les TCSP dans une DLB sont corrélés à une composante moins importante de pathologie AD et à une atrophie mineure hippocampique [32.42]. Dans une série autopsique, l'introduction de la présence de TCSP aux critères de DCL de 2005 augmenterait la sensibilité du diagnostic [32.43].

Dysautonomie

Des manifestations neurovégétatives sont fréquemment observées et peuvent être une manifestation précoce voire inaugurale de la maladie. Ces manifestations incluent principalement l'hypersialorrhée, la polydipsie, la constipation, l'incontinence urinaire et surtout l'hypotension artérielle orthostatique. Cette dernière peut être inaugurale, favoriser les chutes et entraîner parfois des syncopes [32.44, 32.45].

Sensibilité aux neuroleptiques

Elle est caractérisée par l'apparition aiguë ou l'aggravation d'un syndrome parkinsonien, après l'introduction d'un médicament neuroleptique [32.12, 32.46]. Elle n'est pas constante, puisque environ 50 %

des patients avec DCL qui reçoivent des neuroleptiques n'ont pas de réaction secondaire. Une tolérance aux neuroleptiques n'exclut donc pas le diagnostic de DCL. En revanche, la présence d'une forte sensibilité aux neuroleptiques est fortement évocatrice d'un diagnostic de DCL.

Manifestations psychiatriques

Les accès confusionnels et les épisodes délirants sont fréquents. L'activité délirante s'organise le plus souvent autour d'idées de persécution ou d'association à un partenaire imaginaire. Les symptômes dépressifs sont régulièrement observés et il y aurait même, dans 40 % des cas, un épisode dépressif majeur.

Examens paracliniques

Le diagnostic de démence à corps de Lewy est avant tout clinique ; il peut cependant s'appuyer sur des données d'examens paracliniques, bien qu'aucun de ceux-ci ne soit réellement spécifique ; ils fournissent surtout un apport en termes d'augmentation de la sensibilité et d'aide dans le diagnostic différentiel. Les examens paracliniques qui peuvent être proposés devant la suspicion d'une DCL comprennent : l'IRM cérébrale morphologique, le DaT-Scan, la scintigraphie cardiaque par [I-123] méta-iodobenzylguanidine (MIBG), l'imagerie fonctionnelle par tomoscintigraphie d'émission monophotonique (SPECT) ou par tomographie par émission de positrons (PET), l'EEG, la ponction lombaire avec étude des biomarqueurs du LCR, l'étude dysautonomique et l'étude vidéopolysomnographique. Leur importance a été plus clairement définie ces dernières années [32.47] ; seulement certains d'entre eux sont mentionnés dans les critères de 2005 : l'étude des transporteurs de la dopamine dans les ganglions de la base, l'étude de perfusion par SPECT ou de métabolisme par PET, la scintigraphie cardiaque par MIBG et l'EEG.

DaT-Scan

L'étude des transporteurs de la dopamine (DaT-Scan) dans les ganglions de la base permet d'analyser l'intégrité des circuits dopaminergiques nigrostriés ; leur altération est un marqueur de dégénérescence neuronale présynaptique. Des radiotraceurs spécifiques, comme le ^{123}I-FP-CIT (ligand du transporteur présynaptique pour le *re-uptake* de la dopamine), peuvent être utilisés. Une hypoactivité des transporteurs ou des récepteurs de la dopamine au niveau striatal est retrouvée dans environ 70 % des cas de DCL, ainsi que dans la maladie de Parkinson idiopathique et dans d'autres parkinsonismes comme l'atrophie multisystématisée (AMS) et la paralysie supranucléaire progressive (PSP). Le DaT-Scan est en revanche normal dans la MA et il est donc particulièrement utile pour le diagnostic différentiel avec cette autre démence. De plus, le DaT-Scan pourrait être utile dans les cas de DCL à présentation psychiatrique, pour différencier un ralentissement moteur lié à une altération des ganglions de la base, du ralentissement moteur que l'on peut retrouver associé à certains syndromes dépressifs ou induit par l'utilisation des neuroleptiques. Cet examen permet d'atteindre une sensibilité de 77,7 % (IC 95 % : 64,1-88,3) et une spécificité de 90,4 % (IC 95 % : 82,1-95,5) [32.48] dans l'identification des cas de DCL probable, selon les critères cliniques de 1996 [32.1]. Une série avec diagnostic autopsique [32.49] montre que le DaT-Scan permet d'améliorer considérablement la spécificité et encore plus la sensibilité du diagnostic de DCL, par rapport aux critères cliniques de 1996 [32.1].

Ces résultats justifient l'introduction du DaT-Scan parmi les examens diagnostiques de la DCL [32.4].

SPECT de perfusion et PET métabolique

Dans la DCL, on met en évidence une hypoperfusion (SPECT) [32.50, 32.51] et/ou un hypométabolisme (PET) au niveau du cortex pariétal et occipital, sans atrophie occipitale à l'IRM [32.52]. L'hypométabolisme occipital différencie la DCL de la MA dans des séries cliniques [32.53-32.56] et autopsiques [32.57-32.59].

Scintigraphie cardiaque par MIBG (méta-iodobenzylguanidine)

La scintigraphie cardiaque par MIBG, qui permet de quantifier l'innervation cardiaque sympathique postganglionnaire, est altérée dans la DCL, avec une réduction de la recaptation de ce traceur [32.60]. Cet examen serait important pour le diagnostic différentiel entre DCL et MA [32.61-32.63], de façon comparable au DaT-Scan [32.64] ; en revanche, il ne présente pas d'intérêt pour le diagnostic différentiel entre une DCL et une démence associée à la maladie de Parkinson [32.65]. L'altération de la scintigraphie cardiaque par MIBG n'est pas forcément corrélée à la présence clinique d'un parkinsonisme [32.62] mais plutôt à la présence d'une dysautonomie. Cet examen serait altéré dès les phases précoces du processus dégénératif [32.66].

Électroencéphalogramme (EEG)

L'EEG standard peut mettre en évidence, dès les phases précoces de la maladie, un ralentissement avec une augmentation de l'activité delta et des variations dans le temps qui pourraient être corrélés aux fluctuations cliniques [32.67-32.69]. Même s'il est inséré dans les critères de 2005 [32.4], cet examen est rarement réalisé en pratique clinique.

PET avec traceur amyloïde

La plupart des patients avec DCL présentent au niveau anatomopathologique des dépôts de protéine β-amyloïde. Ainsi, l'imagerie PET avec le traceur ^{11}C-Pittsburgh Compound B (PiB) est positive chez 80 % des patients avec DCL. La captation est néanmoins inférieure à celle observée dans la MA [32.70-32.72]. La spécificité de ce marquage a été confirmée dans un cas autopsique de DCL [32.73]. Toutefois, le traceur PIB se lie à la fois aux plaques amyloïdes neuritiques et aux plaques diffuses, très fréquentes dans la DCL [32.74]. Du fait que seules les plaques neuritiques sont retenues pour le diagnostic de MA, la charge amyloïde déterminée avec le PIB ne peut donc pas quantifier spécifiquement l'entité d'un processus de MA, dans le contexte d'une DCL.

Biomarqueurs du LCR

L'analyse des biomarqueurs dans le LCR a permis ces dernières années des avancées majeures dans le champ du diagnostic des affections neurodégénératives. Du fait de la coexistence de pathologies amyloïde et tau à la fois dans la MA et dans la DCL, l'utilité des biomarqueurs du LCR (Aβ1-42 et tau) pour le diagnostic différentiel reste modeste [32.75, 32.76]. Toutefois, l'analyse de la concentration de la P-tau-181, dont l'augmentation reste caractéristique de la MA, est une aide au diagnostic différentiel avec une sensibilité moyenne de 94 % et une spécificité de 64 % en fonction des études [32.77-32.80]. Le dosage de l'alpha-synucléine dans le LCR a donné des résultats contradictoires quant à sa capacité de différencier les diagnostics de DCL et de MA [32.81-32.84].

La précision de l'analyse du LCR pour le diagnostic différentiel entre DCL et démence associée à une maladie de Parkinson est également peu satisfaisante : le dosage de l'alpha-synucléine ne différencie pas les syndromes parkinsoniens entre eux [32.85-32.87] ; les dosages d'Aβ1-42, tau et P-tau peuvent identifier le sous-groupe de patients qui a une charge importante de pathologie à type MA mais ne permet pas de différencier entre DCL et maladie de Parkinson avec démence [32.76, 32.88].

Pour le diagnostic différentiel, le profil dérivé de l'analyse combinée de plusieurs marqueurs pourrait être plus intéressant que le dosage d'un marqueur isolé [32.89].

Une des difficultés majeures pour la validation de ces biomarqueurs est la nécessité de les corréler à des données anatomopathologiques et pas uniquement à des diagnostics cliniques [32.90].

IRM morphologique

L'imagerie morphologique cérébrale par IRM peut être normale en début d'évolution. Elle va ensuite permettre d'objectiver une atrophie cortico-sous-corticale, globale et peu spécifique. La relative préservation du volume de l'hippocampe et du lobe temporal médial est une caractéristique différentielle importante entre MA et DCL, confirmée par des études cliniques [32.91-32.93] et autopsiques [32.94, 32.95]. Une étude de cas avec diagnostic clinique de DCL et coexistence anatomopathologique de MA et DCL a montré que la présence à l'IRM d'atrophie de l'hippocampe était un facteur prédictif de la présence de dégénérescence neurofibrillaire et que l'atrophie de la région mésopontine dorsale était un facteur prédictif de la présence de corps de Lewy [32.96].

Aspects génétiques

La DCL est communément considérée comme une maladie sporadique. Toutefois, des cas familiaux de parkinsonisme et démence avec une transmission mendélienne ont été signalés [32.97]. Un locus sur le chromosome 2q35-q36 a été identifié dans une famille avec DCL, confirmé au niveau anatomopathologique et de transmission autosomique dominante [32.98]. Malheureusement, le gène impliqué reste à présent toujours inconnu.

Dans d'autres familles avec un phénotype compatible avec une DCL, des mutations ont été retrouvées dans le gène *SNCA* [32.99], responsable de formes de maladie de Parkinson autosomiques dominantes, ou dans les gènes *APP* [32.100, 32.101], *PSEN1* [32.102] et *PSEN2* [32.103], responsables de formes monogéniques de MA. Dans le cas rapporté par Piscopo *et al.*, avec mutation dans le gène *PSEN2*, l'analyse cérébrale *post-mortem* a confirmé un diagnostic anatomopathologique de DCL, contribuant à confondre les limites entre DCL et MA. De plus, des mutations dans les gènes *GRN* et *C9ORF72*, responsables de formes de dégénérescence lobaire frontotemporale, ont été retrouvées dans des cas avec diagnostic clinique de DCL [32.104, 32.105] ; les mutations dans *C9ORF72* sembleraient être présentes dans environ 2 % des cas de DCL définie cliniquement [32.104].

Parmi les facteurs de risque génétique pour la DCL, on retrouve des polymorphismes dans le gène *GBA* [32.106], qui codifie pour la protéine glucocérébrosidase et est également facteur de risque pour le développement d'une maladie de Parkinson idiopathique, et l'haplotype epsilon-4 de l'APOE [32.107], qui est le principal facteur de risque génétique pour la MA.

Diagnostic précoce

En analogie aux concepts développés récemment dans la MA, qui proposent un continuum anatomopathologique incluant la phase présymptomatique, la phase prodromale et la phase symptomatique, les recherches dans la DCL se sont également orientées vers l'individuation de marqueurs précoces capables de détecter la phase prodromale ou présymptomatique de la maladie. Dans le cas de la DCL, cette tâche est compliquée par la difficulté d'élaborer des critères cliniques à même de détecter avec une précision suffisante les sujets atteints et, par conséquence, par la nécessité de recourir à une validation anatomopathologique. Les avancées les plus récentes dans ce domaine concernent la caractérisation des troubles cognitifs au stade prodromal et la découverte d'atteintes non cognitives, telles que le TCSP, présent dans une phase très précoce, bien avant l'apparition des symptômes cognitifs. L'utilité du DaT-Scan pour détecter une atteinte extrapyramidale infraclinique au stade de MCI, qui serait en faveur d'un diagnostic de DLB prodromale, nécessite d'être confirmée dans des séries plus larges de sujets [32.108].

Concernant les troubles cognitifs qui caractérisent la DLB au stade prodromal, il a été montré que les sujets avec MCI non amnésique, *single* ou multi-domaine, avec altération des fonctions attentionnelles et visuospatiales progressent vers une DCL clinique avec une fréquence de 23,3 cas/100 sujets/an et vers une MA avec une fréquence de 2,1 cas/100 sujets/an ; en revanche, les sujets avec MCI amnésique isolé progressent vers une MA clinique avec une fréquence de 17 cas/100 sujets/an et vers une DCL avec une fréquence de 1,5 cas/100 sujets/an [32.109]. Malheureusement, dans cette série, les données anatomopathologiques montrent encore beaucoup de discordance entre les diagnostics cliniques et les diagnostics anatomopathologiques, soulignant la nécessité d'améliorer les critères de diagnostic clinique.

Concernant les symptômes non cognitifs, la forte association entre TCSP et présence d'une synucléinopathie [32.41] semble suggérer que la survenue de troubles cognitifs légers chez un sujet avec un diagnostic de TCSP, notamment si ce dernier est confirmé par un examen polysomnographique, orienterait fortement vers un diagnostic de DCL, qui serait donc posé à un stade prodromal.

Diagnostic différentiel entre DCL et démence parkinsonienne (DMP)

Le diagnostic différentiel entre DCL et DMP est un sujet assez complexe et très controversé. L'idée même d'une distinction entre ces deux pathologies a été mise en discussion ; actuellement, on préfère les considérer comme deux expressions d'un seul continuum clinique, physiopathologique et anatomopathologique, caractérisé par la présence de corps de Lewy *(« Lewy bodies spectrum »)*. Ce sont donc principalement la séquence temporelle et les caractéristiques de présentation initiale qui différencient la DMP de la DCL [32.110]. De façon assez artificielle et pragmatique, la règle d'un intervalle d'un an entre l'apparition des troubles moteurs et le début de la démence a été proposée : si les troubles cognitifs précèdent les symptômes moteurs ou si le délai entre le début du parkinsonisme et la démence est inférieur à un an, le diagnostic de DCL doit être retenu ; si la démence se développe dans le contexte d'une MP bien établie [32.111], avec un délai supérieur à un an, le diagnostic de DMP doit être retenu [32.4]. En réalité, il n'y a pas d'arguments cliniques ou anatomopathologiques qui justifient l'adoption de ce précis délai d'un an et cette règle a donc été proposée pour être utilisée surtout dans un contexte de recherche [32.4].

Plus récemment, des critères de DMP *(tab. 32.2)* ont été élaborés [32.110, 32.112, 32.113] et validés [32.114, 32.115]. Ces critères ont été formulés principalement pour définir de façon pragmatique la DMP et obtenir des groupes de patients homogènes pour des essais thérapeutiques, des corrélations anatomopathologiques et des études épidémiologiques [32.115]. Si ces critères permettent de différencier les sujets avec DMP des sujets avec MA ou avec maladie de Parkinson sans démence, la frontière entre DMP et DCL demeure de définition difficile et l'existence d'un continuum entre les deux reste l'hypothèse la plus probable.

TABLEAU 32.2 ▼ **Caractéristiques et critères de la démence parkinsonienne (DMP) [32.110].**

I. **Caractéristiques essentielles** (DMP probable ou possible : les deux doivent être présentes) : – diagnostic de maladie de Parkinson [32.111] – démence d'apparition et évolution lentement progressives, dans le contexte d'un diagnostic de MP bien établi
II. **Caractéristiques associées** (DMP probable : au moins deux altérations cognitives typiques ; la présence d'une altération comportementale suggère le diagnostic de DMP probable mais elle n'est pas indispensable. DMP possible : profil cognitif atypique avec aphasie fluente ou troubles de la mémoire hippocampique et préservation de l'attention ; les altérations comportementales peuvent être présentes ou pas) : – caractéristiques cognitives : altération de l'attention (avec possibilité de fluctuations), des fonctions exécutives, des fonctions visuospatiales et de la mémoire (notamment de la récupération, avec amélioration après indiçage) ; langage préservé mais possibilité de manque de mots et de difficulté de compréhension des phrases complexes – caractéristiques comportementales : apathie, altérations de la personnalité et de l'humeur incluant dépression et anxiété, hallucinations, surtout visuelles, généralement complexes, détaillées et concernant des personnes, animaux et objets, délires, généralement paranoïaques ou concernant des hôtes indésirables dans la maison, somnolence diurne excessive
III. **Éléments qui n'excluent pas une DMP mais qui rendent le diagnostic incertain** (DMP probable : aucun de ces éléments doit être présent ; DMP possible : un ou plus de ces éléments est présent) : – coexistence d'autres anomalies qui peuvent être à l'origine des troubles cognitifs mais qui ne seraient pas à l'origine de la démence (par exemple, anomalies vasculaires à l'IRM) – l'intervalle temporel entre l'apparition des symptômes moteurs et cognitifs n'est pas connu
IV. **Éléments suggérant d'autres conditions ou maladies comme cause des anomalies cognitives** (si présents, ces éléments rendent impossible de diagnostiquer de façon fiable une DMP ; aucun de ces éléments ne doit être présent pour le diagnostic de DMP possible ou probable) : – altérations cognitives ou du comportement qui se manifestent seulement dans le contexte d'un état confusionnel aigu (maladie systémique, intoxication pharmacologique) ou d'un état dépressif majeur (critères du DSM IV) – démence vasculaire probable selon les critères NINDS-AIREN

Traitement

La prise en charge d'un patient avec DCL est complexe ; elle inclut l'évaluation et le traitement de plusieurs aspects : le déclin cognitif, les symptômes psychiatriques et les troubles du comportement, les troubles du mouvement, la dysautonomie et les troubles du sommeil.

Il a été démontré qu'il existe dans la DCL une altération des systèmes cholinergiques [32.116] qui serait même plus marquée et plus précoce que dans la MA. Cette observation a constitué les bases théoriques pour justifier l'utilisation des anticholinestérasiques dans cette affection. Toutefois, une récente méta-analyse Cochrane qui retient une seule étude, avec la rivastigmine [32.10], conclut que les effets des inhibiteurs de la cholinestérase dans la DCL restent incertains [32.11]. Faisant référence aux difficultés connues du diagnostic de DCL, les autorités françaises n'ont accordé aucune AMM dans l'indication DCL. Les inhibiteurs de la cholinestérase ont en revanche une efficacité démontrée dans le traitement symptomatique des formes légères à modérément sévères de démence chez les patients atteints d'une maladie de Parkinson idiopathique [32.11].

Des études ont été réalisées sur le bénéfice d'un traitement par mémantine dans la DCL [32.117, 32.118] : les données sont insuffisantes pour recommander la mémantine dans la démence parkinsonienne ou à corps de Lewy [32.119].

Pour ce qui est de la symptomatologie parkinsonienne, une dopa-sensibilité est observée chez environ 30 % des sujets avec DCL [32.120]. La prescription d'un traitement dopaminergique (L-dopa), dans l'objectif d'améliorer la composante motrice, doit toutefois être prudente dans la mesure où le bénéfice est très incertain et qu'il existe un risque majoré d'hallucinations et de signes psychotiques [32.119, 32.120].

L'importance des troubles psychiatriques impose très souvent la prescription de psychotropes. La survenue d'un syndrome dépressif ou anxiodépressif justifie la prescription d'antidépresseurs de nouvelle génération, dénués d'effets anticholinergiques (inhibiteurs sélectifs de la recapture de la sérotonine ou inhibiteurs doubles de la recapture de la sérotonine et de la noradrénaline). Pour corriger les phénomènes hallucinatoires et délirants, un traitement par anticholinestérasiques peut être proposé en première intention. Des études « en ouvert » auraient démontré l'efficacité des trois anticholinestérasiques disponibles mais des études randomisées en double aveugle contre placebo sont validées uniquement pour la rivastigmine [32.10], qui a donc obtenu l'AMM pour cette indication. Si la réponse s'avère insuffisante, l'utilisation de neuroleptiques « atypiques » (olanzapine, quétiapine, rispéridone) peut se justifier à petites doses et sous surveillance étroite de la tolérance. Toutefois, l'hypersensibilité aux neuroleptiques, caractéristique de cette affection, impose la prudence. En tout état de cause, les neuroleptiques classiques sont contre-indiqués [32.119].

La prise en charge thérapeutique ne se limite pas à la prescription médicamenteuse. Comme dans tout syndrome parkinsonien, les techniques de rééducation kinésithérapeutiques et orthophoniques occupent une place essentielle dans la prise en charge multidisciplinaire. De la même façon, la symptomatologie démentielle peut bénéficier des techniques de stimulation cognitive globale. La prise en charge non pharmacologique semble réduire le retentissement fonctionnel associé à la DCL mais l'efficacité scientifique de ce type de technique reste souvent difficile à démontrer de manière rigoureuse.

Conclusion

La DCL est une des démences dégénératives les plus fréquentes. Sa prévalence est probablement encore sous-estimée. Des critères diagnostiques ont été élaborés dont l'utilité en pratique clinique est indéniable. Ils mettent l'accent sur l'association du syndrome démentiel à une symptomatologie extrapyramidale et psychiatrique. Les limites entre la DCL et les autres affections neurodégénératives, notamment la maladie de Parkinson idiopathique avec démence et la MA, restent encore assez mal définies. Les principales avancées de ces dernières années dans la DCL reposent sur l'utilisation de techniques d'imagerie innovantes, l'analyse des biomarqueurs dans le LCR, la découverte de certaines formes d'origine génétique et les données neuropathologiques.

Bibliographie

[32.1] McKeith IG, Galasko D, Kosaka K, Perry EK, Dickson DW, Hansen LA *et al.* Consensus guidelines for the clinical and pathologic diagnosis of dementia with Lewy bodies (DLB) : report of the consortium on DLB international workshop. Neurology 1996 ; 47 : 1113-24.

[32.2] Kosaka K, Yoshimura M, Ikeda K, Budka H. Diffuse type of Lewy body disease : progressive dementia with abundant cortical Lewy bodies and senile changes of varying degree. A new disease ? Clin Neuropathol 1984 ; 3 : 185-92.

[32.3] McKeith IG, Perry EK, Perry RH. Report of the second dementia with Lewy body international workshop : diagnosis and treatment. Consortium on dementia with Lewy bodies. Neurology 1999 ; 53 : 902-5.

[32.4] McKeith IG, Dickson DW, Lowe J, Emre M, O'Brien JT, Feldman H *et al.*, Consortium on DLB. Diagnosis and management of dementia with Lewy bodies : third report of the DLB Consortium. Neurology 2005 ; 65 : 1863-72.

[32.5] McKeith IG. Consensus guidelines for the clinical and pathologic diagnosis of dementia with Lewy bodies (DLB) : report of the Consortium on DLB International Workshop. J Alzheimers Dis 2006 ; 9 (3 Suppl) : 417-23.

[32.6] Lippa CF, Duda JE, Grossman M, Hurtig HI, Aarsland D, Boeve BF *et al.*, DLB/PDD Working Group. DLB and PDD boundary issues : diagnosis, treatment, molecular pathology, and biomarkers. Neurology 2007 ; 68 : 812-9.

[32.7] Del Ser T, Hachinski V, Merskey H, Munoz DG. Clinical and pathologic features of two groups of patients with dementia with Lewy bodies : effect of coexisting Alzheimer-type lesion load. Alzheimer Dis Assoc Disord 2001 ; 15 : 31-44.

[32.8] Merdes AR, Hansen LA, Jeste DV, Galasko D, Hofstetter CR, Ho GJ *et al.* Influence of Alzheimer pathology on clinical diagnostic accuracy in dementia with Lewy bodies. Neurology 2003 ; 60 : 1586-90.

[32.9] Ballard CG, Jacoby R, Del Ser T, Khan MN, Munoz DG, Holmes C *et al.* Neuropathological substrates of psychiatric symptoms in prospectively studied patients with autopsy-confirmed dementia with Lewy bodies. Am J Psychiatry 2004 ; 161 : 843-9.

[32.10] McKeith I, Del Ser T, Spano P, Emre M, Wesnes K, Anand R *et al.* Efficacy of rivastigmine in dementia with Lewy bodies : a randomised, double-blind, placebo-controlled international study. Lancet 2000 ; 356 : 2031-6.

[32.11] Rolinski M, Fox C, Maidment I, McShane R. Cholinesterase inhibitors for dementia with Lewy bodies, Parkinson's disease dementia and cognitive impairment in Parkinson's disease. Cochrane Database Syst Rev 2012 ; 3 : CD006504.

[32.12] Ballard C, Grace J, McKeith I, Holmes C. Neuroleptic sensitivity in dementia with Lewy bodies and Alzheimer's disease. Lancet 1998 ; 351 : 1032-3.

[32.13] Nelson PT, Jicha GA, Kryscio RJ, Abner EL, Schmitt FA, Cooper G *et al.* Low sensitivity in clinical diagnoses of dementia with Lewy bodies. J Neurol 2010 ; 257 : 359-66.

[32.14] Weisman D, Cho M, Taylor C, Adame A, Thal LJ, Hansen LA. In dementia with Lewy bodies, Braak stage determines phenotype, not Lewy body distribution. Neurology 2007 ; 69 : 356-9.

[32.15] Dickson DW, Fujishiro H. In dementia with Lewy bodies, braak stage determines phenotype, not Lewy body distribution. Neurology 2008 ; 70 : 2087-8 ; author reply 2088-9.

[32.16] Fujishiro H, Ferman TJ, Boeve BF, Smith GE, Graff-Radford NR, Uitti RJ *et al.* Validation of the neuropathologic criteria of the third consortium for dementia with Lewy bodies for prospectively diagnosed cases. J Neuropathol Exp Neurol 2008 ; 67 : 649-56.

[32.17] Williams MM, Xiong C, Morris JC, Galvin JE. Survival and mortality differences between dementia with Lewy bodies *vs.* Alzheimer disease. Neurology 2006 ; 67 : 1935-41.

[32.18] Ransmayr G. Dementia with Lewy bodies : prevalence, clinical spectrum and natural history. J Neural Transm Suppl 2000 ; 60 : 303-14.

[32.19] Olichney JM, Galasko D, Salmon DP, Hofstetter CR, Hansen LA, Katzman R *et al.* Cognitive decline is faster in Lewy body variant than in Alzheimer's disease. Neurology 1998 ; 51 : 351-7.

[32.20] Heyman A, Fillenbaum GG, Gearing M, Mirra SS, Welsh-Bohmer KA, Peterson B *et al.* Comparison of Lewy body variant of Alzheimer's disease with pure Alzheimer's disease : Consortium to Establish a Registry for Alzheimer's Disease, Part XIX. Neurology 1999 ; 52 : 1839-44.

[32.21] Walker Z, Allen RL, Shergill S, Mullan E, Katona CL. Three years survival in patients with a clinical diagnosis of dementia with Lewy bodies. Int J Geriatr Psychiatry 2000 ; 15 : 267-73.

[32.22] Gaig C, Valldeoriola F, Gelpi E, Ezquerra M, Llufriu S, Buongiorno M *et al.* Rapidly progressive diffuse Lewy body disease. Mov Disord 2011 ; 26 : 1316-23.

[32.23] Jellinger KA, Attems J. Rapidly progressing diffuse Lewy body disease. Mov Disord 2011 ; 26 : 2584-5.

[32.24] Wechsler D. Wechsler Adult Intelligence Scale-Revised manual. New York : Psychological Corp., 1981.

[32.25] Kraybill ML, Larson EB, Tsuang DW, Teri L, McCormick WC, Bowen JD *et al.* Cognitive differences in dementia patients with autopsy-verified AD, Lewy body pathology, or both. Neurology 2005 ; 64 : 2069-73.

[32.26] Ferman TJ, Smith GE, Boeve BF, Graff-Radford NR, Lucas JA, Knopman DS *et al.* Neuropsychological differentiation of dementia with Lewy bodies from normal aging and Alzheimer's disease.Clin Neuropsychol 2006 ; 20 : 623-36.

[32.27] Collerton D, Burn D, McKeith I, O'Brien J. Systematic review and meta-analysis show that dementia with Lewy bodies is a visual-perceptual and attentional-executive dementia. Dement Geriatr Cogn Disord 2003 ; 16 : 229-37.

[32.28] Geser F, Wenning GK, Poewe W, McKeith I. How to diagnose dementia with Lewy bodies : state of the art. Mov Disord 2005 ; 20 (Suppl 12) : S11-20.

[32.29] Colloby SJ, McParland S, O'Brien JT, Attems J. Neuropathological correlates of dopaminergic imaging in Alzheimer's disease and Lewy body dementias. Brain 2012 ; 135 (Pt 9) : 2798-808.

[32.30] Ferman TJ, Arvanitakis Z, Fujishiro H, Duara R, Parfitt F, Purdy M *et al*. Pathology and temporal onset of visual hallucinations, misperceptions and family misidentification distinguishes dementia with Lewy bodies from Alzheimer's disease. Parkinsonism Relat Disord 2013 ; 19 : 227-31.

[32.31] Diederich NJ, Goetz CG, Stebbins GT. Repeated visual hallucinations in Parkinson's disease as disturbed external/internal perceptions : focused review and a new integrative model. Mov Disord 2005 ; 20 : 130-40.

[32.32] Bertram K, Williams DR. Visual hallucinations in the differential diagnosis of parkinsonism. J Neurol Neurosurg Psychiatry 2012 ; 83 : 448-52.

[32.33] Byrne EJ, Lennox G, Lowe J, Godwin-Austen RB. Diffuse Lewy body disease : clinical features in 15 cases. J Neurol Neurosurg Psychiatry 1989 ; 52 : 709-17.

[32.34] Verghese J, Crystal H, Dickson D, Lipton R. Validity of clinical criteria for the diagnosis of dementia with Lewy bodies. Neurology 1999 ; 53 : 1974-82.

[32.35] McKeith IG, Ballard CG, Perry RH, Ince PG, O'Brien JT, Neill D *et al*. Prospective validation of consensus criteria for the diagnosis of dementia with Lewy bodies. Neurology 2000 ; 54 : 1050-8.

[32.36] Ferman TJ, Smith GE, Boeve BF, Ivnik RJ, Petersen RC, Knopman D *et al*. DLB fluctuations : specific features that reliably differentiate DLB from AD and normal aging. Neurology 2004 ; 62 : 181-7.

[32.37] Walker MP, Ayre GA, Cummings JL, Wesnes K, McKeith IG, O'Brien JT *et al*. The Clinician Assessment of Fluctuation and the One Day Fluctuation Assessment Scale. Two methods to assess fluctuating confusion in dementia. Br J Psychiatry 2000 ; 177 : 252-6.

[32.38] Boeve BF, Saper CB. REM sleep behavior disorder : a possible early marker for synucleinopathies. Neurology 2006 ; 66 : 796-7.

[32.39] Boeve BF. REM sleep behavior disorder : updated review of the core features, the REM sleep behavior disorder-neurodegenerative disease association, evolving concepts, controversies, and future directions. Ann NY Acad Sci 2010 ; 1184 : 15-54.

[32.40] Boeve BF, Silber MH, Parisi JE, Dickson DW, Ferman TJ, Benarroch EE *et al*. Synucleinopathy pathology and REM sleep behavior disorder plus dementia or parkinsonism. Neurology 2003 ; 61 : 40-5.

[32.41] Boeve BF, Silber MH, Ferman TJ, Lin SC, Benarroch EE, Schmeichel AM *et al*. Clinicopathologic correlations in 172 cases of rapid eye movement sleep behavior disorder with or without a coexisting neurologic disorder. Sleep Med 2013 ; 14 : 754-62.

[32.42] Murray M, Ferman T, Boeve B, Przybelski S, Lesnick T, Liesinger A *et al*. REM sleep behavior disorder is associated with reduced Alzheimer's pathology, hippocampal and parietotemporal atrophy in dementia with Lewy bodies. Neurology 2013 ; 81 : 1681-9.

[32.43] Ferman TJ, Boeve BF, Smith GE, Lin SC, Silber MH, Pedraza O *et al*. Inclusion of RBD improves the diagnostic classification of dementia with Lewy bodies. Neurology 2011 ; 77 : 875-82.

[32.44] Kaufmann H, Nahm K, Purohit D, Wolfe D. Autonomic failure as the initial presentation of Parkinson disease and dementia with Lewy bodies. Neurology 2004 ; 63 : 1093-5.

[32.45] Thaisetthawatkul P, Boeve BF, Benarroch EE, Sandroni P, Ferman TJ, Petersen R *et al*. Autonomic dysfunction in dementia with Lewy bodies. Neurology 2004 ; 62 : 1804-9.

[32.46] McKeith IG, Fairbairn A, Perry R, Thompson P, Perry E. Neuroleptic sensitivity in patients with senile dementia of Lewy body type. BMJ 1992 ; 305 : 673-8.

[32.47] Sinha N, Firbank M, O'Brien JT. Biomarkers in dementia with Lewy bodies : a review. Int J Geriatr Psychiatry 2012 ; 27 : 443-53.

[32.48] McKeith I, O'Brien J, Walker Z, Tatsch K, Booij J, Darcourt J *et al*., DLB Study Group. Sensitivity and specificity of dopamine transporter imaging with 123I-FP-CIT SPECT in dementia with Lewy bodies : a phase III, multicentre study. Lancet Neurol 2007 ; 6 : 305-13.

[32.49] Walker Z, Jaros E, Walker RW, Lee L, Costa DC, Livingston G *et al*. Dementia with Lewy bodies : a comparison of clinical diagnosis, FP-CIT single photon emission computed tomography imaging and autopsy. J Neurol Neurosurg Psychiatry 2007 ; 78 : 1176-81.

[32.50] Lobotesis K, Fenwick JD, Phipps A, Ryman A, Swann A, Ballard C *et al*. Occipital hypoperfusion on SPECT in dementia with Lewy bodies but not AD. Neurology 2001 ; 56 : 643-9.

[32.51] Colloby SJ, Fenwick JD, Williams ED, Paling SM, Lobotesis K, Ballard C *et al*. A comparison of 99mTc-HMPAO SPECT changes in dementia with Lewy bodies and Alzheimer's disease using statistical parametric mapping. Eur J Nucl Med 2002 ; 29 : 615-22.

[32.52] Middelkoop HAM, Van der Flier WM, Burton EJ, Lloyd AJ, Paling S, Barber R *et al*. Dementia with Lewy bodies and AD are not associated with occipital lobe atrophy on MRI. Neurology 2001 ; 57 : 2117-20.

[32.53] Imamura T, Ishii K, Sasaki M, Kitagaki H, Yamaji S, Hirono N *et al*. Regional cerebral glucose metabolism in dementia with Lewy bodies and Alzheimer's disease : a comparative study using positron emission tomography. Neurosci Lett 1997 ; 235 : 49-52.

[32.54] Ishii K, Imamura T, Sasaki M, Yamaji S, Sakamoto S, Kitagaki H *et al*. Regional cerebral glucose metabolism in dementia with Lewy bodies and Alzheimer's disease. Neurology 1998 ; 51 : 125-30.

[32.55] Mosconi L, Tsui WH, Herholz K, Pupi A, Drzezga A, Lucignani G *et al*. Multicenter standardized 18F-FDG PET diagnosis of mild cognitive impairment, Alzheimer's disease, and other dementias. J Nucl Med 2008 ; 49 : 390-8.

[32.56] Teune LK, Bartels AL, de Jong BM, Willemsen AT, Eshuis SA, de Vries JJ *et al*. Typical cerebral metabolic patterns in neurodegenerative brain diseases. Mov Disord 2010 ; 25 : 2395-404.

[32.57] Albin RL, Minoshima S, Damato CJ, Frey KA, Kuhl DA, Sima AAF. Fluoro-deoxyglucose positron emission tomography in diffuse Lewy body disease. Neurology 1996 ; 47 : 462-6.

[32.58] Higuchi M, Tashiro M, Arai H, Okamura N, Hara S, Higuchi S *et al.* Glucose hypometabolism and neuropathological correlates in brains of dementia with Lewy bodies. Exp Neurol 2000 ; 162 : 247-56.

[32.59] Minoshima S, Foster NL, Sima AAF, Frey KA, Albin RL, Kuhl DE. Alzheimer's disease *versus* dementia with Lewy bodies : cerebral metabolic distinction with autopsy confirmation. Ann Neurol 2001 ; 50 : 358-65.

[32.60] Yoshita M, Taki J, Yamada M. A clinical role for [(123)I]MIBG myocardial scintigraphy in the distinction between dementia of the Alzheimer's-type and dementia with Lewy bodies. J Neurol Neurosurg Psychiatry 2001 ; 71 : 583-8.

[32.61] Taki J, Yoshita M, Yamada M, Tonami N. Significance of 123I-MIBG scintigraphy as a pathophysiological indicator in the assessment of Parkinson's disease and related disorders : it can be a specific marker for Lewy body disease. Ann Nucl Med 2004 ; 18 : 453-61.

[32.62] Yoshita M, Taki J, Yokoyama K, Noguchi-Shinohara M, Matsumoto Y, Nakajima K *et al.* Value of 123I-MIBG radioactivity in the differential diagnosis of DLB from AD. Neurology 2006 ; 66 : 1850-4.

[32.63] Hanyu H, Shimizu S, Hirao K, Sakurai H, Iwamoto T, Chikamori T *et al.* The role of 123I-metaiodobenzylguanidine myocardial scintigraphy in the diagnosis of Lewy body disease in patients with dementia in a memory clinic. Dement Geriatr Cogn Disord 2006 ; 22 : 379-84.

[32.64] Treglia G, Cason E, Cortelli P, Gabellini A, Liguori R, Bagnato A *et al.* Iodine-123 metaiodobenzylguanidine scintigraphy and iodine-123 ioflupane single photon emission computed tomography in Lewy body diseases : complementary or alternative techniques ? J Neuroimaging 2014 ; 24 : 149-54.

[32.65] King AE, Mintz J, Royall DR. Meta-analysis of 123I-MIBG cardiac scintigraphy for the diagnosis of Lewy body-related disorders. Mov Disord 2011 ; 26 : 1218-24.

[32.66] Suzuki M, Kurita A, Hashimoto M, Fukumitsu N, Abo M, Ito Y *et al.* Impaired myocardial 123I-metaiodobenzylguanidine uptake in Lewy body disease : comparison between dementia with Lewy bodies and Parkinson's disease. J Neurol Sci 2006 ; 240 : 15-9.

[32.67] Walker MP, Ayre GA, Cummings JL, Wesnes K, McKeith IG, O'Brien JT *et al.* Quantifying fluctuation in dementia with Lewy bodies, Alzheimer's disease, and vascular dementia. Neurology 2000 ; 54 : 1616-25.

[32.68] Andersson M, Hansson O, Minthon L, Rosén I, Londos E. Electroencephalogram variability in dementia with lewy bodies, Alzheimer's disease and controls. Dement Geriatr Cogn Disord 2008 ; 26 : 284-90.

[32.69] Bonanni L, Thomas A, Tiraboschi P, Perfetti B, Varanese S, Onofrj M. EEG comparisons in early Alzheimer's disease, dementia with Lewy bodies and Parkinson's disease with dementia patients with a 2-year follow-up. Brain 2008 ; 131 (Pt 3) : 690-705.

[32.70] Edison P, Rowe CC, Rinne JO, Ng S, Ahmed I, Kemppainen N *et al.* Amyloid load in Parkinson's disease dementia and Lewy body dementia measured with [11C] PIB positron emission tomography. J Neurol Neurosurg Psychiatry 2008 ; 79 : 1331-8.

[32.71] Foster ER, Campbell MC, Burack MA, Hartlein J, Flores HP, Cairns NJ *et al.* Amyloid imaging of Lewy body-associated disorders. Mov Disord 2010 ; 25 : 2516-23.

[32.72] Gomperts SN, Rentz DM, Moran E, Becker JA, Locascio JJ, Klunk WE *et al.* Imaging amyloid deposition in Lewy body diseases. Neurology 2008 ; 71 : 903-10.

[32.73] Kantarci K, Lowe VJ, Boeve BF, Weigand SD, Senjem ML, Przybelski SA *et al.* Multimodality imaging characteristics of dementia with Lewy bodies. Neurobiol Aging 2012 ; 33 : 2091-105.

[32.74] Dickson DW. Dementia with Lewy bodies : neuropathology. J Geriatr Psychiatry Neurol 2002 ; 15 : 210-6.

[32.75] Slaets S, Le Bastard N, Theuns J, Sleegers K, Verstraeten A, De Leenheir E *et al.* Amyloid pathology influences Aβ1-42 cerebrospinal fluid levels in dementia with Lewy bodies. J Alzheimers Dis 2013 ; 35 : 137-46.

[32.76] Parnetti L, Tiraboschi P, Lanari A, Peducci M, Padiglioni C, D'Amore C *et al.* Cerebrospinal fluid biomarkers in Parkinson's disease with dementia and dementia with Lewy bodies. Biol Psychiatry 2008 ; 64 : 850-5.

[32.77] Parnetti L, Lanari A, Amici S, Gallai V, Vanmechelen E, Hulstaert F ; Phospho-Tau International Study Group. CSF phosphorylated tau is a possible marker for discriminating Alzheimer's disease from dementia with Lewy bodies. Phospho-Tau International Study Group. Neurol Sci 2001 ; 22 : 77-8.

[32.78] Hampel H, Buerger K, Zinkowski R, Teipel SJ, Goernitz A, Andreasen N *et al.* Measurement of phosphorylated tau epitopes in the differential diagnosis of Alzheimer disease : a comparative cerebrospinal fluid study. Arch Gen Psychiatry 2004 ; 61 : 95-102.

[32.79] Vanderstichele H, De Vreese K, Blennow K, Andreasen N, Sindic C, Ivanoiu A *et al.* Analytical performance and clinical utility of the INNOTEST PHOSPHO-TAU181P assay for discrimination between Alzheimer's disease and dementia with Lewy bodies. Clin Chem Lab Med 2006 ; 44 : 1472-80.

[32.80] Gabelle A, Dumurgier J, Vercruysse O, Paquet C, Bombois S, Laplanche JL *et al.* Impact of the 2008-2012 French Alzheimer Plan on the use of cerebrospinal fluid biomarkers in research memory center : the PLM study. J Alzheimers Dis 2013 ; 34 : 297-305.

[32.81] Kasuga K, Tokutake T, Ishikawa A, Uchiyama T, Tokuda T, Onodera O *et al.* Differential levels of alpha-synuclein, beta-amyloid 42 and tau in CSF between patients with dementia with Lewy bodies and Alzheimer's disease. J Neurol Neurosurg Psychiatry 2010 ; 81 : 608-10.

[32.82] Reesink FE, Lemstra AW, Van Dijk KD, Berendse HW, Van de Berg WD, Klein M *et al.* CSF alpha-synuclein does not discriminate dementia with Lewy bodies from Alzheimer's disease. J Alzheimers Dis 2010 ; 22 : 87-95.

[32.83] Spies PE, Melis RJ, Sjögren MJ, Rikkert MG, Verbeek MM. Cerebrospinal fluid alpha-synuclein does not discriminate between dementia disorders. J Alzheimers Dis 2009 ; 16 : 363-9.

[32.84] Noguchi-Shinohara M, Tokuda T, Yoshita M, Kasai T, Ono K, Nakagawa M *et al.* CSF alpha-synuclein levels in dementia with Lewy bodies and Alzheimer's disease. Brain Res 2009 ; 1251 : 1-6.

[32.85] Tateno F, Sakakibara R, Kawai T, Kishi M, Murano T. Alpha-synuclein in the cerebrospinal fluid differentiates synucleinopathies (Parkinson disease, dementia with Lewy bodies, multiple system atrophy) from Alzheimer disease. Alzheimer Dis Assoc Disord 2012 ; 26 : 213-6.

[32.86] Aerts MB, Esselink RA, Abdo WF, Bloem BR, Verbeek MM. CSF α-synuclein does not differentiate between parkinsonian disorders. Neurobiol Aging 2012 ; 33 : 430.e1-3.

[32.87] Mollenhauer B, Locascio JJ, Schulz-Schaeffer W, Sixel-Döring F, Trenkwalder C, Schlossmacher MG. α-Synuclein and tau concentrations in cerebrospinal fluid of patients presenting with parkinsonism : a cohort study. Lancet Neurol 2011 ; 10 : 230-40.

[32.88] Andersson M, Zetterberg H, Minthon L, Blennow K, Londos E. The cognitive profile and CSF biomarkers in dementia with Lewy bodies and Parkinson's disease dementia. Int J Geriatr Psychiatry 2011 ; 26 : 100-5.

[32.89] Hall S, Öhrfelt A, Constantinescu R, Andreasson U, Surova Y, Bostrom F *et al.* Accuracy of a panel of 5 cerebrospinal fluid biomarkers in the differential diagnosis of patients with dementia and/or parkinsonian disorders. Arch Neurol 2012 ; 69 : 1445-52.

[32.90] Toledo JB, Brettschneider J, Grossman M, Arnold SE, Hu WT, Xie SX *et al.* CSF biomarkers cutoffs : the importance of coincident neuropathological diseases. Acta Neuropathol 2012 ; 124 : 23-35.

[32.91] Burton EJ, Karas G, Paling SM, Barber R, Williams ED, Ballard CG *et al.* Patterns of cerebral atrophy in dementia with Lewy bodies using voxel-based morphometry. Neuroimage 2002 ; 17 : 618-30.

[32.92] Firbank MJ, Blamire AM, Teodorczuk A, Teper E, Burton EJ, Mitra D *et al.* High resolution imaging of the medial temporal lobe in Alzheimer's disease and dementia with Lewy bodies. J Alzheimers Dis 2010 ; 21 : 1129-40.

[32.93] Whitwell JL, Weigand SD, Shiung MM, Boeve BF, Ferman TJ, Smith GE *et al.* Focal atrophy in dementia with Lewy bodies on MRI : a distinct pattern from Alzheimer's disease. Brain 2007 ; 130 : 708-19.

[32.94] Burton EJ, Barber R, Mukaetova-Ladinska EB, Robson J, Perry RH, Jaros E *et al.* Medial temporal lobe atrophy on MRI differentiates Alzheimer's disease from dementia with Lewy bodies and vascular cognitive impairment : a prospective study with pathological verification of diagnosis. Brain 2009 ; 132 : 195-203.

[32.95] Burton EJ, Mukaetova-Ladinska EB, Perry RH, Jaros E, Barber R, O'Brien JT. Neuropathological correlates of volumetric MRI in autopsy-confirmed Lewy body dementia. Neurobiol Aging 2012 ; 33 : 1228-36.

[32.96] Kantarci K, Ferman TJ, Boeve BF, Weigand SD, Przybelski S, Vemuri P *et al.* Focal atrophy on MRI and neuropathologic classification of dementia with Lewy bodies. Neurology 2012 ; 79 : 553-60.

[32.97] Meeus B, Theuns J, Van Broeckhoven C. The genetics of dementia with Lewy bodies : what are we missing ? Arch Neurol 2012 ; 69 : 1113-8.

[32.98] Bogaerts V, Engelborghs S, Kumar-Singh S, Goossens D, Pickut B, Van der Zee J *et al.* A novel locus for dementia with Lewy bodies : a clinically and genetically heterogeneous disorder. Brain 2007 ; 130 (Pt 9) : 2277-91.

[32.99] Zarranz JJ, Alegre J, Gomez-Esteban JC, Lezcano E, Ros R, Ampuero I *et al.* The new mutation, E46K, of alpha-synuclein causes Parkinson and Lewy body dementia. Ann Neurol 2004 ; 55 : 164-73.

[32.100] Guyant-Marechal I, Berger E, Laquerrière A, Rovelet-Lecrux A, Viennet G, Frebourg T *et al.* Intrafamilial diversity of phenotype associated with app duplication. Neurology 2008 ; 71 : 1925-6.

[32.101] Sleegers K, Brouwers N, Gijselinck I, Theuns J, Goossens D, Wauters J *et al.* APP duplication is sufficient to cause early onset Alzheimer's dementia with cerebral amyloid angiopathy. Brain 2006 ; 129 (Pt 11) : 2977-83.

[32.102] Ishikawa A, Piao YS, Miyashita A, Kuwano R, Onodera O, Ohtake H *et al.* A mutant PSEN1 causes dementia with Lewy bodies and variant Alzheimer's disease. Ann Neurol 2005 ; 57 : 429-34.

[32.103] Piscopo P, Marcon G, Piras MR, Crestini A, Campeggi LM, Deiana E *et al.* A novel PSEN2 mutation associated with a peculiar phenotype. Neurology 2008 ; 70 : 1549-54.

[32.104] Snowden JS, Rollinson S, Lafon C, Harris J, Thompson J, Richardson AM *et al.* Psychosis, C9ORF72 and dementia with Lewy bodies. Neurol Neurosurg Psychiatry 2012 ; 83 : 1031-2.

[32.105] Arosio B, Abbate C, Galimberti D, Rossi PD, Inglese S, Fenoglio C *et al.* GRN Thr272fs clinical heterogeneity : a case with atypical late onset presenting with a dementia with Lewy bodies phenotype. J Alzheimers Dis 2013 ; 35 : 669-74.

[32.106] Tsuang D, Leverenz JB, Lopez OL, Hamilton RL, Bennett DA, Schneider JA *et al.* GBA mutations increase risk for Lewy body disease with and without Alzheimer disease pathology. Neurology 2012 ; 79 : 1944-50.

[32.107] Kobayashi S, Tateno M, Park TW, Utsumi K, Sohma H, Ito YM *et al.* Apolipoprotein E4 frequencies in a Japanese population with Alzheimer's disease and dementia with Lewy bodies. PLoS One 2011 ; 6 : e18569.

[32.108] Boeve BF, Lowe V, Kantarci K, Ferman T, Silber M, St. Louis E *et al.* DaTScan findings in patients with mild cognitive impairment, Alzheimer's disease and dementia with Lewy bodies. Neurology 2013 ; 80 : P06.046 [Abstract].

[32.109] Ferman T, Smith G, Shane V, Kantarci PK, Boeve B, Graff-Radford N *et al.* Non-amnestic mild cognitive impairment progresses to dementia with lewy bodies. Neurology 2013 ; 80 : S24.002 [Abstract].

[32.110] Emre M, Aarsland D, Brown R, Burn DJ, Duyckaerts C, Mizuno Y *et al.* Clinical diagnostic criteria for dementia associated with Parkinson's disease. Mov Disord 2007 ; 22 : 1689-707.

[32.111] Hughes AJ, Daniel SE, Blankson S, Lees AJ. A clinicopathologic study of 100 cases of Parkinson's disease. Arch Neurol 1993 ; 50 : 140-8.

[32.112] Dubois B, Burn D, Goetz C, Aarsland D, Brown RG, Broe GA *et al.* Diagnostic procedures for Parkinson's disease dementia : recommendations from the movement disorder society task force. Mov Disord 2007 ; 22 : 2314-24.

[32.113] Goetz CG, Emre M, Dubois B. Parkinson's disease dementia : definitions, guidelines, and research perspectives in diagnosis. Ann Neurol 2008 ; 64 (Suppl 2) : S81-92.

[32.114] Dujardin K, Dubois B, Tison F, Durif F, Bourdeix I, Péré JJ *et al.* ; EXECUTIVE study group. Parkinson's disease dementia can be easily detected in routine clinical practice. Mov Disord 2010 ; 25 : 2769-76.

[32.115] Barton B, Grabli D, Bernard B, Czernecki V, Goldman JG, Stebbins G *et al.* Clinical validation of Movement Disorder Society-recommended diagnostic criteria for Parkinson's disease with dementia. Mov Disord 2012 ; 27 : 248-53.

[32.116] Perry EK, Haroutunian V, Davis KL, Levy R, Lantos P, Eagger S *et al.* Neocortical cholinergic activities differentiate Lewy body dementia from classical Alzheimer's disease. Neuroreport 1994 ; 5 : 747-9.

[32.117] Aarsland D, Ballard C, Walker Z, Bostrom F, Alves G, Kossakowski K *et al.* Memantine in patients with Parkinson's disease dementia or dementia with Lewy bodies : a double-blind, placebo-controlled, multicentre trial. Lancet Neurol 2009 ; 8 : 613-8.

[32.118] Emre M, Tsolaki M, Bonuccelli U, Destée A, Tolosa E, Kutzelnigg A *et al.* Memantine for patients with Parkinson's disease dementia or dementia with Lewy bodies : a randomised, double-blind, placebo-controlled trial. Lancet Neurol 2010 ; 9 : 969-77.

[32.119] Fédération nationale des centres mémoire de ressources et de recherche (FCMRR). Diagnostic et prise en charge de la maladie d'Alzheimer et des maladies apparentées. Recommandations, février 2012.

[32.120] Molloy S, McKeith IG, O'Brien JT, Burn DJ. The role of levodopa in the management of dementia with Lewy bodies. J Neurol Neurosurg Psychiatry 2005 ; 76 : 1200-3.

Chapitre

33

Démence de la maladie de Parkinson

| V. Czernecki, A. Michon, B. Dubois

Au-delà du tremblement, de la bradykinésie, de la rigidité musculaire et des troubles de la marche, la maladie de Parkinson est reconnue pour affecter également des domaines non moteurs. Parmi ces derniers, on trouve les troubles cognitifs, qui se manifestent dès les stades précoces de la maladie, souvent par des difficultés à se concentrer, à trouver ses mots (phénomène du « mot sur le bout de la langue »), un léger ralentissement de la pensée ou encore un sentiment général d'une moindre efficacité intellectuelle. Pendant longtemps, le retentissement sur les activités quotidiennes reste discret, mais les difficultés vont progressivement s'accentuer avec l'avancée de la maladie. Bien que l'état de démence ne soit pas inéluctable, il touche jusqu'à 80 % des patients dont la maladie évolue depuis plus de 20 ans. La démence parkinsonienne est qualitativement différente de celle rencontrée dans les démences de type Alzheimer, puisqu'elle affecte au premier plan les fonctions exécutives et l'attention, et non la mémoire. Elle grève le pronostic de la maladie de Parkinson en augmentant le risque d'institutionnalisation et de décès. Le diagnostic reste parfois délicat, malgré le développement d'outils d'évaluation de plus en plus fins et l'établissement de critères diagnostiques par la *Movement Disorder Society* en 2007.

Données épidémiologiques

Dans la maladie de Parkinson, les troubles cognitifs peuvent s'aggraver de façon importante au cours de la maladie. Cette éventualité n'est pas rare : on estimait traditionnellement entre 20 et 40 % la prévalence de la démence dans une population de patients parkinsoniens [33.1], mais les études récentes ont montré que sa prévalence atteindrait plus de 75 % après 10 ans d'évolution de la maladie [33.2] et 83 % après 20 ans [33.3]. Selon une étude américaine, l'incidence de la démence parkinsonienne serait estimée à 2,5 pour 100 000 personnes par an [33.4], ce qui correspond à une incidence 4 à 6 fois plus élevée que dans la population générale. L'intervalle moyen entre le début de la maladie et le développement d'une démence est approximativement de 10 ans [33.5]. Toutefois, cet intervalle peut varier considérablement d'un patient à l'autre : alors que certains patients préservent tout au long de la maladie leur efficience cognitive, d'autres développent un état démentiel dès les stades précoces.

Le principal facteur de risque de développer une démence est l'âge du patient (et notamment un âge supérieur à 72 ans). Un âge élevé au moment du diagnostic, ainsi qu'une longue durée d'évolution de la maladie sont également associés à un risque plus élevé de démence [33.6]. La sévérité du syndrome parkinsonien, et plus précisément l'apparition des signes dits « axiaux » (rigidité nucale, instabilité posturale, troubles de la marche, dysarthrie) sont d'autres signes prédictifs bien connus. Par exemple, dans une étude longitudinale évaluant 177 patients sur 5 ans, les auteurs ont étudié la relation entre le phénotype moteur et l'incidence de la démence, mettant en évidence une association étroite entre l'apparition de signes axiaux (instabilité posturale et troubles de la marche) et celle d'un état démentiel, alors qu'aucune démence n'était retrouvée dans les formes tremblantes [33.7].

Des facteurs cognitifs ont également été identifiés, toutefois les résultats divergent selon les études. La diminution de la fluence verbale ou la sévérité globale du syndrome dysexécutif ont souvent été mises en avant [33.8]. Une étude récente a montré que le syndrome dysexécutif, même sévère, n'était pas prédictif d'une survenue plus précoce de la démence, en revanche, la présence de signes corticaux, comme des difficultés de reproduction de figures (impliquant les régions corticales postérieures), ou une diminution de la fluence sémantique (régions temporales) s'avéraient de bons prédicteurs [33.9]. Par exemple, la diminution de la fluence sémantique (moins de 20 animaux en 90 secondes) plutôt que phonémique était associée à un risque relatif de démence multiplié par 9. Ainsi, de façon intéressante, deux types de profils cognitifs parkinsoniens ont été identifiés : un profil dysexécutif de type frontostriatal et un profil plus diffus affectant les aires corticales plus postérieures. Dans cette étude, seul le dernier était associé à la survenue d'une démence. D'autres travaux ont corroboré ces résultats en soulignant l'importance de la présence de déficits de type cortical dans la survenue de la démence [33.10-33.12].

Un autre facteur qui peut être évoqué, bien que non spécifique de la démence parkinsonienne, est celui de la réserve cognitive. Les patients avec un niveau socioculturel bas ou une moindre activité cognitive et sociale auraient davantage de risque de développer une démence, suggérant un effet protecteur de l'éducation ou, d'une manière plus générale, de la stimulation cognitive au cours de la vie. Toutefois, une méta-analyse récente a montré que s'il existait bien un lien entre la réserve cognitive et la rapidité du déclin cognitif, aucune association significative n'avait été mise en évidence avec la démence [33.13].

Les hallucinations, principalement visuelles, lorsqu'elles ne sont pas dopamine-dépendantes – c'est-à-dire réversibles par le réajustement du traitement – sont elles aussi corrélées à la démence [33.14]. Les troubles du comportement en sommeil paradoxal apparaissent également fortement prédicteurs d'une entrée précoce dans la démence [33.15].

La recherche sur les biomarqueurs s'est montrée particulièrement active ces dernières années. Certaines études ont mis en évidence une diminution du débit sanguin cérébral et de la consommation de glucose [33.16] ainsi qu'un amincissement de la couche corticale [33.12] plus prononcés dans les régions corticales temporales, pariétales et occipitales chez les patients parkinsoniens à risque de développer une démence. Toutefois, la spécificité et la sensibilité de ces études restent insuffisantes et, à ce jour, aucun marqueur prédictif de la démence parkinsonienne en neuro-imagerie anatomique ou fonctionnelle n'a pu être clairement identifié. Les travaux s'intéressant aux marqueurs du liquide céphalorachidien paraissent plus prometteurs. Par exemple, une étude longitudinale récente évaluant les concentrations de la protéine Aβ chez une cohorte de 104 patients parkinsoniens a montré que le taux d'Aβ42 était significativement diminué dans le groupe de patients ayant développé une démence dans les 5 ans (19,2 % des patients) comparativement au groupe de patients non déments (80,8 % des patients), posant la question du rôle de la pathologie Aβ dans l'étiologie de la démence parkinsonienne [33.17]. Enfin, des facteurs génétiques, comme un génotype H1/H1 impliqué dans le gène *MAPT* (microtubules associés à la protéine tau), ont été récemment identifiés [33.9].

Clinique de la démence parkinsonienne

Le pattern cognitif de la démence parkinsonienne se caractérise par la diminution de l'efficience globale, associée à une aggravation du syndrome dysexécutif préexistant, du ralentissement cognitif et des troubles attentionnels, ainsi que par l'apparition de signes cognitifs de type cortical. Ces derniers regroupent des difficultés visuelles perceptives et visuospatiales, des troubles du langage, et des difficultés mnésiques touchant les processus de stockage et de consolidation [33.18-33.20]. D'autres symptômes neuropsychiatriques viennent également s'associer au tableau démentiel, comme les hallucinations et les délires, les troubles anxieux, une somnolence diurne excessive, une apathie sévère ou d'autres troubles du comportement.

Avant la démence : le concept du PD-MCI

Récemment, la *Movement Disorder Society* a commissionné une *Task Force* afin de définir le concept de *Mild Cognitive Impairment* dans la maladie de Parkinson (PD-MCI) et d'établir des critères diagnostiques, inspirés du modèle préexistant des critères diagnostiques de la démence parkinsonienne (voir *infra*) [33.21]. Ces critères stipulent :

- un diagnostic de maladie de Parkinson idiopathique établi selon les critères de la *UK PD Brain Bank* ;
- un déclin cognitif progressif, rapporté par le patient lui-même, son entourage ou observé par le clinicien ;
- un déclin cognitif objectivé soit par des tests neuropsychologiques spécifiques réalisés dans le cadre d'une évaluation neuropsychologique complète (niveau II), soit par l'une des échelles d'efficience globale reconnues par la *Movement Disorder Society*, qui peut être complétée lors d'un examen plus rapide (niveau I) ;
- un retentissement des troubles cognitifs dans le quotidien qui reste modéré, n'entraînant pas de perte d'autonomie ;
- l'absence de diagnostic de démence selon les critères de la *Movement Disorder Society* et l'absence d'autres conditions pathologiques susceptibles de mieux rendre compte des troubles (accident vasculaire, dépression, épisode confusionnel) ou autres comorbidités associées à la maladie de Parkinson (gêne motrice sévère, anxiété majeure, effets iatrogènes) interférant avec l'évaluation.

Les PD-MCI peuvent être classés selon cinq domaines cognitifs : attention et mémoire de travail, fonctions exécutives, langage, mémoire, fonctions visuospatiales. Le MCI peut être simple (un seul domaine est altéré) ou multiple (plusieurs domaines sont touchés). Dans le niveau II, la baisse observée sur les scores doit se situer entre 1 et 2 erreurs standard par rapport à une valeur normative, qui peut être la moyenne de la population de référence (appariée pour l'âge, le genre et l'éducation), le score d'une évaluation précédente ou le niveau prémorbide estimé. Le concept de MCI est supposé constituer un lien entre le stade sans trouble cognitif et le stade démentiel. Les études évaluant la cognition dans de larges groupes de patients ont observé que les patients parkinsoniens pouvaient présenter des profils MCI simple domaine (exécutif et attention) ou multidomaines, et que ces derniers étaient plus à risque de convertir vers une démence [33.9, 33.22].

Démence parkinsonienne : sémiologie cognitive

Les troubles attentionnels, dont l'apparition précoce précède parfois les symptômes moteurs, s'aggravent considérablement au stade démentiel. Ils se caractérisent par un déficit à la fois de l'attention soutenue et focalisée, accompagné de fluctuations du maintien attentionnel [33.20, 33.23, 33.24]. Ces troubles sont sous-tendus par des dysfonctionnements du système cholinergique et sont améliorés par les traitements inhibiteurs de la cholinestérase [33.24].

Le syndrome dysexécutif reste la figure centrale de la démence parkinsonienne. Il est associé au ralentissement psychomoteur, qui se majore parfois considérablement. L'inertie cognitive, c'est-à-dire la capacité à autoactiver les stratégies cognitives, est de plus en plus lourde. À cela s'ajoutent des difficultés de programmation et de maintien des stratégies, de même que des difficultés pour passer d'une stratégie à une autre. La prise de décision devient rare et moins fiable et le patient se montre de plus en plus ralenti et inefficace dans les opérations intellectuelles de la vie quotidienne. Il se désinvestit des interactions sociales ou de ses propres centres d'intérêt. Le syndrome dysexécutif se répercute également sur l'ensemble des autres fonctions cognitives [33.18], agissant comme un chef d'orchestre défaillant, bien qu'il ne puisse rendre compte à lui seul de l'ensemble de l'atteinte instrumentale. Toutefois, les activités apparaissent dans l'ensemble beaucoup moins perturbées que dans la maladie d'Alzheimer.

Les fonctions visuelles sont probablement les plus touchées, avec l'aggravation des troubles visuoconstructifs déjà présents et l'apparition de troubles visuospatiaux et visuoperceptifs. La sévérité de l'atteinte visuospatiale et visuoperceptive apparaît similaire à celle observée dans la démence à corps de Lewy, et plus lourde que dans la maladie d'Alzheimer [33.25].

Les troubles affectant la sphère du langage se caractérisent essentiellement par l'aggravation du manque du mot et la baisse de la fluence verbale. Le discours spontané devient de plus en plus laconique et perd en informativité. La compréhension de phrases complexes est perturbée, en raison de la baisse des capacités en mémoire de travail [33.26]. À cela peuvent s'associer des erreurs de type phonémique ou des paraphasies sémantiques, suggérant une atteinte plus diffuse des régions du langage.

Les troubles praxiques se définissent principalement par une apraxie motrice, avec un trouble de la dextérité et une apraxie dynamique. L'évaluation des autres aspects praxiques reste complexe en raison de la prédominance de cette dernière [33.27], bien qu'ils semblent relativement préservés.

La plainte mnésique est très fréquente chez les patients parkinsoniens au stade démentiel. Elle constitue même la plainte cognitive d'entrée pour 67 % d'entre eux [33.28]. Un déficit mnésique est effectivement objectivé par les tests. Cependant, si le déficit en rappel libre est majeur, la performance des patients parkinsoniens avec démence est spectaculairement améliorée par l'utilisation des mêmes indices sémantiques à l'encodage et au rappel, qui permet d'activer à la fois les processus d'organisation du matériel à mémoriser et les processus de récupération en mémoire [33.29]. Ce résultat indique que les difficultés de rappel spontané sont moins liées à une perturbation des processus de consolidation mnésique – les capacités d'enregistrement et de maintien de l'information étant relativement préservées – qu'à une utilisation défectueuse des traces mnésiques lors des différentes phases de l'apprentissage. Cette utilisation défectueuse est liée à la performance dans les tests évaluant les fonctions exécutives et apparaît ainsi sous-tendue principalement par le dysfonctionnement striatofrontal. Toutefois, l'atteinte de régions spécifiques de la mémoire (temporales internes) est aujourd'hui reconnue dans la démence parkinsonienne et peut contribuer à expliquer les déficits mnésiques [33.30].

Ces troubles cognitifs sont parfois majorés par la présence de symptômes neuropsychiatriques et comportementaux, tels que les troubles de l'humeur (dépression), les troubles d'allure psychotique (hallucinations, délire) et l'apathie, dont la fréquence est particulièrement élevée [33.20].

Mesurer la démence dans la maladie de Parkinson

Il existe plusieurs outils de mesure de l'efficience globale adaptés aux patients parkinsoniens. L'échelle de démence de Mattis [33.31], qui inclut principalement des épreuves mesurant les capacités attentionnelles et les fonctions exécutives, reste l'une des échelles cognitives globales les plus appropriées et la plus utilisée pour détecter la démence parkinsonienne. Le syndrome dysexécutif peut aussi être facilement mis en évidence par la BREF, batterie rapide d'efficience frontale conçue pour l'évaluation au lit du malade [33.32]. Plus récemment, une autre échelle fait l'objet d'une utilisation grandissante : l'échelle d'évaluation cognitive de Montréal (MoCA : www.mocatest.org). Elle évalue les fonctions suivantes : l'attention, la concentration, les fonctions exécutives, la mémoire, le langage, les capacités visuoconstructives, les capacités d'abstraction, le calcul et l'orientation. Ses avantages sont sa durée de passation raisonnable (10 minutes), son accès libre et surtout sa validation dans 36 langues différentes. La pertinence de son utilisation dans la maladie de Parkinson a été largement montrée [33.33, 33.34].

Le MMSE [33.35], bien qu'il constitue un outil tout à fait adapté à l'évaluation des démences, apparaît moins pertinent pour apprécier les perturbations cognitives secondaires au dysfonctionnement striatofrontal : les troubles de la mémoire à long terme et de l'apprentissage d'informations nouvelles sont moins sévères dans la démence parkinsonienne que dans les démences de type Alzheimer [33.36].

D'autres échelles telles que la PD-CRS [33.10] ou la SCOPA-Cog [33.37] sont reconnues par la *Movement Disorder Society*. L'avantage de la PD-CRS, contrairement aux échelles classiques qui se focalisent sur les déficits frontostriataux, est d'étendre l'investigation à des fonctions corticales.

Critères diagnostiques de la démence parkinsonienne

Jusqu'à la mise en place par la *Movement Disorder Society* d'une *Task Force* aboutissant à la publication de critères diagnostiques de la démence parkinsonienne en 2007 [33.20, 33.38], le corps médical ne disposait d'aucune classification officielle spécifique de la démence parkinsonienne. Elle était alors classée par le DSM-IV dans la catégorie des « Démences dues à une autre pathologie ». Certains auteurs se référaient au concept de « démence sous-corticale » [33.39].

L'établissement de ces critères diagnostiques a permis à la fois de développer les études cliniques et thérapeutiques, d'affiner la description sémiologique et de mieux identifier les facteurs de conversion entre les stades de troubles cognitifs légers ou modérés et le stade démentiel.

Les critères diagnostiques s'établissent selon deux niveaux. Le premier niveau correspond à une évaluation rapide, facilement réalisable lors de la consultation neurologique. Le second niveau correspond à une évaluation neuropsychologique plus complète, le plus souvent réalisée par un neuropsychologue disposant d'outils spécifiques.

Dans le niveau I, l'algorithme de décision pour le diagnostic de démence parkinsonienne est le suivant *(tab. 33.1)*.

TABLEAU 33.1 ▼ **Critères diagnostiques pour une démence parkinsonienne probable (niveau I).**

1. Maladie de Parkinson
2. La maladie de Parkinson débute avant la démence
3. Score au MMSE < 26
4. La démence a un impact sur la qualité de vie (ex. : anamnèse médicamenteuse)
5. Atteinte cognitive ; les performances du patient sont déficitaires dans au minimum 2 des 4 domaines cognitifs :
– attention : épreuve de soustraction de « 7 » au MMSE ou énumération des mois de l'année à l'envers
– fonctions exécutives : fluences verbales phonémiques ou test de l'horloge
– capacités visuospatiales : épreuve des pentagones du MMSE
– mémorisation : rappel libre différé à l'épreuve de mémorisation des 3 mots du MMSE
6. Pas de dépression majeure
7. Pas de troubles délirants
8. Pas d'autres anomalies obscurcissant le diagnostic (infection…)

1. Diagnostic de maladie Parkinson selon les critères de la *UK PD Brain Bank*.
2. Le diagnostic de maladie de Parkinson précède celui de la démence.
3. La maladie de Parkinson est associée à un déficit global des capacités cognitives.

Le MMSE est proposé ici pour sa rapidité et sa simplicité d'utilisation, bien qu'il sous-estime l'atteinte cognitive dans la MP et souffre d'un manque de spécificité (50 %). Le *cut-off* pathologique est déterminé à 26/30 mais celui-ci n'est validé que pour des sujets de moins de 80 ans et dont le nombre d'années d'études est supérieur à 10 [33.35].

4. Le déficit cognitif altère la qualité de vie.

La difficulté consiste à déterminer l'impact des troubles cognitifs sur la qualité de vie en s'abstrayant des autres manifestations cliniques tels les troubles moteurs, la dépression ou une dysautonomie. Par exemple, il est possible d'examiner la capacité du patient à gérer ses finances, utiliser le matériel à sa disposition, gérer ses médicaments et conserver des relations sociales stables. L'anamnèse médicamenteuse du traitement antiparkinsonien *(tab. 33.2)* a été proposée comme un instrument pertinent.

TABLEAU 33.2 ▼ **« *Pill Questionnaire* » ou anamnèse médicamenteuse du traitement antiparkinsonien permettant l'évaluation de l'impact des troubles cognitifs sur la qualité de vie [33.38].**

Pas d'impact Le patient est capable de décrire clairement et spontanément le traitement médicamenteux antiparkinsonien en précisant le nom, les doses (ou la couleur des pilules) et l'horaire des prises des médicaments.
Impact possible L'anamnèse médicamenteuse est orientée par l'examinateur (quand ? à quelle dose ?...) mais le patient ne commet pas d'erreur. Si l'aidant ou le conjoint certifie que le patient est habituellement capable de gérer son traitement médicamenteux sans supervision, il faut considérer qu'il n'y a pas d'impact. Dans le cas contraire, il faut considérer que les troubles cognitifs ont un impact sur la qualité de vie.
Impact certain Le patient est incapable de décrire la composition, les doses et l'horaire de son traitement médicamenteux même avec l'aide de l'examinateur.

5. Déficits cognitifs dans plus d'un domaine.
a. Attention.
Deux tests sont proposés :

- la série de soustractions par 7 à partir de 100 présente dans le MMSE (échec si le nombre de mauvaises réponses > 2) ;
- citer les mois à l'envers depuis « décembre » (échec si nombre d'erreurs > 2 ou temps d'exécution > 90 secondes).

b. Fonctions exécutives.
Deux tests sont proposés :

- la fluence verbale phonologique : il s'agit de citer un maximum de mots appartenant à une catégorie phonologique (commençant par une même lettre) en un temps déterminé (1 min). Échec si le nombre de mots est < 9 ;
- le test de l'horloge : il est demandé de dessiner une horloge indiquant 2 h 10. On évalue la capacité du patient à inscrire les bons chiffres au bon endroit ainsi qu'à orienter les aiguilles convenablement. Il s'agit également d'un test de planification.

c. Les capacités visuoconstructives.
On utilise le double pentagone du MMSE : le nombre d'angles doit être respecté et les 2 pentagones doivent s'entrecroiser pour obtenir le point.

d. Troubles mnésiques.
L'évaluation repose sur le rappel différé du MMSE : on utilise les 3 mots du MMSE (citron, clé, ballon) en rappel libre ; un seul mot erroné ou manquant suffit à suggérer un trouble de la mémoire.

6. D'autres facteurs, souvent associés mais non spécifiques de la démence, doivent être exclus, comme la dépression. L'échelle recommandée est la *Geriatric Depression Scale* [33.40].

7. D'autres facteurs comme un épisode délirant ou des épisodes psychotiques iatrogènes doivent aussi être considérés comme des facteurs d'exclusion. L'échelle recommandée pour l'évaluation des symptômes neuropsychiatriques est l'Inventaire neuropsychiatrique [33.41].

8. Il est nécessaire d'investiguer d'autres anomalies médicales susceptibles d'interférer sur le diagnostic (examens biologiques, imagerie cérébrale).

Si un diagnostic de démence est établi grâce à ces critères, il peut alors être intéressant de quantifier la sévérité de l'atteinte et de la décrire qualitativement de manière plus approfondie grâce au niveau II. Il est possible d'avoir recours au niveau II également dans le cas d'un diagnostic incertain. Celui-ci évalue l'efficience globale, le syndrome sous-cortico-frontal, l'atteinte instrumentale, les symptômes neuropsychiatriques. La MDS recommande l'utilisation de tests spécifiques *(tab. 33.3)*.

TABLEAU 33.3 ▼ **Outils neuropsychologiques recommandés par la MDS pour l'évaluation de niveau II [33.38].**

Efficience globale	Mattis DRS
Fonctions exécutives	
Mémoire de travail	Empans auditivoverbaux Empans visuospatiaux (CANTAB) Organisation sérielle de chiffres
Conceptualisation	Similitudes (WAIS) Test de classement de Wisconsin
Autoactivation	Fluence verbale
Flexibilité	*Trail Making Test* Test de Stroop *Odd Man Out*
Comportement	Préhension
Mémoire	RAVLT Rappel libre/Rappel indicé 16 items
Fonctions instrumentales	
Langage	*Boston Naming Test*
Visuoconstructif	Copie de l'horloge
Visuospatial	Orientation de lignes de Benton Analyse de cubes (VOSP)
Visuoperceptif	Reconnaissance faciale de Benton Lettres fragmentées (VOSP)
Aspects neuropsychiatriques	
Apathie	Échelle d'apathie
Dépression	MADRS Hamilton Inventaire de Beck GDS-15
Hallucinations	PPQ6
Symptômes psychotiques	NPI

Ces critères de la démence parkinsonienne de la *Movement Disorder Society* ont été ultérieurement validés [33.42]. Par exemple, une étude bicentrique (la Salpêtrière à Paris et le *Rush Hospital* à Chicago) a comparé la cohérence entre les diagnostics établis par les deux niveaux. En considérant le niveau II comme le *gold standard*, la spécificité des critères diagnostiques était de 100 %, mais la sensitivité seulement de 46,7 %. Cela s'expliquait principalement par les items « absence de dépression » et « score MMSE < 26 » trop souvent non validés malgré la présence d'une démence. La dépression étant un symptôme quasi inhérent à la démence, il est ainsi recommandé de débuter une thérapie antidépressive avant de diagnostiquer la démence. Une autre étude a montré que l'utilisation de la mini-batterie du niveau I permettait un diagnostic de démence parkinsonienne probable avec une sensitivité et une spécificité de 66 % et 95 % respectivement [33.43].

D'une manière générale, l'utilisation des critères du niveau I constitue un outil pertinent et rapide pour une première détection de la présence d'une démence chez le patient parkinsonien. Toutefois, les situations ambiguës ou la présence d'une dépression associée requièrent la passation d'un examen neuropsychologique complet.

Bases neuropathologiques de la démence parkinsonienne

Traditionnellement, la maladie de Parkinson est associée à la dégénérescence des neurones dopaminergiques dans la *substantia nigra* et à la perte de dopamine striatale qui en résulte, phénomène à l'origine des symptômes moteurs. Toutefois, les études récentes mettent en évidence des atteintes pathologiques précoces beaucoup plus étendues, touchant à la fois le cerveau et des organes périphériques. Au stade démentiel, la question des bases neuropathologiques reste encore débattue. S'il faut tenir compte de la dégénérescence massive du système dopaminergique nigrostriatal, cette lésion ne peut être responsable, à elle seule, du syndrome démentiel, puisque les formes purement dopaminergiques de la maladie ne sont pas associées à un déclin cognitif sévère et que le traitement par la lévodopa a peu d'effet sur les troubles cognitifs. D'une part, la lésion des autres systèmes sous-corticaux ascendants (cholinergique, noradrénergique et sérotoninergique) doit également être prise en compte [33.44], d'autre part, l'implication de la présence de lésions corticales dans l'instauration d'un stade démentiel est aujourd'hui reconnue.

Les premières études ont d'abord souligné la présence d'anomalies de type maladie d'Alzheimer (plaques séniles et dégénérescences neurofibrillaires) dans l'hippocampe et dans le cortex. Des concentrations anormales de protéines tau phosphorylées (du type triplet, caractéristique de la maladie d'Alzheimer) ont été observées dans les cortex temporal et préfrontal des sujets parkinsoniens déments [33.45]. Toutefois, la distribution de la protéine tau pathologique n'est pas la même que dans la maladie d'Alzheimer. En imagerie par émission de positons, il a été montré que les régions corticales postérieures sont hypoperfusées mais de façon moins sévère qu'au cours de la maladie d'Alzheimer [33.46, 33.47].

Ensuite, des techniques de marquage de l'α-synucléine ont permis de révéler l'implication des corps de Lewy dans la maladie de Parkinson. Les études immunohistochimiques récentes ont montré la présence de corps de Lewy dans le tronc cérébral dans la maladie de Parkinson sans atteinte cognitive et dans le cortex cérébral et les structures limbiques dans la maladie de Parkinson avec démence. Ainsi, la cause principale sous-tendant la démence parkinsonienne pourrait être liée à la diffusion des corps de Lewy dans les régions corticales et limbiques. Les lésions de type Alzheimer, même si elles coexistent fréquemment, n'apparaîtraient pas suffisamment sévères pour justifier d'un diagnostic de démence. Enfin, les patterns anatomopathologiques de la démence à corps de Lewy et de la démence parkinsonienne sont similaires et il est très difficile de les distinguer [33.48].

Conclusion

La survenue d'une démence dans la maladie de Parkinson, même si elle n'est pas inéluctable, ne peut plus être considérée comme un phénomène rare. L'identification de facteurs prédictifs, le développement d'outils diagnostiques appropriés et la recherche des bases anatomophysiologiques devraient permettre une meilleure caractérisation des troubles afin d'améliorer la prise en charge médicale et psychoéducative des patients.

Bibliographie

[33.1] Brown RG, Marsden CD. How common is dementia in Parkinson's disease ? Lancet 1984 ; ii : 1262-5.

[33.2] Aarsland D, Kurz MW. The epidemiology of dementia associated with Parkinson disease. J Neurol Sci 2010 ; 289 : 18-22.

[33.3] Hely MA, Reid WG, Adena MA, Halliday GM, Morris JG. The Sydney multicenter study of Parkinson's disease : the inevitability of dementia at 20 years. Mov Disord 2008 ; 23 : 837-44.

[33.4] Savica R, Grossardt BR, Bower JH, Boeve BF, Ahlskog JE, Rocca WA. Incidence of dementia with Lewy bodies and Parkinson disease dementia. JAMA Neurol 2013 ; 70 : 1396-402.

[33.5] Aarsland D, Kurz MW. The epidemiology of dementia associated with Parkinson disease. J Neurol Sci 2010 ; 289 : 18-22.

[33.6] Aarsland D, Kvaloy JT, Andersen K, Larsen JP, Tang MX, Lolk A *et al.* The effect of age of onset of PD on risk of dementia. J Neurol 2007 ; 254 : 38-45.

[33.7] Alves G, Larsen JP, Emre M, Wentzel-Larsen T, Aarsland D. Changes in motor subtype and risk for incident dementia in Parkinson's disease. Mov Disord 2006 ; 21 : 1123-30.

[33.8] Jacobs D, Marder K, Cote L, Sano M, Stern Y, Mayeux R. Neuropsychological characteristics of preclinical dementia in Parkinson's disease. Neurology 1995 ; 45 : 1691-6.

[33.9] Williams-Gray CH, Evans JR, Goris A, Foltynie T, Ban M, Robbins TW *et al.* The distinct cognitive syndromes of Parkinson's disease : 5 year follow-up of the CamPaIGN cohort. Brain 2009 ; 132 : 2958-69.

[33.10] Pagonabarraga J, Kulisevsky J, Llebaria G, Garcia-Sanchez C, Pascual-Sedano B, Gironell A. Parkinson's disease-cognitive rating scale : a new cognitive scale specific for Parkinson's disease. Mov Disord 2008 ; 23 : 998-1005.

[33.11] Kehagia AA, Barker RA, Robbins TW. Neuropsychological and clinical heterogeneity of cognitive impairment and dementia in patients with Parkinson's disease. Lancet Neurol 2010 ; 9 : 1200e13.

[33.12] Pereira JB, Svenningsson P, Weintraub D, Brønnick K, Lebedev A, Westman E *et al.* Initial cognitive decline is associated with cortical thinning in early Parkinson disease. Neurology 2014 ; 82 : 2017-25.

[33.13] Hindle JV, Martyr A, Clare L. Cognitive reserve in Parkinson's disease : a systematic review and meta-analysis. Parkinsonism Relat Disord 2014 ; 20 : 1-7.

[33.14] Santangelo G, Trojano L, Vitale C, Ianniciello M, Amboni M, Grossi D *et al.* A neuropsychological longitudinal study in Parkinson's patients with and without hallucinations. Mov Disord 2007 ; 22 : 2418-25.

[33.15] Anang JB, Gagnon JF, Bertrand JA, Romenets SR, Latreille V, Panisset M *et al.* Predictors of dementia in Parkinson disease : a prospective cohort study. Neurology 2014 [Epub ahead of print].

[33.16] Hosokai Y, Nishio Y, Hirayama K, Takeda A, Ishioka T, Sawada Y *et al.* Distinct patterns of regional cerebral glucose metabolism in Parkinson's disease with and without mild cognitive impairment. Mov Disord 2009 ; 24 : 854-62.

[33.17] Alves G, Lange J, Blennow K, Zetterberg H, Andreasson U, Førland MG *et al.* CSF Aβ42 predicts early-onset dementia in Parkinson disease. Neurology 2014 ; 82 : 1784-90.

[33.18] Dubois B, Pillon B. Cognitive deficits in Parkinson's disease. J Neurol 1997 ; 244 : 2-8.

[33.19] Caballol N, Martí MJ, Tolosa E. Cognitive dysfunction and dementia in Parkinson disease. Mov Disord 2007 ; 22 (Suppl 17) : S358-66.

[33.20] Emre M, Aarsland D, Brown R, Burn DJ, Duyckaerts C, Mizuno Y *et al.* Clinical diagnostic criteria for dementia associated with Parkinson's disease. Mov Disord 2007 ; 22 : 1689-707.

[33.21] Litvan I, Goldman JG, Troster AI, Schmand BA, Weintraub D, Petersen RC *et al.* Diagnostic criteria for mild cognitive impairment in Parkinson's disease : Movement Disorder Society Task Force guidelines. Mov Disord 2012 ; 27 : 349-56.

[33.22] Caviness JN, Driver-Dunckley E, Connor DJ, Sabbagh MN, Hentz JG, Noble B *et al.* Defining mild cognitive impairment in Parkinson's disease. Mov Disord 2007 ; 22 : 1272-7.

[33.23] Ballard CG, Aarsland D, McKeith I, O'Brien J, Gray A, Cormack F *et al.* Fluctuations in attention : PD dementia *vs.* DLB with parkinsonism. Neurology 2002 ; 59 : 1714-20.

[33.24] Wesnes KA, McKeith I, Edgar C, Emre M, Lane R. Benefits of rivastigmine on attention in dementia associated with Parkinson disease. Neurology 2005 ; 65 : 1654-6.

[33.25] Mosimann UP, Mather G, Wesnes KA, O'Brien JT, Burn DJ, McKeith IG. Visual perception in Parkinson disease dementia and dementia with Lewy bodies. Neurology 2004 ; 63 : 2091-6.

[33.26] Grossman M, Zurif E, Lee C, Prather P, Kalmanson J, Stern MB *et al.* Information processing speed and sentence comprehension in Parkinson's disease. Neuropsychology 2002 ; 16 : 174-81.

[33.27] Zadikoff C, Lang AE. Apraxia in movement disorders. Brain 2005 ; 128 (Pt 7) : 1480-97.

[33.28] Noe E, Marder K, Bell KL, Jacobs DM, Manly JJ, Stern Y. Comparison of dementia with Lewy bodies to Alzheimer's disease and Parkinson's disease with dementia. Mov Disord 2004 ; 19 : 60-7.

[33.29] Pillon B, Deweer B, Agid Y, Dubois B. Explicit memory in Alzheimer's, Huntington's and Parkinson's diseases. Arch Neurol 1993 ; 50 : 374-9.

[33.30] Weintraub D, Doshi J, Koka D, Davatzikos C, Siderowf AD, Duda JE *et al.* Neurodegeneration across stages of cognitive decline in Parkinson disease. Arch Neurol 2011 ; 68 : 1562-8.

[33.31] Mattis S. Dementia Rating Scale. Odessa, Fla : Psychological Assessment Resources Inc, 1988.

[33.32] Dubois B, Slachevsky A, Litvan I, Pillon B. The FAB : a Frontal Assessment Battery at bedside. Neurology 2000 ; 55 : 1621-6.

[33.33] Dalrymple-Alford JC, MacAskill MR, Nakas CT, Livingston L, Graham C, Crucian GP *et al.* The MoCA : well-suited screen for cognitive impairment in Parkinson disease. Neurology 2010 ; 75 : 1717-25.

[33.34] Chou KL, Lenhart A, Koeppe RA, Bohnen NI. Abnormal MoCA and normal range MMSE scores in Parkinson disease without dementia : cognitive and neurochemical correlates. Parkinsonism Relat Disord 2014 [Epub ahead of print].

[33.35] Dufouil C, Clayton D, Brayne C, Chi LY, Dening TR, Paykel ES *et al.* Population norms for the MMSE in the very old : estimates based on longitudinal data. Mini-Mental State Examination. Neurology 2000 ; 55 : 1609-13.

[33.36] Pillon B, Dubois B, Ploska A, Agid Y. Neuropsychological specificity of dementia in Alzheimer's, Huntington's, Parkinson's. Neurology 1991 ; 41 : 634-43.

[33.37] Marinus J, Visser M, Verwey NA, Verhey FR, Middelkoop HA, Stiggelbout AM *et al.* Assessment of cognition in Parkinson's disease. Neurology 2003 ; 61 : 1222-8.

[33.38] Dubois B, Burn D, Goetz C, Aarsland D, Brown RG, Broe GA *et al.* Diagnostic procedures for Parkinson's disease dementia : recommendations from the Movement Disorder Society Task Force. Mov Disord 2007 ; 22 : 2314-24.

[33.39] Cummings JL. Subcortical dementia. Neuropsychology, neuropsychiatry, and pathophysiology. Br J Psychiatry 1986 ; 149 : 682-97.

[33.40] Almeida OP, Almeida SA. Short versions of the geriatric depression scale : a study of their validity for the diagnosis of a major depressive episode according to ICD-10 and DSM-IV. Int J Geriatr Psychiatry 1999 ; 14 : 858-65.

[33.41] Cummings JL. The Neuropsychiatric Inventory : assessing psychopathology in dementia patients. Neurology 1997 ; 48 (5 Suppl 6) : S10-S16.

[33.42] Barton B, Grabli D, Bernard B, Czernecki V, Goldman JG, Stebbins G *et al.* Clinical validation of Movement Disorder Society-recommended diagnostic criteria for Parkinson's disease with dementia. Mov Disord 2012 ; 27 : 248-53.

[33.43] Dujardin K, Dubois B, Tison F, Durif F, Bourdeix I, Péré JJ *et al.* EXECUTIVE study group. Parkinson's disease dementia can be easily detected in routine clinical practice. Mov Disord 2010 ; 25 : 2769-76.

[33.44] Dubois B, Pillon B. Biochemical correlates of cognitive changes and dementia in Parkinson's disease. *In :* Huber SJ, Cummings JL, eds. Parkinson's disease. Neurobehavioral aspects. Oxford : Oxford University Press, 1992 : 178-98.

[33.45] Vermersch P, Delacourte A, Javoy-Agid F, Hauw JJ, Agid Y. Dementia in Parkinson's disease. Ann Neurol 1993 ; 33 : 445-50.

[33.46] Firbank MJ, Colloby SJ, Burn DJ, McKeith IG, O'Brien JT. Regional cerebral blood flow in Parkinson's disease with and without dementia. Neuroimage 2003 ; 20 : 1309-19.

[33.47] Campbell MC, Markham J, Flores H, Hartlein JM, Goate AM, Cairns NJ *et al.* Principal component analysis of PiB distribution in Parkinson and Alzheimer diseases. Neurology 2013 ; 81 : 520-7.

[33.48] Duyckaerts C, Hauw JJ. Lewy bodies, a misleading marker for Parkinson's disease ? Bull Acad Natl Med 2003 ; 187 : 277-93.

Chapitre

34

Neuropathologie de la démence à corps de Lewy et des démences de la maladie de Parkinson

| C.-A. Maurage, C. Duyckaerts

Il y a maintenant un siècle que Lewy a décrit pour la première fois le corps qui porte à présent son nom. En 1912, cette lésion semblait d'autant plus spécifique que sa morphologie ne se rapprochait d'aucun autre corps cellulaire connu. Lewy avait observé cette nouvelle inclusion, ronde ou allongée, éosinophile et cernée d'un halo pâle, dans les prolongements ou dans le corps cellulaire de certains neurones (*fig. 34.1a*), dans la région du noyau basal de Meynert et dans le tronc cérébral [34.1]. Cependant, il ne reconnut pas l'atteinte constante de la *substantia nigra* et c'est Tretiakoff [34.2] qui utilisa pour la première fois le terme de « corps de Lewy ». La présence de corps de Lewy dans les formations pigmentées du tronc cérébral et la dépigmentation de la *substantia nigra* ont été considérées pendant un demi-siècle comme les signes nécessaires et suffisants pour porter le diagnostic neuropathologique de maladie de Parkinson [34.3].

Pourtant, des corps de Lewy furent découverts plus tard dans le cortex cérébral, tout d'abord chez deux patients atteints de « démence progressive avec quadriparésie en flexion » [34.4]. Leur aspect morphologique, différent de celui des inclusions du tronc cérébral, explique leur découverte plus tardive : ils sont aussi éosinophiles, d'un diamètre de 10 à 20 µm [34.4] mais le halo clair qui les entoure est moins bien défini et ils se détachent donc moins nettement du cytoplasme. Le noyau, clarifié, est repoussé à la périphérie (*fig. 34.1b*).

Les corps de Lewy sont trouvés principalement dans deux circonstances cliniques : un syndrome moteur (la maladie de Parkinson) [34.3] et un syndrome démentiel (la « démence avec corps de Lewy ») [34.5]. Depuis la mise en évidence de la synucléine-α, le principal constituant des deux types de corps de Lewy, des outils ont été mis à la disposition du neuropathologiste et des lésions sont maintenant retrouvées d'une part chez des personnes ne souffrant d'aucune atteinte neurologique et d'autre part chez des patients atteints d'une maladie neurologique sans lien apparent avec la maladie de Parkinson ou la démence à corps de Lewy. Et ces lésions que l'on croyait strictement restreintes au système nerveux central s'avèrent fréquentes dans le système nerveux autonome et des structures non nerveuses. La possibilité d'un « spectre lésionnel » de maladies à corps de Lewy s'est fait jour.

Désormais, l'analyse *post-mortem* n'est plus tout à fait la preuve ultime du diagnostic de la démence à corps de Lewy et de la démence de la maladie de Parkinson. Elle n'en est que plus importante, du fait des pistes physiopathologiques et thérapeutiques qu'elle dévoile.

FIGURE 34.1 Les photomicrographies sont dans la colonne de gauche, leur schéma dans la colonne de droite. Pour chaque image, la barre noire située dans le coin inférieur droit représente 10 µm.

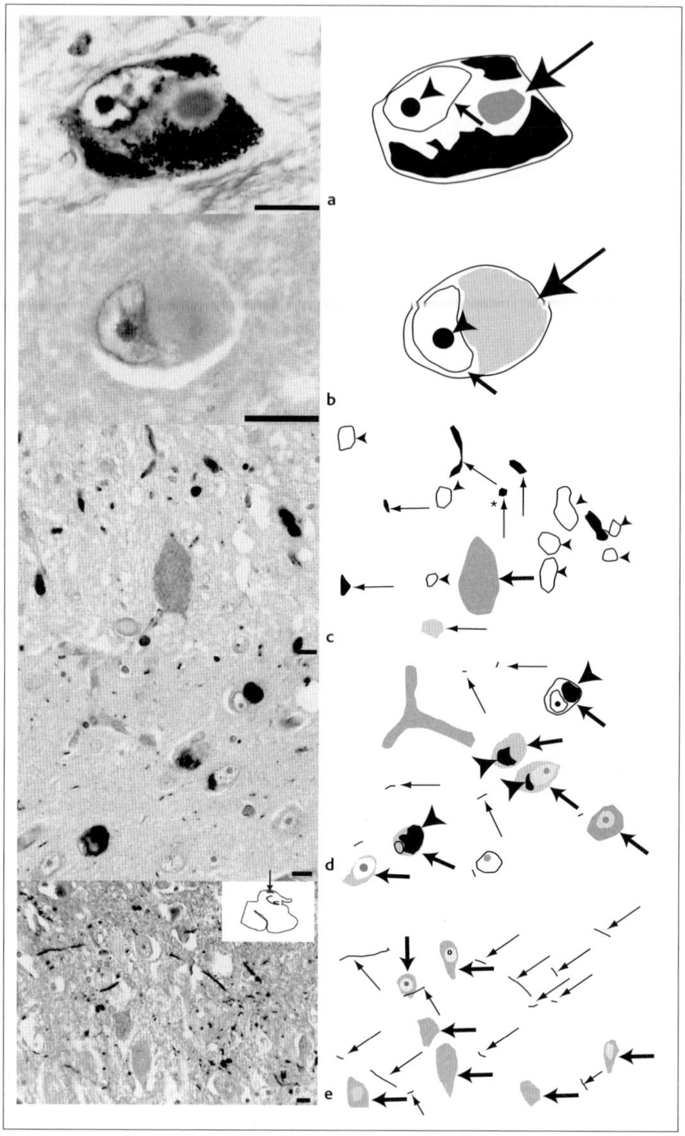

(**a**) Corps de Lewy du tronc cérébral. Neurone de la *substantia nigra*, coloré par l'hématéine-éosine. Les pigments occupent la plus grande partie du cytoplasme ; ils sont représentés par une surface gris sombre dans le schéma. La grande flèche pointe vers le corps de Lewy qui est entouré d'un halo clair. La petite flèche indique le noyau, la tête de flèche, le nucléole. (**b**) Corps de Lewy du cortex cérébral. Neurone du cortex entorhinal, coloré par l'hématéine-éosine. La grande flèche indique le corps de Lewy (en gris clair sur le schéma), dépourvu de halo et difficile à distinguer du cytoplasme lui-même. La petite flèche marque le noyau, et la tête de flèche le nucléole. (**c**) Lésions du noyau dorsal du nerf vague. Immunohistochimie de l'alphasynucléine. L'alphasynucléine s'est accumulée dans le corps cellulaire d'un neurone (indiqué sur le schéma par une flèche épaisse). Les prolongements, la plupart axonaux, contiennent aussi de l'alphasynucléine (flèches fines). Certains ont été coupés en long, d'autres perpendiculairement à leur trajet (par exemple, celui marqué d'un astérisque). Noter l'aspect spongieux du tissu, fréquent lorsque les corps et prolongements de Lewy sont abondants. Les vacuoles de spongiose sont signalées par des têtes de flèche. (**d**) Lésions du noyau amygdalien. Immunohistochimie de l'alphasynucléine. Plusieurs neurones sont visibles dans ce champ microscopique. Ils sont indiqués par une flèche épaisse. Certains d'entre eux contiennent un corps de Lewy (tête de flèche), marqué par l'anticorps anti-alphasynucléine. De nombreux prolongements sont aussi marqués (flèches fines). Une bifurcation vasculaire (en gris sur le schéma) est visible dans la partie supérieure gauche de la coupe. (**e**) Fibres du secteur CA2-3 de l'hippocampe. Immunohistochimie de l'alphasynucléine. Plusieurs profils neuronaux (représentés en gris sur le schéma) sont indiqués d'une flèche épaisse. Les prolongements, marqués par l'anticorps, sont indiqués par des flèches fines. Cette lésion est observée dans un secteur très limité de la corne d'Ammon, situé à cheval entre CA2 et CA3. Il est indiqué dans l'encart, où a été dessiné le profil de l'hippocampe et de la 4e circonvolution temporale adjacente. La flèche pointe vers l'endroit où les fibres anormales ont été représentées.

Corps de Lewy

Description

À l'examen en microscopie électronique, les corps de Lewy possèdent un cœur et une écorce d'aspect différent. Le centre, dense et osmiophile, est constitué de matériel vésiculaire et granuleux, la périphérie est formée de fibrilles de 8 à 10 nm de diamètre à disposition radiaire [34.6]. Les constituants protéiques des corps de Lewy sont nombreux, de récentes analyses de protéomique y ont mis en évidence pas moins de 90 protéines absentes d'autres corps d'inclusion neuronaux pathologiques, tels que les corps de Pick [34.7]. Les anticorps anti-ubiquitines marquent fortement les corps de Lewy [34.8] et des prolongements, qualifiés de « prolongements de Lewy » ou « neurites de Lewy » [34.9]. La fixation de l'ubiquitine sur une protéine la destine à une dégradation par le protéasome [34.10], un volumineux complexe protéolytique extralysosomal également présent dans le corps de Lewy [34.11]. L'accumulation de matériel ubiquitiné pourrait témoigner d'une perturbation du protéasome lui-même, ou d'une modification de la protéine accumulée la rendant résistante à la dégradation.

En 1997, le gène *SCNA*, codant la synucléine-α, une protéine présynaptique, a été trouvé muté chez les patients issus de quatre familles affectées par une forme familiale de maladie de Parkinson [34.12]. La synucléine-α a été identifiée dans les corps et les prolongements de Lewy par immunohistochimie [34.13]. La synucléine-α phosphorylée est le composant majeur du corps de Lewy. La synucléine-α est colocalisée, dans les neurones où elle s'agrège, avec la synphiline et la parkine [34.14]. Le lien entre ubiquitine, protéasome et fibrillogénèse n'est que partiellement élucidé. La synucléine-α oligomérique pourrait interagir avec des lipides, ce qui entraînerait son agrégation sous forme de fibrilles et son association à l'ubiquitine, l'interaction des oligomères avec la membrane pourrait même participer à une propagation de neurone à neurone [34.15].

Des anticorps dirigés contre la synucléine-α marquent également des lésions d'autres maladies neurodégénératives : corps de Pick, dégénérescences neurofibrillaires de la maladie d'Alzheimer, de la paralysie supranucléaire progressive et de la dégénérescence corticobasale, ainsi que les inclusions gliales de la paralysie supranucléaire progressive et de la dégénérescence corticobasale [34.16]. La synucléine-α est également le constituant principal des inclusions gliales présentes dans le système nerveux des patients atteints d'atrophie multisystématisée [34.17]. Le large choix d'anticorps anti-synucléine-α permet à présent de cibler des formes phosphorylées et des formes pathologiques non synaptiques de la protéine [34.18].

Topographie des corps et des prolongements de Lewy

La présence de corps de Lewy et de neurites de Lewy est généralement associée à une perte neuronale chez des patients atteints de maladie de Parkinson ou de démence à corps de Lewy. Leur topographie participe aux symptômes cliniques. Dans le tronc cérébral, ce sont principalement les neurones pigmentés (c'est-à-dire contenant de la neuromélanine) qui sont affectés. Les lésions de la *substantia nigra* expliquent la plus grande partie des symptômes moteurs de la maladie de Parkinson. La dépression et les anomalies du sommeil ont été attribuées à l'atteinte du *locus coeruleus* et les troubles végétatifs, en particulier l'hypotension orthostatique, à celle du noyau dorsal du nerf vague [34.19] *(fig. 34.1c)*. Les conséquences cliniques des lésions presque toujours sévères du noyau basal de Meynert [34.20] et de l'amygdale temporale *(fig. 34.1d)* [34.21] sont encore mal connues. Il en est de même pour les prolongements marqués par les anticorps anti-ubiquitine et anti-synucléine-α trouvés dans une aire de la corne d'Ammon située à cheval sur les secteurs CA2 et CA3 *(fig. 34.1e)* [34.9, 34.22]. Ces prolongements ont été considérés comme spécifiques de la « maladie à corps de Lewy diffus » [34.22]. Ils ont en fait été trouvés avec une grande fréquence dans des cas se présentant, du point de vue clinique et neuropathologique, comme souffrant de maladie de Parkinson [34.23]. Les études de corrélations clinicopathologiques ont suggéré que les corps de Lewy corticaux contribuaient significativement à la détérioration intellectuelle [34.24, 34.25].

Les études mettant à profit l'immunohistochimie de la synucléine-α ont confirmé que des corps de Lewy pouvaient être trouvés dans le cortex cérébral de tous les cas de maladie de Parkinson, même ceux qui n'étaient pas associés à une détérioration intellectuelle [34.26]. Leur nombre était en général très faible. Ils peuvent être abondants et provoquer des troubles cognitifs lorsque la maladie de Parkinson a évolué longtemps ou dans les démences à corps de Lewy [34.27]. Dans cette dernière situation, les signes cognitifs sont initiaux ou suivent de peu le déficit moteur (conventionnellement dans un délai de moins de 1 an) [34.27]. Les corps de Lewy sont nombreux dans l'isocortex, mais toujours associés à des lésions du tronc cérébral. Le neuropathologiste ne peut pas distinguer, sur les seules données de la morphologie, la démence à corps de Lewy de la maladie de Parkinson évoluée avec corps de Lewy corticaux. La classification de Kosaka – Mc Keith retient trois stades principaux : atteinte prédominante du tronc cérébral, atteinte limbique et atteinte corticale diffuse [34.28].

Tout comme les lésions neurofibrillaires chez les patients atteints de maladie d'Alzheimer, il a été démontré, dans de grandes séries autopsiques, une extension assez stéréotypée de la pathologie de la synucléine-α chez des patients atteints de maladie de Parkinson. Chez près de 85 % d'entre eux, Braak *et al.* ont proposé 6 stades anatomiques successifs [34.29]. Les lésions débutent dans la partie inférieure du tronc cérébral (noyau dorsal des neuvième et dixième nerfs crâniens, réticulée intermédiaire), la moelle et le système nerveux autonome et entérique (stade 1). Les lésions se complètent par l'atteinte du tegmentum pontin, du raphé dorsal, du *locus ceruleus*, mais également du bulbe olfactif (stade 2). Au stade 3, le mésencéphale est atteint, y compris la substance noire *pars compacta*. Au stade 4 sont atteints la région transentorhinale et le secteur CA2 de l'hippocampe (plexus de neurites immunoréactifs pour la synucléine-α). Au stade 5, la pathologie s'étend dans le néocortex, associatif et préfrontal, puis au stade 6 dans le néocartex sensoriel primaire et pré-moteur. Le consensus international de diagnostic neuropathologique des maladies à corps de Lewy de Kosaka et McKeith se base sur une classification des lésions selon la répartition topographique des corps et neurites de Lewy, somme toute proche, même si elle individualise mieux les formes corticales avec atteinte modérée ou faible du tronc cérébral [34.28].

Des corps de Lewy ou un marquage anormal de la synucléine-α ont également été observés dans le tractus olfactif [34.30] et en dehors du système nerveux central intracrânien, dans la rétine [34.31], la moelle épinière [34.32], les nerfs périphériques, le système nerveux autonome, la surrénale les plexus entériques, la peau [34.33], le cœur [34.34]. Ces lésions pourraient participer aux hallucinations, aux signes végétatifs et digestifs. Ils ouvrent également la voie à un diagnostic précoce d'une pathologie de la synucléine-α, par exemple par biopsie digestive ou cutanée. Ils sont même considérés par certains auteurs comme la preuve d'une voie d'entrée périphérique de formes anormales de synucléine-α et une voie de propagation de neurone à neurones d'une « synucléopathie », rappelant la diffusion des prions dans les encéphalopathies spongiformes transmissibles.

Association des corps et prolongements de Lewy aux lésions neuropathologiques du vieillissement

Les corps de Lewy sont fréquemment associés à des lésions de la maladie d'Alzheimer : cette association est aussi bien trouvée dans les séries de cas de maladie de Parkinson, où les lésions de la maladie d'Alzheimer sont fréquentes [34.26, 34.35], que dans celles de maladie d'Alzheimer, où des corps de Lewy sont souvent détectés. C'est ainsi que des lésions de maladie d'Alzheimer ont été trouvées respectivement chez 80, 42 et 75 % des patients parkinsoniens dans les études de Hakim et Mathieson [34.36], Boller *et al.* [34.37] et Gaspar et Gray [34.38]. Dans la série de Mattila *et al.* [39], la prévalence des lésions d'Alzheimer était telle qu'un diagnostic de maladie d'Alzheimer certaine pouvait être porté chez 40 %

des cas de maladie de Parkinson. Des corps de Lewy ont été trouvés dans 23 % des cas de la série de 201 cas du *Consortium to Establish a Registery of Alzheimer Disease* (CERAD) [34.40], dans 22,5 % et 25 % des cas de Gibb *et al.* [34.41] et de Pollanen et Bergeron [34.42]. C'est cette constatation qui a justifié des termes variés comme ceux de « variante à corps de Lewy de la maladie d'Alzheimer » [34.43], ou « démence sénile de type corps de Lewy » [34.44]. L'association n'est pas seulement rencontrée dans les maladies d'Alzheimer sporadiques : des corps de Lewy ont aussi été identifiés dans les formes familiales [34.45, 34.46] ou au cours de la trisomie 21 [34.47]. Lorsqu'elles sont associées à des corps de Lewy corticaux, les lésions de la maladie d'Alzheimer sont principalement constituées de plaques séniles ou de dépôts de peptide Aβ *(plaque only dementia)* [34.48, 34.49]. La rareté des dégénérescences neurofibrillaires pourrait être due à une issue plus rapidement fatale des cas où les deux types de lésions sont associés, le stade de Braak étant en moyenne moins élevé dans les cas avec corps de Lewy [34.50]. Il a été montré que l'une et l'autre pathologie contribuaient également au déficit intellectuel [34.25].

L'association des lésions pourrait être en rapport avec la combinaison d'une maladie d'Alzheimer et d'une maladie de Parkinson, l'une et l'autre si fréquentes que la probabilité de leur coïncidence est élevée [34.51]. Cependant, la fréquence des corps de Lewy dans la trisomie 21 [34.52] ou dans la maladie d'Alzheimer familiale [34.46] est contre cette hypothèse : le risque de développer une maladie de Parkinson à l'âge où sont constatées les lésions dans ces deux affections est en effet trop faible [34.53]. Par ailleurs, les cas de maladie d'Alzheimer avec corps de Lewy ont une prévalence élevée de l'allèle ApoE4 [34.54] contrairement aux cas de maladie de Parkinson avec lésions d'Alzheimer [34.55, 34.56].

La classification histopathologique en cours des lésions de maladie des corps de Lewy prend en compte ce recouvrement et cette incertitude anatomoclinique. Elle propose de considérer la sévérité relative des lésions de type Lewy, des lésions de type Alzheimer et de déterminer la vraisemblance d'association des troubles cognitifs avec la pathologie de type Lewy [34.28] (*tab. 34.1*).

TABLEAU 34.1 ▼ **Imputabilité des troubles cognitifs à une maladie des corps de Lewy, lors de l'analyse *post-mortem*, en fonction de la sévérité relative des lésions microscopiques de type Alzheimer et de type Lewy.**

Pathologie de type Lewy	**Pathologie de type Alzheimer (NIA/stade de Braak pour les lésions neurofibrillaires)**		
	NIA faible/Braak 1 ou 2	**NIA intermédiaire/Braak 3 ou 4**	**NIA élevé/Braak 5 ou 6**
Tronc cérébral prédominant	Faible	Faible	Faible
Transitionnel ou limbique	Elevée	Intermédiaire	Faible
Néocortical diffus	Elevée	Elevée	Intermédiaire

Indépendamment de cette association entre pathologie de type Lewy et de type Alzheimer, ou secondairement à l'existence de dépôts amyloïdes vasculaires d'Aβ, il a été récemment démontré que des micro-infarctus sont fréquemment observés dans le cerveau de patients atteints de maladie des corps de Lewy, il s'agit d'infarctus de plus petite taille que ceux associés à la maladie d'Alzheimer, avec ou sans angiopathie amyloïde [34.57].

Corrélations clinicopathologiques

Démence à corps de Lewy

Les facteurs qui déterminent la topographie des corps de Lewy sont mal connus : pour certains, l'atteinte du cortex cérébral et celle du tronc relèvent de deux affections différentes. C'est la conception qui a conduit à l'élaboration des premiers critères diagnostiques [34.58]. Pour d'autres, il s'agit de l'expression variable d'une même maladie : par exemple, l'attitude adoptée dans la classification de la « maladie à corps de Lewy » [34.59]. Plusieurs observations méritent d'être signalées à ce sujet. Les densités des corps de Lewy corticaux et du tronc cérébral ne sont pas liées [34.60] mais celles des aires paralimbiques et isocorticales le sont fortement. La densité des corps de Lewy suit un gradient cortex entorhinal > circonvolution cingulaire > insula > cortex frontal > hippocampe > cortex occipital [34.60]. Elle n'est pas influencée par la présence de lésions associées de maladie d'Alzheimer [34.60].

Comme nous l'avons déjà signalé, les lésions de la maladie d'Alzheimer sont fréquemment associées à la présence des corps de Lewy dans le cortex : l'association des deux types de lésions justifie le terme de « forme commune de maladie à corps de Lewy diffus » proposé par Kosaka, par opposition à la « forme pure » sans lésion d'Alzheimer, trois fois moins fréquente [34.62]. Les deux types de lésion contribuent à la détérioration intellectuelle.

Troubles cognitifs de la maladie de Parkinson

Chez les patients atteints de maladie de Parkinson, la sévérité de l'atteinte clinique est corrélée au niveau de disparition des neurones dopaminergiques de la *substancia nigra compacta* et dans une moindre mesure à la pathologie de type Lewy (corps et neurites). L'extension assez stéréotypée de la perte neuronale dans le temps et dans les différentes régions du système nerveux suit trois axes : caudorostral, latéromédian et ventrodorsal [34.63].

Dans 31 cas de démence observés au cours de la maladie de Parkinson, Hughes *et al.* [34.26] trouvèrent des lésions de maladie d'Alzheimer dans 10 cas (32 %), des corps de Lewy corticaux en grand nombre dans 8 cas (26 %), des lésions vasculaires dans 2 cas. Dans une autre série de 42 cas, la densité des corps de Lewy corticaux était liée à la démence [34.64]. Une analyse multivariée de patients souffrant de maladie de Parkinson a permis de conclure que les lésions de la maladie d'Alzheimer et les corps de Lewy avaient chacun leur rôle dans la détérioration intellectuelle [34.25].

Dans un grand nombre de cas (17, soit 55 % dans la série de Hughes *et al.*), les troubles cognitifs de la maladie de Parkinson ne sont pas expliqués par des lésions corticales. Ils sont généralement considérés comme la conséquence des lésions sous-corticales qui sont constamment trouvées dans cette affection, mais à des degrés divers, en particulier du noyau basal de Meynert [34.65, 34.66], du *locus coeruleus* [34.67] et de la voie mésocorticale [34.68], en rapport avec l'atteinte de la partie médiale de la *substantia nigra* [34.69].

Forme « préclinique » de maladie des corps de Lewy

Depuis la généralisation de l'usage des anticorps anti-synucléine-α par les neuropathologistes, dans le système nerveux central, il s'est avéré que la moitié des personnes chez qui sont détectés des corps de Lewy ne souffrent pas cliniquement de maladie des corps de Lewy [34.70]. Des lésions marquées par les anticorps anti-synucléine-α ont même été observées chez 15 % des personnes autopsiées hors contexte de maladie neurodégénérative [34.70]. La prévalence de ces lésions infracliniques pourrait augmenter au cours du vieillissement et affecter un tiers des personnes très âgées sans signe clinique, mais ayant en commun l'absence d'atteinte microscopique franche de la substance noire [34.71]. Le terme de forme incidentelle ou préclinique de maladie des corps de Lewy est appliqué aux personnes ne souffrant pas de maladie de Parkinson ou de démence à corps de Lewy et chez qui des signes neuropathologiques sont observés [34.72]. Le stade de Braak moyen atteint 2,7 chez ces personnes (4,4 chez les personnes atteintes de maladie de Parkinson). Il pourrait s'agir de patients connus en pratique clinique pour souffrir de troubles de l'olfaction et de perception des couleurs

[34.73] et à un stade infraclinique de la maladie des corps de Lewy, celui où l'intensité des lésions n'a pas encore atteint un seuil d'expression clinique. En revanche, la présence de véritables corps de Lewy dans le cortex de personnes âgées non démentes est rare (6 % des cas) contrairement aux dépôts amyloïdes (82 %), à la dégénérescence neurofibrillaire (100 %), aux infarctus (29 %) et aux micro-infarctus (25 %) [34.74].

Conclusion

Les questions que soulèvent la démence à corps de Lewy et la démence de la maladie de Parkinson sont encore nombreuses. Le corps de Lewy peut-il à lui seul définir une maladie ? Probablement pas : des corps de Lewy sont observés chez des patients atteints de formes familiales de maladie d'Alzheimer avec mutation du gène de la préséniline aussi bien que chez des patients atteints de forme sporadique ou familiale de maladie de Parkinson et les corps de Lewy sont fréquents chez les centenaires ne souffrant d'aucun signe clinique. La démence à corps de Lewy constitue-t-elle une maladie homogène ? Pas plus : la classification des formes anatomocliniques de maladie des corps de Lewy de Kosaka et McKeith rend bien compte de la coexistence de lésions de type Alzheimer, de type Lewy et de leur probabilité d'intrication dans les troubles cognitifs observés avant le décès du patient. Faut-il donc dénier toute signification au corps de Lewy ? Certainement pas : la *substantia nigra* et le *locus coeruleus*, par exemple, sont toujours affectés chez des patients chez lesquels des signes cliniques ont été détectés. Le corps de Lewy n'est probablement ni plus ni moins que la traduction microscopique d'une pathologie impliquant un acteur moléculaire principal, la synucléine-α, présente bien au-delà du système nerveux central et qui pourrait se propager de neurone à neurone, comme un prion, ou apparaître secondairement à un stress cellulaire.

Bibliographie

[34.1] Lewy FH. Die Lehre vom Tonus und der Bewegung zugleich systematische Untersuchungen zur Klinik, Physiologie, Pathologie und Pathogenese der Paralysis Agitans. Berlin : Julius Springer 1923 : 671 p.

[34.2] Tretiakoff C. Contribution à l'étude de l'anatomie pathologique du locus niger de Soemmering avec quelques déductions relatives à la pathogénie des troubles du tonus musculaire et de la maladie de Parkinson. Paris : Jouve et Cie, 1919 : 124.

[34.3] Gibb WRG, Lees AJ. The significance of the Lewy body in the diagnosis of idiopathic Parkinson's disease. Neuropathol Appl Neurobiol 1989 ; 15 : 27-44.

[34.4] Okazaki H, Lipkin LE, Aronson SM. Diffuse intracytoplasmic inclusions (Lewy type) associated with progressive dementia and quadriparesis in flexion. J Neuropathol Exp Neurol 1961 ; 20 : 237-44.

[34.5] McKeith IG, Perry EK, Perry RH. Report of the second dementia with Lewy body international workshop : diagnosis and treatment. Consortium on Dementia with Lewy Bodies. Neurology 1999 ; 53 : 902-5.

[34.6] Duffy PE, Tennyson VM. Phase and electron microscopic observations of Lewy bodies and melanin granules in the substantia nigra and locus coeruleus in Parkinson's disease. J Neuropathol Exp Neurol 1965 ; 24 : 398-414.

[34.7] Leverenz JB, Umar I, Wang Q, Montine TJ, McMillan PJ, Tsuang DW *et al.* Proteomic identification of novel proteins in cortical lewy bodies. Brain Pathol 2007 ; 17 : 139-45.

[34.8] Lowe J, Blanchard A, Morrell K, Lennox G, Reynolds L, Billett M *et al.* Ubiquitin is common factor in intermediate filament inclusion bodies of diverse type in man, including those of Parkinson's disease, Pick's disease, and Alzheimer's disease, as well as Rosenthal fibres in cerebellar astrocytomas, cytoplasmic bodies in muscle, and Mallory bodies in alcoholic liver disease. J Pathol 1988 ; 155 : 9-15.

[34.9] Dickson DW, Schmidt ML, Lee VM, Zhao ML, Yen SH, Trojanowski JQ. Immunoreactive profile of hippocampal Ca2/3 neurites in diffuse Lewy body disease. Acta Neuropathol (Berlin) 1994 ; 87 : 269-76.

[34.10] DeMartino GN, Slaughter CA. The proteasome, a novel protease regulated by multiple mechanisms. J Biol Chem 1999 ; 274 : 22123-6.

[34.11] Ii K, Ito H, Tanaka K, Hirano A. Immunocytochemical co-localization of the proteasome in ubiquitinated structures in neurodegenerative diseases and the elderly. J Neuropathol Exp Neurol 1997 ; 56 : 125-31.

[34.12] Polymeropoulos MH, Lavedan C, Leroy E, Ide SE, Dehejia A, Dutra A *et al.* Mutation in the alpha-synuclein gene identified in families with Parkinson's disease. Science 1997 ; 276 : 2045-7.

[34.13] Spillantini MG, Schmidt ML, Lee VM, Trojanowski JQ, Jakes R, Goedert M. Alpha-synuclein in Lewy bodies. Nature 1997 ; 388 : 839-40.

[34.14] Schlossmacher MG, Frosch MP, Gai WP, Medina M, Sharma N, Forno L *et al.* Parkin localizes to the Lewy bodies of Parkinson disease and dementia with Lewy bodies. Am J Pathol 2002 ; 160 : 1655-67.

[34.15] Bae EJ, Ho DH, Park E, Jung JW, Cho K, Hong JH *et al.* Lipid peroxidation product 4-hydroxy-2-nonenal promotes seeding-capable oligomer formation and cell-to-cell transfer of α-synuclein. Antioxid Redox Signal 2013 ; 18 : 770-83.

[34.16] Takeda A, Hashimoto M, Mallory M, Sundsumo M, Hansen L, Masliah E. C-terminal alpha-synuclein immunoreactivity in structures other than Lewy bodies in neurodegenerative disorders. Acta Neuropathol 2000 ; 99 : 296-304.

[34.17] Wakabayashi K, Yoshimoto M, Tsuji S, Takahashi H. Alpha-synuclein immunoreactivity in glial cytoplasmic inclusions in multiple system atrophy. Neurosci Lett 1998 ; 249 : 180-2.

[34.18] Kovacs GG, Wagner U, Dumont B, Pikkarainen M, Osman AA, Streichenberger N *et al.* An antibody with high reactivity for disease-associated α-synuclein reveals extensive brain pathology. Acta Neuropathol 2012 ; 124 : 37-50.

[34.19] Jellinger KA. Post mortem studies in Parkinson's disease - Is it possible to detect brain areas for specific symptoms ? J Neural Transm Suppl 1999 ; 56 : 1-29.

[34.20] Arendt T, Bigl V, Arendt A, Tennstedt A. Loss of neurons in the nucleus basalis of Meynert in Alzheimer's disease, paralysis agitans and Korsakoff's disease. Acta Neuropathol 1983 ; 61 : 101-8.

[34.21] Braak H, Braak E, Yilmazer D, de Vos RA, Jansen EN, Bohl J *et al.* Amygdala pathology in Parkinson's disease. Acta Neuropathol (Berlin) 1994 ; 88 : 493-500.

[34.22] Dickson DW, Ruan D, Crystal H, Mark MH, Davies P, Kress Y *et al.* Hippocampal degeneration differentiates diffuse Lewy body disease (DLBD) from Alzheimer's disease : light and electron microscopic immunocytochemistry of CA2-3 neurites specific to DLBD. Neurology 1991 ; 41 : 1402-9.

[34.23] Mattila PM, Rinne JO, Helenius H, Röyttä M. Neuritic degeneration in the hippocampus and amygdala in Parkinson's disease in relation to Alzheimer pathology. Acta Neuropathol (Berlin) 1999 ; 98 : 157-64.

[34.24] Lennox G, Lowe J, Landon M, Byrne EJ, Mayer RJ, Godwin-Austen RB. Diffuse Lewy body disease : correlative neuropathology using anti-ubiquitin immunocytochemistry. J Neurol Neurosurg Psychiatry 1989 ; 52 : 1236-47.

[34.25] Mattila PM, Röyttä M, Torikka H, Dickson DW, Rinne JO. Cortical Lewy bodies and Alzheimer-type changes in patients with Parkinson's disease. Acta Neuropathol (Berlin) 1998 ; 95 : 576-82.

[34.26] Hughes AJ, Daniel SE, Blankson S, Lees AJ. A clinicopathologic study of 100 cases of Parkinson's disease. Arch Neurol 1993 ; 50 : 140-8.

[34.27] McKeith IG, Galasko D, Kosaka K, Perry EK, Dickson DW, Hansen LA. Consensus guidelines for the clinical and pathologic diagnosis of dementia with Lewy bodies (DLB) : report of the consortium on DLB international workshop. Neurology 1996 ; 47 : 1113-24.

[34.28] McKeith IG, Dickson DW, Lowe J, Emre M, O'Brien JT, Feldman H *et al.* Diagnosis and management of dementia with Lewy bodies : third report of the DLB Consortium. Neurology 2005 ; 65 : 1863-72.

[34.29] Braak H, Del Tredici K, Rüb U, de Vos RA, Jansen Steur EN, Braak E. Staging of brain pathology related to sporadic Parkinson's disease. Neurobiol Aging 2003 ; 24 : 197-211.

[34.30] Duda JE, Shah U, Arnold SE, Lee VM, Trojanowski JQ. The expression of alpha-, beta-, and gamma-synucleins in olfactory mucosa from patients with and without neurodegenerative diseases. Exp Neurol 1999 ; 160 : 515-22.

[34.31] Maurage CA, Ruchoux MM, de Vos R, Surguchov A, Destee A. Retinal involvement in dementia with Lewy bodies : a clue to hallucinations ? Ann Neurol 2003 ; 54 : 542-7.

[34.32] Braak H, Sastre M, Bohl JR, de Vos RA, Del Tredici K. Parkinson's disease : lesions in dorsal horn layer I, involvement of parasympathetic and sympathetic pre- and postganglionic neurons. Acta Neuropathol 2007 ; 113 : 421-9.

[34.33] Gelpi E, Navarro-Otano J, Tolosa E, Gaig C, Compta Y, Rey MJ *et al.* Multiple organ involvement by alpha-synuclein pathology in Lewy body disorders. Mov Disord 2014 ; 29 : 1010-8.

[34.34] Orimo S, Uchihara T, Nakamura A, Mori F, Kakita A, Wakabayashi K *et al.* Axonal alpha-synuclein aggregates herald centripetal degeneration of cardiac sympathetic nerve in Parkinson's disease. Brain 2008 ; 131 (Pt 3) : 642-50.

[34.35] Jendroska K, Kashiwagi M, Sassoon J, Daniel SE. Amyloid beta-peptide and its relationship with dementia in Lewy body disease. J Neural Transm Suppl 1997 ; 51 : 137-44.

[34.36] Hakim AM, Mathieson G. Dementia in Parkinson disease : a neuropathologic study. Neurology 1979 ; 29 : 1209.

[34.37] Boller F, Mizutani R, Roessmann U, Gambetti P. Parkinson's disease, dementia, and Alzheimer's disease : clinico-pathological correlations. Ann Neurol 1980 ; 7 : 329-35.

[34.38] Gaspar P, Gray F. Dementia in idiopathic Parkinson disease. A neuropathological study of 32 cases. Acta Neuropathol (Berlin) 1984 ; 64 : 43-52.

[34.39] Mattila PM, Rinne JO, Helenius H, Dickson DW, Röyttä M. Alpha-synuclein-immunoreactive cortical Lewy bodies are associated with cognitive impairment in Parkinson's disease. Acta Neuropathol (Berlin) 2000 ; 100 : 285-90.

[34.40] Mirra SS. Neuropathological assessment of Alzheimer's disease : the experience of the Consortium to

Establish a Registry for Alzheimer's Disease. Int Psychogeriatr 1997 ; 9 : 263-8 ; 269-72 [discussion].

[34.41] Gibb WR, Lees AJ. Prevalence of Lewy bodies in Alzheimer's disease. Ann Neurol 1989 ; 26 : 691-3.

[34.42] Bergeron C, Pollanen M. Lewy bodies in Alzheimer disease – One or two diseases ? Alzheimer Dis Assoc Disord 1989 ; 3 : 197-204.

[34.43] Hansen L, Salmon D, Galasko D, Masliah E, Katzman R, DeTeresa R *et al.* The Lewy body variant of Alzheimer's disease : a clinical and pathologic entity. Neurology 1990 ; 40 : 1-8.

[34.44] Perry RH, Irving D, Blessed G, Fairbairn A, Perry EK. Senile dementia of Lewy body type. A clinically and neuropathologically distinct form of Lewy body dementia in elderly. J Neurol Sci 1990 ; 95 : 119-39.

[34.45] Lantos PL, Ovenstone IM, Johnson J, Clelland CA, Roques P, Rossor MN. Lewy bodies in the brain of two members of a family with the 717 (Val to Ile) mutation of the amyloid precursor protein gene. Neurosci Lett 1994 ; 172 : 77-9.

[34.46] Lippa CF, Fujiwara H, Mann DM, Giasson B, Baba M, Schmidt ML *et al.* Lewy bodies contain altered alpha-synuclein in brains of many familiar Alzheimer's disease patients with mutations in presenilin and amyloid precursor protein genes. Am J Pathol 1998 ; 153 : 1365-70.

[34.47] Lippa CF, Schmidt ML, Lee VM, Trojanowski JQ. Antibodies to alpha-synuclein detect Lewy bodies in many Down's syndrome brains with Alzheimer's disease. Ann Neurol 1999 ; 45 : 353-7.

[34.48] Hansen LA, Masliah E, Galasko D, Terry RD. Plaque-only Alzheimer disease is usually the Lewy body variant and *vice versa*. J Neuropathol Exp Neurol 1993 ; 52 : 648-54.

[34.49] Heyman A, Fillenbaum GG, Gearing M, Mirra SS, Welsh-Bohmer KA, Peterson B *et al.* Comparison of Lewy body variant of Alzheimer's disease with pure Alzheimer's disease : Consortium to Establish a Registry for Alzheimer's Disease. Part XIX. Neurology 1999 ; 52 : 1839-44.

[34.50] Gearing M, Lynn M, Mirra SS. Neurofibrillary pathology in Alzheimer disease with Lewy bodies : two subgroups. Arch Neurol 1999 ; 56 : 203-8.

[34.51] Brown DF, Dababo MA, Bigio EH, Risser RC, Eagan KP, Hladik CL *et al.* Neuropathologic evidence that the Lewy body variant of Alzheimer disease represents coexistence of Alzheimer disease and idiopathic Parkinson disease. J Neuropathol Exp Neurol 1998 ; 57 : 39-46.

[34.52] Bodhireddy S, Dickson DW, Mattiace L, Weidenheim KM. A case of Down's syndrome with diffuse Lewy body disease and Alzheimer's disease. Neurology 1994 ; 44 : 159-61.

[34.53] Ince PG, Perry EK, Morris CM. Dementia with Lewy bodies. A distinct non-Alzheimer dementia syndrome ? Brain Pathol 1998 ; 8 : 299-324.

[34.54] Gearing M, Schneider JA, Rebeck GW, Hyman BT, Mirra SS. Alzheimer's disease with and without coexisting Parkinson's disease changes : apolipoprotein E genotype and neuropathologic correlates. Neurology 1995 ; 45 : 1985-90.

[34.55] Egensperger R, Bancher C, Kosel S, Jellinger K, Mehraein P, Graeber MB. The apolipoprotein E epsilon 4 allele in Parkinson's disease with Alzheimer lesions. Biochem Biophys Res Commun 1996 ; 224 : 484-6.

[34.56] Inzelberg R, Chapman J, Treves TA, Asherov A, Kipervasser S, Hilkewicz O *et al.* Apolipoprotein E4 in Parkinson disease and dementia : new data and meta-analysis of published studies. Alzheimer Dis Assoc Disord 1998 ; 12 : 45-8.

[34.57] De Reuck J, Deramecourt V, Auger F, Durieux N, Cordonnier C, Devos D *et al.* Post-mortem 7.0-tesla magnetic resonance study of cortical microinfarcts in neurodegenerative diseases and vascular dementia with neuropathological correlates. J Neurol Sci 2014 ; 346 : 85-9.

[34.58] McKeith IG, Perry RH, Fairbairn AF, Jabeen S, Perry EK. Operational criteria for senile dementia of Lewy body type (SDLT). Psychol Med 1992 ; 22 : 911-22.

[34.59] Kosaka K. Diffuse Lewy body disease in Japan. J Neurol 1990 ; 237 : 197-204.

[34.60] Gómez-Tortosa E, Newell K, Irizarry MC, Albert M, Growdon JH, Hyman BT. Clinical and quantitative pathologic correlates of dementia with Lewy bodies. Neurology 1999 ; 53 : 1284-91.

[34.61] Gómez-Isla T, Growdon WB, McNamara M, Newell K, Gómez-Tortosa E, Hedley-Whyte ET *et al.* Clinicopathologic correlates in temporal cortex in dementia with Lewy bodies. Neurology 1999 ; 53 : 2003-9.

[34.62] Kosaka K. Dementia and neuropathology in Lewy body disease. Adv Neurol 1993 ; 60 : 456-63.

[34.63] Damier P, Hirsch EC, Agid Y, Graybiel AM. The substantia nigra of the human brain. II. Patterns of loss of dopamine-containing neurons in Parkinson's disease. Brain 1999 ; 122 (Pt 8) : 1437-48.

[34.64] Hurtig HI, Trojanowski JQ, Galvin J, Ewbank D, Schmidt ML, Lee VM *et al.* Alpha-synuclein cortical Lewy bodies correlate with dementia in Parkinson's disease. Neurology 2000 ; 54 : 1916-21.

[34.65] Tagliavini F, Pilleri G, Bouras C, Constantinidis J. The basal nucleus of Meynert in idiopathic Parkinson's disease. Acta Neurol Scand 1984 ; 70 : 20-8.

[34.66] Duyckaerts C, Gaspar P, Costa C, Bonnet AM, Hauw JJ. Dementia in Parkinson's disease. *In :* Narabayashi H, Nagatsu T, Yanagisawa N, Mizuno Y, eds. Advances in Neurology. New York : Raven Press 1993 : 447-55.

[34.67] Zweig RM, Cardillo JE, Cohen M, Giere S, Hedreen JC. The locus coeruleus and dementia in Parkinson's disease. Neurology 1993 ; 43 : 986-91.

[34.68] Javoy-Agid F, Agid Y. Is the mesocortical dopaminergic system involved in Parkinson disease ? Neurology 1980 ; 30 : 1326-30.

[34.69] Rinne JO, Rummukainen J, Paljärvi L, Rinne UK. Dementia in Parkinson's disease is related to neuronal loss in the medial substantia nigra. Ann Neurol 1989 ; 26 : 47-50.

[34.70] Parkkinen L, Pirttilä T, Alafuzoff I. Applicability of current staging/categorization of alpha-synuclein pathology and their clinical relevance. Acta Neuropathol 2008 ; 115 : 399-407.

[34.71] Ding ZT, Wang Y, Jiang YP, Hashizume Y, Yoshida M, Mimuro M *et al.* Characteristics of alpha-synucleinopathy in centenarians. Acta Neuropathol 2006 ; 111 : 450-8.

[34.72] Dickson DW, Fujishiro H, DelleDonne A, Menke J, Ahmed Z, Klos KJ *et al.* Evidence that incidental Lewy body disease is pre-symptomatic Parkinson's disease. Acta Neuropathol 2008 ; 115 : 437-44.

[34.73] Frigerio R, Fujishiro H, Ahn TB, Josephs KA, Maraganore DM, DelleDonne A *et al.* Incidental Lewy body disease : do some cases represent a preclinical stage of dementia with Lewy bodies ? Neurobiol Aging 2011 ; 32 : 857-63.

[34.74] Boyle PA, Yu L, Wilson RS, Schneider JA, Bennett DA. Relation of neuropathology with cognitive decline among older persons without dementia. Front Aging Neurosci 2013 ; 5 : 50.

Chapitre

35

Classification génétique des dégénérescences lobaires frontotemporales

I. Le Ber

Les dégénérescences lobaires frontotemporales (DLFT) représentent la deuxième cause de démences dégénératives précoces débutant avant l'âge de 65 ans, après la maladie d'Alzheimer. Elles sont caractérisées par des troubles du comportement et des modifications de la personnalité (variante comportementale de la démence frontotemporale, ou vcDFT) ou par des troubles du langage (aphasie progressive non fluente, ou APNF, démence sémantique, ou DS) [35.1-35.3]. Quinze pour cent des patients ayant une DLFT présentent aussi une sclérose latérale amyotrophique (DLFT-SLA). Enfin, le syndrome corticobasal (SCB) ou dégénérescence corticobasale (DCB) et la paralysie supranucléaire progressive (PSP) présentent de nombreux recouvrements cliniques, neuropathologiques et génétiques et sont, pour cette raison, souvent associés aux DLFT.

Les DLFT sont des pathologies hétérogènes au plan neuropathologique (*voir chapitre 36*). Comme la plupart des maladies neurodégénératives, elles sont associées à l'agrégation anormale de protéines insolubles dans les neurones et/ou les cellules gliales. Les techniques immunohistochimiques ont permis d'individualiser trois sous-types pathologiques principaux en fonction de la composition des inclusions neuronales. Les DLFT-tau (anciennement appelées « tauopathies ») représentent près de 30-40 % des DLFT. Elles sont caractérisées par la présence d'inclusions neuronales et ou gliales composées de protéine tau *(tubulin associated unit)*. Elles caractérisent, entre autres, les DLFT dues à des mutations du gène *MAPT*, la maladie de Pick (caractérisée par la présence de corps de Pick), les PSP et les DCB. La protéine tau joue un rôle important dans la polymérisation des microtubules à partir de molécules de tubuline, dans l'assemblage, la stabilisation des microtubules et le transport axonal. Les DLFT-TDP sont les formes neuropathologiques les plus fréquentes (50-60 %). Elles sont caractérisées par la présence d'inclusions composées de protéine TDP-43 *(TAR DNA-binding protein)* [35.4]. Quatre sous-types de DLFT-TDP (A à D) sont décrits en fonction du nombre et de la topographie des inclusions dans les différentes couches du cortex [35.5]. Les inclusions TDP-43-positives sont également présentes dans la majorité des SLA et chez les patients atteints de l'association DFT-SLA. Enfin, Les DLFT-FUS représentent une forme rare (10 %), caractérisée par la présence d'inclusions composées de protéine FUS [35.6]. Les fonctions physiologiques des protéines TDP-43 et FUS ne sont pas entièrement connues. Ces deux protéines sont des ribonucléoprotéines qui se lient à l'ADN, à l'ARN et à d'autres protéines, et jouent un rôle crucial dans la régulation de la transcription, l'épissage des ARN, ainsi que dans le transport et la stabilisation de certains ARN. Les conséquences fonctionnelles de l'agrégation neuronale des protéines TDP-43 et FUS, et le mécanisme exact par lequel ces protéines contribuent à la dégénérescence neuronale ne sont pas totalement élucidés.

Environ 30 % des patients atteints de DLFT présentent une forme familiale de la maladie. Des découvertes majeures ont été réalisées durant les dernières années dans le domaine de la génétique des DLFT, avec l'identification de trois gènes principaux, *MAPT*, *GRN* et *C9ORF72*, et de neuf autres gènes dont les fréquences sont beaucoup plus rares. Les gènes actuellement identifiés *(tab. 35.1)* expliquent près de 50-60 % des cas familiaux. Ces connaissances acquises récemment permettent de mieux comprendre les voies biologiques et les mécanismes physiopathologiques impliqués dans les DLFT. Elles changent aussi notre pratique clinique, car la connaissance des différentes formes génétiques de DLFT et des phénotypes associés devient nécessaire pour orienter au mieux le diagnostic génétique des patients et délivrer un conseil génétique approprié à leur famille.

TABLEAU 35.1 ▼ **Principales causes génétiques de DLFT identifiées, phénotypes et caractéristiques pathologiques associées, et fréquence relative des mutations.**

Gènes	Protéine	Phénotypes principaux	Mode de transmission	Pathologie	Fréquence relative
DLFT sans SLA					
GRN/PGRN	*Progranulin*	vcDFT, APNF, SCB	AD	FTLD-TDP	15 %
MAPT	*Microtubule-Associated Protein Tau*	vcDFT, PSP, DCB	AD	FTLD-TAU	10 %
DLFT ou DFT-SLA					
C9ORF72	C9ORF72	vcDFT, DFT-SLA, SLA	AD	FTLD-TDP	8-25 %
TARDBP	TDP-43	SLA, DFT-SLA, vcDFT	AD	FTLD-TDP	2 %
Protéinopathies multisystémiques					
VCP	*Valosin-Containing Protein*	vcDFT, myopathie, maladie de Paget, SLA	AD	FTLD-TDP	5 %
HNRNPA2B1	hnRNPA2B1	vcDFT, myopathie, maladie de Paget, SLA	AD	Nd	< 1 %
SQSTM1	Séquestosome 1/p62	vcDFT, myopathie, maladie de Paget, SLA	AD	Nd	2 %
Formes génétiques rares					
CHMP2B	*Charged Multivesicular body Protein 2B*	vcDFT, DFT-SLA	AD	FTLD-UPS	< 1 %
FUS/TLS	FUS *(Fused in Sarcoma)*	SLA, DFT-SLA	AD	Nd	< 1 %
UBQLN2	*Ubiquilin 2*	SLA, DFT-SLA	AD	Nd	< 1 %
CSF1R	*CSF-1 Receptor*	vcDFT, SCB, parkinsonisme, épilepsie, leucoencéphalopathie	AD	Démyélinisation sphéroïdes axonaux	< 1 %
TREM2	TREM2	vcDFT	AR	Nd	Nd

AD : autosomique dominant ; APNF : aphasie progressive non fluente ; AR : autosomique récessif ; DCB : dégénérescence corticobasale ; DLFT : dégénérescence lobaire frontotemporale ; FTLD-FUS : FTLD avec inclusions FUS positives ; FTLD-TAU FTLD avec inclusions TAU positives ; FTLD-TDP : FTLD avec inclusions TDP-43 positives ; PSP : paralysie supranucléaire progressive ; SCB : syndrome corticobasal ; SLA : sclérose latérale amyotrophique ; vcDFT : variant comportemental de DLFT. Nd : non determiné.

Ce chapitre résume les connaissances les plus récentes dans ce domaine et propose des lignes directrices pour le diagnostic génétique dans les DLFT en fonction de quatre présentations cliniques distinctes *(fig. 35.1)* :

- les patients atteints de forme familiale « pure » de DLFT (sans SLA) ;
- les patients avec agrégation familiale de DLFT et SLA ;

- les patients atteints de « protéinopathie multisystémique » ;
- les patients atteints de DLFT associée à des hypersignaux de la substance blanche en T2 sur l'IRM cérébrale.

FIGURE 35.1 Arbre décisionnel devant une forme familiale de DLFT.

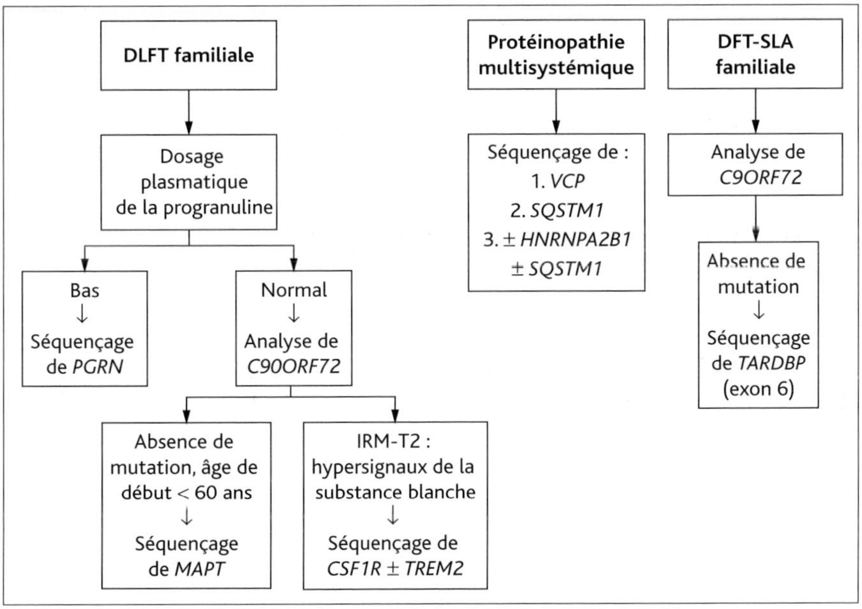

Diagnostic génétique des formes familiales « pures » de DLFT

Trois gènes principaux (*GRN*, *MAPT* et *C9ORF72*) doivent être évoqués prioritairement chez les patients présentant une forme familiale « pure » de DLFT, c'est-à-dire chez les patients ayant des antécédents familiaux de forme comportementale ou d'autres formes cliniques (APNF, DS, PSP ou S/DCB) de DLFT, sans antécédent personnel ou familial de SLA, de myopathie ou maladie de Paget des os (qui caractérisent les « protéinopathies multisystémiques »). Dans ce groupe de patients, les fréquences des mutations *C9ORF72* et *GRN* sont similaires (près de 15 %) et supérieures à celle des mutations *MAPT* (environ 10 %) [35.7]. Les principaux critères qui distinguent les patients avec mutations *MAPT* et *GRN* sont l'âge de début des symptômes, qui est plus précoce chez les patients porteurs de mutations *MAPT*, et les symptômes associés : hallucinations visuelles et apraxie gestuelle évoquent une mutation GRN. Les phénotypes associés aux mutations *C9ORF72*, responsables de DLFT ou DLFT-SLA familiales, sont décrits *infra*.

Mutations du gène de la progranuline (*GRN* ou *PGRN*)

Les mutations du gène *GRN* ont été initialement identifiées dans des familles présentant une forme autosomique dominante de vcDFT (variant comportemental de DFT), associée à la présence d'inclusions neuronales nucléaires souvent ovalaires (en « œil de chat ») et cytoplasmiques, marquées par les anticorps anti-ubiquitine et anti-TDP-43 [35.8, 35.9]. En France, les mutations du gène *GRN* expliquent 15 % environ des formes familiales de DLFT [35.10]. Le gène *GRN* code pour la progranuline, un facteur de croissance qui a de multiples fonctions dans l'inflammation, la réparation tissulaire et la tumorigenèse. Toutes les mutations induisent une réduction de 50 % de l'expression de la progranuline dans les cellules mutées, entraînant une perte de fonction partielle de la protéine par haplo-insuffisance. La progranuline est sécrétée dans le plasma. Plusieurs études ont montré qu'une diminution du taux de progranuline dans le plasma est un bon marqueur prédicteur de mutations *GRN* [35.11, 35.12]. Ce dosage est maintenant largement utilisé en France pour identifier les patients candidats à l'analyse du gène *GRN* avant la réalisation du séquençage du gène. La réalisation de ce dosage doit être limitée aux patients symptomatiques (il ne doit pas être proposé aux personnes à risque asymptomatiques).

La fonction de la progranuline dans le système nerveux central et les mécanismes physiopathologiques de la neurodégénérescence due aux mutations *GRN* sont encore largement spéculatifs. La progranuline pourrait avoir des propriétés neurotrophiques car elle augmente la survie des neurones corticaux et des neurones moteurs en culture, et favorise la croissance des neurites. La dégénérescence neuronale pourrait être directement liée à la perte des propriétés neurotrophiques de la progranuline ou à son rôle dans la neuro-inflammation.

Les phénotypes cliniques des patients ayant une mutation *GRN* sont variables. Cette hétérogénéité phénotypique peut être observée au sein d'une même famille. Les premiers symptômes surviennent en moyenne à 65 ans, mais l'âge de début peut aussi varier considérablement (de 39 à 89 ans). Même si la variante comportementale de DLFT est le phénotype le plus fréquent [35.8, 35.9], près de 30 % des patients avec mutation présentent un tableau initial compatible avec un diagnostic d'aphasie progressive non fluente [35.10, 35.13, 35.14] ou de syndrome de dégénérescence corticobasale [35.15] ; 30 à 40 % des patients présentent un syndrome parkinsonien, le plus souvent modéré, akinétorigide et peu dopa-sensible. Des hallucinations visuelles (personnages, petits animaux) sont présentes chez 25 % des patients et peuvent évoquer une démence à corps de Lewy [35.10]. L'évaluation neuropsychologique révèle un syndrome dysexécutif, qui peut être associé à un déficit mnésique de type mésiotemporal dans 10-30 % des cas [35.16]. Un syndrome pariétal, une apraxie, une dyscalculie peuvent également être associés précocement. L'imagerie cérébrale montre une atrophie frontale, souvent asymétrique, et qui s'étend souvent rapidement aux régions pariétales [35.10].

L'étude macroscopique du cerveau met en évidence une atrophie frontale souvent marquée, et une atrophie plus modérée des régions temporales, pariétales et périsylviennes, souvent asymétrique. De façon constante, les caractéristiques pathologiques associées aux mutations *GRN* sont des inclusions TDP-43-positives de type A [35.17, 35.18].

Mutations du gène *MAPT*

Il s'agit du premier gène identifié dans la DLFT [35.19]. Il code pour la protéine tau *(tubulin associated unit)*. En France, la fréquence des mutations du gène *MAPT* est d'environ 10 % dans les formes familiales de la maladie. L'âge précoce des premiers symptômes est évocateur de cette forme génétique. La maladie débute en moyenne à l'âge de 55 ans, mais elle peut parfois débuter beaucoup plus précocement, entre 20 et 30 ans [35.20] ou, exceptionnellement, plus tardivement, au-delà de 60 ans.

Les patients avec mutations du gène *MAPT* présentent deux formes phénotypiques principales, dominées par une démence ou par un syndrome parkinsonien. La présentation la plus commune est une forme comportementale de DFT, caractérisée par une désinhibition comportementale et des troubles obsessionnels compulsifs [35.20]. Des troubles sémantiques sont parfois présents au début, mais sont rarement isolés et souvent ne répondent pas aux critères de démence sémantique [35.21]. Dans d'autres cas, le tableau clinique est celui d'une PSP ou d'une DCB [35.20]. Il n'y a pas de corrélation claire entre le type ou la localisation de la mutation et la présentation clinique. L'imagerie cérébrale montre une atteinte bilatérale frontale généralement symétrique. L'atteinte des pôles temporaux est souvent marquée et plus sévère que dans les autres formes génétiques. Les inclusions observées à l'examen neuropathologique sont toujours marquées par des anticorps anti-tau, et peuvent présenter différents aspects : agrégats filamentaires, dégénérescences neurofibrillaires, corps de Pick, etc. Des lésions gliales tau-positives peuvent également être présentes [35.17, 35.18].

Causes génétiques de DLFT-SLA

DLFT et SLA sont parfois associées chez un même patient ou au sein d'une famille. Ces deux pathologies neurodégénératives partagent des mécanismes pathogéniques et des étiologies génétiques communs. Le gène *C9ORF72* est la cause génétique la plus fréquente (65-70 %) dans les formes familiales de DLFT-SLA [35.7] ; les mutations des gènes *TARDBP* (2 %) [35.22], *FUS/TLS* (< 1 %) [35.23] et *UBQLN2* (< 1 %) [35.24] sont, elles, beaucoup plus rares.

Gène *C9ORF72*

Les mutations du gène *C9ORF72* ont été identifiées en 2011. Il s'agit d'une expansion d'un motif hexanucléotidique GGGGCC dans le premier intron du gène [35.25, 35.26]. La fonction de la protéine codée par *C9ORF72* et le mécanisme pathologique de l'expansion sont inconnus. Des études préliminaires suggèrent trois mécanismes possibles [35.25] : une expression réduite de l'ARN muté, suggérant une perte de fonction ; la formation de foci d'ARN dans les noyaux des neurones corticaux et spinaux, qui suggère un gain de fonction toxique ; enfin la traduction anormale du motif GGGGCC sous forme de dipeptides pourrait aussi être impliquée.

Les répétitions GGGGCC (≤ 23 chez les témoins, jusqu'à 1 600 patients) expliquent environ 7 % des DLFT chez les patients d'Amérique du Nord [35.25] et 29 % chez les patients finlandais [35.26]. Chez les patients français, la fréquence relative des expansions *C9ORF72* diffère selon le phénotype : 13 % des formes familiales de DLFT (sans SLA), mais jusqu'à 65 % des DFT-SLA familiales [35.7].

L'âge moyen d'apparition de la maladie est de 60 ans, cependant il varie au sein des familles [35.7, 35.27] indépendamment de la présentation clinique (vcDFT, DFT-SLA, SLA). Jusqu'à présent, il n'existe aucune évidence formelle d'une anticipation. La plupart des patients *C9ORF72* présentent une vcDFT typique, une SLA sans démence, ou l'association d'une DLFT et d'une SLA. Cependant, certains patients ont une présentation inaugurale moins typique : troubles psychiatriques [35.28], aphasie progressive [35.7, 35.27] ou, plus rarement, syndme parkinsonien initial [35.7, 35.29]. Les expansions *C9ORF72* sont associées à la présence d'inclusions TDP-43-positives correspondant le plus souvent au type B [35.5, 35.17, 35.30]. Elles sont associées à des inclusions p62-positives, TDP-43-négatives dans les neurones de l'hippocampe et du cervelet [35.30]. Ces inclusions p62-positives sont assez spécifiques de cette forme génétique.

Autres gènes de DLFT-SLA

D'autres gènes sont plus rarement impliqués dans DLFT-SLA. De rares mutations des gènes *TARDBP* [35.22], *FUS/TLS* [35.23] et *UBQLN2* [35.31] ont été identifiées dans quelques familles avec DLFT-SLA. Le gène *TARDBP* représente actuellement la deuxième cause génétique la plus fréquente de DLFT-SLA

(2 %). Son analyse peut être proposée en deuxième intention après celle du gène *C9ORF72* car toutes les mutations (sauf une) sont localisées dans l'exon 6. La probabilité d'identifier des mutations de *FUS/TLS* et *UBQLN2* est extrêmement faible, leur analyse ne doit donc pas être proposée de façon systématique.

« Protéinopathies multisystémiques » : un phénotype complexe associant DLFT, maladie de Paget des os, myopathie et SLA

L'association combinant DLFT, myopathie à inclusions, maladie de Paget des os [35.32] et, plus rarement, SLA [35.33] a été initialement décrite dans les familles porteuses de mutations du gène *VCP*. L'acronyme IBMPFD (pour *Inclusion Body Myopathy, Paget disease, Frontotemporal Dementia*) a été couramment utilisé dans le passé, cependant le terme de « protéinopathie multisystémique » lui a été récemment substitué [35.34]. Cette association est rare, ou possiblement sous-diagnostiquée. Elle souligne la nécessité de rechercher de façon attentive la présence d'antécédents familiaux de DLFT ou ALS, mais également de myopathie, maladie de Paget et d'autres maladies extraneurologiques. Trois gènes sont responsables de cette association. Les mutations du gène *VCP* sont plus fréquentes que celles des deux autres gènes, *HNRNPA2B1* et *SQSTM1*.

Gène *VCP*

Les premières mutations du gène *VCP (Valosin Containing Protein)*, situé sur le chromosome 9, ont été identifiées en 2004 dans des familles nord-américaines avec un phénotype « IBMPFD » autosomique dominant [35.32]. Le phénotype peut être incomplet chez un patient, et variable au sein d'une famille. Les symptômes musculosquelettiques débutent vers l'âge de 40 ans. La myopathie, qui se manifeste par une faiblesse musculaire proximale, est le symptôme le plus fréquent. Elle affecte plus de 80 % des patients. L'histologie musculaire montre la présence de vacuoles bordées, caractéristiques des myopathies à inclusions. La maladie de Paget des os est présente chez 60 % des patients environ. La DLFT débute plus tardivement, à l'âge de 55-60 ans, et n'est présente que dans 30 % des cas seulement [35.6, 35.35, 35.36]. Il s'agit généralement d'une vcDFT classique, cependant des manifestations psychiatriques ont également été rapportées. L'examen neuropathologique est caractérisé par des inclusions neuronales TDP-43-positives (de type D). La fréquence des mutations *VCP* est de 3 % dans une série de patients DLFT belges [35.37].

Gènes *HNRNPA2B1* et *SQSTM1*

Plus récemment, des mutations des gènes *SQSTM1* [35.39-35.42] et *HNRNPA2B1* [35.43] ont été identifiées dans des familles dont le phénotype clinique peut associer DLFT, maladie de Paget des os, myopathie et SLA. *SQSTM1* code pour la protéine p62 qui est impliquée dans la dégradation des protéines par les voies de l'autophagie et du protéasome, alors que la protéine hnRNPA2B1 est une ribonucléoprotéine impliquée dans le métabolisme des ARN (comme TDP-43 et FUS). La fréquence des mutations du gène *SQSTM1* (2 %) est faible chez les patients DLFT [35.42] ; les mutations du gène *HNRNPA2B1* semblent encore beaucoup plus rares.

Causes génétiques rares de DLFT : gènes *CSF1R*, *TREM2* et *CHMP2B*

Récemment, des mutations dans le gène *CSF1R* ont été identifiées chez des patients présentant une leucoencéphalopathie diffuse avec sphéroïdes axonaux [35.43]. Les diagnostics cliniques les plus souvent évoqués chez ces patients sont une vcDFT, un SCB, une sclérose en plaques ou un CADASIL. L'IRM cérébrale montre des hypersignaux de la substance blanche en T2 prédominant dans les régions frontales, souvent associés à une atrophie marquée du corps calleux [35.44]. La fréquence des mutations de *CSF1R* n'est pas établie à ce jour.

Les mutations du gène *TREM2* ont été initialement identifiées dans la maladie de Nasu-Hakola qui est une maladie autosomique récessive rare [35.45], caractérisée par la présence de kystes osseux, de fractures récurrentes et d'une démence précoce. En 2013, des mutations homozygotes du gène *TREM2* ont été identifiées dans trois familles [35.46, 35.47] présentant une forme autosomique récessive de vcDFT sans signe clinique ni radiologique d'atteinte osseuse. Les patients présentent des troubles comportementaux inauguraux et une détérioration cognitive progressive de type frontal débutant entre 30 et 40 ans. Les patients développent secondairement un syndrome akinétorigide et, de façon inconstante, une épilepsie. L'IRM montre des anomalies de la substance blanche en verre dépoli associées à une atrophie frontotemporale [35.47]. La fréquence des mutations dans une cohorte de patients vcDFT est très faible [35.48], suggérant que le séquençage de ce gène doit être réservé aux formes précoces, avec une histoire familiale compatible avec une transmission autosomique. Les protéines CSF1R et TREM2 sont fortement exprimées dans la microglie, suggérant une contribution possible des cellules gliales dans le processus pathogène des DLFT.

Une mutation du gène *CHMP2B* a été identifiée en 2005 [35.40] dans une grande famille danoise avec une forme autosomique dominante de DLFT. L'âge moyen de début dans cette famille est de 55 ans (46-65 ans). Les patients présentent une vcDFT qui peut être associée à un syndrome parkinsonien tardif, une dystonie, des myoclonies et un syndrome pyramidal. L'examen histologique montre la présence d'inclusions neuronales ubiquitine-positives dans le cytoplasme des neurones, en particulier dans le gyrus denté de l'hippocampe, alors qu'ils sont rares dans le cortex frontal et temporal. Ces inclusions sont également p62-positives. Elles ne sont pas marquées par des anticorps dirigés contre la protéine TDP-43, distinguant ainsi cette forme génétique de la plupart des autres DLFT. Depuis cette première publication, plusieurs variants faux-sens ont été identifiés chez des patients atteints de DLFT ou DFT-SLA, mais leur rôle dans la pathologie n'a pas été formellement établi, suggérant qu'il s'agit d'une forme génétique extrêmement rare.

Diagnostic génétique chez les patients sans histoire familiale

Les mutations des gènes responsables de DLFT ou DFT-SLA ne sont pas rares chez des patients ne présentant pas d'antécédents familiaux. Une mutation est identifiée chez près de 7 % des patients atteints de vcDFT sans histoire familiale de DLFT ni de SLA (*C9ORF72* : 4,5 %, *GRN* : 2,5 %) ; et chez près de 15 % des patients ayant une forme sporadique de DFT-SLA (*C9ORF72* : 13 %, *TARDBP* : 1 %) [35.7]. Le taux relativement élevé de mutations dans les cas non familiaux suggère que le dosage plasmatique de la progranuline et l'analyse de *C9ORF72* devraient être proposés aux patients même en l'absence d'histoire familiale, après information du patient et/ou de la famille sur le risque d'identifier une cause génétique, en l'état actuel des connaissances.

Conclusion

Les DLFT constituent un groupe de maladies complexes et hétérogènes. Ce terme couvre un large spectre de troubles cliniques (vcDFT, APNF, DS, PSP, SCB, DFT-SLA), établissant un continuum avec la SLA, d'une part, et les syndromes parkinsoniens, d'autre part. La variabilité intrafamiliale des phénotypes souligne la nécessité d'un entretien attentif sur l'histoire familiale des patients, concernant toutes les formes cliniques de DLFT mais aussi, plus largement, d'autres maladies neurodégénératives et extraneurologiques. L'identification de plusieurs gènes de DLFT au cours de la dernière décennie a fait considérablement progresser la connaissance des mécanismes biologiques et la pathogenèse de DLFT. Tout d'abord, l'identification de la protéine tau et des mutations MAPT a souligné le rôle important du cytosquelette et du transport axonal dans les DLFT. L'identification des protéines TPD-43 et FUS dans les inclusions neuronales des DLFT, puis plus récemment des mutations du gène *HNRNPA2B1* montre le rôle crucial du métabolisme de l'ARN dans les processus physiopathologiques de la maladie. Les progrès les plus récents ont également souligné la contribution possible de la microglie (TREM2, CSF1R), de la voie autophagique (SQSTM1/p62), ainsi que l'implication possible des voies biologiques régulant la neuro-inflammation (progranuline) dans le développement des processus pathologiques des DLFT.

Les gènes actuellement identifiés n'expliquent que 50-60 % des formes familiales de DLFT. L'identification de nouveaux gènes dans ces pathologies est un défi majeur qui permettra d'améliorer le diagnostic proposé aux patients et aux familles, de mieux comprendre les voies et mécanismes biologiques impliqués dans ces pathologies, et d'identifier ainsi de nouvelles cibles thérapeutiques.

Bibliographie

[35.1] Neary D, Snowden JS, Gustafson L, Passant U, Stuss D, Black S *et al.* Frontotemporal lobar degeneration : a consensus on clinical diagnostic criteria. Neurology 1998 ; 51 : 1546-54.

[35.2] Rascovsky K, Hodges JR, Knopman D, Mendez MF, Kramer JH, Neuhaus J *et al.* Sensitivity of revised diagnostic criteria for the behavioural variant of frontotemporal dementia. Brain 2011 ; 134 : 2456-77.

[35.3] Gorno-Tempini ML, Hillis AE, Weintraub S, Kertesz A, Mendez M, Cappa SF *et al.* Classification of primary progressive aphasia and its variants. Neurology 2011 ; 76 : 1006-14.

[35.4] Neumann M, Sampathu DM, Kwong LK, Truax AC, Micsenyi MC, Chou TT *et al.* Ubiquitinated TDP-43 in frontotemporal lobar degeneration and amyotrophic lateral sclerosis. Science 2006 ; 314 : 130-3.

[35.5] Mackenzie IR, Neumann M, Baborie A, Sampathu DM, Du Plessis D, Jaros E *et al.* A harmonized classification system for DLFT-TDP pathology. Acta Neuropathol 2011 ; 122 : 111-3.

[35.6] Neumann M, Roeber S, Kretzschmar HA, Rademakers R, Baker M, Mackenzie IR. Abundant FUS-immunoreactive pathology in neuronal intermediate filament inclusion disease. Acta Neuropathol 2009 ; 118 : 605-16.

[35.7] Le Ber I, Camuzat A, Guillot-Noel L, Hannequin D, Lacomblez L, Golfier V *et al.* C9ORF72 repeat expansions in the frontotemporal dementias spectrum of diseases : a flow-chart for genetic testing. J Alzheimers Dis 2013 ; 34 : 485-99.

[35.8] Baker M, Mackenzie IR, Pickering-Brown SM, Gass J, Rademakers R, Lindholm C *et al.* Mutations in progranulin cause tau-negative frontotemporal dementia linked to chromosome 17. Nature 2006 ; 442 : 916-9.

[35.9] Cruts M, Gijselinck I, Van der Zee J, Engelborghs S, Wils H, Pirici D *et al.* Null mutations in progranulin cause ubiquitin-positive frontotemporal dementia linked to chromosome 17q21. Nature 2006 ; 442 : 920-4.

[35.10] Le Ber I, Camuzat A, Hannequin D, Pasquier F, Guedj E, Rovelet-Lecrux A *et al.* Phenotype variability in progranulin mutation carriers : a clinical, neuropsychological, imaging and genetic study. Brain 2008 ; 131 : 732-46.

[35.11] Finch N, Baker M, Crook R, Swanson K, Kuntz K, Surtees R *et al.* Plasma progranulin levels predict progranulin mutation status in frontotemporal dementia patients and asymptomatic family members. Brain 2009 ; 32 : 583-91.

[35.12] Ghidoni R, Stoppani E, Rossi G, Piccoli E, Albertini V, Paterlini A *et al.* Optimal plasma progranulin cutoff value for predicting null progranulin mutations in neurodegenerative diseases : a multicenter italian study. Neurodegener Dis 2012 ; 9 : 121-7.

[35.13] Snowden JS, Pickering-Brown SM, Mackenzie IR, Richardson AM, Varma A, Neary D *et al.* Progranulin gene mutations associated with frontotemporal dementia and progressive non-fluent aphasia. Brain 2006 ; 129 : 3091-102.

[35.14] Mesulam M, Johnson N, Krefft TA, Gass JM, Cannon AD, Adamson JL *et al.* Progranulin mutations in primary progressive aphasia : the PPA1 and PPA3 families. Arch Neurol 2007 ; 64 : 43-7.

[35.15] Masellis M, Momeni P, Meschino W, Heffner R Jr, Elder J, Sato C *et al.* Novel splicing mutation in the progranulin gene causing familial corticobasal syndrome. Brain 2006 ; 129 (Pt 11) : 3115-123.

[35.16] Kelley BJ, Haidar W, Boeve BF, Baker M, Shiung M, Knopman DS *et al.* Alzheimer disease-like phenotype associated with the c.154delA mutation in progranulin. Arch Neurol 2010 ; 67 : 171-7.

[35.17] Cairns NJ, Bigio EH, Mackenzie IR, Neumann M, Lee VM, Hatanpaa KJ *et al.* Neuropathologic diagnostic and nosologic criteria for frontotemporal lobar degeneration : consensus of the Consortium for Frontotemporal Lobar Degeneration. Acta Neuropathol 2007 ; 114 : 5-22.

[35.18] Seilhean D, Le Ber I, Sarazin M, Lacomblez L, Millecamps S, Salachas F *et al.* Fronto-temporal lobar degeneration : neuropathology in 60 cases. J Neural Transm 2011 ; 118 : 753-64.

[35.19] Hutton M, Lendon CL, Rizzu P, Baker M, Froelich S, Houlden H *et al.* Association of missense and 5'-splice-site mutations in tau with the inherited dementia FTDP-17. Nature 1998 ; 393 : 702-5.

[35.20] Van Swieten J, Spillantini MG. Hereditary frontotemporal dementia caused by Tau gene mutations. Brain Pathol 2007 ; 17 : 63-73.

[35.21] Pickering-Brown SM. The complex aetiology of frontotemporal lobar degeneration. Exp Neurol 2007 ; 206 : 1-10.

[35.22] Benajiba L, Le Ber I, Camuzat A, Lacoste M, Thomas-Anterion C, Couratier P *et al.* TARDBP mutations in motoneuron disease with frontotemporal lobar degeneration. Ann Neurol 2009 ; 65 : 470-3.

[35.23] Broustal O, Camuzat A, Guillot-Noël L, Guy N, Millecamps S, Deffond D *et al.* FUS mutations in frontotemporal lobar degeneration with amyotrophic lateral sclerosis. J Alzheimers Dis 2010 ; 22 : 765-9.

[35.24] Lattante S, Le Ber I, Camuzat A, Pariente J, Brice A, Kabashi E *et al.* Screening UBQLN-2 in French frontotemporal lobar degeneration and frontotemporal lobar degeneration-amyotrophic lateral sclerosis patients. Neurobiol Aging 2013 ; 34 : 2078.e5-6.

[35.25] De Jesus-Hernandez M, Mackenzie IR, Boeve BF, Boxer AL, Baker M, Rutherford NJ *et al.* Expanded GGGGCC hexanucleotide repeat in noncoding region of C9ORF72 causes chromosome 9p-linked FTD and ALS. Neuron 2011 ; 72 : 245-56.

[35.26] Simón-Sánchez J, Dopper EG, Cohn-Hokke PE, Hukema RK, Nicolaou N, Seelaar H *et al.* The clinical and pathological phenotype of C9ORF72 hexanucleotide repeat expansions. Brain 2012 ; 135 : 723-35.

[35.27] Snowden JS, Rollinson S, Thompson JC, Harris JM, Stopford CL, Richardson AM *et al.* Distinct clinical and pathological characteristics of frontotemporal dementia associated with C9ORF72 mutations. Brain 2012 ; 135 (Pt 3) : 693-708.

[35.28] Lesage S, Le Ber I, Condroyer C, Broussolle E, Gabelle A, Thobois S *et al.* C9orf72 repeat expansions are a rare genetic cause of parkinsonism. Brain 2013 ; 136 (Pt 2) : 385-91.

[35.29] Al-Sarraj S, King A, Troakes C, Smith B, Maekawa S, Bodi I *et al.* p62 positive, TDP-43 negative, neuronal cytoplasmic and intranuclear inclusions in the cerebellum and hippocampus define the pathology of C9orf72-linked DLFT and MND/ALS. Acta Neuropathol 2011 ; 122 : 691-702.

[35.30] Gellera C, Tiloca C, Del Bo R, Corrado L, Pensato V, Agostini J *et al.* Ubiquilin 2 mutations in Italian patients with amyotrophic lateral sclerosis and frontotemporal dementia. J Neurol Neurosurg Psychiatry 2013 ; 84 : 183-7.

[35.31] Watts GD, Wymer J, Kovach MJ, Mehta SG, Mumm S, Darvish D *et al.* Inclusion body myopathy associated with Paget disease of bone and frontotemporal dementia is caused by mutant valosin-containing protein. Nat Genet 2004 ; 36 : 377-81.

[35.32] Johnson JO, Mandrioli J, Benatar M, Abramzon Y, Van Deerlin VM, Trojanowski JQ *et al.* Exome sequencing reveals VCP mutations as a cause of familial ALS. Neuron 2010 ; 68 : 857-64.

[35.33] Benatar M, Wuu J, Fernandez C, Weihl CC, Katzen H, Steele J *et al.* Motor neuron involvement in multisystem proteinopathy : implications for ALS. Neurology 2013 ; 80 : 1874-80.

[35.34] Kimonis VE, Fulchiero E, Vesa J, Watts G. VCP disease associated with myopathy, Paget disease of bone and frontotemporal dementia : review of a unique disorder. Biochim Biophys Acta 2008 ; 1782 : 744-8.

[35.35] Guyant-Maréchal L, Laquerrière A, Duyckaerts C, Dumanchin C, Bou J, Dugny F *et al.* Valosin-containing protein gene mutations : clinical and neuropathologic features. Neurology 2006 ; 67 : 644-51.

[35.36] Van der Zee J, Pirici D, Van Langenhove T, Engelborghs S, Vandenberghe R, Hoffmann M *et al.* Clinical heterogeneity in 3 unrelated families linked to VCP p.Arg159His. Neurology 2009 ; 73 : 626-32.

[35.37] Laurin N, Brown JP, Morissette J, Raymond V. Recurrent mutation of the gene encoding sequestosome 1 (SQSTM1/p62) in Paget disease of bone. Am J Hum Genet 2002 ; 70 : 1582-8.

[35.38] Fecto F, Yan J, Vemula SP, Liu E, Yang Y, Chen W *et al.* SQSTM1 mutations in familial and sporadic amyotrophic lateral sclerosis. Arch Neurol 2011 ; 68 : 1440-6.

[35.39] Rubino E, Rainero I, Chiò A, Rogaeva E, Galimberti D, Fenoglio P *et al.* SQSTM1 mutations in frontotemporal lobar degeneration and amyotrophic lateral sclerosis. Neurology 2012 ; 79 : 1556-62.

[35.40] Le Ber I, Camuzat A, Guerreiro R, Bouya-Ahmed K, Bras J, Nicolas G *et al.* SQSTM1 mutations in French FTD and FTD-ALS patients. JAMA Neurol 2013 ; 70 : 1403-10.

[35.41] Kim HJ, Kim NC, Wang YD, Scarborough EA, Moore J, Diaz Z *et al.* Mutations in prion-like domains in hnRNPA2B1 and hnRNPA1 cause multisystem proteinopathy and ALS. Nature 2013 ; 495 : 467-73.

[35.42] Rademakers R, Baker M, Nicholson AM, Rutherfor NJ, Finch N, Soto-Ortolaza A *et al.* Mutations in the colony stimulating factor 1 receptor (CSF1R) gene cause hereditary diffuse leukoencephalopathy with spheroids. Nat Genet 2012 ; 44 : 200-5.

[35.43] Guerreiro R, Kara E, Le Ber I, Bras J, Rohrer JD, Taipa R *et al*. Genetic analysis of inherited leukodystrophies : genotype-phenotype correlations in the CSF1R gene. JAMA Neurol 2013 ; 6 : 1-9.

[35.44] Bianchi MM, Capella HM, Chaves DL, Steindel M, Grisard EC, Ganev GG *et al*. Nasu-Hakola disease (polycystic lipomembranous osteodysplasia with sclerosing leukoencephalopathy-PLOSL) : a dementia associated with bone cystic lesions. From clinical to genetic and molecular aspects. Cell Mol Neurobiol 2004 ; 24 : 1-24.

[35.45] Guerreiro RJ, Lohmann E, Brás JM, Gibbs JR, Rohrer JD, Gurunlian N *et al*. Using exome sequencing to reveal mutations in TREM2 presenting as a frontotemporal dementia-like syndrome without bone involvement. JAMA Neurol 2013 ; 70 : 78-84.

[35.46] Giraldo M, Lopera F, Siniard AL, Corneveaux JJ, Schrauwen I, Carvajal J *et al*. Variants in triggering receptor expressed on myeloid cells 2 are associated with both behavioral variant frontotemporal lobar degeneration and Alzheimer's disease. Neurobiol Aging 2013 ; 34 : 2077.e11-8.

[35.47] Lattante S, Le Ber I, Camuzat A, Dayan S, Godard C, Van Bortel I *et al*. TREM2 mutations are rare in a French cohort of patients with frontotemporal dementia. Neurobiol Aging 2013 ; 34 : 2443.e1-2.

[35.48] Skibinski G, Parkinson NJ, Brown JM, Chakrabarti L, Lloyd SL, Hummerich H *et al*. Mutations in the endosomal ESCRTIII-complex subunit CHMP2B in frontotemporal dementia. Nat Genet 2005 ; 37 : 806-8.

Chapitre

36 Neuropathologie des dégénérescences lobaires frontotemporales

D. Seilhean, F. Bielle, I. Plu, C. Duyckaerts

Le terme neuropathologique de « dégénérescence lobaire frontotemporale » (DLFT) décrit l'atteinte macroscopique observée dans un groupe d'affections du cortex cérébral, responsables de troubles cognitifs. Il souligne le caractère focal de l'atteinte et correspond à plusieurs syndromes cliniques :

- dans la « démence frontotemporale » (DFT, ou variante comportementale), c'est le syndrome frontal, dysexécutif, qui prédomine ;
- l'aphasie progressive non fluente est caractérisée par un manque du mot avec un respect relatif de la compréhension ;
- dans la démence sémantique, la compréhension des mots est d'abord affectée.

On rattache généralement à ces trois syndromes l'apraxie progressive ; dans celle-ci les lésions sont plutôt frontopariétales que frontotemporales, mais la parenté des lésions microscopiques justifie ce choix [36.1].

Le groupe des DLFT (dont l'acronyme anglais correspondant est FTLD) est hétérogène et comprend des maladies sporadiques ou familiales. Le développement des techniques d'immunohistochimie et de l'analyse génétique a permis de préciser la classification neuropathologique de ces affections qui repose aujourd'hui sur la protéine qui s'accumule de façon préférentielle dans le neurone et parfois la glie : la protéine tau, *TAR DNA Binding Protein-43* (TDP-43), et *FUsed in Sarcoma* (FUS) sont les principales protéines concernées. Les profils neuropathologiques correspondants sont appelés : FTLD-tau, FTLD-TDP, FTLD-IF (pour *Intermediate Filament*), devenu FTLD-FUS [36.2]. Les cas sans inclusion sont rangés dans le groupe FTLD-ni *(no inclusion)*, de plus en plus restreint.

Taupathies (FTLD-tau)

La protéine tau est, dans les conditions physiologiques, majoritairement localisée dans l'axone des neurones, et de façon moindre dans les cellules gliales. Les FTLD-tau sont caractérisées par l'accumulation de protéine tau dans le corps cellulaire des neurones et parfois dans la glie. Tau est une phosphoprotéine, associée aux microtubules, dont il existe plusieurs isoformes issues d'un épissage différentiel : certaines d'entre elles comportent trois, d'autres quatre segments répétitifs (tau 3R et 4R), la différence entre les deux molécules étant expliquée par un épissage alternatif de l'exon 10 (constituant le 2e segment répétitif).

Maladie de Pick

Le terme de maladie de Pick a eu des acceptions diverses. Pour Arnold Pick, neurologue et neuropathologiste praguois de langue allemande, il s'agissait d'atrophie corticale circonscrite [36.3]. Le terme a aussi été utilisé pour décrire toutes les démences frontales, dès lors qu'elles ne comportaient pas les lésions de la maladie d'Alzheimer. C'est d'ailleurs Alzheimer qui décrivit aussi les corps ou boules de Pick, inclusions sphériques présentes dans le corps cellulaire des neurones [36.4]. Certains neurones ballonisés et chromatolytiques ont aussi été appelés « cellules de Pick ». Corps et cellules de Pick sont à présent reconnus comme propres à une maladie sporadique, affectant hommes et femmes avec la même fréquence, survenant chez des patients âgés de 50 à 90 ans (âge moyen au décès : 68 ans) et caractérisée par un syndrome frontal prédominant, d'évolution inexorable en 10 ans [36.5]. C'est ce sens restreint qui a cours aujourd'hui sous l'appellation maladie de Pick (démence à corps de Pick)

Elle est caractérisée par une atrophie corticale sévère, en « lame de couteau ». Le poids du cerveau est très significativement diminué. La partie postérieure de la circonvolution temporale supérieure est respectée. La perte neuronale est massive dans les aires frontales et temporales antérieures. De nombreux neurones gonflés et boules de Pick sont visibles en périphérie des régions de perte neuronale. Les boules de Pick sont aussi abondantes dans le gyrus denté de l'hippocampe (où leur présence est constante) et les champs pyramidaux de la corne d'Ammon. Elles sont mises en évidence par certaines imprégnations argentiques (comme la technique de Bielschowsky et celle de Bodian) mais la méthode de Gallyas ne les révèle pas alors qu'elle met en évidence de façon sélective les lésions neurofibrillaires de la maladie d'Alzheimer.

Les boules de Pick sont exclusivement constituées de protéine tau 3R, comme permet de le montrer l'anticorps spécifique de cette isoforme. Les anticorps anti-tau (en particulier l'anticorps monoclonal AT8 dirigé contre des épitopes phosphorylés de la protéine) révèlent des lésions plus étendues : accumulation astrocytaire, ou marquage diffus, granulaire du neuropile [36.5].

Mutations de tau

Des cas de « maladie de Pick atypique », sans boule de Pick ni neurone gonflé, souvent familiaux, ont été répertoriés dès les premières descriptions [36.6]. La nouvelle classification de ces affections a débuté lorsqu'il a été noté que certaines d'entre elles ségrégeaient avec un marqueur situé sur le chromosome 17 en q21-22 [36.7]. Une conférence de consensus a recensé 13 familles et leur a attribué la dénomination précise mais complexe de démence frontotemporale avec parkinsonisme liée au chromosome 17 (FTDP-17) [36.8] – terme d'ailleurs contestable puisque le syndrome parkinsonien n'était pas toujours présent. En 2 ans, plusieurs mutations ont été identifiées dans le gène de la protéine tau *(MAPT)* (pour revue, voir Munoz et Ferrer [36.9]). Certaines de ces mutations sont pathogènes parce qu'elles modifient l'épissage du transcrit de *MAPT* et diminuent le rapport tau 3R/4R. Ce mécanisme explique la pathogénicité de mutations silencieuses qui modifient le triplet nucléotidique codant un acide aminé spécifique, mais aboutit à un nouveau triplet codant le même acide aminé, du fait de la redondance du code génétique. La structure de la protéine semble donc non modifiée. En réalité, l'ARN comportant le nouveau triplet muté n'est pas correctement épissé. D'autres mutations, faux-sens, aboutissent à une séquence protéique anormale et altèrent donc la structure de la protéine elle-même. Il faut noter que dans un deuxième groupe de familles, la démence était aussi associée avec des marqueurs situés sur le chromosome 17, mais la neuropathologie ne comportait pas d'accumulation de protéine tau. Ces cas sont, en réalité, liés aux mutations du gène de la progranuline *(PRGN)*, également situé sur le chromosome 17, à proximité de *MAPT* (voir *infra*), et ne sont pas rangés parmi les FTLD-tau.

Tous les cas de mutations de *MAPT* comportent une accumulation neuronale anormale de tau. Son absence écarte le diagnostic. L'atrophie intéresse à des degrés variables les lobes frontaux, temporaux et pariétaux ; le lobe occipital est toujours respecté. La substance blanche, sous-jacente aux régions atrophiques, est elle aussi anormale, rétractée et grisâtre. Outre les lésions corticales *(fig. 36.1a)*, des lésions des noyaux gris centraux sont habituelles : le noyau caudé, le putamen, le pallidum sont touchés. La *substantia nigra* et le *locus coeruleus* sont dépigmentés. Les accumulations gliales sont variables *(fig. 36.1b et c)*. Elles peuvent intéresser les oligodendrocytes (*coiled bodies :* « corps spiralés ») ou les astrocytes [36.9].

FIGURE 36.1 Les mutations de tau. Immunohistochimie de tau (anticorps polyclonal, Dako®). Barre d'échelle = 40 µm.

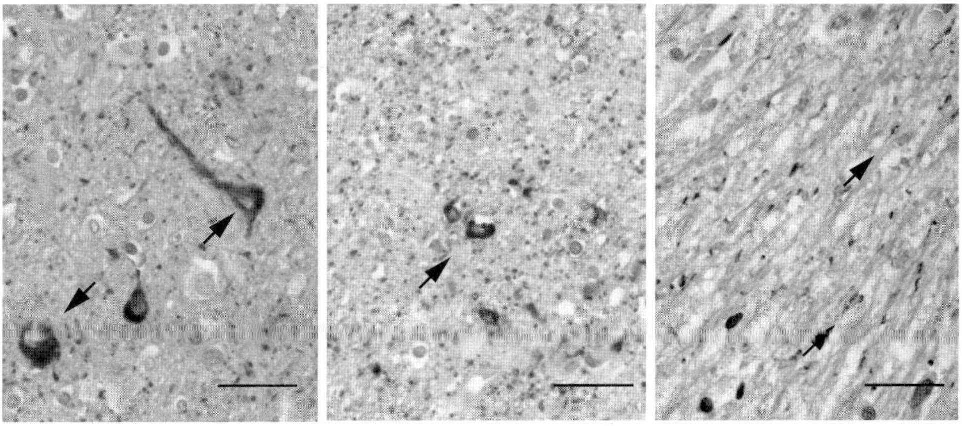

a b c

Mutation S305N. Cortex frontal, marquage du corps cellulaire des neurones (flèches) : dégénérescences neurofibrillaires et marquage intracytoplasmique granulaire diffus.

Mutation S305N (même cas que la *figure 36.2, type A*). Inclusions intra-oligodendrogliales (« corps spiralés » = *coiled bodies*) dans la substance blanche frontale.

Mutation P301L. Positivité de prolongements gliaux dans la substance blanche.

Dégénérescence corticobasale et paralysie supranucléaire progressive

Ces deux affections sont sporadiques et caractérisées, l'une et l'autre, par la sévérité du syndrome extrapyramidal.

Dans la paralysie supranucléaire progressive (PSP), une rigidité axiale est associée à une paralysie de la verticalité du regard et des signes pseudobulbaires. Un syndrome frontal est habituel et peut être prédominant au début, justifiant l'inclusion de cette affection dans ce chapitre. Un « syndrome corticobasal » (voir *infra*) est possible. La maladie débute généralement dans la sixième décennie ; sa durée moyenne d'évolution est de 6 ans. À l'examen macroscopique, il existe généralement une atrophie modérée du lobe frontal. Le corps calleux est aminci, en particulier dans sa partie antérieure. Le noyau sous-thalamique est diminué de volume. Le mésencéphale, en particulier la calotte, est atrophique ainsi que le pont. L'atteinte du noyau dentelé se traduit par une réduction importante du volume du pédoncule cérébelleux supérieur, sa voie efférente. À l'examen, les accumulations de tau sont exclusivement faites de la forme 4R de la protéine et concernent les neurones et la glie [36.10]. Les dégénérescences neurofibrillaires sont trouvées dans le pallidum, le noyau sous-thalamique, la *substantia nigra*, les noyaux du pont et dans la calotte sur toute la hauteur du tronc cérébral, enfin le noyau dentelé du cervelet [36.11]. Contrairement à une opinion ancienne, le cortex n'est pas indemne. Il ne s'agit donc pas d'une « démence sous-corticale ». Les dégénérescences neurofibrillaires sont en effet abondantes dans l'aire précentrale et le gyrus angulaire [36.12]. Elles sont accompagnées d'une perte neuronale d'intensité variable, souvent sévère dans le pallidum, le noyau sous-thalamique et la *substantia nigra*. La perte neuronale dans le noyau dentelé est associée à des grappes de terminaisons présynaptiques d'axones issus des cellules de Purkinje, responsables de l'aspect de « dégénérescence grumeleuse ». Les accumulations astrocytaires de tau intéressent l'ensemble des prolongements, ce qui donne un aspect en touffe très caractéristique des cellules concernées. Les corps spiralés, témoins de l'accumulation de tau dans les oligodendrocytes, sont fréquents et abondants dans les trousseaux d'axone qui traversent le striatum, la substance blanche hémisphérique ou cérébelleuse. En microscopie électronique, les dégénérescences neurofibrillaires de la PSP sont constituées de filaments droits de 15 nm de diamètre.

La dégénérescence corticobasale [36.13] est une affection sporadique, rare, touchant sans prédominance de sexe des sujets dans la 6e à la 8e décennie. La survie est en moyenne de 8 ans. Elle est caractérisée par des symptômes moteurs akinétorigides et des signes corticaux : apraxie progressive, hémi-anesthésie corticale, syndrome frontal, déficits visuospatiaux, et plus rarement aphasie. L'atrophie corticale peut être marquée dans les régions affectées. La *substantia nigra* est dépigmentée. À l'examen microscopique, la perte neuronale dans les aires affectées est associée à la présence de neurones « achromatiques » : leur corps cellulaire est ballonisé. Ils ont perdu leur corps de Nissl. Ils sont marqués par les anticorps dirigés contre l'alpha-B-crystalline. L'accumulation de protéine tau 4R est abondante dans les régions intéressées. Dans les neurones, il s'agit plus souvent d'un marquage diffus du corps cellulaire (« prédégénérescence ») que de véritables dégénérescences neurofibrillaires. Des accumulations plus denses et sphériques, pouvant ressembler à des corps de Pick, sont aussi rencontrées. La « plaque astrocytaire » est très spécifique : il s'agit d'un agrégat de prolongements épais et courts, organisés en couronne, laissant un centre vide. La distribution annulaire des prolongements tau-positifs pourrait évoquer la plaque sénile mais le centre, contrairement à cette dernière, est dépourvu d'accumulation et comporte souvent un noyau astrocytaire. Les fibres tau-positives sont abondantes dans la substance blanche des régions touchées. Comme dans la PSP, elles sont consécutives à l'accumulation de la protéine tau dans le corps cellulaire des oligodendrocytes (il ne s'agit pas d'accumulation dans les axones).

Autres

Une autre forme sporadique de DLFT avec accumulation de tau 4R a récemment été décrite [36.14]. Ces formes se présentent cliniquement comme une démence frontale souvent associée à une atteinte du motoneurone. La perte neuronale y est sévère dans les cortex frontal et temporal, ainsi que dans le *subiculum* et l'amygdale. Ces DLFT sont en outre caractérisées par une atteinte sévère de la substance blanche, avec raréfaction axonale et myélinique. L'immunohistochimie de la protéine tau révèle de nombreuses inclusions globoïdes intra-oligodendrocytaires.

Inclusions TDP (DLFT-TDP)

Les cas de DLFT sans tauopathie sont fréquents (voir par exemple la série clinicopathologique [36.15]). Des neurites ou des inclusions dans les corps cellulaires neuronaux sont mis en évidence par l'immunohistochimie de l'ubiquitine. L'ubiquitine est une petite protéine attachée sous forme d'un polymère aux résidus lysine de protéines destinées à rejoindre les compartiments cellulaires affectés à l'élimination, en particulier le protéasome. La détection d'une immunoréactivité de l'ubiquitine n'est donc pas spécifique d'un mécanisme pathogénique ; les dégénérescences neurofibrillaires de la maladie d'Alzheimer et les corps de Lewy sont par exemple ubiquitinés. La question de la ou des protéines ubiquitinées dans les DFT sans tauopathie est longtemps restée sans réponse. La stratégie utilisée par Neumann *et al.* [36.16] a consisté à développer des anticorps monoclonaux dirigés contre les protéines insolubles isolées de cerveaux de patients souffrant de ces formes de DFT. Les homogénats de cortex cérébraux ont fait l'objet d'une électrophorèse 2D et les spots anormaux ont été repérés grâce aux anticorps développés à l'étape précédente. Ils ont fait l'objet d'une analyse par spectrométrie de masse. C'est ainsi qu'a été mise en évidence une protéine – *TAR DNA binding Protein-43* (TDP-43) – initialement isolée au cours du Sida, où elle intervient dans l'inhibition de la transcription du génome du VIH. Cette protéine lie l'ADN et l'ARN et est impliquée dans leur maturation. Elle a une ressemblance structurelle avec les ribonucléoprotéines hétérogènes (hnRNPs). Elle remplit de multiples fonctions dans la régulation transcriptionnelle, l'épissage du pré-ARNm et la régulation de la traduction. Les anticorps anti-TDP-43 marquent normalement le noyau des neurones et, anormalement, selon les cas, des prolongements, des inclusions neuronales nucléaires ou du corps cellulaire. Ce marquage définit un nouveau groupe de démences : les dégénérescences lobaires frontotemporales de type TDP, certaines familiales, comme par exemple celles qui résultent de mutations du gène de la progranuline ou de *C9ORF72*, d'autres sporadiques, comme les démences sémantiques au cours desquelles de longs prolongements TDP-43-positifs sont marqués dans le cortex cérébral. Ces DLFT-TDP sont souvent associées à une sclérose latérale amyotrophique (SLA) ; les formes familiales de ces cas de SLA-démence sont en général liées à une mutation d'un gène dont la fonction est inconnue : *C9ORF72*.

Beaucoup d'inconnues, qu'il serait trop long d'aborder ici, subsistent concernant ces affections, et en particulier sur le rôle que joue TDP-43. Il s'agit probablement d'un groupe hétérogène de maladies qui ont en commun une altération des mécanismes de transcription.

Les DLFT-TDP peuvent donc être classées en fonction de la distribution et de la forme des inclusions TDP-43-réactives. Deux classifications ont été d'abord proposées, fondées sur l'analyse des lésions dans le néocortex frontal et le gyrus denté de l'hippocampe [36.17, 36.18]. Plus récemment, une classification harmonisée *(fig. 36.2)* a synthétisé les deux classifications précédentes en distinguant quatre types (A, B, C, D) de DLFT-TDP [36.19].

Pathologie de type A

Dans les classifications successives, ces lésions ont été catégorisées en type 3 de Sampathu *et al.* [36.18], type 1 de Mackenzie *et al.* [36.17], et enfin type A de la classification harmonisée de Mackenzie [36.19]. La perte neuronale est sévère, pouvant rappeler celle que l'on rencontre dans la maladie de Pick. Elle est associée à une spongiose laminaire intéressant la couche II et la partie haute de la couche III. Outre le cortex frontal associatif, la région du *subiculum* est particulièrement touchée. Les lésions médullaires sont en général absentes, bien qu'une atteinte des motoneurones primaires et secondaires ait pu être rapportée [36.20].

L'immunohistochimie révèle de nombreuses inclusions ubiquitinées qui sont surtout abondantes dans la couche II du cortex *(fig. 36.2)*. Elles sont aussi marquées par les anticorps anti-p62 (protéine p62 liant l'ubiquitine, aussi appelée Sequestosome-1) et anti-TDP-43. Elles sont annulaires, intracytoplasmiques, parfois intranucléaires, et dans ce cas souvent lentiformes, en « œil de chat ».

Ces formes peuvent correspondre à une mutation de la progranuline (PGRN), dont le gène est situé sur le chromosome 17, à proximité immédiate du gène de la protéine tau. Elles peuvent aussi être observées en association avec une mutation de *C9ORF72* [36.15, 36.21].

FIGURE 36.2 Les DLFT-TDP. Deuxième circonvolution frontale (F2), immunohistochimie de TDP-43 (anticorps polyclonal, ProteinTech®). Barre d'échelle = 50 µm.

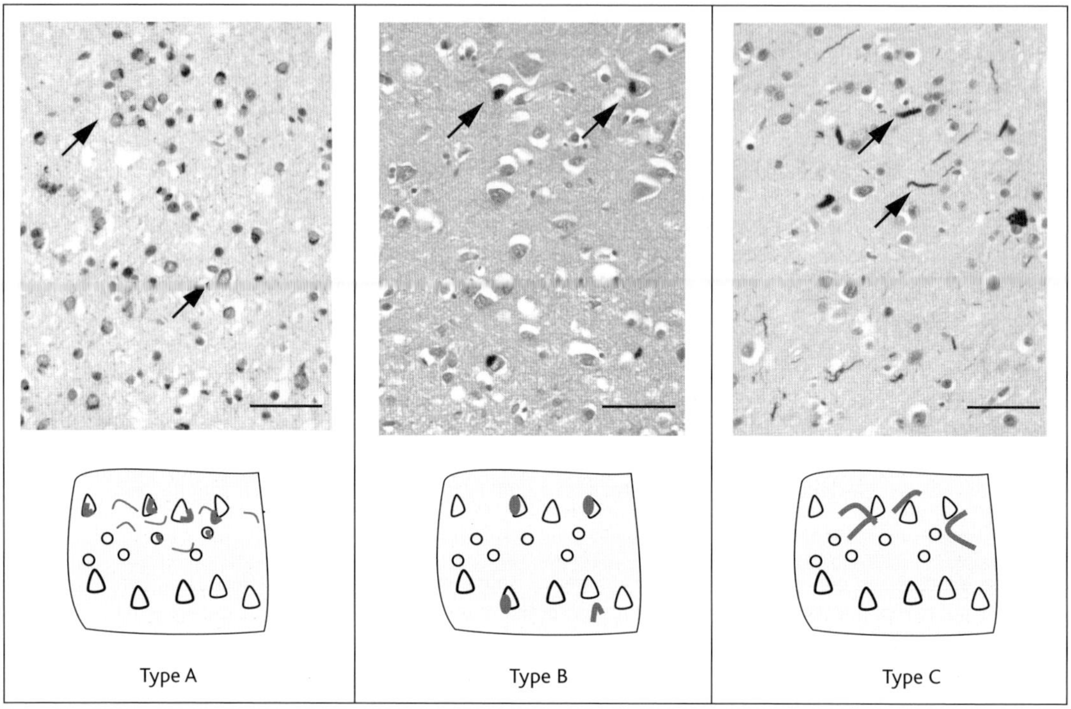

De gauche à droite : types A, B et C (d'après la classification harmonisée de Mackenzie et *al.*, 2011). Les 3 types se distinguent par la forme des inclusions intraneuronales, indiquées par les flèches : type A : nombreuses inclusions intracorps cellulaire, annulaires, neurites fins ; type B : inclusions intracorps cellulaire, moins nombreuses, arrondies ; type C : nombreux neurites longs et épais) et leur répartition (types A et C : prédominance dans la couche 2, type B : répartition sur la hauteur du cortex).

Démence et SLA : pathologie de type B

D'autres cas, souvent eux aussi familiaux, sont associés à une atteinte du motoneurone. L'atteinte cognitive et l'atteinte motrice peuvent coexister chez le même individu et ont été également rapportées chez des individus différents d'une même famille. L'évolution fatale en est souvent plus rapide – en moyenne 3 ans et demi [36.15] – que dans les mutations de *PGRN* (presque 8 ans en moyenne). L'atrophie est modérée ou absente, et la perte neuronale, dans le cortex frontal, modeste. Les inclusions ubiquitinées, p62 et TDP-43-positives, sont intracytoplasmiques, non seulement intraneuronales, mais souvent intra-oligodendrogliales, généralement moins nombreuses que dans les mutations de *PGRN*, de forme arrondie, sans prédominance de couche *(fig. 36.2)*. Ces lésions ont été successivement classées en type 2 de Sampathu *et al.* [36.18], type 3 de Mackenzie *et al.* [36.17], type B de la classification harmonisée [36.19]. Dans la moelle épinière, les inclusions motoneuronales, affectant le corps cellulaire des motoneurones, sont similaires à celles observées dans la SLA sporadique. Il s'agit de corps en écheveaux *(skein-like inclusions)*, constitués de faisceaux de fibrilles enchevêtrés, ou d'inclusions homogènes, arrondies. Les inclusions intra-oligodendrogliales peuvent être prédominantes. Dans la couche des grains du cervelet, les inclusions ubiquitinées, p62-positives, sont généralement nombreuses et, de façon caractéristique, ne sont pas marquées par les anticorps anti-TDP-43 [36.22].

Il a récemment été montré que ces cas familiaux autosomiques dominants étaient liés à une mutation sur le bras court du chromosome 9 du gène *C9ORF72* [36.23, 36.24]. Il s'agit d'une répétition anormale et intronique de l'hexanucléotide GGGGCC. La traduction anormale associée à la répétition de triplets et non initiée par un codon ATG comme ce devrait être le cas a été appelée « RAN », pour *Repeat Associated Non ATG initiated translation*. Cette traduction anormale est à l'origine de la synthèse de peptides poly-(Gly-Ala), poly-(Gly-Pro) et poly-(Gly-Arg) [36.25]. C'est la plus fréquente des mutations actuellement identifiées en relation avec une DFT ou une SLA. Elle est en effet détectée dans 10 % des DLFT (20 % des formes familiales, 6 % des formes sporadiques), avec des variations géographiques [36.26]. Elle est présente dans 70 à 90 % des formes familiales de DLFT avec atteinte du motoneurone [36.27]. Une autre mutation, sur le bras long du chromosome 16 (16q12.1-q12.2), vient d'être décrite, associée à un phénotype de DFT-SLA familiale, se traduisant par des lésions neuropathologiques comparables de type B, auxquelles s'ajoute une accumulation de protéine tau similaire à celle observée dans les dégénérescences corticobasales [36.28].

Démence sémantique : pathologie de type C

Les DLFT-TDP de type C (type 2 de Mackenzie, type 1 de Sampathu) sont caractérisées par l'accumulation de TDP-43 dans des neurites longs, épais, dystrophiques, dans le néocortex *(fig. 36.2)*, associés à des inclusions arrondies ressemblant à des corps de Pick dans le gyrus denté de l'hippocampe [36.17-36.19]. Le phénotype habituel est une démence sémantique évoluant sur une durée variant de 8 à 15 ans [36.29], associée à une atrophie temporale antérieure asymétrique [36.30]. Dans 30 à 60 % des cas, une atteinte modérée à sévère des faisceaux pyramidaux, souvent infraclinique, est observée à l'examen neuropathologique, sans lésion du motoneurone périphérique [36.29, 36.31]. L'atrophie temporale droite serait plus fréquemment associée à l'atteinte des faisceaux corticospinaux [36.29].

Démence, myopathie, maladie de Paget des os : pathologie de type D

L'association d'une myopathie à corps d'inclusions (*Inclusion Body Myopathy* ou IBM), d'une maladie de Paget des os, d'une DFT et d'une SLA est un syndrome héréditaire rare, décrit sous le terme de protéinopathie multisystémique (*Multi-System Proteinopathy*, ou MSP) [36.32]. Les lésions musculaires sont similaires à celles rencontrées dans les myosites à inclusions sporadiques, qui sont caractérisées par des vacuoles bordées. Les amas périvacuolaires contiennent des protéines ubiquitinées, parmi lesquelles ont été identifiées des protéines qui s'accumulent dans le système nerveux central au cours de maladies neurodégénératives : Aβ, PrP, TDP-43 [36.33]. Les neurones du cortex frontal sont le siège de nombreuses inclusions nucléaires lentiformes TDP-43-positives, réparties sur toutes les couches, associées à des neurites positifs courts et fins, alors que les inclusions du corps cellulaire sont peu nombreuses [36.34]. Ce profil pathologique a d'abord été décrit comme le type 4 des classifications de Sampathu [36.18] et Mackenzie [36.17], puis comme le type D de la classification harmonisée [36.19]. La première mutation causale identifiée a été celle du gène codant la « protéine contenant la valosine » (VCP), associée au complexe ubiquitine-protéasome [36.35]. Des mutations du domaine de type prion (*Prion-Like Domain*, ou PrLD) de deux ribonucléoprotéines nucléaires hétérogènes (*heterogeneous nuclear Ribo-Nucleo-Proteins*, ou hnRNPs), A2B1 et A1, ont été décrites dans deux familles de MSP et une famille de SLA, sans mutation de VCP [36.32]. Une autre association entre SLA et maladie de Paget a été récemment trouvée dans des cas de mutation du gène *STSQM1*, qui code la protéine p62, elle aussi associée au fonctionnement du complexe ubiquitine-protéasome [36.36, 36.37].

DLFT-FUS

Des études génétiques de liaison ont mis en évidence des mutations du gène *FUS* (localisé sur le chromosome 16, en 16p11.2) dans des familles de SLA [36.38, 36.39]. L'examen neuropathologique de ces patients a révélé une accumulation intraneuronale de protéine FUS sous la forme d'inclusions dans le corps cellulaire et dans des neurites dystrophiques [36.38, 36.39]. Comme TDP-43, FUS *(FUsed in Sarcoma)*, est une protéine ubiquitaire, principalement nucléaire [36.40], qui se lie aux acides nucléiques [36.41] et qui est impliquée dans la réparation de l'ADN, le transport des ARN ou la prolifération cellulaire. Elle doit son nom aux réarrangements dont elle est le siège, au cours, notamment, des liposarcomes myxoïdes [36.41]. La plupart des cas de DLFT sans accumulation de tau ni de TDP-43 sont porteurs d'inclusions neuronales, intracytoplasmiques ou intranucléaires, riches en protéine FUS [36.42]. Ce groupe de DLFT, désormais baptisé DLFT-FUS *(fig. 36.3)*, est hétérogène puisqu'il inclut les DLFT atypiques à lésions ubiquitinées (DLFT-U), les maladies à inclusions de neurofilaments intermédiaires (*Neuronal Intermediate Filament Inclusion Disease*, ou NIFID) et les maladies à corps d'inclusions basophiles [36.43-36.45]. Contrairement à ce qui a été décrit pour les SLA, aucune de ces DLFT-FUS n'est associée à une mutation du gène *FUS*.

FIGURE 36.3 Les FUSopathies. **a.** « DLFT-U atypique ». Nombreuses inclusions intraneuronales (flèches) arrondies FUS+ (anticorps polyclonal, Sigma®) dans tous les cortex examinés, le thalamus et les noyaux gris centraux. Barre d'échelle = 30 µm. **b.** NIFID : inclusions intraneuronales (flèches) marquées, en haut, par un anticorps anti-neurofilaments (2F11, monoclonal, Dako®) ; en bas à gauche par un anticorps anti-internexine-alpha (2E3, monoclonal Novus Biologicals®), en bas à droite par un anticorps anti-FUS (anticorps polyclonal, Sigma®). Barres d'échelle = 20 µm.

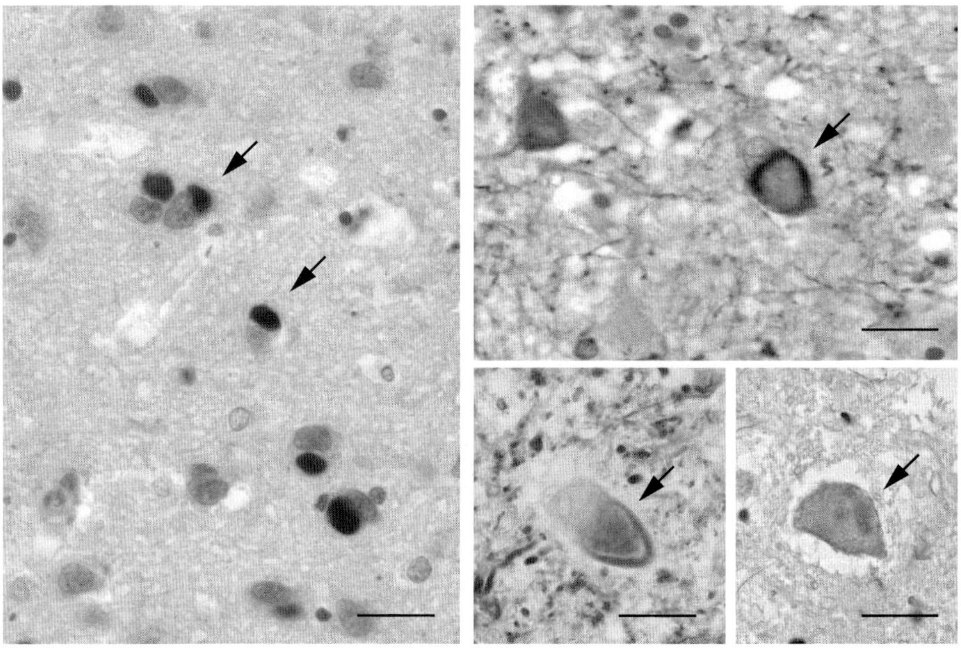

a b

La NIFID est une forme rare de DLFT caractérisée par des inclusions ubiquitinées de façon variable, immunoréactives pour l'internexine-α et les neurofilaments [36.46, 36.47] *(fig. 36.3)*. La symptomatologie clinique est caractérisée par un début précoce, une évolution rapide, une symptomatologie riche dans laquelle l'atteinte comportementale est associée à des troubles de l'oculomotricité, un syndrome pyramidal, une atteinte de la corne antérieure ou un syndrome extrapyramidal [36.48]. L'atrophie corticale est discrète ou absente [36.15, 36.48].

Dans la DLFT-U « atypique » comme dans la NIFID, le début est précoce [36.49]. L'évolution est plus longue avec une présentation clinique plus homogène, caractérisée par une démence frontotemporale de type comportemental associée à une atrophie frontale antérieure asymétrique [36.48]. La perte neuronale est plus sévère dans les DLFT-U atypiques que dans les NIFID et les inclusions n'y sont jamais immunoréactives pour l'internexine-α [36.48].

La maladie à corps d'inclusions basophiles (*Basophilic Inclusion Body Disease*, ou BIBD) est une forme rare de DLFT précoce, évoluant sur 8 ans en moyenne, presque toujours associée à une maladie du motoneurone. Les lésions cérébrales et médullaires sont caractérisées par des inclusions neuronales volumineuses siégeant dans le corps cellulaire, visibles dès la coloration par l'hématéine-éosine. Elles contiennent des ARN, et sont inconstamment immunoréactives pour l'ubiquitine [36.43].

Il existe un recouvrement important de l'aspect des lésions FUS-positives dans les trois groupes (NIFID, DLFT-U atypique, BIBD) [36.48] mais des différences subtiles ont été notées entre les différents types d'inclusions [36.50].

Bibliographie

[36.1] Snowden J, Neary D, Mann D. Frontotemporal lobar degeneration : clinical and pathological relationships. Acta Neuropathol 2007 ; 114 : 31-8.

[36.2] Mackenzie IR, Neumann M, Bigio EH, Cairns NJ, Alafuzoff I, Kril J *et al.* Nomenclature and nosology for neuropathologic subtypes of frontotemporal lobar degeneration : an update. Acta Neuropathol 2010 ; 119 : 1-4.

[36.3] Pick A. Senile Hirnatrophie als Grundlage von Herderscheinungen. Wiener Klinische Wschr 1901 ; 14 : 16-7.

[36.4] Alzheimer A. Uber eigenartige Krankheitsfälle des späteren Alters. Zentralblatt Gesam Neurol Psychiat 1911 ; 4 : 356-85.

[36.5] Kovacs GG, Rozemuller AJ, Van Swieten JC, Gelpi E, Majtenyi K, Al-Sarraj S *et al.* Neuropathology of the hippocampus in FTLD-Tau with Pick bodies : a study of the Brain Net Europe Consortium. Neuropathol Appl Neurobiol 2013 ; 39 : 166-78.

[36.6] Escourolle R. La maladie de Pick. Étude critique d'ensemble et synthèse anatomo-clinique. Paris : R. Foulon, 1958 : 231.

[36.7] Wilhelmsen KC, Lynch T, Pavlou E, Higgins M, Nygaard TG. Localization of disinhibition-dementia-parkinsonism-amyotrophy complex to 17q21-22. Am J Hum Genet 1994 ; 55 : 1159-65.

[36.8]. Foster NL, Wilhelmsen K, Sima AA, Jones MZ, D'Amato CJ, Gilman S. Frontotemporal dementia and parkinsonism linked to chromosome 17 : a consensus conference. Conference Participants. Ann Neurol 1997 ; 41 : 706-15.

[36.9] Munoz DG, Ferrer I. Neuropathology of hereditary forms of frontotemporal dementia and parkinsonism. Handb Clin Neurol 2008 ; 89 : 393-414.

[36.10] Buée L, Delacourte A. Comparative biochemistry of tau in progressive supranuclear palsy, corticobasal degeneration, FTDP-17 and Pick's disease. Brain Pathol 1999 ; 9 : 681-93.

[36.11] Hauw JJ, Agid Y. Progressive Supranuclear Palsy (PSP) or Steele-Richardson-Olszewski disease. *In :* Dickson D, ed. Neurodegeneration : the molecular pathology of dementia and movement disorders. Basel : ISN Neuropath Press, 2003 : 103-14.

[36.12] Verny M, Duyckaerts C, Agid Y, Hauw JJ. The significance of cortical pathology in progressive supranuclear palsy. Clinico-pathological data in 10 cases. Brain 1996 ; 119 (Pt 4) : 1123-36.

[36.13] Dickson DW, Bergeron C, Chin SS, Duyckaerts C, Horoupian D, Ikeda K *et al.* Office of rare diseases neuropathologic criteria for corticobasal degeneration. J Neuropathol Exp Neurol 2002 ; 61 : 935-46.

[36.14] Kovacs GG, Majtenyi K, Spina S, Murrell JR, Gelpi E, Hoftberger R *et al.* White matter tauopathy with globular glial inclusions : a distinct sporadic frontotemporal lobar degeneration. J Neuropathol Exp Neurol 2008 ; 67 : 963-75.

[36.15] Seilhean D, Le Ber I, Sarazin M, Lacomblez L, Millecamps S, Salachas F *et al.* Fronto-temporal lobar degeneration : neuropathology in 60 cases. J Neural Transm 2012 ; 118 : 753-64.

[36.16] Neumann M, Sampathu DM, Kwong LK, Truax AC, Micsenyi MC, Chou TT *et al.* Ubiquitinated TDP-43 in frontotemporal lobar degeneration and amyotrophic lateral sclerosis. Science 2006 ; 314 : 130-3.

[36.17] Mackenzie IR, Baborie A, Pickering-Brown S, Du Plessis D, Jaros E, Perry RH *et al.* Heterogeneity of ubiquitin pathology in frontotemporal lobar degeneration :

classification and relation to clinical phenotype. Acta Neuropathol 2006 ; 112 : 539-49.

[36.18] Sampathu DM, Neumann M, Kwong LK, Chou TT, Micsenyi M, Truax A *et al.* Pathological heterogeneity of frontotemporal lobar degeneration with ubiquitin-positive inclusions delineated by ubiquitin immunohistochemistry and novel monoclonal antibodies. Am J Pathol 2006 ; 169 : 1343-52.

[36.19] Mackenzie IR, Neumann M, Baborie A, Sampathu DM, Du Plessis D, Jaros E *et al.* A harmonized classification system for FTLD-TDP pathology. Acta Neuropathol 2011 ; 122 : 111-3.

[36.20] Cairns NJ, Neumann M, Bigio EH, Holm IE, Troost D, Hatanpaa KJ *et al.* TDP-43 in familial and sporadic frontotemporal lobar degeneration with ubiquitin inclusions. Am J Pathol 2007 ; 171 : 227-40.

[36.21] Murray ME, DeJesus-Hernandez M, Rutherford NJ, Baker M, Duara R, Graff-Radford NR *et al.* Clinical and neuropathologic heterogeneity of c9FTD/ALS associated with hexanucleotide repeat expansion in C9ORF72. Acta Neuropathol 2011 ; 122 : 673-90.

[36.22] Al-Sarraj S, King A, Troakes C, Smith B, Maekawa S, Bodi I *et al.* p62 positive, TDP-43 negative, neuronal cytoplasmic and intranuclear inclusions in the cerebellum and hippocampus define the pathology of C9orf72-linked FTLD and MND/ALS. Acta Neuropathol 2011 ; 122 : 691-702.

[36.23] DeJesus-Hernandez M, Mackenzie IR, Boeve BF, Boxer AL, Baker M, Rutherford NJ *et al.* Expanded GGGGCC hexanucleotide repeat in noncoding region of C9ORF72 causes chromosome 9p-linked FTD and ALS. Neuron 2011 ; 72 : 245-56.

[36.24] Renton AE, Majounie E, Waite A, Simón-Sánchez J, Rollinson S, Gibbs JR *et al.* A hexanucleotide repeat expansion in C9ORF72 is the cause of chromosome 9p21-linked ALS-FTD. Neuron 2011 ; 72 : 257-68.

[36.25] Mori K, Weng SM, Arzberger T, May S, Rentzsch K, Kremmer E *et al.* The C9orf72 GGGGCC repeat is translated into aggregating dipeptide-repeat proteins in FTLD/ALS. Science 2013 ; 339 : 1335-8.

[36.26] Van der Zee J, Gijselinck I, Dillen L, Van Langenhove T, Theuns J, Engelborghs S *et al.* A pan-European study of the C9orf72 repeat associated with FTLD : geographic prevalence, genomic instability, and intermediate repeats. Hum Mutat 2013 ; 34 : 363-73.

[36.27] Le Ber I, Camuzat A, Guillot-Noel L, Hannequin D, Lacomblez L, Golfier V *et al.* C9ORF72 repeat expansions in the frontotemporal dementias spectrum of diseases : a flow-chart for genetic testing. J Alzheimers Dis 2013 ; 34 : 485-99.

[36.28] Dobson-Stone C, Luty AA, Thompson EM, Blumbergs P, Brooks WS, Short CL *et al.* Frontotemporal dementia-amyotrophic lateral sclerosis syndrome locus on chromosome 16p12.1-q12.2 : genetic, clinical and neuropathological analysis. Acta Neuropathol 2013 ; 125 : 523-33.

[36.29] Josephs KA, Whitwell JL, Murray ME, Parisi JE, Graff-Radford NR, Knopman DS *et al.* Corticospinal tract degeneration associated with TDP-43 type C pathology and semantic dementia. Brain 2013 ; 136 (Pt 2) : 455-70.

[36.30] Rohrer JD, Geser F, Zhou J, Gennatas ED, Sidhu M, Trojanowski JQ *et al.* TDP-43 subtypes are associated with distinct atrophy patterns in frontotemporal dementia. Neurology 2010 ; 75 : 2204-11.

[36.31] Kobayashi Z, Tsuchiya K, Arai T, Yokota O, Yoshida M, Shimomura Y *et al.* Clinicopathological characteristics of FTLD-TDP showing corticospinal tract degeneration but lacking lower motor neuron loss. J Neurol Sci 2010 ; 298 : 70-7.

[36.32] Kim HJ, Kim NC, Wang YD, Scarborough EA, Moore J, Diaz Z *et al.* Mutations in prion-like domains in hnRNPA2B1 and hnRNPA1 cause multisystem proteinopathy and ALS. Nature 2013 ; 495 : 467-73.

[36.33] Askanas V, Engel WK. Inclusion body myositis : newest concepts of pathogenesis and relation to aging and Alzheimer disease. J Neuropathol Exp Neurol 2001 ; 60 : 1-14.

[36.34] Neumann M, Mackenzie IR, Cairns NJ, Boyer PJ, Markesbery WR, Smith CD *et al.* TDP-43 in the ubiquitin pathology of frontotemporal dementia with VCP gene mutations. J Neuropathol Exp Neurol 2007 ; 66 : 152-7.

[36.35] Watts GD, Wymer J, Kovach MJ, Mehta SG, Mumm S, Darvish D *et al.* Inclusion body myopathy associated with Paget disease of bone and frontotemporal dementia is caused by mutant valosin-containing protein. Nat Genet 2004 ; 36 : 377-81.

[36.36] Fecto F, Yan J, Vemula SP, Liu E, Yang Y, Chen W *et al.* SQSTM1 mutations in familial and sporadic amyotrophic lateral sclerosis. Arch Neurol 2011 ; 68 : 1440-6.

[36.37] Teyssou E, Takeda T, Lebon V, Boillée S, Doukouré B, Bataillon G *et al.* Mutations in SQSTM1 encoding p62 in amyotrophic lateral sclerosis : genetics and neuropathology. Acta Neuropathol 2013 ; 125 : 511-22.

[36.38] Kwiatkowski TJ Jr, Bosco DA, Leclerc AL, Tamrazian E, Vanderburg CR, Russ C *et al.* Mutations in the FUS/TLS gene on chromosome 16 cause familial amyotrophic lateral sclerosis. Science 2009 ; 323 : 1205-8.

[36.39] Vance C, Rogelj B, Hortobágyi T, De Vos KJ, Nishimura AL, Sreedharan J *et al.* Mutations in FUS, an RNA processing protein, cause familial amyotrophic lateral sclerosis type 6. Science 2009 ; 323 : 1208-11.

[36.40] Aman P, Panagopoulos I, Lassen C, Fioretos T, Mencinger M, Toresson H *et al.* Expression patterns of the human sarcoma-associated genes FUS and EWS and the genomic structure of FUS. Genomics 1996 ; 37 : 1-8.

[36.41] Crozat A, Aman P, Mandahl N, Ron D. Fusion of CHOP to a novel RNA-binding protein in human myxoid liposarcoma. Nature 1993 ; 363 : 640-4.

[36.42] Urwin H, Josephs KA, Rohrer JD, Mackenzie IR, Neumann M, Authier A *et al.* FUS pathology defines the majority of tau- and TDP-43-negative frontotemporal lobar degeneration. Acta Neuropathol 2010 ; 120 : 33-41.

[36.43] Munoz DG, Neumann M, Kusaka H, Yokota O, Ishihara K, Terada S *et al.* FUS pathology in basophilic inclusion body disease. Acta Neuropathol 2009 ; 118 : 617-27.

[36.44] Neumann M, Rademakers R, Roeber S, Baker M, Kretzschmar HA, Mackenzie IR. A new subtype of frontotemporal lobar degeneration with FUS pathology. Brain 2009 ; 132 (Pt 11) : 2922-31.

[36.45] Neumann M, Roeber S, Kretzschmar HA, Rademakers R, Baker M, Mackenzie IR. Abundant FUS-immunoreactive pathology in neuronal intermediate filament inclusion disease. Acta Neuropathol 2009 ; 118 : 605-16.

[36.46] Josephs KA, Holton JL, Rossor MN, Braendgaard H, Ozawa T, Fox NC *et al.* Neurofilament inclusion body disease : a new proteinopathy ? Brain 2003 ; 126 (Pt 10) : 2291-303.

[36.47] Cairns NJ, Bigio EH, Mackenzie IR, Neumann M, Lee VM, Hatanpaa KJ *et al.* Neuropathologic diagnostic and nosologic criteria for frontotemporal lobar degeneration : consensus of the Consortium for Frontotemporal Lobar Degeneration. Acta Neuropathol 2007 ; 114 : 5-22.

[36.48] Lashley T, Rohrer JD, Bandopadhyay R, Fry C, Ahmed Z, Isaacs AM *et al.* A comparative clinical, pathological, biochemical and genetic study of fused in sarcoma proteinopathies. Brain 2011 ; 134 (Pt 9) : 2548-64.

[36.49] Loy CT, McCusker E, Kril JJ, Kwok JB, Brooks WS, McCann H *et al.* Very early-onset frontotemporal dementia with no family history predicts underlying fused in sarcoma pathology. Brain 2010 ; 133 (Pt 12) : e158.

[36.50] Mackenzie IR, Munoz DG, Kusaka H, Yokota O, Ishihara K, Roeber S *et al.* Distinct pathological subtypes of FTLD-FUS. Acta Neuropathol 2011 ; 121 : 207-18.

Chapitre 37

Variant comportemental de démence frontotemporale

V. Deramecourt

La démence frontotemporale (DFT), encore appelée variant comportemental de dégénérescence lobaire frontotemporale (DLFT), se caractérise cliniquement par des modifications progressives du comportement, des interactions sociales et du langage. L'incidence maximale se situe entre 50 et 60 ans, même si la maladie peut débuter à des âges plus précoces ou plus tardifs. La DFT est la deuxième cause de démence chez les patients de moins de 65 ans [37.1], après la maladie d'Alzheimer, et représente environ 5 % des démences plus tardives [37.2]. Depuis sa description initiale, la DFT reste largement sous-diagnostiquée et souvent confondue avec une affection psychiatrique ou une maladie d'Alzheimer [37.3, 37.4]. Environ 40 % des cas de DFT ne sont pas diagnostiqués, et les patients qui le sont ont souvent été évalués avec plusieurs années de retard [37.5].

Épidémiologie de la démence frontotemporale

Prévalence et incidence

La prévalence de la DFT a été évaluée dans deux études indépendantes au Royaume-Uni [37.1, 37.6] et dans une étude italienne [37.7] de 15 à 22 cas pour 100 000 habitants d'âge compris entre 45 et 64 ans, soit environ la moitié de la prévalence de la maladie d'Alzheimer dans cette même tranche d'âge. Aux Pays-Bas, la prévalence de la DFT a été estimée à 9,4 cas pour 100 000 habitants d'âge compris entre 60 et 69 ans [37.8]. En Suède, dans un échantillon de population âgé de plus de 85 ans, cette prévalence a été estimée à 3,1 pour 100 000, soit plus qu'attendu dans cette tranche d'âge [37.9]. Deux études publiées sur l'incidence de la DFT ont abouti à une estimation comparable à 3,5 et 4,1 nouveaux cas pour 100 000 habitants entre 45 et 64 ans [37.10, 37.11].

Âge

La DFT est une démence présénile, avec un âge médian de début compris entre 45 et 60 ans. Environ 10 % des sujets atteints débutent leur maladie après 70 ans (jusqu'à 89 ans) [37.12]. Les patients atteints de DFT et de démence sémantique sont plus jeunes que les patients atteints d'aphasie progressive primaire non fluente [37.13].

Sexe

Bien qu'il ne soit généralement pas rapporté de différence entre les sexes dans la DFT [37.8], il y avait significativement plus d'hommes atteints de DFT (63,5 %) et de démence sémantique (66,7 %) que d'aphasie primaire progressive non fluente (39 %) dans une grande cohorte germano-américaine [37.13].

Durée d'évolution

Bien que la DFT soit souvent considérée comme ayant une durée d'évolution plus courte que la MA, ce n'est peut-être pas si vrai, notamment du fait du long délai entre les premiers symptômes (pas toujours bien repérés) et le moment du diagnostic [37.5]. Dans une étude, la durée d'évolution moyenne de la DFT a été estimée à 8 ans, avec des extrêmes de 2 à 20 ans [37.14]. Dans une autre large cohorte de patients consécutifs, la durée moyenne d'évolution était de 2 ans plus longue chez les patients atteints de DFT (n = 73) que chez les patients atteints de MA (n = 479) [37.5]. Cependant les malades DFT étaient plus jeunes et avaient un meilleur MMSE initial. La différence de survie entre patients DFT et MA disparaît généralement après ajustement sur l'âge, le sexe et le niveau d'éducation. Quelques déterminants de mauvais pronostic ont été proposés, en particulier l'association à une maladie du motoneurone et un déficit langagier initial [37.15].

Aspects cliniques

Les modifications comportementales et affectives dominent la présentation clinique dès le début de la maladie et tout au long de celle-ci. Le tableau clinique est si caractéristique que le diagnostic peut être fait *post-mortem*, sur la base de l'interrogatoire des proches [37.16]. Le motif de consultation est variable : doute entre pathologie psychiatrique ou démence atypique, parfois problèmes médicolégaux [37.17]. Du fait de l'âge de début précoce, c'est parfois l'inadaptation au poste de travail, entraînant parfois le licenciement du malade, qui « révèle » la maladie. Les médecins du travail doivent donc être sensibilisés à cette pathologie. Un déclin de la mémoire est rarement le premier symptôme rapporté par la famille et, si elles existent, les difficultés mnésiques sont généralement considérées comme secondaires par rapport aux modifications comportementales.

Les principales modifications comportementales et affectives peuvent être présentées comme suit [37.18].

Comportement

Désinhibition précoce

De nombreuses études comparatives ont montré que la désinhibition comportementale était un signe discriminant entre la DFT et les autres démences (maladie d'Alzheimer, maladie à corps de Lewy et démence vasculaire). Cette désinhibition peut se manifester par des comportements socialement inadaptés : contact facile et familier avec les autres personnes (pouvant aller jusqu'à l'attouchement ou l'embrassade), nudité affichée, urination en public, comportement sexuellement inapproprié, agressivité verbale ou physique. Plus largement, ce sont les bonnes manières qui peuvent être affectées : le malade se sert le premier à table, émet des rires inappropriés, des jurons, des plaisanteries, des opinions offensantes, ou des remarques déplacées. Les patients ne respectent pas les files d'attente, mangent salement ou bruyamment en public, peuvent interrompre l'interlocuteur. Parfois, cette désinhibition se manifeste sous forme d'actes impulsifs ou irréfléchis : achats ou paris en ligne, vol à l'étalage, dilapidation d'épargne ou de patrimoine...

Apathie ou inertie précoce

Ce symptôme est le plus fréquemment observé au début de la DFT, et apparaît plus sévère dans la DFT que dans les autres démences. L'apathie se définit comme une perte de motivation ou d'intérêt, et se manifeste par une passivité, un manque de spontanéité chez le malade, qui abandonne peu à peu les activités qu'il affectionnait auparavant. L'inertie reflète la diminution de l'initiation des activités. Le malade doit alors être stimulé, ou guidé dans la réalisation des actes simples (brossage des dents, suivi d'une conversation, par exemple).

Perte précoce de l'empathie ou de la sympathie

Le malade devient incapable de lire les émotions des autres ou d'imaginer leur point de vue. Il est indifférent, n'engage plus de contact social adapté. Il ne réagit plus à la souffrance exprimée par ses proches ou y répond par des remarques inadaptées voire blessantes. Cette perte d'empathie rend le malade inexpressif, froid, distant, fuyant le regard des autres. Il se désintéresse de la vie des autres et de celle de son entourage en particulier.

Comportements stéréotypés ou rituels précoces

Il peut s'agir de persévérations simples : tapotement de la main, frottements des doigts ou des vêtements, raclement de gorge, claquement de langue... Les persévérations peuvent également être verbales : répétition de mots ou de phrases, propos stéréotypés que le patient semble réciter quel que soit le contexte. De manière plus complexe peuvent s'installer de véritables rituels : collectionnisme, déambulations sur un itinéraire invariable, y compris à l'extérieur du domicile, rangement ou alignement d'objets variés, pratique inlassable des mots mêlés ou d'autres activités manuelles [37.19].

Hyperoralité et changement du comportement alimentaire

Le changement des goûts alimentaires se manifeste généralement par une appétence nouvelle pour les aliments sucrés, ou pour un aliment en particulier. Le malade mange goulûment et rapidement, au point de provoquer des fausses routes. Cette hyperoralité entraîne chez plus de 30 % des patients une prise de poids importante. Parfois, à l'inverse, le malade garde les aliments en bouche, et n'initie plus la déglutition. Dans les cas extrêmes, le malade porte à la bouche et mâche des objets non alimentaires.

Autres modifications comportementales

Les malades deviennent indifférents à leur présentation ou à l'hygiène. Les femmes peuvent arborer un maquillage ou des tenues vestimentaires excentriques. Des idées délirantes sont parfois rapportées, mais les hallucinations sont rares [37.20]. La non-reconnaissance des troubles est généralement manifeste bien que certains patients admettent quelques changements de caractère ou des difficultés de mémoire. Ils restent en revanche totalement indifférents aux conséquences de leur pathologie comme la perte de leur emploi, les conséquences familiales ou financières [37.17]. Les patients DFT sont incapables de mettre à jour la connaissance qu'ils ont de leur propre image et ont tendance à se décrire tels qu'ils étaient avant leur maladie [37.21].

Cognition

Aux stades précoces, les échelles cognitives globales, comme le MMSE, sont généralement normales, mais des échelles plus détaillées comme la *Mattis Dementia Rating Scale* (Mattis DRS) sont plus sensibles. Les patients sont généralement coopérants lors des évaluations neuropsychologiques mais manifestent une économie d'effort caractéristique, produisant des réponses impulsives ou de type « je ne sais pas ». La logorrhée est parfois difficilement canalisable. Il y a une dissociation nette entre la relative préservation des fonctions cognitives et l'intensité du tableau comportemental et affectif. Une comparaison du profil d'atteinte cognitive entre patients suivis pour une MA ou une DFT confirmée par la neuropathologie a montré que les patients étaient plus sévèrement atteints dans les tâches de fluences, mais qu'ils étaient meilleurs au sous-score mémoire de la Mattis DRS, ainsi que dans les tâches visuospatiales et de dessin de l'horloge [37.22].

La plupart des patients atteints de DFT ne sont pas amnésiques au quotidien de manière évidente. Ils n'oublient pas les événements qui les concernent en particulier et se comportent essentiellement comme les sujets qui présentent un défaut d'attention. Pour autant, les tests formels de mémoire sont perturbés chez ces patients, mais de manière différente de ce qui est observé chez ceux souffrant de MA. Les troubles du rappel bénéficient de l'indiçage ou de proposition de choix multiples. L'encodage semble donc meilleur que dans la MA, ainsi que le stockage. La récupération de l'information est la principale source de trouble du rappel [37.23]. Chez environ 10 % des patients atteints de DFT, les troubles de mémoire sont considérés comme sévères, et inaugurent même l'histoire clinique avant l'émergence des modifications comportementales [37.24]. Certaines études récentes ont montré que le déficit mnésique épisodique des patients DFT pourraient être plus fréquent et sévère, pouvant parfois atteindre des proportions comparables aux malades MA après appariement selon la sévérité de la maladie [37.25].

Un déficit des fonctions exécutives (abstraction, planification, flexibilité mentale) est classique mais non spécifique de la DFT. Les tests exécutifs (*Stroop, Trail Making Test, Wisconsin Card Sorting test*, fluences verbales) peuvent être normaux en début d'évolution.

Les patients DFT ont des difficultés de reconnaissance des émotions faciales comme la colère, la tristesse, le dégoût, la peur ou la joie, ce déficit participant aux difficultés de comportement social [37.26-37.29]. Il est particulièrement net pour les émotions négatives [37.30, 37.31].

Les patients DFT ont également des capacités de cognition sociale (ou théorie de l'esprit) diminuées : ils montrent des difficultés pour interpréter les situations sociales et à imaginer le point de vue ou l'état mental des autres personnes [37.32]. Ils ne détectent pas les « faux pas », ne font plus la différence entre des propos sincères ou sarcastiques, et ne comprennent plus les situations faisant appel à un jugement moral [37.33].

Examen physique

Celui-ci est longtemps normal. Les premiers signes physiques sont généralement limités à la présence de réflexes primitifs : grasping, réflexe de succion, réflexe palmomentonnier. L'examen physique doit faire attentivement rechercher un syndrome extrapyramidal ou des signes de maladie du motoneurone qui peuvent s'associer au phénotype de DFT. Chez les patients les plus sévères, des signes dysautonomiques peuvent être observés : extrémités froides, hypotension artérielle, constipation. Cette dysautonomie peut se compliquer de décès subit et inexpliqué.

Examens complémentaires

Imagerie

Les techniques d'imagerie cérébrale conventionnelle (IRM et SPECT) peuvent être normales en début d'évolution [37.34]. Cependant, avec la progression de la maladie, des anomalies apparaissent dans les régions antérieures du cerveau *(fig. 37.1)*.

FIGURE 37.1 Imagerie cérébrale de la DFT. **a.** Atrophie des 2 pôles temporaux en IRM cérébrale. **b.** Atrophie des régions frontales avec dilatation ventriculaire sous-jacente. **c.** Hypométabolisme frontotemporal en TEP-FDG. Les régions en hypométabolisme significatif par rapport à une population contrôle apparaissent en jaune et rouge.

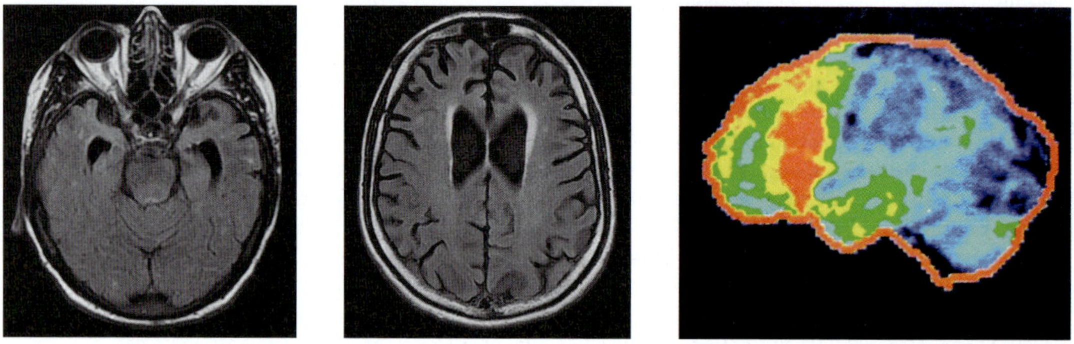

a b c

Imagerie morphologique

L'imagerie morphologique montre une atrophie des lobes frontaux, de la partie antérieure des lobes temporaux, du gyrus cingulaire antérieur et de l'insula [37.35]. Cette atrophie progresse (jusqu'à 8 % de perte de volume cérébral par an) avec l'évolution de la maladie, mais sa sévérité n'est pas corrélée avec le sous-type neuropathologique [37.36]. En revanche, la topographie de l'atrophie pourrait être prédictrice du marqueur neuropathologique : atrophie préfrontale dorsolatérale bilatérale et symétrique dans la maladie de Pick, atrophie temporale asymétrique dans les DLFT-TDP, atrophie temporale symétrique dans les cas génétiques liés à des mutations de la protéine tau [37.37]. L'atrophie ne se limite pas au cortex : plusieurs autres régions sont également impliquées comme l'amygdale, l'hippocampe, le noyau caudé, le striatum, le thalamus, et l'hypothalamus [37.38]. L'atrophie de la substance grise s'accompagne d'une réduction de connectivité cortico-sous-corticale [37.39].

Imagerie fonctionnelle

La tomographie par émission de positons au fluoroglucose (TEP-FDG) et la tomoscintigraphie cérébrale monophotonique (SPECT) montrent une réduction du métabolisme cérébral dans les régions frontales et temporales antérieures dans la DFT, contrastant avec une atteinte préférentielle des régions temporales, pariétales, du gyrus cingulaire postérieur et du précunéus dans la MA. Une présentation clinique apathique est associée à un hypométabolisme frontal médial et dorsolatéral, tandis que la présentation désinhibée est plutôt en lien avec un hypométabolisme dans certaines structures limbiques interconnectées comme le cortex cingulaire, l'amygdale et le noyau *accumbens*. L'imagerie TEP des dépôts amyloïdes cérébraux montre des résultats encourageants dans la discrimination des patients DFT (absence de fixation du traceur) et MA [37.40].

Biomarqueurs plasmatiques et du liquide céphalorachidien

Les marqueurs du liquide céphalorachidien n'ont à l'heure actuelle qu'un intérêt diagnostique limité dans la DFT, probablement du fait de l'importante hétérogénéité neuropathologique de ce cadre nosologique. Les dosages de protéine tau varient considérablement. Les dosages des protéines tau phosphorylées pourraient discriminer la MA des démences non-MA, en particulier les DFT, mais ces résultats n'ont pas été confirmés par d'autres [37.41]. Parmi les biomarqueurs plasmatiques, seul le dosage de la progranuline a un intérêt clinique car il permet de distinguer les malades porteurs d'une mutation de ce gène (entraînant une diminution de la sécrétion de la protéine progranuline) de ceux qui n'en sont pas porteurs [37.42].

Critères de diagnostic

Critères diagnostiques du FTDC 2011

Un consortium international, regroupant des équipes cliniques expérimentées dans le diagnostic des DFT et leur confirmation neuropathologique, a récemment proposé des critères pour le diagnostic de DFT possible, probable et définie à partir d'une large cohorte clinicopathologique de 137 cas *(tab. 37.1)*. La sensibilité des critères FTDC de DFT possible est de 85 % (IC 95 % : 0,79-0,90). La sensibilité des critères FTDC de DFT probable est de 75 % (IC 95 % : 0,68-0,82). Ces valeurs ne sont pas influencées par le phénotype neuropathologique. La valeur de sensibilité des critères FTDC de DFT possible est meilleure chez les malades plus jeunes (début < 65 ans) : 92 % *versus* 73 %. Seul 1,5 % des cas avait un critère d'exclusion FTDC (essentiellement en raison d'un diagnostic différentiel possible) alors que 19 % des cas avaient un critère d'exclusion selon les critères de 1998 (dont 11 % d'amnésie sévère et précoce, et 7 % de désorientation spatiale). Ces critères améliorent donc nettement la sensibilité diagnostique en comparaison avec les précédents critères de 1998 (53 %) [37.18].

Échelle de dyscomportement frontal (EDF)

Cette échelle a été validée chez des patients dont le MMSE était supérieur à 18/30 et permet de distinguer les malades DFT des malades atteint de MA ou de démence vasculaire [37.43]. Les items de cette échelle se classent en 4 catégories *(tab. 37.2)* : troubles du contrôle de soi, négligence physique, manifestation d'une baisse d'intérêt et troubles affectifs et de l'humeur. Un point est attribué si au moins un symptôme est présent pour chaque catégorie et s'il reflète un changement par rapport à l'état prémorbide du sujet. Un score total supérieur à 3 permet d'établir le diagnostic de DFT avec une sensibilité de 100 % et une spécificité de 93 %. Une version EDF-quantifiée permet d'évaluer la sévérité des troubles et leur retentissement sur l'aidant principal.

De nombreuses autres échelles standardisées ont été proposées pour l'évaluation ou la quantification des modifications comportementales de la DFT.

TABLEAU 37.1 ▼ **Critères FTDC 2011 du variant comportemental de DFT.**

I. Maladie neurodégénérative

Le critère suivant doit être présent : détérioration progressive du comportement et/ou de la cognition, sur la base du suivi ou du témoignage d'un informant

II. DFT possible

Trois des critères suivants doivent être présents :

A. Désinhibition comportementale précoce :
- comportements socialement inappropriés
- et/ou perte des convenances ou de la bienséance
- et/ou actions impulsives, irréfléchies, imprudentes

B. Apathie ou inertie précoce

C. Perte précoce de sympathie ou d'empathie :
- réponse diminuée aux sentiments et besoins des autres personnes
- et/ou perte d'intérêt social, détachement, émoussement des affects

D. Comportements stéréotypés, persévératifs, rituels précoces :
- mouvements répétitifs simples
- et/ou comportements complexes, compulsifs ou rituels
- et/ou stéréotypies du discours

E. Hyperoralité et changement des goûts alimentaires :
- changements des préférences alimentaires
- et/ou gloutonnerie, consommation accrue d'alcool ou de cigarettes
- et/ou exploration orale d'objets non alimentaires

F. Profil neuropsychologique :
- déficit des fonctions exécutives
- avec préservation relative de la mémoire épisodique
- avec préservation relative des fonctions visuospatiales

III. DFT probable

A. Critères de DFT possible remplis

B. Avec déclin fonctionnel progressif documenté

C. Avec au moins un critère de neuro-imagerie compatible :
- atrophie frontale et/ou temporale antérieure en IRM ou scanner
- ou hypoperfusion/hypométabolisme des régions frontales et/ou temporales antérieures en TEP ou SPECT

IV. DFT définie

A. Critères de DFT possible ou probable remplis

B. Preuve histopathologique de DLFT à la biopsie cérébrale ou en *post-mortem*

C. Présence d'une mutation pathogène connue

V. Critères d'exclusion

A. Les troubles sont mieux expliqués par une autre cause non neurodégénérative ou médicale

B. Les troubles sont mieux expliqués par une pathologie psychiatrique

C. Biomarqueurs fortement en faveur du diagnostic de MA ou autre pathologie neurodégénérative

VI. Signes additionnels

A. Présence de signes en faveur d'une maladie du motoneurone

B. Signes moteurs en faveur d'une dégénérescence corticobasale ou d'une paralysie supranucléaire progressive

C. Troubles d'identification de mots ou objets

D. Troubles articulatoires

E. Déficit grammaticaux significatifs

TABLEAU 37.2 ▼ Échelle de dyscomportement frontal (d'après Lebert *et al.* [37.43]).

I. Troubles du contrôle de soi • Hyperoralité/Changement de goûts alimentaires • Instabilité motrice • Irritabilité • Désinhibition comportementale • Trouble du contrôle émotionnel • Désinhibition verbale • Appétence nouvelle pour l'alcool
II. Négligence personnelle • Hygiène, vêtements, harmonie…
III. Manifestations d'un désintérêt • Désintérêt social • Apathie • Conduites stéréotypées
IV. Troubles affectifs • Émoussement affectif • Tristesse « apparente » • *Emotionalism* • Exaltation

Diagnostic différentiel

Phénocopie de DFT

Cette appellation regroupe les patients qui présentent les symptômes caractéristiques de la DFT mais qui ne montrent aucune progression clinique ou fonctionnelle avec le temps et n'évoluent pas vers un tableau de démence sévère. Ces patients sont en grande majorité des hommes, et peuvent rester stables pendant de nombreuses années. Plusieurs éléments permettent de distinguer ces « phénocopies » des véritables malades DFT : la préservation des fonctions exécutives lors des évaluations neuropsychologiques, l'absence d'atrophie évidente en IRM, et la relative normalité de l'imagerie fonctionnelle [37.44, 37.45]. L'étiologie précise de ce syndrome reste largement méconnue à l'heure actuelle, et pourrait être hétérogène. Il faut également rappeler l'évolution possible de certains cas de troubles bipolaires vers ce syndrome [37.46].

Diagnostic différentiel avec les autres démences

Dans la plupart des cas, il est aisé de distinguer la MA et la DFT, ne serait-ce qu'en interrogeant les proches du malade. La présence d'une désorientation spatiale est un élément qui va contre le diagnostic de DFT. La présence d'anomalies postérieures en imagerie cérébrale, sans anomalie frontotemporale, exclut le diagnostic.

Cliniquement, il est parfois difficile de distinguer la DFT de certaines formes de démence vasculaire, notamment le type sous-cortical ischémique. Dans les deux cas, l'apathie et l'irritabilité peuvent dominer le tableau clinique. Dans la démence vasculaire, la négligence physique, la désinhibition sont des signes fréquents. L'hyperémotivité est plus caractéristique de la démence vasculaire, alors que la DFT s'accompagne plutôt d'émoussement des affects. L'IRM cérébrale est l'examen clé pour distinguer les patients DFT des patients déments vasculaires en mettant en évidence chez ces derniers les anomalies évocatrices de pathologie des petits vaisseaux ou des séquelles d'accidents vasculaires constitués.

Les patients atteints de démence à corps de Lewy peuvent avoir un déficit exécutif, des modifications comportementales et affectives précoces. Cependant, les autres signes cardinaux de cette pathologie – fluctuations cognitives, hallucinations, troubles du sommeil paradoxal – ne sont pas rencontrés dans la DFT, même si des hallucinations visuelles peuvent survenir dans certaines formes familiales de DFT avec mutation de la progranuline.

D'autres maladies neurodégénératives comme la PSP, la maladie de Huntington ou la dégénérescence corticobasale peuvent initialement se présenter sous la forme d'un variant comportemental de DLFT, soulignant ainsi les chevauchements syndromiques de ces pathologies.

Enfin, il existe des formes frontières entre maladie du motoneurone et DFT, tant sur le plan clinique et neuropathologique ou génétique.

Diagnostic différentiel avec une pathologie psychiatrique

S'il existe quelques signes comportementaux communs entre DFT et certaines pathologies psychiatriques, il est important de signaler que les malades DFT ne remplissent jamais les critères de syndrome dépressif ou de syndrome psychotique. Ils n'expriment généralement pas de tristesse de l'humeur, de culpabilité, de pessimisme ni d'idées suicidaires. Les rituels et comportements stéréotypés des patients DFT ne s'accompagnent pas d'anxiété ni de tension psychique comme c'est le cas des patients porteurs de troubles obsessionnels compulsifs. La désinhibition ou l'hyperactivité de certains patients DFT ne correspondent pas à la description d'un état maniaque, en l'absence d'idées de grandeur ou d'exaltation de l'humeur.

Prise en charge

La DFT ne fait l'objet que de très peu d'essais thérapeutiques, pharmacologiques ou non. Actuellement, les molécules utilisées dans la DFT ont surtout d'abord été utilisées pour traiter les troubles comportementaux compliquant d'autres maladies, bien que leur physiopathologie soit radicalement différente.

Traitement médicamenteux

Rationnel neurochimique

Le principal changement neurochimique rapporté dans la DFT est le déficit en sérotonine, qui apparaît être plus présynaptique que postsynaptique [37.47]. Des niveaux bas de sérotonine sont associés aux symptômes d'anxiété, de dépression, d'agressivité et d'impulsivité. Il y a aussi des arguments cliniques et paracliniques en faveur d'un déficit en dopamine dans les noyaux gris centraux. Contrairement à la MA, le système cholinergique est épargné dans la DFT : taux d'acétylcholine normal, activité choline-acétyltransférase corticale normale, densité normale des récepteurs muscariniques et préservation des neurones du noyau basal de Meynert [37.48].

Traitement sérotoninergique

Les agents sérotoninergiques ont été les plus étudiés, mais seulement deux essais contrôlés, randomisés en double aveugle, ont été publiés. Le premier est un essai en *cross over* de la paroxétine chez 10 patients [37.49], qui a conclu qu'à la dose de 40 mg pendant 6 semaines il n'existait pas d'effet comportemental et que cela s'accompagnait d'une aggravation des capacités de mémoire. Le second essai randomisé a testé la trazodone à la dose de 300 mg/j chez 26 patients, au cours d'un essai en *cross over* de 6 semaines également [37.50]. La trazodone est un agent sérotoninergique atypique avec un effet modeste d'inhibition de la recapture de la sérotonine, et un métabolite actif en tant qu'agoniste sérotoninergique. L'essai a montré une amélioration des troubles du comportement alimentaire, de l'agitation, l'irritabilité, l'instabilité motrice, la désinhibition, et de la dysphorie. Le traitement était bien toléré. Quelques essais en ouvert ont montré un effet symptomatique positif d'autres inhibiteurs de recapture de la sérotonine (fluvoxamine, sertraline).

Autres molécules

Les inhibiteurs d'acétylcholinestérase ne sont pas indiqués. Le méthylphénidate n'a pas montré d'effet comportemental ni cognitif significatif dans un essai contrôlé en double aveugle. Les neuroleptiques aggravent les signes extrapyramidaux, les troubles cognitifs et comportementaux des patients. La mémantine n'a pas montré d'effet comportemental significatif sauf sur le score de la *Frontal Behavioural Inventory* [37.51].

Prise en charge non médicamenteuse

Elle repose essentiellement sur la prévention des complications liées à certains troubles du comportement : hyperphagie, consommation d'alcool… La prise en charge de l'aidant principal et de l'entourage familial est essentielle : sessions d'information sur la maladie, groupes de parole et de soutien. Les structures de répit prennent le relais en cas d'épuisement de l'aidant. Un accompagnement médicosocial est indispensable dès le diagnostic afin de prévenir les risques professionnels et financiers, notamment chez les patients toujours en âge de travailler.

Bibliographie

[37.1] Ratnavalli E, Brayne C, Dawson K, Hodges JR. The prevalence of frontotemporal dementia. Neurology 2002 ; 58 : 1615-21.

[37.2] Pasquier F, Lebert F, Petit H. Organisation des centres de la mémoire et perspectives. Rev Neurol (Paris) 1999 ; 155 (Suppl 4) : S83-92.

[37.3] Knopman DS, Boeve BF, Parisi JE, Dickson DW, Smith GE, Ivnik RJ *et al.* Antemortem diagnosis of frontotemporal lobar degeneration. Ann Neurol 2005 ; 57 : 480-8.

[37.4] Mendez MF, Selwood A, Mastri AR, Frey WH 2nd. Pick's disease *versus* Alzheimer's disease : a comparison of clinical characteristics. Neurology 1993 ; 43 : 289-92.

[37.5] Pasquier F, Richard F, Lebert F. Natural history of frontotemporal dementia : comparison with Alzheimer's disease. Dement Geriatr Cogn Disord 2004 ; 17 : 253-7.

[37.6] Harvey RJ, Skelton-Robinson M, Rossor MN. The prevalence and causes of dementia in people under the age of 65 years. J Neurol Neurosurg Psychiatry 2003 ; 74 : 1206-9.

[37.7] Borroni B, Alberici A, Grassi M, Turla M, Zanetti O, Bianchetti A *et al.* Is frontotemporal lobar degeneration a rare disorder ? Evidence from a preliminary study in Brescia county, Italy. J Alzheimers Dis 2010 ; 19 : 111-6.

[37.8] Rosso SM, Donker Kaat L, Baks T, Joosse M, de Koning I, Pijnenburg Y *et al.* Frontotemporal dementia in The Netherlands : patient characteristics and prevalence estimates from a population-based study. Brain 2003 ; 126 : 2016-22.

[37.9] Gislason TB, Sjogren M, Larsson L, Skoog I. The prevalence of frontal variant frontotemporal dementia and the frontal lobe syndrome in a population based sample of 85 year olds. J Neurol Neurosurg Psychiatry 2003 ; 74 : 867-71.

[37.10] Knopman DS, Petersen RC, Edland SD, Cha RH, Rocca WA. The incidence of frontotemporal lobar degeneration in Rochester, Minnesota, 1990 through 1994. Neurology 2004 ; 62 : 506-8.

[37.11] Mercy L, Hodges JR, Dawson K, Barker RA, Brayne C. Incidence of early-onset dementias in Cambridgeshire, United Kingdom. Neurology 2008 ; 71 : 1496-9.

[37.12] Seelaar H, Kamphorst W, Rosso SM, Azmani A, Masdjedi R, de Koning I *et al.* Distinct genetic forms of frontotemporal dementia. Neurology 2008 ; 71 : 1220-6.

[37.13] Johnson JK, Diehl J, Mendez MF, Neuhaus J, Shapira JS, Forman M *et al.* Frontotemporal lobar degeneration : demographic characteristics of 353 patients. Arch Neurol 2005 ; 62 : 925-30.

[37.14] Snowden JS, Neary D, Mann DM. Frontotemporal dementia. Br J Psychiatry 2002 ; 180 : 140-3.

[37.15] Garcin B, Lillo P, Hornberger M, Piguet O, Dawson K, Nestor PJ *et al.* Determinants of survival in behavioural variant frontotemporal dementia. Neurology 2009 ; 73 : 1656-61.

[37.16] Barber R, Snowden JS, Craufurd D. Frontotemporal dementia and Alzheimer's disease : retrospective differentiation using information from informants. J Neurol Neurosurg Psychiatry 1995 ; 59 : 61-70.

[37.17] Mendez MF, Chen AK, Shapira JS, Miller BL. Acquired sociopathy and frontotemporal dementia. Dement Geriatr Cogn Disord 2005 ; 20 : 99-104.

[37.18] Rascovsky K, Hodges JR, Knopman D, Mendez MF, Kramer JH, Neuhaus J *et al.* Sensitivity of revised diagnostic criteria for the bevavioural variant of frontotemporal dementia. Brain 2011 ; 134 : 2456-77.

[37.19] Nyatsanza S, Shetty T, Gregory C, Lough S, Dawson K, Hodges JR. A study of stereotypic behaviours in Alzheimer's disease and frontal and temporal variant frontotemporal dementia. J Neurol Neurosurg Psychiatry 2003 ; 74 : 1398-402.

[37.20] Le Ber I, Camuzat A, Hannequin D, Pasquier F, Guedj E, Rovelet-Lecrux A *et al.* Phenotype variability in progranulin mutation carriers : a clinical, neuropsychological, imaging and genetic study. Brain 2008 ; 131 : 732-46.

[37.21] Rankin KP, Baldwin E, Pace-Savitsky C, Kramer JH, Miller BL. Self awareness and personality change in dementia. J Neurol Neurosurg Psychiatry 2005 ; 76 : 632-9.

[37.22] Rascovsky K, Salmon DP, Ho GJ, Galasko D, Peavy GM, Hansen LA *et al.* Cognitive profiles differ in autopsy-confirmed frontotemporal dementia and AD. Neurology 2002 ; 58 : 1801-8.

[37.23] Pasquier F, Grymonprez L, Lebert F, Van der Linden M. Memory impairment differs in frontotemporal dementia and Alzheimer's disease. Neurocase 2001 ; 7 : 161-71.

[37.24] Graham A, Davies R, Xuereb J, Halliday G, Kril J, Creasey H *et al.* Pathologically proven frontotemporal dementia presenting with severe amnesia. Brain 2005 ; 128 : 597-605.

[37.25] Hornberger M, Piguet O, Graham A, Nestor P, Hodges J. How preserved is episodic memory in behavioral variant frontotemporal dementia ? Neurology 2010 ; 74 : 472-9.

[37.26] Lavenu I, Pasquier F. Perception of emotion on faces in frontotemporal dementia and Alzheimer's disease : a longitudinal study. Dement Geriatr Cogn Disord 2005 ; 19 : 37-41.

[37.27] Lavenu I, Pasquier F, Lebert F, Petit H, Van der Linden M. Perception of emotion in frontotemporal dementia and Alzheimer disease. Alzheimer Dis Assoc Disord 1999 ; 13 : 96-101.

[37.28] Lough S, Kipps CM, Treise C, Watson P, Blair JR, Hodges JR. Social reasoning, emotion and empathy in frontotemporal dementia. Neuropsychologia 2006 ; 44 : 950-8.

[37.29] Snowden JS, Austin NA, Sembi S, Thompson JC, Craufurd D, Neary D. Emotion recognition in Huntington's disease and frontotemporal dementia. Neuropsychologia 2008 ; 46 : 2638-49.

[37.30] Fernandez-Duque D, Black SE. Impaired recognition of negative facial emotions in patients with frontotemporal dementia. Neuropsychologia 2005 ; 43 : 1673-87.

[37.31] Rosen HJ, Perry RJ, Murphy J, Kramer JH, Mychack P, Schuff N *et al.* Emotion comprehension in the temporal variant of frontotemporal dementia. Brain 2002 ; 125 : 2286-95.

[37.32] Gregory C, Lough S, Stone V, Erzinclioglu S, Martin L, Baron-Cohen S *et al.* Theory of mind in patients with frontal variant frontotemporal dementia and Alzheimer's disease : theoretical and practical implications. Brain 2002 ; 125 : 752-64.

[37.33] Mendez MF, Shapira JS. Altered emotional morality in frontotemporal dementia. Cogn Neuropsychiatry 2009 ; 14 : 165-79.

[37.34] Gregory CA, Serra-Mestres J, Hodges JR. Early diagnosis of the frontal variant of frontotemporal dementia : how sensitive are standard neuroimaging and neuropsychologic tests ? Neuropsychiatry Neuropsychol Behav Neurol 1999 ; 12 : 128-35.

[37.35] Schroeter ML, Raczka K, Neumann J, Yves von Cramon D. Towards a nosology for frontotemporal lobar degenerations-a meta-analysis involving 267 subjects. Neuroimage 2007 ; 36 : 497-510.

[37.36] Kril JJ, Macdonald V, Patel S, Png F, Halliday GM. Distribution of brain atrophy in behavioral variant frontotemporal dementia. J Neurol Sci 2005 ; 232 : 83-90.

[37.37] Whitwell JL, Josephs KA, Rossor MN, Stevens JM, Revesz T, Holton JL *et al.* Magnetic resonance imaging signatures of tissue pathology in frontotemporal dementia. Arch Neurol 2005 ; 62 : 1402-8.

[37.38] Piguet O, Petersén A, B. LYK, Gabery S, Murphy K, Hodges JR *et al.* Eating and hypothalamus changes in behavioural-variant frontotemporal dementia. Ann Neurol 2011 ; 69 : 312-9.

[37.39] Zhou J, Greicius MD, Gennatas ED, Growdon ME, Jang JY, Rabinovici GD *et al.* Divergent network connectivity changes in behavioural variant frontotemporal dementia ans Alzheimer's disease. Brain 2010 ; 133 : 1352-67.

[37.40] Engler H, Santillo AF, Wang SX, Lindau M, Savitcheva I, Nordberg A *et al.* *In vivo* amyloid imaging with PET in frontotemporal dementia. Eur J Nucl Med Mol Imaging 2008 ; 35 : 100-6.

[37.41] Verbeek MM, Pijnenburg YA, Schoonenboom NS, Kremer BP, Scheltens P. Cerebrospinal fluid tau levels in frontotemporal dementia. Ann Neurol 2005 ; 58 : 656-7.

[37.42] Finch N, Baker M, Crook R, Swanson K, Kuntz K, Surtees R *et al.* Plasma progranulin levels predict progranulin mutation status in frontotemporal dementia patients and asymptomatic family members. Brain 2009 ; 132 : 583-91.

[37.43] Lebert F, Pasquier F, Souliez L, Petit H. Frontotemporal behavioral scale. Alzheimer Dis Assoc Disord 1998 ; 12 : 335-9.

[37.44] Kipps CM, Nestor PJ, Fryer TD, Hodges JR. Behavioural variant frontotemporal dementia : not all it seems ? Neurocase 2007 ; 13 : 237-47.

[37.45] Hornberger M, Shelley BP, Kipps CM, Piguet O, Hodges J. Can progressive and non-progressive behavioural variant frontotemporal dementia be distinguished at first presentation ? J Neurol Neurosurg Psychiatry 2009 ; 80 : 591-3.

[37.46] Lebert F, Lys H, Haem E, Pasquier F. Syndrome démentiel dans les suites d'une bipolarité. L'Encephale 2008 ; 34 : 606-610.

[37.47] Franceschi M, Anchisi D, Pelati O, Zuffi M, Matarrese M, Moresco RM *et al.* Glucose metabolism and serotonin receptors in the frontotemporal lobe degeneration. Ann Neurol 2005 ; 57 : 216-25.

[37.48] Huey ED, Putnam KT, Grafman J. A systematic review of neurotransmitter deficits and treatments in frontotemporal dementia. Neurology 2006 ; 66 : 17-22.

[37.49] Deakin JB, Rahman S, Nestor PJ, Hodges JR, Sahakian BJ. Paroxetine does not improve symptoms and impairs cognition in frontotemporal dementia : a double-blind randomized controlled trial. Psychopharmacology (Berl) 2004 ; 172 : 400-8.

[37.50] Lebert F, Stekke W, Hasenbroekx C, Pasquier F. Frontotemporal dementia : a randomised, controlled trial with trazodone. Dement Geriatr Cogn Disord 2004 ; 17 : 355-9.

[37.51] Vercelletto M, Boutoleau-Bretonniere C, Volteau C, Puel M, Auriacombe S, Sarazin M *et al.* Memantine in behavioural variant frontotemporal dementia : negative results. J Alzheimers Dis 2011 ; 23 : 749-59.

Chapitre 38

Aphasies primaires progressives

M. Teichmann

L'aphasie primaire progressive (APP) correspond à un groupe syndromique de maladies neurodégénératives qui possèdent un tropisme particulier pour les structures cérébrales implémentant le langage. Par définition, l'atteinte langagière reste largement isolée pendant au moins deux ans, avant de s'étendre, dans la plupart des cas, à d'autres fonctions cognitives comme les processus exécutifs, la mémoire ou les praxies. L'APP connaît essentiellement trois formes phénotypiques qui se distinguent par leurs profils aphasiques et par la topographie des lésions. Elle touche des patients relativement jeunes, souvent avant 65 ans, entraînant ainsi un retentissement socioprofessionnel considérable. La prévalence peut être estimée à au moins 7/100 000 [38.1], ce qui correspond à environ 3 000-4 000 malades en France.

Les APP sont des maladies invalidantes puisqu'elles affectent une capacité fondamentale de notre cognition, dont certains aspects comme la syntaxe et la structure du lexique sont propres à l'espèce humaine. Elles ne modifient pas la capacité à générer des raisonnements et des pensées mais elles endommagent l'aptitude à les exprimer et/ou à les recevoir *via* la parole.

Histoire

Les premières descriptions de patients ayant eu des troubles langagiers relativement isolés et d'origine dégénérative ont été rapportées par Arnold Pick à la fin du XIXe siècle. Cependant, la véritable histoire des APP commence seulement en 1982 avec Marsel Mesulam [38.2], qui a décrit 5 patients caractérisés par une atteinte progressive et isolée des capacités linguistiques. Il a forgé le terme « aphasie primaire progressive » *(primary progressive aphasia)*, qui est également connu sous la dénomination de syndrome de Mesulam. En 1989, Julie Snowden décrit un 2e cadre syndromique, directement apparenté à l'APP, qu'elle appelle la « démence sémantique » (DS) *(semantic dementia)* [38.3]. Selon Snowden, il existe un seul système sémantique de nature amodale dont l'endommagement entraîne non seulement un trouble de la compréhension des mots mais également des difficultés à accéder au sens de stimuli visuels, auditifs, olfactifs et tactiles. À l'inverse, Mesulam suggère l'existence d'une sémantique spécifiquement verbale pouvant être atteinte dans le cadre des APP. Cette controverse se reflète dans l'histoire des publications des critères diagnostiques, qui distinguent d'abord les APP de la DS [38.4] et qui proposent ensuite une forme d'APP purement sémantique [38.5], pour parvenir au compromis récent stipulant qu'il existe une forme dite « APP sémantique », s'associant ou non à des troubles sémantiques multimodaux [38.6]. Bien que la question « un système sémantique *versus* plusieurs systèmes » soit toujours posée, la clinique factuelle nous enseigne qu'il existe 3 formes principales de maladies dégénératives du langage, affectant : le sens des mots, les mots indépendamment du sens, et l'agencement des mots et/ou des phonèmes.

Phénotypes aphasiques des APP

Les 3 formes principales d'APP sont représentées par l'APP non fluente/agrammatique, l'APP fluente/sémantique et l'APP logopénique. Les deux premières font partie des dégénérescences lobaires frontotemporales alors que la forme logopénique dépasse ce cadre en impliquant des régions plus postérieures empiétant sur le cortex pariétal. Chacune des 3 formes répond aux critères diagnostiques généraux d'APP, comprenant une atteinte progressive du langage qui reste isolée ou largement prédominante pendant au moins 2 ans et qui ne peut s'expliquer par un processus non dégénératif [38.6]. Les critères spécifiques pour chaque forme qui sont actuellement en vigueur ont également été publiés par Gorno-Tempini *et al.* [38.6].

APP non fluente/agrammatique

Elle est caractérisée par un discours laborieux comprenant de nombreuses paraphasies phonémiques (substitutions et inversions de phonèmes et de syllabes) et/ou des erreurs syntaxiques (agrammatisme, omission de mots de fonction, verbes non conjugués). Les productions peuvent également contenir des glissements phonétiques, définissant l'anarthrie, aussi appelée apraxie de la parole. L'occurrence isolée d'une apraxie de la parole caractérise une sous-forme d'APP non fluente/agrammatique, dite anarthrie primaire progressive. La compréhension des patients atteints d'APP non fluente/agrammatique est globalement préservée sauf pour des phrases syntaxiquement complexes. L'évolution est caractérisée par une réduction progressive du langage parlé jusqu'à l'impossibilité complète de produire des mots. La communication reste possible par le canal écrit mais l'agrammatisme empêche progressivement la formation de phrases et l'écriture aboutit à des mots juxtaposés, sans lien syntaxique. Parallèlement, les troubles s'étendent au-delà du langage en touchant principalement les fonctions exécutives et attentionnelles. Cette atteinte retentit progressivement sur l'axe de compréhension, ce qui mène à la diminution massive de toutes les performances langagières.

APP fluente/sémantique

Elle est caractérisée par un discours fluide mais « vide de sens ». Les patients ont des difficultés à produire des mots appropriés au contexte (manque du mot, paraphasies sémantiques) et à comprendre le sens des mots entendus et écrits. L'atteinte du sens évolue fréquemment vers d'autres modalités et notamment vers le traitement visuel, entraînant ainsi des troubles de la reconnaissance de visages et des difficultés à comprendre la signification d'objets. L'évolution est caractérisée par l'incapacité à accéder au sens des mots les plus courants et par une réduction progressive du discours qui, à terme, se limite à quelques formules de prédilection. En dehors du langage et de la sémantique, on observe fréquemment l'apparition de troubles comportementaux, avec une attitude d'égocentrisme et des activités pseudo-obsessionnelles, impliquant des domaines cognitifs préservés comme le calcul (réalisation compulsive de sudokus). Dans un second temps émergent dans la plupart des cas des troubles dysexécutifs, qui contribuent à la perte progressive de l'autonomie.

APP logopénique

Elle se manifeste par un manque du mot, qui est caractérisé par le phénomène dit du « mot sur le bout de la langue ». Les patients connaissent le sens du mot à produire mais ne parviennent pas à trouver sa forme sonore (et écrite), ce qui engendre de multiples pauses au sein du discours. L'axe de perception du langage est entravé par la diminution de la mémoire de travail verbale, rendant difficile la compréhension et la répétition de phrases longues. L'APP logopénique évolue vers une dégradation de la compréhension de phrases et entraîne une réduction progressive du langage en raison du manque du mot. L'atteinte du lexique et de la mémoire de travail retentit plus généralement sur la qualité de la production langagière, en entraînant de multiples pauses suivies de pertes du fil conducteur donnant ainsi lieu à un discours perçu comme décousu et diffluent. L'APP logopénique s'étend également au sein du système linguistique en entravant après quelques années d'évolution l'agencement des phonèmes (paraphasies phonémiques), la formation de structures syntaxiques et l'accès à la sémantique. En dehors du langage, on observe habituellement une atteinte progressive des praxies idéomotrices, des capacités de calcul et, plus tardivement, de la mémoire épisodique.

Atteintes anatomiques des APP

Chacune des trois formes d'APP est liée à des atteintes atrophiques de l'hémisphère dominant qui se distinguent par leurs localisations. La topographie des lésions a été explorée grâce à l'utilisation de la morphométrie corticale à partir de l'IRM *(fig. 38.1)*. Selon la plupart des études, l'APP non fluente/agrammatique est liée à une plage d'atrophie intéressant le cortex frontal postéro-inférieur, englobant l'aire de Broca, et des portions antérieures de l'insula [38.7, 38.8]. La forme sémantique/fluente est sous-tendue par une atteinte intéressant le pôle temporal ainsi que des régions temporales inférieures et moyennes [38.7, 38.9]. Enfin, la forme logopénique est associée à l'atteinte du cortex temporal externe postérosupérieur empiétant sur le cortex pariétal inférieur, en englobant l'aire de Wernicke [38.7, 38.10]. L'ensemble de ces données a été complété par des études en imagerie nucléaire. L'utilisation de la scintigraphie cérébrale ou la tomographie par émission de positons (TEP), a montré qu'il existe une concordance entre les zones d'atrophie et les régions ayant une perfusion défaillante et/ou une diminution du métabolisme cortical [38.11]. Enfin, les études en tractographie à partir de l'IRM ont montré que les processus dégénératifs des APP ne se limitent pas au cortex mais qu'ils touchent également des faisceaux de connexion qui projettent sur les zones corticales endommagées [38.12].

Neuropathologie des APP

Les études anatomopathologiques menées dans le cadre des APP ont montré l'implication essentiellement de deux types de lésions : celles habituellement associées aux dégénérescences lobaires frontotemporales et celles rencontrées dans la maladie d'Alzheimer [38.13-38.16]. Dans le premier cas, il s'agit avant tout de lésions comportant des inclusions intraneuronales tau-positives ou ubiquitine-positives, alors que dans le deuxième cas elles comportent la dégénérescence neurofibrillaire et des dépôts β-amyloïdes, s'organisant en plaques séniles. De manière générale, un tiers des APP semble lié à une pathologie de type Alzheimer. Bien qu'il n'existe pas de concordance spécifique entre des profils anatomopathologiques et les 3 formes d'APP, les données de la littérature indiquent que la forme non fluente/agrammatique est majoritairement sous-tendue par des lésions tau-positives, la forme

FIGURE 38.1 Localisation de l'atrophie corticale dans les 3 formes principales d'APP (d'après Gorno-Tempini *et al.* [38.7]).

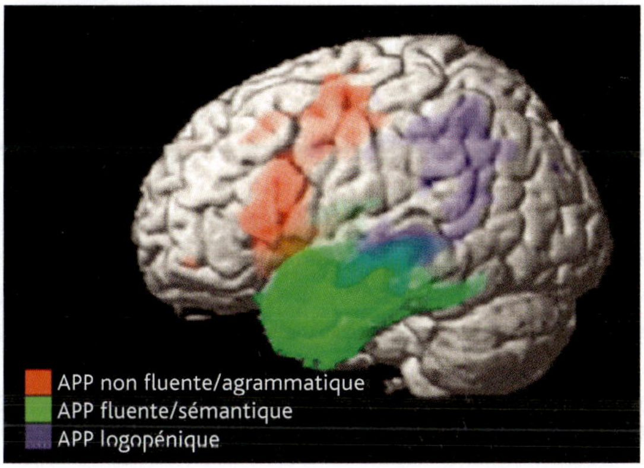

fluente/sémantique par des lésions ubiquitine-positives et la forme logopénique par des lésions de type Alzheimer.

Afin de détecter une pathologie Alzheimer *in vivo*, plusieurs auteurs ont utilisé des biomarqueurs LCR (protéine tau, peptide β-amyloïde) [38.17] ou la TEP au ^{11}C-PIB se liant aux dépôts amyloïdes [38.18]. Les données de ces études sont largement cohérentes avec les résultats neuropathologiques, soulignant ainsi leur utilité dans la détermination du processus dégénératif chez un patient APP donné. Elles montrent également, comme la neuropathologie, que la proportion des lésions Alzheimer pour une forme d'APP donnée varie selon les études et qu'il n'existe pas de corrélation robuste entre les formes cliniques et les processus neuropathologiques sous-jacents.

Concernant les formes ubiquitine-positives, il convient de rappeler qu'il existe des formes d'APP génétiques de transmission autosomique dominante qui sont en rapport avec des mutations du gène de la progranuline *(PGRN)*. Elles se traduisent biologiquement par une diminution du taux de la progranuline plasmatique.

Parmi les APP tau-positives, certaines constituent l'expression d'une dégénérescence corticobasale (DCB) ou d'une paralysie supranucléaire progressive (PSP). Ces tauopathies peuvent se manifester initialement non pas par l'apparition d'un syndrome extrapyramidal mais par des troubles du langage, correspondant pour la plupart des cas à une APP non fluente/agrammatique s'associant fréquemment à des troubles anarthriques.

Démarche diagnostique

Le diagnostic des APP peut être difficile et leur classification demande un certain entraînement. Les patients se présentent fréquemment avec une plainte mnésique et/ou attentionnelle, et seul un interrogatoire précis du patient et de son entourage permet de relever que les troubles sont directement liés au dysfonctionnement du langage. Le diagnostic se fait ensuite en deux étapes, qui consistent à vérifier les critères généraux définissant les APP, et à classer le patient selon les critères spécifiques des 3 formes principales. Cette dernière étape peut s'avérer difficile quand l'APP est déjà évoluée, ce qui entraîne souvent une formule sémiologique mixte. De manière générale, il convient de déterminer au minimum :

1. la fluence/fluidité du discours ;
2. l'occurrence d'erreurs syntaxiques, de paraphasies, de glissements phonétiques ;
3. les capacités de dénomination ;
4. les capacités de désignation d'objets sur proposition d'un mot ;
5. la répétition de mots et de phrases longues.

Les items 2, 4 et 5 ont un important pouvoir discriminatif permettant de classer correctement plus de 95 % des patients selon un simple algorithme [38.18] *(fig. 38.2)*. Les patients qui ne sont pas facilement classables par cet algorithme présentent souvent des formes évoluées ou doivent inciter à rechercher des lésions surajoutées ou des mutations génétiques.

FIGURE 38.2 Algorithme de classification des APP (adapté de Leyton *et al.* [38.18]).

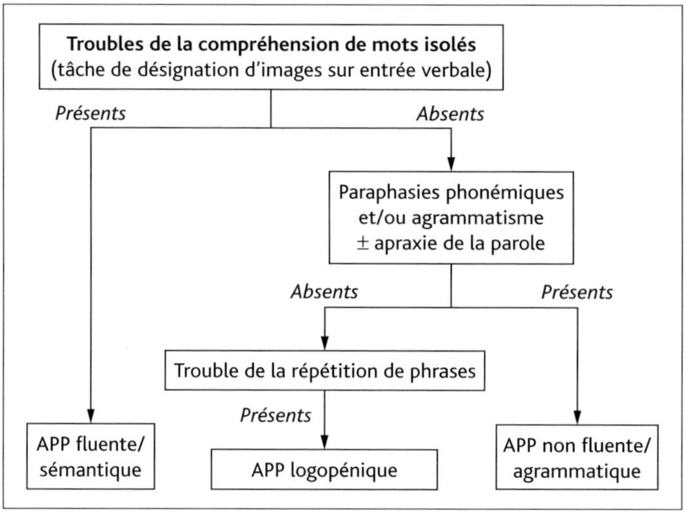

L'imagerie permet ensuite d'étayer le diagnostic. L'IRM est indispensable pour rechercher des processus non dégénératifs ; elle peut également fournir des arguments positifs pour l'APP fluente/sémantique en montrant une atrophie temporale antérieure de l'hémisphère dominant, qui est particulièrement bien visible sur des coupes coronales *(fig. 38.3)*. L'IRM est moins univoque dans les formes non fluentes/agrammatiques et logopéniques, pour lesquelles elle peut mettre en évidence une atrophie respectivement de la région operculaire incluant la région de Broca et de la jonction temporopariétale. La scintigraphie ou la TEP ne sont pas de réalisation systématique. Toutefois, elles sont plus sensibles que l'IRM, en permettant de montrer des hypoperfusions ou des hypométabolismes de la région frontorolandique/insulaire (APP non fluente/agrammatique), de la jonction temporopariétale (APP logopénique) et du pôle temporal (APP sémantique/fluente). Enfin, le dosage des biomarqueurs dans le LCR ouvre une fenêtre sur la neuropathologie sous-jacente pouvant indiquer une pathologie Alzheimer.

Dans le cadre de l'APP non fluente/agrammatique avec anarthrie et de l'anarthrie progressive pure, il convient de rechercher des signes qui orientent vers un cadre nosographique plus large de DCB ou de PSP. Devant ces formes, il est également souhaitable de rechercher une atteinte concomitante de la corne antérieure.

FIGURE 38.3 Atrophie temporale antérieure gauche (flèche) caractéristique de l'APP sémantique/fluente.

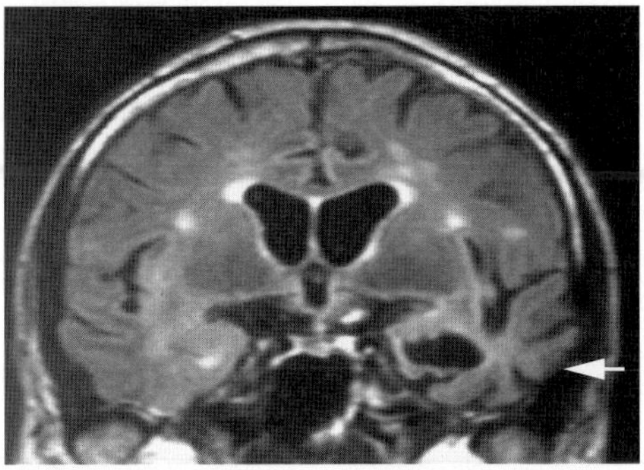

Prise en charge

La prise en charge des patients atteints d'APP n'est pas codifiée. Elle est conditionnée par l'évolution, qui comporte habituellement une extension des troubles au sein du système linguistique et une atteinte progressive d'autres fonctions cognitives et du comportement. Il est utile de savoir qu'il existe des centres de référence/compétence « démences rares », dont les structures couvrent le territoire français et dont une des missions est la prise en charge des patients APP. En ce qui concerne les mesures « thérapeutiques », il n'existe actuellement aucun traitement médicamenteux validé. Les quelques rares essais pharmacologiques ayant utilisé notamment la bromocriptine et la galantamine ont porté sur de petites cohortes et n'ont pas fourni de données concluantes. De même, il n'existe aucun consensus quant aux stratégies de la rééducation orthophonique, qui dépend actuellement de l'évaluation subjective du rééducateur. Il convient néanmoins d'initier une rééducation du langage et éventuellement d'autres fonctions cognitives, qui est habituellement réalisée par les orthophonistes en ville et qui sera adaptée en fonction des bilans orthophoniques et neuropsychologiques de suivi. Il n'y a pas lieu de répéter les examens d'imagerie. Les autres mesures, comme par exemple les démarches médicosociales, sont communes aux maladies dégénératives entravant la cognition.

L'absence de stratégies thérapeutiques spécifiques dont la mise en place est nécessairement conditionnée par une meilleure connaissance des APP a mené à une grande activité de recherche. Les approches futures comprendront sans doute des agents pharmacologiques comme des médicaments anti-Alzheimer dans l'APP logopénique, la stimulation transcrânienne influençant le fonctionnement des régions corticales, et des rééducations du langage spécifiques ciblant les processus linguistiques défaillants.

Bibliographie

[38.1] Ratnavalli E, Brayne C, Dawson K, Hodges JR. The prevalence of frontotemporal dementia. Neurology 2002 ; 58 : 1615-21.

[38.2] Mesulam M. Slowly progressive aphasia without generalized dementia. Ann Neurol 1982 ; 11 : 592-8.

[38.3] Snowden JS, Goulding PJ, Neary D. Semantic dementia : a form of circumscribed cerebral atrophy. Behav Neurol 1989 ; 2 : 167-82.

[38.4] Neary D, Snowden JS, Gustafson L, Passant U, Stuss D, Black S *et al.* Frontotemporal lobar degeneration : a consensus on clinical diagnostic criteria. Neurology 1998 ; 51 : 1546-54.

[38.5] Mesulam M. Primary progressive aphasia. Ann Neurol 2001 ; 49 : 425-32.

[38.6] Gorno-Tempini ML, Hillis AE, Weintraub S, Kertesz A, Mendez M, Cappa SF *et al.* Classification of primary progressive aphasia and its variants. Neurology 2011 ; 76 : 1006-14.

[38.7] Gorno-Tempini ML, Dronkers NF, Rankin KP, Ogar JM, Phengrasamy L, Rosen HJ *et al.* Cognition and anatomy in three variants of primary progressive aphasia. Ann Neurol 2004 ; 55 : 335-46.

[38.8] Josephs KA, Duffy JR, Strand EA, Whitwell JL, Layton KF, Parisi JE *et al.* Clinicopathological and imaging correlates of progressive aphasia and apraxia of speech. Brain 2006 ; 129 : 1385-98.

[38.9] Mummery C, Patterson K, Price C, Ashburner J, Frackowiak RS, Hodges JR. A voxel-based morphometry study of semantic dementia : relationship between temporal lobe atrophy and semantic memory. Ann Neurol 2000 ; 47 : 36-45.

[38.10] Rohrer JD, Ridgway GR, Crutch SJ, Hailstone J, Goll JC, Clarkson MJ *et al.* Progressive logopenic/phonological aphasia : erosion of the language network. Neuroimage 2010 ; 49 : 984-93.

[38.11] Josephs KA, Duffy JR, Fossett TR, Strand EA, Claassen DO, Whitwell JL *et al.* Fluorodeoxyglucose F18 positron emission tomography in progressive apraxia of speech and primary progressive aphasia variants. Arch Neurol 2010 ; 67 : 596-605.

[38.12] Galantucci S, Tartaglia MC, Wilson SM, Henry ML, Filippi M, Agosta F *et al.* White matter damage in primary progressive aphasias : a diffusion tensor tractography study. Brain 2011 ; 134 : 3011-29.

[38.13] Knibb JA, Xuereb JH, Patterson K, Hodges JR. Clinical and pathological characterization of progressive aphasia. Ann Neurol 2006 ; 59 : 156-65.

[38.14] Alladi S, Xuereb J, Bak T, Nestor P, Knibb J, Patterson K *et al.* Focal cortical presentations of Alzheimer's disease. Brain 2007 ; 130 : 2636-45.

[38.15] Mesulam M, Wicklund A, Johnson N, Rogalski E, Léger GC, Rademaker A *et al.* Alzheimer and frontotemporal pathology in subsets of primary progressive aphasia. Ann Neurol 2008 ; 63 : 709-19.

[38.16] Deramecourt V, Lebert F, Debachy B, Mackowiak-Cordoliani MA, Bombois S, Kerdraon O *et al.* Prediction of pathology in primary progressive language and speech disorders. Neurology 2010 ; 74 : 42-9.

[38.17] Hu WT, McMillan C, Libon D, Leight S, Forman M, Lee VM *et al.* Multimodal predictors for Alzheimer disease in nonfluent primary progressive aphasia. Neurology 2010 ; 75 : 595-602.

[38.18] Leyton CE, Villemagne VL, Savage S, Pike KE, Ballard KJ, Piguet O *et al.* Subtypes of progressive aphasia : application of the international consensus criteria and validation using β-amyloid imaging. Brain 2011 ; 134 : 3030-43.

Chapitre

39

Démence sémantique

| M. Didic, O. Felician

Pour illustrer le fait qu'une maladie dégénérative pouvait se manifester par une sémiologie clinique « en foyer » *(Herderscheinung)*, Arnold Pick décrivit en 1905 la « symptomatologie de l'atrophie temporale gauche » [39.1]. De nombreuses années plus tard, en référence à une dichotomie entre mémoire épisodique et mémoire sémantique introduite par Tulving [39.2], Elisabeth Warrington [39.3] qualifia ces troubles comme le reflet de l'atteinte sélective de la mémoire sémantique. En raison de l'évolution inexorable vers un état démentiel, le terme de « démence sémantique » fut introduit par Snowden *et al.* [39.4]. Sur le plan syndromique, ce tableau peut être classé parmi les variantes des aphasies primaires progressives [39.5], ainsi que des démences frontotemporales (DFT), aux côtés des formes comportementales et de l'aphasie primaire progressive non fluente [39.6]. De façon plus large, les « troubles sémantiques progressifs » s'intègrent dans le cadre générique des atrophies corticales focales progressives, syndromes anatomocliniques représentant la phase prédémentielle des maladies dégénératives du cortex cérébral, au stade où le processus pathologique n'affecte de façon préférentielle qu'un seul grand système anatomofonctionnel [39.7].

Description clinique

Le tableau clinique est stéréotypé. Les patients consultent souvent de leur propre gré et se plaignent d'un trouble de la « mémoire des mots ». Très conscients de leurs difficultés, parfaitement orientés dans le temps et dans l'espace familier, ils disent ne plus retrouver les noms des choses et des personnes, et avoir des difficultés pour comprendre certains mots qu'ils entendent ou lisent. Le langage conversationnel est de débit normal, informatif, sans trouble phonologique ni syntaxique, marqué seulement par des pauses traduisant un manque du mot concret et de rares paraphasies de type sémantique. La compréhension du langage conversationnel paraît normale, mais des troubles manifestes de la compréhension de certains mots sont observés, avec un sentiment d'étrangeté pour ces derniers. Les patients évoquent aisément les événements qu'ils vivent quotidiennement, les épisodes vécus récemment étant plus facilement relatés que les épisodes plus anciens. Les capacités visuospatiales et visuoconstructives sont intactes, comme le montre par exemple la copie des dessins. L'évolution est d'aggravation lentement progressive.

Les troubles de la mémoire sémantique restent isolés pendant plusieurs années et les patients continuent à gérer leur vie de façon autonome. L'aggravation des troubles entraîne un handicap majeur. Les patients ne savent plus identifier les objets et ne reconnaissent plus les personnes et les lieux. Plus tard, s'installent des troubles de la personnalité et du comportement.

Un travail portant sur 100 cas de démence sémantique, constitués de 60 hommes et de 40 femmes, retrouve un âge moyen de début de 64 ans (les extrêmes variant de 40 à 79 ans), avec une médiane de survie de 14 ans [39.8]. Ainsi, alors que la démence sémantique est souvent considérée comme une pathologique dégénérative à début précoce, l'âge de début de la maladie est plutôt tardif dans cette série. Seulement un patient était âgé de moins de 50 ans au moment du diagnostic, ce dernier étant évoqué après 65 ans chez environ la moitié des patients. Sept patients étaient âgés de plus de 75 ans lors du diagnostic. Les cas familiaux étaient rares, seulement 15 patients ayant un apparenté du premier degré atteint d'une maladie neurodégénérative, et l'arbre généalogique indiquait clairement une hérédité chez seulement 2 patients. Bien qu'un patient présentant une démence sémantique associée à des troubles du comportement porteur de la mutation *C9ORF72* ait récemment été rapporté [39.9], il semble que cette affection ne s'inscrive que très rarement dans un contexte de transmission autosomale dominante.

Mémoire sémantique

La présence d'un trouble de type sémantique, bien que le plus souvent présent de façon évidente lors de l'entretien, doit être recherchée de façon systématique *(tab. 39.1)*.

TABLEAU 39.1 ▼ **Mise en évidence de troubles sémantiques.**

- Dénomination d'images
- Évocation verbale et graphique de diverses entités
- Connaissance sur les personnages célèbres (à partir de photographies et du nom)
- Fluence catégorielle (animaux, fruits...)
- Épreuves d'appariement sémantique *(Pyramid Palm Tree test...)*
- Lecture et écriture de mots irréguliers (rhum, abbaye...)

Le *manque du mot* est sévère, que l'entité à dénommer soit vue, touchée ou entendue. La découverte du mot cible n'est pas facilitée par l'ébauche orale. Le patient cherche le mot, ne donne pas d'information générale sur l'objet, et fait éventuellement référence à l'expérience personnelle qu'il en a *(tab. 39.2)*. Le manque du mot, sévère pour les personnes, les lieux et les entités biologiques (végétaux et animaux), l'est moins pour les entités manipulables (outils et ustensiles). La *description verbale* des personnes, des lieux et des objets fait apparaître une atteinte des connaissances qui s'y rapportent. Par exemple, devant une asperge, le patient peut dire « ça se mange », mais ne sait pas si cela se mange cuit ou cru, avec du sucre ou en vinaigrette. La perte des savoirs se manifeste également dans la réalisation de *dessins sur ordre (fig. 39.1)*. Il existe une réduction de la fluence verbale catégorielle, contrastant avec une meilleure capacité à générer des mots selon un indice littéral.

TABLEAU 39.2 ▼ **Dénomination (réponses de Mme M. V.).**

- Ananas : « *... J'en achète souvent pour ma fille, elle aime beaucoup ça... c'est un... ananas.* »
- Banane : « *Ça aussi, j'en achète souvent, il y en a au Casino...* [12 s] *... une banane.* »
- Trombone : « *Je le connais, je m'en sers souvent pour accrocher les dossiers des familles.* »

FIGURE 39.1 Dessins sur ordre : éléphant (**a**) et chien (**b**).

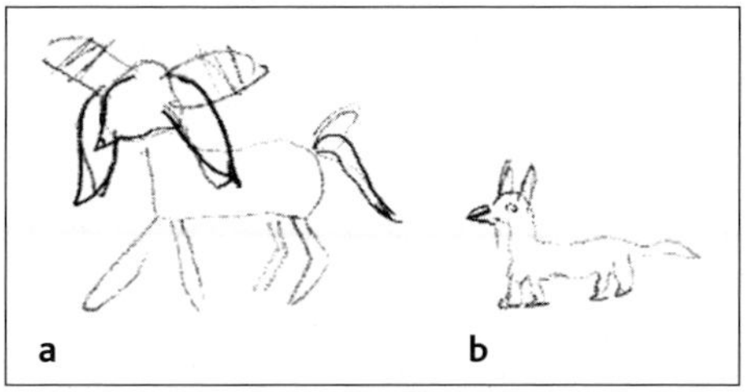

Les *épreuves d'appariement sémantique*, comme par exemple le *Pyramid Palm Tree test* [39.10], objectivent des erreurs que ne commettent jamais les témoins. Par exemple, les patients peuvent associer le dessin d'un morceau de gruyère avec celui d'un chat et non avec celui d'une souris.

La *lecture* et l'*écriture* de mots irréguliers font apparaître une dyslexie et une dysorthographie de surface. Les patients n'ont aucune difficulté pour lire et écrire les mots réguliers, mais la lecture à haute voix et l'écriture des mots irréguliers mettent en évidence des erreurs de régularisation ; le mot *abbaye* est lu « /abaj/ » et le mot *rhum* est lu « /rym/ », *éléphant* est écrit « /elefan/ » et *girafe* « /giraf/ » *(fig. 39.2)*.

FIGURE 39.2 Dictée : « éléphant », « girafe », « sculpture », « vingt ».

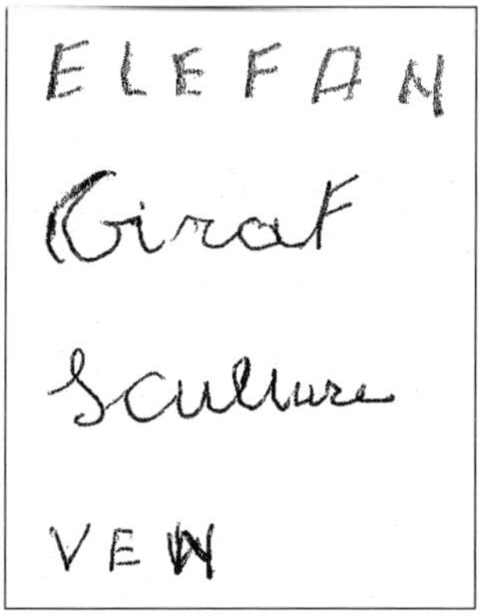

Hodges *et al.* [39.11] ont résumé les caractéristiques cliniques de ce syndrome *(tab. 39.3)*. Ils ont également attiré l'attention sur l'association constante d'une atrophie temporale. Des critères français pour des formes typiques et atypiques de démence sémantique ont récemment été établis par un sous-groupe du GRECO [39.12]. Les critères les plus récents ont été proposés par Gorno-Tempini *et al.* [39.5] dans le cadre de la classification des aphasies progressives.

TABLEAU 39.3 ▼ **Caractéristiques cliniques de la démence sémantique (d'après Hodges *et al.* [39.11]).**

- Atteinte sélective de la mémoire sémantique avec anomie sévère, trouble de la compréhension du mot écrit et parlé, réduction de la fluence catégorielle
- Appauvrissement des connaissances générales
- Absence de trouble syntaxique et phonologique, préservation de la compréhension du langage conversationnel
- Capacités perceptives et de raisonnement non verbal intactes
- Mémoire épisodique peu touchée
- Dyslexie de surface

La référence quasi constante au vécu personnel récent lors des tâches de dénomination ou d'identification des personnes, des lieux et des objets constitue un trait essentiel du tableau. Seuls les noms des villes avec lesquelles les patients ont un lien personnel sont connus et les noms de villes aussi célèbres que Lille, Londres ou Rome n'évoquent plus aucune connaissance *(tab. 39.4)*. De même, l'identification des objets personnels du patient est meilleure que celle d'objets équivalents mais appartenant à un tiers comme l'examinateur.

TABLEAU 39.4 ▼ **Classement de noms de villes (Mme M. V.).**

Villes connues	Villes inconnues
Mouans-Sartoux	Washington
Cannes	Dijon
Grasse	Berlin
Grenoble	Amsterdam
Toulouse	Rome
La Bocca	Belgrade
Antibes	Lille
Marseille	Tokyo
Lyon	Angers
Paris	Saint-Étienne
Mougins	Stockholm
Saint-Vincent-de-Mercuse	Copenhague
Bordeaux	Helsinki
Strasbourg	Vienne
Montpellier	Madrid
New York	Limoges
Montréal	Londres

Ces observations illustrent le rôle de la mémoire épisodique autobiographique et du vécu personnel quotidien dans les connaissances dites sémantiques, que ce soient les connaissances des personnes, des lieux ou des objets [39.13, 39.14]. Les connaissances générales, ou collectives, sur ces entités s'altèrent, et ne persistent que des connaissances personnelles. L'atteinte des connaissances générales est certainement en partie responsable du caractère égocentré du discours et des comportements du patient. Il existe une véritable « désintégration de l'organisation du milieu extrapersonnel » [39.15, 39.16].

Mémoire autobiographique récente et ancienne, mémoire autobiographique épisodique et sémantique

Cliniquement, et contrairement à ce que l'on observe dans le syndrome amnésique, les patients évoquent sans difficulté les épisodes qu'ils ont vécus *récemment* et plus difficilement les épisodes *anciens* [39.17-39.19]. Les personnages célèbres de l'actualité sont mieux identifiés que les personnages célèbres du passé, ces derniers étant mieux identifiés que les personnages historiques. Les membres de la famille sont plus facilement reconnus sur des photos récentes que sur des photos anciennes. Les patients atteints de démence sémantique gardent ainsi de meilleures connaissances sur leur vécu récent que plus ancien. Ce gradient temporel de déperdition des connaissances épisodiques est inverse à celui dicté par la loi de Ribot, selon lequel les événements anciens seraient mieux « engrammés » avec le temps et ainsi moins vulnérables. Il s'explique par la relative préservation de la mémoire des épisodes vécus *personnellement* (composante épisodique de la mémoire autobiographique), et par la fragilisation des connaissances plus générales sur ces mêmes épisodes (composante sémantique de la mémoire autobiographique). Les souvenirs plus anciens, qui font l'objet d'une « sémantisation » progressive, deviennent ainsi plus vulnérables.

Enfin, la mémoire autobiographique épisodique est mieux préservée que la mémoire des événements publics, majoritairement soutenue par la mémoire sémantique. Les patients rappellent sans difficulté leurs activités dans la vie quotidienne, mais l'évocation des grands événements de l'actualité, même récents, est pauvre. Les personnes connues personnellement et récemment, comme les médecins et psychologues qui s'occupent du malade, sont plus facilement reconnues que les personnages célèbres de la vie publique. Si nous insistons sur la préservation relative de l'évocation des événements personnellement et récemment vécus, des déficits dans certains tests évaluant la mémoire épisodique ont parfois été rapportés. Il reste cependant à déterminer si cela est lié à un stade plus avancé de la maladie [39.20].

Troubles du comportement

Bien qu'il ne s'agisse pas de comportements « sociopathiques », des conduites inadaptées peuvent devenir gênantes pour l'entourage. Souvent, les modifications comportementales se traduisent par une préférence pour la routine, des comportements rigides et stéréotypés avec une composante obsessive et compulsive. Les repas, par exemple, doivent toujours être pris à la même heure. Les conduites stéréotypées concernent souvent les habitudes alimentaires, avec réduction des intérêts alimentaires sur un seul aliment comme chez une de nos patientes qui ne se nourrissait que de pizzas. Une préférence pour les sucreries est également fréquemment rapportée. Le répertoire comportemental se limite à un champ d'activités restreint, tout en comportant des traits obsessionnels. Une de nos patientes, qui n'avait jamais montré un intérêt particulier pour le jardinage avant d'être malade, s'occupait de son jardin en passant des heures à tailler et à retailler les plantes qui n'en avaient aucun besoin. Certains patients font preuve d'une inquiétude croissante concernant leur argent et développent une tendance à l'avarice. Des préoccupations excessives par rapport aux stimulations sensorielles sont fréquemment rapportées. Un de nos patients était véritablement obsédé par les odeurs, qui étaient toutes perçues comme désagréables. Ce même comportement, obsession et ressenti négatif vis-à-vis d'un stimulus sensoriel, est décrit pour les bruits. Une perte de la notion du danger peut également être observée. Un trait clinique remarquable concerne le contenu du discours du patient qui exprime exclusivement des préoccupations personnelles. Il ne parle que de lui et semble avoir perdu toute empathie pour les autres. Souvent, l'égocentricité est si importante que l'entourage trouve que toute interaction sociale et affective est devenue impossible. Ce qu'on peut appeler un certain « égotisme », très perceptible dans le discours des patients, peut s'interpréter comme la traduction de la perte des notions générales sur le monde. Cependant, les épreuves évaluant la théorie de l'esprit sont également déficitaires chez les patients atteints de démence sémantique [39.21].

Les caractéristiques comportementales des patients atteints de démence sémantique sont résumées dans le *tableau 39.5*. Plus tardivement, plusieurs cas rapportés dans la littérature avaient développé un syndrome de Klüver et Bucy avant de présenter un état démentiel terminal. Des troubles du comportement à type de désinhibition, une perte de l'empathie, des comportements moteurs aberrants et des troubles des conduites alimentaires seraient fréquents au cours de l'évolution de la démence sémantique, constituant dans les stades avancés de la maladie un tableau proche de la variante comportementale de la démence frontotemporale [39.22].

L'interprétation neuropsychopathologique des modifications du comportement est difficile car elle doit tenir compte de la perte des représentations sémantiques. La limitation du répertoire alimentaire est-elle la conséquence d'une perte des connaissances des aliments ou d'un trouble des conduites ?

La perte de la notion du danger s'inscrit-elle dans le cadre d'un trouble des connaissances ou d'une modification comportementale ? L'égocentricité dans le discours est-elle la traduction de la perte des notions générales ou d'un trouble affectif ?

TABLEAU 39.5 ▼ **Caractéristiques comportementales de la démence sémantique (d'après Snowden *et al.* [39.23]).**

• Préférence pour la routine • Répertoire comportemental restreint • Traits compulsifs et stéréotypés • Égocentricité • Modification des conduites alimentaires • Perte de la notion du danger • Préoccupations inappropriées

Caractéristiques neuroradiologiques

Le scanner cérébral initial peut être interprété comme étant normal, mais au cours de l'évolution apparaît toujours une atrophie temporale antérieure bilatérale prédominant souvent à gauche, et plus rarement à droite. Notons que la relation entre ce syndrome clinique et l'atrophie temporale avait déjà été soulignée par Pick en 1905. L'IRM confirme la présence de l'atrophie temporale *(fig. 39.3)*, intéressant les structures temporopolaires et inférieures et à un moindre degré la formation hippocampique. L'imagerie de perfusion par TEMP (tomographie par émission de photons) *(fig. 39.4)* ou métabolique par TEP (tomographie par émission de positrons) met très précocement en évidence des perturbations de la fixation du radioligand, précédant parfois les modifications structurales, et généralement plus diffuse que ces dernières [39.20].

FIGURE 39.3 **IRM en coupe coronale (a) et en coupe axiale (b) montrant une atrophie temporopolaire et temporale inférieure.**

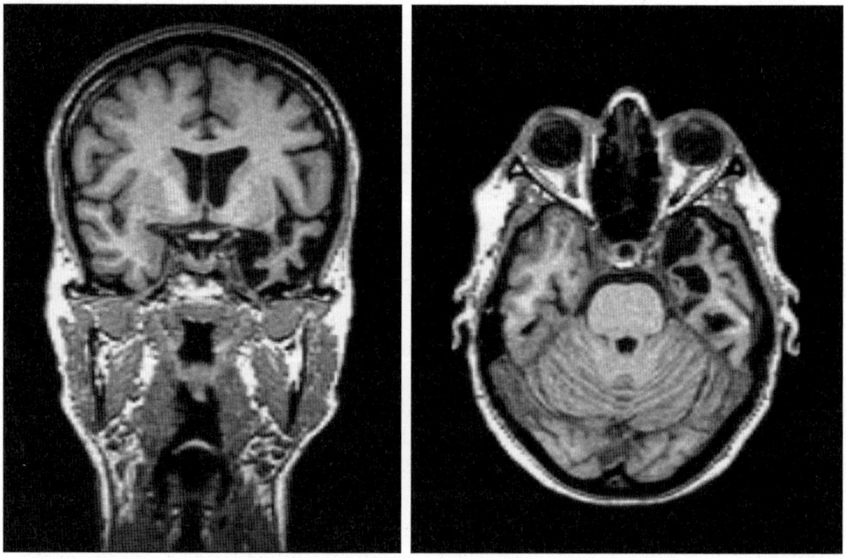

a b

FIGURE 39.4 SPECT en coupes coronales montrant une hypofixation temporale antérieure bilatérale à prédominance gauche.

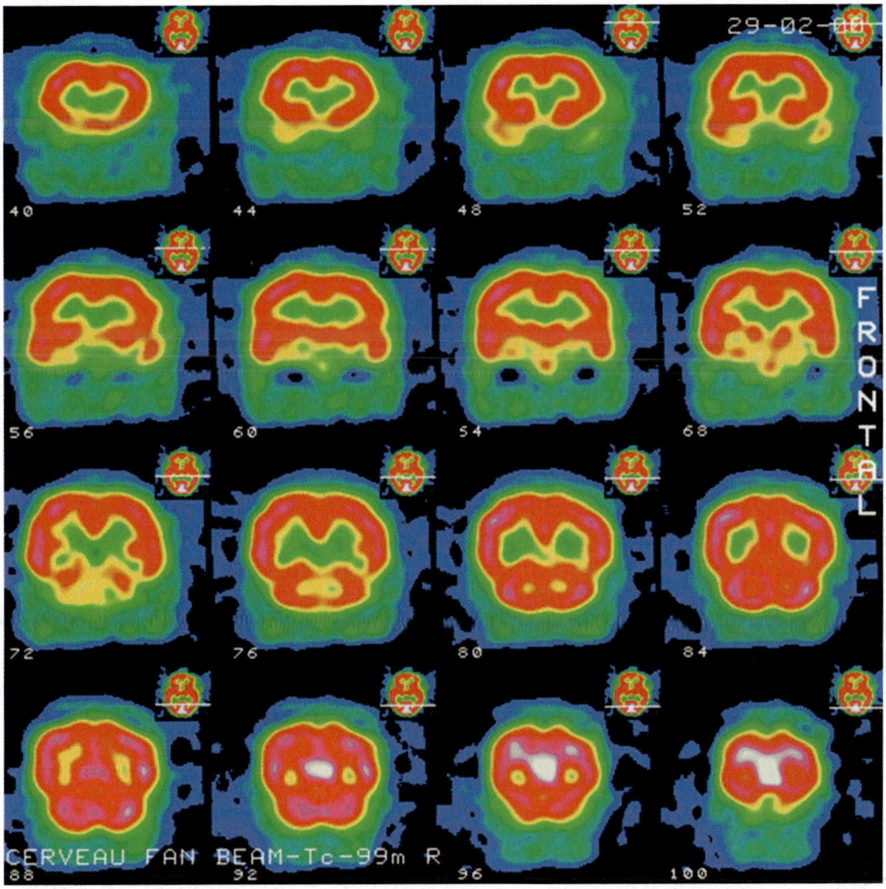

Plusieurs études morphométriques en IRM ont permis de mieux définir les caractéristiques topographiques de l'atrophie [39.24-39.27]. Une prédominance de l'atrophie à la région temporale antérieure gauche est habituellement décrite, mais l'atrophie peut parfois prédominer à droite ou se distribuer de façon symétrique. La région temporale antérieure et le cortex périrhinal font constamment l'objet d'une réduction de volume cortical, souvent associée à une atrophie frontale ventromédiane. Bien qu'une préservation hippocampique ait été initialement évoquée, l'existence d'une atteinte de cette formation a été documentée dans des travaux ultérieurs [39.25, 39.27]. Cette observation paraît de prime abord contradictoire avec la préservation relative de la mémoire épisodique chez les patients atteints de démence sémantique. Cependant, une explication pourrait être de considérer la distribution de l'atrophie au sein de la formation hippocampique, qui semble se développer selon un gradient antéropostérieur. Les parties antérieures de l'hippocampe s'intègrent dans un réseau fonctionnel temporal antérieur impliqué dans la mémoire sémantique [39.28], contrairement aux parties postérieures de l'hippocampe qui s'intègrent à un réseau fonctionnel postérieur associé à la mémoire épisodique [39.29]. Ainsi, les patients atteints de DS, contrairement à ceux atteints de maladie d'Alzheimer, restent longtemps capables d'activer les réseaux nécessaires à la mémorisation et l'évocation des souvenirs récents [39.30]. Par ailleurs, au cours de l'évolution, l'atrophie s'étend vers le cortex frontal ventromédian, pouvant rendre compte du développement de troubles comportementaux.

Variantes cliniques

Une prédominance unilatérale particulièrement sévère de l'atrophie temporale, à gauche ou à droite, a été décrite dans la littérature. Le patient TOB, atteint d'une atrophie particulièrement latéralisée du lobe temporal gauche, présentait une perte sémantique sévère dans le domaine verbal avec préservation dans le domaine visuel [39.31]. Des patients avec une atrophie bilatérale à prédominance droite semblent avoir perdu davantage de connaissances dans le domaine visuel que verbal [39.32]. Plusieurs patients chez lesquels l'atrophie paraissait initialement n'intéresser que le lobe temporal droit avaient une perte des connaissances pour les personnes contrastant avec le respect de celles portant sur les objets [39.32-39.36]. Le terme de prosopagnosie progressive a parfois été utilisé pour qualifier ce type de tableau, bien qu'il s'agisse le plus souvent d'un trouble multimodal (et non limité à la modalité visuelle), correspondant ainsi à une agnosie asémantique sur les personnes. Le caractère du déficit sémantique, parfois très spécifique aux personnes, suggère que les structures temporales droites jouent un rôle privilégié dans la construction de cette catégorie de représentations. De nombreuses données, notamment neuropsychologiques et en imagerie fonctionnelle, indiquent que les structures temporales, et en particulier droites, sont fortement impliquées dans le traitement d'informations perceptives relatives aux personnes. Ces aspects intéressent les visages, les voix, et même certaines caractéristiques morphologiques corporelles extrafaciales. La convergence de ces informations vers les régions temporopolaires participe à la construction de représentations multimodales relatives aux personnes, majoritairement construites sur la base d'informations morphologiques et acoustico-verbales [39.36]. Enfin, ces formes temporales droites ont souvent une présentation initiale légèrement différente des formes gauches, avec l'absence de certains éléments caractéristiques tels que les troubles de la compréhension des mots isolés, les paraphasies sémantiques et la dyslexie et dysorthographie de surface.

Enfin, la description de patients avec des troubles sémantiques associés très tôt dans l'évolution à des troubles du comportement suggère l'existence de formes frontières entre démences frontotemporales (DFT) et démence sémantique, qualifiées de *mixed disorders of language and behaviour* par Snowden *et al.* [39.23].

Neuropathologie

Vingt-quatre cas clinicopathologiques ont été rapportés par Hodges *et al.* en 2010 [39.8]. Dix-huit présentaient des inclusions ubiquitine-positives (tous TDP-43-positifs), tau-négatives, alors que trois patients présentaient des corps de Pick, et trois patients présentaient des lésions évocatrices de maladie d'Alzheimer. Les lésions histologiques montrent donc dans la grande majorité des cas des inclusions neuronales à type d'ubiquitine, modification histopathologique habituellement décrite dans la sclérose latérale amyotrophique, comme cela avait pour la première fois été rapporté par Rossor *et al.* dans la démence sémantique [39.37]. Des développements récents dans la caractérisation neuropathologique et immunohistochimique des DFT ont permis de définir des sous-types de la pathologie TDP-43 [39.38], les patients atteints de démence sémantique avec une pathologie TDP-43-positive présentant tous le sous-type TDP-C [39.39].

Commentaires

Les « troubles sémantiques progressifs » ou « démence sémantique » sont en faveur de l'existence d'un système de mémoire en charge de l'organisation des connaissances générales sur les personnes, les lieux et les objets. Bien que discuté [39.40], l'étude des patients atteints de troubles sémantiques apporte des arguments convaincants sur l'importance des pôles temporaux dans le maintien de ces représentations, agissant pour certains auteurs comme un site de convergence permettant l'élaboration d'une représentation amodale [39.41]. La mémoire épisodique autobiographique, du moins récente, reste longtemps préservée, suggérant une intégrité relative des structures hippocampiques postérieures et extrahippocampiques impliquées dans ce type de mémoire. Ce profil s'oppose à celui observé dans le cadre des lésions hippocampiques, par exemple d'origine développementale, caractérisé par une amnésie sévère pour les expériences vécues contrastant avec une préservation de la mémoire sémantique [39.42].

Cliniquement, le tableau est défini par la présence de troubles sémantiques, qui doivent être distingués de troubles linguistiques. La démence sémantique est bien une atteinte des savoirs et non du langage [39.43]. La description verbale des personnes, des lieux et des choses fait apparaître une atteinte des connaissances sur ces derniers. À l'examen, le manque du mot s'accompagne de troubles manifestes de sa compréhension, qui conduit à un sentiment d'étrangeté. Il s'observe quelle que soit la modalité sensorielle utilisée pour présenter l'objet, visuelle, tactile ou auditive. L'ébauche orale ne facilite pas la dénomination. L'analyse clinique montre que l'atteinte fonctionnelle concerne les représentations sémantiques, et que les symptômes – manque du mot, troubles de compréhension du mot, dyslexie de surface et réduction de la fluence catégorielle – n'en sont que la traduction clinique [39.3, 39.43].

Un grand nombre d'auteurs intègrent cette entité dans le cadre des « dégénérescences lobaires frontotemporales », aux côtés des démences frontotemporales, de l'aphasie progressive primaire, et de l'anarthrie progressive, en postulant que ces affections ne représentent que différentes manifestations cliniques de la même maladie [39.6, 39.23]. Cependant, les études neuropathologiques récentes associent la majorité des démences sémantiques à des anomalies spécifiques, suggérant un certain degré d'homogénéité du tableau clinicopathologique. La démence sémantique, ou troubles sémantiques progressifs, comme les autres atrophies corticales focales progressives, constitue un modèle pathologique privilégié pour l'étude des fonctions cérébrales et de leurs substrats neuraux. L'observation de patients atteints de troubles sémantiques progressifs a enrichi les connaissances sur l'organisation de la mémoire déclarative, autant au plan conceptuel qu'anatomique.

Remerciements

Nous remercions le Professeur Michel Poncet, coauteur de la première version de ce chapitre, d'avoir partagé avec nous sa réflexion qui a contribué de manière significative à une meilleure compréhension de ce syndrome. Le premier auteur a bénéficié de l'aide de la Commission européenne (BMH4 CT 5032) et de France Alzheimer.

Bibliographie

[39.1] Pick A. Zur Symptomatologie der linksseitigen Schläfenlappenatrophie. Berlin : Monatsschr Psychiatr Neurol 1905 ; 16 : 376-88.

[39.2] Tulving E. Episodic and semantic memory. *In* : Tulving E, Donaldson W, eds. Organisation of memory. New York and London : Academic Press, 1972 : 381-402.

[39.3] Warrington EK. The selective impairment of semantic memory. Q J Exp Psychol 1975 ; 27 : 635-57.

[39.4] Snowden JS, Goulding PJ, Neary D. Semantic dementia : a form of circumscribed atrophy. Behav Neurol 1989 ; 2 : 167-82.

[39.5] Gorno-Tempini ML, Hillis AE, Weintraub S, Kertesz A, Mendez M, Cappa SF *et al.* Classification of primary progressive aphasia and its variants. Neurology 2011 ; 76 : 1006-14.

[39.6] Neary D, Snowden JS, Gustafson L, Passant U, Stuss D, Black S *et al.* Frontotemporal lobar degeneration : a consensus on clinical diagnostic criteria. Neurology 1998 ; 51 : 1546-54.

[39.7] Didic M, Felician O, Ceccaldi M, Poncet M. Atrophies corticales focales progressives. Rev Neurol 1999 ; 155 (Suppl 4) : 73-82.

[39.8] Hodges JR, Mitchell J, Dawson K, Spillantini MG, Xuereb GH, McMonagle P *et al.* Semantic dementia : demography, familial factors and survival in a consecutive series of 100 cases. Brain 2010 ; 133 : 300-6.

[39.9] Snowden JS, Rollinson S, Thompson JC, Harris JM, Stopford CL, Richardson AM *et al.* Distinct clinical and pathological characteristics of frontotemporal dementia associated with C9ORF72 mutations. Brain 2012 ; 135 : 693-708.

[39.10] Howard D, Patterson K. Pyramids and Palm Trees : a test of semantic access from pictures and words. Bury St Edmunds, Suffolk : Thames Valley Test Company, 1992.

[39.11] Hodges JR, Patterson K, Oxbury S, Funnell E. Semantic dementia. Progressive fluent aphasia with temporal lobe atrophy. Brain 1992 ; 115 : 1783-806.

[39.12] Moreaud O, Belliard S, Snowden J, Auriacombe S, Basaglia-Pappas S, Bernard F *et al.* Semantic dementia : reflexions of a French working group for diagnostic criteria and constitution of a patient cohort. Rev Neurol 2008 ; 164 : 343-53.

[39.13] Snowden JS, Griffiths H, Neary D. Semantic dementia : autobiographical contribution to preservation of meaning. Cogn Neuropsychol 1994 ; 11 : 265-8.

[39.14] Le Moal S, Puel M, Démonet JF, Aithamon B, Cardebat D. Interaction entre mémoire autobiographique et mémoire sémantique à travers l'étude d'un cas de démence sémantique. *In :* Gely-Nargeot MC, Ritchie K, Touchon J, eds. Actualités sur la maladie d'Alzheimer et les syndromes apparentés. Marseille : Solal, 1998 : 419-28.

[39.15] Belliard S, Duval-Gombert A, Coquet M, Leblay V, Sabouraud O, Ceccaldi M *et al.* La démence sémantique, à propos de 7 cas. *In :* Gely-Nargeot MC, Ritchie K, Touchon J, eds. Actualités sur la maladie d'Alzheimer et les syndromes apparentés. Marseille : Solal, 1998 : 429-35.

[39.16] Duval-Gombert A. Des idées reçues aux lieux communs. Thèse d'habilitation à diriger des recherches, 1992.

[39.17] Snowden JS, Griffiths H, Neary D. Semantic-episodic memory interactions in semantic dementia : implications for retrograde memory function. Cogn Neuropsychol 1996 ; 13 : 1101-37.

[39.18] Hodges JR, Garrard P, Patterson K. Semantic dementia. *In :* Kertesz A, Munoz DG, eds. Pick's disease and Pick's complex. New York : Wiley-Liss, 1998 : 83-104.

[39.19] Irish M, Hornberger M, Lah S, Miller L, Pengas G, Nestor PJ *et al.* Profiles of recent autobiographical memory retrieval in semantic dementia, behavioural-variant frontotemporal dementia, and Alzheimer's disease. Neuropsychologia 2011 ; 49 : 2694-702.

[39.20] Desgranges B, Matuszewski V, Piolino P, Chetelat G, Mezenge F, Landeau B *et al.* Anatomical and functional alterations in semantic dementia : a voxel-based MRI and PET study. Neurobiol Aging 2007 ; 28 : 1904-13.

[39.21] Duval C, Bejanin A, Piolino P, Laisney M, de La Sayette V, Belliard S *et al.* Theory of mind impairments in patients with semantic dementia. Brain 2012 ; 135 : 228-41.

[39.22] Rosen HJ, Allison SC, Ogar JM, Amici S, Rose K, Dronkers N *et al.* Behavioral features in semantic dementia *vs.* other forms of progressive aphasias. Neurology 2006 ; 67 : 1752-6.

[39.23] Snowden JS, Neary D, Mann DMA. Fronto-temporal lobar degeneration : fronto-temporal dementia, progressive aphasia, semantic dementia. New York : Churchill-Livingstone, 1996.

[39.24] Mummery CJ, Patterson K, Price CJ, Ashburner J, Frackowiak RS, Hodges JR. A voxel-based morphometry study of semantic dementia : relationship between temporal lobe atrophy and semantic memory. Ann Neurol 2000 ; 47 : 36-45.

[39.25] Chan D, Fox NC, Scahill RI, Crum WR, Whitwell JL, Leschziner G *et al.* Patterns of temporal lobe atrophy in semantic dementia and Alzheimer's disease. Ann Neurol 2001 ; 49 : 433-42.

[39.26] Galton CJ, Patterson K, Graham K, Lambon-Ralph MA, Williams G, Antoun N *et al.* Differing patterns of temporal atrophy in Alzheimer's disease and semantic dementia. Neurology 2001 ; 57 : 216-25.

[39.27] Davies RR, Graham KS, Xuereb JH, Williams GB, Hodges JR. The human perirhinal cortex and semantic memory. Eur J Neurosci 2004 ; 20 : 2441-6.

[39.28] Gour N, Ranjeva JP, Ceccaldi M, Confort-Gouny S, Barbeau E, Soulier E *et al.* Basal functional connectivity within the anterior temporal network is associated with performance on declarative memory tasks. Neuroimage 2011 ; 58 : 687-97.

[39.29] Nestor PJ, Fryer TD, Hodges JR. Declarative memory impairments in Alzheimer's disease and semantic dementia. Neuroimage 2006 ; 30 : 1010-20.

[39.30] Maguire EA, Kumaran D, Hassabis D, Kopelman MD. Autobiographical memory in semantic dementia : a longitudinal fMRI study. Neuropsychologia 2010 ; 48 : 123-36.

[39.31] McCarthy RA, Warrington E. Evidence for modality-specific meaning systems in the brain. Nature 1988 ; 334 : 428-30.

[39.32] Evans JJ, Heggs AJ, Antoun N, Hodges JR. Progressive prosopagnosia associated with selective right temporal lobe atrophy. A new syndrome ? Brain 1995 ; 118 : 1-13.

[39.33] Gentileschi V, Sperber S, Spinnler H. Crossmodal agnosia for familiar people as a consequence of right infero-polar temporal atrophy. Cogn Neuropsychol 2001 ; 18 : 439-63.

[39.34] Gentileschi V, Sperber S, Spinnler H. Progressive defective recognition of familiar people. Neurocase 1999 ; 5 : 407-24.

[39.35] Gainotti G, Barbier A, Marra C. Slowly progressive defect in recognition of familiar people in a patient with right anterior temporal atrophy. Brain 2003 ; 126 : 792-803.

[39.36] Joubert S, Felician O, Barbeau E, Ranjeva JP, Christophe M, Didic M *et al.* The right temporal lobe variant of frontotemporal dementia : cognitive and neuroanatomical profile of three patients. J Neurol 2006 ; 253 : 1447-58.

[39.37] Rossor MN, Revesz T, Lantos PL, Warrington EK. Semantic dementia with ubiquitin-positive tau-negative inclusion bodies. Brain 2000 ; 123 : 267-76.

[39.38] Mackenzie IR, Neumann M, Bigio EH, Cairns NJ, Alafuzoff I, Kril J *et al.* Nomenclature and nosology for neuropathologic subtypes of frontotemporal lobar degeneration : an update. Acta Neuropathol 2010 ; 119 : 1-4.

[39.39] Rohrer JD, Lashley T, Schott JM, Warren JE, Mead S, Isaacs AM *et al.* Clinical and neuroanatomical signatures of tissue pathology in frontotemporal lobar degeneration. Brain 2011 ; 134 : 2565-81.

[39.40] Gainotti G. The format of conceptual representations disrupted in semantic dementia : a position paper. Cortex 2012 ; 48 : 521-9.

[39.41] Patterson K, Nestor PJ, Rogers TT. Where do you know what you know ? The representation of semantic knowledge in the human brain. Nat Rev Neurosci 2007 ; 8 : 976-87.

[39.42] Vargha-Khadem F, Gadian DG, Watkins KE, Connelly A, Van Paesschen W, Mishkin M. Differential effects of early hippocampal pathology on episodic and semantic memory. Science 1997 ; 277 : 376-80.

[39.43] Adlam AL, Patterson K, Rogers TT, Nestor PJ, Salmond CH, Acosta-Cabronero J *et al.* Semantic dementia and fluent primary progressive aphasia : two sides of the same coin ? Brain 2006 ; 129 : 3066-80.

Chapitre

40 Démences de la sclérose latérale amyotrophique

F. Portet, S. Roy-Bellina, R. Juntas-Morales, N. Pageot, W. Camu

La sclérose latérale amyotrophique (SLA) ou maladie du motoneurone (MN) est une maladie dégénérative qui affecte électivement les MN corticospinaux et spinaux mais des signes associés tels qu'une démence, un syndrome parkinsonien, des troubles sensitifs ou dysautonomiques sont de plus en plus souvent signalés [40.1]. L'association SLA-démence est non seulement celle qui est la plus fréquente, mais aussi celle qui semble la plus homogène, méritant d'être envisagée en tant qu'entité [40.2]. Un continuum entre SLA et démence a de ce fait été souvent évoqué sans que la question ne soit totalement tranchée, jusqu'à la description des mutations du gène *C9ORF72* qui modifient totalement désormais notre façon d'appréhender cette association. Les cas d'atteinte motoneuronale associée à une démence frontotemporale et un parkinsonisme liés au chromosome 17 font l'objet d'un chapitre à part, mais il faut souligner que l'atteinte motrice dans ce cadre reste marginale.

Nosologie

La SLA est une des affections neurodégénératives les plus sévères, le décès survenant en moyenne 3 ans après les premiers symptômes. La pathogénie de la maladie est encore inconnue, mais plusieurs mutations ont été décrites dans les formes familiales *(SOD1, TARDBP, FUS, Ubiquiline, C9ORF72, Optineurine, Profilin)*, qui montrent le rôle potentiel que peuvent en particulier jouer les radicaux libres ou les mécanismes d'épissage alternatif dans la genèse de la maladie. La SLA est responsable d'une paralysie progressive où coexistent cliniquement des signes d'atteinte des MN périphériques (amyotrophie, déficit moteur, fasciculations) et des MN centraux (syndrome pyramidal) [40.3]. L'atteinte du faisceau pyramidal est plus ou moins marquée à l'examen clinique et peut être absente même à l'examen neuropathologique, comme c'est par exemple le cas dans la mutation A4V du gène de la superoxyde dismutase de type 1 *(SOD1)*. Dans tous les cas, le critère évolutif est important : la maladie s'aggrave toujours en quelques mois et ce critère d'évolutivité est requis pour le diagnostic [40.3]. La spécificité des neurones affectés est moins absolue que ce que l'on pensait naguère. Dans les formes familiales (dominantes ou récessives), la possibilité d'une atteinte des cordons postérieurs est connue de longue date, de même que les cas de démence [40.4, 40.5]. Dans la SLA, la perte neuronale apparaît, en fait, diffuse à l'autopsie lorsque le patient a survécu plusieurs années grâce à la ventilation assistée. Le spectre EEG chez de tels patients en réanimation se ralentit au cours du temps, passant du rythme alpha au rythme thêta puis delta, suggérant une atteinte diffuse du cortex. L'atteinte des MN au cours de la SLA pourrait donc ainsi n'être qu'initiale, le décès survenant habituellement avant que la diffusion de l'atteinte ne soit symptomatique. L'altération cognitive peut donc probablement être considérée comme la conséquence de l'extension des lésions. Les cas d'altération cognitive associée à la SLA sont identifiés dans les critères internationaux de diagnostic de la SLA, critères de l'*Escorial/Airlie House* [40.3], comme des « variantes » de la maladie.

SLA et cognition

Généralités

De nombreuses études ont montré dans la SLA des anomalies des tests neuropsychologiques, telles qu'une altération cognitive globale minime, touchant plusieurs sphères cognitives. Le dysfonctionnement mnésique implique la mémoire à long terme, plus précisément la mémoire épisodique. Nous avons observé une atteinte précoce de la mémoire implicite (données non publiées). Il s'y associe un syndrome dysexécutif avec altération des capacités de conceptualisation et de planification [40.2]. Les troubles du langage sont observés de façon plus inconstante. C'est alors une diminution de la fluence verbale qui est décrite. Le dysfonctionnement cognitif est généralement de type frontotemporal. Les troubles cognitifs sont corrélés aux modifications de l'imagerie fonctionnelle (TEMP ou TEP). Ces anomalies, si elles sont recherchées systématiquement, semblent très fréquentes. Des études neuropsychologiques longitudinales en cours permettront de mieux connaître leur fréquence et leur évolution.

La démence, définie par un retentissement de ces troubles cognitifs sur les activités de la vie quotidienne, est plus rare. La démence est observée dans 5 % des cas de SLA environ et dans plus de 15 % des formes familiales de la maladie [40.6, 40.7]. Elle peut débuter ou suivre l'apparition des signes d'atteinte des MN. L'association SLA-démence a été particulièrement étudiée ces dernières années [40.8-40.10]. Quelques cas de démence de type Alzheimer ont été décrits en association avec une SLA. Leur rareté permet de suspecter une association due au hasard. La démence associée à la SLA est très majoritairement de type frontotemporal, où les troubles psychocomportementaux sont présents, à type d'apathie, d'inhibition ou de désinhibition. Dans notre expérience, le tableau clinique de maladie du MN s'associe plus particulièrement avec un profil d'atteinte dorsolatérale du lobe frontal. Les troubles cognitifs concernent la sphère mnésique, le fonctionnement exécutif, le langage. Il n'y a, en général, pas de signe d'atteinte postérieure (troubles praxiques ou gnosiques). Les troubles neuropsychologiques sont corrélés à l'atrophie frontale, constatée en tomodensitométrie ou à l'IRM cérébrales, et à l'hypoperfusion vue en imagerie fonctionnelle [40.11]. L'âge de début moyen est globalement similaire à la forme classique de SLA, autour de 65 ans, mais les formes familiales sont en général de 10 ans plus précoces. Le tableau d'atteinte du MN ne comporte habituellement pas d'atypies (telles que des troubles sensitifs ou dysautonomiques). L'évolution permettrait de distinguer deux groupes de patients : dans le premier, l'évolution est rapide, inférieure à 2 ans, parfois de moins de 1 an. Dans le second, l'évolution est lente et la survie est volontiers supérieure à 5 ou 10 ans. À ce jour, aucun facteur pronostique n'a pu être individualisé. Les cas de SLA-démence sont souvent familiaux, de transmission autosomique dominante [40.12]. Les travaux de ces 3 dernières années ont permis, grâce à la génétique, de mieux préciser le spectre de la SLA-démence. Nous les présenterons dans un ordre chronologique, tout en précisant d'emblée que les mutations *SOD1* ne s'associent pas à une démence [40.13].

Cas avec mutations *TARDBP*

Les anomalies de la protéine *TARDBP* ont été identifiées par l'analyse des inclusions cytoplasmiques présentes dans les MN et les neurones hippocampiques des malades [40.14]. Les mutations ont ensuite été confirmées et provoquent la localisation cytoplasmique de la protéine. *TARDBP* joue un rôle de régulation de l'épissage alternatif et est une protéine essentiellement nucléaire à l'état normal [40.15]. Les mutations *TARDBP* sont responsables d'environ 5 % des cas de SLA, et la présence de cas de démence est rapportée [40.16]. Le type de population ou de mutation semble toutefois influencer la fréquence de la démence, qui touche jusqu'à 38 % des patients dans l'isolat de Sardaigne [40.17]. Un élément distinctif important des cas de SLA avec mutations *TARDBP* est la lenteur de l'évolution puisque dans une étude des données globales de la littérature et d'une cohorte française, nous avons retrouvé une moyenne de durée de la maladie de 63 mois [40.16].

Cas avec mutations *FUS/TLS*

Comme les mutations *TARDBP*, les mutations *FUS/TLS* représentent environ 5 % des cas de SLA familiale. Il existe de grandes similitudes structurelles et fonctionnelles entre les protéines *FUS/TLS* et *TARDBP*. *FUS/TLS* est une protéine nucléaire impliquée dans la régulation de l'épissage, tout comme *TARDBP*, et les mutations là aussi provoquent un adressage cytoplasmique de la protéine [40.18]. Les démences sont associées aux mutations *FUS/TLS* de façon non exceptionnelle, mais la principale différence avec les mutations précédentes est la sévérité de la maladie, dont la durée excède rarement 36 mois [40.19, 40.20].

Cas avec mutations *Ubiquiline*

C'est essentiellement à partir d'une famille dont la transmission était liée à l'X que ce gène a pu être impliqué dans la SLA familiale [40.21]. À ce jour toutefois, très peu de groupes ont pu identifier des familles portant de telles mutations [40.22]. Les cas publiés dans le travail princeps de Siddique méritent d'être signalés car l'auteur décrit non seulement l'existence de troubles cognitifs de type frontotemporal, mais le début est particulièrement précoce, des troubles psychocomportementaux étant signalés dans certains cas dès l'âge de 18 ans.

Cas avec mutations *C9ORF72*

Aspects épidémiologiques

En 2000, une étude de liaison avait localisé une zone d'intérêt sur le chromosome 9 dans des familles de SLA-démence américaines [40.23]. Mais ce n'est que fin 2011 qu'une répétition anormale d'un hexanucléotide dans le gène *C9ORF72* a été identifiée [40.24, 40.25]. À ce jour, le rôle de la protéine codée par ce gène est inconnu. Les mutations du gène *C9ORF72* sont retrouvées dans 30 à 40 % des formes familiales de SLA, ce sont donc les plus fréquentes. Leur répartition sur le globe montre une fréquence très élevée dans les pays scandinaves et plus spécifiquement en Finlande. Une récente analyse haplotypique a montré qu'il existait un effet fondateur lié à un ancêtre commun, il y a environ 1 500 ans, dans la population finlandaise [40.26]. L'âge de début moyen est de 58 ans mais la pénétrance n'est complète qu'après 80 ans. Cela explique que certains cas familiaux aient été considérés à tort comme sporadiques. Ainsi, entre 5 et 10 % des cas de SLA sporadiques seraient liés aux mutations *C9ORF72*.

Ces données imposent donc la prudence avant de conclure qu'un cas de SLA n'est pas héréditaire face à un arbre généalogique sans antécédent de la maladie.

Aspects cliniques

Le profil clinique des patients est celui d'une SLA classique la plupart du temps, mais la démence a une fréquence qui apparaît élevée, entre 30 et 40 % des cas familiaux [40.26, 40.27]. Il est un peu tôt pour dresser un tableau formel, les mutations ayant été décrites depuis septembre 2011 seulement, mais dans la série française le début bulbaire était prédominant (40 % des cas contre 30 % dans la SLA sporadique et moins de 10 % dans les mutations *SOD1*). L'âge de début est éminemment variable, même au sein d'une même famille, mais plus tardif en moyenne (58 ans contre 46 ans dans les mutations *SOD1*). La durée moyenne d'évolution de la maladie est légèrement plus courte (30 mois) que dans la SLA classique, proche de celle des SLA avec mutations *FUS/TLS*. Ces cas sont donc significativement plus rapidement évolutifs que les cas avec mutation *SOD1* (50 à 60 mois) ou *TARDBP* (> 60 mois).

SLA-démence-parkinsonisme

Cette association a été décrite initialement sur l'île de Guam. Du point de vue neuropathologique, elle est caractérisée par la présence de lésions de dégénérescence neurofibrillaire, où la protéine tau a les mêmes caractéristiques que celle qui est trouvée dans la maladie d'Alzheimer. Cette association pathologique, nommée « complexe SLA-démence-parkinsonisme » est aussi retrouvée dans l'ouest de la Nouvelle-Guinée, dans la péninsule de Kii au Japon, et dans une partie des Philippines. Dans ces régions, et particulièrement sur Guam, l'incidence était près de 100 fois supérieure au reste du globe : entre 50 et 200 cas pour 100 000 habitants. La maladie est sévère et peut associer un, deux ou trois des syndromes. La démence débute souvent par des troubles de mémoire, une désorientation, puis se complète par des troubles du comportement, apathie ou agressivité et irritabilité [40.28]. La cause est inconnue, mais les études épidémiologiques laissent soupçonner une incubation de plus de 20 ans, l'incidence de la maladie redevenant normale chez les émigrants aux États-Unis après 27 ans de résidence dans le pays. Ce dernier point a fait suspecter un facteur environnemental. Une modification des habitudes alimentaires pourrait être en cause. Il a pu être montré que les populations indigènes de ces régions étaient en contact avec de nombreuses neurotoxines, dont une famille et ses différentes variétés ont attiré l'attention : les cycas [40.29]. Dans l'île de Guam, elle est contenue dans des graines de cycas (faux palmier), servant à faire une farine utilisée en cas de disette, fréquente après les typhons de ces régions tropicales. Des cataplasmes à base d'écorce d'un autre cycas sont utilisés dans l'ouest de la Nouvelle-Guinée. Chez le singe, l'induction d'une neurodégénérescence du même type que chez l'homme a été possible en nourrissant les animaux avec la toxine du cycas de Guam, la BMAA [40.30]. Il a été démontré que la BMAA est un puissant agoniste des récepteurs du glutamate. Plus récemment, Cox et son équipe ont montré que les animaux de l'île mangeaient les graines, permettant ainsi aux indigènes de s'intoxiquer sans le savoir (ils connaissaient la toxicité de la graine et leurs préparations de farines à base de graine éliminaient la presque totalité des toxines) en mangeant les animaux chassés [40.31].

L'incidence de ce syndrome a diminué avec les années, au fur et à mesure du changement d'alimentation par l'américanisation du mode de vie, confortant l'hypothèse alimentaire [40.32].

Hors de Guam, les cas de SLA-parkinsonisme-démence sont rares mais bien identifiés. Ils sont en règle de sévérité accrue par rapport à la SLA classique. L'âge de début est variable, les cas précoces sont volontiers héréditaires [40.33].

Conclusion

Une démence de type frontotemporal est associée à la SLA dans environ 5 % des cas sporadiques et plus de 15 % des cas familiaux. Le complexe SLA-parkinsonisme-démence a une répartition géographique particulière qui fait soupçonner des facteurs environnementaux à son origine. Les cas d'association SLA et démence, ou même les cas d'amyotrophie-démence, affections liées au chromosome 17, posent un problème nosologique. Qu'est-ce qui, dans ces cas au phénotype volontiers complexe, correspond à des entités distinctes ou à des expressions différentes d'une même pathologie ? La mise en évidence d'anomalies cognitives fréquentes, voire constantes, dans la SLA classique, anomalies d'un type similaire à ce que l'on voit dans les SLA-démences, laisse penser qu'il s'agit de variations phénotypiques d'une même affection. La description des mutations du gène *C9ORF72* représente une avancée majeure dans ce domaine. Une très grande partie des cas familiaux de SLA-démence est liée à ces mutations, suggérant ainsi un réel continuum entre SLA et démence dans bon nombre de cas. Au-delà, en permettant de montrer que 5 à 10 % des cas de SLA sporadiques sont en fait héréditaires et liés aux mutations *C9ORF72*, les travaux récents changent significativement le regard qu'il faut porter sur la SLA et, s'ils se confirment, vont probablement amener les praticiens à devoir changer leurs pratiques.

Bibliographie

[40.1] Rowland LP. Ten central themes in a decade of amyotrophic lateral sclerosis research. *In :* Rowland LP, ed. Motor Neuron Diseases. New York : Raven Press, 1991 : 3-23.

[40.2] Portet F, Touchon J, Camu W. SLA et troubles cognitifs : revue et analyse de la littérature. Rev Neurol (Paris) 2000 ; 157 : 139-50.

[40.3] Brooks BR. El Escorial World Federation of Neurology criteria for the diagnosis of amyotrophic lateral sclerosis. J Neurol Sci 1994 ; 124 : 96-107.

[40.4] Moulard B, Camu W, Malafosse A, Billiard M, Baldy-Mouliner M. Étude clinique des formes familiales de sclérose latérale amyotrophique : revue de la littérature. Rev Neurol 1997 ; 153 : 314-24.

[40.5] Camu W, Khoris J, Moulard B, Salachas F, Briolotti V, Rouleau GA *et al.* Genetics of familial ALS and consequences for diagnosis. J Neurol Sci 1999 ; 165 : 21-6.

[40.6] Hudson AJ. Amyotrophic lateral sclerosis and its association with dementia, parkinsonism and other neurological disorders. Brain 1981 ; 104 : 217-47.

[40.7] Gubbay SS, Kahana E, Zilber N, Cooper G, Pintov S, Leibowitz Y. Amyotrophic lateral sclerosis. A study of its presentation and prognosis. J Neurol 1985 ; 232 : 295-300.

[40.8] Mitsuyama Y. Presenile dementia with motor neuron disease in Japan : clinico-pathological review of 26 cases. J Neurol Neurosurg Psychiatr 1984 ; 47 : 953-9.

[40.9] Neary D, Snowden JS, Northen B, Goulding P. Dementia of frontal lobe type. J Neurol Neurosurg Psychiatr 1988 ; 51 : 353-61.

[40.10] Neary D, Snowden JS, Mann DM, Northen B, Goulding PJ, Macdermott N. Frontal lobe dementia and motor neuron disease. J Neurol Neurosurg Psychiatr 1990 ; 53 : 23-32.

[40.11] Vercelletto M, Ronin M, Huvet M, Magne C, Feve JR. Frontal type dementia preceding amyotrophic lateral sclerosis : a neuropsychological and SPECT study of five clinical cases. Eur J Neurology 1999 ; 6 : 1-5.

[40.12] Seltman RE, Matthews BR. Frontotemporal lobar degeneration : epidemiology, pathology, diagnosis and management. CNS Drugs 2012 ; 26 : 841-70.

[40.13] Rosen DR, Siddique T, Patterson D, Figlewicz DA, Sapp P, Hentati A *et al.* Mutations in Cu/Zn superoxide dismutase gene are associated with familial amyotrophic lateral sclerosis. Nature 1993 ; 362 : 59-62.

[40.14] Neumann M, Sampathu DM, Kwong LK, Truax AC, Micsenyi MC, Chou TT *et al.* Ubiquitinated TDP-43 in frontotemporal lobar degeneration and amyotrophic lateral sclerosis. Science 2006 ; 314 : 130-3.

[40.15] Kabashi E, Valdmanis PN, Dion P, Spiegelman D, McConkey BJ, Bouchard JP *et al.* TARDBP mutations in individuals with sporadic and familial ALS. Nat Genet 2008 ; 40 : 572-4.

[40.16] Corcia P, Valdmanis P, Millecamps S, Lionnet C, Blasco H, Mouzat K *et al.* Phenotype and genotype analysis in amyotrophic lateral sclerosis with TARDBP gene mutations. Neurology 2012 ; 78 : 1519-26.

[40.17] Chiò A, Borghero G, Pugliatti M, Ticca A, Calvo A, Moglia C *et al.* Large proportion of amyotrophic lateral sclerosis cases in Sardinia due to a single founder mutation of the TARDBP gene. Arch Neurol 2011 ; 68 : 594-8.

[40.18] Da Cruz S, Cleveland DW. Understanding the role of TDP-43 and FUS/TLS in ALS and beyond. Curr Opin Neurobiol 2011 ; 21 : 904-19.

[40.19] Belzil VV, Daoud H, St-Onge J, Desjarlais A, Bouchard JP, Dupre N *et al.* Identification of novel FUS mutations in sporadic cases of amyotrophic lateral sclerosis. Amyotroph Lateral Scler 2011 ; 12 : 113-7.

[40.20] Broustal O, Camuzat A, Guillot-Noël L, Guy N, Millecamps S, Deffond D *et al.* FUS mutations in frontotemporal lobar degeneration with amyotrophic lateral sclerosis. J Alzheimers Dis 2010 ; 22 : 765-9.

[40.21] Deng HX, Chen W, Hong ST, Boycott KM, Gorrie GH, Siddique N *et al.* Mutations in UBQLN2 cause dominant X-linked juvenile and adult-onset ALS and ALS/dementia. Nature 2011 ; 477 : 211-7.

[40.22] Daoud H, Suhail H, Szuto A, Camu W, Salachas F, Meininger V *et al.* UBQLN2 mutations are rare in French and French-Canadian amyotrophic lateral sclerosis. Neurobiol Aging 2012 ; 33 : 2230.e1-5.

[40.23] Hosler BA, Siddique T, Sapp PC, Sailor W, Huang MC, Hossain A *et al.* Linkage of familial amyotrophic lateral sclerosis with frontotemporal dementia to chromosome 9q21-q22. JAMA 2000 ; 284 : 1664-9.

[40.24] Renton AE, Majounie E, Waite A, Simon-Sanchez J, Rollinson S, Gibbsl JR *et al.* A hexanucleotide repeat expansion in C9ORF72 is the cause of chromosome 9p21-linked ALSFTD. Neuron 2011 ; 74 : 1-12.

[40.25] DeJesus-Hernandez M, Mackenzie IR, Boeve BF, Boxer AL, Baker M, Rutherford NJ *et al.* Expanded GGGGCC hexanucleotide repeat in noncoding region of C9ORF72 causes chromosome 9p-linked FTD and ALS. Neuron 2011 ; 72 : 1-12.

[40.26] Majounie E, Renton AE, Mok K, Dopper EG, Waite A, Rollinson S *et al.* Frequency of the C9ORF72 hexanucleotide repeat expansion in patients with amyotrophic lateral sclerosis and frontotemporal dementia : a cross-sectional study. Lancet Neurol 2012 ; 11 : 323-30.

[40.27] Millecamps S, Boillée S, Le Ber I, Seilhean D, Teyssou E, Giraudeau M *et al.* Phenotype difference between ALS patients with expanded repeats in C9ORF72 and patients with mutations in other ALS-related genes. J Med Genet 2012 ; 49 : 258-63.

[40.28] Lilienfeld DE, Perl DP, Olanow CW. Guam neurodegeneration. *In :* Calne DB, ed. Neurodegenerative diseases. Philadelphia : WB Saunders, 1994 : 895-908.

[40.29] Spencer PS, Nunn PB, Hugon J, Ludolph A, Roy DN. Motor neurone disease on Guam : possible role of a food neurotoxin. Lancet 1986 ; 1 : 965.

[40.30] Spencer PS, Nunn PB, Hugon J, Ludolph AC, Ross SM, Roy DN *et al.* Guam ALS, parkinsonism, dementia linked to a plant excitant neurotoxin. Science 1987 ; 237 : 517-22.

[40.31] Cox PA, Banack SA, Murch SJ. Biomagnification of cyanobacterial neurotoxins and neurodegenrative disease among the Chamorro people of Guam. Proc Natl Acad Sci 2003 ; 100 : 13380-3.

[40.32] Wiederholt WC. Neuroepidemiologic research initiatives on Guam : past and present. Neuroepidemiology 1999 ; 18 : 279-91.

[40.33] Schmitt HP, Emser W, Heimes C. Familial occurrence of amyotrophic lateral sclerosis, parkinsonism, and dementia. Ann Neurol 1984 ; 16 : 642-84.

Chapitre

41

Troubles cognitifs et comportementaux de la paralysie supranucléaire progressive

M. Verny

La paralysie supranucléaire progressive (PSP), ou maladie de Steele, Richardson et Olszewski, est une affection neurodégénérative classée dans les tauopathies dont l'étiologie reste inconnue. Des travaux ont montré que l'incidence de la PSP augmente régulièrement avec l'âge, atteignant 14,7 pour 100 000 habitants par an entre 80 et 99 ans [41.1]. La prévalence ajustée sur l'âge est quant à elle évaluée à 6,4 pour 100 000, avec une vraisemblable sous-estimation selon les auteurs [41.2]. Parmi les affections neurodégénératives, la PSP est le premier diagnostic différentiel de la maladie de Parkinson.

C'est en 1964 que fut publié l'article princeps de Steele-Richardson-Olszewski, rapportant 9 cas dont 7 étaient décédés et avaient été autopsiés [41.3]. Les auteurs retenaient alors l'appellation de paralysie supranucléaire progressive (PSP). Le diagnostic de certitude est ainsi apparu comme clinicopathologique. Dans les suites de cette publication, la PSP est décrite comme se caractérisant par un syndrome parkinsonien « atypique », où prédomine l'akinésie et où l'hypertonie est surtout axiale. Les troubles de la marche et de l'équilibre sont précoces avec des chutes imprévisibles. Le signe clinique le plus évocateur est la paralysie oculomotrice de la verticalité volontaire. La survenue d'une démence frontale semble constante au cours de l'évolution. Les troubles cognitifs et comportementaux sont signalés dès l'article original, présents 7 fois sur les 9 cas rapportés.

Pourtant, il faut attendre 1974 et la publication de Martin Albert [41.4] pour que soit caractérisé le syndrome démentiel de la PSP. Il a repris 42 cas de PSP publiés dans la littérature et en a décrit 5 supplémentaires, montrant que les troubles cognitif et comportementaux de ces patients ressemblaient à ceux décrits dans d'autres maladies sous-corticales. À partir de ce travail, la PSP est apparue comme l'archétype de la démence sous-corticale. Il faudra ensuite attendre des travaux montrant l'existence de lésions neuropathologiques corticales pour qu'une brèche soit ouverte dans ce concept [41.5, 41.6].

Depuis quelques années, la présentation clinique de la PSP est apparue beaucoup plus variée que celle de la PSP « traditionnelle », également qualifiée par certains auteurs de syndrome de Richardson [41.7]. On peut ainsi distinguer plusieurs formes cliniques, dont certaines où prédominent l'atteinte motrice et d'autres (qui retiendront ici notre attention) où l'atteinte cognitivocomportementale est au premier plan. Les formes motrices correspondent aux entités de PSP-Parkinson (PSP-P) [41.8] et à la forme dite d'akinésie pure avec enrayages cinétiques *(pure akinesia with gait freezing)* [41.9, 41.10].

Concernant les présentations cognitivocomportementales, nous décrirons ici successivement les troubles cognitifs de la « PSP traditionnelle », les formes se présentant comme une dégénérescence corticobasale (DCB), celles décrites comme des aphasies non fluentes progressives (ANFP), et celles qui prennent l'aspect d'une démence frontotemporale (DFT) dans une variante comportementale.

Démence sous-corticofrontale de la PSP traditionnelle

Les troubles se caractérisent habituellement par une bradypsychie sévère, une apathie massive et un syndrome frontal dysexécutif. Dans cette forme, une série clinicopathologique permettait de retenir l'existence d'une démence dans au moins 66 % des cas et l'existence d'un syndrome frontal dans 78 % des cas [41.11].

Bradyphrénie

Martin Albert [41.4] a utilisé ce terme pour caractériser la lenteur des opérations de la pensée chez ces patients, sans corrélation obligatoire avec la dégradation des performances. Elle est parfois extrême chez les patients. Pour différencier la lenteur d'exécution motrice de la lenteur cognitive, Dubois *et al.* [41.12] ont utilisé un paradigme de temps de réaction, permettant la discrimination entre le temps de traitement purement central et la réponse motrice. Les patients PSP avaient une performance inférieure dans les tâches plus complexes que des patients atteints de maladie de Parkinson. Ces résultats étaient directement corrélés avec des anomalies d'autres tests exécutifs.

Atteinte exécutive

Elle est particulièrement marquée dans cette affection et il s'agit de la caractéristique des atteintes sous-corticales [41.13]. Cela se traduit par une difficulté à interpréter les proverbes [41.4, 41.14, 41.15], à trouver des communautés entre des objets appartenant à la même catégorie sémantique (conceptualisation), à formuler des stratégies pour résoudre des problèmes, comme cela apparaît dans le test de Wisconsin [41.15-41.17]. Les problèmes de persévération sont évidents quand les patients sont incapables de changer de critères, formuler une nouvelle hypothèse ou de réaliser correctement les frises de Luria. Ils présentent aussi une incapacité à alterner des tâches, comme par exemple dans le test du TMT B entre les chiffres et les lettres ou lors du test de Stroop [41.15, 41.18]. La fluence verbale littérale est souvent effondrée (avec relative préservation de la fluence sémantique) et les patients présentent des troubles de la mémoire de travail.

L'atteinte comportementale est fréquemment marquée, en lien avec l'atteinte préfrontale [41.19]. Les comportements d'utilisation, de préhension et d'imitation sont ainsi fréquemment observés, traduisant une dépendance importante à l'environnement et une tendance à y adhérer.

Troubles mnésiques

Il s'agit surtout d'un déficit du rappel plutôt qu'un trouble de mémorisation, comme cela est observé dans les atteintes temporales mésiales. Ainsi les patients atteints de PSP ont des difficultés à récupérer des informations de la mémoire à long terme [41.20]. Les performances en rappel libre à l'épreuve du rappel libre/rappel indicé à 16 items sont effondrées. Ces difficultés sont améliorées par les indices sémantiques, indiquant une difficulté des capacités de récupération de l'information plutôt que de la consolidation. Les patients ont aussi des difficultés avec les apprentissages en mémoire procédurale implicite [41.15].

Fonctions instrumentales

Elles sont habituellement considérées comme préservées dans cette forme « traditionnelle » de la maladie [41.13]. Les patients présentent néanmoins des déficits lors de l'initiation du langage et dans le langage spontané, avec un tableau d'aphasie adynamique. Il pourrait s'agir d'un déficit dans la planification ou d'une réduction extrême de la fluence verbale.

L'apraxie est aussi habituellement absente, même si des erreurs apraxiques ne sont pas rares. Leiguarda *et al.* [41.21] ont montré qu'il s'agissait davantage d'erreurs en lien avec la déconnexion entre les ganglions de la base et les circuits prémoteurs plutôt qu'avec une atteinte du cortex pariétal où sont localisées les représentations sémantiques des gestes.

Il existe aussi des anomalies lors des tâches visuospatiales, avec des phénomènes de *grasping* visuel, montrant là encore l'influence de l'atteinte exécutive.

Troubles du comportement

Ils ont été signalés dès l'article princeps de Steele *et al.* [41.3] comme *« de vagues changements de la personnalité et des comportements »*, puis par Albert [41.4] comme *« des altérations de la personnalité avec de l'apathie ou de la dépression et occasionnellement des épisodes d'irritabilité »*. Il faut attendre 1996 pour que Litvan *et al.* [41.22] présentent une étude systématique des troubles comportementaux avec la NPI chez 22 PSP et leurs aidants. L'apathie était la plus fréquente et présente dans 91 % des cas, sans lien avec une dysphorie, la durée de la maladie ou sa sévérité. La désinhibition était le deuxième trouble en fréquence dans cet échantillon, probablement dû à l'atteinte des voies liant les ganglions de la base au cortex orbitofrontal, qui régule les comportements sociaux et les capacités d'inhibition. Cela a été confirmé par l'étude de Levy *et al.* [41.23] comparant les troubles comportementaux de cas de PSP avec des maladies d'Alzheimer, des démences frontotemporales, des maladies de Parkinson ou de Huntington. Par ailleurs, un travail de corrélations anatomocliniques de la *« brain bank »* de l'association de la PSP a montré que la psychose était l'un des troubles les plus souvent liés à une erreur de diagnostic (18 % des cas) [41.24]. Ainsi, les troubles tels que psychose, hallucinations, délire et comportements paranoïaques doivent être considérés comme des « drapeaux rouges » allant contre le diagnostic de PSP. Plus récemment, une étude a souligné la fréquence des troubles obsessionnels compulsifs, observés dans 24 % des cas [41.25].

Forme DCB (PSP-DCB)

La dégénérescence corticobasale (DCB) est une autre tauopathie avec des lésions qui, par leur nature comme leur répartition, sont très proches de celles de la PSP [41.26]. Il n'est donc pas surprenant que, dans certains cas, il puisse y avoir des expressions cliniques proches. En effet certains auteurs ont rapporté des cas de PSP se présentant cliniquement comme une DCB « maladie » [41.27, 41.28]. Ainsi, seules les corrélations clinicopathologiques permettent de distinguer les formes cliniques de PSP-DCB. Les caractéristiques cognitives cliniques du « syndrome DCB » sont une apraxie idéomotrice et mélocinétique, un trouble cortical de la sensibilité (astéréognosie, agraphesthésie) et une atteinte des fonctions exécutives. Cela s'associe habituellement à des troubles moteurs associant un syndrome pyramidal à un syndrome hypertonique et dystonique non sensible à la L-dopa, classiquement très asymétrique.

Forme « aphasie primaire non fluente »

Au début des années 2000, deux cas inhabituels de PSP ont été décrits, se présentant comme une aphasie primaire progressive [41.29, 41.30]. Les deux cas se présentaient comme une aphasie transcorticale isolée au début de la maladie. Les signes plus caractéristiques de la PSP sont survenus secondairement. L'examen *post-mortem* a révélé des lésions typiques de PSP, non seulement dans le tronc cérébral mais aussi dans le cortex cérébral. Depuis, d'autres publications ont décrit des cas similaires [41.31, 41.32]. L'aphasie primaire non fluente est habituellement considérée comme une des expressions cliniques de la dégénérescence lobaire frontotemporale (DLFT), au même titre que la variante comportementale et la démence sémantique. La description habituelle est celle d'une fluence spontanée réduite, avec un manque du mot associé à une atteinte phonétique (transformations phonétiques, pseudo-bégaiement...) et des paraphasies phonémiques. Il y a aussi un agrammatisme et des troubles de la mémoire de travail qui affectent la répétition et la compréhension. Toutefois, lorsque l'étude neuropathologique montre qu'il s'agit d'une PSP, la clinique correspond le plus souvent à une variante de l'aphasie primaire non fluente, appelée « apraxie de la parole » *(apraxia of speech)* ou anarthie progressive [41.33-41.35]. Cela se caractérise par une lenteur de la production de la parole, des intervalles prolongés entre les syllabes ou les mots, des distorsions et des substitutions sonores. Il s'y associe une apraxie bucco-facio-linguale mais il n'y a pas de véritable aphasie [41.36].

Formes avec troubles comportementaux inauguraux

Plus récemment, des cas de PSP révélés par des troubles du comportement ont fait l'objet de quelques études. Ces cas posent le problème du diagnostic différentiel avec une DFT dans la variante comportementale (DFTvc). Ce n'est, le plus souvent, que lorsque les signes neurologiques caractéristiques de la PSP apparaissent que le diagnostic est redressé. Ainsi, parmi 66 cas clinicopathologiques de PSP de la Mayo Clinic, 3 cas se sont présentés comme des DFTvc [41.37]. Pour chacun de ces cas, au moins un élément sémiologique caractéristique de PSP s'est développé dans les 5 ans suivant les éléments initiaux. Dans un autre travail, 20 % des cas de PSP se révélaient initialement par un profil d'atteinte cognitive et comportementale, les faisant diagnostiquer comme des DFT [41.38]. Une étude récente insiste quant à elle sur le fait que si les stéréotypies ne doivent pas faire exclure le diagnostic de DFT, elles sont fréquentes au cours de la PSP [41.39]. Toutefois, ce résultat n'a pas été confirmé dans un autre travail, qui retient pour sa part que le score de stéréopypies est significativement moins élevé dans les cas de PSP que de DFT [41.40] avec un profil de troubles du comportement globalement similaire dans les deux pathologies. Pour O'Keeffe *et al.* [41.41], la perte de l'introspection *(loss of insight)*, jugée caractéristique de la DFT, est plus fréquente dans ces cas que lors de la PSP ou de la DCB.

Mécanismes à l'origine des troubles cognitifs

L'existence des différentes formes cliniques que nous avons signalées ne peut se concevoir qu'en essayant de mettre en relation la distribution topographique des lésions neuropathologiques avec différentes régions cérébrales [41.42]. Dans la forme traditionnelle, les lésions affectent principalement les ganglions de la base et le tronc cérébral, et dans ces cas l'atteinte cognitive a longtemps été considérée comme due à une déafférentation du cortex préfrontal [41.4, 41.43], même si les lésions corticales constantes, notamment dans les régions préfrontales, pourraient jouer un rôle [11]. Le rôle des lésions corticales est bien illustré dans les autres formes cliniques comme la PSP-DCB. En effet, les lésions sont plus marquées dans les cortex cérébraux frontopariétaux, dans une distribution similaire à celle de la DCB « maladie » [41.27]. Dans l'apraxie de la parole, les lésions prédominent cette fois-ci dans le cortex frontal et temporal [41.31].

Pour aider au diagnostic

Le diagnostic de la PSP reste avant tout clinique. Dans les formes que nous venons de décrire, il s'agit de surveiller l'apparition de signes de la « PSP traditionnelle » (stigmates de l'atteinte motrice axiale et troubles oculomoteurs). Si l'atteinte oculomotrice est parfois mise en évidence cliniquement, il ne faut pas hésiter à recourir à un enregistrement des mouvements oculaires conjugués, permettant de mieux caractériser les troubles oculomoteurs. Malheureusement, peu d'équipes sont en mesure de proposer ce type d'étude avec une interprétation pertinente des résultats. Quant à l'imagerie cérébrale, elle repose sur un examen IRM permettant notamment de s'assurer qu'il n'y a pas d'atteinte vasculaire sous-corticale significative. Mais au-delà, elle permet éventuellement de mettre en évidence l'atrophie du lobe frontal et surtout du tronc cérébral [41.44]. On peut ainsi observer une atteinte du mésencéphale, avec la disparition de la convexité de l'espace interpédonculaire qui, dans un premier temps, apparaît en rectitude avec un aspect en « V », puis en progressant devient concave [41.45]. Sur les coupes sagittales, l'aspect du mésencéphale est celui dit de la « tête de colibri ». Les pédoncules cérébelleux supérieurs apparaissent visuellement atrophiés [41.46]. L'apport des examens neuroradiologiques spécifiquement dans les formes cognitivocomportementales n'est pas bien documenté.

Parmi les autres examens, on peut parfois proposer une étude de la perfusion cérébrale (TEMP) ou du métabolisme cérébral (TEP) pour objectiver l'hypométabolisme frontal associé au syndrome comportemental. Quant au DAT-scan, il peut être utile dans les formes cognitivocomportementales, notamment lorsque, malgré l'absence de signe extrapyramidaux, on évoque le diagnostic de PSP. Dans ces cas, l'examen peut objectiver une dénervation nigrostriatale bilatérale qui pourra être un argument en faveur du diagnostic, sans permettre toutefois de faire formellement la différence entre la PSP, la DCB ou la DCL. La PL avec analyse des marqueurs biologiques de neurodégénérescence (dosage de la protéine tau hyperphosphorylée, notamment) n'est pas encore recommandée en pratique clinique [41.47].

Enfin, il faut souligner qu'en pratique clinique, des tests comme la BREF [41.48] et le « signe de l'applaudissement » [41.49] peuvent être utiles pour repérer et suivre l'atteinte cognitivocomportementale chez ces patients. Ils ont fait l'objet de quelques études. La BREF montre ainsi les scores les plus bas pour la PSP par rapport à des cas de MSA et de maladie de Parkinson dans une étude de Paviour *et al.* [41.50]. Pour le signe de l'applaudissement, une étude récente a montré sa faible spécificité, contrairement à des travaux antérieurs [41.49, 41.51].

Prise en charge et médicaments

Le traitement de la PSP, quelle que soit sa forme clinique, ne peut être que purement symptomatique. Les troubles moteurs peuvent faire l'objet d'un essai de traitement par L-dopa, associé à une prise en charge en kinésithérapie, en ergothérapie...

Pour ce qui est des troubles cognitifs, des essais ont été menés notamment avec les inhibiteurs de l'acétylcholinestérase. L'étude la plus rigoureuse menée en double aveugle avec le donépézil contre placebo n'a montré aucun bénéfice de ce traitement [41.52]. Néanmoins, dans un travail récent en ouvert avec la rivastigmine, il semble que le traitement apporte une légère amélioration justifiant une étude plus large [41.53].

Plus de 10 essais sont actuellement en cours (voir : http://www.clinicaltrials.gov) afin de déterminer l'efficacité symptomatique ou neuroprotectrice de plusieurs molécules, dont certaines plus centrées sur les troubles cognitifs (rivastigmine, donépézil) et d'autres sur des effets espérés sur les mécanismes de la maladie avec des hypothèses diverses (acide valproïque, coenzyme Q10, lithium, niacinamide, davunétide...). On peut signaler qu'une étude récente de grande envergure n'a pas permis de montrer l'efficacité du riluzole [41.54].

Le syndrome cognitivocomportemental peut être pris en charge par un orthophoniste afin de lutter contre l'inertie cognitive. De même, celui-ci peut intervenir favorablement en cas de dysarthrie hypokinétique, d'hypophonie ou de troubles de la déglutition.

Bibliographie

[41.1] Bower JH, Maraganore DM, McDonnell SK, Rocca WA. Incidence of progressive supranuclear palsy and multiple system atrophy in Olmsted County, Minnesota, 1976 to 1990. Neurology 1997 ; 49 : 1284-8.

[41.2] Schrag A, Ben-Shlomo Y, Quinn NP. Prevalence of progressive supranuclear palsy and multiple system atrophy : a cross-sectional study. Lancet 1999 ; 354 : 1771-5.

[41.3] Steele J, Richardson J, Olszewski J. Progressive supranuclear palsy ; a heterogeneous degeneration involving the brain stem, basal ganglia and cerebellum with vertical gaze and pseudobulbar palsy, nuclear dystonia and dementia. Arch Neurol 1964 ; 10 : 333-59.

[41.4] Albert M, Feldman R, Willis A. The " subcortical dementia " of progressive supranuclear palsy. J Neurol Neurosurg Psychiatry 1974 ; 37 : 121-30.

[41.5] Hauw JJ, Verny M, Delaère P, Cervera P, He Y, Duyckaerts C. Constant neurofibrillary changes in the neocortex in progressive supranuclear palsy. Basic differences with Alzheimer's disease and aging. Neurosci Lett 1990 ; 119 : 182-6.

[41.6] Verny M, Duyckaerts C, Delaère P, He Y, Hauw JJ. Cortical tangles in progressive supranuclear palsy. J Neural Transm 1994 ; 42 (Suppl) : 179-88.

[41.7] Levy R. Progressive supranuclear palsy : what's new ? Geriatr Psychol Neuropsychiatr Vieil 2011 ; 9 : 191-201.

[41.8] Williams DR, de Silva R, Paviour DC, Pittman A, Watt HC, Kilford L *et al.* Characteristics of two distinct clinical phenotypes in pathologically proven progressive supranuclear palsy : Richardson's syndrome and PSP-parkinsonism. Brain 2005 ; 128 : 1247-58.

[41.9] Riley DE, Fogt N, Leigh RJ. The syndrome of " pure akinesia " and its relationship to progressive supranuclear palsy. Neurology 1994 ; 44 : 1025-9.

[41.10] Compta Y, Valldeoriola F, Tolosa E, Rey MJ, Martí MJ, Valls-Solé J. Long lasting pure freezing of gait preceding progressive supranuclear palsy : a clinicopathological study. Mov Disord 2007 ; 22 : 1954-8.

[41.11] Verny M, Duyckaerts C, Agid Y, Hauw JJ. The significance of cortical pathology in progressive supranuclear palsy. Clinico-pathological data in 10 cases. Brain 1996 ; 119 : 1123-36.

[41.12] Dubois B, Pillon B, Legault F, Agid Y, Lhermitte F. Slowing of cognitive processing in progressive supranuclear palsy. A comparison with Parkinson's disease. Arch Neurol 1988 ; 45 : 1194-9.

[41.13] Magherini A, Litvan I. Cognitive and behavioral aspects of PSP since Steele, Richardson and Olszewski's description of PSP 40 years ago and Albert's delineation of the subcortical dementia 30 years ago. Neurocase 2005 ; 11 : 250-62.

[41.14] Cambier J, Masson M, Viader F, Limodin J, Strube A. Frontal syndrome of progressive supranuclear palsy. Rev Neurol (Paris) 1985 ; 141 : 528-36.

[41.15] Grafman J, Litvan I, Gomez C, Chase TN. Frontal lobe function in progressive supranuclear palsy. Arch Neurol 1990 ; 47 : 553-8.

[41.16] Pillon B, Dubois B, Lhermitte F, Agid Y. Heterogeneity of cognitive impairment in progressive supranuclear palsy, Parkinson's disease, and Alzheimer's disease. Neurology 1986 ; 36 : 1179-85.

[41.17] Rafal RD, Grimm RJ. Progressive supranuclear palsy : functional analysis of the response to methysergide and antiparkinsonian agents. Neurology 1981 ; 31 : 1507-18.

[41.18] Pillon B, Gouider-Khouja N, Deweer B, Vidailhet M, Malapani C, Dubois B *et al*. Neuropsychological pattern of striatonigral degeneration : comparison with Parkinson's disease and progressive supranuclear palsy. J Neurol Neurosurg Psychiatry 1995 ; 58 : 174-9.

[41.19] Dubois B, Slachevsky A, Litvan I, Pillon B. The FAB : a frontal assessment battery at bedside. Neurology 2000 ; 55 : 1621-6.

[41.20] Pillon B, Deweer B, Michon A, Malapani C, Agid Y, Dubois B. Are explicit memory disorders of progressive supranuclear palsy related to damage to striatofrontal circuits ? Comparison with Alzheimer's, Parkinson's, and Huntington's diseases. Neurology 1994 ; 44 : 1264-70.

[41.21] Leiguarda RC, Pramstaller PP, Merello M, Starkstein S, Lees AJ, Marsden CD. Apraxia in Parkinson's disease, progressive supranuclear palsy, multiple system atrophy and neuroleptic-induced parkinsonism. Brain 1997 ; 120 : 75-90.

[41.22] Litvan I, Mega MS, Cummings JL, Fairbanks L. Neuropsychiatric aspects of progressive supranuclear palsy. Neurology 1996 ; 47 : 1184-9.

[41.23] Levy ML, Cummings JL, Fairbanks LA, Masterman D, Miller BL, Craig AH *et al*. Apathy is not depression. J Neuropsychiatry Clin Neurosci 1998 ; 10 : 314-9.

[41.24] Josephs KA, Dickson DW. Diagnostic accuracy of progressive supranuclear palsy in the Society for Progressive Supranuclear Palsy brain bank. Mov Disord 2003 ; 18 : 1018-26.

[41.25] Fukui T, Lee E, Hosoda H, Okita K. Obsessive-compulsive behavior as a symptom of dementia in progressive supranuclear palsy. Dement Geriatr Cogn Disord 2010 ; 30 : 179-88.

[41.26] Sha S, Hou C, Viskontas IV, Miller BL. Are frontotemporal lobar degeneration, progressive supranuclear palsy and corticobasal degeneration distinct diseases ? Nat Clin Pract Neurol 2006 ; 2 : 658-65.

[41.27] Tsuboi Y, Josephs KA, Boeve BF, Litvan I, Caselli RJ, Caviness JN *et al*. Increased tau burden in the cortices of progressive supranuclear palsy presenting with corticobasal syndrome. Mov Disord 2005 ; 20 : 982-8.

[41.28] Josephs KA, Petersen RC, Knopman DS, Boeve BF, Whitwell JL, Duffy JR *et al*. Clinicopathologic analysis of frontotemporal and corticobasal degenerations and PSP. Neurology 2006 ; 66 : 41-8.

[41.29] Mochizuki A, Ueda Y, Komatsuzaki Y, Tsuchiya K, Arai T, Shoji S. Progressive supranuclear palsy presenting with primary progressive aphasia. Clinicopathological report of an autopsy case. Acta Neuropathol (Berl) 2003 ; 105 : 610-4.

[41.30] Boeve B, Dickson D, Duffy J, Bartleson J, Trenerry M, Petersen R. Progressive nonfluent aphasia and subsequent aphasic dementia associated with atypical progressive supranuclear palsy pathology. Eur Neurol 2003 ; 49 : 72-8.

[41.31] Josephs KA, Duffy JR, Strand EA, Whitwell JL, Layton KF, Parisi JE *et al*. Clinicopathological and imaging correlates of progressive aphasia and apraxia of speech. Brain 2006 ; 129 : 1385-98.

[41.32] Deramecourt V, Lebert F, Debachy B, Mackowiak-Cordoliani MA, Bombois S, Kerdraon O *et al*. Prediction of pathology in primary progressive language and speech disorders. Neurology 2010 ; 74 : 42-9.

[41.33] Kertesz A. Frontotemporal dementia : one disease, or many ? Probably one, possibly two. Alzheimer Dis Assoc Disord 2005 ; 19 (Suppl 1) : S19-24.

[41.34] Josephs KA, Duffy JR. Apraxia of speech and nonfluent aphasia : a new clinical marker for corticobasal degeneration and progressive supranuclear palsy. Curr Opin Neurol 2008 ; 21 : 688-92.

[41.35] Llado A, Sànchez-Valle R, Rey MJ, Ezquerra M, Tolosa E, Ferrer I *et al*. Clinicopathological and genetic correlates of frontotemporal lobar degeneration and corticobasal degeneration. J Neurol 2008 ; 255 : 488-94.

[41.36] Ogar J, Slama H, Dronkers N, Amici S, Gorno-Tempini ML. Apraxia of speech : an overview. Neurocase 2005 ; 11 : 427-32.

[41.37] Hassan A, Parisi JE, Joseph KA. Autopsy proven progressive supranuclear palsy presenting as behavioral variant frontotemporal dementia. Neurocase 2012 ; 18 : 478-88.

[41.38] Donker Kaat L, Boon AJ, Kamphorst W, Ravid R, Duivenvoorden HJ, Van Swieten JC. Frontal presentation in progressive supranuclear palsy. Neurology 2007 ; 69 : 723-9.

[41.39] Prioni S, Fetoni V, Barocco F, Redaelli V, Falcone C, Soliveri P *et al*. Stereotypic behaviors in degenerative dementias. J Neurol 2012 ; 259 : 2452-9.

[41.40] Yatabe Y, Hashimoto M, Kaneda K, Honda K, Ogawa Y, Yuuki S *et al.* Neuropsychiatric symptoms of progressive supranuclear palsy in a dementia clinic. Psychogeriatrics 2011 ; 11 : 54-9.

[41.41] O'Keeffe FM, Murray B, Coen RF, Dockree PM, Bellgrove MA, Garavan H *et al.* Loss of insight in frontotemporal dementia, corticobasal degeneration and progressive supranuclear palsy. Brain 2007 ; 130 : 753-64.

[41.42] Williams DR, Lees AJ. Progressive supranuclear palsy : clinicopathological concepts and diagnostic challenges. Lancet Neurol 2009 ; 8 : 270-9.

[41.43] Agid Y, Ruberg M, Dubois B, Pillon B. Anatomoclinical and biochemical concepts of subcortical dementia. *In :* Stahl S, Iversen S, Goodman G, eds. Cognitive neurochemistry. New York : Oxford Science Pub, 1987 : 248-71.

[41.44] Schrag A, Good CD, Miszkiel K, Morris HR, Mathias CJ, Lees AJ *et al.* Differentiation of atypical parkinsonian syndromes with routine MRI. Neurology 2000 ; 54 : 697-702.

[41.45] Oba H, Yagishita A, Terada H, Barkovich AJ, Kutomi K, Yamauchi T *et al.* New and reliable MRI diagnosis for progressive supranuclear palsy. Neurology 2005 ; 64 : 2050-5.

[41.46] Paviour DC, Price SL, Stevens JM, Lees AJ, Fox NC. Quantitative MRI measurement of superior cerebellar peduncle in progressive supranuclear palsy. Neurology 2005 ; 64 : 675-9.

[41.47] Bian H, Van Swieten JC, Leight S, Massimo L, Wood E, Forman M *et al.* CSF biomarkers in frontotemporal lobar degeneration with known pathology. Neurology 2008 ; 70 : 1827-35.

[41.48] Dubois B, Slachevsky A, Litvan I, Pillon B. The FAB : a frontal assessment battery at bedside. Neurology 2000 ; 55 : 1621-6.

[41.49] Dubois B, Slachevsky A, Pillon B, Beato R, Villalponda JM, Litvan I. " Applause sign " helps to discriminate PSP from FTD and PD. Neurology 2005 ; 64 : 2132-3.

[41.50] Paviour DC, Winterburn D, Simmonds S, Burgess G, Wilkinson L, Fox NC *et al.* Can the frontal assessment battery (FAB) differentiate bradykinetic rigid syndromes ? Relation of the FAB to formal neuropsychological testing. Neurocase 2005 ; 11 : 274-82.

[41.51] Luzzi S, Fabi K, Pesallaccia M, Silvestrini M, Provinciali L. Applause sign : is it really specific for Parkinsonian disorders ? Evidence from cortical dementias. J Neurol Neurosurg Psychiatry 2011 ; 82 : 830-3.

[41.52] Litvan I, Phipps M, Pharr VL, Hallett M, Grafman J, Salazar A. Randomized placebo-controlled trial of donepezil in patients with progressive supranuclear palsy. Neurology 2001 ; 57 : 467-73.

[41.53] Liepelt I, Gaenslen A, Godau J, Di Santo A, Schweitzer KJ, Gasser T *et al.* Rivastigmine for the treatment of dementia in patients with progressive supranuclear palsy : clinical observations as a basis for power calculations and safety analysis. Alzheimers Dement 2010 ; 6 : 70-4.

[41.54] Bensimon G, Ludolph A, Agid Y, Vidailhet M, Payan C, Leigh PN *et al.* Riluzole treatment, survival and diagnostic criteria in Parkinson plus disorders : the NNIPPS study. Brain 2009 ; 132 : 156-71.

Chapitre

42

Troubles cognitifs et diagnostic de dégénérescence corticobasale

| F. Tison

La dégénérescence basale (DCB) a été caractérisée par Rebeiz *et al.* en 1968 à propos de 3 patients présentant un désordre progressif du mouvement et de la posture avec dégénérescence corticonigrale et neurones achromatiques [42.1]. Pour une partie de la communauté neurologique, la DCB fut par la suite considérée comme un désordre du mouvement avec des signes pariétaux, et pour l'autre un variant de maladie de Pick, expliquant une certaine confusion terminologique [42.2, 42.3]. Si les critères initiaux du diagnostic clinique excluaient la démence, il a bien fallu par la suite admettre que des cas caractérisés pathologiquement pouvaient se présenter comme un trouble du comportement, du contrôle exécutif et du langage [42.4]. De plus la présentation classique faite d'un syndrome moteur asymétrique progressif avec signes corticaux pariétaux et apraxie reflète une hétérogénéité pathologique. Seuls la moitié des cas environ ont une pathologie typique de DCB, les autres présentent pathologiquement une maladie d'Alzheimer (environ 20 à 30 %), une paralysie supranucléaire progressive (environ 10 à 20 %), des démences frontotemporales, une démence à corps de Lewy voire une maladie de Creutzfeld-Jacob [42.5-42.7]. Le terme de syndrome corticobasal (SCB) a alors été préféré pour caractériser ce tableau clinique [42.5]. Nous passerons en revue ici les critères diagnostiques de SCB et DCB ainsi que la place des troubles cognitifs avec leurs caractéristiques.

Critères de diagnostic de SCB et DCB

SCB

Le SCB « classique » associe de manière variable un syndrome akinétorigide, une dystonie, des myoclonies réflexes et un tremblement myoclonique d'action accompagné de signes corticaux avec apraxie, troubles sensitifs et syndrome de la main étrangère, réalisant le classique tableau de « membre inutile », progressant ensuite par des signes axiaux avec troubles de la marche, de l'équilibre, du contrôle postural, dysarthrie et troubles de la déglutition [42.3-42.5].

Les critères diagnostiques initiaux reposaient sur cette présentation très motrice du SCB et excluaient la démence ou les troubles cognitifs marqués [42.4]. Depuis, de nombreuses études ont montré que le déficit cognitif est précoce, que le SCB est aussi bien cognitif que moteur et que la dimension cognitive forme une dimension spécifique du SCB. Une plainte ou des troubles cognitifs sont présents chez plus de la moitié à la totalité des patients selon les séries, dès la première évaluation. Il s'agit en particulier de difficultés à trouver ses mots, de dysgraphie et de déficit des fonctions exécutives. Des troubles praxiques, en particulier buccofaciaux, et des troubles du langage (aphasie non fluente) sont retrouvés à l'examen chez la majorité des patients dès le début. Sur la base de ces éléments et l'étude de 3 séries de critères diagnostiques appliqués à 40 patients, une nouvelle série de critères dits de Cambridge a été proposée, permettant d'intégrer les manifestations cognitives du syndrome *(tab. 42.1)* [42.4].

TABLEAU 42.1 ▼ Critères dits de Cambridge.

Pour le diagnostic de syndrome corticobasal le patient doit satisfaire tous les critères obligatoires, 2 critères majeurs et 2 critères mineurs.
Critères obligatoires • Début insidieux et progression graduelle • Pas de réponse prolongée à un traitement par lévodopa*
Critères *majeurs* et mineurs** • Manifestations motrices : – *syndrome akinétorigide* – myoclonies focales ou segmentaires – dystonie asymétrique • Manifestations corticales motrices et sensitives : – *apraxie des membres* – phénomène de main étrangère – déficit sensitif cortical ou dyscalculie • Manifestations cognitives : – *atteinte de la parole et du langage**** – syndrome dysexécutif frontal – déficits visuospatiaux

* La réponse du syndrome parkinsonien à la lévodopa doit être testée avec au moins 250 mg de lévodopa 3 fois par jour pendant au moins 2 mois. La réponse est considérée faible quand les signes extrapyramidaux ne montrent pas d'amélioration franche ou que l'effet thérapeutique est transitoire (par exemple, dure moins de 1 an).
** En caractères italiques.
*** Inclut aphasie, dysarthrie et dysgraphie.

DCB

La DCB est une maladie neurodégénérative rare, progressive, débutant entre 50 et 70 ans. Elle se présente de manière hétérogène avec une constellation de symptômes moteurs, sensitifs, comportementaux et cognitifs qui rend le diagnostic difficile du vivant du patient. Elle est pathologiquement caractérisée par une atrophie corticale circonscrite mais d'étendue variable selon les symptômes, avec spongiose et neurones ballonnés et décolorés. Il s'agit dune tauopathie 4R (comme la PSP) avec accumulation anormale extensive de protéine tau neuronale et gliale, principalement dans la substance grise et blanche du cortex, des noyaux gris centraux, du diencéphale et de la partie haute du tronc cérébral. Dans les astrocytes, elle forme des plaques astrocytaires typiques pour le diagnostic pathologique [42.8].

L'expression clinique est très hétérogène et, selon les séries, seulement 25 à 50 % des patients atteints de DCB sont diagnostiqués correctement durant leur vie. La présentation selon les critères du SCB concernerait en réalité une minorité de patients (moins d'un tiers), les autres se présenteraient sous la forme d'un syndrome de Richardson (tableau de PSP-*like* avec troubles oculomoteurs retardés), d'une aphasie progressive non fluente ou de variant comportemental de DFT [42.7].

Contribution des troubles cognitifs pour le diagnostic de SCB/DCB

L'atteinte du lobe frontal et pariétal supérieur avec préservation relative occipitale et temporale explique les modes d'expression cognitive les plus communs :

- syndrome dysexécutif avec apathie, désinhibition, persévération, troubles de l'attention, dépression, irritabilité, anxiété ;
- trouble du langage de type non fluent ;
- apraxie idéomotrice, apraxie idéatoire d'utilisation des objets et apraxie orofaciale [42.9, 42.10].

Il n'est pas très clair que la latéralité des signes moteurs (en particulier à droite) influence le mode d'expression cognitive, mais il est probable que les patients présentant un début moteur à droite aient plus de troubles cognitifs en raison de l'atteinte de l'hémisphère dominant. L'atteinte visuospatiale et visuoconstructive est fréquente, des cas d'atrophie corticale postérieure exprimant une DCB ont été décrits. Une difficulté à se représenter et à manipuler les nombres est classiquement décrite dans la DCB. La mémoire épisodique est « relativement » préservée au début et le rappel est classiquement sensible à l'indiçage.

Les éléments initiaux permettant de différencier une maladie d'Alzheimer (MA) d'une authentique DCB sont : les troubles de la mémoire épisodique initiaux pour la MA, les troubles du comportement frontaux pour la DCB (apathie, irritabilité, désinhibition sociale, labilité émotionnelle, comportement stéréotypé, comportement d'utilisation, perte d'*insight*), la dépression et les troubles obsessionnels compulsifs, l'atteinte initiale du langage avec troubles non fluents, l'apraxie orobuccale [42.9, 42.11].

Le profil du LCR contribue peu au diagnostic différentiel. Il peut y avoir un *pattern* Alzheimer-*like* surtout chez les DCB avec déclin mnésique précoce. Le diagnostic différentiel avec une DFT est encore plus difficile ; les patients atteints de DFT performent généralement moins bien que ceux atteints de SCB sur les fonctions exécutives d'ordre élevé (raisonnement, planification, abstraction) et les patients avec SCB/DCB ont une mémoire relativement préservée [42.10]. L'atteinte des lobes frontaux antérieurs est plus marquée dans les DFT. Classiquement, la PSP représente le prototype de démence sous-corticale alors que la DCB associe des déficits corticaux spécifiques comme aphasie et apraxie. Les troubles frontaux initiaux seraient ainsi plus marqués dans la PSP alors que l'apraxie serait plus fréquente dans la DCB (elle concernerait cependant 40 % des PSP). En pratique, il existe un chevauchement considérable d'expression avec les PSP, à la fois clinique et pathologique [42.9, 42.12]. Dans une méta-analyse de 8 études sur les troubles cognitifs différentiels des syndromes, il semble que l'apraxie orobuccale affectant en particulier les mouvements séquentiels soit le signe le plus contributif pour distinguer DCB de PSP et MSA [42.9].

Conclusion

Le SCB est un syndrome clinique répondant à des critères précis d'expression, aussi bien motrice que cognitive. Il est un mode d'expression de nombreuses pathologies neurodégénératives dont la DCB. La DCB est une entité pathologique (tauopathie 4R) d'expression clinique hétérogène, souvent purement cognitive, caractérisée par un syndrome dysexécutif, des troubles du langage non fluent, une apraxie, en particulier une apraxie buccofaciale pour les mouvements séquentiels qui semble la distinguer des autres syndromes parkinsoniens atypiques [42.9].

Bibliographie

[42.1] Rebeiz JJ, Kolodny EH, Richardson EP Jr. Corticonigral degeneration with neuronal achromasia. Arch Neurol 1968 ; 18 : 20-30.

[42.2] Gibb WR, Luther PJ, Marsden CD. Corticobasal degeneration. Brain 1989 ; 112 : 1171-92.

[42.3] Riley DE, Lang AE, Lewis A, Resch L, Ashby P, Hornykiewicz O *et al*. Cortical-basal ganglionic degeneration. Neurology 1990 ; 40 : 1203-12.

[42.4] Mathew R, Bak TH, Hodges JR. Diagnostic criteria for corticobasal syndrome : a comparative study. J Neurol Neurosurg Psychiatry 2012 ; 83 : 405-10.

[42.5] Boeve BF. The multiple phenotypes of corticobasal syndrome and corticobasal degeneration : implications for further study. J Mol Neurosci 2011 ; 45 : 350-3.

[42.6] Lee SE, Rabinovici GD, Mayo MC, Wilson SM, Seeley WW, De Armond SJ *et al*. Clinicopathological correlations in corticobasal degeneration. Ann Neurol 2011 ; 70 : 327-40.

[42.7] Ling H, O'Sullivan SS, Holton JL, Revesz T, Massey LA, Williams DR *et al*. Does corticobasal degeneration exist ? A clinicopathological re-evaluation. Brain 2010 ; 133 : 2045-57.

[42.8] Kouri N, Whitwell JL, Joseph KA, Rademakers R, Dickson DW. Corticobasal degeneration : a pathologically distinct 4R tauopathy. Nat Rev Neurol 2011 ; 7 : 263-72.

[42.9] Lee W, Williams DR, Storey E. Cognitive testing in the diagnosis of parkinsonism disorders : a critical appraisal of the literature. Mov Disord 2012 ; 27 : 1243-54.

[42.10] Huey ED, Goveia EN, Paviol S, Pardini M, Krueger F, Zamboni G *et al*. Executive dysfunction in frontotemporal dementia and corticobasal syndrome ? Neurology 2009 ; 72 : 453-9.

[42.11] Shelley BP, Hodges JR, Kipps CM, Xuereb JH, Bak TH. Is the pathology of corticobasal syndrome predictable in life ? Mov Disord 2009 ; 24 : 1593-9.

[42.12] Kerteesz A, McMonagle P. Behavioural and cognition in corticobasal degeneration and progressive supranuclear palsy. J Neurol Sci 2010 ; 289 : 138-43.

Chapitre

43

Troubles cognitifs et diagnostic de la maladie de Huntington

V. Hahn, A. Durr

La maladie de Huntington (MH) est une affection neurodégénérative héréditaire du système nerveux central, de transmission autosomique dominante, qui conduit à une perte neuronale prédominant au niveau du striatum (noyau caudé et putamen), responsable d'une triade de symptômes incluant des troubles moteurs, cognitifs et neuropsychiatriques. La prévalence de la maladie est de 10 pour 100 000 individus (1/10 000), touchant indistinctement les deux sexes, et a tendance à augmenter avec le vieillissement de la population.

Diagnostic génétique

La MH est principalement liée à une mutation par expansion de triplets CAG dans le premier exon des gènes *IT15* ou *HD1* (chromosome 4p16.3), qui codent pour une répétition de polyglutamines (polyQ) dans la protéine correspondante, l'huntingtine. Il existe au moins un autre gène responsable de la MH, le gène *JPH3* (avec une mutation par expansion d'une répétition CTG), qui code pour la junctophilin-3, fréquente chez les patients d'origine africaine [43.1]. Pour la mutation majoritaire des gènes *IT15* ou *HD1*, l'allèle normal contient entre 9 et 35 triplets CAG, l'allèle pathologique au-delà de 35. La maladie débute habituellement entre 30 et 50 ans. Les formes dites juvéniles sont rares (10 % des cas) et débutent avant l'âge de 20 ans, associées à une expansion supérieure à 50 répétitions de CAG. Il existe une relation inverse entre le nombre de CAG et l'âge de début de la maladie : plus la taille de l'expansion est large plus l'âge de début est précoce. La taille de l'expansion CAG est le facteur majeur qui détermine le moment de survenue de la maladie [43.2]. L'instabilité de l'expansion est responsable d'un phénomène d'anticipation plus fréquent lors des transmissions paternelles, avec la transmission d'une expansion qui peut être plus importante chez la descendance que chez le parent transmetteur [43.3]. La contraction a également été décrite mais semble beaucoup plus rare [43.4].

Le diagnostic génétique peut être envisagé selon trois situations différentes : la confirmation du diagnostic chez une personne malade pour laquelle une maladie génétique a été suspectée, le diagnostic présymptomatique chez une personne à risque et le diagnostic prénatal. Toutes les situations demandent un conseil génétique et un encadrement psychologique préalable, indispensable pour anticiper l'annonce du diagnostic et sa dimension génétique [43.5, 43.6].

Troubles cognitifs

La MH entraîne un dysfonctionnement cognitif insidieux et progressif se caractérisant par une atteinte de la vitesse de traitement et de l'attention, des fonctions exécutives, de la mémoire épisodique et des processus perceptifs. Ce profil neuropsychologique, présent dès le stade présymptomatique, est compatible avec un *Mild Cognitive Impairment* [43.7] puis évolue progressivement vers une démence sous-corticale reflétant l'atteinte des boucles striatofrontales et du cortex pariétal. Les études longitudinales récentes portant sur de grandes cohortes de sujets à risque de la MH ont permis de confirmer la présence de troubles cognitifs discrets avant même la survenue des mouvements choréiques, se résumant à des troubles de la vitesse de traitement et des troubles de la reconnaissance des émotions [43.7, 43.8]. D'autres études ont montré une atteinte précoce des fonctions exécutives [43.9, 43.10] et de la mémoire épisodique verbale [43.11, 43.12]. Au stade clinique, les troubles exécutifs témoigneraient en grande partie d'une défaillance des capacités d'automatisation des comportements (dépendantes des ganglions de la base) et impliquerait une « consommation » excessive et permanente des ressources attentionnelles rendant coûteuse toute activité cognitive [43.13]. Les troubles de la mémoire épisodique, toujours présents, portent principalement sur les processus de récupération (aspect exécutif de la mémorisation) mais peuvent s'étendre, à un stade plus avancé, aux processus de reconnaissance [43.14] et de consolidation en raison de l'atteinte du cortex temporal [43.15]. D'autres troubles sont aussi rapportés tels que des troubles visuoperceptifs liés aux troubles de la mémoire de travail spatiale et à un ralentissement de la vitesse de traitement [43.16], des troubles de la reconnaissance et de l'expression des émotions faciales sans atteinte de l'*insight* [43.17], des troubles du langage très spécifiques [43.18].

Les formes juvéniles entraîneraient des troubles cognitifs de type exécutif beaucoup plus sévères [43.19]. Des études longitudinales et chez les porteurs présymptomatiques vont permettre de mieux appréhender les essais thérapeutiques futurs [43.20].

Bibliographie

[43.1] Holmes SE, O'Hearn E, Rosenblatt A, Callahan C, Hwang HS, Ingersoll-Ashworth RG *et al.* A repeat expansion in the gene encoding junctophilin-3 is associated with Huntington disease-like 2. Nat Genet 2001 ; 29 : 377-8.

[43.2] Lee JM, Ramos EM, Lee JH, Gillis T, Mysore JS, Hayden MR *et al.* CAG repeat expansion in Huntington disease determines age at onset in a fully dominant fashion. Neurology 2012 ; 78 : 690-5.

[43.3] Aziz NA, Van Belzen MJ, Coops ID, Belfroid RD, Roos RA. Parent-of-origin differences of mutant HTT CAG repeat instability in Huntington's disease. Eur J Med Genet 2011 ; 54 : e.413-8.

[43.4] Nahhas F, Garbern J, Feely S, Feldman GL. An intergenerational contraction of a fully penetrant Huntington disease allele to a reduced penetrance allele : interpretation of results and significance for risk assessment and genetic counseling. Am J Med Genet A 2009 ; 149A : 732-6.

[43.5] Gargiulo M, Lejeune S, Tanguy ML, Lahlou-Laforet K, Faudet A, Cohen D *et al.* Long-term outcome of presymptomatic testing in Huntington disease. Eur J Hum Genet 2009 ; 17 : 165-71.

[43.6] Macleod R, Tibben A, Frontali M, Evers-Kiebooms G, Jones A, Martinez-Descales A *et al.* Recommendations for the predictive genetic test in Huntington's disease. Clin Genet 2013 ; 83 : 221-31.

[43.7] Duff K, Paulsen J, Mills J, Beglinger LJ, Moser DJ, Smith MM *et al.* Mild cognitive impairment in prediagnosed Huntington disease. Neurology 2010 ; 75 : 500-7.

[43.8] Harrington DL, Smith MM, Zhang Y, Carlozzi NE, Paulsen JS. Cognitive domains that predict time to diagnosis in prodromal Huntington disease. J Neurol Neurosurg Psychiatry 2012 ; 83 : 612-9.

[43.9] Brandt J, Inscore AB, Ward J, Shpritz B, Rosenblatt A, Margolis RL *et al.* Neuropsychological deficits in Huntington's disease gene carriers and correlates of early "conversion". J Neuropsychiatr Clin Neurosci 2008 ; 20 : 466-72.

[43.10] Paulsen JS, Zhao H, Stout JC, Brinkman RR, Guttman M, Ross CA *et al.* Clinical markers of early disease in persons near onset of Huntington's disease. Neurology 2001 ; 57 : 658-62.

[43.11] Solomon AC, Stout JC, Johnson SA, Langbehn DR, Aylward EH, Brandt J *et al.* Verbal episodic memory declines prior to diagnosis in Huntington's disease. Neuropsychologia 2007 ; 45 : 1767-76.

[43.12] Hahn-Barma V, Deweer B, Durr A, Dode C, Feingold J, Pillon B *et al*. Are cognitive changes the first symptoms of Huntington's disease ? A study of gene carriers. J Neurol Neurosurg Psychiatry 1998 ; 64 : 172-7.

[43.13] Thompson JC, Poliakoff E, Sollom AC, Howard E, Craufurd D, Snowden JS. Automaticity and attention in Huntington's disease : when two hands are not better than one. Neuropsychologia 2010 ; 48 : 171-8.

[43.14] Montoya A, Pelletier M, Menear M, Duplessis E, Richer F, Lepage M. Episodic memory impairment in Huntington's disease : a meta-analysis. Neuropsychologia 2006 ; 44 : 1984-94.

[43.15] Ho AK, Sahakian BJ, Brown RG, Barker RA, Hodges JR, Ane MN *et al*. Profile of cognitive progression in early Huntington's disease. Neurology 2003 ; 61 : 1702-6.

[43.16] Finke K, Schneider WX, Redel P, Dose M, Kerkhoff G, Muller HJ *et al*. The capacity of attention and simultaneous perception of objects : a group study of Huntington's disease patients. Neuropsychologia 2007 ; 45 : 3272-84.

[43.17] Trinkler I, Cleret de Langavant L, Bachoud-Levi AC. Joint recognition-expression impairment of facial emotions in Huntington's disease despite intact understanding of feelings. Cortex 2013 ; 49 : 549-58.

[43.18] Teichmann M, Gaura V, Demonet JF, Supiot F, Delliaux M, Verny C *et al*. Language processing within the striatum : evidence from a PET correlation study in Huntington's disease. Brain 2008 ; 131 (Pt 4) : 1046-56.

[43.19] Ribai P, Nguyen K, Hahn-Barma V, Gourfinkel-An I, Vidailhet M, Legout A *et al*. Psychiatric and cognitive difficulties as indicators of juvenile Huntington disease onset in 29 patients. Arch Neurol 2007 ; 64 : 813-9.

[43.20] Stout JC, Jones R, Labuschagne I, O'Regan AM, Say MJ, Dumas EM *et al*. Evaluation of longitudinal 12 and 24 month cognitive outcomes in premanifest and early Huntington's disease. J Neurol Neurosurg Psychiatry 2012 ; 83 : 687-94.

Chapitre 44

Démences vasculaires

M.-A. Mackowiak, F. Pasquier

La démence vasculaire est un syndrome démentiel dont la cause est attribuée à une pathologie cérébrovasculaire. Elle représente la deuxième cause de démence après la maladie d'Alzheimer (MA) dans les pays occidentaux (entre 15 et 20 % des démences dans les études de population) [44.1]. Elle est plus fréquente chez l'homme que chez la femme avant 80 ans, et inversement au-delà de 85 ans [44.1]. Sa prévalence est estimée entre 0,6 % et 2,1 % des sujets de plus de 65 ans dans les pays développés [44.1, 44.2], augmente avec l'âge (5,2 % après 90 ans) [44.1], et il est fréquent d'observer des lésions vasculaires dans le cerveau de patients déments âgés, même si d'autres lésions expliquent le déclin cognitif.

Ces dix dernières années, le concept de démence vasculaire a évolué. Il est maintenant établi qu'une démence vasculaire peut survenir en l'absence d'histoire clinique d'accident vasculaire cérébral (AVC). Inversement, toute démence qui fait suite à un AVC n'est pas nécessairement due à la (seule) pathologie vasculaire : une origine dégénérative est possible. Le diagnostic des DV reste donc difficile, d'une part par la diversité des lésions potentiellement responsables des troubles cognitifs (causes hémorragiques, ischémiques, thrombotiques ou emboliques, maladie des gros ou des petits vaisseaux...), et d'autre part par leur association fréquente à la MA. Il reste que cette démence est potentiellement accessible à la prévention.

Critères diagnostiques

Les critères les plus souvent utilisés, en pratique clinique et pour la recherche, sont ceux du DSM-IV [44.3], ceux du *National Institute of Neurological Disorders and Stroke* et de l'Association internationale pour la recherche et l'enseignement en neurosciences (NINDS-AIREN) [44.4], et ceux de la Classification internationale des maladies, 10e édition (CIM-10) [44.5]. Tous ces critères demandent l'association d'une démence et d'une maladie cérébrovasculaire (avec des signes et symptômes en foyer et/ou des lésions vasculaires sur l'imagerie), et requièrent l'existence d'un trouble de mémoire associé à au moins un trouble cognitif [44.3-44.5].

Pour le DSM-IV, la maladie cérébrovasculaire est authentifiée soit par des signes et symptômes en foyer (par exemple, exagération des réflexes ostéotendineux, signe de Babinski, paralysie pseudobulbaire, troubles de la marche, déficit d'un membre), soit par la mise en évidence en imagerie d'une maladie cérébrovasculaire (par exemple, infarctus multiples dans le cortex et la substance blanche sous-corticale) jugée liée étiologiquement aux perturbations cognitives.

La CIM-10 propose les sous-types suivants : *à début brutal* (1 à 3 mois après une succession ou plus rarement un événement cérébrovasculaire), *par infarctus multiples* (l'installation est graduelle, dans les 3 à 6 mois qui suivent plusieurs épisodes ischémiques, avec possiblement dans cet intervalle des améliorations spontanées), *sous-cortical* (lorsqu'il y a une maladie hypertensive et des anomalies de substance blanche sous-corticale, avec préservation du cortex cérébral), et à la fois *cortical et sous-cortical* [44.5]. Les critères de la CIM-10 et surtout du DSM-IV sont plus sensibles mais moins spécifiques que les critères du NINDS-AIREN.

Les critères du *State of California Alzheimer's Disease Diagnostic and Treatment Centers* (ADDTC) [44.6] sont parfois utilisés mais se limitent aux causes ischémiques et requièrent la survenue d'au moins 2 infarctus cérébraux (définis selon l'anamnèse, la présence de signes de focalisation et/ou une imagerie cérébrale contributive ou la survenue d'un infarctus unique avec une relation temporelle établie entre l'infarctus et la survenue de la démence).

La concordance entre ces différents critères est médiocre [44.7-44.9] et la concordance interexaminateurs pour les critères du NINDS-AIREN, l'outil le plus discriminant, est modérée [44.10]. Néanmoins tous ces critères sont établis sur le modèle de la maladie d'Alzheimer et requièrent un trouble prédominant de la mémoire, alors que c'est l'atteinte des fonctions exécutives qui domine souvent le tableau neuropsychologique des démences vasculaires, ils ne tiennent pas compte de la complexité des DV qui résultent d'étiologies variées (infarctus dans des régions stratégiques, lipohyalinose, leucoaraïose, hémorragies...), et aucun d'entre eux ne peut formellement éliminer une MA associée aux lésions vasculaires. Le terme de « troubles cognitifs vasculaires » *(vascular cognitive impairment* ou VCI*)* a donc été proposé et constitue un concept clinique hétérogène correspondant à l'ensemble des situations cliniques et étiopathogéniques (*voir chapitre 45*) des troubles cognitifs d'origine vasculaire [44.11, 44.12]. Il regroupe les démences vasculaires proprement dites, distinguées en fonction de leurs étiologies (infarctus multiples, lésions ischémiques sous-corticales, infarctus stratégiques, hypoperfusion, hémorragies, artériopathies spécifiques), les démences post-accident vasculaire cérébral, les démences mixtes (à la fois vasculaires et dégénératives) mais également les troubles cognitifs d'origine vasculaire sans démence.

On estime la prévalence des troubles cognitifs d'origine vasculaire à 5 % chez les sujets de plus de 65 ans [44.13]. Les critères diagnostiques de VCI publiés en 2011 par *l'American Stroke Association* distinguent d'une part, les troubles cognitifs légers d'origine vasculaire et d'autre part, les démences vasculaires à partir des évaluations neuropsychologiques et fonctionnelles [44.14]. Ces critères imposent soit une relation temporelle évidente entre la survenue des troubles cognitifs et un AVC clinique, soit des lésions vasculaires étendues sur l'imagerie cérébrale. Par ailleurs, un trouble de mémoire n'est plus obligatoirement requis pour poser un diagnostic de démence vasculaire, mais l'évaluation neuropsychologique doit mettre en évidence une atteinte d'au moins 2 domaines cognitifs avec un retentissement dans les activités de vie quotidienne. Plus récemment, tenant compte de l'évolution du DSM 5 publié en 2013, où les troubles cognitifs d'origine vasculaire sont désormais dénommés troubles cognitifs mineurs ou majeurs selon le retentissement sur l'autonomie [44.15, 44.16], et des critères diagnostiques de la maladie d'Alzheimer à différents stades [44.17, 44.18], de nouveaux critères ont été proposés pour les troubles cognitifs d'origine vasculaire (*vascular cognitive disorders* ou VCD) par un groupe d'experts de *l'International Society for Vascular Behavioral and Cognitive Disorders* – VASCOG [44.19]. Le terme de « *disorders* » est préféré par les auteurs à celui de

« *impairment* » généralement utilisé dans la littérature pour désigner des troubles légers. Ces derniers critères insistent sur :

- l'existence d'une plainte subjective du patient et/ou d'un informant ;
- le profil de dysfonctionnement qui doit concerner au moins 1 domaine cognitif, et pas obligatoirement la mémoire ;
- la distinction entre les troubles cognitifs légers et majeurs, selon la sévérité de l'atteinte cognitive et le retentissement sur les activités de vie quotidienne (avec la nécessité d'une dépendance pour retenir un trouble majeur).

Afin d'améliorer les critères diagnostiques des troubles cognitifs vasculaires, des batteries standardisées ont été élaborées pour les évaluations cliniques, neuropsychologiques et radiologiques, et sont en cours de validation dans différentes langues [44.20, 44.21].

Le score ischémique d'Hachinski [44.22], régulièrement utilisé en recherche clinique et thérapeutique, n'est ni sensible, ni spécifique [44.23] et ne permet pas de faire la distinction entre une démence vasculaire et une maladie d'Alzheimer associée à une pathologie cérébrovasculaire. Il permet cependant d'éliminer, pour des études, les patients ayant une probable maladie vasculaire cérébrale.

Différentes formes anatomocliniques

Bien que les troubles cognitifs d'origine vasculaire soient des entités hétérogènes sur le plan clinique et neuropathologique (*voir chapitre 45*), on peut les classifier en différents sous-types.

Démences par infarctus multiples

Elles sont caractérisées par la présence d'infarctus corticaux et sous-corticaux multiples, classiquement décrits par Hachinski [44.24]. Les causes sont souvent cardio-emboliques ou athéromateuses, et les signes cliniques sont en rapport avec la localisation des infarctus (hémiplégie, déficit sensitif, aphasie, hémianopsie, progression des troubles cognitifs en marche d'escalier...).

Démences par infarctus stratégique(s)

Les troubles cognitifs sont secondaires à des lésions de petite taille, isolées, situées au niveau de zones fonctionnelles comprenant des circuits neuronaux impliqués dans les fonctions cognitives. Les régions les plus impliquées sont les régions sous-corticales et de la base du crâne (thalamus, noyau caudé, bras antérieur de la capsule interne...) et certaines régions corticales (lobe temporal médial, gyrus cingulaire, infarctus dans les territoires de l'artère cérébrale postérieure ou antérieure). Elles sont caractérisées par la survenue brutale de troubles cognitifs ou de modifications comportementales qui dépendent de la localisation lésionnelle. Il faut cependant garder à l'esprit que certaines données concernant ces infarctus stratégiques reposent sur des publications anciennes, avec des techniques d'imagerie beaucoup moins performantes qui peuvent ne pas avoir mis en évidence d'autres petites lésions vasculaires associées.

Démences sous-corticales ischémiques (DSCI)

Ce sont les plus fréquentes (36-67 % des études cliniques) [44.25]. Les DSCI regroupent deux entités cliniques et neuropathologiques, autrefois appelées « état lacunaire » et « maladie de Binswanger ». Elles associent des lacunes (lésions ischémiques de petite taille, inférieures à 15 mm), et des lésions focales ou diffuses de la substance blanche périventriculaire et/ou sous-corticales et apparaissent hypodenses sur le scanner et hyperintenses en IRM sur les séquences pondérées en T2 et Flair. Ces lésions de la substance blanche sont décrites sous le terme radiologique de leucoaraïose, proposé par Hachinski. Les lacunes sont habituellement situées au niveau des centres semi-ovales, de la *corona radiata*, des capsules internes, des *thalami*, des noyaux gris centraux et du pont. Sur le plan clinique, plusieurs présentations sont possibles, avec des syndromes lacunaires classiques (déficit moteur pur, syndrome dysarthrie-main malhabile, syndrome pseudobulbaire...) ou des troubles cognitifs associés à des modifications de l'humeur (irritabilité, labilité émotionnelle, dépression) et de la personnalité, une instabilité lors de la marche, un syndrome parkinsonien, une dysarthrie, des symptômes focaux, des troubles sphinctériens... Ces troubles sont le plus souvent d'évolution progressive avec une aggravation possible par à-coups lors de la survenue de nouvelles lacunes. L'évaluation neuropsychologique révèle une atteinte sous-cortico-frontale avec une atteinte prédominante des fonctions exécutives, un ralentissement, une réduction des fluences verbales et un trouble de la récupération en mémoire bénéficiant de la présentation d'indices. Les facteurs de risque des démences sous-corticales ischémiques sont l'âge, l'hypertension artérielle (HTA), le diabète, et des facteurs génétiques comme le CADASIL (acronyme de *Cerebral Autosomal Dominant Arteriopathy with Subcortical Infarcts and Leukoencephalopathy*), lié à une mutation du gène *NOTCH3* sur le chromosome 19 (*voir chapitre 46*), et l'angiopathie amyloïde, où les hémorragies associées sont fréquentes.

Démences hémorragiques

Elles sont la conséquence d'hématomes cérébraux, le plus souvent corticaux et récidivants. Le scanner révèle l'hématome sous la forme d'une hyperdensité spontanée. L'IRM cérébrale identifie les lésions hémorragiques récentes et les microsaignements chroniques visualisés sous forme de dépôts d'hémosidérine (en hyposignal sur les séquences T2*). Les principales étiologies de ces lésions hémorragiques sont l'angiopathie amyloïde, familiale ou sporadique (liée à l'âge ou à la maladie d'Alzheimer), et l'HTA.

Démences faisant suite à un accident vasculaire cérébral (AVC)

La démence est 5 à 6 fois plus fréquente chez les sujets ayant un antécédent d'AVC que dans la population générale. Un quart à un tiers des patients ayant fait un AVC seront déments, ce qui fait de l'AVC un important facteur de risque de démence [44.26, 44.27]. La démence peut précéder l'AVC sans que le diagnostic n'ait été porté préalablement : au moins 16 % des patients de plus de 40 ans admis pour un AVC ont une démence préalable, le plus souvent non diagnostiquée [44.28]. Les mécanismes vasculaires pouvant être impliqués sont variés : infarctus ou hémorragies multiples, infarctus stratégiques (thalamus, noyaux gris...) pouvant entraîner un tableau de démence immédiatement après l'accident vasculaire, lésions étendues de la substance blanche. Il n'est cependant pas toujours possible de relier clairement le déclin cognitif à la (ou aux) lésion(s) observée(s). Les démences post-AVC ne sont pas toutes la conséquence directe de la lésion vasculaire (en particulier, un AVC peut révéler une maladie d'Alzheimer infraclinique, d'autant qu'il y a des liens entre pathologie vasculaire et maladie d'Alzheimer) [44.29, 44.30]. La période préclinique d'une maladie dégénérative serait raccourcie par l'effet potentialisateur de la lésion vasculaire sur la pathologie dégénérative [44.29]. Les démences dégénératives sont fréquentes à l'âge où surviennent la majorité des AVC et la maladie d'Alzheimer en est la cause la plus fréquente. Les démences préexistantes à l'AVC ont en effet dans les 2/3 des cas une évolution progressive de troubles essentiellement mnésiques touchant tous les processus (encodage, stockage, récupération), avec une atrophie temporale interne [44.31] et une prédominance féminine très évocatrice de maladie d'Alzheimer. La maladie d'Alzheimer est associée à un risque plus élevé d'AVC [44.32] et le risque de décès par AVC est 3,7 fois plus important chez les patients Alzheimer [44.33]. À sévérité comparable de lésions Alzheimer (dégénérescence neurofibrillaire, plaques séniles), l'expression clinique de la maladie est plus sévère en cas d'infarctus cérébraux associés [44.34, 44.35]. L'association de lésions Alzheimer et de lésions vasculaires est observée dans 20 % des cas anatomopathologiques [44.36]. Maladie d'Alzheimer et pathologie vasculaire ont également des facteurs de risque communs : âge, Apoε4, hypertension artérielle, diabète, hypercholestérolémie, tabagisme... [44.37]. D'autres maladies dégénératives, comme la démence à corps de Lewy, peuvent être associées à des lésions vasculaires cérébrales [44.38].

Les facteurs de risque de démence post-AVC actuellement reconnus sont l'âge, l'atrophie hipppocampique, le siège supratentoriel de la lésion, son étendue et la topographie frontale, la présence d'une aphasie, les anomalies de substance blanche, le diabète de type 2, un événement hypoxique surajouté à l'AVC (crise convulsive généralisée, arythmie cardiaque, pneumopathie...), cible particulière de prévention [44.37, 44.39]. La démence post-AVC est un facteur de risque de récidive d'AVC, mais qui pourrait être lié à une moins bonne prévention secondaire des récidives par les antithrombotiques chez les patients déments [44.40].

Démences mixtes

Elles correspondent à l'association d'une démence dégénérative, généralement une maladie d'Alzheimer, et de lésions vasculaires, jugées étiologiquement liées à la démence. Elles sont de diagnostic difficile en l'absence de critères diagnostiques sensibles et spécifiques. C'est dans ces cas que les biomarqueurs spécifiques de MA (comme des biomarqueurs dans le liquide céphalorachidien) pourraient être utiles, pour confirmer ou infirmer la présence d'une composante dégénérative associée aux lésions cérébrovasculaires [44.41].

Sémiologie clinique

Cette hétérogénéité étiologique explique des présentations cliniques différentes. La démence vasculaire par infarctus multiples est classiquement caractérisée par une progression en marche d'escalier, une évolution fluctuante, des périodes de stabilité voire d'amélioration, et la présence de signes et symptômes focaux [44.11]. Mais un déclin progressif et sans à-coup est possible, notamment dans les formes ischémiques sous-corticales (DSCI) [44.25] et les anomalies de substance blanche. L'évolution peut s'accompagner de symptômes et de signes neurologiques focaux tels que des troubles de la marche et de l'équilibre, un syndrome parkinsonien akinétorigide, une dysarthrie, un syndrome pseudobulbaire (troubles de la phonation et de la déglutition, rires et pleurs spasmodiques), une exagération des réflexes ostéotendineux, un signe de Babinski, un déficit moteur ou sensitif unilatéral... Il est fréquemment rapporté des troubles urinaires (incontinence urinaire, comportement d'urination). Certains symptômes affectifs et comportementaux, sans être spécifiques, sont évocateurs [44.42, 44.43] : apathie, irritabilité, troubles de l'humeur, en particulier hyperémotivité ou baisse de l'affect, et symptômes dépressifs particulièrement en lien avec des infarctus de petite taille [44.44, 44.45]. Les troubles psychocomportementaux peuvent varier en fonction de la localisation des lésions, l'atteinte des petits vaisseaux entraînant préférentiellement une apathie alors que l'atteinte des gros vaisseaux serait plus souvent responsable d'une agitation avec agressivité [44.46]. Il est également possible d'observer des hallucinations, non récurrentes, et des idées délirantes. Les troubles obsessionnels compulsifs orientent vers une atteinte des noyaux caudés, pallidum, ou thalamus [44.42]. Les troubles du comportement sont fréquents, quelle que soit la sévérité de la démence [44.47].

La nature et la sévérité des troubles cognitifs vont dépendre de la localisation et de l'étendue des lésions vasculaires, et de facteurs plus généraux tels que l'âge, le sexe et la réserve cognitive [44.48]. Le profil neuropsychologique des troubles cognitifs d'origine vasculaire (VCI) est hétérogène, avec habituellement un profil de type sous-cortico-frontal [44.49, 44.50] plus ou moins associé, selon l'étiologie, à des signes corticaux. Les troubles des fonctions exécutives sont classiquement plus marqués initialement que les troubles de mémoire [44.51, 44.52] et du langage, mais cela est très variable selon le sous-type de démence vasculaire (l'atteinte des fonctions exécutives est prédominante dans les DSCI et les lésions frontales) [44.25, 44.53]. Les troubles de mémoire épisodique sont caractérisés par des difficultés d'évocation, avec relative préservation de la reconnaissance et moindre oubli en rappel différé que dans la maladie d'Alzheimer [44.54, 44.55], et sont liés au dysfonctionnement frontal [44.56]. Cette distinction entre démence vasculaire et maladie d'Alzheimer n'est pas constamment observée [44.57], et aucun test neuropsychologique ne peut formellement différencier les troubles cognitifs d'origine vasculaire d'autres étiologies [44.58]. La mémoire implicite verbale serait préservée [44.59], alors que la mémoire procédurale (pour une tâche motrice) et la mémoire sémantique seraient plus altérées dans la démence vasculaire que dans la maladie d'Alzheimer [44.55, 44.60]. On observe souvent un ralentissement du traitement de l'information [44.61], en bonne concordance avec l'atteinte sous-corticale, et les fluences verbales sont faibles, parfois plus faibles que dans la maladie d'Alzheimer [44.62, 44.63]. Les difficultés de planification, de séquençage, de fluence sont corrélées à un hypodébit frontal et sous-cortical. Les perturbations des autres fonctions cognitives dépendront de la présence éventuelle de lésions corticales (dans les démences par infarctus multiples ou les hémorragies lobaires). Une anosognosie est décrite [44.56], mais la conscience des troubles peut être longtemps préservée, avec parfois une anosodiaphorie [44.42].

Examens complémentaires

Le diagnostic de démence vasculaire ne peut se faire sans l'apport de l'imagerie morphologique, et les critères diagnostiques les plus récents incluent les données de l'imagerie cérébrale qui permettent d'apprécier le type (hématomes, infarctus, lacunes, leucoaraïose...), la localisation, et l'étendue des lésions vasculaires. L'examen de choix est l'IRM encéphalique [44.19, 44.20], avec des séquences pondérées en T1, T2, T2* et Flair qui permettent de visualiser des lésions de petite taille, pas toujours visibles sur le scanner cérébral. Elle montre des lésions dans la substance blanche comme dans la substance grise, y compris dans les régions sous-corticales et au niveau des noyaux gris centraux. Des images d'infarctus anciens peuvent être détectées, qui n'ont pas toujours eu une expression clinique (infarctus silencieux). Les hyperdensités périventriculaires et de la substance blanche telles qu'on peut les observer sur le cerveau de personnes âgées en bonne santé, quand elles sont isolées, ne suffisent pas à porter le diagnostic de démence vasculaire. Alors que les critères du NINDS-AIREN [44.4] fixent arbitrairement à 25 % l'atteinte de la substance blanche nécessaire, si elle est isolée, pour poser le diagnostic de démence vasculaire, ceux de VASCOG [44.19] requièrent des lésions extensives et confluentes périventriculaires et de la substance blanche profonde, visibles sur les séquences T1, T2 et Flair, et accompagnées d'au moins 1 lacune dans les troubles cognitifs majeurs. Des séquences supplémentaires en écho de gradient (T2*) sont également nécessaires pour apprécier les zones de microhémorragies (microbleeds), témoins de la sévérité de la microangiopathie, plus fréquentes chez les sujets ayant des troubles cognitifs d'origine vasculaire [44.64]. Les séquences de perfusion/diffusion permettent de diagnostiquer les nouvelles lésions vasculaires si l'IRM est réalisée précocement après la survenue d'un nouvel événement cérébrovasculaire ou après une aggravation brutale des troubles cognitifs [44.65]. L'atrophie hippocampique, bon marqueur de maladie d'Alzheimer, est variable et peut être d'apparition tardive dans la démence vasculaire corrélée à la sévérité de l'atteinte cognitive [44.66-44.68]. Les études en scintigraphie monophotonique (SPECT) ou en tomographie par émission de positons (PET) permettent de distinguer les démences vasculaires des démences neurodégénératives avec généralement une hypoperfusion ou un hypométabolisme relativement diffus, disséminé, et souvent asymétrique, dans les lésions étendues de la substance blanche [44.69]. Dans le cadre d'un infarctus unique, les anomalies seront plus focalisées et en regard de la lésion décrite sur l'imagerie morphologique.

Si la démence est révélatrice de la pathologie vasculaire, les examens complémentaires visant à rechercher la cause de la pathologie cérébrovasculaire (bilan lipidique et glucidique, ECG, échographie cardiaque, Doppler des vaisseaux à destinée encéphalique, monitoring ambulatoire de la pression artérielle...) sont également nécessaires. Un traitement préventif approprié pourrait en effet éviter l'aggravation des troubles cognitifs.

Diagnostic différentiel

Le diagnostic différentiel peut être difficile avec d'autres démences dégénératives [44.70] même si l'imagerie authentifie les lésions vasculaires, car l'association de lésions vasculaires, Alzheimer et de corps de Lewy n'est pas rare. La démence à corps de Lewy se manifeste aussi par des signes parkinsoniens, des hallucinations et des fluctuations de l'état cognitif et de la vigilance [44.38]. La présence de lésions vasculaires est d'ailleurs la cause principale de faux diagnostics négatifs de démence à corps de Lewy. L'apathie et l'irritabilité sont des signes fréquents dans la démence vasculaire comme dans la démence frontotemporale. Cependant les démences vasculaires surviennent généralement à un âge plus avancé que les démences frontotemporales.

Évolution

L'histoire naturelle des DV est difficile à décrire du fait de l'hétérogénéité des lésions sous-jacentes et de la présence de comorbidités associées. Certaines sont stables, d'autres évoluent en raison d'événements cardiovasculaires intercurrents. Le risque de décès est lié aux complications de la démence et de l'AVC, à la survenue d'événements cardio et neurovasculaires et à la décompensation d'autres affections intercurrentes. Les données publiées sur la survie des DV sont contradictoires, certaines montrant une survie moyenne des DV plus courte que la MA [44.71, 44.72], avec une médiane de survie de 4 ans après le diagnostic [44.72], et d'autres l'inverse [44.73]. Concernant le déclin cognitif, plusieurs études montrent que l'évolution sur le MMSE *(Mini Mental State Examination)* est moins rapide dans les DV que dans la MA (MMS moins sensible à l'atteinte des fonctions exécutive) [44.73], mais il est plus difficile de comparer les autres fonctions cognitives et comportementales puisque chaque étude utilise sa propre batterie de tests.

Une étude a confirmé que le retentissement sur l'entourage de la démence vasculaire était plus sévère que celui de la maladie d'Alzheimer au stade débutant de la maladie, les patients étant plus apathique, nécessitant plus de soins et ayant plus de troubles du sommeil que les patients atteints de maladie d'Alzheimer, à sévérité de déclin cognitif équivalente [44.74]. Cela est à prendre en compte pour le soutien et l'aide à apporter aux familles.

Facteurs de risque

Les facteurs de risque des démences vasculaires sont ceux des accidents vasculaires cérébraux (AVC), avec des facteurs modifiables et d'autres non modifiables. Parmi les facteurs de risque non modifiables, on distingue principalement l'âge [44.75] et le sexe [44.39], suivis par des facteurs de prédiction génétique [44.76-44.78], et les antécédents d'AVC [44.39, 44.79]. Il est également primordial de dépister les facteurs de risque, et principalement l'HTA, de manière à optimiser leur prise en charge et diminuer le risque de survenue de troubles cognitifs d'origine vasculaire. L'HTA contribue au risque de développer des troubles cognitifs [44.80], et le contrôle de la TA a montré un bénéfice sur la réduction des troubles cognitifs [44.81]. Il a été montré qu'une élévation de la TA diastolique et/ou systolique à un âge moyen de la vie serait prédictrice de la survenue de lésions de la substance blanche avec un retentissement sur les performances cognitives. Ainsi dans l'étude d'Honolulu, le risque de démence (vasculaire ou Alzheimer) 25 ans plus tard est multiplié par 4 chez les sujets hypertendus de 50 ans non traités [44.82].

Le diabète est également responsable de modifications macro et microvasculaires, de perturbations de la régulation glucidique et du métabolisme lipidique, qui contribuent à la formation de lésions ischémiques et à la survenue de troubles cognitifs [44.83]. Dans la cohorte longitudinale de la *Canadian Health Study and Aging* [44.84], l'existence d'un diabète était associée à la survenue de troubles cognitifs d'origine vasculaire (RR : 1,62 ; IC 95 % : 1,12-2,33), avec à la fois des troubles cognitifs légers et un risque de DV multiplié par 2.

Les autres facteurs de risques reconnus sont l'hypercholestérolémie [44.85, 44.86], le syndrome métabolique [44.87, 44.88], le tabac [44.89, 44.90], l'hyperhomocystéinémie [44.91, 44.92], les pathologies cardiaques thromboemboliques [44.91-44.93] et l'alcool [44.90].

Traitement

Aucun traitement, en dehors du traitement préventif, par le contrôle des facteurs de risque vasculaire, n'est validé dans les démences vasculaires. La prévention des démences vasculaires est probablement superposable à celle des accidents vasculaires cérébraux. L'*American Stroke Association* et l'*American Heart Association* ont identifié l'hypertension, le diabète, l'infarctus du myocarde, la fibrillation auriculaire, l'hyperlipémie, les sténoses de carotides, le tabagisme, l'obésité, l'inactivité et le traitement hormonal substitutif postménopausique comme les principaux facteurs de risque à prendre en compte [44.94]. Les recommandations de la Haute Autorité de santé sur le diagnostic et la prise en charge de la MA et maladies apparentées (2011) insistent sur le contrôle des facteurs de risque cardiovasculaires, en particulier HTA, diabète et dyslipidémie. De nombreuses études randomisées, *versus* placebo, ont en effet montré les conséquences du traitement de l'HTA dans la réduction du risque de démence. Dans l'étude SYST-EUR [44.95], le traitement de l'HTA systolique isolée chez des sujets non déments de plus de 60 ans réduisait, après 2 ans, l'incidence des démences à la fois vasculaires et Alzheimer, de près de 50 % par rapport au groupe placebo. Cependant, une méta-analyse des principales études randomisées évaluant l'influence des traitements antihypertenseurs sur la survenue de troubles cognitifs [44.96] ne permet pas d'obtenir des résultats statistiquement significatifs en faveur du traitement antihypertenseur, probablement en raison de biais méthodologiques de certaines études (prescription d'un traitement anti-HTA au groupe placebo, perdus de vue) et d'une durée de suivi insuffisante. Plusieurs études observationnelles ont en effet montré l'influence de la durée du traitement antihypertenseur sur la survenue des troubles cognitifs [44.97, 44.98]. En prévention secondaire, les résultats de l'étude PROGRESS confirment la diminution du risque de récurrence d'AVC après un premier épisode [44.99], et par conséquent du risque de déclin cognitif lié aux lésions vasculaires (réduction du risque de démence de 34 %). Peu de données sont disponibles sur l'effet des statines sur la prévention des démences vasculaires, avec des résultats contradictoires. Les études randomisées n'ont pas confirmé de réels bénéfices des statines sur la prévention du déclin cognitif [44.100, 44.101], ne confirmant pas les données épidémiologiques, ce qui pourrait s'expliquer par un traitement trop tardif et de durée insuffisante.

La coexistence de lésions vasculaires et d'une MA est fréquente et ne contre-indique pas la prescription d'un traitement anti-Alzheimer. En revanche, il n'est pas recommandé de prescrire ces traitements en cas de DV pure car la plupart des molécules essayées (inhibiteurs de l'acétylcholinestérase, mémantine) ont montré une efficacité modeste, principalement sur les fonctions cognitives, mais jugées insuffisantes [44.102].

D'autres molécules ont montré des résultats intéressants (comme la nimodipine, des facteurs neurotrophiques...) qui restent à confirmer. L'évolution des concepts avec une meilleure définition des démences vasculaires devrait faciliter la réalisation d'essais thérapeutiques.

Conclusion

La révision actuelle et à venir des critères de démences vasculaires met en avant le concept de troubles cognitifs d'origine vasculaire où l'atteinte des fonctions exécutives prédomine sur les troubles mnésiques, et où la démence n'est plus obligatoire. Une classification en fonction des mécanismes étiopathogéniques devrait permettre de constituer des groupes plus homogènes de malades afin d'évaluer l'efficacité de nouvelles molécules, puisque les thérapeutiques essayées jusqu'à présent n'ont eu qu'un effet modeste. En pratique clinique, la découverte de lésions cérébrovasculaires chez un patient dément incite à rechercher la cause de la maladie qui les sous-tend et à la traiter, et ne dispense pas, si les patients répondent aux critères de maladie d'Alzheimer, de les traiter par inhibiteur de la cholinestérase. La prévention primaire reste indispensable, avec une prise en charge optimale des facteurs de risque vasculaires, et en particulier de l'HTA, principal facteur de risque des démences vasculaires, sous-corticales, ischémiques et hémorragiques.

Bibliographie

[44.1] Lobo A, Launer LJ, Fratiglioni L, Andersen K, Di Carlo A, Breteler MM *et al.* Prevalence of dementia and major subtypes in Europe : a collaborative study of population-based cohorts. Neurologic Diseases in the Elderly Research Group. Neurology 2000 ; 54 : S4-S9.

[44.2] Kalaria RN, Maestre GE, Arizaga R, Friedland RP, Galasko D, Hall K *et al.*, World Federation of Neurology Dementia Research Group. Alzheimer's disease and vascular dementia in developing countries: prevalence, management, and risk factors. Lancet Neurol 2008 ; 7 : 812-26.

[44.3] American Psychiatric Association. A Diagnostic and Statistical Manual of Mental Disorders. Washington DC : American Psychiatric Association, 1994.

[44.4] Roman GC, Tatemichi TK, Erkinjuntti T, Cummings JL, Masdeu JC, Garcia JH *et al.* Vascular dementia : diagnostic criteria for research studies. Report of the NINDS-AIREN International Workshop. Neurology 1993 ; 43 : 250-60.

[44.5] World Health Organization. The ICD-10 Classification of Mental and Behavioural Disorders. Diagnostic criteria for research. Geneva : World Health Orgnization, 1993.

[44.6] Chui HC, Victoroff JI, Margolin D, Jagust W, Shankle R, Katzman R. Criteria for the diagnosis of ischemic vascular dementia proposed by the State of California Alzheimer's Disease Diagnostic and Treatment Centers. Neurology 1992 ; 42 : 473-80.

[44.7] Erkinjuntti T, Ostbye T, Steenhuis R, Hachinski V. The effect of different diagnostic criteria on the prevalence of dementia. N Engl J Med 1997 ; 337 : 1667-74.

[44.8] Chui HC, Mack W, Jackson JE, Mungas D, Reed BR, Tinklenberg J *et al.* Clinical criteria for the diagnosis of vascular dementia : a multicenter study of comparability and interrater reliability. Arch Neurol 2000 ; 57 : 191-6.

[44.9] Wetterling T, Kanitz RD, Borgis KJ. Comparison of different diagnostic criteria for vascular dementia (ADDTC, DSM-IV, ICD-10, NINDS-AIREN). Stroke 1996 ; 27 : 30-6.

[44.10] Lopez OL, Larumbe MR, Becker JT, Rezek D, Rosen J, Klunk W *et al.* Reliability of NINDS-AIREN clinical criteria for the diagnosis of vascular dementia. Neurology 1994 ; 44 : 1240-5.

[44.11] Hachinski VC, Bowler JV. Vascular dementia. Neurology 1993 ; 43 : 2159-60.

[44.12] O'Brien JT, Erkinjuntti T, Reisberg B, Roman G, Sawada T, Pantoni L *et al.* Vascular cognitive impairment. Lancet Neurol 2003 ; 2 : 89-98.

[44.13] Rockwood K, Wentzel C, Hachinski V, Hogan DB, MacKnight C, McDowell I. Prevalence and outcomes of vascular cognitive impairment. Neurology 2000 ; 54 : 447-51.

[44.14] Gorelick PB, Scuteri A, Black SE, Decarli C, Greenberg SM, Iadecola C *et al,* American Heart Association Stroke Council, Council on Epidemiology and Prevention, Council on Cardiovascular Nursing, Council on Cardiovascular Radiology and Intervention, and Council on Cardiovascular Surgery and Anesthesia. Vascular contributions to cognitive impairment and dementia: a statement for healthcare professionals from the american heart association/american stroke association. Stroke 2011 ; 42 : 2672-713.

[44.15] Ganguli M, Blacker D, Blazer DG, Grant I, Jeste DV, Paulsen JS *et al.* Classification of neurocognitive disorders in DSM-5: a work in progress. Am J Geriatr Psychiatry 2011 ; 19 : 205-10.

[44.16] American Psychiatric Association. Diagnostic and Statistical Manual of Mental Disorders. 5th edition (DSM-5). Washington, DC : American Psychiatric Publishing, 2013.

[44.17] McKhann GM, Knopman DS, Chertkow H, Hyman BT, Jack CR Jr, Kawas CH *et al.* The diagnosis of dementia due to Alzheimer's disease: recommendations from the National Institute on Aging-Alzheimer's Association workgroups on diagnostic guidelines for Alzheimer's disease. Alzheimers Dement 2011 ; 7 : 263-9.

[44.18] Albert MS, DeKosky ST, Dickson D, Dubois B, Feldman HH, Fox NC *et al.* The diagnosis of mild cognitive impairment due to Alzheimer's disease: recommendations from the National Institute on Aging-Alzheimer's Association workgroups on diagnostic guidelines for Alzheimer's disease. Alzheimers Dement 2011 ; 7 : 270-9.

[44.19] Sachdev P, Kalaria R, O'Brien J, Skoog I, Alladi S, Black SE *et al.* Diagnostic Criteria for Vascular Cognitive Disorders: A VASCOG Statement. Alzheimer Dis Assoc Disord 2014 ; 28 : 206-18.

[44.20] Hachinski V, Iadecola C, Petersen RC, Breteler MM, Nyenhuis DL, Black SE *et al.* National Institute of Neurological Disorders and Stroke-Canadian Stroke Network vascular cognitive impairment harmonization standards. Stroke 2006 ; 37 : 2220-41.

[44.21] Godefroy O, GRECOG-VASC study group, Leclercq C, Bugnicourt JM, Roussel M, Moroni C *et al.* Neuropsychological assessment and cerebral vascular disease: the new standards. Rev Neurol (Paris) 2013 ; 169 : 779-85.

[44.22] Hachinski VC, Iliff LD, Zilhka E, Du Boulay GH, McAllister VL, Marshall J *et al.* Cerebral blood flow in dementia. Arch Neurol 1975 ; 32 : 632-7.

[44.23] Gold G, Giannakopoulos P, Montes-Paixao C, Herrmann FR, Mulligan R, Michel JP *et al.* Sensitivity and specificity of newly proposed clinical criteria for possible vascular dementia. Neurology 1997 ; 49 : 690-4.

[44.24] Hachinski VC, Lassen NA, Marschall J. Multi-infarct dementia : a cause of mental deterioration in the elderly. Lancet 1974 ; 2 : 207-9.

[44.25] Román GC, Erkinjuntti T, Wallin A, Pantoni L, Chui HC. Subcortical ischaemic vascular dementia. Lancet Neurol 2002 ; 1 : 426-36.

[44.26] Van Kooten F, Koudstaal PJ. Epidemiology of post-stroke dementia. Haemostasis 1998 ; 28 : 124-33.

[44.27] Pendlebury ST, Rothwell PM. Prevalence, incidence, and factors associated with pre-stroke and post-stroke dementia : a systematic review and meta-analysis. Lancet Neurol 2009 ; 8 : 1006-18.

[44.28] Hénon H, Pasquier F, Durieu I, Godefroy O, Lucas C, Lebert F *et al.* Pre-existing dementia in stroke patients : baseline frequency, associated factors and outcome. Stroke 1997 ; 28 : 2429-36.

[44.29] Pasquier F, Leys D. Why are stroke patients prone to develop dementia ? J Neurol 1997 ; 244 : 135-42.

[44.30] Pasquier F, Hénon H, Leys D. Facteurs de risque et mécanisme des démences post-AVC. Rev Neurol (Paris) 1999 ; 155 : 749-53.

[44.31] Hénon H, Pasquier F, Durieu I, Pruvo JP, Leys D. Medial temporal lobe atrophy in stroke patients. Relationship with pre-existing dementia. J Neurol Neurosurg Psychiatry 1998 ; 65 : 641-7.

[44.32] Chi NF, Chien LN, Ku HL, Hu CJ, Chiou HY. Alzheimer disease and risk of stroke : a population-based cohort study. Neurology 2013 ; 80 : 705-11.

[44.33] Groupe d'étude PAQUID. PAQUID : bilan 1993-1996. L'Année gérontologique 1997 ; 11 : 227-40.

[44.34] Snowdon DA, Greiner LH, Mortimer JA, Riley KP, Greiner PA, Markesbery WR. Brain infarction and the clinical expression of Alzheimer's disease. The Nun Study. J Am Med Assoc 1997 ; 277 : 813-7.

[44.35] Nagy Z, Esiri MM, Jobst KA, Morris JH, King EM, McDonald B *et al.* The effects of additional pathology on the cognitive deficit in Alzheimer's disease. J Neuropathol Exp Neurol 1997 ; 56 : 165-70.

[44.36] Victoroff J, Mack WJ, Lyness SC, Chui HC. Multicenter clinicopathological correlation in dementia. Am J Psychiatry 1995 ; 152 : 1476-84.

[44.37] Breteler MMB, Bots ML, Ott A, Hofman A. Risk factors for vascular disease and dementia. Haemostasis 1998 ; 28 : 167-73.

[44.38] McKeith IG, Dickson DW, Lowe J, Emre M, O'Brien JT, Feldman H *et al.* Consortium on DLB. Diagnosis and management of dementia with Lewy bodies : third report of the DLB Consortium. Neurology 2005 ; 65 : 1863-72.

[44.39] Leys D, Hénon H, Mackowiak-Cordoliani MA, Pasquier F. Poststroke dementia. Lancet Neurol 2005 ; 4 : 752-9.

[44.40] Moroney JT, Tseng C-L, Paik MC, Mohr JP, Desmond DW. Treatment for the secondary prevention of stroke in older patients : the influence of dementia status. J Am Geriatr Soc 1999 ; 47 : 824-9.

[44.41] Engelborghs S, Le Bastard N. The role of CSF biomarkers in the diagnostic work-up of mixed vascular-degenerative dementia. J Neurol Sci 2012 ; 322 : 197-9.

[44.42] Lebert F, Pasquier F, Danel T. Affective and behavioural disorders in vascular dementia. *In :* Leys D, Scheltens P, eds. Vascular dementia. Dordrecht : ICG Publications, 1994 : 105-10.

[44.43] Thomas P. Delusion, mania, and personality changes. *In :* Godefroy O, ed. Behavioral and cognitive neurology of stroke. Cambridge : Cambridge University Press, 2013 : 351-62.

[44.44] Ballard C, McKeith I, O'Brien J, Kalaria R, Jaros E, Ince P *et al.* Neuropathological substrates of dementia and depression in vascular dementia, with a particular focus on cases with small infarct volumes. Dement Geriatr Cogn Disord 2000 ; 11 : 59-65.

[44.45] Echávarri C, Burgmans S, Uylings H, Cuesta MJ, Peralta V, Kamphorst W *et al.* Neuropsychiatric symptoms in Alzheimer's disease and vascular dementia. J Alzheimers Dis 2013 ; 33 : 715-21.

[44.46] Staekenborg SS, Su T, Van Straaten EC, Lane R, Scheltens P, Barkhof F *et al.* Behavioural and psychological symptoms in vascular dementia. Differences between small- and large-vessel disease. J Neurol Neurosurg Psychiatry 2010 ; 81 : 547-51.

[44.47] Aharon-Peretz J, Kliot D, Tomer R. Behavioral differences between white matter lacunar dementia and Alzheimer's disease : a comparison on the neuropsychiatric inventory. Dement Geriatr Cogn Disord 2000 ; 11 : 294-8.

[44.48] Gottesman RF, Hillis AE. Predictors and assessment of cognitive dysfunction resulting from ischaemic stroke. Lancet Neurol 2010 ; 9 : 895-905.

[44.49] Kertesz A, Clydesdale S. Neuropsychological deficits in vascular dementia *vs.* Alzheimer's disease. Frontal lobe deficits prominent in vascular dementia. Arch Neurol 1994 ; 51 : 1226-31.

[44.50] Jokinen H, Kalska H, Mäntylä R, Pohjasvaara T, Ylikoski R, Hietanen M *et al.* Cognitive profile of subcortical ischaemic vascular disease. J Neurol Neurosurg Psychiatry 2006 ; 77 : 28-33.

[44.51] Looi JCL, Sachdev PS. Differentiation of vascular dementia from AD on neuropsychological tests. Neurology 1999 ; 53 : 670-8.

[44.52] Graham NL, Emery T, Hodges JR. Distinctive cognitive profiles in Alzheimer's disease and subcortical vascular dementia. J Neurol Neurosurg Psychiatry 2004 ; 75 : 61-71.

[44.53] Desmond DW, Erkinjuntti T, Sano M, Cummings JL, Bowler JV, Pasquier F *et al.* The cognitive syndrome of vascular dementia : implications for clinical trials. Alzheimer Dis Assoc Disord 1999 ; 13 (Suppl 3) : S21-S29.

[44.54] Carlesimo GA, Fadda L, Bonci A, Caltagirone C. Differential rates of forgetting from long-term memory in Alzheimer's and multi-infarct dementia. Int J Neurosci 1993 ; 73 : 1-11.

[44.55] Libon DJ, Bogdanoff B, Cloud BS, Skalina S, Giovannetti T, Gitlin HL *et al.* Declarative and procedural learning, quantitative measures of the hippocampus, and subcortical white alterations in Alzheimer's disease and ischaemic vascular dementia. J Clin Exp Neuropsychol 1998 ; 20 : 30-41.

[44.56] Reed BR, Eberling JL, Mungas D, Weiner MW, Jagust WJ. Memory failure has different mechanisms in subcortical stroke and Alzheimer's disease. Ann Neurol 2000 ; 48 : 275-84.

[44.57] Almkvist O, Fratiglioni L, Agüero-Torres H, Viitanen M, Bäckman L. Cognitive support at episodic encoding and retrieval : similar patterns of utilization in community-based samples of Alzheimer's disease and vascular dementia patients. J Clin Exp Neuropsychol 1999 ; 21 : 816-30.

[44.58] Korczyn AD, Vakhapova V, Grinberg LT. Vascular dementia. J Neurol Sci 2012 ; 322 : 2-10.

[44.59] Carlesimo GA, Fadda L, Marfia GA, Caltagirone C. Explicit memory and repetition priming in dementia : evidence for a common basic mechanism underlying conscious and unconscious retrieval deficits. J Clin Exp Neuropsychol 1995 ; 17 : 44-57.

[44.60] Graham NL, Emery T, Hodges JR. Distinctive cognitive profiles in Alzheimer's disease and subcortical vascular dementia. J Neurol Neurosurg Psychiatry 2004 ; 75 : 61-71.

[44.61] Mendez MF, Cherrier MM, Perryman KM. Differences between Alzheimer's disease and vascular dementia on information processing measures. Brain Cognition 1997 ; 34 : 301-10.

[44.62] Carew TG, Lamar M, Cloud BS, Grossman M, Libon DJ. Impairment in category fluency in ischemic vascular dementia. Neuropsychology 1997 ; 11 : 400-12.

[44.63] Canning SJ, Leach L, Stuss D, Ngo L, Black SE. Diagnostic utility of abbreviated fluency measures in Alzheimer disease and vascular dementia. Neurology 2004 ; 62 : 556-62.

[44.64] Cordonnier C, Van der Flier WM, Sluimer JD, Leys D, Barkhof F, Scheltens P. Prevalence and severity of microbleeds in a memory clinic setting. Neurology 2006 ; 66 : 1356-60.

[44.65] Choi SH, Chung CS, Lee KH, Na DG, Adair JC. Diffusion-weighted MRI in vascular dementia. Neurology 2000 ; 54 : 83-9.

[44.66] Laasko MP, Partanen K, Riekkinen P, Lehtovirta M, Helkala EL, Hallikainen M *et al.* Hippocampal volumes in Alzheimer's disease, Parkinson's disease with and without dementia, and in vascular dementia. An MRI study. Neurology 1996 ; 46 : 678-81.

[44.67] Pantel J, Schröder J, Essig M, Jauss M, Schneider G, Eysenbach K *et al.* *In vivo* quantification of brain volumes in subcortical vascular dementia and Alzheimer's disease. Dement Geriatr Cogn Disord 1998 ; 9 : 309-16.

[44.68] Fein G, Di Sclafani V, Tanabe J, Cardenas V, Weiner MW, Jagust WJ *et al.* Hippocampal and cortical atrophy predict dementia in subcortical ischemic vascular disease. Neurology 2000 ; 55 : 1626-35.

[44.69] Heiss WD, Zimmermann-Meinzingen S. PET imaging in the differential diagnosis of vascular dementia. J Neurol Sci 2012 ; 322 : 268-73.

[44.70] Sorbi S, Hort J, Erkinjuntti T, Fladby T, Gainotti G, Gurvit H *et al.* EFNS Scientist Panel on Dementia and

Cognitive Neurology. EFNS-ENS Guidelines on the diagnosis and management of disorders associated with dementia. Eur J Neurol 2012 ; 19 : 1159-79.

[44.71] Aevarsson O, Svanborg A, Skoog I. Seven-year survival rate after age 85 years. Relation to Alzheimer disease and vascular dementia. Arch Neurol 1998 ; 55 : 1226-32.

[44.72] Fitzpatrick AL, Kuller LH, Lopez OL, Kawas CH, Jagust W. Survival following dementia onset : Alzheimer's disease and vascular dementia. J Neurol Sci 2005 ; 229-230 : 43-9.

[44.73] Bruandet A, Richard F, Bombois S, Maurage CA, Deramecourt V, Lebert F *et al.* Alzheimer disease with cerebrovascular disease and vascular dementia : clinical features and course compared with Alzheimer disease. J Neurol Neurosurg Psychiatry 2009 ; 80 : 133-9.

[44.74] Vetter PH, Krauss S, Steiner O, Kropp P, Möller WD, Moises HW *et al.* Vascular dementia *versus* dementia of Alzheimer's type : do they have differential effects on cargivers'burden ? J Gerontol B Psychol Sci Soc Sci 1999 ; 54 : S93-8.

[44.75] Hofman A, Rocca WA, Brayne C, Breteler MM, Clarke M, Cooper B *et al.* The prevalence of dementia in Europe : a collaborative study of 1980-1990 findings. Eurodem Prevalence Research Group. Int J Epidemiol 1991 ; 20 : 736-48.

[44.76] Chabriat H, Joutel A, Dichgans M, Tournier-Lasserve E, Bousser MG. Cadasil. Lancet Neurol 2009 ; 8 : 643-53.

[44.77] Schmidt H, Freudenberger P, Seiler S, Schmidt R. Genetics of subcortical vascular dementia. Exp Gerontol 2012 ; 47 : 873-7.

[44.78] Yin YW, Li JC, Wang JZ, Li BH, Pi Y, Yang QW *et al.* Association between apolipoprotein E gene polymorphism and the risk of vascular dementia : a meta-analysis. Neurosci Lett 2012 ; 514 : 6-11.

[44.79] Rockwood K. Lessons from mixed dementia. Int Psychogeriatr 1997 ; 9 : 245-9.

[44.80] Qiu C, Winblad B, Fratiglioni L. The age-dependent relation of blood pressure to cognitive function and dementia. Lancet Neurol 2005 ; 4 : 487-99.

[44.81] In't Veld BA, Ruitenberg A, Hofman A, Stricker BH, Breteler MM. Antihypertensive drugs and incidence of dementia : the Rotterdam Study. Neurobiol Aging 2001 ; 22 : 407-12.

[44.82] Launer LJ, Ross GW, Petrovitch H, Masaki K, Foley D, White LR *et al.* Midlife blood pressure and dementia : the Honolulu-Asia aging study. Neurobiol Aging 2000 ; 21 : 49-55.

[44.83] Biessels GJ, Staekenborg S, Brunner E, Brayne C, Scheltens P. Risk of dementia in diabetes mellitus : a systematic review. Lancet Neurol 2006 ; 5 : 64-74.

[44.84] MacKnight C, Rockwood K, Awalt E, McDowell I. Diabetes mellitus and the risk of dementia, Alzheimer's disease and vascular cognitive impairment in the Canadian Study of Health and Aging. Dement Geriatr Cogn Disord 2002 ; 14 : 77-83.

[44.85] Reitz C, Tang MX, Luchsinger J, Mayeux R. Relation of plasma lipids to Alzheimer disease and vascular dementia. Arch Neurol 2004 ; 61 : 705-14.

[44.86] Solomon A, Kivipelto M, Wolozin B, Zhou J, Whitmer RA. Midlife serum cholesterol and increased risk of Alzheimer's and vascular dementia three decades later. Dement Geriatr Cogn Disord 2009 ; 28 : 75-80.

[44.87] Raffaitin C, Gin H, Empana JP, Helmer C, Berr C, Tzourio C *et al.* Metabolic syndrome and risk for incident Alzheimer's disease or vascular dementia : the Three-City Study. Diabetes Care 2009 ; 32 : 169-74.

[44.88] Solfrizzi V, Scafato E, Capurso C, D'Introno A, Colacicco AM, Frisardi V *et al.* Italian Longitudinal Study on Ageing Working Group. Metabolic syndrome and the risk of vascular dementia : the Italian Longitudinal Study on Ageing. J Neurol Neurosurg Psychiatry 2010 ; 81 : 433-40.

[44.89] Anstey KJ, von Sanden C, Salim A, O'Kearney R. Smoking as a risk factor for dementia and cognitive decline : a meta-analysis of prospective studies. Am J Epidemiol 2007 ; 166 : 367-78.

[44.90] Peters R. Blood pressure, smoking and alcohol use, association with vascular dementia. Exp Gerontol 2012 ; 47 : 865-72.

[44.91] Román GC. Vascular dementia prevention : a risk factor analysis.Cerebrovasc Dis 2005 ; 20 (Suppl 2) : 91-100.

[44.92] McVeigh C, Passmore P. Vascular dementia : prevention and treatment. Clin Interv Aging 2006 ; 1 : 229-35.

[44.93] Bunch TJ, Weiss JP, Crandall BG, May HT, Bair TL, Osborn JS *et al.* Atrial fibrillation is independently associated with senile, vascular, and Alzheimer's dementia. Heart Rhythm 2010 ; 7 : 433-7.

[44.94] Goldstein LB, Bushnell CD, Adams RJ, Appel LJ, Braun LT, Chaturvedi S *et al.* ; American Heart Association Stroke Council ; Council on Cardiovascular Nursing ; Council on Epidemiology and Prevention ; Council for High Blood Pressure Research ; Council on Peripheral Vascular Disease, and Interdisciplinary Council on Quality of Care and Outcomes Research. Guidelines for the primary prevention of stroke : a guideline for healthcare professionals from the American Heart Association/American Stroke Association. Stroke 2011 ; 42 : 517-84.

[44.95] Forette F, Seux ML, Staessen JA, Thijs L, Birkenhäger WH, Babarskiene MR *et al.* Prevention of dementia in randomised double-blind placebo-controlled systolic hypertension in Europe (Syst-Eur) trial. Lancet 1998 ; 352 : 1347-51.

[44.96] McGuiness B, Todd S, Passmore AP, Bullock R. Systematic review : blood pressure lowering in patients without prior cerebrovascular disease for prevention of cognitive impairment and dementia. J Neurol Neurosurg Psychiatry 2008 ; 79 : 4-5.

[44.97] Peila R, White LR, Masaki K, Petrovitch H, Launer LJ. Reducing the risk of dementia: efficacy of long-term treatment of hypertension. Stroke 2006 ; 37 : 1165-70.

[44.98] Haag MD, Hofman A, Koudstaal PJ, Breteler MM, Stricker BH. Duration of antihypertensive drug use and risk of dementia: A prospective cohort study. Neurology 2009 ; 72 :1727-34.

[44.99] Tzourio C, Anderson C, Chapman N, Woodward M, Neal B, MacMahon S *et al.* PROGRESS collaborative group.

Effects of blood pressure lowering with perindopril and indapamide therapy on dementia and cognitive decline in patients with cerebrovascular disease. Arch Int Med 2003 ; 163 : 1069-75.

[44.100] Heart Protection Study Collaborative Group. MRC/BHF Heart Protection Study of cholesterol lowering with simvastatin in 20 536 high-risk individuals : a randomised placebo-controlled trial. Lancet 2002 ; 360 : 7-22.

[44.101] Sheperd J, Blauw GJ, Murphy MB, Bollen EL, Buckley BM, Cobbe SM *et al*. Pravastatin in elderly individuals at risk of vascular disease (PROSPER) : a randomised controlled trial. Lancet 2002 ; 360 : 1623-30.

[44.102] Kavirajan H, Schneider LS. Efficacy and adverse effects of cholinesterase inhibitors and memantine in vascular dementia : a meta-analysis of randomised controlled trials. Lancet Neurol 2007 ; 6 : 782-92.

Chapitre 45

Neuropathologie des démences vasculaires

V. Deramecourt

Dans le domaine de la neuropathologie des démences, la pathologie cérébrovasculaire et ses liens de causalité avec l'émergence d'un déclin cognitif constituent probablement l'un des sujets les plus complexes [45.1]. Il y a trois ordres d'explication à l'origine de ces controverses. Premièrement, les lésions cérébrovasculaires et leurs mécanismes sont très hétérogènes, depuis les modifications des parois vasculaires jusqu'aux lésions tissulaires elles-mêmes. Deuxièmement, il y a encore un grand débat sur les relations causales qu'entretiennent ces lésions cérébrovasculaires et leur effet délétère sur les fonctions cognitives. Enfin, il n'y a toujours pas à l'heure actuelle de consensus sur la manière la plus pertinente d'évaluer et de quantifier les lésions cérébrovasculaires, empêchant ainsi l'harmonisation à grande échelle des études clinicopathologiques.

Aperçu historique

Thomas Willis est probablement à l'origine de la première description des troubles cognitifs secondaires à un accident vasculaire cérébral au XVIIe siècle. Au début du XXe siècle, les deux célèbres neuropsychiatres et pathologistes Aloïs Alzheimer et Otto Binswanger distinguèrent les lésions cérébrovasculaires et la démence syphilitique. Pour Kraepelin, la cause la plus fréquente de démence sénile était l'artériosclérose, entraînant un rétrécissement progressif des vaisseaux, une réduction du débit sanguin cérébral et une perte neuronale. En 1970, Tomlinson *et al.* publièrent la première étude d'envergure sur la « démence artériosclérotique » et montrèrent que les lésions cérébrovasculaires étaient une cause majeure de déclin cognitif chez environ un tiers des déments âgés, et la seule cause retrouvée chez environ un sixième de ces mêmes patients [45.2]. Leurs observations étaient principalement fondées sur la présence d'infarctus cérébraux : ils proposèrent le seuil de 100 mL de tissu infarci comme étant associé à un risque important de démence. Hachinski compléta ce point de vue en introduisant la notion de démence par infarctus multiples en 1974 [45.3]. Cependant, il devint ensuite évident que d'autres lésions que les seuls infarctus pouvaient également participer au déclin cognitif, et la notion de démence par infarctus multiples fut remplacée par la terminologie plus globale de démence vasculaire [45.4] puis de déclin cognitif d'origine vasculaire [45.5, 45.6].

Lésions cérébrovasculaires d'intérêt

Modifications des parois vasculaires

Les modifications des parois vasculaires les plus fréquemment associées aux démences vasculaires sont l'athérosclérose des artères cérébrales, l'artériolosclérose et l'angiopathie amyloïde cérébrale. La fréquence et la sévérité de ces modifications s'accroissent avec l'âge.

Athérosclérose

L'athérosclérose concerne les artères de gros et moyen calibre et conduit à un épaississement intimal avec accumulation de lipides, essentiellement du cholestérol, et de protéines dans la paroi vasculaire. Ce processus s'accompagne de l'apparition puis de la calcification de plaques athéromateuses et de la fibrose de la paroi vasculaire. La rupture de plaque induit fréquemment une thrombose locale se compliquant d'infarctus de grande taille. L'embolisation des thrombus athérogènes conduit à la constitution d'infarctus de tailles plus variées.

Artériolosclérose – Lipohyalinose

L'artériolosclérose concerne des artères de diamètre compris entre 40 et 150 µm et se manifeste par un épaississement concentrique et hyalin de la paroi artériolaire avec perte des cellules musculaires lisses et désorganisation de la média [45.7]. La lipohyalinose correspond à un aspect assez proche avec toutefois une répartition asymétrique de la hyalinose et de la fibrose et une possible nécrose fibrinoïde de la paroi artériolaire *(fig. 45.1e)*. Artériolosclérose et lipohyalinose se compliquent d'infarctus lacunaires, de micro-infarctus, de microhémorragies ou d'hémorragies de plus grande taille. Elles apparaissent précocement sur les artérioles des noyaux gris centraux, puis s'étendent à la substance blanche, aux artérioles leptoméningées et, dans les cas sévères, aux artérioles du cervelet et du tronc cérébral [45.8]. Les artérioles corticales sont généralement épargnées.

Angiopathie amyloïde cérébrale

L'angiopathie amyloïde cérébrale sporadique se caractérise par des dépôts dans la paroi vasculaire de peptide Aβ. Alors que les dépôts amyloïdes intraparenchymateux de la maladie d'Alzheimer (MA) sont majoritairement constitués d'Aβ-42, les dépôts vasculaires, particulièrement dans les vaisseaux leptoméningés, sont principalement constitués d'Aβ-40 et s'organisent en couches concentriques remplaçant les cellules musculaires lisses. Les dépôts amyloïdes associés aux artérioles et aux petites artères corticales sont constitués d'un mélange d'Aβ-40 et Aβ-42, tandis que les dépôts affectant les capillaires sont principalement composés d'Aβ-42 [45.9]. Dans les formes sévères, la paroi vasculaire est totalement remaniée, fragilisée, avec réduction luminale, constitution de microanévrismes et de nécrose fibrinoïde. L'examen neuropathologique montre également les complications hémorragiques (microhémorragies, dépôts d'hémosidérine périvasculaires et leptoméningés) et ischémiques (micro-infarctus corticaux, perte myélinique) de l'AAC.

Une distinction entre deux type d'AAC a été proposée : l'AAC de type 1, caractérisée par des dépôts d'Aβ dans les capillaires corticaux, avec ou sans atteinte des autres types de vaisseaux, et l'AAC de type 2, où les dépôts sont limités aux artères et artérioles leptoméningées et corticales et plus rarement aux veinules [45.10]. Le génotype ε4 de l'ApoE est associé au type 1 d'AAC alors que le génotype ε2 de l'ApoE est associé au type 2. Le lobe occipital est le plus fréquemment touché, suivi par le lobe frontal, temporal et pariétal. Le cervelet peut être atteint dans les stades avancés alors que les noyaux gris, la substance blanche et le tronc cérébral sont habituellement épargnés [45.9].

Microvasculopathies héréditaires

Elles font l'objet d'un chapitre spécifique : « CADASIL » (*voir chapitre 46*).

Autres vasculopathies rares

Il s'agit d'affections susceptibles d'entraîner l'occlusion de multiples petits vaisseaux cérébraux. Certaines sont d'origine inflammatoire, comme les angéites nécrosantes : lupus érythémateux disséminé, granulomatose de Wegener, périartérite noueuse, entre autres. On y associe l'angéite primitive du système nerveux central. D'autres vasculopathies sont d'origine toxique (vasoconstricteurs, drogues), tumorale (lymphome endovasculaire), malformative (moya-moya), ou génétique (amyloses rares islandaise, finlandaise, britannique...).

Lésions parenchymateuses

Infarctus

Les infarctus cérébraux sont des aires de parenchyme nécrosé du fait d'une insuffisance circulatoire. Leur fréquence augmente avec l'âge, à l'exception des sujets décédés au-delà de 91 ans. Le *National Institute of Neurological Disorders and Stroke-Canadian Stroke Network* a recommandé de classer les infarctus cérébraux en fonction de leur taille, ce qui facilite les travaux de corrélations radiologiques [45.11]. Les infarctus de grande taille font plus de 1 cm de grand axe (ou plus de 1,5 cm^3 de volume). Ils sont visibles en imagerie cérébrale. Les micro-infarctus font moins de 0,5 cm de grand axe et ne sont généralement pas visibles en IRM conventionnelle. Ces infarctus sont soit de mécanisme thrombotique, soit embolique. Les micro-infarctus corticaux *(fig. 45.1b)* sont souvent reliés à une pathologie des petits vaisseaux, de type artériolosclérose évoluée ou angiopathie amyloïde [45.12]. Leur multiplication peut conduire à un aspect d'atrophie granulaire corticale, avec diminution irrégulière de l'épaisseur du ruban cortical. Cette atrophie granulaire corticale prédomine généralement aux zones de jonction entre les grands territoires vasculaires cérébraux.

Les lacunes *(fig. 45.1a)* correspondent à de petits foyers d'infarctus profonds principalement liés à l'artériolosclérose des petites artères perforantes de la base, plus rarement d'origine embolique [45.13]. La terminologie d'« infarctus lacunaire » ou de « lacune ischémique » est parfois employée pour marquer la distinction avec l'état criblé secondaire à l'élargissement des espaces périvasculaires [45.14].

Lésions de la substance blanche

Il s'agit de lésions de leucoencéphalopathie vasculaire *(fig. 45.1d)* attribuée à l'hypoperfusion chronique, non nécrotiques, aux limites floues, principalement localisées aux centres ovales ou aux régions juxtacorticales, mais qui respectent habituellement les fibres en U [45.15]. Microscopiquement, l'atteinte est peu spécifique : perte myélinique, raréfaction axonale, gliose astrocytaire, dilatation des espaces périvasculaires, activation microgliale... On retrouve fréquemment au sein de cette substance blanche d'aspect anormal une artériolosclérose. L'angiopathie amyloïde cérébrale s'accompagne également de ces lésions de substance blanche, mais dont la topographie est plutôt postérieure. La terminologie de leucoaraïose est à réserver à l'aspect neuroradiologique de ces lésions [45.16].

FIGURE 45.1 Lésions macroscopiques et microscopiques d'origine vasculaire. **a.** Aspect macroscopique en coloration HE de lacune du noyau lenticulaire (flèche), d'aspect criblé du thalamus (têtes de flèches) et de discoloration grisâtre de la substance blanche frontale, respectant les fibres en U, évocatrice de leucoencéphalopathie vasculaire (astérisque). **b.** Micro-infarctus cortical en coloration HE dont les limites sont indiquées par les flèches. **c.** Aspect microscopique en coloration HE d'un état criblé du thalamus associant un micro-infarctus (flèche) et des dilatations des espaces périvasculaires sur la gauche de l'image. **d.** Aspect microscopique de la leucoencéphalopathie vasculaire avec diminution de la densité oligodendrogliale et perte myélinique (coloration bleu de Luxol). **e.** Aspect microscopique en coloration HE de la lipohyalinose comportant un épaississement concentrique de la paroi artériolaire avec perte des cellules musculaires lisses de la média (flèche). La substance blanche environnante est pigmentée d'hémosidérine (coloration HE). Barre d'échelle = 100 µ pour toutes les images.

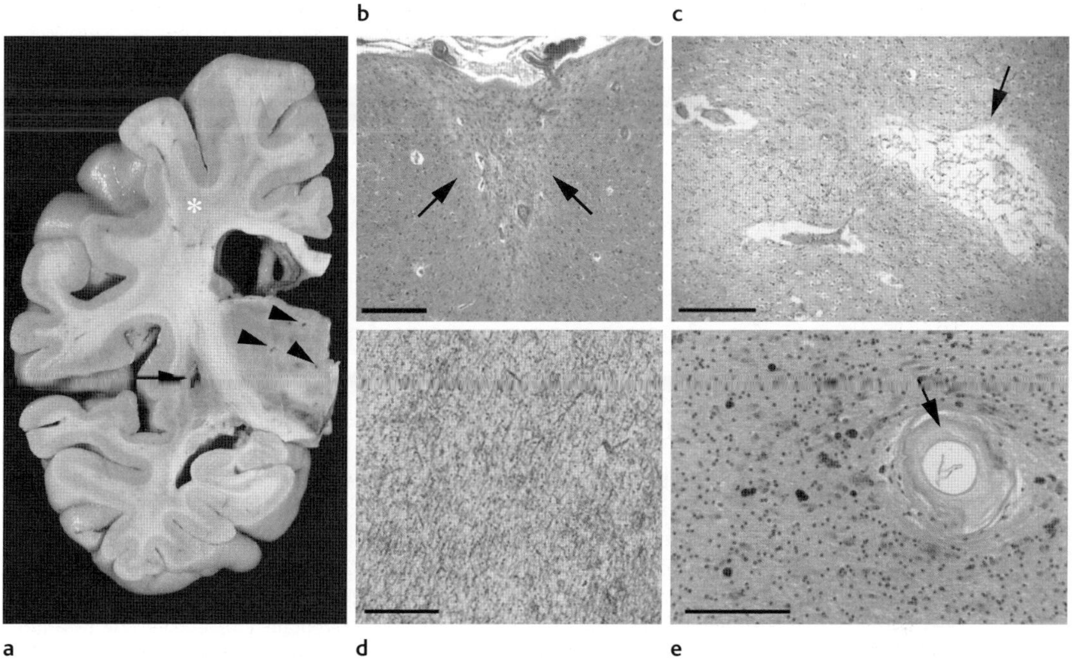

Hémorragies

La rupture de la paroi vasculaire provoque l'efflux de sang au sein du parenchyme cérébral, entraînant un effet de masse sur celui-ci. L'artériolosclérose cause des hémorragies profondes, localisées aux noyaux gris centraux, aux capsules ou au tronc cérébral. L'angiopathie amyloïde cérébrale, seconde cause d'hémorragie intracérébrale du sujet âgé, cause des hémorragies de localisation lobaire, souvent accompagnées d'effraction corticale [45.17]. Les microhémorragies sont également des marqueurs de pathologie des petits vaisseaux [45.18, 45.19]. De diamètre souvent inférieur à 10 mm, il s'agit d'extravasation de globules rouges dans les espaces périvasculaires, et parfois dans le tissu cérébral environnant [45.20]. Les microhémorragies anciennes laissent souvent une cicatrice aux contours rétractés et gliotiques et infiltrée de sidérophages. Bien qu'elles soient facilement détectées par l'IRM cérébrale sous la forme d'hyposignaux en séquence T2*, leur signification clinique reste débattue [45.21, 45.22]. Les microhémorragies corticales sont très souvent associées à l'angiopathie amyloïde cérébrale. Dans ce contexte, il est parfois difficile de les distinguer de micro-infarctus hémorragiques anciens. Les microhémorragies des noyaux gris centraux pourraient être surestimées par l'IRM cérébrale [45.19].

Modifications des espaces périvasculaires

Les élargissements des espaces périvasculaires accompagnent fréquemment les modifications des parois artériolaires [45.23, 45.24]. Ces modifications siègent dans la substance blanche mais aussi au sein des noyaux gris centraux. Leur multiplication aboutit à l'« état criblé ». La physiopathologie de ces lésions est mal connue : altération de la barrière hématoencéphalique, sinuosité de l'artériole induite par les facteurs de risque vasculaires (HTA), atrophie primitive du parenchyme périvasculaire... Ces élargissements peuvent s'associer à des micro-infarctus de voisinage *(fig. 45.1c)*. Si le parenchyme environnant est généralement préservé, dans certaines localisations (pallidum, thalamus, substance blanche) on peut observer une raréfaction et une gliose du neuropile périvasculaire, parfois décrite sous la terminologie d'« infarctus incomplet » [45.14].

Sclérose hippocampique

La sclérose hippocampique associe une perte neuronale et une gliose astrocytaire de la couche pyramidale de l'hippocampe. Elle est fréquente dans les pathologies démentielles du sujet âgé, dans certaines dégénérescences lobaires frontotemporales, et a aussi été décrite dans les démences vasculaires [45.25]. La sévérité de cette sclérose hippocampique d'origine vasculaire est variable : l'atrophie des neurones pyramidaux eux-mêmes pourrait constituer la modification la plus précoce [45.26].

Types de démences vasculaires

Démence par infarctus multiples

Elle se caractérise par de multiples infarctus territoriels, lacunes et micro-infarctus répartis sur les deux hémisphères et affectant aussi bien le cortex que les structures sous-corticales [45.27, 45.28]. De manière caractéristique, ce type de démence vasculaire s'accompagne cliniquement de signes de focalisation, d'un syndrome pseudobulbaire et d'un déclin par paliers. Ces infarctus peuvent avoir des étiologies variées, parfois associées : athérosclérose, embolies systémiques mais aussi pathologies des petits vaisseaux comme l'artériolosclérose ou l'angiopathie amyloïde cérébrale. Plus encore que le volume de tissu infarci, il est actuellement reconnu que la topographie des lésions joue un rôle essentiel dans l'émergence du déclin cognitif : aires associatives, aires limbiques, substance blanche [45.29]...

Démence par infarctus stratégique

Par contraste avec le type précédent, la démence par infarctus stratégique est causée par un infarctus unique qui peut être de grande taille, une lacune ou un micro-infarctus [45.14]. Les régions anatomiques dites stratégiques sont en fait multiples : hippocampe, noyau paramédian du thalamus, territoire de l'artère cérébrale moyenne, territoire des artères cérébrales antérieures ou postérieures, noyau caudé, régions jonctionnelles... Le cas de figure le plus emblématique de démence par infarctus stratégique reste l'infarctus bithalamique paramédian « en ailes de papillon », causé par l'occlusion d'un pédicule unique issu du premier segment d'une artère cérébrale postérieure [45.30].

Démence sous-corticale ischémique

Ce type de démence vasculaire a des limites probablement beaucoup plus larges que ce que Binswanger avait décrit en 1894. Il y a généralement assez peu d'atrophie, se manifestant par une dilatation modérée des ventricules. La substance blanche apparaît grisâtre à l'examen macroscopique. Il n'y a pas forcément d'athéromatose évidente des gros vaisseaux et du polygone de Willis. Au microscope, les lésions de leucoencéphalopathie vasculaire deviennent évidentes, globalement symétriques, associées à des lacunes, des élargissements des espaces périvasculaires, des micro-infarctus corticaux et des noyaux gris centraux [45.27].

Démence par angiopathie amyloïde cérébrale

Il est désormais reconnu que l'angiopathie amyloïde cérébrale, même isolée, est une cause de déclin cognitif, parfois rapidement progressif dans les formes accompagnées d'une inflammation granulomateuse [45.31]. Dans les formes de diagnostic difficile, la preuve neuropathologique peut être apportée par la biopsie corticoméningée.

Démence mixte

La coexistence de lésions de maladie d'Alzheimer ou d'autres maladies neurodégénératives avec des lésions cérébrovasculaires est très fréquente [45.32-45.34]. De très nombreuses définitions de la démence mixte ont été proposées depuis les premières descriptions qu'en ont faites Delay et Brion dans les années 1960. Ces multiples définitions soulignent la difficulté de proposer un seuil lésionnel au-delà duquel les modifications neuropathologiques devraient être considérées comme significatives. Ainsi, si la démence mixte était définie comme une maladie d'Alzheimer associée à n'importe quelle lésion cérébrovasculaire, alors la fréquence de cette entité dépasserait 90 % des cas d'Alzheimer dans les séries neuropathologiques [45.35, 45.36]. En pratique, une participation vasculaire, incluant les infarctus et la leucoencéphalopathie vasculaire, est considérée comme significative dans environ deux tiers des cas de maladie d'Alzheimer, ce qui fait de la démence mixte la cause la plus fréquente de démence chez le sujet âgé [45.36]. Cette association lésionnelle n'est pas sans pertinence clinique. Il est en effet bien établi que la présence de lésions cérébrovasculaires aggrave la sévérité de la maladie d'Alzheimer débutante. En présence de lésions cérébrovasculaires, la charge lésionnelle de type Alzheimer associée au développement d'une démence est inférieure à ce qui est observé dans les cas les plus purs [45.37-45.39]. Cette association lésionnelle ne se limite pas à la maladie d'Alzheimer : elle a aussi été décrite dans la démence à corps de Lewy [45.40].

Limites actuelles et perspectives du diagnostic neuropathologique de démence vasculaire

La démence vasculaire est une entité hétérogène, tant sur le plan clinique que lésionnel. Les causes des lésions cérébrovasculaires elles-mêmes sont multifactorielles. Il persiste à l'heure actuelle des difficultés terminologiques qui compliquent les travaux pluridisciplinaires [45.41]. Une même lésion peut avoir une définition différente pour un neuropathologiste ou un neuroradiologue. De même, des lésions neuropathologiques différentes peuvent correspondre à un même aspect neuroradiologique.

Il existe aussi une difficulté plus spécifiquement neuropathologique : c'est l'impossibilité d'échantillonner la totalité de l'encéphale en vue d'un examen microscopique. Le risque qu'une lésion d'intérêt échappe à l'examen n'est pas négligeable. Certaines procédures ont été proposées pour limiter ce risque, au prix d'une grande complexité technique [45.42, 45.43]. Certaines équipes proposent que l'échantillonnage du cerveau puisse profiter de techniques d'imagerie comme l'exploration par IRM de pièces anatomiques fixées [45.19].

En l'absence de critères neuropathologiques consensuels de démence vasculaire, ce diagnostic, comme celui de démence mixte, doit absolument reposer sur une expertise clinicopathologique [45.11]. Il apparaît en effet difficile (et peut-être même irrationnel) de chercher à définir un seuil au-delà duquel la charge lésionnelle cérébrovasculaire devrait être considérée comme significativement associée au déclin cognitif. La grande fréquence des lésions cérébrovasculaires dans la population âgée cognitivement normale l'illustre bien. Cette définition devrait alors refléter de multiples variables : localisation des lésions, volume de tissu lésé, importance des lésions neurodégénératives associées, sans compter les facteurs compensateurs que le cerveau peut développer.

Ces difficultés ne seront pas résolues sans la constitution de grandes cohortes prospectives incluant la réalisation la plus fréquente possible de prélèvements cérébraux, permettant une description la plus précise possible des lésions cérébrovasculaires [45.6]. Des recommandations ont été publiées dans le but d'harmoniser l'inventaire neuropathologique de ces lésions d'intérêt [45.11]. Quant à leur quantification, un moyen de contourner la difficulté posée par leur hétérogénéité volumique et topographique serait de les grader sur la base de leur histoire naturelle, comme cela a été proposé pour les pathologies diffuses comme les modifications des petits vaisseaux cérébraux [45.23].

Bibliographie

[45.1] Ferrer I. Cognitive impairment of vascular origin : neuropathology of cognitive impairment of vascular origin. J Neurol Sci 2010 ; 299 : 139-49.

[45.2] Tomlinson BE, Blessed G, Roth M. Observations on the brains of demented old people. J Neurol Sci 1970 ; 11 : 205-42.

[45.3] Hachinski VC, Lassen NA, Marshall J. Multi-infarct dementia : a cause of mental deterioration in the elderly. Lancet 1974 ; 2 : 207-10.

[45.4] Roman GC, Tatemichi T, Erkinjuntti T, Cummings JL, Masdeu J, Garcia JH *et al.* Vascular dementia : diagnostic criteria for research studies. Report of the NINCDS-AIREN International Workshop. Neurology 1993 ; 43 : 250-60.

[45.5] O'Brien JT, Erkinjuntti T, Reisberg B, Roman G, Sawada T, Pantoni L *et al.* Vascular cognitive impairment. Lancet Neurol 2003 ; 2 : 89-98.

[45.6] Gorelick PB, Scuteri A, Black SE, Decarli C, Greenberg SM, Iadecola C *et al.* Vascular contributions to cognitive impairment and dementia : a statement for healthcare professionals from the American Heart Association/American Stroke Association. Stroke 2011 ; 42 : 2672-713.

[45.7] Pantoni L. Cerebral small vessel disease : from pathogenesis and characteristics to therapeutic challenges. Lancet Neurol 2010 ; 9 : 689-701.

[45.8] Thal DR, Ghebremedhin E, Orantes M, Wiestler OD. Vascular pathology in Alzheimer disease : correlation of cerebral amyloid angiopathy and arteriosclerosis/lipohyalinosis with cognitive decline. J Neuropathol Exp Neurol 2003 ; 62 : 1287-301.

[45.9] Thal DR, Griffin WS, de Vos RA, Ghebremedhin E. Cerebral amyloid angiopathy and its relationship to Alzheimer's disease. Acta Neuropathol 2008 ; 115 : 599-609.

[45.10] Thal DR, Ghebremedhin E, Rub U, Yamaguchi H, Del Tredici K, Braak H. Two types of sporadic cerebral amyloid angiopathy. J Neuropathol Exp Neurol 2002 ; 61 : 282-93.

[45.11] Hachinski V, Iadecola C, Petersen RC, Breteler MM, Nyenhuis DL, Black SE *et al.* National Institute of Neurological Disorders and Stroke-Canadian Stroke Network vascular cognitive impairment harmonization standards. Stroke 2006 ; 37 : 2220-41.

[45.12] Kovari E, Gold G, Herrmann FR, Canuto A, Hof PR, Bouras C *et al.* Cortical microinfarcts and demyelination affect cognition in cases at high risk for dementia. Neurology 2007 ; 68 : 927-31.

[45.13] Roman GC. On the history of lacunes, état criblé, and the white matter lesions of vascular dementia. Cerebrovasc Dis 2002 ; 13 : 1-6.

[45.14] Hauw JJ, De Girolami U, Zekry D. The neuropathology of vascular and mixed dementia and vascular cognitive impairment. Handb Clin Neurol 2008 ; 89 : 687-703.

[45.15] Dubas F, Gray F, Roullet E, Escourolle R. Leucoencéphalopathies artériopathiques. Rev Neurol 1985 ; 141 : 93-108.

[45.16] Hachinski VC, Potter P, Merskey H. Leuko-araiosis. Arch Neurol 1987 ; 44 : 21-3.

[45.17] Charamidou A, Gang Q, Werring DJ. Sporadic cerebral amyloid angiopathy revisited. Recent insights into pathophysiology and clinical spectrum. J Neurol Neurosurg Psychiatry 2012 ; 83 : 124-37.

[45.18] Greenberg SM, Vernooij MW, Cordonnier C, Viswanathan A, Al-Shahi Salman R, Warach S *et al*. Cerebral microbleeds : a guide to detection and interpretation. Lancet Neurol 2009 ; 8 : 165-74.

[45.19] De Reuck J, Auger F, Cordonnier C, Deramecourt V, Durieux N, Pasquier F *et al*. Comparison of 7.0T T2*-magnetic resonance imaging of cerebral bleeds in post mortem sections of Alzheimer's patients with neuropathological correlates. Cerebrovasc Dis 2011 ; 31 : 511-7.

[45.20] De Reuck J, Deramecourt V, Cordonnier C, Leys D, Pasquier F, Maurage CA. Prevalence of small cerebral bleeds in patients with a neurodegenerative dementia : a neuropathological study. J Neurol Sci 2010 ; 300 : 63-6.

[45.21] Cordonnier C, Van der Flier WM, Sluimer JD, Leys D, Barkhof F, Scheltens P. Prevalence and severity of microbleeds in a memory clinic setting. Neurology 2006 ; 66 : 1356-60.

[45.22] Cordonnier C, Van der Flier WM. Brain microbleeds and Alzheimer's disease : innocent observation or key player ? Brain 2011 ; 134 : 335-44.

[45.23] Deramecourt V, Slade JY, Oakley AE, Perry RH, Ince PG, Maurage CA *et al*. Staging and natural history of cerebrovascular lesions in dementia. Neurology 2012 ; 78 : 1043-50.

[45.24] Zhu YC, Tzourio C, Soumaré A, Mazoyer B, Dufouil C, Chabriat H. Severity of dilated Virchow-Robin spaces is associated with age, blood pressure, and MRI markers of small vessel disease. A population-based study. Stroke 2010 ; 41 : 2483-90.

[45.25] Dickson DW, Davies P, Bevona C, Van Hoeven KH, Factor SM, Grober E *et al*. Hippocampal sclerosis : a common pathological feature of dementia in very old (> or = 80 years of age) humans. Acta Neuropathol 1994 ; 88 : 212-21.

[45.26] Gemmel L, Bosomworth H, Allan L, Hall R, Khundakar A, Oakley AE *et al*. Hippocampal neuronal atrophy and cognitive function in delayed poststroke and aging-related dementias. Stroke 2012 ; 43 : 808-14.

[45.27] Kalaria RN, Kenny RA, Ballard CG, Perry R, Ince P, Polvikoski T. Towards defining the neuropathological substrates of vascular dementia. J Neurol Sci 2004 ; 226 : 75-80.

[45.28] Jellinger KA. Morphologic diagnosis of "vascular dementia" – A critical update. J Neurol Sci 2008 ; 270 : 1-12.

[45.29] Zekry D, Duyckaerts C, Belmin J, Geoffre C, Herrmann F, Moulias R *et al*. The vascular lesions in vascular and mixed dementia : the weight of functional neuroanatomy. Neurobiol Aging 2003 ; 24 : 213-9.

[45.30] Castaigne P, Lhermitte F, Buge A, Escourolle R, Hauw JJ, Lyon-Caen O. Paramedian thalamic and midbrain infarct : clinical and neuropathological study. Ann Neurol 1981 ; 10 : 127-48.

[45.31] Chung KK, Anderson NE, Hutchinson D, Synek B, Barber PA. Cerebral amyloid angiopathy related inflammation : three case reports and a review. J Neurol Neurosurg Psychiatry 2011 ; 82 : 20-6.

[45.32] Jellinger KA. The enigma of mixed dementia. Alzheimers Dement 2007 ; 3 : 40-53.

[45.33] Jellinger KA, Attems J. Prevalence and pathogenic role of cerebrovascular lesions in Alzheimer disease. J Neurol Sci 2005 ; 229-230 : 37-41.

[45.34] Jellinger KA, Attems J. Incidence of cerebrovascular lesions in Alzheimer's disease : a postmortem study. Acta Neuropathol 2003 ; 105 : 14-7.

[45.35] Roman GC. Vascular dementia may be the most common form of dementia in the elderly. J Neurol Sci 2002 ; 203-204 : 7-10.

[45.36] Ince PG, Fernando MS. Neuropathology of vascular cognitive impairment and vascular dementia. Int Psychogeriatr 2003 ; 15 (Suppl 1) : 71-5.

[45.37] Esiri MM, Nagy Z, Smith MZ, Barnetson L, Smith AD. Cerebrovascular disease and threshold for dementia in the early stages of Alzheimer's disease. Lancet 1999 ; 354 : 919-20.

[45.38] Schneider JA, Aggarwal NT, Barnes L, Boyle P, Bennett DA. The neuropathology of older person with and without dementia from community *versus* clinic cohorts. J Alzheimers Dis 2009 ; 18 : 691-701.

[45.39] Zekry D, Duyckaerts C, Moulias R, Belmin J, Geoffre C, Herrmann F *et al*. Degenerative and vascular lesions of the brain have synergistic effects in dementia of the elderly. Acta Neuropathol 2002 ; 103 : 481-7.

[45.40] Jellinger KA, Attems J. Prevalence and impact of vascular and Alzheimer pathologies in Lewy body disease. Acta Neuropathol 2008 ; 115 : 427-36.

[45.41] Grinberg L, Heinsen H. Toward a pathological definition of vascular dementia. J Neurol Sci 2010 ; 299 : 136-8.

[45.42] Gold G, Giannakopoulos P, Herrmann FR, Bouras C, Kovari E. Identification of Alzheimer and vascular lesion thresholds for mixed dementia. Brain 2007 ; 130 : 2830-6.

[45.43] Ihara M, Polvikoski TM, Hall R, Slade JY, Perry RH, Oakley AE *et al*. Quantification of myelin loss in frontal lobe white matter in vascular dementia, Alzheimer's disease, and dementia with Lewy bodies. Acta Neuropathol 2010 ; 119 : 579-89.

Chapitre

46

CADASIL

| H. Chabriat, M.-G. Bousser

L'acronyme CADASIL *(Cerebral Autosomal Dominant Arteriopathy with Subcortical Infarcts and Leuko-encephalopathy)* a été proposé en 1993 par Tournier-Lasserve et Bousser pour désigner une affection héréditaire autosomique dominante des petites artères cérébrales, responsable d'infarctus sous-corticaux et d'une leucoencéphalopathie [46.1]. Des mutations du gène *NOTCH3* sur le chromosome 19 [46.2, 46.3] sont responsables de la maladie.

La première famille rapportée dans la littérature pourrait être celle décrite par Van Bogaert en 1955. Les cas de deux sœurs atteintes d'une « encéphalopathie sous-corticale progressive de type Binswanger d'évolution rapide » sont attribués à une artériolosclérose à caractère familial. Deux autres sœurs de la famille sont décédées à 36 et 43 ans d'une démence progressive. Le père des deux patientes avait eu un accident vasculaire cérébral à l'âge de 51 ans, précédant d'un an un infarctus du myocarde à l'origine de son décès. L'examen pathologique avait révélé une raréfaction myélinique associée à des foyers de nécrose au sein de la substance blanche et des noyaux gris [46.4].

En 1977, Sourander et Walinder décrivent l'histoire d'une famille suédoise dont de nombreux membres sur trois générations avaient présenté des signes pyramidaux, bulbaires et cérébelleux évoluant vers une démence sévère. L'examen pathologique avait montré la présence de nombreux infarctus de petite taille au sein la substance blanche, des noyaux gris centraux et du pont. Les auteurs utilisent les termes de *« hereditary multi-infarct dementia »* [46.5, 46.6]. L'analyse récente de cette famille montre que la microangiopathie cérébrale responsable n'est pas liée au gène *NOTCH3* [46.7].

En 1976, Bousser *et al.* examinent un patient de 50 ans ayant eu plusieurs infarctus cérébraux associés à une leucoencéphalopathie étendue en l'absence de tout facteur de risque vasculaire. Dix ans plus tard, la fille de ce patient, âgée de 36 ans, consulte pour des crises de migraine avec aura, des accidents ischémiques transitoires et un premier infarctus cérébral récent. Son imagerie cérébrale révèle des lésions de la substance blanche identiques à celles observées chez son père. Ces deux observations seront le point de départ d'une étude systématique de leur famille originaire de Loire-Atlantique, comprenant une centaine de membres, et rapportée dans la littérature sous différentes appellations *(« Reccurent stroke in a family with diffuse white matter abnormalities and muscular lipidosis – a new mitochondrial cytopathy? », « Autosomal dominant syndrome with stroke-like episodes and leukoencephalopathy »)*, avant l'acronyme CADASIL, adopté lors de la localisation du gène en 1993 [46.2, 46.3].

CADASIL est observé dans des familles originaires de tous les continents, sans prépondérance ethnique évidente. Plusieurs centaines de familles ont un diagnostic confirmé de la maladie en Europe [46.8].

Dans une région de l'ouest de l'Écosse de 1 418 990 habitants, Razvi *et al.* dénombrent 22 cas confirmés par test génétique dans 7 familles et estiment la prévalence de la maladie à 1,98 pour 100 000 adultes et le nombre d'individus porteurs d'une mutation pathogène de *NOTCH3* à 4,15/100 000 habitants [46.9]. La fréquence de la maladie est probablement sous-estimée, compte tenu du diagnostic encore méconnu et tardif de la maladie [46.1].

Aspects neuropathologiques

L'examen macroscopique montre dans CADASIL une atrophie cérébrale relativement modérée et, habituellement, l'absence ou la présence très limitée de lésions athéromateuses au niveau du cercle de Willis [46.10, 46.11]. La substance blanche apparaît grise, brune ou granuleuse avec de nombreuses lésions kystiques pouvant confluer [46.11]. Des infarctus lacunaires sont détectés au sein de la substance blanche et des noyaux gris, ainsi que de nombreuses dilatations des espaces de Virchow Robin [46.11, 46.12]. Au sein du tronc cérébral, les lésions prédominent très nettement dans le pont.

L'analyse en microscopie optique révèle une pâleur diffuse de la myéline et une raréfaction de la substance blanche hémisphérique épargnant partiellement les fibres en U [46.10, 46.11]. Elle prédomine dans les régions périventriculaires et dans les centres semi-ovales. On note également des petits infarctus situés au sein de la substance blanche profonde et des capsules internes et externes, une réaction macrophagique, une cavitation ou une gliose [46.11]. En microscopie optique, un épaississement de la média des artérioles de vaisseaux cérébraux et leptoméningés est observée, pouvant être à l'origine d'une réduction significative de la lumière vasculaire [46.10]. Les artères perforantes peuvent apparaître sténosées [46.13]. Certaines caractéristiques sont semblables à celles décrites au cours de l'artériolosclérose de l'hypertension artérielle [46.14] (hyalinose adventitielle et fibrose, hypertrophie de la média) mais l'aspect le plus spécifique concerne la présence de dépôts en grains au sein de la média s'étendant au niveau de l'adventice [46.10, 46.15-46.18], surtout visibles en microscopie électronique. Ces dépôts se colorent positivement au PAS *(Periodic Acid Schiff)*, suggérant la présence de glycoprotéines, tandis que les colorations pour l'élastine et la substance amyloïde sont négatives [46.11, 46.18]. On retrouve parfois des infiltrats inflammatoires périvasculaires ou une nécrose fibrinoïde à éosinophiles [46.19]. En microscopie électronique, une dégénérescence des cellules musculaires lisses vasculaires est détectée : ces cellules apparaissent gonflées et certaines peuvent avoir plusieurs noyaux. Les dépôts situés dans la média contiennent un matériel granulaire osmiophile (GOM : *Granular Osmiophilic Material*), dense aux électrons [46.10, 46.20], d'une dimension de 10 à 15 nm de diamètre, situé à proximité de la membrane des cellules musculaires lisses. On peut également retrouver ce matériel dans les capillaires dépourvus de cellules musculaires lisses [46.19]. Ce matériel granulaire osmiophile, caractéristique de la maladie, est également présent dans d'autres organes [46.11, 46.18, 46.21] (rate, foie, reins, muscle et peau), en particulier au niveau de la peau, ce qui permet de confirmer le diagnostic par biopsie cutanée [46.18, 46.22, 46.23], bien que la sensibilité de cette méthode soit limitée [46.24]. L'utilisation d'anticorps anti-*NOTCH3* représente une autre alternative diagnostique après biopsie cutanée, en montrant une accumulation anormale de la protéine Notch3 au niveau de la paroi vasculaire, avec une grande sensibilité (96 %) et une spécificité de 100 %, pour autant que la biopsie soit de bonne qualité et qu'elle comporte des petits vaisseaux en nombre suffisant [46.25].

Phénotype clinique

Les premières manifestations cliniques, présentes chez 20 à 30 % des patients, sont les crises de migraine avec aura, qui débutent entre 20 et 40 ans [46.26, 46.27]. Les manifestations ischémiques sont présentes chez 70 à 80 % des patients et surviennent habituellement aux alentours de 50 ans

[46.26, 46.28, 46.29]. On note également des troubles cognitifs, d'importance variable : présents très tôt dans l'évolution de l'affection, ils ne deviennent évidents qu'entre 50 et 60 ans. La démence est quasiment constante à la phase terminale de la maladie [46.22, 46.27, 46.28]. On retrouve également, dans 10 à 20 % des cas, des troubles psychiatriques et, dans 5 à 10 % des cas, une comitialité [46.26, 46.28, 46.29].

À l'inverse des crises de migraine sans aura dont la fréquence chez les patients ayant une mutation caractéristique de la maladie est identique à celle observée dans la population générale, les crises de migraine avec aura sont observées avec une fréquence 5 fois plus élevée, chez 20 à 40 % des patients [46.27, 46.30]. Les crises de migraine avec aura peuvent constituer les seules manifestations de la maladie pendant plusieurs dizaines d'années. Elles peuvent apparaître comme le symptôme prédominant de la maladie au sein de certaines familles [46.30, 46.31], alors qu'elles n'apparaissent chez aucun individu concerné dans d'autres [46.32]. L'âge des premières crises de migraine avec aura est extrêmement variable d'un individu à l'autre ; il est cependant estimé en moyenne autour de la trentaine et semble donc plus élevé que celui habituellement rapporté dans la population générale [46.28, 46.33]. Les crises de migraine avec aura apparaissent plus précocement chez les femmes, vers l'âge de 26 ans en moyenne, comparativement aux hommes, vers l'âge de 35 ans [46.33]. Dans une étude isolée, Singhal *et al.* ont observé que la précocité des crises pourrait être associée à une hyperhomocystéinémie [46.34]. La fréquence des crises est aussi extrêmement variable d'un sujet à l'autre : de 2 crises par semaine à 1 crise tous les 3 ou 4 ans [46.33]. Les facteurs déclenchants sont ceux habituellement rapportés au cours des crises de migraine. Une recrudescence des crises est également observée dans la période du *post-partum* [46.33]. En plus des crises de migraine avec aura typique, plus de la moitié des patients ont présenté au moins une aura atypique, évoquant une migraine basilaire, une crise de migraine hémiplégique, une aura sans céphalée ou encore une aura à début brutal [46.33]. Certains patients peuvent éventuellement développer des auras sévères, pouvant mettre en jeu le pronostic vital, identiques à certaines manifestations pouvant survenir au cours de la migraine hémiplégique familiale. Il peut s'agir d'auras avec confusion, troubles de la vigilance, hyperthermie, déficit visuel ou moteur prolongés de plusieurs jours, parfois associés à un œdème cérébral et à une hypertension intracrânienne [46.35-46.37]. Schon *et al.* ont observé la survenue d'un tableau d'encéphalopathie aiguë attribuée initialement à une encéphalite virale chez 6 sur 70 patients, qui a duré entre 7 et 14 jours [46.37].

De 70 à 85 % des patients ont au moins un accident ischémique cérébral transitoire ou constitué [46.27, 46.28, 46.30], et plus de 50 % au moins deux [46.27, 46.28]. L'incidence globale des accidents ischémiques cérébraux a été estimée par Peters *et al.* à environ 10,4 pour 100 patients par année [46.8]. L'âge moyen de survenue des accidents ischémiques cérébraux se situe entre 45 et 50 ans (extrêmes de 20 à 70 ans), sans différence significative entre les deux sexes [46.22, 46.27, 46.28, 46.30]. Deux tiers des manifestations ischémiques cérébrales correspondent aux syndromes lacunaires classiques (déficit sensitif ou moteur pur, hémiparésie ataxique [46.27, 46.30]), mais de nombreux autres types de déficits peuvent être observés : dysarthrie isolée ou associée à un déficit sensitif ou moteur, ataxie isolée, aphasie non fluente, hémianopsie [46.30]. Le mode d'installation est variable : parfois brutal, et occasionnellement associé à des céphalées, parfois transitoire, posant le problème du diagnostic différentiel avec une aura migraineuse, parfois progressif, évoluant sur plusieurs heures voire plusieurs jours [46.29, 46.30].

Quelques observations d'infarctus territoriaux ont été rapportées : Choi *et al.* ont ainsi observé dans une étude de 13 patients la survenue de 2 infarctus sylviens. Des anomalies de calibre des artères carotides, vertébrales et intracrâniennes étaient observées chez 5 patients (38 %), un seul ayant des anomalies au niveau de l'artère concernée [46.38].

Les manifestations ischémiques cérébrales peuvent survenir en l'absence de tout facteur de risque vasculaire au cours de CADASIL [46.1]. Cependant, dans une série récente, 20 % des patients souffrant de CADASIL étaient hypertendus, 50 % étaient fumeurs et 45 % avaient une hypercholestérolémie [46.34].

L'impact réel des facteurs de risque vasculaires sur le phénotype clinique de CADASIL est encore mal connu. Le tabagisme actif pourrait cependant réduire l'âge de survenue des premières manifestations ischémiques [46.34].

Les hémorragies cérébrales sont possibles mais elles restent exceptionnelles au cours de la maladie. Elles ont été observées dans environ une dizaine de cas dans la littérature. Elles sont de taille variable et semblent survenir préférentiellement dans les régions sous-corticales [46.10, 46.39-46.43].

De 5 à 10 % des patients atteints de CADASIL souffrent de crises comitiales. Il s'agit parfois de crises partielles, le plus souvent de crises généralisées [46.27, 46.28]. La majorité des individus concernés avaient déjà eu un ou plusieurs infarctus cérébraux avant les manifestations épileptiques. Ces crises auraient donc surtout une origine secondaire [46.27]. Elles peuvent être observées en l'absence de toute lésion corticale visible à l'IRM. Elles sont habituellement bien contrôlées par les traitements habituels, mais des états de mal épileptiques difficiles à traiter, à l'origine de complications majeures, ont été parfois observés (cas personnels).

Les troubles de l'humeur concernent environ 20 % des patients souffrant de CADASIL. Leur fréquence semble variable au sein des familles [46.30, 46.44]. Ils peuvent être inauguraux [46.28], parfois à l'origine d'erreurs ou de retards diagnostiques importants. Certains patients présentent des manifestations si sévères qu'elles font évoquer une dépression mélancolique. Les symptômes dépressifs peuvent dans certains cas alterner avec des épisodes maniaques comme au cours d'un trouble bipolaire [46.45]. Sur le plan thérapeutique, les traitements antidépresseurs classiques semblent habituellement efficaces [46.46] bien que certains auteurs aient souligné le caractère parfois réfractaire de certains troubles thymiques pouvant résister au traitement médicamenteux et à la sismothérapie [46.30, 46.47].

Une apathie, définie comme un déficit de la motivation responsable d'une réduction des activités volontaires dirigées vers un but, est fréquemment observée au cours de la maladie. Il s'agit d'un symptôme très invalidant, fréquemment rapporté par l'entourage des patients atteints de la maladie. Dans une population de 132 patients, Reyes *et al.* ont observé une apathie chez 41 % des patients âgés de 34 à 77 ans [46.48]. Les patients apathiques ont une atteinte plus sévère que ceux indemnes d'apathie, souffrent plus fréquemment de troubles cognitifs et psychiatriques, et ont un handicap plus sévère. L'apathie est par ailleurs, indépendamment des autres manifestations cliniques de la maladie, associée à une réduction notable de la qualité de vie des patients. Elle semble liée à l'étendue des lésions de la substance blanche et des infarctus lacunaires.

Le déclin des performances cognitives pouvant aboutir à une démence représente, en fréquence, la seconde manifestation clinique de la maladie après les accidents ischémiques cérébraux. Le profil du déficit cognitif initial est le plus souvent hétérogène au cours de l'évolution de la maladie. L'altération des fonctions exécutives est le déficit le plus fréquemment observé. Il peut être détecté même chez de jeunes patients, plusieurs dizaines d'années avant l'apparition des autres symptômes de la maladie. Dans une étude de 42 sujets symptomatiques, tous ceux âgés entre 35 et 50 ans avaient une altération des fonctions exécutives lors d'une évaluation cognitive détaillée [46.49]. Les tests tels que le Wisconsin et le *Trail Making test* sont particulièrement sensibles aux modifications précoces des performances cognitives observées au cours de CADASIL [46.50]. Ces troubles peuvent être observés en l'absence de toute manifestation ischémique cérébrale [46.49, 46.50]. L'atteinte des fonctions exécutives est fréquemment associée à des troubles de l'attention et de la mémoire évoquant une atteinte de type sous-cortico-frontal [46.49, 46.50]. Après plusieurs années d'évolution, le déclin cognitif devient plus homogène, avec des modifications significatives des performances dans tous les domaines cognitifs. Cette évolution n'est pas liée à la seule détérioration des fonctions exécutives mais semble due à l'altération surajoutée des fonctions instrumentales, langagières, visuospatiales. L'atteinte cognitive, d'allure essentiellement frontale au début, devient ainsi diffuse [46.49]. Un déficit mnésique de type hippocampique peut être même observé chez 20 % des patients ayant des troubles de la mémoire [46.51]. Ce déclin cognitif peut survenir de façon brutale ou par à-coups ; il évolue cependant le plus souvent de manière progressive à partir d'un certain stade de la maladie, en l'absence de tout événement ischémique. Cette aggravation peut mimer ainsi l'évolution observée au cours d'une démence dégénérative [46.8, 46.30]. Une disconnexion cortico-sous-corticale et interhémisphérique de plus en plus diffuse en rapport avec l'accumulation des lésions ischémiques sous-corticales [46.52-46.55] pourrait expliquer cette évolution.

La démence est observée chez un tiers des patients symptomatiques [46.27, 46.28, 46.30]. Sa fréquence augmente avec l'âge, elle concerne environ 60 % des patients de plus de 60 ans [46.49] et est observée chez 80 % des sujets avant leur décès [46.30]. Elle est plus fréquente chez les hommes [46.34]. Buffon *et al.* ont observé que ni la fréquence des événements ischémiques, ni l'âge du premier accident ischémique cérébral ne semblent de bons prédicteurs de démence [46.49]. La démence peut donc apparaître en l'absence de tout événement ischémique car elle est surtout liée à l'accumulation des infarctus cérébraux, dont le plus grand nombre est dit « silencieux » mais dont la localisation joue un rôle crucial [46.56]. Lorsque la démence est présente, le déficit cognitif est souvent étendu et concerne à la fois les fonctions exécutives, attentionnelles et la mémoire mais aussi le raisonnement et le langage [46.49]. En revanche, une aphasie sévère, une apraxie ou encore une agnosie sont rarement observées [46.49, 46.57]. De plus, on constate souvent une préservation de la mémoire sémantique et de la reconnaissance [46.49].

La démence est rapportée de manière isolée dans 10 % des cas et lorsque son installation est progressive, l'origine vasculaire n'est alors suspectée qu'après les résultats de l'IRM cérébrale [46.49]. Le plus souvent, le syndrome démentiel est tardif et survient après plusieurs accidents ischémiques cérébraux. La démence est fréquemment associée à des troubles de la marche, de la continence urinaire et à un syndrome pseudobulbaire [46.27]. Quelques cas de syndromes parkinsoniens dont les caractéristiques ont fait porter par erreur le diagnostic de paralysie supranucléaire ont été rapportés à un stade évolué de la maladie [46.58].

Le profil évolutif classique de la maladie se caractérise par l'apparition de crises de migraine avec aura au cours de la troisième décennie, suivies une dizaine d'années plus tard par un ou plusieurs accidents ischémiques cérébraux et, après environ 20 ans d'évolution, par une démence, fréquemment présente avant le décès, survenant habituellement durant la sixième décennie [46.30]. La période évolutive finale de la maladie, de durée variable, est caractérisée par une perte progressive d'autonomie et l'apparition de troubles de la marche. Ainsi, dans une étude rétrospective de 411 patients, Opherk *et al.* ont chiffré l'âge moyen d'incapacité à marcher sans aide à 59 ans chez l'homme et à 62 ans chez la femme, et celui auquel ils sont alités à 62 ans pour l'homme et 66 ans pour la femme [46.59]. Au moment du décès, près de 90 % des patients étaient hémi ou tétraparétiques, environ 80 % étaient déments. La grande majorité des patients présentaient un syndrome pseudobulbaire, les trois quarts d'entre eux avaient une dysarthrie, le plus souvent associée à une dysphagie et, chez plus de la moitié d'entre eux, à des rires et pleurs spasmodiques. Environ 80 % des patients étaient incontinents et plus de 60 % étaient alités [46.59]. L'âge de décès a été chiffré par Opherk *et al.* à 64,6 ans chez l'homme et à 70,7 ans chez la femme. La majorité des patients décèdent de complications pulmonaires, liées surtout à des troubles de la déglutition [46.22, 46.59].

À côté du schéma d'évolution classique, certains patients peuvent présenter des formes à début clinique très précoce ou au contraire extrêmement tardif [46.1]. Ainsi, Okumura *et al.* ont rapporté l'histoire d'un patient de 13 ans souffrant de crises de migraine, de troubles cognitifs et d'épisodes dépressifs, dont l'imagerie cérébrale par résonance magnétique était suggestive de CADASIL et dont l'étude biopsique en immunohistochimie a confirmé le diagnostic, avec la réserve toutefois que le test génétique incomplet (car limité à l'analyse de l'exon 4 et d'une partie de l'exon 5) était négatif [46.60]. À l'inverse, Mourad *et al.* ont rapporté la survenue chez certains patients des premiers symptômes de CADASIL après l'âge de 60 ans [46.61]. Enfin, le profil évolutif de la maladie peut apparaître souvent extrêmement variable entre les membres d'une même famille [46.27, 46.59].

Examens complémentaires

L'IRM est toujours anormale chez un patient symptomatique (hors prise en compte des crises de migraine avec aura). Les anomalies de signal en IRM peuvent également être détectées durant la phase présymptomatique de la maladie, et notamment dès l'âge de 20 ans. Elles apparaissent inconstantes entre 20 et 35 ans. En revanche, après 35 ans, tous les sujets porteurs du gène muté ont une IRM anormale [46.2, 46.30].

Les séquences pondérées en T2 ou FLAIR montrent des lésions hyperintenses plus ou moins diffuses au sein de la substance blanche, associées à des hypersignaux punctiformes au sein des noyaux gris, du thalamus et du tronc cérébral [46.62, 46.63]. L'étendue des hypersignaux augmente avec l'âge [46.62] : chez les sujets de moins de 40 ans, les anomalies de signal sont habituellement punctiformes ou nodulaires et de répartition symétrique, prédominant dans les territoires périventriculaires et les centres semi-ovales. Progressivement au cours de la maladie, ils deviennent confluents, pouvant s'étendre à toute la substance blanche, y compris aux fibres en U sous-corticales [46.62]. L'étendue des lésions augmente avec l'âge, au niveau de la substance blanche, des noyaux gris et du tronc cérébral [46.62]. Les lésions périventriculaires occipitales et frontales sont constantes lorsque l'IRM est anormale. La fréquence des anomalies de signal au sein des pôles antérieurs des lobes temporaux (chez plus de 2 patients sur 3) a une valeur diagnostique importante en raison de leur spécificité comparativement aux anomalies de signal détectées dans d'autres affections artériolaires cérébrales [46.24, 46.64, 46.65]. Des hypersignaux peuvent être observés dans le corps calleux [46.65]. Les hypersignaux du tronc cérébral prédominent dans les régions centrales du pont au niveau des territoires irrigués par des artères perforantes ; ils concernent moins fréquemment le mésencéphale [46.66]. En revanche, la moelle épinière est toujours épargnée.

Des altérations microstructurales de la substance blanche d'apparence « normale » sur les séquences IRM conventionnelles peuvent être également détectées. À l'aide de l'imagerie du tenseur de diffusion, une augmentation de la diffusion et une perte d'anisotropie [46.66] ont été mesurées dans ces régions. Des modifications significatives métaboliques ont été également observées en spectro-IRM au même niveau [46.64]. Les travaux en imagerie du tenseur de diffusion et à l'aide du transfert de magnétisation ont également révélé que les anomalies dans la substance blanche d'apparence « normale » sont corrélées aux mesures obtenues dans les régions en hypersignal T2 [46.67, 46.68]. Des résultats similaires ont été rapportés au niveau de la moelle épinière [46.69] ou de la substance grise d'apparence « normale » [46.68]. Ces anomalies pourraient être en partie liées à des phénomènes dégénératifs secondaires survenant à distance des lésions ischémiques.

La moelle épinière est préservée sur le plan clinique mais une étude en transfert de magnétisation suggère qu'il existe en son sein une atteinte de l'intégrité tissulaire dont l'importance serait liée à l'étendue des lésions cérébrales, à l'origine d'une dégénérescence wallérienne progressive [46.69].

Sur les images pondérées en T1, des hyposignaux punctiformes ou plus larges évoquant des lésions de type lacunaire sont retrouvés chez environ 2/3 des individus ayant des hypersignaux de la substance blanche [46.62]. Ils sont présents au sein de la substance blanche, des noyaux gris et du tronc cérébral. L'étude tridimensionnelle de leur structure et de leur volume montre qu'un cinquième de ces petits infarctus profonds n'est pas sphéroïde ou ovoïde et que plus de 90 % des lésions ont un volume inférieur au tiers d'une sphère de 15 mm de diamètre [46.70]. La charge totale de ces lésions est fortement corrélée aux scores de sévérité clinique de la maladie [46.62]. De nombreux hyposignaux en T1 peuvent également correspondre à des espaces de Virchow-Robin dilatés qui sont plus fréquents que chez des sujets sains [46.71]. Leur accumulation peut parfois évoquer, au sein des noyaux gris, l'aspect caractéristique d'un « état criblé ». En revanche, ces lésions ne semblent corrélées ni à la durée de la maladie, ni à sa sévérité [46.71]. De multiples espaces dilatés périvasculaires peuvent être observés à la jonction du ruban cortical et de la substance blanche sous-jacente, correspondant à un aspect caractéristique de la maladie, au niveau des pôles temporaux et des capsules externes en T1 ou en FLAIR à haute résolution. Ils ont une disposition linéaire et sont associés à des hypersignaux T2 de la substance blanche liés à la spongiose du parenchyme cérébral voisin [46.72].

Des microsaignements sont mis en évidence sur les images pondérées en « écho de gradient » ou T2* dans 25 à 69 % des cas [46.73-46.75]. Dans une étude de 147 patients, Viswanathan *et al.* ont évalué cette fréquence à 35 %. Ils ont montré que leur présence était associée, de manière indépendante, au niveau de pression artérielle, à l'hémoglobine glyquée et à l'extension des hypersignaux de la substance blanche. Ils ont également observé que le nombre de microsaignements était associé de manière indépendante à un statut fonctionnel plus sévère. La distribution de ces microsaignements semble différer de celle des infarctus et des hypersignaux de la substance blanche. Ils sont observés par ordre de fréquence dans le thalamus, le tronc cérébral, les noyaux gris, le cortex, la jonction cortico-sous-corticale temporale ou occipitale, et le cervelet [46.76].

Des lésions ischémiques récentes et silencieuses sont parfois détectées sur les images pondérées en séquence de diffusion [46.77].

Les lésions corticales ou cérébelleuses sont exceptionnelles. Cependant, Jouvent *et al.* ont observé *post-mortem* des infarctus de très petite taille à l'aide de l'IRM à très haute champ (7 teslas) au sein du cortex d'un patient. Des modifications de l'épaisseur du cortex et de la morphologie sulcale ont été observées en revanche *in vivo* dans CADASIL [46.78]. Elles sont étroitement liées à l'accumulation des lésions sous-corticales. Certaines altérations morphologiques corticales sont liées à la symptomatologie clinique. Ainsi, des modifications morphologiques de certains sillons frontaux sont associées à l'apathie observée chez les patients [46.79].

L'angiographie cérébrale est habituellement normale chez les patients atteints de CADASIL. Dans une série ancienne, sur 14 patients un seul avait une sténose des artères de moyen calibre [46.30]. L'angiographie peut être cependant à l'origine d'une aggravation clinique. Dichgans et Petersen ont ainsi rapporté parmi 16 patients ayant subi une angiographie cérébrale des complications transitoires, réversibles ou permanentes, chez 11 d'entre eux (69 %). Les symptômes les plus fréquents consistaient en des troubles phasiques, des déficits visuels ou encore une confusion. Des déficits sensitifs et/ou moteurs étaient également notés, de même que des crises épileptiques, des céphalées, des vomissements et des vertiges. Cet examen doit donc être évité chez les patients ayant un diagnostic possible de CADASIL [46.80].

L'étude en microscopie électronique d'une biopsie cutanée permet de confirmer le diagnostic de CADASIL lorsque les dépôts granulaires caractéristiques de la maladie sont observés au niveau de la paroi vasculaire [46.2, 46.18, 46.22, 46.23]. La sensibilité de ce test est malheureusement incomplète et dépend de l'investigateur [46.24]. L'étude en immunohistochimie d'une biopsie cutanée avec un anticorps spécifique anti-Notch3 permet d'affirmer le diagnostic en mettant en évidence une accumulation de la protéine Notch3 au niveau de la paroi vasculaire [46.25].

L'évolution des techniques de séquençage a supplanté aujourd'hui l'étude de la biopsie cutanée, qui n'est plus réalisée actuellement qu'en cas de négativité du séquençage des 23 exons du gène et dans des circonstances particulières. Il existe en effet des cas exceptionnels où le séquençage peut se révéler négatif en raison de certaines limitations techniques alors que le patient est effectivement porteur d'une mutation. La biopsie de peau peut alors constituer un examen crucial.

Génétique

L'étude de la première grande famille française a permis de confirmer le caractère autosomique dominant de l'affection et de localiser le gène *NOTCH3* de la maladie au niveau du chromosome 19 [46.10]. À côté des formes familiales classiques de la maladie, l'existence de néomutations [46.81, 46.82] justifie que le diagnostic de CADASIL soit envisagé chez un patient ayant un tableau clinicoradiologique évocateur, même en l'absence d'histoire familiale. La fréquence de ces formes sporadiques demeure indéterminée.

Les gènes de la famille *NOTCH* codent pour une série de récepteurs transmembranaires impliqués dans la prolifération, la différenciation et même l'apoptose cellulaire durant tous les stades du développement. Le gène *NOTCH3* est constitué de 33 exons et code pour une protéine de 2 321 acides aminés. Cette protéine est exprimée au niveau de la membrane cytoplasmique des cellules musculaires lisses vasculaires sous la forme d'un hétérodimère constitué d'une partie extracellulaire impliquée dans la liaison aux ligands et d'une portion intracellulaire liée à la membrane plasmique. Cette portion extracellulaire contient 34 motifs répétés de type *Epidermal Growth Factor* (EGF), comportant chacun 6 cystéines. À ce jour, plus d'une centaine de mutations responsables de CADASIL ont été rapportées. Elles sont, de manière invariable, toujours situées au sein des exons codant pour les domaines EGF (exons 2 à 24). Toutes ces mutations aboutissent à la perte ou au gain d'un résidu cystéine dans un domaine EGF et donc à un nombre impair de résidus cystéines. Les mutations au sein de l'exon 4 sont les plus fréquentes [46.83, 46.84] mais la répartition des mutations au sein des différents exons varie en fonction des populations [46.85]. Environ 95 % des mutations sont de type faux-sens mais il existe aussi de rares délétions ainsi que des mutations de sites d'épissage ; toutes ces mutations, quelle que soit leur nature, aboutissent à un nombre impair de cystéines au sein d'un des motifs EGF [46.85, 46.86]. Dans la majorité des cas, les mutations hétérozygotes sont héritées d'un patient lui-même porteur de la mutation. Toutefois, quelques cas de mutations *de novo* ont été décrites [46.82, 46.86] et des cas exceptionnels de patients homozygotes pour une mutation ont été rapportés [46.87].

Le diagnostic de certitude de CADASIL repose aujourd'hui sur le test moléculaire qui doit mettre en évidence une mutation caractéristique au sein du gène *NOTCH3*. La question de l'indication de ce test génétique en pratique clinique est parfois difficile d'autant qu'il s'agit d'une affection grave mais d'évolution très variable et pour laquelle il n'existe à l'heure actuelle aucun traitement préventif. Le diagnostic doit être évoqué chez des patients ayant une histoire personnelle et familiale de crises de migraine avec aura, d'accidents ischémiques cérébraux, de démence et/ou de troubles de l'humeur et dont l'IRM révèle des lésions symétriques et périventriculaires de la substance blanche en T2. La présence d'anomalies de signal en IRM affectant la substance blanche sous-corticale de la partie antérieure des lobes temporaux et/ou les capsules externes rendent encore plus plausible le diagnostic [46.22, 46.24, 46.64, 46.65, 46.75, 46.88, 46.89]. Une fois écartés les autres diagnostics évidents, le test moléculaire est habituellement proposé car il permet d'éviter les errements diagnostiques et de mieux prendre en charge le patient et sa famille. La situation est plus délicate pour des patients n'ayant eu que des crises de migraine avec aura, dont on a vu qu'elles pouvaient précéder de 20 ans l'apparition des premiers infarctus cérébraux. En raison de la fréquence de la migraine dans la population générale et de la rareté de CADASIL, le diagnostic de la maladie ne doit pas être systématiquement évoqué. Il n'est justifié que si une IRM a été réalisée en raison d'une présentation atypique et lorsque cet examen montre des anomalies évidentes et étendues de la substance blanche qui restent inexpliquées. Depuis 2007, le séquençage des 23 exons codant pour les domaines EGF du gène *NOTCH3* est considéré comme le *« gold standard »* pour le diagnostic de CADASIL. La sensibilité de ce test est voisine de 100 %. Sa spécificité, lorsqu'il conduit à la mise en évidence d'un nombre impair de cystéines dans un des motifs EGF, est de 100 % [46.83]. Chez 95 % des patients, un criblage limité permet d'identifier la mutation. Ces éléments ont conduit certains laboratoires à proposer un criblage en deux étapes. Dans la première, les 12 exons les plus fréquemment impliqués sont criblés. Si ce criblage est négatif et que la suspicion diagnostique est suffisamment forte, les derniers exons sont testés. La sensibilité du test se rapproche ainsi de 100 %.

La disponibilité de moyens techniques diagnostiques utilisables chez des individus asymptomatiques apparentés à un sujet porteur de la mutation pose des problèmes éthiques semblables à ceux rencontrés dans d'autres affections familiales sévères, à début tardif et pour lesquelles il n'existe pas de traitement (maladie de Huntington). Il est indispensable que le conseil génétique de ces sujets soit effectué dans le cadre d'une consultation multidisciplinaire, avec au moins un neurologue, un généticien et un psychologue. Une procédure de prise en charge a été mise en place par le centre de référence CERVCO de la maladie (www.cervco.fr) [46.90].

Aspects thérapeutiques

En raison de la survenue d'infarctus cérébraux, différents auteurs proposent la prise d'aspirine en prévention secondaire mais le bénéfice de ce traitement n'a pas été démontré. La survenue possible d'hémorragies intracrâniennes, même rares [46.10, 46.39, 46.40, 46.91], conduit à ne pas recommander l'utilisation au long cours des anticoagulants.

Pour traiter les crises de migraine avec aura, les vasoconstricteurs sont déconseillés de façon générale en raison du risque théorique de réduction du débit sanguin cérébral chez des patients ayant une olighémie corticale [46.30]. Les anti-inflammatoires non stéroïdiens et les antalgiques doivent donc être recommandés comme traitements de première ligne des crises de migraine. L'acétazolamide, qui augmente de façon significative le débit sanguin cérébral des patients souffrant de CADASIL [46.44], a été proposé comme traitement de fond potentiel des crises de migraine avec aura en raison de son efficacité rapportée chez deux patients [46.92, 46.93]. L'intérêt des inhibiteurs des cholinestérases peut être discuté puisqu'ils semblent efficaces chez les patients atteints de démence vasculaire sporadique [46.94]. Mesulam *et al.* ont rapporté une dénervation cholinergique corticale à l'autopsie d'un patient atteint de CADASIL décédé à 36 ans [46.95]. Cependant, un essai thérapeutique contrôlé réalisé chez des patients ayant des troubles des fonctions exécutives ou une démence légère ou modérée n'a pas montré de bénéfice notable sur l'ensemble des sujets. Une amélioration des fonctions exécutives significative sans impact évident sur l'activité quotidienne a été en revanche détectée.

Tous les traitements hypotenseurs (neuroleptiques, antihypertenseurs) devraient être employés avec prudence en raison du risque d'hypoperfusion cérébrale.

Les techniques de rééducation pour maintenir le plus longtemps possible l'autonomie des patients sont très utiles, particulièrement lorsqu'un nouvel événement ischémique se produit. La récupération diminue après plusieurs années d'évolution.

Le soutien psychologique est absolument crucial, pour la famille et pour le patient. Il ne se limite pas à prendre en charge les conséquences psychologiques liées au déficit neurologique mais doit également tenir compte des conséquences familiales d'une maladie héréditaire.

Bibliographie

[46.1] Chabriat H, Joutel A, Dichgans M, Tournier-Lasserve E, Bousser MG. CADASIL. Lancet Neurol 2009 ; 8 : 643-53.

[46.2] Tournier-Lasserve E, Joutel A, Melki J, Weissenbach J, Lathrop GM, Chabriat H *et al.* Cerebral autosomal dominant arteriopathy with subcortical infarcts and leukoencephalopathy maps to chromosome 19q12. Nat Genet 1993 ; 3 : 256-9.

[46.3] Joutel A, Corpechot C, Ducros A, Vahedi K, Chabriat H, Mouton P *et al.* Notch3 mutations in CADASIL, a hereditary adult-onset condition causing stroke and dementia. Nature 1996 ; 383 : 707-10.

[46.4] Van Bogaert L. Encéphalopathie sous-corticale progressive (Binswanger) à évolution rapide chez deux soeurs. Med Hellen 1955 ; 24 : 961-72.

[46.5] Sourander P, Walinder J. Hereditary multi-infarct dementia. Morphological and clinical studies of a new disease. Acta Neuropathol 1977 ; 39 : 247-54.

[46.6] Sourander P, Walinder J. Hereditary multi-infarct dementia. Lancet 1977 ; 1 : 1015.

[46.7] Low WC, Junna M, Borjesson-Hanson A, Morris CM, Moss TH, Stevens DL *et al.* Hereditary multi-infarct dementia of the Swedish type is a novel disorder different from NOTCH3 causing CADASIL. Brain 2007 ; 130 : 357-67.

[46.8] Peters N, Herzog J, Opherk C, Dichgans M. A two-year clinical follow-up study in 80 CADASIL subjects : progression patterns and implications for clinical trials. Stroke 2004 ; 35 : 1603-8.

[46.9] Razvi SS, Davidson R, Bone I, Muir KW. Is inadequate family history a barrier to diagnosis in CADASIL ? Acta Neurol Scand 2005 ; 112 : 323-6.

[46.10] Baudrimont M, Dubas F, Joutel A, Tournier-Lasserve E, Bousser MG. Autosomal dominant leukoencephalopathy and subcortical ischemic stroke. A clinicopathological study. Stroke 1993 ; 24 : 122-5.

[46.11] Ruchoux MM, Maurage CA. CADASIL : Cerebral Autosomal Dominant Arteriopathy with Subcortical Infarcts and Leukoencephalopathy. J Neuropathol Exp Neurol 1997 ; 56 : 947-64.

[46.12] Ruchoux MM, Brulin P, Brillault J, Dehouck MP, Cecchelli R, Bataillard M. Lessons from CADASIL. Ann NY Acad Sci 2002 ; 977 : 224-31.

[46.13] Miao Q, Paloneva T, Tuominen S, Pöyhönen M, Tuisku S, Viitanen M *et al.* Fibrosis and stenosis of the long penetrating cerebral arteries : the cause of the white matter pathology in cerebral autosomal dominant arteriopathy with subcortical infarcts and leukoencephalopathy. Brain Pathol 2004 ;14 : 358-64.

[46.14] Zhang WW, Badonic T, Hoog A, Jiang MH, Ma KC, Nie JX *et al.* Structural and vasoactive factors influencing intracerebral arterioles in cases of vascular dementia and other cerebrovascular disease : a review. Immunohistochemical studies on expression of collagens, basal lamina components and endothelin-1. Dementia 1994 ; 5 : 153-62.

[46.15] Bergmann M, Ebke M, Yuan Y, Bruck W, Mugler M, Schwendemann G. Cerebral autosomal dominant arteriopathy with subcortical infarcts and leukoencephalopathy (CADASIL) : a morphological study of a German family. Acta Neuropathol 1996 ; 92 : 341-50.

[46.16] Desmond DW, Moroney JT, Lynch T, Chan S, Chin SS, Shungu DC *et al.* CADASIL in a North American family : clinical, pathologic, and radiologic findings. Neurology 1998 ; 51 : 844-9.

[46.17] Gray F, Chretien F, Cesaro P, Chatelain J, Beaudry P, Laplanche JL *et al.* Creutzfeldt-Jakob disease and cerebral amyloid angiopathy. Acta Neuropathol 1994 ; 88 : 106-11.

[46.18] Ruchoux MM, Guerouaou D, Vandenhaute B, Pruvo JP, Vermersch P, Leys D. Systemic vascular smooth muscle cell impairment in cerebral autosomal dominant arteriopathy with subcortical infarcts and leukoencephalopathy. Acta Neuropathol 1995 ; 89 : 500-12.

[46.19] Rafalowska J, Fidzianska A, Dziewulska D, Podlecka A, Szpak GM, Kwiecinski H. CADASIL : new cases and new questions. Acta Neuropathol 2003 ; 106 : 569-74.

[46.20] Gutierrez-Molina M, Caminero Rodriguez A, Martinez Garcia C, Arpa Gutierrez J, Morales Bastos C, Amer G. Small arterial granular degeneration in familial Binswanger's syndrome. Acta Neuropathol 1994 ; 87 : 98-105.

[46.21] Ruchoux MM, Chabriat H, Bousser MG, Baudrimont M, Tournier-Lasserve E. Presence of ultrastructural arterial lesions in muscle and skin vessels of patients with CADASIL. Stroke 1994 ; 25 : 2291-2.

[46.22] Chabriat H, Joutel A, Vahedi K, Iba-Zizen MT, Tournier-Lasserve E, Bousser MG. CADASIS. Cerebral Autosomal Dominant Arteriopathy with Subcortical Infarcts and Leukoencephalophathy. Rev Neurol 1997 ; 153 : 376-85.

[46.23] Ebke M, Dichgans M, Bergmann M, Voelter HU, Rieger P, Gasser T *et al.* CADASIL : skin biopsy allows diagnosis in early stages. Acta Neurol Scand 1997 ; 95 : 351-7.

[46.24] Markus HS, Martin RJ, Simpson MA, Dong YB, Ali N, Crosby AH *et al.* Diagnostic strategies in CADASIL. Neurology 2002 ; 59 : 1134-8.

[46.25] Joutel A, Favrole P, Labauge P, Chabriat H, Lescoat C, Andreux F *et al.* Skin biopsy immunostaining with a Notch3 monoclonal antibody for CADASIL diagnosis. Lancet 2001 ; 358 : 2049-51.

[46.26] Chabriat H, Tournier-Lasserve E, Vahedi K, Leys D, Joutel A, Nibbio A *et al.* Autosomal dominant migraine with MRI white-matter abnormalities mapping to the CADASIL locus. Neurology 1995 ; 45 : 1086-91.

[46.27] Dichgans M, Mayer M, Uttner I, Brüning R, Müller-Höcker J, Rungger G *et al.* The phenotypic spectrum of CADASIL : clinical findings in 102 cases. Ann Neurol 1998 ; 44 : 731-9.

[46.28] Desmond DW, Moroney JT, Lynch T, Chan S, Chin SS, Mohr JP. The natural history of CADASIL : a pooled analysis of previously published cases. Stroke 1999 ; 30 : 1230-3.

[46.29] Dichgans M, Gasser T. CADASIL : clinical aspects and diagnosis. Dtsch Med Wochenschr 1998 ; 123 : 979-81.

[46.30] Chabriat H, Vahedi K, Iba-Zizen MT, Joutel A, Nibbio A, Nagy TG *et al.* Clinical spectrum of CADASIL : a study of 7 families. Cerebral autosomal dominant arteriopathy with subcortical infarcts and leukoencephalopathy. Lancet 1995 ; 346 : 934-9.

[46.31] Verin M, Rolland Y, Landgraf F, Chabriat H, Bompais B, Michel A *et al.* New phenotype of the cerebral autosomal dominant arteriopathy mapped to chromosome 19 : migraine as the prominent clinical feature. J Neurol Neurosurg Psychiatry 1995 ; 59 : 579-85.

[46.32] Lv H, Yao S, Zhang W, Wang ZX, Huang YN, Niu XY *et al.* Clinical features in 4 Chinese families with cerebral autosomal dominant arteriopathy with subcortical infarcts and leukoencephalopathy (CADASIL). Beijing Da Xue Xue Bao 2004 ; 36 : 496-500.

[46.33] Vahedi K, Chabriat H, Levy C, Joutel A, Tournier-Lasserve E, Bousser MG. Migraine with aura and brain magnetic resonance imaging abnormalities in patients with CADASIL. Arch Neurol 2004 ; 61 : 1237-40.

[46.34] Singhal S, Bevan S, Barrick T, Rich P, Markus HS. The influence of genetic and cardiovascular risk factors on the CADASIL phenotype. Brain 2004 ; 127 : 2031-8.

[46.35] Feuerhake F, Volk B, Ostertag CB, Jungling FD, Kassubek J, Orszagh M *et al.* Reversible coma with raised intracranial pressure : an unusual clinical manifestation of CADASIL. Acta Neuropathol 2002 ; 103 : 188-92.

[46.36] Le Ber I, Carluer L, Derache N, Lalevee C, Ledoze F, Defer GL. Unusual presentation of CADASIL with reversible coma and confusion. Neurology 2002 ; 59 : 1115-6.

[46.37] Schon F, Martin RJ, Prevett M, Clough C, Enevoldson TP, Markus HS. "CADASIL coma" : an underdiagnosed acute encephalopathy. J Neurol Neurosurg Psychiatry 2003 ; 74 : 249-52.

[46.38] Choi EJ, Choi CG, Kim JS. Large cerebral artery involvement in CADASIL. Neurology 2005 ; 65 : 1322-4.

[46.39] Maclean AV, Woods R, Alderson LM, Salloway SP, Correia S, Cortez S *et al.* Spontaneous lobar haemorrhage in CADASIL. J Neurol Neurosurg Psychiatry 2005 ; 76 : 456-7.

[46.40] Ragoschke-Schumm A, Axer H, Fitzek C, Dichgans M, Peters N, Mueller-Hoecker J *et al.* Intracerebral haemorrhage in CADASIL. J Neurol Neurosurg Psychiatry 2005 ; 76 : 1606-7.

[46.41] Kotorii S, Goto H, Kondo T, Matsuo H, Takahashi K, Shibuya N. Case of CADASIL showing spontaneous subcortical hemorrhage with a novel mutation of Notch3 gene. Rinsho Shinkeigaku 2006 ; 46 : 644-8.

[46.42] Chao CP, Kotsenas AL, Broderick DF. Cerebral amyloid angiopathy : CT and MR imaging findings. Radiographics 2006 ; 26 : 1517-31.

[46.43] Werbrouck BF, De Bleecker JL. Intracerebral haemorrhage in CADASIL. A case report. Acta Neurol Belg 2006 ; 106 : 219-21.

[46.44] Chabriat H, Bousser MG. CADASIL (Cerebral Autosomal Dominant Arteriopathy with Subcortical Infarcts and Leukoencephalopathy) : a new genetic disease of the cerebral arteries associated with vascular leukoencephalopathies. Rev Prat 2000 ; 50 : 585-8.

[46.45] Kumar SK, Mahr G. CADASIL presenting as bipolar disorder. Psychosomatics 1997 ; 38 : 397-8.

[46.46] Leyhe T, Wiendl H, Buchkremer G, Wormstall H. CADASIL : underdiagnosed in psychiatric patients ? Acta Psychiatr Scand 2005 ; 111 : 392-7.

[46.47] Helm T, Helm KF. CADASIL : blood test *versus* skin biopsy ? J Am Acad Dermatol 2002 ; 46 : 798-9.

[46.48] Reyes S, Viswanathan A, Godin O, Dufouil C, Benisty S, Hernandez K *et al.* Apathy : a major symptom in CADASIL. Neurology 2009 ; 72 : 905-10.

[46.49] Buffon F, Porcher R, Hernandez K, Kurtz A, Pointeau S, Vahedi K *et al.* Cognitive profile in CADASIL. J Neurol Neurosurg Psychiatry 2006 ; 77 : 175-80.

[46.50] Taillia H, Chabriat H, Kurtz A, Verin M, Levy C, Vahedi K *et al.* Cognitive alterations in non-demented CADASIL patients. Cerebrovasc Dis 1998 ; 8 : 97-101.

[46.51] Epelbaum S, Benisty S, Reyes S, O'Sullivan M, Jouvent E, Düring M *et al.* Verbal memory impairment in subcortical ischemic vascular disease : a descriptive analysis in CADASIL. Neurobiol Aging 2011 ; 32 : 2172-82.

[46.52] Blanco Menendez R, Aguado Balsas AM, Blanco E, Lobo Rodriguez B, Vera de la Puente E. The CADASIL syndrome : a model of subcortical-cortical disconnection. Rev Neurol 2001 ; 32 : 750-4.

[46.53] Felician O, Barbeau E, Gavaret M, Pellissier JF, Tournier-Lasserve E, Poncet M *et al.* A case of late-onset CADASIL with interhemispheric disconnection features. J Neurol 2003 ; 250 : 1242-4.

[46.54] O'Sullivan M, Barrick TR, Morris RG, Clark CA, Markus HS. Damage within a network of white matter regions underlies executive dysfunction in CADASIL. Neurology 2005 ; 65 : 1584-90.

[46.55] Tatsch K, Koch W, Linke R, Poepperl G, Peters N, Holtmannspoetter M *et al.* Cortical hypometabolism and crossed cerebellar diaschisis suggest subcortically induced disconnection in CADASIL : an 18F-FDG PET study. J Nucl Med 2003 ; 44 : 862-9.

[46.56] Zekry D, Duyckaerts C, Belmin J, Geoffre C, Moulias R, Hauw JJ. Cerebral amyloid angiopathy in the elderly : vessel walls changes and relationship with dementia. Acta Neuropathol 2003 ; 106 : 367-73.

[46.57] Peters N, Opherk C, Danek A, Ballard C, Herzog J, Dichgans M. The pattern of cognitive performance in CADASIL : a monogenic condition leading to subcortical ischemic vascular dementia. Am J Psychiatry 2005 ; 162 : 2078-85.

[46.58] Van Gerpen JA, Ahlskog JE, Petty GW. Progressive supranuclear palsy phenotype secondary to CADASIL. Parkinsonism Relat Disord 2003 ; 9 : 367-9.

[46.59] Opherk C, Peters N, Herzog J, Luedtke R, Dichgans M. Long-term prognosis and causes of death in CADASIL : a retrospective study in 411 patients. Brain 2004 ; 127 : 2533-9.

[46.60] Okumura K, Tsuru T, Aizaki K, Akikusa B. A case of cerebral autosomal dominant arteriopathy with subcortical infarcts and leukoencephalopathy (CADASIL), diagnosed in the age of puberty. No To Hattatsu 2007 ; 39 : 49-53.

[46.61] Mourad A, Levasseur M, Bousser MG, Chabriat H. CADASIL with minimal symptoms after 60 years. Rev Neurol 2006 ; 162 : 827-31.

[46.62] Chabriat H, Levy C, Taillia H, Iba-Zizen MT, Vahedi K, Joutel A *et al.* Patterns of MRI lesions in CADASIL. Neurology 1998 ; 51 : 452-7.

[46.63] Dichgans M, Filippi M, Bruning R, Iannucci G, Berchtenbreiter C, Minicucci L *et al.* Quantitative MRI in CADASIL : correlation with disability and cognitive performance. Neurology 1999 ; 52 : 1361-7.

[46.64] Auer DP, Putz B, Gossl C, Elbel G, Gasser T, Dichgans M. Differential lesion patterns in CADASIL and sporadic subcortical arteriosclerotic encephalopathy : MR imaging study with statistical parametric group comparison. Radiology 2001 ; 218 : 443-51.

[46.65] O'Sullivan M, Jarosz JM, Martin RJ, Deasy N, Powell JF, Markus HS. MRI hyperintensities of the temporal lobe and external capsule in patients with CADASIL. Neurology 2001 ; 56 : 628-34.

[46.66] Chabriat H, Mrissa R, Levy C, Vahedi K, Taillia H, Iba-Zizen MT *et al.* Brain stem MRI signal abnormalities in CADASIL. Stroke 1999 ; 30 : 457-9.

[46.67] Iannucci G, Dichgans M, Rovaris M, Brüning R, Gasser T, Giacomotti L *et al.* Correlations between clinical findings and magnetization transfer imaging metrics of tissue damage in individuals with cerebral autosomal dominant arteriopathy with subcortical infarcts and leukoencephalopathy. Stroke 2001 ; 32 : 643-8.

[46.68] Molko N, Pappata S, Mangin JF, Poupon C, Vahedi K, Jobert A *et al.* Diffusion tensor imaging study of subcortical gray matter in cadasil. Stroke 2001 ; 32 : 2049-54.

[46.69] Rocca MA, Filippi M, Herzog J, Sormani MP, Dichgans M, Yousry TA. A magnetic resonance imaging study of the cervical cord of patients with CADASIL. Neurology 2001 ; 56 : 1392-4.

[46.70] Herve D, Mangin JF, Molko N, Bousser MG, Chabriat H. Shape and volume of lacunar infarcts : a 3D MRI study in cerebral autosomal dominant arteriopathy with subcortical infarcts and leukoencephalopathy. Stroke 2005 ; 36 : 2384-8.

[46.71] Cumurciuc R, Guichard JP, Reizine D, Gray F, Bousser MG, Chabriat H. Dilation of Virchow-Robin spaces in CADASIL. Eur J Neurol 2006 ; 13 : 187-90.

[46.72] Van den Boom R, Lesnik Oberstein SA, Van Duinen SG, Bornebroek M, Ferrari MD, Haan J *et al.* Subcortical lacunar lesions : an MR imaging finding in patients with cerebral autosomal dominant arteriopathy with subcortical infarcts and leukoencephalopathy. Radiology 2002 ; 224 : 791-6.

[46.73] Lesnik Oberstein SA, Van den Boom R, Van Buchem MA, Van Houwelingen HC, Bakker E, Vollebregt E *et al.* Cerebral microbleeds in CADASIL. Neurology 2001 ; 57 : 1066-70.

[46.74] Dichgans M. Cerebral autosomal dominant arteriopathy with subcortical infarcts and leukoencephalopathy : phenotypic and mutational spectrum. J Neurol Sci 2002 ; 203-204 : 77-80.

[46.75] Van den Boom R, Lesnik Oberstein SA, Ferrari MD, Haan J, Van Buchem MA. Cerebral autosomal dominant arteriopathy with subcortical infarcts and leukoencephalopathy : MR imaging findings at different ages – 3rd-6th decades. Radiology 2003 ; 229 : 683-90.

[46.76] Viswanathan A, Gray F, Bousser MG, Baudrimont M, Chabriat H. Cortical neuronal apoptosis in CADASIL. Stroke 2006 ; 37 : 2690-5.

[46.77] Moon SY, Ki CS, Kim JW, Suh YL, Kwon JC, Na DL. Silent infarcts demonstrated by diffusion-weighted MRI in CADASIL. Eur Neurol 2003 ; 49 : 178-80.

[46.78] Jouvent E, Mangin JF, Porcher R, Viswanathan A, O'Sullivan M, Guichard JP *et al.* Cortical changes in cerebral small vessel diseases : a 3D MRI study of cortical morphology in CADASIL. Brain 2008 ; 131 : 2201-8.

[46.79] Jouvent E, Reyes S, Mangin JF, Roca P, Perrot M, Thyreau B *et al.* Apathy is related to cortex morphology in CADASIL. A sulcal-based morphometry study. Neurology 2011 ; 76 : 1472-7.

[46.80] Dichgans M, Petersen D. Angiographic complications in CADASIL. Lancet 1997 ; 349 : 776-7.

[46.81] Joutel A, Andreux F, Gaulis S, Domenga V, Cecillon M, Battail N *et al.* The ectodomain of the Notch3 receptor accumulates within the cerebrovasculature of CADASIL patients. J Clin Invest 2000 ; 105 : 597-605.

[46.82] Coto E, Menendez M, Navarro R, Garcia-Castro M, Alvarez V. A new *de novo* Notch3 mutation causing CADASIL. Eur J Neurol 2006 ; 13 : 628-31.

[46.83] Joutel A, Vahedi K, Corpechot C, Troesch A, Chabriat H, Vayssière C *et al.* Strong clustering and stereotyped nature of Notch3 mutations in CADASIL patients. Lancet 1997 ; 350 : 1511-5.

[46.84] Oberstein SA, Ferrari MD, Bakker E, Van Gestel J, Kneppers AL, Frants RR *et al.* Diagnostic Notch3 sequence analysis in CADASIL : three new mutations in Dutch patients. Dutch CADASIL Research Group. Neurology 1999 ; 52 : 1913-5.

[46.85] Federico A, Bianchi S, Dotti MT. The spectrum of mutations for CADASIL diagnosis. Neurol Sci 2005 ; 26 : 117-24.

[46.86] Joutel A, Chabriat H, Vahedi K, Domenga V, Vayssière C, Ruchoux MM *et al.* Splice site mutation causing a seven amino acid Notch3 in-frame deletion in CADASIL. Neurology 2000 ; 54 : 1874-5.

[46.87] Tuominen S, Juvonen V, Amberla K, Jolma T, Rinne JO, Tuisku S *et al.* Phenotype of a homozygous CADASIL patient in comparison to 9 age-matched heterozygous patients with the same R133C Notch3 mutation. Stroke 2001 ; 32 : 1767-74.

[46.88] Singhal S, Rich P, Markus HS. The spatial distribution of MR imaging abnormalities in cerebral autosomal dominant arteriopathy with subcortical infarcts and leukoencephalopathy and their relationship to age and clinical features. AJNR Am J Neuroradiol 2005 ; 26 : 2481-7.

[46.89] Gladstone JP, Dodick DW. Migraine and cerebral white matter lesions : when to suspect cerebral autosomal dominant arteriopathy with subcortical infarcts and leukoencephalopathy (CADASIL). Neurologist 2005 ; 11 : 19-29.

[46.90] Reyes S, Kurtz A, Herve D, Tournier-Lasserve E, Chabriat H. Presymptomatic genetic testing in CADASIL. J Neurol 2012 ; 259 : 2131-6.

[46.91] Choi JC, Kang SY, Kang JH, Park JK. Intracerebral hemorrhages in CADASIL. Neurology 2006 ; 67 : 2042-4.

[46.92] Forteza AM, Brozman B, Rabinstein AA, Romano JG, Bradley WG. Acetazolamide for the treatment of migraine with aura in CADASIL. Neurology 2001 ; 57 : 2144-5.

[46.93] Weller M, Dichgans J, Klockgether T. Acetazolamide-responsive migraine in CADASIL. Neurology 1998 ; 50 : 1505.

[46.94] Roman G. Vascular dementia : a historical background. Int Psychogeriatr 2003 ; 15 (Suppl 1) : 11-3.

[46.95] Mesulam M, Siddique T, Cohen B. Cholinergic denervation in a pure multi-infarct state : observations on CADASIL. Neurology 2003 ; 60 : 1183-5.

Chapitre 47

Maladie de Creutzfeldt-Jakob et autres maladies à prions

| J.-P. Brandel, S. Haïk

Clinique

Lorsque l'on évoque la maladie de Creutzfeldt-Jakob (MCJ), vient à l'esprit la forme sporadique de la maladie, décrite dès 1920 [47.1, 47.2]. Cette forme fait partie d'un groupe de maladies, les encéphalopathies spongiformes transmissibles humaines (EST), dont elle est la forme la plus fréquente, représentant plus de 80 % des cas. Les autres EST, contrairement à la MCJ sporadique, ont une origine identifiée : génétique (mutations ou insertions du gène *PRNP* codant la protéine prion) ou infectieuse. Parmi les EST génétiques, on distingue les MCJ génétiques, le syndrome de Gerstmann-Sträussler-Scheinker (GSS) et l'insomnie fatale familiale (IFF). Parmi les formes infectieuses, on peut différencier celles liées à une contamination centrale (greffe de dure-mère surtout) de celles liées à une contamination périphérique (Kuru ou traitement par hormone de croissance humaine). Il faut insister sur le fait que l'expression clinique ne dépend pas toujours de l'origine. Ainsi certaines EST génétiques ou infectieuses peuvent-elles avoir une expression clinique identique à la forme sporadique. Enfin, depuis 1996, une nouvelle forme d'EST, liée à l'encéphalopathie spongiforme bovine (ESB), peut être rattachée aux formes infectieuses, il s'agit de la variante de la MCJ (vMCJ) [47.3].

Outre leur caractère transmissible, les EST ont d'autres caractéristiques communes. Elles ont une incubation longue et silencieuse. Une fois déclarées, elles évoluent vers le décès sans rémission. Elles entraînent des lésions spécifiques du système nerveux central (SNC), sans aucune réaction inflammatoire ou immunitaire. L'agent causal n'est pas identifié avec certitude mais, selon la théorie de Prusiner, il s'agit du prion ou PrPsc (pour protéine PrP *scrapie*), résistante à la protéinase K, forme anormale d'une protéine normale de l'hôte, la protéine prion cellulaire (PrPc), codée par le gène *PRNP* (situé sur le chromosome 20). Dans toutes les EST, la PrPsc s'accumule, de manière constante, dans le système nerveux central.

Maladie de Creutzfeldt-Jakob sporadique

C'est une maladie rare (1 à 2 cas par million d'habitants). L'âge moyen de survenue est de 67 ans. L'évolution, toujours fatale, est rapide : 6 mois en moyenne. Le tableau peut se résumer à une encéphalopathie myoclonique évoluant rapidement et sans rémission.

Une phase de prodromes est classique, marquée par des signes non spécifiques : asthénie, anxiété, insomnie, anorexie. La phase d'état peut débuter brutalement (début pseudovasculaire) mais le plus souvent la maladie s'installe en quelques jours. Elle affecte le SNC de façon diffuse, ce qui explique, en dehors de l'atteinte intellectuelle, l'existence de signes neurologiques variés *(tab. 47.1)*. La démence, plus ou moins précoce, reste le signe cardinal de la maladie. Des troubles de mémoire, de l'orientation temporelle ou spatiale, du langage, des gestes ou de la reconnaissance peuvent être diversement associés ou enrichir progressivement le tableau. Les myoclonies, spontanées ou provoquées par une stimulation sensorielle (auditive ou sensitive), sont souvent diffuses. L'ataxie, d'origine cérébelleuse, apparaît plus ou moins tôt. Elle conduit à un état grabataire. Le syndrome cérébelleux peut toucher aussi les membres supérieurs ou entraîner nystagmus et dysarthrie. Les troubles visuels sont polymorphes : gêne visuelle, hémianopsie, diplopie, mauvaise perception des couleurs. Les illusions et les hallucinations sont les manifestations les plus spectaculaires. La survenue d'une cécité corticale est possible. Le syndrome pyramidal peut être complet ou se résumer à des réflexes trop vifs sans signe de Babinski. Les signes extrapyramidaux sont variés : hypertonie, dystonie, tremblements, mouvements choréiques, athétosiques ou balliques. D'autres signes neurologiques sont plus rares : anomalies oculomotrices, sensation de vertige, troubles sensitifs. Des crises d'épilepsie isolées ou un état de mal épileptique sont possibles, ainsi qu'une atteinte de la corne antérieure de la moelle. La maladie évolue, dans plus de la moitié des cas vers un état de mutisme akinétique.

TABLEAU 47.1 ▼ **Maladie de Creutzfeldt-Jakob sporadique – Données cliniques.**

Signes cliniques (%)	Réseau français 1992-2011	Brown *et al.*, 1979 [47.4]	Traub *et al.*, 1977 [47.5]	Matthews, 1975 [47.6]	Kirschbaum, 1968 [47.7]
Myoclonies	84	84	84	71	61
Troubles visuels	54	40	42	27	25
Signes cérébelleux	71	56	64	29	53
Signes extrapyramidaux	40	60	54	80	87
Signes pyramidaux	38	44	76	–	77
Épilepsie	–	9	25	14	–

Les données cliniques sont exprimées en pourcentage de cas où le signe mentionné a été relevé.

Pour ce qui est des examens complémentaires, les prélèvements sanguins usuels sont normaux (pas d'inflammation ou de désordre immunitaire). Le scanner cérébral est également normal. Trois examens sont utiles pour le diagnostic :

- l'EEG de veille qui, dans 60 % des cas, est caractéristique, avec la présence d'ondes ou de pointes-ondes lentes bi ou triphasiques paroxystiques, périodiques, avec une période brève (environ 1/seconde) [47.8]. Il est important de répéter les EEG car, d'une part, les tracés, au début de la maladie, peuvent n'être que ralentis ou comporter des ondes lentes polymorphes, répétitives mais non périodiques et, d'autre part, les anomalies périodiques peuvent n'être que transitoires et disparaître ;
- l'examen du LCR, qui est en général normal, non inflammatoire (moins de 10 éléments par mm^3), avec une protéinorachie normale ou discrètement élevée. La détection de la protéine 14-3-3 dans le LCR reste un test sensible et spécifique pour le diagnostic de la forme sporadique de MCJ [47.9-47.11]. La signification exacte de la détection de cette protéine (qui est différente de la protéine prion) est inconnue ;
- l'IRM, qui peut montrer des hypersignaux dans les noyaux gris centraux (NGC), principalement dans le noyau caudé et le putamen ou dans les cortex cérébral ou cérébelleux. Ces hypersignaux sont visibles sur les séquences T2, FLAIR mais surtout sur les séquences de diffusion avec une diminution du coefficient de diffusion de l'eau (ADC). Il n'y a pas de prise de contraste.

L'étude du gène *PRNP* permet d'éliminer l'existence d'une mutation ou d'une insertion et de déterminer le polymorphisme du codon 129. On sait que, dans la population générale, pour ce polymorphisme, il y a 50 % d'homozygotes, 40 % de méthionine/méthionine (MM), 10 % de valine/valine (VV) et 50 % d'hétérozygotes méthionine/valine (MV). Dans la MCJ sporadique, l'homozygotie MM est plus fréquente (70 %) que dans la population générale. Elle constitue donc un facteur de risque pour la MCJ sporadique [47.12].

L'analyse des signes cliniques et du résultat des examens complémentaires permet de classer les cas en trois catégories (certain, probable et possible) selon le degré de vraisemblance du diagnostic *(tab. 47.2)*. Cette classification, dite de Masters mais issue essentiellement des travaux de F. Cathala et P. Brown [47.4], a été modifiée à plusieurs reprises ces dernières années pour tenir compte de l'apport diagnostique de la détection de la protéine 14-3-3 et de l'observation des hypersignaux dans les noyaux gris centraux sur l'IRM. Cette classification des cas est importante pour la surveillance et les études épidémiologiques.

TABLEAU 47.2 ▼ **Critères diagnostiques.**

Cas possible	Cas probable	Cas certain
Démence	Démence	Démence
+ 2 signes cliniques et durée d'évolution < 2 ans	+ 2 signes cliniques	+ 2 signes cliniques
	+ EEG caractéristique ou hypersignaux à l'IRM dans les NGC ou cas possible et 14.3.3 + dans le LCR	+ confirmation neuropathologique ou présence de PrPres (Western blot)

Les signes cliniques considérés dans ces critères sont les suivants : myoclonies, troubles visuels ou syndrome cérébelleux, syndrome pyramidal ou extrapyramidal, mutisme akinétique.

En fonction du groupement des signes, différentes formes cliniques ont été individualisées : la forme pariéto-occipitale ou amaurotique de Heidenhain [47.13], avec prédominance des signes visuels (cécité corticale, agnosie visuelle) ; la forme cérébelleuse de Brownell et Oppenheimer, dominée par l'ataxie [47.14] ; la forme thalamique, individualisée par Garcin *et al.* [47.15], particulière par l'intensité de la démence et des mouvements anormaux ; la forme amyotrophique, avec une atteinte de la corne antérieure de la moelle et un syndrome extrapyramidal ; la forme japonaise ou panencéphalique, avec pléiocytose possible dans le LCR, lésions de la substance blanche et longue durée d'évolution [47.16, 47.17]. On peut y ajouter d'exceptionnels cas sans démence clairement identifiée, certifiés par l'examen neuropathologique, se révélant par un tableau clinique pouvant faire évoquer, à tort, un état de mal épileptique [47.18].

Depuis quelques années, une classification reposant sur le polymorphisme du codon 129 et le type de PrP observé en Western blot sur les prélèvements cérébraux congelés a été proposée [47.19]. On distingue ainsi :

- les formes MM1 ou MV1 (les plus fréquentes), caractérisées par une démence rapide, des myoclonies précoces, une atteinte visuelle, un EEG caractéristique, des hypersignaux striataux dans 70 % des cas de MM1 et corticaux dans 77 % des cas de MV1 [47.20], une durée moyenne d'évolution de 4 mois, se rapprochant de la forme de Heidenhain ;
- la forme VV2, caractérisée par une ataxie cérébelleuse précoce, une démence tardive, un EEG non caractéristique, des hypersignaux striataux dans 77 % des cas, associés parfois à des hypersignaux thalamiques [47.20], une durée moyenne d'évolution de 6 mois et demi, se rapprochant de la forme de Brownell et Oppenheimer ;

- la forme MV2, caractérisée par une ataxie cérébelleuse associée à une démence, un EEG non caractéristique, des hypersignaux striataux dans 80 % des cas, associés parfois à des hypersignaux thalamiques [47.20], et une durée moyenne d'évolution de 17 mois ; elle est observée chez des sujets plus jeunes ;
- la forme MM2 thalamique, caractérisée par une insomnie, une ataxie, une démence, un EEG non caractéristique et une durée moyenne d'évolution de 16 mois ;
- la forme MM2 corticale, caractérisée par une démence progressive, un EEG non caractéristique, des hypersignaux corticaux dans 77 % des cas [47.20] et une durée d'évolution de 16 mois ;
- la forme VV1, très rare, caractérisée par une démence progressive, un EEG non caractéristique, des hypersignaux corticaux dans près de 90 % des cas [47.20] et une durée d'évolution de 15 mois.

Il est habituel de considérer le diagnostic de MCJ comme un diagnostic d'élimination. Il doit être cependant posé sans retard. En effet, la prise en charge des patients, notamment l'exploration ou le traitement de pathologies intercurrentes, peut nécessiter des précautions particulières (décontamination, séquestration voire destruction de certains matériels).

Encéphalopathies spongiformes humaines génétiques

Ce sont des formes rares d'EST (5 à 15 % des cas) liées à des mutations ou des insertions du gène *PRNP*. La transmission est toujours autosomique dominante. L'histoire familiale peut manquer, soulignant l'intérêt de l'étude du gène *PRNP* dès que l'on suspecte une EST, après information du patient ou surtout de sa famille et obtention d'un consentement signé.

Maladies de Creutzfeldt-Jakob génétiques

Les MCJ génétiques sont dues à des mutations du gène *PRNP* situées sur les codons 200, 178, 180, 210, 232, 196, 203, 211... Elles peuvent être dues aussi à des insertions d'un nombre variable de nucléotides (1 à 9) entre les codons 51 et 91 de la portion N terminale du gène. Le tableau clinique dépend de la mutation. Cependant la symptomatologie peut varier, au sein d'une même famille, entre les individus ou d'une génération à l'autre. La mutation 200 est la mutation la plus fréquente en France ; les signes cliniques sont comparables à ceux décrits pour la forme sporadique, avec parfois un âge de début plus précoce [47.12, 47.21]. La mutation 178 est responsable d'un tableau clinique de MCJ quand le codon 129 de l'allèle qui porte la mutation code une valine. Les différences avec la MCJ sporadique portent sur l'âge de survenue (plus précoce), une durée d'évolution souvent plus longue et l'absence habituelle de signes EEG caractéristiques. Les autres mutations ont été découvertes de manière fortuite chez des patients présentant un tableau clinique de MCJ. L'absence fréquente de caractère familial pourrait être due au caractère faiblement pathogène de ces mutations [47.22]. En cas d'insertion, l'analyse des phénotypes n'est pas facile, car chaque insertion n'a été décrite que dans une seule famille [47.23, 47.24]. Les signes cliniques ne paraissent pas dépendre du nombre d'insertions, mais plus le nombre d'insertions est grand et plus l'âge de survenue est précoce et la durée d'évolution longue [47.25].

Syndrome de Gerstmann-Sträussler-Scheinker

Ce syndrome est toujours d'origine génétique. Il se différencie des MCJ génétiques par une évolution clinique particulièrement longue, pouvant durer plusieurs années, et une caractéristique neuropathologique qui est l'observation de plaques de PrP multicentriques. La mutation 102, responsable de la forme ataxique du GSS, est la plus fréquente.

La maladie débute vers 40 ans par un syndrome cérébelleux. Apparaissent ensuite des troubles oculomoteurs, des signes pyramidaux et des troubles intellectuels. Les myoclonies sont rares. Le décès survient après 1 à 11 ans d'évolution. Cependant le tableau clinique peut varier beaucoup dans une même famille. La mutation 117 est plus rare : elle a été décrite dans quelques familles dont une en Alsace. Dans la majorité des cas, la symptomatologie clinique diffère d'un individu à l'autre [47.26]. Ainsi, dans la famille alsacienne, les signes s'enrichissent de génération en génération : démence isolée dans les 3 premières générations, associée, dans les autres, à un syndrome pyramidal et pseudobulbaire, avec des signes plus inconstants (myoclonies, syndrome cérébelleux, crises d'épilepsie, atteinte de la corne antérieure de la moelle) [47.27]. Les autres mutations sont exceptionnelles : la mutation 145 donne un tableau clinique proche de la démence d'Alzheimer avec une évolution particulièrement longue (21 ans), la mutation 105 est responsable d'une paraparésie spastique avec labilité émotionnelle et démence, tardive. D'autres mutations (198, 217) n'ont été décrites qu'une fois. Une insertion de 8 octapeptides est responsable d'un phénotype neuropathologique de GSS dans une famille [47.28].

Insomnie fatale familiale

L'IFF est liée à une mutation ponctuelle du codon 178, associée, sur le même allèle, à un codon 129 codant une méthionine. Elle a d'abord été décrite en Italie. Il existe plusieurs familles en France. L'âge de début moyen se situe autour de 50 ans. La maladie est caractérisée par l'association d'une insomnie rebelle (avec rêves et hallucinations), de troubles végétatifs (disparition des rythmes circadiens, hyperactivité sympathique, troubles sphinctériens), de difficultés motrices et d'une démence, pouvant être tardive. Les myoclonies sont rares. L'EEG de veille est perturbé mais non caractéristique. L'EEG de sommeil met en évidence une diminution puis une disparition de l'activité delta, des fuseaux de sommeil, des complexes K. Il existe des phases anormales de sommeil paradoxal. La protéine 14-3-3 n'est pas détectée dans le LCR. La durée de la maladie varie entre 6 et 32 mois.

Maladies de Creutzfeldt-Jakob infectieuses

Hormis le kuru et la vMCJ, les MCJ infectieuses sont provoquées par une procédure thérapeutique. L'inoculation de l'agent infectieux peut se faire selon deux voies, cérébrale ou périphérique.

Kuru

Le kuru a été observé dans la population Foré en Nouvelle-Guinée. Gajdusek *et al.* ont démontré le caractère transmissible de la maladie et son lien avec des rites funéraires cannibales [47.29]. La maladie s'est presque totalement éteinte à la suite de l'interdiction de ces rites au début des années 1960. Quelques cas ont encore été observés au début des années 2000, suggérant que la durée d'incubation, dans certains cas, pouvait être proche de 40 ans. La maladie était cliniquement stéréotypée, caractérisée par une ataxie cérébelleuse conduisant à une incapacité motrice complète, un tremblement qui pouvait s'accompagner de mouvements anormaux, une dysarthrie aboutissant au mutisme. La mort survenait en moins d'un an.

MCJ par inoculation cérébrale ou de proximité cérébrale

Le premier cas publié est celui d'une femme de 55 ans qui avait subi une greffe de cornée 18 mois avant le début des troubles [47.30]. Le greffon avait été prélevé chez une patiente décédée d'une MCJ certaine. Depuis, deux autres cas liés à une greffe de cornée ont été publiés [47.31, 47.32]. La contamination de la cornée par des instruments ou par des éléments de la partie postérieure de l'œil, au cours du prélèvement, pourrait expliquer la transmission. Par ailleurs, deux cas de transmission par des électrodes de stéréotaxie pour repérage EEG d'un foyer épileptique profond ont été publiés en 1977 [47.33]. Quelques cas de contaminations par des instruments de neurochirurgie, avec des délais d'incubation de 15 à 20 mois, ont été rapportés ensuite [47.34, 47.35]. Les autres cas sont liés à des greffes de dure-mère d'origine humaine. C'est le Japon qui est le pays le plus touché car c'est dans ce pays que les greffes de dure-mère ont été les plus nombreuses [47.36]. Dans la très grande majorité des cas, la dure-mère provenait du même laboratoire allemand.

La durée d'incubation est égale en moyenne à 12 ans. Le tableau clinique est proche de celui de la MCJ sporadique mais débute plus souvent par une ataxie cérébelleuse avec apparition secondaire de la démence et des autres signes neurologiques. L'EEG et la détection de la protéine 14-3-3 sont souvent positifs [47.36]. Le nombre de ces cas après greffe de dure-mère est en nette diminution actuellement [47.36].

MCJ par inoculation périphérique

Les premiers cas de MCJ liés à un traitement par hormone de croissance humaine ont été identifiés en 1985 aux États-Unis. Des cas sont apparus ensuite au Royaume-Uni et en France [47.37]. On dénombre, en 2012, un peu plus de 200 cas dans le monde, dont la majorité en France (119 cas), où le risque de contamination se situe avant 1988 (généralisation de l'hormone recombinante), surtout dans la période décembre 1983-juillet 1985.

La maladie débute le plus souvent par une ataxie cérébelleuse, des troubles de l'oculomotricité et un nystagmus. Il existe aussi une fatigabilité, des troubles du comportement (euphorie, indifférence), un tremblement, des céphalées, une polyphagie (avec prise de poids) et des troubles du sommeil. Après quelques mois d'évolution, la symptomatologie est marquée par la démence, les signes cérébelleux et pyramidaux, les myoclonies (inconstantes) et les troubles sensitifs et visuels [47.38]. La durée moyenne d'évolution est de 18 mois. Contrairement à la MCJ sporadique et aux cas iatrogènes par inoculation cérébrale, mais comme le kuru, le tableau clinique est stéréotypé.

Les anomalies EEG sont discrètes : ralentissement du tracé ou bouffées pseudopériodiques. L'aspect périodique n'existe qu'exceptionnellement. L'atteinte de l'électrorétinogramme est souvent précoce. La détection de la protéine 14-3-3 n'est positive qu'après quelques mois d'évolution [47.39]. Comme cela est observé pour la MCJ après greffe de dure-mère, le nombre de cas de MCJ après traitement par hormone de croissance est en nette diminution ces dernières années [47.36].

vMCJ

Cette encéphalopathie spongiforme humaine est liée à l'ESB. La majorité des cas a été observée au Royaume-Uni mais d'autres pays dans le monde ont rapporté des cas (information disponible sur le site Internet www.cjd.ed.ac.uk/). La France est le deuxième pays le plus touché après le Royaume-Uni avec, au 1er juillet 2012, un total de 27 cas (information disponible sur le site Internet www.invs.sante.fr/). Le lien entre l'ESB et la vMCJ a pu être établi et repose sur quatre arguments :

- épidémiologique : apparition de la vMCJ 10 ans après la BSE au Royaume-Uni ;
- biochimique : la protéine prion qui s'accumule est d'un type biochimique particulier pour tous les animaux infectés par l'agent de l'ESB et pour tous les cas de vMCJ [47.40] ;
- expérimental chez le singe : observation de plaques florides dans le cerveau de singes inoculés, par voie intracérébrale, par l'agent de l'ESB [47.41] ;
- expérimental chez la souris : la transmission des agents de l'ESB et de la vMCJ donne des signes cliniques et neuropathologiques stéréotypés [47.42].

Contrairement à la forme sporadique, la vMCJ touche l'adulte jeune (autour de 30 ans). Le début est marqué par des troubles d'allure psychiatrique, des douleurs plus ou moins diffuses ou des dysesthésies des membres inférieurs. Une ataxie cérébelleuse apparaît après quelques mois tout comme l'atteinte intellectuelle. Les myoclonies sont discrètes ou absentes. L'EEG n'est jamais périodique au début de l'évolution. La protéine 14-3-3 n'est détectable dans le LCR que dans la moitié des cas et n'est donc pas un bon test diagnostique dans cette forme de MCJ. Des hypersignaux sur l'IRM, en séquence T2, FLAIR ou de diffusion, sont très souvent observés dans les noyaux pulvinar ou dorsomédian du thalamus [47.43]. Ces hypersignaux ont une grande importance pour poser un diagnostic de probabilité de vMCJ. Ils s'accompagnent parfois d'hypersignaux dans les noyaux caudés ou le putamen mais ces derniers ont alors une intensité inférieure aux hypersignaux thalamiques [47.44]. La PrPsc peut être mise en évidence dans des prélèvements biopsiques d'amygdale pharyngée par immunohistochimie sur des prélèvements fixés ou par Western blot sur des fragments congelés. L'étude du gène *PRNP* ne décèle pas de mutation, tous les patients, cliniquement atteints, sont toujours, à ce jour, MM au codon 129 [47.45]. L'ensemble du tableau rappelle plus le kuru que la MCJ sporadique.

Conclusion

Le diagnostic clinique des encéphalopathies spongiformes humaines n'est qu'un diagnostic de présomption, la certitude n'étant apportée que par l'examen neuropathologique. Cependant les critères cliniques *(tab. 47.2)* ont été validés. Il a été montré, avant même que l'on inclue les critères IRM, que leur valeur prédictive positive pour classer un cas en MCJ probable était élevée (98,5 %) [47.46]. Les différences cliniques observées dans les formes sporadiques, infectieuses par inoculation cérébrale, et infectieuses périphériques sont probablement liées à la propagation différente de l'agent infectieux au sein du système nerveux et à l'existence de souches de prions différentes. La rapidité d'évolution de la maladie une fois déclarée souligne l'importance qu'il y a à développer un test diagnostique qui devrait idéalement être positif à un stade précoce ou même présymptomatique de la maladie. À l'heure actuelle, aucun traitement n'a fait la preuve de son efficacité pour traiter ou même simplement ralentir l'évolution de ces maladies.

Données neuropathologiques

Lésions élémentaires

Les lésions histopathologiques associées à l'accumulation de PrPsc sont confinées au SNC et aucun désordre physiopathologique n'est détectable dans les organes périphériques dans lesquels une réplication est observée. L'accumulation de PrPsc dans le cerveau ne s'accompagne d'aucune réaction inflammatoire évidente et est associée à un tableau lésionnel caractéristique comportant :

- une spongiose du neuropile (*fig. 47.1*) ;
- une importante gliose astrocytaire accompagnée d'une activation microgliale ;
- une mort neuronale probablement apoptotique ;
- la présence, inconstante, de plaques de dépôts amyloïdes.

L'apparition des stigmates de gliose et de spongiose est bien corrélée à l'accumulation de PrPsc, dont la présence est pathognomonique. De manière générale, les lésions de spongiose apparaissent aux sites d'accumulation de la PrPsc, qui apparaît sous la forme de dépôts extracellulaires de taille et de forme variées.

FIGURE 47.1 Spongiose du neuropile dans la MCJ. **a.** Vacuoles de spongiose dans le cortex d'un patient atteint de MCJ. **b.** Cortex normal.

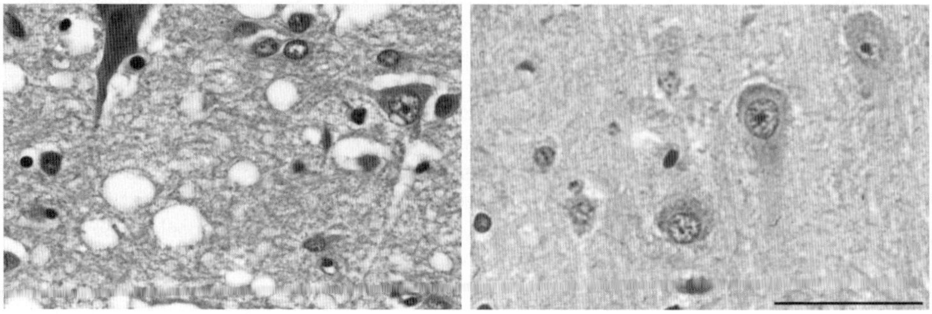

a b

Spongiose

La spongiose est la lésion la plus fréquente des EST. Elle correspond à la formation de cavités siégeant dans le neuropile. Cette vacuolisation s'effectue aux dépens des corps cellulaires neuronaux et des prolongements nerveux [47.47]. La taille des vacuoles est très variable et peut osciller entre la limite de détection et 30 à 50 µm. La spongiose touche le cortex cérébral (dans toute son épaisseur ou dans les couches profondes), le cortex cérébelleux (couche moléculaire) et les noyaux gris centraux. Elle doit être distinguée des autres formes non spécifiques de spongiose : l'état spongieux, associant un aspect microkystique du neuropile et une gliose intense et qui peut être observé au cours des pertes neuronales intenses, les spongioses focales (démence à corps de Lewy) ou superficielles (maladie d'Alzheimer, maladie de Pick), qui peuvent être observées au cours de certaines maladies neurodégénératives, les modifications spongiformes au cours de l'œdème cérébral, la vacuolisation périneuronale et périvasculaire associée à l'anoxie-ischémie cérébrale. Enfin de nombreux artéfacts (liés à la fixation, à l'inclusion ou à la coupe) peuvent donner un aspect de vacuoles périvasculaires, périneuronales, ou de spongiose laminaire superficielle.

Gliose

Elle concerne les astrocytes et les cellules microgliales. La lésion neuropathologique la plus spectaculaire des EST est une intense gliose astrocytaire objectivée par une très forte surexpression de la protéine gliofibrillaire acide (GFAP) [47.48]. Cette réaction astrocytaire est d'autant plus importante que la perte et la vacuolisation neuronale sont intenses. L'hyperplasie et l'hypertrophie astrocytaire sont généralement situées dans les zones de substance grise ou à proximité des plaques amyloïdes, mais peuvent, dans certains cas, être détectées dans la substance blanche.

La réaction microgliale présente dans les EST a été caractérisée de manière plus récente. Son rôle dans le processus neurodégénératif est fortement suspecté. Une réaction microgliale est observée dans le neuropile et au niveau des zones de spongiose. Les cellules microgliales sont aussi considérées comme des constituants à part entière des plaques amyloïdes [47.49].

Plaques amyloïdes

La présence de plaques amyloïdes de PrP n'est pas systématiquement observée au cours des EST. Les plaques amyloïdes sont retrouvées dans le cerveau de patients atteints de certaines formes de MCJ, de SGSS et de kuru, et sont présentes en nombre variable dans les autres EST naturelles ou expérimentales [47.50]. Ces plaques sont majoritairement constituées de dépôts extracellulaires de PrPsc, organisés en fibrilles possédant les caractéristiques des amyloïdes (biréfringence après coloration au rouge Congo, insolubilité, aspect fibrillaire en microscopie électronique). Les fibres amyloïdes observées dans les EST sont constituées de filaments de PrPsc organisés en hélices de 12 à 16 nm de diamètre, d'une longueur variant de 100 à 500 nm. Ces plaques peuvent être classées en fonction de critères morphologiques bien déterminés et des lésions qui leur sont directement associées. On distingue ainsi des plaques de type kuru (plaques arrondies comportant un cœur dense entouré de fibrilles radiaires) et des plaques « multicentriques » caractéristiques du SGSS, comprenant plusieurs foyers denses de dépôts amyloïdes sans fibres radiaires [47.51]. Elles sont souvent associées à des dépôts de matériel amorphe non organisé en structure amyloïde. Des prolongements astrocytaires y sont étroitement associés. Les plaques amyloïdes retrouvées dans les EST ne sont pas exclusivement constituées de PrP. Ainsi, il est possible de mettre en évidence l'accumulation précoce d'héparanes sulfates et de protéoglycanes qui s'effectue de façon concomitante à celle de la PrP. Enfin, les plaques florides constituées d'une plaque de type kuru entourée d'une couronne de vacuoles sont caractéristiques de la vMCJ [47.52].

Perte neuronale

Il s'agit de la lésion fonctionnellement la plus importante. Elle est constante dans les EST, mais elle peut être d'intensité très variable en fonction de la région cérébrale et de la forme clinicopathologique observée. Elle peut être très intense dans certaines régions comme dans les formes cérébelleuses de la MCJ avec atrophie de la couche des grains [47.53, 47.54]. Dans le cas des maladies humaines, et au moins pour les patients homozygotes méthionine et hétérozygotes méthionine-valine au codon 29, la mort neuronale est d'autant plus importante que la phase clinique de la maladie est longue [47.55]. De plus, les neurones survivants présentent une perte importante des varicosités dendritiques.

L'absence de syndrome inflammatoire et d'infiltration lymphocytaire au cours de la tremblante suggère que la neurodégénérescence est principalement médiée par l'apoptose [47.56]. Cela a été confirmé dans les modèles d'infection de hamster ou de souris par voie intraoculaire dans lesquels la perte neuronale est massive au niveau rétinien [47.57]. L'apoptose neuronale est cependant difficile à détecter dans les autres régions du SNC. Chez l'homme, en raison de l'évolution lente de la maladie (de la période d'incubation au décès) et du caractère diffus de la mort neuronale, l'apoptose est un phénomène rare, difficile à mettre en évidence à un instant donné. Un examen attentif permet cependant de le détecter à l'aide de techniques visant à mettre en évidence une fragmentation de l'ADN et/ou des protéines activées au cours du processus apoptotique (caspase-3 activée, par exemple) [47.58]. Il faut cependant souligner l'absence relative de spécificité de ces marquages, notamment *in vivo*.

Tableaux lésionnels

Les lésions élémentaires vont s'associer et se répartir différemment selon la forme et le sous-type moléculaire, notamment au sein des formes sporadiques.

Dans les formes sporadiques, selon le sous-type moléculaire, la distribution des lésions peut être très différente. Les formes démentielles (MM1 et MV1) sont caractérisées par une prédominance de l'atteinte corticale, les formes ataxiantes (VV2) par la sévérité de l'atteinte cérébelleuse, les formes MV2, qui touchent les sujets plus jeunes, par une atteinte diffuse et la fréquence des plaques amyloïdes de type kuru.

Au sein des formes génétiques, le tableau lésionnel varie selon la mutation du gène *PRNP* et le phénotype clinique correspondant. L'insomnie fatale familiale est caractérisée par une atteinte thalamique au premier plan, parfois pure, marquée par une gliose et une perte neuronale avec des dépôts de PrPsc souvent difficiles à détecter [47.59]. Les lésions associées au GSS prédominent généralement dans le cervelet et présentent toujours des plaques multicentriques. Les MCJ génétiques ont une neuropathologie proche de celle qui est observée dans la MCJ sporadique.

La vMCJ est caractérisée par une spongiose prédominant dans les structures corticales postérieures et le striatum, par une gliose et une perte neuronale sévère du thalamus (noyau dorsomédian et pulvinar) et par de nombreux dépôts de PrPsc, avec notamment des plaques florides nombreuses dans le cortex et le cervelet [47.60]. Ce n'est que dans cette forme que la présence de PrPsc est retrouvée dans l'amygdale palatine sous la forme de dépôts associés aux cellules folliculaires dendritiques au centre des follicules lymphoïdes.

Mise en évidence de l'accumulation de PrPsc

Immunohistochimie

Le développement de nombreux anticorps monoclonaux dirigés contre différents épitopes de la PrP et l'optimisation des procédures de prétraitements ont transformé la robustesse, la sensibilité et la spécificité de l'immunohistochimie de la PrP pour le diagnostic des EST. L'immunodétection de la PrP, si elle est pratiquée dans au moins deux régions cérébrales, en règle le cortex frontal et le cortex cérébelleux, permet de faire le diagnostic dans plus de 95 % des cas avec une spécificité de 99 % [47.61]. Il faut cependant souligner le fait que son interprétation est parfois délicate.

Dans le cerveau, différents types de dépôts (selon leur taille, leur forme et leur association ou non aux vacuoles de spongiose) peuvent cohabiter selon la forme et le sous-type moléculaire. Par exemple, les dépôts diffus dit « synaptiques » sont plus souvent observés dans la MCJ sporadique de type MM1, les dépôts périvacuolaires dans la MCJ sporadique de type MM2 et les plaques chez les patients sporadiques de type MV2, dans la vMCJ, et dans certaines formes génétiques et iatrogènes.

Western blot

La mise en évidence d'une accumulation de protéine prion résistante à une protéolyse modérée par la protéinase K (PrPres) est pathognomonique des maladies à prion. Elle peut être réalisée à l'aide de différentes techniques (*paraffin-embedded tissue blot*, Elisa...), mais la révélation par Western blot est la méthode la plus souvent utilisée. Outre son intérêt diagnostique, le Western blot permet également un typage de la PrPres qui constitue une des bases de la classification moléculaire des MCJ. Ce typage se fonde sur la taille du fragment PK-résistant et sur la représentation des différentes glycoformes de la PrPres. La classification la plus utilisée, validée au niveau international, est celle de Cleveland [47.62, 47.63]. Elle distingue essentiellement deux types de PrPres au sein des formes sporadiques (le type 1, dont la bande correspondant à la forme non glycosylée migre à 21 kDa et le type 2A, qui migre à 19 kDa). Chez les patients atteints de vMCJ, seul le type 2B, caractérisé par une sur-représentation de la forme biglycosylée, est observé [47.60]. Soulignons cependant que cette classification reste schématique et ne rend que très partiellement compte de la diversité moléculaire inter et intra-individuelle qui est observée au cours des EST humaines [47.64].

Biologie des maladies à prions

Des maladies transmissibles

De nombreuses transmissions ont été réalisées à partir de matériel infectieux humain à des espèces aussi variées que les singes ou les chats, révélant ainsi la grande adaptabilité des agents transmissibles non conventionnels (ATNC) aux espèces animales. De manière générale, les modèles animaux les plus couramment utilisés dans les laboratoires sont ceux de la tremblante expérimentale de la souris ou du hamster.

Classiquement, l'infection expérimentale est effectuée par l'injection à l'animal d'un homogénat purifié ou non de tissus infectieux, directement par voie intracérébrale et/ou par voie périphérique. L'utilisation de souris syngéniques permet de limiter les variations interindividuelles et d'obtenir, une fois la souche stabilisée, des modèles animaux parfaitement standardisés de la maladie. L'utilisation de ces modèles a notamment permis de mieux appréhender les interactions hôte/ATNC, et d'étudier les voies de propagation des ATNC en fonction des modes d'inoculation (périphérique ou central).

Notion de souches de prions

Une diversité de souches a pu être mise en évidence par des expériences de transmission. Les souches se caractérisent par l'induction d'une maladie dont les caractéristiques sont très reproductibles chez un groupe d'animaux ayant le même fond génétique.

En pratique, pour une même dose infectante inoculée selon une voie donnée, chaque souche d'agent induit chez des souris syngéniques une maladie caractérisée par :

- un temps d'incubation bien déterminé ;
- un profil lésionnel caractéristique.

Les critères majeurs d'évaluation sont les sites d'accumulation de la PrPsc et les sites de spongiose objectivés par la quantification de la vacuolisation du parenchyme cérébral dans un certain nombre de zones anatomiques du SNC.

Les caractéristiques de la souche s'établissent après 2 ou 3 passages sériés chez le même hôte. D'autres propriétés des ATNC peuvent varier selon la souche comme la résistance aux protocoles de décontamination, la diffusion de l'infectiosité dans l'organisme ou la capacité à franchir la barrière d'espèce.

Plus d'une vingtaine de souches différentes ont été isolées à partir d'EST naturelles (tremblante du mouton, de la chèvre, ESB).

Période d'incubation

Après une inoculation expérimentale, la période d'incubation varie selon :

- la souche utilisée (par définition) ;
- la voie d'inoculation : toutes les voies d'inoculation n'ont pas la même efficacité. D'une manière générale, la voie intracérébrale est la plus efficace, puis par ordre d'efficacité décroissante viennent ensuite la voie intraveineuse, la voie intrapéritonéale, la voie sous-cutanée et la voie intragastrique [47.65]. Toutefois, cette hiérarchie peut varier selon les modèles : ainsi chez le mouton, certaines souches de tremblante naturelle sont plus facilement transmises par voie orale que par voie intracérébrale ;
- la dose infectante : plus elle est faible, plus la période d'incubation sera longue ;
- le génotype de l'hôte : certains polymorphismes du gène codant la PrP.

Barrière d'espèce

La transmission interspécifique d'un ATNC est suivie d'une adaptation de l'agent à l'hôte. Lors d'un passage primaire d'une espèce à l'autre la barrière d'espèce se manifeste généralement par un temps d'incubation long chez les receveurs et par un faible nombre d'animaux malades [47.66]. Dans certains cas, la transmission interspécifique n'est pas possible.

La notion de barrière d'espèce est relative. En effet, cette dernière peut être franchie en introduisant, par transgenèse, dans le génome de l'hôte la séquence codante de la PrP de l'espèce dont provient le donneur [47.67, 47.68]. Certaines souches d'agent ont la propriété de s'adapter aisément à des hôtes différents : c'est le cas notamment de l'ESB qui, lors des passages primaires expérimentaux, induit une EST dans tous les modèles étudiés, à l'exception du hamster.

■ Distribution de l'infectiosité et voies de propagation

Les EST, naturelles ou expérimentales, sont caractérisées par une longue phase d'incubation, cliniquement silencieuse. Cependant, durant cette phase asymptomatique, l'agent se réplique dans de nombreux tissus. La séquence d'apparition, la distribution de l'infectiosité dans l'organisme dépendent du site d'inoculation. Notamment, lors d'une infection par voie périphérique (intrapéritonéale), l'infectiosité apparaît d'abord dans les constituants du système réticulo-endothélial (SRE). Après une phase de réplication très précoce dans la rate, l'infectiosité se propage dans les différents constituants du système lymphoïde (ganglions lymphatiques, mésentériques) puis gagne *via* les terminaisons nerveuses sympathiques la moelle thoracique et colonise ensuite le reste du SNC. L'infection est classiquement détectable dans le cerveau au début de la seconde moitié de la période d'incubation. L'importance pour la neuro-invasion de cette phase de réplication dans les structures lymphoïdes et notamment les cellules folliculaires dendritiques ainsi que le rôle du système nerveux autonome ont été démontrés expérimentalement. Dans le cas de la vMCJ, la propagation de l'agent de l'ESB passe par les ganglions cœliaques, mésentériques et stellaires du système nerveux sympathique après une phase de réplication dans les structures lymphoïdes associées au tube digestif [47.69, 47.70].

Le rôle joué par le système lymphoïde en cas d'inoculation périphérique dans le transfert de l'infectiosité des constituants du système périphérique vers le SNC semble prépondérant. La splénectomie provoque une forte augmentation du temps d'incubation de la maladie secondaire à une inoculation intrapéritonéale et l'infection de souris SCID (immunodéficientes) aboutit à un faible nombre d'animaux malades [47.71-47.74].

Protéine prion : une protéine du soi

Protéine prion cellulaire

La protéine prion (PrP) dans sa forme normale dite cellulaire (PrPc) est une protéine physiologiquement exprimée dans de nombreux tissus et plus particulièrement dans le SNC.

Le gène codant la protéine PrP a été isolé en 1985 chez le mammifère. Il est localisé sur le bras court du chromosome 20 chez l'homme et sur le chromosome 2 chez la souris. Le gène de la PrP, très conservé au cours de l'évolution, est retrouvé chez tous les mammifères, ainsi que dans un certain nombre d'autres espèces animales, sous une forme toutefois plus éloignée. L'une des principales caractéristiques du gène de la PrP est que sa phase de lecture ouverte est localisée dans un exon unique, ce qui exclut les possibilités d'épissages alternatifs ultérieurs pouvant entraîner une modification de la structure primaire.

Le 3e exon contient l'ensemble de la phase de lecture ouverte de la PrP. Cette séquence est très conservée entre les espèces, notamment chez les mammifères, et varie de 759 à 768 nucléotides [47.75].

La PrP est exprimée majoritairement dans les cellules de type neuronal. Cependant, son expression est retrouvée dans les autres cellules du SNC (astrocytes, cellules microgliales, cellules choroïdiennes et épendymaires) mais aussi dans des cellules des organes périphériques. De nombreux travaux suggèrent fortement que la PrPc est localisée préférentiellement au niveau des boutons présynaptiques [47.76, 47.77]. En dehors du système nerveux, la PrPc est notamment détectée à la surface des lymphocytes, des cellules folliculaires dendritiques de la rate, des ganglions lymphatiques et des plaques de Peyer.

Chez l'homme, la protéine comprend 253 acides aminés et le poids moléculaire varie de 33 à 35 kDa selon le niveau de glycosylation. Le domaine N-terminal de la protéine présente une séquence très conservée, constituée de répétitions d'hexapeptides (GG(S/N)RYP) et de 5 octapeptides (P(H/Q) GGGWGQ). Ce domaine interagit avec les glycosaminoglycanes membranaires et possède des propriétés spécifiques de chélation du cuivre. Il est clivé lors de la digestion partielle de la PrPsc par la protéinase K. La PrPc possède 2 sites de N-glycolysation permettant l'ancrage de chaînes latérales sucrées, dont la présence génère des variations importantes de poids moléculaire [47.78]. Deux cystéines en 179 et 214 permettent la formation d'un pont disulfure. Enfin, au niveau C-terminal, la serine 231 est liée à un enchaînement glycosylphosphatidylinositol (site GPI), qui permet à la protéine de s'ancrer à la face externe de la membrane plasmique.

Les études de structure secondaire de la protéine PrP, réalisées par spectroscopie infrarouge couplée à la transformée de Fourier (FTIR) et par dichroïsme circulaire, suggèrent que la PrPc possède un taux élevé d'hélices α (42 %) et peu de feuillets β (3 %). L'étude de protéines recombinantes ou natives purifiées montre, en outre, que la PrPc possède une grande plasticité en fonction des conditions physicochimiques environnantes [47.79]. L'analyse détaillée de sa structure par RMN montre qu'elle contient 3 hélices α (144-154 ; 175-193 ; 200-219) et 2 courts feuillets β antiparallèles (128-131 ; 161-164) formant une structure tertiaire globulaire [47.80]. La partie N-terminale (23-121) de la PrPc est très flexible et n'est pas conformée dans l'eau [47.81]. Si la structure globulaire de la région 121-231 semble stable et peu soumise aux conditions physicochimiques extérieures, la grande flexibilité de la partie N-terminale, sa possible stabilisation par les cations divalents et l'importance des conditions physicochimiques dans sa conformation suggèrent que ce domaine protéique puisse adopter plusieurs conformations en fonction de son environnement.

Le rôle joué par la PrP cellulaire reste débattu. Büeler *et al.* ont produit la première lignée de souris dont le gène de la PrP a été invalidé (souris $PrP^{0/0}$) [47.82]. En dehors des perturbations du rythme circadien [47.83] et d'une hypersensibilité à l'épilepsie provoquée, ces souris ne présentent pas d'anomalies de développement, de la reproduction ou du comportement. Afin de s'affranchir des phénomènes potentiels de compensation au cours du développement, des souris transgéniques dont l'expression de la PrP est inhibée à l'âge adulte (promoteur inductible ou système cre-lox) ont été produites. Elles n'ont pas présenté d'anomalies majeures après plusieurs années de déficit en PrPc [47.84]. L'ensemble des données existantes n'est pas en faveur d'un rôle majeur et spécifique joué par la PrP dans le fonctionnement normal du SNC.

La PrPc pourrait être impliquée dans la signalisation cellulaire [47.85], les interactions intercellulaires ou avec la matrice extracellulaire [47.86], la transmission GABA-ergique [47.87], l'activation et la fonction lymphocytaires [47.88]. Plus récemment, un rôle de la PrPc dans la physiopathologie de la maladie d'Alzheimer a été proposé, la PrPc agissant comme un récepteur des oligomères de peptides Aβ essentiel à la médiation cellulaire de leur effet neurotoxique. Cette hypothèse reste à ce jour controversée.

PrPc de l'hôte au cours des maladies à prions

L'étude de souris transgéniques, dont le gène de la PrP a été invalidé ou surexprime une protéine PrP de séquence murine ou non, a apporté des données fondamentales sur le rôle joué par la PrP de l'hôte au cours des EST. Les souris dont le gène de la PrP a été invalidé ne sont pas susceptibles aux ATNC [47.89]. Ce résultat est reproduit quelle que soit la lignée *knock-out* produite et la souche utilisée. La durée de la période d'incubation est donc inversement proportionnelle au niveau d'expression de la PrP de l'hôte [47.89]. L'homologie de séquence entre l'espèce dont provient l'inoculum et l'hôte gouverne en partie le phénomène de barrière d'espèce. Cependant, alors que la seule introduction de PrP de hamster chez les souris permet le franchissement de la barrière d'espèce, il n'en va pas de même pour la PrP humaine, à moins que la PrPc de l'hôte ne soit supprimée. Ces différences ont été expliquées par la présence de cofacteurs associés spécifiques d'espèce encore non déterminés (protéine X). En effet, l'expression par des souris transgéniques d'une PrP chimère comprenant une partie centrale de séquence humaine encadrée par des séquences murines facilite le passage de souches humaines à la souris [47.90].

PrP pathologique et nature de l'agent transmissible

Le spectre d'inactivation très particulier des prions ainsi que la nature biochimique et structurale des plus petites fractions infectieuses purifiées ont conduit Stanley Prusiner à proposer l'hypothèse d'un agent transmissible de nature exclusivement protéique.

Les prions possèdent des propriétés physicochimiques peu communes de résistance aux procédés habituels d'inactivation des agents microbiologiques. Les techniques conventionnelles de stérilisation ne permettent pas de diminuer l'infectiosité des échantillons à des niveaux compatibles avec la sécurité hospitalière.

Les procédures de décontamination efficaces sont :

- l'autoclavage à 134-136 °C pendant 18 minutes ;
- l'inactivation par la soude 1 N pendant 1 heure à température ambiante ;
- l'inactivation par l'hypochlorite de sodium (2 °Cl) pendant 1 heure à 20 °C.

Le spectre d'inactivation des prions est relativement atypique. Les ultrasons, les rayonnements ionisants et non ionisants, les nucléases, le formaldéhyde et les détergents sont peu efficaces voire totalement inefficaces. Par exemple les prions présentent une résistance aux radiations ionisantes 1 000 fois supérieure aux plus résistants des agents microbiologiques connus. Par ailleurs, ces agents présentent une forte résistance à l'inactivation par la chaleur sèche. De manière générale, l'infectiosité résiste bien mieux aux procédés détruisant les acides nucléiques qu'aux procédés dégradant ou dénaturant les protéines ; ainsi, les ions chaotropes, le phénol ou les digestions par des protéases diminuent sensiblement le titre infectieux.

Malgré des titres infectieux élevés, aucune structure compatible avec une particule virale conventionnelle ou un acide nucléique spécifique n'a pu être mis en évidence dans le SNC quelle que soit la technique utilisée. Cela a motivé la mise au point de procédés spécifiques de purification de l'agent transmissible. Ces protocoles associent une protéolyse limitée et des étapes successives d'extraction par des détergents, de centrifugations différentielles et de sédimentation sur gradient de sucrose. Ils ont permis d'isoler une protéine hydrophobe de 27 à 30 kDa, insoluble dans les détergents et résistante partiellement à la digestion par les protéases. Cette protéine a été appelée PrP pour *Protease Resistant Protein* [47.91]. La PrP 27-30 copurifie avec l'infectiosité [47.92] et est le seul composant retrouvé de façon reproductible dans les fractions infectieuses. Sa concentration est proportionnelle au titre infectieux. Une unité infectieuse comprendrait 10^4 à 10^5 molécules de PrP 27-30. En microscopie électronique, elle apparaît sous la forme de structures fibrillaires caractéristiques (SAF pour *Scrapie Associated Fibrills* ou *prion rods* [47.93]). Des travaux ultérieurs ont permis de montrer que la PrP 27-30, également appelée PrPsc ou PrPres, correspond à la forme anormale d'une protéine constitutive de 33 à 35 kDa codée par l'hôte : la PrPc.

La séquence de la PrPsc, obtenue par microséquençage partiel de la partie N-terminale et centrale, montre qu'il n'existe pas de différence de structure primaire entre la PrP cellulaire et la PrPsc [47.94]. La digestion par la protéinase K utilisée lors de la purification de la protéine conduit à l'élimination de la portion N-terminale de la PrP, générant une forme de 27 à 30 kDa. Comme la PrPc, la PrPsc possède une ancre GPI, et son profil de glycosylation est identique à celui de la PrPc. Notons cependant qu'aucun séquençage complet de la PrPsc n'a été réalisé à ce jour.

L'analyse de la structure secondaire de la PrPsc, bien qu'étant incomplète, a révélé d'importantes différences avec celle de la PrP cellulaire. L'analyse spectroscopique par transformée de Fourier et dichroïsme circulaire a révélé que la PrPsc contenait 30 % d'hélices alpha et 45 % de structures β-plissées. La PrPc est composée de 40 % d'hélices α et environ 3 % de feuillets β : l'essentiel des modifications distinguant la PrPsc de son analogue cellulaire est donc de nature physicochimique, la PrPsc étant majoritairement constituée de feuillets β [47.95]. Les organites cellulaires dans lesquels la PrPsc est formée ne sont toujours pas connus. Comme toutes les protéines GPI, la PrPc est retrouvée dans des microdomaines membranaires riches en cholestérol. La PrPsc s'accumule dans les lysosomes secondaires. Le lieu exact de la transconformation de la PrPc en PrPsc n'est pas connu. L'exposition de la PrP cellulaire à la membrane semble être un événement critique pour la transconformation de la PrPc en PrPsc. En effet, *in vitro*, le clivage de l'ancrage GPI de la protéine empêche la formation de PrPsc. La modification des structures riches en cholestérol (déprivation en cholestérol) perturbe le métabolisme de la PrPc et inhibe la conversion de la PrPc en PrPsc. Par ailleurs, l'insertion d'un ancrage transmembranaire artificiel à la PrPc empêche aussi la conversion.

L'hypothèse de la nature exclusivement protéique des ATNC a été émise dès 1967 et en 1970 sur la base des propriétés physicochimiques exceptionnelles de ces agents [47.96, 47.97]. En 1982, Prusiner propose l'hypothèse d'un agent protéique dénué d'acide nucléique et constitué exclusivement de protéines (prion pour *proteinaceaous infectious particule*) [47.91]. L'agent serait la PrPsc elle-même, et sa réplication reposerait sur un mécanisme de conversion protéique : la PrPsc pourrait lier la PrPc et la transconformer en PrPsc.

Plusieurs modèles de conversion de la PrPc en PrPsc ont été proposés, notamment (*fig. 47.2*) :

- le modèle de polymérisation assisté par une amorce : dans ce modèle, la PrPsc serait plus stable que la PrPc mais cinétiquement inaccessible ; la conversion passerait par un intermédiaire conformationnel équidistant thermodynamiquement de la PrPc et de la PrPsc [47.98, 47.99]. La liaison entre la PrPsc et cet intermédiaire favoriserait sa conversion en PrPsc ;
- le modèle de nucléation polymérisation : la transconformation de la PrPc en PrPsc monomérique serait réversible, la PrPsc étant moins stable que la PrPc. L'agrégation de la PrPsc permet sa stabilisation. Des molécules de PrPc pourraient se lier au noyau de PrPsc et y être converties en PrPsc de façon stable et non réversible [47.98, 47.99]. Dans ce modèle, quand l'agrégat de PrPsc atteint une masse critique, il se dissocie en plusieurs fractions qui, à leur tour, pourraient reproduire la réaction (amplification).

FIGURE 47.2 **Réplication** *:* **modèles théoriques de la conversion de la protéine prion. a. Modèle de polymérisation assistée par une amorce. b. Modèle de nucléation-polymérisation.**

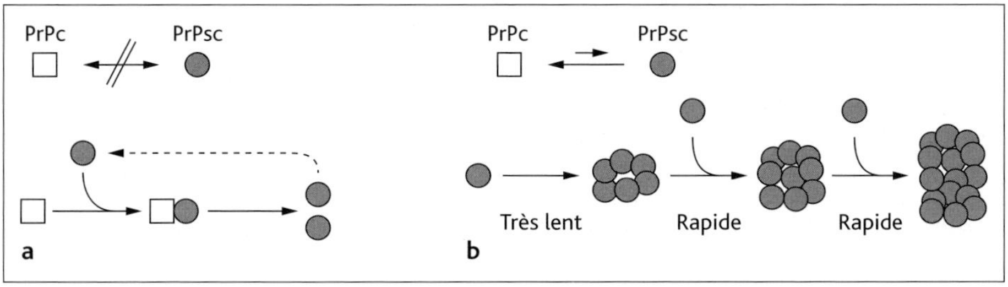

La preuve définitive de la validité du modèle du prion ne peut être apportée que par la production, à partir de PrPc, de PrPsc infectieuse dans un système expérimental contrôlé. Différentes approches ont ainsi été tentées dans le but de démontrer l'hypothèse du prion. Si elles n'ont pas pu complètement et définitivement valider ce modèle, elles ont néanmoins permis d'apporter des arguments majeurs en sa faveur et de valider l'hypothèse d'une conversion PrPsc dépendante de la PrPc en PrP protéinase K-résistante. Les plus marquants sont présentés.

Une équipe américaine a produit par recombinaison homologue une lignée de souris *knock-in* qui exprime l'équivalent murin (D177N) de la mutation responsable de l'IFF (lignée ki-FFI). Les souris ki-FFI développent en 6 mois une maladie neurologique qui ressemble à l'IFF chez l'homme et qui associe une diminution de l'activité, des troubles du sommeil et des troubles végétatifs. Ces symptômes sont notamment associés à une atrophie thalamique visible en neuro-imagerie ainsi qu'à une gliose et une perte neuronale sur le plan lésionnel. Le phénotype clinicopathologique des souris ki-FFI évoque bien celui observé chez les patients atteints d'insomnie fatale. Bien que la détection de PrPsc soit difficile dans le cerveau de ces animaux, la maladie induite par l'expression de la PrP mutée est transmissible à des souris *knock-in* exprimant la PrP sauvage. Une substitution d'un acide aminé en position 177 suffit donc à générer une maladie « IFF-*like* » et à produire de l'infectiosité dans un modèle expérimental bien contrôlé [47.100].

Le mécanisme central qui sous-tend l'hypothèse du prion est la capacité de la PrPsc de convertir la PrPc en protéine pathologique. Le groupe de B. Caughey a utilisé de la PrPsc purifiée à partir de cerveaux infectés et de la PrPc recombinante marquée au ^{35}S. La co-incubation de ces deux protéines conduit à la détection d'une forme PK-résistante de PrP radiomarquée (PrPres) [47.101]. Cette PrPres néoformée provient donc de la conversion de la ^{35}S-PrPc sous l'action de la PrPsc. La spécificité de cette réaction a été confirmée par deux résultats majeurs :

- le système de conversion acellulaire reproduit la barrière d'espèce : la PrPsc de hamster ne peut convertir la PrPc de souris alors que la PrPsc de souris peut convertir la PrPc de hamster ;
- ce système reproduit certaines caractéristiques spécifiques de souches comme la mobilité électrophorétique de la PrPsc [47.102].

Cette approche a donc permis de montrer que la PrPsc était bien capable de convertir la PrPc et de lui transmettre une information spécifique de souche. De plus, le rendement de la réaction est décuplé par l'utilisation de la protéine chaperonne Hsp60. Cependant, la PrPsc néoformée n'est pas capable à son tour de convertir la protéine normale et n'est pas infectieuse.

La difficulté à produire *in vitro*, à partir d'une PrPc recombinante, une protéine PrPsc infectieuse peut être expliquée, au moins en partie, par l'existence de cofacteurs nécessaires à la conversion de la PrPc en PrP pathologique et infectieuse ou plus simplement à la réplication des ATNC. S. Prusiner a proposé l'existence d'un facteur X à partir de données obtenues dans des modèles transgéniques [47.91]. Le groupe de Claudio Soto a décrit un modèle très intéressant permettant une amplification de la PrPsc par des cycles d'incubation et de sonication en présence d'un lysat de cerveau normal contenant l'ensemble des molécules cérébrales [47.103] ; la réaction d'amplification (appelée PMCA pour *Protein Missfolding Cyclic Amplification*) ne fonctionnant pas avec la protéine PrP recombinante comme unique substrat. L'analyse des molécules nécessaires à l'amplification de la PrPsc dans ce modèle (à l'aide d'anticorps bloquants, de cerveaux de souris KO pour certaines protéines, de lysat déplété...) permettra peut-être d'identifier certains cofacteurs indispensables à la réplication des ATNC.

Ces dix dernières années, trois avancées majeures ont apporté des arguments presque définitifs en faveur de l'hypothèse du prion :

- des équipes indépendantes ont montré que l'amplification de la PrPsc produite par la PMCA s'accompagnait d'une augmentation de l'infectiosité [47.104, 47.105] ;
- un agent infectieux a pu être produit par la méthode de PMCA en utilisant des composants « prion-*free* » très simples (PrPc purifiée, poly-A, lipides) [47.106]. Ce travail a été confirmé par une étude similaire utilisant une PrPc recombinante, des extraits d'ARN totaux et un lipide de synthèse pour produire *de novo* un agent de type prion transmissible à des souris sauvages [47.107] ;
- le groupe de S. Prusiner a pu produire des prions synthétiques en modifiant la conformation et l'état d'agrégation d'une PrP recombinante tronquée [47.108, 47.109]. De manière remarquable, différentes souches ont été dérivées [47.110].

Outre que dans certains cas de passage primaire à la souris, le développement d'EST sans PrPsc détectable ait été décrit (niveau d'accumulation situé en dessous du seuil de détection des techniques utilisées ? Intermédiaire de conformation sensible aux protéases ?) [47.111], le principal argument qui a prévalu à l'encontre de la théorie du prion est la multiplicité des souches de prions identifiées et les phénomènes de mutation stable de souches clonées. Comment l'hypothèse protéique peut-elle rendre compte de ces phénomènes alors que la présence d'une information génétique (acide nucléique) spécifique de l'agent les expliquerait plus classiquement ? Un certain nombre d'arguments permettent de penser que la multiplicité des souches est compatible avec le modèle protéique. En effet, des données biochimiques sont en faveur d'une conformation spécifique de souches de la PrPsc. Chez l'homme, le profil électrophorétique de la PrPsc retrouvé dans tous les cas de vMCJ est particulier et est identique à celui de l'agent de l'ESB inoculé au primate. Bien que ce soit la PrP codée par l'hôte qui s'accumule dans le cerveau après inoculation, la PrPsc provenant de souches différentes peut transmettre une information conformationnelle à la PrPc endogène. Ce phénomène a été bien montré à partir d'échantillons de MCJ et d'IFF inoculés à une lignée de souris transgéniques. De plus, dans le système de conversion acellulaire de la PrPc en PrPsc, la protéine transconformée adopte les caractéristiques de migration en Western blot de la protéine PrPsc utilisée [47.102]. Des études de conformations directes ou indirectes (différence d'accessibilité d'épitopes linéaires entre la PrPsc et la PrPsc dénaturée) retrouvent également des différences de structures spécifiques de souches [47.112]. L'ensemble de ces résultats tend à montrer qu'il existe des conformations de la PrPsc spécifiques de souches et que cette information conformationnelle peut être transmise à la PrP de l'hôte lors du phénomène de conversion. Les données obtenues récemment à l'aide des prions synthétiques ont renforcé cette théorie [47.110]. La diversité potentielle des chaînes latérales sucrées de la PrP, encore peu étudiée, pourrait également jouer un rôle dans la diversité des souches.

Des progrès importants ont donc permis ces dernières années d'étayer l'hypothèse du prion, formalisée en 1982 par Stanley Prusiner. L'ensemble des données obtenues est en faveur d'un support conformationnel de l'infectiosité. Au-delà de la simple transmissibilité, il semble également que des modifications structurales d'une protéine soient capables de régir un ensemble de propriétés biologiques classiquement codé par des modifications d'une séquence nucléotidique en microbiologie conventionnelle. Enfin, et plus généralement, soulignons que les concepts et les méthodologies originales développés ces 20 dernières années dans la recherche sur les prions pourraient trouver des applications dans d'autres maladies conformationnelles des protéines touchant le système nerveux central (taupathies, maladie d'Alzheimer, alpha-synucléinopathies ou maladies à polyglutamines) et pour lesquelles la survenue de phénomènes de propagation « prion-*like* » a déjà été suggérée [47.113-47.117].

Bibliographie

[47.1] Creutzfeldt HG. Über eine eigenartige herdformige Erkrankung des zentralen Systems. Z Neurol Psychiatr 1920 ; 57 : 1-18.

[47.2] Jakob A. Über eigenartige Erkrankungen des zentralen Nervensystems mit bemakens wertein anatomischen Befunden. Z Neurol Psychiatr 1921 ; 64 : 147-228.

[47.3] Will RG, Ironside JW, Zeidler M, Cousens SN, Estibeiro K, Alperovitch A *et al.* A new variant of Creutzfeldt-Jakob disease in the UK. Lancet 1996 ; 347 : 921-5.

[47.4] Brown P, Cathala F, Sadowsky D, Gajdusek DC. Creutzfeldt-Jakob disease in France. II. Clinical characteristics of 124 consecutive verified cases during the decade 1968-1977. Ann Neurol 1979 ; 6 : 430-7.

[47.5] Traub R, Gajdusek DC, Gibbs CJ. Transmissible virus dementia : the relation of transmissible spongiform encephalopathy to Creutzfeldt-Jakob disease. In : Kinsbourne M, Smith L, eds. Aging and dementia. New York : Spectrum, 1977 : 91-172.

[47.6] Matthews WB. Epidemiology of Creutzfeldt-Jakob disease in England and Wales. J Neurol Neurosurg Psychiatry 1975 ; 38 : 210-3.

[47.7] Kirschbaum W. Jakob-Creutzfeldt disease. New York : American Elsevier, 1968.

[47.8] Court L, Bert J. Électrophysiologie des encéphalopathies transmissibles. Pathol Biol (Paris) 1995 ; 43 : 25-42.

[47.9] Beaudry P, Cohen P, Brandel JP, Delasnerie-Lauprêtre N, Richard S, Launay JM *et al.* 14-3-3 protein, neuron-specific enolase, and S-100 protein in cerebrospinal fluid of patients with Creutzfeldt-Jakob disease. Dement Geriatr Cogn Disord 1999 ; 10 : 40-6.

[47.10] Hsich G, Kenney K, Gibbs CJ, Lee KH, Harrington MG. The 14-3-3 brain protein in cerebrospial fluid as a marker for transmissible spongiform encephalopathies. N Engl J Med 1996 ; 335 : 924-30.

[47.11] Zerr I, Bodemer M, Geffeler O, Otto M, Poser S, Wiltfang J *et al.* Detection of 14-3-3 protein in the cerebrospinal fluid supports the diagnosis of Creutzfeldt-Jakob disease. Ann Neurol 1998 ; 43 : 32-40.

[47.12] Laplanche JL, Delasnerie-Lauprêtre N, Brandel JP, Chatelain J, Beaudry P, Alpérovitch A *et al.* Molecular genetics of prion diseases in France. Neurology 1994 ; 44 : 2347-51.

[47.13] Heidenhain A. Klinische und anatomische Undersuchungen über eine eigenartige organische Erkrangkung des Zentralnervensystems in Praesenium. Z Gesamte Neurol Psychiatr 1929 ; 118 : 49-114.

[47.14] Brownell B, Oppenheimer DR. An ataxic form of subacute presenile polioencephalopathy (Creutzfeldt-Jakob disease). J Neurol Neurosurg Psychiatry 1965 ; 28 : 350-61.

[47.15] Garcin R, Brion S, Knochneviss A. Le syndrome de Creutzfeldt-Jakob et les syndromes corticostriés du présenium. Rev Neurol (Paris) 1963 ; 109 : 419-41.

[47.16] Mizutani Y, Okumura A, Oda M, Shiraki H. Panencephalopathic type of Creutzfeldt-Jakob disease. J Neurol Neurosurg Psychiatry 1981 ; 44 : 103-15.

[47.17] Sadatoshi T, Yoshogoro K. Creutzfeldt-Jakob disease in Japan. Neurology 1983 ; 33 : 1503-6.

[47.18] Lapergue B, Demeret S, Denys V, Laplanche JL, Galanaud D, Verny M *et al.* Sporadic Creutzfeldt-Jakob disease mimicking nonconvulsive status epilepticus. Neurology 2010 ; 74 : 1995-9.

[47.19] Parchi P, Giese A, Capellari S, Brown P, Schulz-Schaeffer W, Windl O *et al.* Classification of sporadic Creutzfeldt-Jakob disease based on molecular and phenotypic analysis of 300 subjects. Ann Neurol 1999 ; 46 : 224-33.

[47.20] Meissner B, Kallenberg K, Sanchez-Juan P, Collie D, Summers DM, Almonti S *et al.* MRI lesion profiles in sporadic Creutzfeldt-Jakob disease. Neurology 2009 ; 72 : 1994-2001.

[47.21] Gajdusek DC. Infectious amyloids : subacute spongiform encephalopathies as transmissible cerebral amyloidoses. *In :* Fields BN, Knipe DM, Howley PM *et al.*, eds. Fields virology. Philadelphie : Lippincott-Raven Publishers, 1996 : 2851-900.

[47.22] Laplanche JL, Beaudry P, Ripoll L, Launay JM. Protéine prion : structure, fonctions et polymorphismes associés aux encéphalopathies spongiformes humaines. Pathol Biol (Paris) 1995 ; 43 : 104-13.

[47.23] Owen F, Poulter M, Shah T, Collinge J, Lofthouse R, Baker H *et al.* An in-frame insertion in the prion protein gene in familial Creutzfeldt-Jakob disease. Mol Brain Res 1990 ; 7 : 273-6.

[47.24] Goldfarb LG, Brown P, McCombie R, Goldgaber D, Swergold GD, Wills PR *et al.* Transmissible familial Creutzfeldt-Jakob disease associated with five, seven and eight octapeptide coding repeats in the PRNP gene. Proc Natl Acad Sci USA 1991 ; 88 : 10926-30.

[47.25] Laplanche JL, Delasnerie-Lauprêtre N, Brandel JP, Dussaucy M, Chatelain J, Launay JM. Two novel insertions in the prion protein gene in patients with late-onset dementia. Hum Mol Genet 1995 ; 4 : 1109-11.

[47.26] Mallucci GR, Campbell TA, Dickinson A, Beck J, Holt M, Plant G *et al.* Inherited prion disease with an alanine to valine mutation at codon 117 in the prion protein gene. Brain 1999 ; 122 : 1823-37.

[47.27] Tranchant C, Doh-Ura K, Steinmetz G, Chevalier Y, Kitamoto T, Tateishi J *et al.* Mutation du codon 117 du gène du prion dans une maladie de Gerstmann-Sträussler-Scheinker. Rev Neurol (Paris) 1991 ; 147 : 274-8.

[47.28] Goldfarb LG, Brown P, Vrbovska A, Baron H, McCombie WR, Cathala F *et al.* An insert mutation in the chromosome 20 amyloid precursor gene in a Gerstmann-Sträussler-Scheinker family. J Neurol Sci 1992 ; 111 : 189-94.

[47.29] Gajdusek DC, Gibbs CJ, Alpers M. Experimental transmission of a kuru-like syndrome to chimpanzee. Nature 1966 ; 209 : 794-6.

[47.30] Duffy P, Wolf J, Collins G, De Voe AG, Streeten B, Cowen D. Letter : Possible person-to-person transmission of Creutzfeldt-Jakob disease. N Engl J Med 1974 ; 299 : 692-3.

[47.31] Heckmann JG, Lang CJG, Petruch F, Druschky A, Erb C, Brown P *et al.* Transmission of Creutzfeldt-Jakob disease via a corneal transplant. J Neurol Neurosurg Psychiatry 1997 ; 63 : 388-90.

[47.32] Uchiyama S, Ishida C, Yago S, Lönnqvist B, Andersson J, Ringdén O. An autopsy case of Creutzfeldt-Jakob disease associated with corneal transplantation. Dementia 1994 ; 8 : 466-73.

[47.33] Bernoulli C, Siegfried J, Baumgartner G, Regli F, Rabinowicz T, Gajdusek DC *et al.* Danger of accidental person-to-person transmission of Creutzfeldt-Jakob disease by surgery. Lancet 1977 ; 1 : 478-9.

[47.34] Foncin J, Gaches J, Cathala F, El Sherif E, Le Beau J. Transmission iatrogène interhumaine possible de maladie de Creutzfeldt-Jakob avec atteinte des grains du cervelet. Rev Neurol (Paris) 1980 ; 136 : 280.

[47.35] Will RG, Matthews WB. Evidence for case-to-case transmission of Creutzfeldt-Jakod disease. J Neurol Neurosurg Psychiatry 1982 ; 45 : 235-8.

[47.36] Brown P, Brandel JP, Sato T, Nakamura Y, MacKenzie J, Will RG *et al.* Iatrogenic Creutzfeldt-Jakob disease, final assessment. Emerg Infect Dis 2012 ; 18 : 901-7.

[47.37] Billette de Villemeur T, Beauvais P, Gourmelen M, Richardet JM. CJ disease in children treated with growth hormone. Lancet 1991 ; 337 : 864-5.

[47.38] Billette de Villemeur T, Deslys JP, Pradel A, Soubrié C, Alpérovitch A, Tardieu M *et al.* Creutzfeldt-Jakob disease from contaminated growth hormone extracts in France. Neurology 1996 ; 47 : 690-5.

[47.39] Brandel JP, Peoc'h K, Beaudry P, Welaratne A, Bottos C, Agid Y *et al.* 14-3-3 protein cerebrospinal fluid detection in human growth hormone-treated Creutzfeldt-Jakob disease patients. Ann Neurol 2001 ; 49 : 257-60.

[47.40] Collinge J, Sidle KCL, Meads J, Ironside J, Hill AF. Molecular analysis of prion strain variation and the aetiology of « new variant » CJD. Nature 1996 ; 383 : 685-90.

[47.41] Lasmezas CI, Deslys JP, Demalmay R, Adjou KT, Lamoury F, Dormont D *et al*. BSE transmission to macaque. Nature 1996 ; 381 : 743-4.

[47.42] Bruce ME, Will RG, Ironside JW, McConnell I, Drummond D, Suttie A *et al*. Transmissions to mice indicate that new variant CJD is caused by the BSE agent. Nature 1997 ; 389 : 498-501.

[47.43] Zeidler M, Sellar RJ, Collie DA, Knight R, Stewart G, Macleod MA *et al*. The pulvinar sign on magnetic resonance imaging in variant Creutzfeldt-Jakob disease. Lancet 2000 ; 355 : 1412-8.

[47.44] Haïk S, Brandel JP, Oppenheim C, Sazdovitch V, Dormont D, Hauw JJ *et al*. Sporadic CJD clinically mimicking variant CJD with bilateral increased signal in the pulvinar. Neurology 2002 ; 58 : 148-9.

[47.45] Zeidler M, Stewart GE, Barraclough CR, Bateman DE, Bates D, Burn DJ *et al*. New variant Creutzfeldt-Jakob disease : neurological features and diagnostic tests. Lancet 1997 ; 350 : 903-7.

[47.46] Brandel JP, Delasnerie-Lauprêtre N, Laplanche JL, Hauw JJ, Alpérovitch A. Diagnosis of Creutzfeldt-Jakob disease : effect of clinical criteria on incidence estimates. Neurology 2000 ; 54 : 1095-9.

[47.47] Hauw JJ, Naccache PY, Seilhean D, Camilleri S, Mokhtari K, Duyckaerts C. Neuropathology of unconventional infectious agents or prions. Pathol Biol 1995 ; 43 : 43-52.

[47.48] Dormont D, Delpech B, Delpech A, Courcel NM, Viret J, Markovits P *et al*. Hyperproduction de protéine gliofibrillaire acide (GFAP) au cours de l'évolution de la tremblante expérimentale de la souris. C R Seances Acad Sci III 1981 ; 293 : 53-6.

[47.49] Brown DR, Kretzschmar HA. Microglia and prion disease : a review. Histology and histopathology 1997 ; 12 : 883-92.

[47.50] Budka H, Aguzzi A, Brown P, Brucher JM, Bugiani O, Gullotta F *et al*. Neuropathological diagnostic criteria for Creutzfeldt-Jakob disease (CJD) and other human spongiform encephalopathies (Prion diseases). Brain Pathol 1995 ; 5 : 459-66.

[47.51] Kitamoto T, Tateishi J, Tashima I, Takeshita I, Barry RA, De Armond SJ *et al*. Amyloid plaques in Creutzfeldt-Jakob disease stain with prion protein antibodies. Ann Neurol 1986 ; 20 : 204-8.

[47.52] Will RG, Ironside JW, Zeidler M, Cousens SN, Estibeiro K, Alperovitch A *et al*. A new variant of Creutzfeldt-Jakob disease in the UK. Lancet 1996 ; 347 : 921-5.

[47.53] Faucheux BA, Morain E, Diouron V, Brandel JP, Salomon D, Sazdovitch V *et al*. Quantification of surviving cerebellar granule neurones and abnormal prion protein (PrPSc) deposition in sporadic Creutzfeldt-Jakob disease supports a pathogenic role for small PrPSc deposits common to the various molecular subtypes. Neuropathol Appl Neurobiol 2011 ; 37 : 500-12.

[47.54] Faucheux BA, Privat N, Brandel JP, Sazdovitch V, Laplanche JL, Maurage CA *et al*. Loss of cerebellar granule neurons is associated with punctate but not with large focal deposits of prion protein in Creutzfeldt-Jakob disease. J Neuropathol Exp Neurol 2009 ; 68 : 892-901.

[47.55] Hauw JJ, Sazdovitch V, Laplanche JL, Peoc'h K, Kopp N, Kemeny J *et al*. Neuropathologic variants of sporadic Creutzfeldt-Jakob disease and codon 129 of PrP gene. Neurology 2000 ; 54 : 1641-6.

[47.56] Williams A, Van Dam AM, Ritchie D, Eikelenboom P, Fraser H. Immunocytochemical appearance of cytokines, prostaglandin E2 and lipocortin-1 in the CNS during the incubation period of murine scrapie correlates with progressive PrP accumulations. Brain Res 1997 ; 754 : 171-80.

[47.57] Giese A, Groschup MH, Hess B, Kretzschmar HA. Neuronal cell death in scrapie-infected mice is due to apoptosis. Brain Pathol 1995 ; 5 : 213-21.

[47.58] Gray F, Chretien F, Adle-Biassette H, Dorandeu A, Ereau T, Delisle MB *et al*. Neuronal apoptosis in Creutzfeldt-Jakob disease. J Neuropathol Exp Neurol 1999 ; 58 : 321-8.

[47.59] Haik S, Galanaud D, Linguraru MG, Peoc'h K, Privat N, Faucheux BA *et al*. *In vivo* detection of thalamic gliosis : a pathoradiologic demonstration in familial fatal insomnia. Arch Neurol 2008 ; 65 : 545-9.

[47.60] Brandel JP, Heath CA, Head MW, Levavasseur E, Knight R, Laplanche JL *et al*. Variant Creutzfeldt-Jakob disease in France and the United Kingdom : evidence for the same agent strain. Ann Neurol 2009 ; 65 : 249-56.

[47.61] Privat N, Laffont-Proust I, Faucheux BA, Sazdovitch V, Frobert Y, Laplanche JL *et al*. Human prion diseases : from antibody screening to a standardized fast immunodiagnosis using automation. Mod Pathol 2008 ; 21 : 140-9.

[47.62] Parchi P, Giese A, Capellari S, Brown P, Schulz-Schaeffer W, Windl O *et al*. Classification of sporadic Creutzfeldt-Jakob disease based on molecular and phenotypic analysis of 300 subjects. Ann Neurol 1999 ; 46 : 224-33.

[47.63] Parchi P, Notari S, Weber P, Schimmel H, Budka H, Ferrer I *et al*. Inter-laboratory assessment of PrPSc typing in Creutzfeldt-Jakob disease : a Western blot study within the NeuroPrion Consortium. Brain Pathol 2009 ; 19 : 384-91.

[47.64] Haik S, Brandel JP. Biochemical and strain properties of CJD prions : complexity *versus* simplicity. J Neurochem 2011 ; 119 : 251-61.

[47.65] Kimberlin RH, Walker CA. Pathogenesis of mouse scrapie : effect of route of inoculation on infectivity titres and dose-response curves. J Comp Pathol 1978 ; 88 : 39-47.

[47.66] Kimberlin RH, Walker CA, Millson GC. Interspecies transmission of scrapie-like diseases. Lancet 1975 ; 2 : 1309-10.

[47.67] Scott M, Foster D, Mirenda C, Serban D, Coufal F, Wälchli M *et al*. Transgenic mice expressing hamster prion protein produce species-specific scrapie infectivity and amyloid plaques. Cell 1989 ; 59 : 847-57.

[47.68] Vilotte JL, Soulier S, Essalmani R, Stinnakre MG, Vaiman D, Lepourry L *et al*. Markedly increased susceptibility to natural sheep scrapie of transgenic mice expressing ovine PrP. J Virol 2001 ; 75 : 5977-84.

[47.69] Haik S, Faucheux BA, Sazdovitch V, Privat N, Kemeny JL, Perret-Liaudet A *et al*. The sympathetic nervous system is involved in variant Creutzfeldt-Jakob disease. Nat Med 2003 ; 9 : 1121-3.

[47.70] Haik S, Faucheux BA, Hauw JJ. Brain targeting through the autonomous nervous system : lessons from prion diseases. Trends Mol Med 2004 ; 10 : 107-12.

[47.71] Lasmézas CI, Cesbron JY, Deslys JP, Demaimay R, Adjou KT, Rioux R *et al.* Immune system-dependent and -independent replication of the scrapie agent. J Virol 1996 ; 70 : 1292-5.

[47.72] Mabbott NA, Williams A, Farquhar CF, Pasparakis M, Kollias G, Bruce ME *et al.* Tumor necrosis factor alpha-deficient, but not interleukin-6-deficient, mice resist peripheral infection with scrapie. J Virol 2000 ; 74 : 3338-44.

[47.73] Glatzel M, Heppner FL, Albers KM, Aguzzi A. Sympathetic innervation of lymphoreticular organs is rate limiting for prion neuroinvasion. Neuron 2001 ; 31 : 25-34.

[47.74] Blättler T, Brandner S, Raeber AJ, Klein MA, Voigtländer T, Weissmann C *et al.* PrP-expressing tissue required for transfer of scrapie infectivity from spleen to brain. Nature 1997 ; 389 : 69-73.

[47.75] Basler K, Oesch B, Scott M, Westaway D, Wälchli M, Groth DF *et al.* Scrapie and cellular PrP isoforms are encoded by the same chromosomal gene. Cell 1986 ; 46 : 417-28.

[47.76] Fournier JG, Escaighaye F, Devillemeur TB, Robain O. Ultrastructural localization of cellular prion protein (PrPc) in synaptic boutons of normal hamster hippocampus. C R Acad Sci III 1983 ; 318 : 339-44.

[47.77] Herms J, Tings T, Gall S, Madlung A, Giese A, Siebert H *et al.* Evidence of presynaptic location and function of the prion protein. J Neurosci 1999 ; 19 : 8866-75.

[47.78] Parchi P, Castellani R, Capellari S, Ghetti B, Young K, Chen SG *et al.* Molecular basis of phenotypic variability in sporadic Creutzfeldt-Jakob disease. Ann Neurol 1996 ; 39 : 767-78.

[47.79] Rezaei H, Choiset Y, Eghiaian F, Treguer E, Mentre P, Debey P *et al.* Amyloidogenic unfolding intermediates differentiate sheep prion protein variants. J Mol Biol 2002 ; 322 : 799-814.

[47.80] Riek R, Hornemann S, Wider G, Billeter M, Glockshuber R, Wüthrich K. NMR structure of the mouse prion protein domain PrP (121-231). Nature 1996 ; 382 : 180-2.

[47.81] Zahn R, Liu A, Luhrs T, Riek R, von Schroetter C, López García F *et al.* NMR solution structure of the human prion protein. Proc Natl Acad Sci USA 2000 ; 97 : 145-50.

[47.82] Büeler H, Fischer M, Lang Y, Bluethmann H, Lipp HP, De Armond SJ *et al.* Normal development and behaviour of mice lacking the neuronal cell surface PrP protein. Nature 1992 ; 356 : 577-82.

[47.83] Tobler I, Gaus SE, Deboer T, Achermann P, Fischer M, Rülicke T *et al.* Altered circadian activity rhythms and sleep in mice devoid of prion protein. Nature 1996 ; 380 : 639-42.

[47.84] Tremblay P, Meiner Z, Galou M, Heinrich C, Petromilli C, Lisse T *et al.* Doxycycline control of prion protein transgene expression modulates prion disease in mice. Proc Natl Acad Sci USA 1998 ; 95 : 12580-5.

[47.85] Mouillet-Richard S, Ermonval M, Chebassier C, Laplanche JL, Lehmann S, Launay JM *et al.* Signal transduction through prion protein. Science 2000 ; 289 : 1925-8.

[47.86] Gauczynski S, Peyrin JM, Haik S, Leucht C, Hundt C, Rieger R *et al.* The 37-kDa/67-kDa laminin receptor acts as the cell-surface receptor for the cellular prion protein. EMBO J 2001 ; 20 : 5863-75.

[47.87] Collinge J, Whittington MA, Sidle KCL, Smith CJ, Palmer MS, Clarke AR *et al.* Prion protein is necessary for normal synaptic function. Nature 1994 ; 370 : 295-7.

[47.88] Ballerini C, Gourdain P, Bachy V, Blanchard N, Levavasseur E, Grégoire S *et al.* Functional implication of cellular prion protein in antigen-driven interactions between T cells and dendritic cells. J Immunol 2006 ; 176 : 7254-62.

[47.89] Büeler H, Aguzzi A, Sailer A, Greiner RA, Autenried P, Aguet M *et al.* Mice devoid of PrP are resistant to scrapie. Cell 1993 ; 73 : 1339-47.

[47.90] Telling GC, Scott M, Mastrianni J, Gabizon R, Torchia M, Cohen FE *et al.* Prion propagation in mice expressing human and chimeric PrP transgenes implicates the interaction of cellular PrP with another protein. Cell 1995 ; 83 : 79-90.

[47.91] Prusiner SB. Novel proteinaceous infectious particles cause scrapie. Science 1982 ; 216 : 136-44.

[47.92] Bolton DC, McKinley MP, Prusiner SB. Identification of a protein that purifies with the scrapie prion. Science 1982 ; 218 : 1309-11.

[47.93] De Armond SJ, McKinley MP, Barry RA, Braunfeld MB, McColloch JR, Prusiner SB. Identification of prion amyloid filaments in scrapie-infected brain. Cell 1985 ; 41 : 221-35.

[47.94] Hope J, Morton LJD, Farquhar CF, Multhaup G, Beyreuther K, Kimberlin RH. The major polypeptide of scrapie-associated fibrils (SAF) has the same size, charge distribution and N-terminal protein sequence as predicted for the normal brain protein. EMBO J 1986 ; 5 : 2591-7.

[47.95] Nguyen JT, Inouye H, Baldwin MA, Fletterick RJ, Cohen FE, Prusiner SB *et al.* X-ray diffraction of scrapie prion rods and PrP peptides. J Mol Biol 1995 ; 252 : 412-22.

[47.96] Alper T, Cramp WA, Haig DA, Clarke MC. Does the agent of scrapie replicate without nucleic acid ? Nature 1967 ; 214 : 764-6.

[47.97] Latarget R, Muel B, Haig DA, Clarke MC, Alper T. Inactivation of the scrapie agent by near monochromatic ultraviolet light. Nature 1970 ; 227 : 1341-3.

[47.98] Weissmann C. The Ninth Datta Lecture. Molecular biology of transmissible spongiform encephalopathies. FEBS Lett 1996 ; 389 : 3-11.

[47.99] Horwich AL, Weissman JS. Deadly conformations – Protein misfolding in prion disease. Cell 1997 ; 89 : 499-510.

[47.100] Jackson WS, Borkowski AW, Faas H, Steele AD, King OD, Watson N *et al.* Spontaneous generation of prion infectivity in fatal familial insomnia knockin mice. Neuron 2009 ; 63 : 438-50.

[47.101] Kocisko DA, Come JH, Priola SA, Chesebro B, Raymond GJ, Lansbury PT *et al.* Cell-free formation of protease-resistant prion protein. Nature 1994 ; 370 : 471-4.

[47.102] Bessen RA, Kocisko DA, Raymond GJ, Nandan S, Lansbury PT, Caughey B. Non-genetic propagation of strain-specific properties of scrapie prion protein. Nature 1995 ; 375 : 698-700.

[47.103] Saborio GP, Permanne B, Soto C. Sensitive detection of pathological prion protein by cyclic amplification of protein misfolding. Nature 2001 ; 411 : 810-3.

[47.104] Castilla J, Saa P, Hetz C, Soto C. *In vitro* generation of infectious scrapie prions. Cell 2005 ; 121 : 195-206.

[47.105] Weber P, Giese A, Piening N, Mitteregger G, Thomzig A, Beekes M *et al*. Cell-free formation of misfolded prion protein with authentic prion infectivity. Proc Natl Acad Sci USA 2006 ; 103 : 15818-23.

[47.106] Deleault NR, Harris BT, Rees JR, Supattapone S. Formation of native prions from minimal components *in vitro*. Proc Natl Acad Sci USA 2007 ; 104 : 9741-6.

[47.107] Wang F, Wang X, Yuan CG, Ma J. Generating a prion with bacterially expressed recombinant prion protein. Science 2010 ; 327 : 1132-5.

[47.108] Legname G, Baskakov IV, Nguyen HO, Riesner D, Cohen FE, De Armond SJ. Synthetic mammalian prions. Science 2004 ; 305 : 673-6.

[47.109] Legname G, Nguyen HO, Baskakov IV, Cohen FE, Dearmond SJ, Prusiner SB *et al*. Strain-specified characteristics of mouse synthetic prions. Proc Natl Acad Sci USA 2005 ; 102 : 2168-73.

[47.110] Ghaemmaghami S, Watts JC, Nguyen HO, Hayashi S, De Armond SJ, Prusiner SB. Conformational transformation and selection of synthetic prion strains. J Mol Biol 2011 ; 413 : 527-42.

[47.111] Lasmezas CI, Deslys JP, Demaimay R, Adjou K, Lamoury F, Dormont D *et al*. Experimental transmission of bovine spongiform encephalopathy to macaques. Travaux scientifiques des chercheurs du Service de santé des armées 1997 ; 18 : 123-4.

[47.112] Safar J, Wille H, Itri V, Groth D, Serban H, Torchia M *et al*. Eight prion strains have PrPsc molecules with different conformations. Nat Med 1998 ; 4 : 1157-65.

[47.113] Aguzzi A. Cell biology : beyond the prion principle. Nature 2009 ; 459 : 924-5.

[47.114] Ren PH, Lauckner JE, Kachirskaia I, Heuser JE, Melki R, Kopito RR *et al*. Cytoplasmic penetration and persistent infection of mammalian cells by polyglutamine aggregates. Nat Cell Biol 2009 ; 11 : 219-25.

[47.115] Clavaguera F, Bolmont T, Crowther RA, Abramowski D, Frank S, Probst A *et al*. Transmission and spreading of tauopathy in transgenic mouse brain. Nat Cell Biol 2009 ; 11 : 909-13.

[47.116] Li JY, Englund E, Holton JL, Soulet D, Hagell P, Lees AJ *et al*. Lewy bodies in grafted neurons in subjects with Parkinson's disease suggest host-to-graft disease propagation. Nat Med 2008 ; 14 : 501-3.

[47.117] Meyer-Luehmann M, Coomaraswamy J, Bolmont T, Kaeser S, Schaefer C, Kilger E *et al*. Exogenous induction of cerebral beta-amyloidogenesis is governed by agent and host. Science 3006 ; 313 : 1781-4.

Chapitre

48

Troubles cognitifs associés à l'infection VIH

| F.-X. Lescure, A. Moulignier

Le virus de l'immunodéficience humaine (VIH) est un virus neurotrope, avec une diffusion au SNC dès les premiers jours de la contamination. Il est responsable de nombreuses complications neurologiques dont la principale est l'encéphalopathie liée au VIH [48.1]. Identifiée dès le début de la pandémie, elle est devenue une des causes principales de syndrome démentiel chez le sujet jeune. Le développement des antirétroviraux (ARV) et la meilleure connaissance des combinaisons thérapeutiques restaurant l'immunité et le contrôle de la réplication virale en périphérie, mais aussi dans les organes sanctuaires comme le SNC [48.2], ont diminué la fréquence des atteintes neurologiques liées à l'immunodépression sévère et prolongée, au premier rang desquelles les infections opportunistes et les lymphomes cérébraux. L'allongement de la durée de vie des patients traités et contrôlés sur le plan immunovirologique fait que l'infection VIH devient une maladie chronique. Le SNC fait donc face à l'infection prolongée d'un virus neurotrope.

L'infection VIH/Sida a aujourd'hui 30 ans, délai habituel pour qu'un processus neurodégénératif s'exprime cliniquement. De fait, si l'incidence des troubles cognitifs, et notamment les plus sévères, a diminué chez les patients bien traités [48.3], leur prévalence a augmenté parce que les patients vivent plus longtemps. Dans ce contexte, il est admis dans la littérature que 30 à 50 % des personnes vivant avec le VIH aujourd'hui présentent des troubles neurocognitifs [48.4]. Leur profil clinique a aussi changé et ils n'apparaissent plus seulement comme une complication des stades avancés de l'immunodépression. L'autre conséquence de la diminution de la morbi-mortalité liée à l'infection est le vieillissement des patients infectés, responsable de l'apparition de nouvelles complications liées aux interactions potentiellement synergiques de l'âge et du VIH. On a pu ainsi craindre une augmentation de la fréquence des maladies dégénératives du SNC, comme la maladie d'Alzheimer ou la maladie de Parkinson [48.5]. Plus simplement, ces patients peuvent développer ce type de pathologies, indépendamment de l'infection contrôlée, et il est important d'en faire le diagnostic différentiel pour leur faire bénéficier de la prise en charge *ad hoc*.

La question du dépistage, de la signification et du pronostic des troubles cognitifs, surtout ceux qui sont légers à modérés, est d'importance. Ces derniers peuvent limiter l'observance du traitement antirétroviral et par effet boomerang augmenter l'infestation du SNC. Une surestimation alarmiste peut rendre anxieux les patients eux-mêmes mais aussi leurs médecins, renchérissant sur la plainte mnésique associée aux troubles anxiodépressifs et conduisant à des modifications thérapeutiques inutiles. À l'inverse, la banalisation d'une atteinte mineure pourrait conduire au diagnostic trop tardif d'une complication liée au VIH ou d'une pathologie neurodégénérative *(fig. 48.1)*.

FIGURE 48.1 Proposition d'algorithme de prise en charge cognitive de la personne vivant avec le VIH.

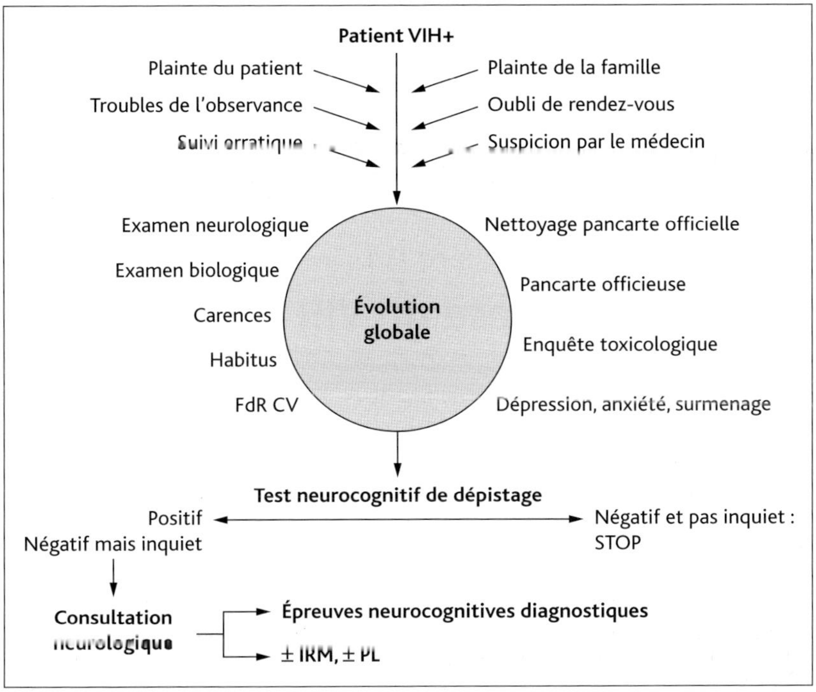

Épidémiologie de l'infection VIH

Aujourd'hui, le nombre de personnes vivant avec le VIH est estimé à 33,4 millions [48.6]. Ce chiffre est en progression constante depuis le début de la pandémie. Il est lié à de nouvelles contaminations mais également à l'allongement spectaculaire, depuis la fin des années 1990, de l'espérance de vie des patients séropositifs. Les régions du monde les plus touchées sont l'Afrique subsaharienne (22,4 millions) et l'Asie (6,1 millions) [48.6]. En France, le nombre de personnes vivant avec le VIH est évalué à 150 000 (entre 135 000 et 170 000) [48.7]. Les principaux groupes à risque sont en France encore représentés par la communauté des hommes ayant des rapports avec des hommes [48.8], dont la dynamique d'infection a réaugmenté ces dernières années, liée à un comportement de « relâchement » vis-à-vis de la prévention, les personnes originaires d'Afrique subsaharienne, qui représentaient en 2008 une découverte de séropositivité sur trois [48.9], et les usagers de drogues intraveineuses dont l'incidence demeure environ 18 fois plus élevée que celle observée chez les hétérosexuels [48.10].

Depuis quelques années, le pronostic global des personnes vivant avec le VIH a été nettement amélioré, depuis l'avènement des multithérapies antirétrovirales hautement actives (HAART). On estimait que les personnes vivant avec le VIH et traitées de façon efficace avec une charge virale indétectable et des CD4 > 500/mm^3 depuis au moins 6 ans présentaient une survie globale proche de celle des personnes non infectées par le VIH [48.11]. Cependant, cette augmentation de l'espérance de vie fait apparaître une très probable surmorbidité, potentiellement liée :

- au virus VIH lui-même, ou à l'inflammation résiduelle qu'il engendre même si la charge virale est indétectable sous HAART [48.12, 48.13] ;

- à la iatrogénie d'une exposition prolongée et cumulée aux ARV ;
- enfin au fait que les facteurs de risque vasculaire classiques comme le tabagisme, la dyslipidémie, l'hypertension artérielle ou le diabète sucré soient surreprésentés dans la population VIH [48.14].

Par ailleurs, le manque de connaissance des risques de transmission du VIH et l'exclusion des plus de 50 ans de la cible des campagnes de prévention sont aussi responsables d'une augmentation des nouvelles infections par le VIH chez les sujets âgés.

Neuropathogenèse du VIH

Définition du VIH

Les deux virus responsables du Sida, les VIH-1 et VIH-2, ont été isolés respectivement en 1983 et 1986 et appartiennent à la famille des *Retroviridae*, caractérisée par la présence d'une enzyme virale, la transcriptase inverse ou *reverse transcriptase* (RT) [48.15]. Ils présentent la même organisation génomique et la même structure, mais les poids moléculaires de leurs protéines et enzymes sont différents. Nous nous limiterons ici au VIH-1, responsable de la pandémie mondiale.

Les particules virales sont entourées d'une membrane d'origine cellulaire dans laquelle sont insérées les glycoprotéines d'enveloppe externe (gp120) et transmembranaire (gp41). Sous l'enveloppe se trouve la nucléocapside, contenant trois protéines : la protéine de la matrice, la plus externe, la protéine de la capside (p24) et la protéine de nucléocapside associée aux ARN. Ces protéines sont associées au génome viral et aux trois enzymes virales nécessaires à la réplication : la protéase, la transcriptase inverse ou *reverse transcriptase* et l'intégrase. Le génome du VIH comprend deux molécules d'ARN monocaténaires identiques et trois gènes de structure : le gène *gag*, codant pour les protéines de matrice, de capside et de nucléocapside, le gène *pol*, codant pour les trois enzymes virales, le gène *env*, codant pour les glycoprotéines d'enveloppe externe et transmembranaire. Le VIH possède également des gènes de régulation : *tat*, *rev*, *vif*, *nef*, *vpr*, *vpu*.

Cycle réplicatif du VIH

L'entrée du VIH dans la cellule se fait par l'interaction de la gp120 avec le récepteur cellulaire CD4, puis avec les corécepteurs de pénétration, principalement CCR5 ou CXCR4 (récepteurs de chimiokines) [48.15]. Cette liaison entraîne des modifications conformationnelles de la gp120, qui permet à la gp41 de libérer son peptide de fusion, d'où la fusion entre l'enveloppe virale et la membrane cellulaire. La nucléocapside pénètre dans le cytoplasme cellulaire et libère les deux brins d'ARN. La RT réalise la transcription de l'ARN génomique en ADN puis polymérise ce brin d'ADN en un brin d'ADN double brin. L'ADN double brin va s'intégrer sous forme d'« ADN proviral » dans le génome cellulaire, grâce à l'activité endonucléasique de l'intégrase. Lorsque la cellule est activée, l'ADN proviral est transcrit par l'ARN polymérase cellulaire ; les ARN messagers codant pour les différentes protéines virales sont produits par épissage et les ARN non épissés constituent l'ARN génomique. Les polyprotéines virales immatures sont clivées par des protéases cellulaires (polyprotéine env) ou par la protéase virale (polyprotéine gag/pol). Les ARV agissent principalement sur ces différentes étapes. Les particules virales quittent la cellule par bourgeonnement et achèvent leur maturation protéique.

Les cellules cibles du VIH-1 sont essentiellement les cellules exprimant la molécule CD4 à leur surface : les lymphocytes T auxiliaires ou « helper » naïfs ou mémoire, et les cellules présentatrices de l'antigène telles que les monocytes, macrophages, les cellules microgliales, les cellules de Langerhans ou encore les cellules dendritiques. Le virus se réplique intensément dans les lymphocytes CD4+ lorsqu'ils sont activés. En revanche, il se réplique peu dans les cellules présentatrices d'antigène qui ont en fait un rôle de réservoir et/ou de vecteur du virus dans l'organisme.

Infection du SNC

Nous n'ébaucherons que les principales hypothèses émises à ce jour [48.16, 48.17]. Le SNC est la deuxième cible du VIH après le système immunitaire et son invasion par le VIH est un événement précoce qui se produit lors de la virémie primaire induisant la séroconversion. Dans le modèle simien, le SIV peut être isolé du LCR dans la 1re et la 2e semaine suivant l'infection et des lésions cérébrales minimes sont observées dès cette période. Une observation de contamination iatrogène chez l'homme a montré que le VIH était aussi présent dans le cerveau 15 jours après la contamination et 1 jour après la détection du VIH dans le sang périphérique, malgré un traitement antirétroviral précoce. La sélection virale dans les compartiments systémique et cérébral aboutit à une compartimentalisation du SNC, produisant des variants génétiquement assez homogènes, dont le génotype est compatible avec un phénotype monocytotropique et de bas niveau de réplication conférant à ces variants une capacité d'adaptation particulière au SNC.

Plusieurs hypothèses d'entrée du virus au sein du SNC sont reconnues :

- *via* une cellule (monocyte/macrophage et lymphocyte) infectée traversant la barrière hémato-encéphalique (BHE) *(théorie du cheval de Troie)* ;
- passage du virus libre à travers ou entre les cellules endothéliales de la BHE :
  - par l'infection du plexus choroïde, qui va générer des concentrations virales élevées au sein du LCR ;
  - ou par une rupture de la barrière hémato-encéphalique (BHE).

Les principaux sites de réplication du VIH dans le cerveau sont les cellules exprimant le récepteur CD4 et aussi des récepteurs aux chimiokines : les monocytes/macrophages et les cellules microgliales. D'autres cellules du parenchyme cérébral pourraient contenir du virus. L'infection des astrocytes est en général abortive et celle des neurones controversée. Plusieurs observations démontrent que le SNC est un réservoir pour le VIH. Les mécanismes des atteintes neurologiques liées au VIH sont multiples, encore spéculatifs, ne s'excluent pas mutuellement et, au contraire, pourraient s'additionner dans une cascade d'événements délétères responsable d'un dysfonctionnement neuronal dont le stade ultime serait la mort neuronale par apoptose ou dégénérescence axonale wallérienne. Plusieurs facteurs neurotoxiques, soit directement liés à l'infection par le VIH (neurotoxicité de certaines protéines virales, neurovirulence de certains variants du VIH), ou indirectement par le biais de l'activation gliale et microgliale (production de neurotoxines, de médiateurs de l'inflammation, de cytokines pro-inflammatoires, de radicaux libres, activation des récepteurs neuronaux glutamatergiques NMDA, etc.), ont été identifiés. Les astrocytes et les cellules microgliales peuvent aussi être à l'origine de dépouillements dendritiques *(stripping)*, expliquant la raréfaction synaptique observée dans les cas d'encéphalite et l'apparition d'une spongiose par désafférentation. L'altération de la BHE, la co-infection avec le CMV, l'activation des monocytes circulants conséquence de l'altération du tissu lymphoïde intestinal par le VIH pourraient aussi favoriser la persistance d'une inflammation intracérébrale délétère sur les fonctions cognitives. Cette inflammation intracérébrale, une fois amorcée par les cellules microgliales, pourrait également s'autoentretenir avec un phénomène d'emballement aboutissant au mieux à une dysfonction neuronale au pire à la mort cellulaire. L'hypothèse du choc oxydatif, voie commune à l'ensemble de ces facteurs, est retenue comme probablement la plus délétère sur le SNC.

Chez des patients traités dont la charge virale plasmatique est indétectable, il semble persister de l'ADN viral dans les cellules mononucléées circulantes. L'ADN du VIH reflète la persistance du VIH dans les monocytes/macrophages qui constitueraient ainsi un réservoir pour le VIH et participeraient à la persistance d'une infection chronique du SNC. Des études ont montré que les troubles cognitifs sont corrélés à la présence de cet ADN du VIH dans les monocytes activés (CD14+) aussi bien chez des patients infectés naïfs de traitement antirétroviral que chez des patients contrôlés par une trithérapie HAART [48.18].

Critères diagnostiques des troubles cognitifs associés au VIH

Définitions

Les nombreuses appellations et définitions de ces troubles cognitifs depuis la première description par Navia *et al.* [48.1] ont brouillé la lecture des travaux dédiés *(tab. 48.1)*. Depuis 2007, l'acronyme HAND *(HIV-Associated Neurocognitive Disorders)* est la référence adoptée par l'ensemble des équipes travaillant dans le domaine, à la suite d'une réunion à Frascati, mandatée par le NIMH *(National Institute of Mental Health)* et le NINDS *(National Institute of Neurological Diseases and Stroke)* [48.19], pour réévaluer les premiers critères définis par l'*American Academy of Neurology AIDS Task Force*, caractérisant les troubles cognitifs et moteurs associés au VIH [48.20, 48.21]. Il s'agit de l'utilisation, à l'échelle internationale, des critères utilisés par le HNRC *(HIV Neurobehavioral Research Center)*, à l'origine développés dans une perspective de recherche. Le but était d'utiliser des critères unifiés et relativement précis en termes de domaines cognitifs à explorer et de valeurs seuils pathologiques, en association avec le retentissement dans les activités de la vie quotidienne. Ainsi ont été définis trois stades de troubles cognitifs associés au VIH :

1. troubles cognitifs légers ou *Asymptomatique Neurocognitive Impairment* (ANI), définis par une diminution de plus d'un écart type dans au moins deux domaines cognitifs mais sans retentissement sur la vie quotidienne ;
2. troubles cognitifs mineurs ou *Minor Neurocognitive Disorders* (MND), répondant aux mêmes critères que l'ANI mais associés à un retentissement sur la vie quotidienne sans pour autant remplir les critères de démence ;
3. démence associée au VIH ou *HIV Associated Dementia* (HAD), définie par une diminution d'au moins deux écarts types dans au moins deux domaines cognitifs avec retentissement marqué sur la vie quotidienne.

TABLEAU 48.1 ▼ **Évolution des nomenclatures des troubles cognitifs associés au VIH.**

	HIV-Associated Neurocognitive Disorder (HAND) (avant 2007)	**Complexe cognitivomoteur associé au VIH (1990-2007)**	**Complexe démentiel du Sida (1986-1990)**
Manifestations sévères	Démence associée au VIH : perturbation d'au moins 2 domaines cognitifs (< norme moyenne – 2 DS) et retentissement important dans la vie quotidienne	Complexe démentiel associé au VIH Myélopathie associée au VIH	Encéphalite subaiguë Encéphalopathie VIH Démence liée au Sida Myélopathie VIH
Manifestations légères	Déficit neurocognitif asymptomatique : perturbation d'au moins 2 domaines cognitifs (< norme – 1 DS) sans retentissement dans la vie quotidienne Trouble neurocognitif léger : perturbation d'au moins 2 domaines cognitifs (< norme – 1 DS) et retentissement léger dans la vie quotidienne	Troubles cognitivomoteurs associés au VIH	Désordres neurocognitifs associés au VIH Anomalies neurocomportementales associées au VIH

Données épidémiologiques

Les troubles cognitivomoteurs modérés, selon la classification validée de l'AAN, étaient rapportés chez 20,7 % des patients infectés par le VIH, tous stades confondus, et la démence chez 24 % [48.21], données obtenues avant l'utilisation généralisée des trithérapies de type HAART [48.22]. Le diagnostic de démence du Sida n'a jamais posé de problème diagnostique quels que soient les critères utilisés [48.1, 48.19]. Grâce au traitement, les troubles cognitifs sévères sont rares et leur risque aujourd'hui comparable à celui de la population générale [48.3]. En revanche, dans une revue antérieure à 1996, se référant donc aux travaux menés chez des patients ne recevant pas d'inhibiteurs de protéase, Sahakian *et al.* [48.23] relevaient déjà les controverses majeures de la littérature sur le sujet, la fréquence des troubles cognitifs aux stades précoces de l'infection variant de 0 à 30 %.

Encore aujourd'hui, les différents travaux menés pour évaluer la prévalence des troubles neurocognitifs dans la population infectée par le VIH et contrôlée ne donnent qu'une vision approximative de la prévalence réelle puisque les chiffres avancés varient de 6 à 69 % [48.24-48.30]. De plus, les troubles cognitifs asymptomatiques peuvent représenter jusqu'à 60 % des troubles cognitifs tous stades confondus [48.28, 48.30].

Ces discordances s'expliquent, en grande partie, par l'existence de biais méthodologiques. Les premiers sont liés à l'échantillonnage des populations étudiées : proportion de patients présentant une charge virale détectable, origines culturelles et ethniques différentes, puissance statistique des études, nombre de domaines cognitifs explorés, comorbidités associées (vasculaires, métaboliques, toxiques, dépression, etc.). Les seconds sont liés à la qualité de la mesure cognitive. Par exemple, les seuils retenus pour la définition des ANI et MCD (– 1 DS) pour tous les domaines cognitifs ne correspondent pas aux valeurs normatives des tests validés dans la population générale. Ce décalage du curseur sur l'abscisse de la distribution gaussienne des tests entraîne *de facto* une augmentation artificielle de l'aire sous la courbe. Ce simple fait pourrait expliquer cette inflation de la prévalence des troubles cognitifs. Définir comme pathologique la variation d'un écart type à un test cognitif confère une probabilité de trouver 16 % de la population générale atteinte [48.31]. Ainsi, le diagnostic d'altération des fonctions cognitives, quelle qu'en soit la sévérité, était retenu chez 14 % des témoins séronégatifs dès la présentation de cette nouvelle nomenclature [48.19]. Enfin, la comparaison de ces critères à ceux de l'AAN dans une population de femmes infectées par le VIH a montré une bonne concordance pour les diagnostics de troubles légers et démentiels, et l'individualisation de 20,3 % d'ANI [48.32]. La probabilité de dévier d'un écart type à un test dans au moins 2 domaines cognitifs sur 5 évalués est de l'ordre de 18 à 21 % [48.31]. De même, une étude récente menée chez 100 sujets non infectés par le VIH confirme l'importance des faux positifs associés aux critères de Frascati, avec des prévalences pour les troubles cognitifs légers (ANI/MND) variant de 13 à 45 %, aboutissant à des estimations pour la population générale variant de 4 à 64 % [48.33]. L'application de ces critères chez des sujets non infectés par le VIH met en évidence des troubles cognitifs chez 16-19 % d'entre eux à l'âge de 35 ans [48.28]. Ainsi, deux articles récents [48.28, 48.34] s'interrogent sur la pertinence nosologique des troubles cognitifs légers, ANI et MND, déjà soulevée par Richard Price [48.35]. L'un d'entre eux propose un titre révélateur du questionnement des cliniciens : « Troubles cognitifs asymptomatiques : réalité ou fiction ? » [48.34].

Dès la conférence de Frascati [48.19], les auteurs ont souligné la variabilité des diagnostics dans le temps, à l'instar de ce qui est observé dans le MCI. Ainsi, en utilisant ces nouveaux critères, 41 % des patients VIH avaient changé de catégorie diagnostique : 18 % s'étaient définitivement améliorés, 4 % définitivement aggravés et 19 % fluctuaient d'une évaluation à l'autre entre des fonctions cognitives normales ou altérées.

Il faut rappeler que la première validation de ces critères repose uniquement sur 39 patients autopsiés, dont seulement 10 avaient des troubles neurocognitifs légers et 5 des troubles neurocognitifs asymptomatiques, conférant à cette classification sur cette petite cohorte des valeurs prédictives insuffisantes [48.36]. Sur une cohorte plus importante de près de 600 cerveaux autopsiés et colligés par le NNTC *(National NeuroAids Tissue Consortium)*, tous les patients évalués histologiquement avaient préalablement bénéficié d'une évaluation neuropsychologique exhaustive ; 87 % des patients répondant aux critères de Frascati n'avaient pas de lésions cérébrales liées au VIH et seulement 11 % des 589 cerveaux montraient des signes histologiques d'encéphalite VIH [48.37].

Dans la réflexion sur les HAND, le biais de citation nous apparaît également sous-évalué. Par exemple, une requête par Google Scholar montre que les études les plus alarmistes sur le sujet sont beaucoup plus souvent citées (par exemple celle de Heaton *et al.* [48.28], citée environ 7 fois par mois depuis 2 ans) que celles présentant des résultats rassurants (par exemple, celle de Cole *et al.* [48.25], citée environ une fois tous les 2 mois depuis 5 ans). Cet effet d'annonce mobilise la communauté médicale et ne rassure pas les patients concernés, pour la plupart bien informés et anxieux devant l'apparition d'un trouble mnésique.

Présentation clinique

Seuls les troubles cognitifs liés au VIH sans rapport avec une infection opportuniste, une pathologie vasculaire, tumorale ou lymphomateuse du SNC et après avoir évalué l'existence d'un syndrome anxio-dépressif et l'usage de drogues et toxiques sont ici abordés.

Ces troubles se présentent principalement sous la forme d'une atteinte sous-corticale. La démence associée au VIH est de diagnostic aisé et se caractérise par un tableau dont l'atteinte frontobasale est prédominante. Une atteinte hippocampique est toutefois possible et plus fréquemment observée depuis l'introduction des trithérapies de type HAART [48.16]. Il n'y a pas de troubles de la conscience jusqu'à un stade évolué de la démence, ni fièvre, ni signe de localisation *stricto sensu*. La seule difficulté diagnostique est une présentation pseudo-psychiatrique, notamment un état maniaque, qui peut retarder le traitement approprié. Dans les pays où les traitements sont disponibles sa prévalence est aujourd'hui inférieure à 2 % [48.38].

Il est plus difficile de reconnaître les troubles légers et asymptomatiques, par définition. Il s'agit surtout de difficultés attentionnelles, de concentration et planification, de difficultés d'évocation des mots précis ou des noms propres, de difficultés d'apprentissage et de mémorisation d'informations nouvelles, d'impression de perdre le fil d'une conversation, dont les patients sont plus ou moins conscients. Un ralentissement psychomoteur s'installe parallèlement, souvent plus évident pour l'entourage que pour le patient lui-même. Il est aussi fréquent de noter quelques changements de la personnalité sous la forme d'une irritabilité plus marquée ou d'une apathie avec difficultés à initier des activités même investies [48.39].

Comme pour la population générale, les questionnaires de plainte mnésique n'ont pas une grande valeur prédictive et dans la population VIH n'ont pas été le plus souvent validés. Toutefois, pour faciliter l'analyse en consultation, trois questions simples avec quatre niveaux de réponses (jamais, parfois, souvent, très souvent) ont été proposées :

1. « Vous arrive-t-il de ressentir des troubles de la mémoire, par exemple, oubliez-vous des rendez-vous ou la survenue d'événements récents ? » ;

2. « Vous arrive-t-il d'avoir l'impression d'être plus lent pour raisonner, planifier des activités ou résoudre des problèmes ? » ;

3. « Avez-vous des difficultés pour vous concentrer ou focaliser votre attention, par exemple, suivre une conversation, lire un livre ou regarder la télévision ? ».

Une réponse « très souvent » à au moins l'un de ces items témoignerait d'une plainte cognitive [48.30]. De même, il n'existe pas d'échelles d'activités de la vie quotidienne spécifiques du VIH et celles utilisées dans la population générale sont souvent adoptées mais développées pour des populations plus âgées.

Avant de proposer un bilan cognitif spécialisé, des échelles de « dépistage » peuvent être utilisées, dont la validation rigoureuse fait parfois défaut. Certaines échelles internationales centrées sur le déficit dysexécutif s'affranchissent des différences culturelles, mais manquent de sensibilité. L'*HIV Dementia Scale* repose sur 4 tâches évaluant la mémoire, l'attention, la rapidité psychomotrice et les capacités visuoconstructives. Sa sensibilité n'est que de 24 % et sa dernière « validation » en 2013 repose sur une cohorte dont 60 % des patients avaient une charge virale plasmatique détectable et 38 % des troubles liés à l'utilisation de drogues dans l'année [48.40]. L'*International HIV Dementia Scale* comprend seulement 3 tâches évaluant la mémoire, la rapidité motrice et la planification motrice. En France, les experts du rapport Yéni 2010 [48.7] recommandent l'utilisation du test des 5 mots de Dubois, la BREF et le test de l'horloge. La MoCA vient d'être validée dans ce cadre [48.41, 48.42] et pourrait être incluse dans le prochain rapport d'experts. Sa sensibilité est de 63 %, sa spécificité de 71 %, sa valeur prédictive positive de 79 % et sa valeur prédictive négative de 53 % [48.42]. L'aire sous la courbe pour un intervalle de confiance de 95 % est de 0,67.

Les tests cognitifs doivent théoriquement explorer au moins 5 domaines cognitifs parmi les suivants : processus attentionnels, fonctions exécutives, mémoire épisodique, vitesse de traitement de l'information, performances visuospatiales, langage et praxies. Les batteries validées dans l'infection VIH sont nombreuses [48.43].

Examens complémentaires

L'IRM cérébrale a surtout pour objectif d'éliminer un diagnostic différentiel (infections opportunistes, pathologie vasculaire ou tumorale). L'IRM anatomique peut être normale ou détecte des anomalies diffuses de la substance blanche (hypersignaux sur les séquences pondérées en T2 ou FLAIR mais aucune anomalie sur les séquences pondérées en T1, à la différence de la leucoencéphalopathie multifocale progressive – LEMP – où l'on note des hyposignaux francs). De plus, le caractère diffus, bilatéral et symétrique, en verre dépoli, à limites externes floues des lésions de la substance blanche observées à la phase d'état de l'encéphalopathie VIH s'oppose aux lésions focales et asymétriques de la LEMP. Enfin, il n'existe aucune prise de contraste avec le gadolinium. Secondairement, il existe une atrophie cortico-sous-corticale dont le diagnostic est facile si elle est évolutive. L'atteinte du splénium du corps calleux et des piliers postérieurs du trigone serait évocatrice du diagnostic. Les séquences en diffusion mettant en évidence une hyperperfusion des noyaux gris centraux ou des anomalies du corps calleux pourraient être évocatrices dans les formes mineures à substance blanche apparemment normale [48.44]. La spectroscopie peut apporter des éléments d'orientation diagnostique en témoignant de la souffrance neuronale (diminution du N-acétyl-aspartate), de l'activation gliale (élévation du rapport myo-inositol/créatine) et des lésions inflammatoires et/ou de la myéline (augmentation de la choline). L'IRM fonctionnelle et les techniques de *voxel-based morphometry* et le PET-scan au fluorodésoxyglucose restent encore du domaine de la recherche.

La ponction lombaire ne montre habituellement pas d'anomalies du liquide cérébrospinal (LCS), et n'a d'intérêt que pour éliminer d'autres causes d'encéphalites car aucun examen biologique du LCS ne permet, actuellement, de faire le diagnostic positif de démence du Sida. Toutefois son analyse peut être intéressante chez les patients, d'autant plus qu'ils sont bien contrôlés sur le plan immunovirologique. Certaines études ont en effet mis en évidence l'existence d'une dissociation de la réplication du virus entre le plasma et le compartiment central [48.2]. Au-delà des analyses biochimiques et cytologiques (présence d'une méningite lymphocytaire normoglycorachique), c'est surtout l'existence d'une réplication virale dans le LCS voire d'une dissociation génotypique et génotropique des souches entre les deux compartiments qui est un argument diagnostique. Le rapport CD4/CD8 dans le LCS peut contribuer à l'évaluation de l'équilibre immunologique central. Quelques travaux, non exploitables en pratique de routine, ont corrélé l'augmentation de l'interleukine-6, de la néoptérine ou des neurofilaments (NFL) dans le LCS avec l'existence de troubles neurocognitifs. Certains marqueurs d'activation macrophagique (CD14 ou CD138), témoignant d'une neuro-inflammation chronique en lien avec l'activation immune périphérique et la déplétion du tissu lymphoïde digestif sont à l'origine de nouvelles hypothèses thérapeutiques.

La biopsie cérébrale n'est plus proposée sauf dans des cas exceptionnels de diagnostic différentiel et à condition qu'il y ait une décision thérapeutique déterminante. Elle met en évidence les cellules géantes multinucléées, sceau neuropathologique de l'encéphalopathie VIH, associées à l'immunomarquage par la p24.

Encéphalites à CD8

Une forme grave d'encéphalite associée au VIH a récemment été individualisée et ses caractéristiques cliniques [48.45] et histologiques [48.46] définies. Il s'agit d'un syndrome démentiel d'aggravation rapide, avec un grand ralentissement psychomoteur, une apathie, des troubles du comportement, parfois associé à des signes neurologiques focaux (épilepsie, aphasie, hémiparésie). Des troubles de la vigilance pouvant aller jusqu'au coma avec nécessité d'une réanimation lourde sont observés. L'IRM cérébrale montre des hypersignaux T2 et FLAIR affectant à la fois la substance blanche et la substance grise et des prises de contraste périvasculaires volontiers linéaires mais parfois punctiformes, qui sont pathognomoniques. Elles sont surtout bien mises en évidence sur les séquences T1 *spin-echo* avec transfert d'aimantation. Au moment de l'installation des premiers symptômes neurologiques, on note une élévation de la charge virale plasmatique et une chute des CD4, le plus souvent transitoires. La charge virale VIH dans le LCS est en général élevée, mais là encore transitoirement. Une hyperlymphocytose CD8 périphérique est rare mais la plupart des patients ont une pléiocytose dans le LCS constituée en majorité de CD8 qui est toujours polyclonale. L'examen histologique montre des lésions encéphalitiques : œdème, activation astrocytaire et microgliale avec une expression variable de la protéine p24 du VIH, parfois associées à des lésions démyélinisantes et surtout une infiltration lymphocytaire à large prédominance (parfois exclusivement) CD8+, périvasculaire et diffuse intraparenchymateuse. Les circonstances déclenchantes peuvent être la restauration immune après introduction des ARV, l'arrêt des ARV, une banale infection intercurrente dans les semaines précédentes ou une réplication virale « inappropriée ». La guérison est obtenue si le diagnostic est rapidement établi et une corticothérapie à forte dose initiée [48.45].

Traitement

Les troubles cognitifs ont pour conséquence une moins bonne observance thérapeutique, plus préoccupante que dans la population générale car génératrice d'un échappement immunovirologique avec risque de sélection de souches virales résistantes, dont les effets risquent d'être délétères sur l'évolution générale de la maladie VIH/Sida.

L'objectif thérapeutique est de négativer la réplication virale dans le sang et le SNC. L'enjeu des prochaines années sera aussi de moduler la réponse immune spécifique pour qu'elle puisse participer à l'éradication des cellules réservoirs. Deux populations doivent être individualisées sur le plan thérapeutique : les patients présentant une réplication virale périphérique non traitée ou en échappement virologique et les patients contrôlés dont la charge virale plasmatique est inférieure au seuil de détection.

Lorsque le VIH réplique en périphérie, il peut coloniser le parenchyme cérébral *via* la BHE, soit sous forme libre, soit par le biais des lymphocytes CD4 ou CD8 infectés activés ou des monocytes/macrophages infectés activés. Le virus infecte les monocytes/macrophages et les cellules microgliales à l'origine des cellules géantes multinucléées. À l'inverse, lorsque le VIH est contrôlé en périphérie, la principale voie de passage dans le SNC est le monocyte/macrophage infecté activé, par le biais de transports actifs *via* l'unité vasculogliale « restaurée ». Cette théorie du cheval de Troie est à l'origine d'une hypothèse plus axée sur la production de cytokines pro-inflammatoires par les cellules activées, conduisant à terme à la perte neuronale [48.47].

Une classification des ARV fondée sur leur capacité présumée à traverser la BHE et dont le score repose arbitrairement sur 4 niveaux est établie sur des données d'efficacité clinique au niveau du SNC, de dosages pharmacologiques dans le LCS et des propriétés pharmacochimiques [48.48]. Le score total correspond à la somme des différentes molécules de la combinaison antirétrovirale. La valeur seuil établie pour considérer qu'une association serait neuroactive est > 8 points. Ce score « CHARTER » fait l'objet de nombreuses critiques, qui dépassent l'objectif de ce chapitre. Nous soulignerons par exemple que les dosages dans le LCS ne reflètent pas les concentrations dans le tissu cérébral, ou que la perméabilité de la BHE infectée est probablement différente de la BHE saine. Enfin, un point qui paraît de plus en plus important et non pris en compte dans ce score est le tropisme macrophagique des molécules. Le fait que les ratios de risque issus d'études cliniques n'aient pas été définis et que 43 % des patients constituant l'échantillon de l'étude princeps n'étaient pas contrôlés obère la qualité scientifique de ce score. La validation interne du score manque de puissance puisqu'il n'explique que 12 % des charges virales dans le LCS [48.48]. La concordance externe est également assez faible dans les différentes études [48.49]. Enfin certains travaux ont montré une corrélation inverse entre le CPE et la fonction cognitive [48.50].

D'autres pistes thérapeutiques que les ARV ont été étudiées : acide valproïque, sélégiline, dopamine, lithium, antioxydants, anticalciques, IRS, mémantine, minocycline, fumarate et les inhibiteurs de la cholinestérase. Certaines études reposent sur des effectifs réduits, des durées de suivi courtes et des échelles non validées dans l'infection VIH [48.51]. Ainsi, les résultats sont décevants ou contradictoires et aucune de ces molécules ne peut être proposée aujourd'hui.

Enfin, les solutions thérapeutiques non médicamenteuses simples et efficaces comme le renforcement de l'observance, le contrôle des facteurs de risque métaboliques et cardiovasculaires, la diminution de la prise des toxiques et la limitation de la consommation de psychotropes, la correction des interactions médicamenteuses péjoratives, la prise en charge d'un syndrome d'apnées du sommeil, l'optimalisation des performances cognitives ont montré leur impact bénéfique également dans la population infectée par le VIH.

Conséquences du vieillissement, des comorbidités et de la toxicité des ARV

Au début de la pandémie VIH, le facteur âge n'intervenait pas car les patients infectés étaient jeunes et l'espérance de vie nettement raccourcie. La diminution de la morbi-mortalité de l'infection liée à l'utilisation des ARV dans les pays développés s'est accompagnée d'un vieillissement des patients, dont l'espérance de vie s'approche de celle de la population générale. L'hypothèse d'un vieillissement cérébral accéléré, engendré par une activation immune persistante malgré un bon contrôle virologique et par une iatrogénicité au long cours des ARV, est encore conjecturelle. Un risque plus élevé de développer des troubles cognitifs dans cette population est discuté. Toutefois, la prévalence des comorbidités influençant les tests cognitifs est aussi importante : 10-30 % des patients sont d'anciens usagers de drogues IV substitués ou sevrés, 50 % consomment des drogues récréatives (cannabis, cocaïne, poppers, méphédrone, etc.), 20 % consomment régulièrement et avec abus de l'alcool, 10-30 % sont co-infectés par le virus de l'hépatite C, 40-50 % ont ou ont eu des troubles psychiatriques, 25-60 % sont porteurs d'un syndrome métabolique, 20-30 % ont des pathologies cardiovasculaires, 40 % présentent un syndrome d'apnées du sommeil et 20-30 % ont des traitements non ARV présentant des interactions péjoratives pour les fonctions cognitives. Une étude réalisée chez des patients contrôlés sur le plan virologique et ne présentant aucune comorbidité cognitive retrouvait 18 % de prévalence neurocognitive [48.52] (résultats comparables à ceux retrouvés dans le groupe témoin VIH-négatif de l'étude HNRC [48.28]). Par ailleurs, l'impact des pathologies cérébrovasculaires n'est pas étudié alors que la présence d'une maladie des petites artères cérébrales peut tripler le risque de démence dans la population générale [48.53]. Les dernières publications semblent montrer que l'âge et l'infection VIH ont des effets indépendants, ni synergiques ni additifs, sur les fonctions cognitives, que ce soit sur les tests [48.54] ou sur un paradigme d'IRM fonctionnelle [48.55].

Des auteurs ont soulevé l'hypothèse d'une progression plus rapide des patients infectés âgés vers une maladie d'Alzheimer. S'il est décrit des dépôts d'Aβ dans le cerveau des patients infectés par le VIH, leur topographie et leur aspect sont intraneuronaux ou périvasculaires diffus et non organisés en plaques neuritiques extracellulaires. Dans la série du HNRC (n = 43), seuls 5 à 8 % des patients avaient des plaques amyloïdes [48.56]. Ces dépôts apparaissaient d'autant plus importants que l'infection était ancienne. Dans la série autopsique du NNTC (n = 589), aucun dépôt intracellulaire ou plaque amyloïde ne fut observé [48.37]. Les données cliniques renforcent également les travaux anatomopathologiques. Le profil des biomarqueurs du LCR (peptide Aβ42, protéine tau totale et p-tau) n'est pas similaire chez les patients VIH et les patients atteints de maladie d'Alzheimer et il n'est pas observé de marquage significatif au PIB-PET chez les premiers. Dans une optique de vieillissement de la population VIH à risque de troubles cognitifs liés au virus et l'incidence de la maladie d'Alzheimer augmentant avec l'âge dans la population générale, les biomarqueurs dans le LCS et le PIB-Pet permettront ainsi de différencier les deux processus pathologiques.

Une éventuelle neurotoxicité propre aux ARV est aussi discutée. En effet, une étude réalisée chez des patients traités et contrôlés a montré une discrète amélioration des fonctions cognitives après arrêt des traitements ARV [48.57]. Cette hypothèse pourrait être sous-tendue par la toxicité mitochondriale de certains ARV, évoquée au niveau cérébral en spectro-IRM [48.58], par des études d'imagerie fonctionnelle [48.59] ou encore par des travaux réalisés sur modèle animal avec culture neuronale exposée aux ARV [48.60]. Dans un modèle de culture de neurones transfectés par un mutant de l'APP, certains ARV (zidovudine, lamivudine, indinavir et abacavir) seuls ou en association peuvent inhiber l'activité phagocytaire de la microglie, avec pour conséquence l'augmentation de dépôts de peptide $A\beta_{1-42}$ dans le milieu de culture [48.61]. Enfin, les inhibiteurs de la protéase peuvent *in vitro* engendrer un dysfonctionnement du protéasome, entraînant une accumulation protéique toxique pour le SNC [48.62].

Conclusion

La situation de l'infection à VIH dans le monde mais aussi en France reste alarmante. Les ARV sont loin d'avoir résolu tous les problèmes. Leur principal succès est d'avoir modifié la pyramide des âges de la population infectée par le VIH. Outre les comorbidités associées à l'âge, les patients ont aussi des facteurs de risque vasculaire non conventionnels et un risque discuté de vieillissement accéléré. Les complications dues au neurotropisme du VIH, et en particulier les troubles cognitifs, restent toujours d'actualité. Il manque encore aujourd'hui des études épidémiologiques à méthodologie stricte dans des populations bien contrôlées qui représentent la majorité des patients suivis en France.

Bibliographie

[48.1] Navia BA, Jordan BD, Price RW. The AIDS dementia complex : I. Clinical features. Ann Neurol 1986 ; 19 : 517-24.

[48.2] Canestri A, Lescure FX, Jaureguiberry S, Moulignier A, Amiel C, Marcelin AG *et al.* Discordance between cerebral spinal fluid and plasma HIV replication in patients with neurological symptoms who are receiving suppressive antiretroviral therapy. Clin Infect Dis 2010 ; 50 : 773-8.

[48.3] Lescure FX, Omland LH, Engsig FN, Roed C, Gerstoft J, Pialoux G *et al.* Incidence and impact on mortality of severe neurocognitive disorders in persons with and without HIV infection : a Danish nationwide cohort study. Clin Infect Dis 2011 ; 52 : 235-43.

[48.4] Valcour V, Sithinamsuwan P, Letendre S, Ances B. Pathogenesis of HIV in the central nervous system. Curr HIV/AIDS Rep 2011 ; 8 : 54-61.

[48.5] Brew BJ, Crowe SM, Landay A, Cysique LA, Guillemin G. Neurodegeneration and ageing in the HAART era. J Neuroimmune Pharmacol 2009 ; 4 : 163-74.

[48.6] UNAIDS, WHO. AIDS epidemic update, december 2009.

[48.7] Yéni P (coord). Épidémiologie de l'infection à VIH. *In :* Prise en charge médicale des personnes infectées par le VIH. Recommandation du groupe d'experts. Rapport 2010. Paris : La Documentation française, 2010 : 24-33.

[48.8] Velter A. Rapport d'enquête Presse gay 2004. Saint-Maurice : Institut de veille sanitaire, 2007.

[48.9] Cazein F, Pillonel J, Imounga L, Le Strat Y, Bousquet V, Spaccaferri G *et al.* Surveillance du dépistage et du diagnostic de l'infection VIH et du sida, France, 2008. BEH Web 2009 ; 2 : 5 p.

[48.10] Le Vu S, Le Strat Y, Barin F, Pillonel J, Cazein F, Bousquet V *et al.* Population-based HIV1 incidence in France, 2003-2008 : a modeling analysis. Lancet Infect Dis 2010 ; 10 : 682-7.

[48.11] Lewden C, Chene G, Morlat P, Raffi F, Dupon M, Dellamonica P *et al.* HIV-infected adults with a CD4 cell count greater than 500 cells/mm^3 on long-term combination antiretroviral therapy reach same mortality rates as the general population. J Acquir Immune Defic Syndr 2007 ; 46 : 72-7.

[48.12] Sandler NG, Wand H, Roque A, Law M, Nason MC, Nixon DE *et al.* Plasma levels of soluble CD14 independently predict mortality in HIV infection. J Infect Dis 2011 ; 203 : 780-970.

[48.13] Crowe SM, Westhorpe CL, Mukhamedova N, Jaworowski A, Sviridov D, Bukrinsky M. The macrophage : the intersection between HIV infection and atherosclerosis. J Leukoc Biol 2010 ; 87 : 589-98.

[48.14] Savès M, Chêne G, Ducimetière P, Leport C, Le Moal G, Amouyel P *et al.* Risk factors for coronary heart disease in patients treated for human immunodeficiency virus infection compared with the general population. Clin Infect Dis 2003 ; 37 : 292-8.

[48.15] Amiel C, Schneider V. Virus de l'immunodéficience humaine. Encycl Med Chir (Elsevier-Masson, Paris), Biologie, 90-55-0145, 2011.

[48.16] Moulignier A. Le complexe démentiel associé au VIH : aspects particuliers chez les sujets âgés. Psychol Neuropsychiatr Vieil 2007 ; 5 : 193-207.

[48.17] Spudich S, Gonzalez-Scarano F. HIV-1 related central nervous system disease : current issues in pathogenesis, diagnosis, and treatment. Cold Spring Harb Perspect Med 2012 ; 2 : a007120.

[48.18] Valcour VG, Shiramizu BT, Shikuma CM. HIV DNA in circulating monocytes as a mechanism to dementia and other HIV complications. J Leukoc Biol 2010 ; 87 : 621-6.

[48.19] Antinori A, Arendt, Becker JT, Brew BJ, Byrd DA, Cherner M *et al.* Updated research nosology for HIV-associated neurocognitive disorders. Neurology 2007 ; 69 : 1789-99.

[48.20] Working group of the American academy of neurology AIDS task force. Nomenclature and research case definitions for neurologic manifestations of human immunodeficiency virus-type 1 (HIV-1) infection. Neurology 1991 ; 41 : 778-85.

[48.21] The Dana consortium on therapy for HIV dementia and related cognitive disorders. Clinical confirmation of the American Academy of Neurology algorithm for HIV-1-associated cognitive/motor disorder. Neurology 1996 ; 47 : 1247-53.

[48.22] Suarez S, Granon S. Troubles cognitifs mineurs. *In :* Mrejen S, Moulignier A, eds. Atteintes neurologiques et infection par le VIH. Paris : Flammarion Médecine-Sciences, 2000 : 53-61.

[48.23] Sahakian BJ, Elliott R, Low N, Mehta M, Clark RT, Pozniak AL *et al.* Neuropsychological deficits in tests of executive function in asymptomatic and symptomatic HIV-1 seropositive men. Psychol Med 1995 ; 25 : 1233-46.

[48.24] Vivithanaporn P, Heo G, Gamble J, Krentz HB, Hoke A, Gill MJ *et al.* Neurologic disease burden in treated HIV/AIDS predicts survival : a population-based study. Neurology 2010 ; 75 : 1150-8.

[48.25] Cole MA, Margolick JB, Cox C, Li X, Selnes OA, Martin EM *et al.* Multicenter AIDS Cohort Study. Longitudinally preserved psychomotor performance in long-term asymptomatic HIV-infected individuals. Neurology 2007 ; 69 : 2213-20.

[48.26] Wright EJ, Grund B, Robertson K, Brew BJ, Roediger M, Bain MP *et al.* INSIGHT SMART Study Group. Cardiovascular risk factors associated with lower baseline cognitive performance in HIV-positive persons. Neurology 2010 ; 75 : 864-73.

[48.27] Robertson KR, Smurzynski M,, Parsons TD, Wu K, Bosch RJ, Wu J *et al.* The prevalence and incidence of neurocognitive impairment in the HAART era. AIDS 2007 ; 21 : 1915-21.

[48.28] Heaton RK, Franklin DR, Ellis RJ, McCutchan JA, Letendre SL, Leblanc S *et al.* HIV-associated neurocognitive disorders before and during the era of combination antiretroviral therapy : differences in rates, nature, and predictors. J Neurovirol 2011 ; 17 : 3-16.

[48.29] Bonnet F, Amieva H, Marquant F, Bernard C, Bruyand M, Dauchy FA *et al.* and the S CO3 Aquitaine Cohort. Cognitive disorders in HIV-infected patients: are they HIV-related ? AIDS 2013 ; 27 : 391-400.

[48.30] Simioni S, Cavassini M, Annoni JM, Rimbault Abraham A, Bourquin I, Schiffer V *et al.* Cognitive dysfunction in HIV patients despite long-standing suppression of viremia. AIDS 2010 ; 24 : 1243-50.

[48.31] Gisslen M, Price PW, Nilsson S. The definition of HIV-associated neurocognitive disorders : are we overestimating the real prevalence. BMC Infect Dis 2011 ; 11 : 356.

[48.32] Wojna V, Skolasky RL, Hechavaria R, Mayo R, Selnes O, McArthur JC *et al.* Prevalence of human immunodeficiency virus-associated cognitive impairment in a group of Hispanic women at risk for neurological impairment. J Neurovirol 2006 ; 12 : 356-64.

[48.33] Meyer AC, Boscardin J, Kwasa J, Cettomai D, Cohen C, Bukusi E *et al.* Empirical and theoretical approaches to estimating false positive diagnoses of HIV-associated neurocognitive disorders using Frascati criteria : Kenya. 19th Conference on Retroviruses and Opportunistic Infections, Seattle, March 5-8 2012 : Abstract 502.

[48.34] Torti C, Focà E, Cesana BM, Lescure FX. Asymptomatic neurocognitive disorders in patients infected by HIV : fact or fiction ? BMC Med 2011 ; 9 : 138.

[48.35] Price RW, Spudich S. Antiretroviral therapy and central nervous system HIV type 1 infection. J Infect Dis 2008 ; 197 : S294-306.

[48.36] Cherner M, Masliah E, Ellis RJ, Marcotte TD, Moore DJ, Grant I *et al.* Neurocognitive dysfunction predicts postmortem findings of HIV encephalitis. Neurology 2002 ; 59 : 1563-7.

[48.37] Everall I, Vaida F, Khanlou N, Lazzaretto D, Achim C, Letendre S *et al.* Cliniconeuropathologic correlates of human immunodeficiency virus in the era of antiretroviral therapy. J Neurovirol 2009 ; 15 : 360-70.

[48.38] Heaton RK, Clifford DB, Franklin DR Jr, Woods SP, Ake C, Vaida F *et al.* HIV-associated neurocognitive disorders persist in the era of potent antiretroviral therapy : CHARTER Study. Neurology 2010 ; 75 : 2087-96.

[48.39] Kamat R, Woods SP, Marcotte TD, Ellis RJ, Grant I and the HIV Neurobehavioral Research Program (HNRP) group. Arch Clin Neuropsychol 2012 ; 27 : 520-31.

[48.40] Sakamoto M, Marcotte TD, Umlauf A, Franklin D Jr, Heaton RK, Ellis RJ *et al.* Concurrent classification accuracy of the HIV Dementia Scale for HIV-associated neurocognitive disorders in the CHARTER cohort. J Acquir Immune Defic Syndr 2013 ; 62 : 36-42.

[48.41] Koski L, Brouillette MJ, Lalonde R, Hello B, Wong E, Tsuchida A *et al.* Computerized testing augments pencil-and-paper tasks in measuring HIV-associated mild cognitive impairment. HIV Med 2011 ; 12 : 472-80.

[48.42] Overton ET, Azad TD, Parker N, Demarco Shaw D, Frain J, Spitz T *et al.* The Alzheimer's disease-8 and Montreal Cognitive Assessment as screening tools for neurocognitive impairment in HIV-infected persons. J Neurovirol 2013 ; 9 : 109-16.

[48.43] Marcotte TD, Scott JC. Evolution of neuropsychological issues in HIV-1 infection during the HAART era. *In :* Goodkin K, Shapshak P, Verma A, eds. The spectrum of neuro-AIDS disorders. Pathophysiology, diagnosis and treatment. Washington DC : ASM Press, 2009 : 29-44.

[48.44] Thurner MM, Donovan MJ. Neuroimaging of the brain in HIV-1. Neuroimaging Clin N Am 2008 ; 18 : 93-117.

[48.45] Lescure FX, Moulignier A, Savatovsky J, Amiel C, Carcelain G, Molina JM *et al.* CD8 encephalitis in HIV-infected patients receiving CART : a treatable entity. Clin Infect Dis 2013 ; 57 : 101-8.

[48.46] Gray F, Lescure FX, Adle-Biassette H, Polivka M, Gallien S, Pialoux G *et al.* Encephalitis with infiltration by CD8+ lymphocytes in HIV patients receiving combination antiretroviral treatment. Brain Pathol 2013 ; 23 : 525-33.

[48.47] González-Scarano F, Martín-García J. The neuropathogenesis of AIDS. Nat Rev Immunol 2005 ; 5 : 69-81.

[48.48] Letendre S, Marquie-Beck J, Capparelli E, Best B, Clifford D, Collier AC *et al.* Validation of the CNS Penetration-Effectiveness rank for quantifying antiretroviral penetration into the central nervous system. Arch Neurol 2008 ; 65 : 65-70.

[48.49] Cysique LA, Brew BJ. Neuropsychological functioning and antiretroviral treatment in HIV/AIDS : a review. Neuropsychol Rev 2009 ; 19 : 169-85.

[48.50] Marra CM, Zhao Y, Clifford DB, Letendre S, Evans S, Henry K *et al.* AIDS Clinical Trials Group 736 Study Team. Impact of combination antiretroviral therapy on cerebrospinal fluid HIV RNA and neurocognitive performance. AIDS 2009 ; 23 : 1359-66.

[48.51] Simioni S, Cavassini M, Annoni JM, Métral M, Iglesias K, Rimbault Abraham A *et al.* Rivastigmine for HIV-associated neurocognitive disorders : a randomized crossover pilot study. Neurology 2013 ; 80 : 553-60.

[48.52] Cysique LA, Brew BJ. Prevalence of non-confounded HIV-associated neurocognitive impairment in the context of plasma HIV RNA suppression. J Neurovirol 2011 ; 17 : 176-83.

[48.53] Vermeer SE, Longstreth WT, Koudstaal PJ. Silent brain infarcts : a systematic review. Lancet Neurol 2007 ; 6 : 611-9.

[48.54] Cysique LA, Maruff P, Bain MP, Wright E, Brew BJ. HIV and age do not substantially interact in HIV-associated neurocognitive impairment. J Neuropsychiatry Clin Neurosci 2011 ; 23 : 83-9.

[48.55] Ances BM, Vaida F, Yeh MJ, Liang CL, Buxton RB, Letendre S *et al.* HIV infection and aging independently affect brain function as measured by functional magnetic resonance imaging. J Infect Dis 2010 ; 201 : 336-40.

[48.56] Achim CL, Adame A, Dumaop W, Everall IP, Masliah E. Neurobehavioral Research Center. Increased accumulation of intraneuronal amyloid beta in HIV-infected patients. J Neuroimmune Pharmacol 2009 ; 4 : 190-9.

[48.57] Robertson KR, Su Z, Margolis DM, Krambrink A, Havlir DV, Evans S *et al.* Neurocognitive effects of treatment interruption in stable HIV-positive patients in an observational cohort. Neurology 2010 ; 74 : 1260-6.

[48.58] Schweinsburg BC, Taylor MJ, Alhassoon OM, Gonzalez R, Brown GG, Ellis RJ *et al.* HNRC Group. Brain mitochondrial injury in human immunodeficiency virus-seropositive (HIV+) individuals taking nucleoside reverse transcriptase inhibitors. J Neurovirol 2005 ; 11 : 356-64.

[48.59] Chang L, Wong VT, Nakama H, Watters M, Ramones D, Miller EN *et al.* Greater than age-related changes in brain diffusion of HIV patients after 1 year. J Neuroimmune Pharmacol 2008 ; 3 : 265-74.

[48.60] Robertson K, Liner J, Meeker RB. Antiretroviral neurotoxicity. J Neurovirol 2012 ; 18 : 388-99.

[48.61] Giunta B, Ehrhart J, Obregon DF, Lam L, Le L, Jin J *et al.* Antiretroviral medications disrupt microglial phagocytosis of amyloid and increase its production by neurons : implications for HIV-associated neurocognitive disorders. Mol Brain 2011 ; 4 : 23.

[48.62] Piccinini M, Rinaudo MT, Anselmino A, Buccinnà B, Ramondetti C, Dematteis A *et al.* The HIV protease inhibitors nelfinavir and saquinavir, but not a variety of HIV reverse transcriptase inhibitors, adversely affect human proteasome function. Antivir Ther 2005 ; 10 : 215-23.

Chapitre

49

Alcool et cognition

I F. Tiberghien

En France, le nombre estimé des buveurs à risque et dit réguliers est de 9,7 millions avec néanmoins, grâce aux campagnes de sensibilisation, une diminution régulière des chiffres qui est observée [49.1]. Chez le sujet âgé, le mésusage de l'alcool prédomine à côté du mésusage des médicaments [49.2]. Les troubles cognitifs observés sont principalement liés à la neurotoxicité propre de l'alcool et de ses métabolites, à laquelle une carence vitaminique (vitamines B1 et PP) peut être associée [49.3].

Physiopathologie : action de l'alcool sur le système nerveux central

Alcool et neurotransmetteurs

L'alcool éthylique (CH_3-CH_2OH) passe facilement la barrière hématoencéphalique. Par insertion dans la double couche lipidique cellulaire, l'alcool perturbe la fluidité membranaire et est responsable d'une atteinte fonctionnelle des neurotransmetteurs et de leurs récepteurs, des canaux ioniques, d'anomalies de l'expression génique et du passage intracellulaire du glucose [49.4]. L'alcool agit notamment sur le système glutamatergique, gabaergique mais aussi cholinergique.

Alcool et système glutamatergique

Le glutamate (principal neurotransmetteur excitateur) joue un rôle dans la différenciation neuronale, la plasticité synaptique et la mémoire. Le blocage des récepteurs NMDA du glutamate (en grand nombre dans le néocortex, le striatum et le système limbique [49.5]) provoque une augmentation de leur nombre et de leur activité. Cette hyperactivité pourrait être responsable d'une mort neuronale par excitotoxicité [49.6], qui elle-même serait aggravée par un déficit éventuel en vitamine B1 [49.7].

Alcool et système gabaergique

Le glutamate est le précurseur du GABA (neurotransmetteur inhibiteur), dont l'un des cofacteurs est la vitamine B6. L'action de l'alcool sur les récepteurs GABA A (récepteurs aux benzodiazépines, ou

BZD) pourrait rendre compte d'épisodes d'amnésie antérograde et de difficultés d'apprentissage [49.8]. L'alcool est aussi responsable d'une diminution des récepteurs aux BZD d'environ 30 % dans l'hippocampe et de 25 % dans le cortex frontal [49.9].

Alcool et système cholinergique

Au cours de l'alcoolisme chronique, une diminution de 30 à 40 % des récepteurs cholinergiques muscariniques est constatée, touchant le cortex frontal, temporal, le putamen et l'hippocampe [49.9].

Actions des métabolites de l'alcool sur le système nerveux central

Les molécules issues du métabolisme oxydatif peuvent être source de radicaux libres et donc de l'induction d'une mort cellulaire. L'acétaldéhyde (principal métabolite de l'alcool) altère le transport neuronal (microtubules) et l'activité transcétolasique des enzymes dépendantes de la vitamine B1, responsable d'une surconsommation de cette vitamine [49.10, 49.11].

Carence vitaminique et alcool

Carence en vitamine B1

La vitamine B1 est un coenzyme de plusieurs décarboxylases. Elle intervient dans le cycle de Krebs et la synthèse d'acétylcholine [49.12]. Sa carence (défaut d'apport, de stockage ou d'utilisation) est responsable d'une augmentation du pyruvate et de l'acide lactique, provoquant une diminution de l'utilisation cellulaire du glucose [49.13]. Une prédisposition génétique responsable d'une diminution de l'activité transcétolasique, que la carence en vitamine B1 aggrave, pourrait en partie expliquer que l'encéphalopathie de Wernicke ne survient pas chez tous les alcooliques chroniques [49.14, 49.15].

Carence en vitamine PP

Une carence en vitamine B3 (niacine ou vitamine PP) est responsable de la pellagre. Cette étiologie rare d'encéphalopathie est fortement suspectée devant l'association d'un syndrome démentiel, de troubles digestifs (diarrhée) et de troubles cutanés, mais cette triade n'est trouvée que dans environ 22 % des cas [49.16]. Chez l'alcoolique, l'encéphalopathie pellagreuse est rarement isolée. La confusion mentale, l'hypertonie oppositionnelle *(gegenhalten)*, et les myoclonies sont les symptômes le plus fréquemment signalés [49.17]. L'absence de traitement par la niacine au cours d'une supplémentation par les vitamines B1 et B6 pourrait aggraver l'état neurologique ou même provoquer l'encéphalopathie pellagreuse [49.17]. Une chromatolyse est observée dans des populations étendues de neurones du système nerveux central. Elle est le plus souvent trouvée dans les noyaux du pont et est fréquente dans le noyau dentelé du cervelet [49.18].

Autres carences vitaminiques

Le déficit d'autres coenzymes vitaminiques, altérant la synthèse de neuromédiateurs, pourrait rendre compte de certains troubles cognitifs et psychiques [49.12]. Ainsi, la vitamine B6 (pyridoxine), la vitamine B9 (folates), la vitamine B12 (cobalamine) interviennent dans la synthèse de la dopamine, de la sérotonine et du GABA.

Troubles cognitifs et alcool

Une atteinte hépatique, des traumatismes crâniens, des accidents vasculaires cérébraux, une myélinolyse centropontine, une maladie de Marchiafava-Bignami (nécrose centrale du corps calleux [49.19]) sont autant de causes capables d'aggraver et de rendre difficiles l'évaluation et l'interprétation des troubles cognitifs. La démence liée à l'alcool reste un sujet de controverses. Il convient de reconnaître le profil cognitif habituellement rencontré chez un sujet présentant une alcoolisation chronique (souvent réversible [49.20, 49.21]), et de dépister et de traiter toute carence vitaminique susceptible de provoquer des séquelles souvent irréversibles. Les atteintes cognitives sont la conséquence de la neurotoxicité directe de l'alcool et des lésions secondaires, dues en particulier aux carences vitaminiques.

Troubles cognitifs imputables à l'alcool et/ou à ses métabolites

L'alcool et les molécules issues du métabolisme oxydatif ou non oxydatif sont responsables de l'atrophie cérébrale, surtout frontale. En l'absence de déficit vitaminique, les troubles cognitifs sont fréquents chez l'alcoolique chronique et d'installation progressive. Dans une étude australienne portant sur 641 patients, 58 % d'entre eux avaient un dysfonctionnement frontal, 32 % une atteinte de la mémoire à court terme et 4 % une démence attribuée à l'alcoolisme [49.22]. Il est possible que les échecs de la prise en charge résultent, en partie, de ces déficits cognitifs. Le trouble neuropsychologique le plus habituel est un dysfonctionnement frontal plus ou moins marqué et souvent décelable uniquement par l'examen neuropsychologique [49.22]. Il associe un trouble de la planification et de la résolution de problèmes [49.23, 49.24]. De tels déficits sont observés lors de lésions frontales ou de connexions frontales avec le système limbique ou le diencéphale [49.25]. L'atteinte mnésique est de type « sous-cortical », sensible à l'indiçage (trouble du rappel). Les anomalies visuelles perceptives et constructives sont fréquentes. Les déficits cognitifs semblent précéder l'atteinte cérébelleuse et la neuropathie [49.22].

Troubles cognitifs imputables aux carences vitaminiques

Encéphalopathie de Wernicke

Le terme de syndrome de Gayet-Wernicke est utilisé dans la littérature francophone, celui d'encéphalopathie de Wernicke, retenu ici, dans la littérature internationale. Charles-Jules Gayet, professeur suppléant de « pathologie externe » à l'École de médecine de Paris puis professeur d'ophtalmologie à Lyon(1), a décrit le cas d'un jeune patient présentant des signes d'atteinte du mésencéphale et des thalamus [49.26]. La planche illustrant les lésions montre leur diffusion et l'existence probable d'un œdème cérébral. Il est peu vraisemblable que ces altérations relèvent d'une encéphalopathie de Wernicke. Wernicke décrivit l'encéphalopathie qui porte son nom chez des patients alcooliques et chez un patient qui avait ingéré de l'acide sulfurique. Il attribua, à tort, les lésions à un facteur toxique [49.27].

L'encéphalopathie de Wernicke, secondaire au déficit en vitamine B1, doit être considérée comme une urgence diagnostique et thérapeutique du fait d'une mortalité estimée à 15 % des cas et d'une évolution possible vers un syndrome de Korsakoff. Elle pose un problème diagnostique [49.28, 49.29] car la

(1) Source : http://www.whonamedit.com/doctor.cfm/.

forme complète, de début aigu ou subaigu, associant une ataxie cérébelleuse, un syndrome confusionnel et une atteinte oculaire (nystagmus horizontal, paralysie du nerf abducens), n'est trouvée que dans 30 % des cas environ [49.30]. Certains patients gardent des séquelles cognitives malgré une supplémentation précoce en vitamine B1. La différence entre une détérioration cognitive alcoolique et l'encéphalopathie de Wernicke est discutée [49.29, 49.31]. Selon certains auteurs, il existerait un continuum entre les troubles aigus et chroniques. Cette hypothèse est fondée sur la similitude des déficits mnésiques observés dans ces différentes circonstances [49.32, 49.33].

Syndrome de Korsakoff

Le syndrome de Korsakoff fait typiquement suite à l'encéphalopathie de Wernicke. Il associe une amnésie antérograde et rétrograde, des fabulations, des fausses reconnaissances et une désorientation temporospatiale. Les troubles de la vigilance, des fonctions intellectuelles ou praxiques sont inhabituels. L'atteinte mnésique antérograde rend impossible l'acquisition d'informations nouvelles, qu'elles soient verbales ou non verbales [49.34]. L'amnésie est moins sévère que celle observée dans les atteintes hippocampiques bilatérales : lors de certains tests de mémoire visuelle, l'indiçage permet de constater un apprentissage et la possibilité de persistance d'une trace mnésique, évoquant ainsi un trouble du rappel [49.35]. L'altération de la mémoire rétrograde touche principalement les événements des dernières années. Les troubles mnésiques peuvent être influencés par un dysfonctionnement frontal fréquent [49.36, 49.37]. Les fabulations, les fausses reconnaissances et la désorientation temporospatiale font partie intégrante de l'atteinte mnésique. Les fabulations sont le fruit de l'utilisation de faits anciens hors contexte. Elles peuvent être induites ou transformées par les propos de l'examinateur [49.35].

Apport de l'imagerie dans les troubles cognitifs d'origine alcoolique

Imagerie cérébrale chez le sujet alcoolique chronique non Korsakoff

L'imagerie peut être une aide au diagnostic car l'examen neurologique est le plus souvent normal. L'examen général et la biologie n'objectivent que les stigmates d'une alcoolisation chronique. Le scanner [49.38] et surtout l'imagerie par résonance magnétique (IRM) [49.39] mettent en évidence une atrophie corticale qui prédomine sur les lobes frontaux. Selon certains auteurs, l'atteinte calleuse est possible [49.40, 49.41] mais celle-ci reste controversée car elle semble influencée par l'âge [49.42, 49.43]. Une atrophie hippocampique antérieure est objectivée chez les alcooliques chroniques et serait plus marquée chez les sujets âgés [49.44]. L'IRM de diffusion pourrait être utile pour suivre les lésions de la substance blanche [49.45].

Bien qu'elle ne soit pas un examen de routine, l'imagerie fonctionnelle peut objectiver une hypoperfusion et une diminution de l'utilisation du glucose plus marquée sur les lobes frontaux [49.46].

Imagerie et encéphalopathie de Wernicke

Le déficit en vitamine B1 peut être mis en évidence par les examens biologiques. L'IRM en phase aiguë montre, en séquence FLAIR, des hypersignaux dans la région médiane du thalamus, le corps mamillaire, la substance grise périaqueducale, et le plancher du quatrième ventricule. Des hypersignaux isolés des corps mamillaires seraient pathognomoniques [49.47]. Les lésions sont bilatérales et symétriques. Les hypersignaux disparaissent, au cours de l'évolution, pour faire place à une atrophie des corps mamillaires et du thalamus médian [49.47, 49.48]. Ces lésions sont habituellement observées chez les patients qui ont un syndrome de Korsakoff.

Imagerie et syndrome de Korsakoff

L'imagerie par résonance magnétique chez les sujets présentant un syndrome de Korsakoff révèle les lésions des corps mamillaires et du thalamus. L'atrophie des lobes frontaux est variable [49.47, 49.49].

Démence alcoolique

La démence alcoolique est une entité controversée. Elle serait présente chez 4 à 10 % des sujets alcooliques chroniques [49.22, 49.50], mais sa définition même est l'objet de discussion. Une rubrique « démence persistante induite par l'alcool » figure dans le *Manuel diagnostique et statistique des troubles mentaux* de l'Association américaine de psychiatrie (DSM) [49.51]. Elle renvoie à la définition de la démence et au chapitre général « démence persistante induite par une substance » : les critères sont donc peu spécifiques de l'alcool.

L'atteinte des fonctions cognitives, progressive et irréversible, n'est généralement pas provoquée par une cause unique, mais est la conséquence de multiples étiologies. Les patients chez qui la démence est attribuée à l'alcool sont souvent âgés. Chez la personne âgée, la prévalence élevée des causes habituelles de démence rend probable leur association à l'alcoolisme. Une plasticité neuronale moins efficiente avec l'âge pourrait, par ailleurs, expliquer l'apparition de lésions irréversibles. Même en l'absence de trouble cognitif majeur, le retentissement social et professionnel de l'alcoolisme est évident. Il est responsable de la perte d'autonomie, l'un des critères de la démence.

Il est important de ne pas méconnaître, chez l'alcoolique, une autre cause responsable de la démence et, chez le patient dément, une alcoolisation qui pourrait aggraver les troubles cognitifs. Certains auteurs suggèrent que l'alcoolisation chronique accélère l'apparition des déficits neuropsychologiques au cours d'une maladie d'Alzheimer [49.52, 49.53], hypothèse confortée par d'autres auteurs qui ont objectivé un nombre de plaques séniles plus élevé et une diminution des récepteurs muscariniques plus marquée lorsqu'une intoxication alcoolique chronique compliquait la maladie d'Alzheimer [49.54]. L'alcool est-il une cause de démence (démence relative à l'alcool ou *Alcool Related Dementia* – ARD) ? Au contraire, l'alcool est-il un facteur de risque pour les autres syndromes démentiels ? La question reste ouverte. Le diagnostic de certitude est neuropathologique, or la plupart des patients diagnostiqués comme ARD sont en fait atteints du syndrome de Wernicke-Korsakoff [49.55].

Des critères d'ARD (qui prennent comme point de départ la définition du DSM-IV) ont été proposés [49.56] : l'ARD probable suppose la présence d'un syndrome démentiel clinique à plus de 60 jours de l'arrêt de l'intoxication, une période de consommation fixe hebdomadaire d'alcool sur une durée de 5 ans, et une consommation persistante 3 ans avant le début des troubles. Le diagnostic d'ARD est renforcé par la présence d'éléments cliniques ou paracliniques d'alcoolisation, d'une ataxie ou d'une polyneuropathie (non attribuables à une autre cause), et par la mise en évidence de signes radiologiques d'atrophie cérébrale et vermienne. Une démence persistante après 60 jours d'abstinence peut correspondre à une « ARD possible » : le diagnostic repose surtout sur la durée de l'intoxication et sur son importance (appréciée par la consommation hebdomadaire). Aucun critère d'âge n'est signalé. Certains auteurs suggèrent que la démence alcoolique possède les critères de démence corticale et sous-corticale [49.57]. L'étude des biomarqueurs dans le LCR peut s'avérer utile dans le cadre du diagnostic différentiel [49.58]. La conjonction vieillesse, démence et alcool reste problématique [49.59].

Conclusion

L'étude des troubles cognitifs induits par l'alcool et la recherche de leur traitement sont encore d'actualité. Les atteintes cérébrales peuvent conduire, par accumulation lésionnelle, à une démence. Le dépistage des troubles cognitifs est souhaitable pour assurer une prise en charge optimale des patients et éviter certains échecs lors des programmes de réinsertion sociale. La prévention primaire est de loin la meilleure thérapeutique : arrêt de l'intoxication et supplémentation vitaminique, surtout en vitamine B1 (mais aussi niacine).

Bibliographie

[49.1] Beck F, Gautier A, Guignard R, Richard JB. Baromètre santé 2010. Attitude et comportement de santé. Saint-Denis : INPES, 2010.

[49.2] Menecier P, Badila P, Menecier-Ossia L. Sujets âgés et alcool. Rev Geriatr 2008 ; 33 : 857-68.

[49.3] Charness ME. Brain lesions in alcoholics. Alcohol Clin Exp Res 1993 ; 17 : 2-11.

[49.4] Golstein DB, Chin JH. Interaction of ethanol with biological membrane. Fed Proc 1981 ; 40 : 1073-6.

[49.5] Cotman CW, Monaghan DT. Organization of excitatory amino acid receptors : functional implications. Neurol Neurobiol 1987 ; 24 : 317-24.

[49.6] Verbaten NM. Chronic effects of low to moderate alcohol consumption on structural and functional properties of the brain beneficial or not ? Hum Psychopharmacol 2009 ; 24 : 199-205.

[49.7] Vetreno RP, Ramos RL, Anzalone S, Savage LM. Brain and behavioral pathology in an animal model of Wernicke's encephalopathy and Wernicke-Korsakoff syndrome. Brain Res 2012 ; 1436 : 178-92.

[49.8] Lingford-Hughes A, Reid AG, Myers J, Feeney A, Hammers A, Taylor LG *et al.* A [11C]Ro15 4513 PET study suggests that alcohol dependence in man is associated with reduced α5 benzodiazepine receptors in limbic regions. J Psychopharmacol 2012 ; 26 : 273-81.

[49.9] Freund G, Ballinger WE. Loss of synaptic receptors can precede morphologic changes induced by alcoholism. Alcohol Alcohol 1991 ; 1 (Suppl) : 385-91.

[49.10] Martin PR, Majchrowicz E, Tamborska E, Marietta C, Mukherjee AB, Eckardt MJ. Response to ethanol reduced by past thiamine deficiency. Science 1985 ; 227 : 1365-8.

[49.11] Pratt OE, Rooprai HK, Shaw GK, Thomson AD. The genesis of alcoholic brain tissue injury. Alcohol Alcohol 1990 ; 25 : 217-30.

[49.12] Brocker P, Capriz-Ribière F, Ben Hamidat T. Statut nutritionnel, vitamines et troubles cognitifs chez le sujet âgé. *In :* Michel B, Touchon J, Pancrasi MP, Pancrasi VJM, eds. Affect amygdale Alzheimer. Marseille : Solal, 1999 : 51-61.

[49.13] Vetreno RP, Klintsova A, Savage LM. Alcohol-related amnesia and dementia : animal models have revealed the contributions of different etiological factors on neuropathology, neurochemical dysfunction and cognitive impairment. Neurobiol Learn Mem 2011 ; 96 : 596-608.

[49.14] Guerrini I, Thomson AD, Gurling HM. Molecular genetics of alcohol-related brain damage. Alcohol Alcohol 2009 ; 44 : 166-70.

[49.15] Mukherjee AB, Svoronos S, Ghanzanfari A, Martin PR, Fisher A, Roecklein B *et al.* Transketolase abnormality in cultured fibroblasts from familial chronic alcoholic men and their offspring. J Clin Invest 1987 ; 79 : 1039-43.

[49.16] Spivak JL, Jackson DL. Pellagra : an analysis of 18 patients and a review of the literature. Johns Hopkins Med J 1977 ; 140 : 295-309.

[49.17] Serdaru M, Hausser-Hauw C, Laplane D, Buge A, Castaigne P, Goulon M *et al.* The clinical spectrum of alcoholic pellagra encephalopathy. A retrospective analysis of 22 cases studied pathologically. Brain 1988 ; 111 (Pt 4) : 829-42.

[49.18] Hauw JJ, De Baecque C, Hausser-Hauw C, Serdaru M. Chromatolysis in alcoholic encephalopathies. Pellagra-like changes in 22 cases. Brain 1988 ; 111 : 843-57.

[49.19] Heinrich A, Runge U, Khaw AV. Clinicoradiologic subtypes of Marchiafava-Bignami disease. J Neurol 2004 ; 251 : 1050-9.

[49.20] Jernigan TL, Butters N, Di Traglia G, Schafer K, Smith T, Irwin M *et al.* Reduced cerebral grey matter observed in alcoholics using magnetic resonance imaging. Alcohol Clin Exp Res 1991 ; 15 : 418-27.

[49.21] Carlen PL, Penn RD, Fornazzari L, Bennett J, Wilkinson DA, Wortzman G. Computerized tomographic scan assessment of alcoholic brain damage and its potential reversibility. Alcoholism 1986 ; 10 : 226-32.

[49.22] Tuck RR, Jackson M. Social, neurological and cognitive disorders in alcoholics. Med J Austral 1991 ; 155 : 225-9.

[49.23] Walsh KW. Understanding brain damage. A primer of neuropsychological evaluation. Edinburg : Churchill Livingstone, 1985.

[49.24] Waugh M, Jackson M, Fox GA, Hawke SH, Tuck RR. Effect of social drinking on neuropsychological performance. Br J Addict 1989 ; 84 : 659-67.

[49.25] AbernathyK, Chnadler LJ, Woodward JJ. Alcoholand the prefrontal cortex. Int Rev Neurobiol 2010 ; 91 : 289-320.

[49.26] Gayet CJA. Affection encéphalique (encéphalite diffuse probable) localisée aux étages supérieurs des pédoncules cérébraux et aux couches optiques, ainsi qu'au plancher du quatrième ventricule et aux parois latérales du troisième. Paris : Archives de physiologie normale et pathologique 1875 ; 22 : 341-51.

[49.27] Wernicke K. Die acute, hämorrhagische Polioencephalitis superior. *In :* Lehrbuch der Gehirnkrankheiten. Kassel et Berlin : Fischer, 1881 : 229-42.

[49.28] Harper CG. The incidence of Wernicke's encephalopathy in Australia : a neuropathological study of 131 cases. J Neurol Neurosurg Psychiatry 1983 ; 46 : 593-8.

[49.29] Thomson AD, Marshall EJ. The natural history and pathophysiology of Wernicke's encephalopathy and Kosakoff's psychosis. Alcohol Alcohol 2006 ; 41 : 151-8.

[49.30] Uldry PA, Bogousslavsky J, Regli F. Alcoholism and the nervous system. Schweiz Rundsch Med Prax 1992 ; 35 : 1021-5.

[49.31] Acker W. Objective psychological changes in alcoholics after the withdrawal of alcohol. Br Med Bull 1982 ; 38 : 95-8.

[49.32] Victor M, Adams RD, Collins GH. The Wernicke-Korsakoff syndrome and related neurologic disorders due to alcoholism and malnutrition. Philadelphie : Davis, 1989.

[49.33] Wilkinson DA, Carlen PL. Relationship of neuropsychological test performance to brain morphology in amnesic and non-amnesic chronic alcoholics. Acta Psychiatr Scand 1980 ; 286 (Suppl) : 89-101.

[49.34] Squire LR. Comparisons between forms of amnesia : some deficits are unique to Korsakoff's syndrome. J Exp Psychol Hum Learn Mem 1982 ; 8 : 560-71.

[49.35] Lhermitte F, Signoret JL. Analyse neuropsychologique et différenciation des syndromes amnésiques. Rev Neurol (Paris) 1972 ; 126 : 161-78.

[49.36] Leng NR, Parkin AJ. Double dissociation of frontal dysfunction in organic amnesia. Br J Clin Psychol 1988 ; 24 : 359-62.

[49.37] Joyce EM, Robbins TW. Frontal lobe function in Korsakoff and non-Korsakoff alcoholics : planning and spatial working memory. Neuropsychologia 1991 ; 29 : 709-23.

[49.38] Carlen PL, Wilkinson DA, Wortzman G, Holgate R, Cordingley J, Lee MA *et al.* Cerebral atrophy and functional deficits in alcoholics without clinically apparent liver disease. Neurology 1981 ; 31 : 377-85.

[49.39] Chick JD, Smith MA, Engleman HM, Kean DM, Mander AJ, Douglas RH *et al.* Magnetic resonance imaging of the brain in alcoholics : cerebral atrophy, lifetime alcohol consumption and cognitive deficits. Alcohol Clin Exp Res 1989 ; 13 : 512-8.

[49.40] Estruch R, Nicolas JM, Salamero M, Aragón C, Sacanella E, Fernández-Solà J *et al.* Atrophy of the corpus callosum in chronic alcoholism. J Neurol Sci 1997 ; 146 : 145-51.

[49.41] Pfefferbaum A, Lim KO, Desmond JE, Sullivan EV. Thinning of the corpus callosum in older alcoholic men : a magnetic resonance imaging study. Alcohol Clin Exp Res 1996 ; 20 : 752-7.

[49.42] Harper CG, Krill JJ. Corpus callosal thickness in alcoholics. Br J Addict 1988 ; 83 : 577-80.

[49.43] Johnson SC, Farnworth T, Pinkston JB, Bigler ED, Blatter DD. Corpus callosum surface area across the human adult life span : effect of age and gender. Brain Res Bull 1994 ; 35 : 373-7.

[49.44] Sullivan EV, Marsh L, Mathalon DH, Lim KO, Pfefferbaum A. Anterior hippocampal volume deficits in nonamnesic aging chronic alcoholics. Alcohol Clin Exp Res 1995 ; 19 : 110-22.

[49.45] Rosenbloom M, Sullivan EV, Pfefferbaum A. Using magnetic resonance imaging to asses brain damage in alcoholics. Alcohol Alcohol 2003 ; 27 : 146-52.

[49.46] Cala LA, Mastaglia FL. Computerized tomography in chronic alcoholics. Alcohol Clin Exp Res 1981 ; 5 : 283-94.

[49.47] Sullivan EV, Pfefferbaum A. Neuroimaging of the Wernicke-Korsakoff syndrome. Alcohol Alcohol 2009 ; 44 : 156-65.

[49.48] Charness M, De La Paz RL. Mamillary body atrophy in Wernicke's encephalopathy : *ante mortem* identification using magnetic resonance imaging. Ann Neurol 1987 ; 22 : 595-600.

[49.49] Jacobson RR, Lishman WA. Cortical and diencephalic lesions in Korsakoff's syndrome : a clinical and CT scan study. Psychol Med 1990 ; 20 : 63-75.

[49.50] Horvath TB. Clinical spectrum and epidemiological features of alcoholic dementia. *In :* Rankin JG, ed. Alcohol drugs and brain damage. Torento : Addiction Research Foundation, 1975 : 1-16.

[49.51] American Psychiatric Association. Diagnostic and Statistical Manual of Mental Disorders (DSM-IV). 4th ed. Washington DC : American Psychiatric Association, 1995.

[49.52] Teri L, Hughes JP, Larson EB. Cognitive deterioration in Alzheimer's disease : behavioral and health factors. J Gerontol 1990 ; 45 : 58-63.

[49.53] Liappas J, Theotoka I, Kapaki E, Ilias I, Paraskevas GP, Soldatos CR. Neuropsychological assessement of cognitive function in chronic alcohol-dependent patients and patients with Azheimer's disease. In Vivo 2007 ; 21 : 1115-8.

[49.54] Freund G, Ballinger WE. Alzheimer's disease and alcoholism : possible interactions. Alcohol 1992 ; 9 : 233-40.

[49.55] Victor M. Persistent altered mentation due to ethanol. Neurol Clin 1993 ; 11 : 639-61.

[49.56] Oslin DW, Cary MS. Alcohol-related dementia : validation of diagnostic criteria. Am J Geriatr Psychiatry 2003 ; 11 : 441-7.

[49.57] Munro CA, Saxton J, Butters MA. Alcohol dementia : « cortical » or « subcortical » dementia ? Arch Clin Neuropsychol 2001 ; 16 : 523-33.

[49.58] Fortin MP, Krolak-Salmon. Maladie d'Alzheimer et maladies apparentées : vers un diagnostic plus précis et précoce. Rev Med Int 2010 ; 31 : 846-53.

[49.59] Menecier P, Afifi A, Menecier Ossia L, Arezes C, Dury M, Monterrat N *et al*. Alcool et démences : des relations complexes. Rev Geriatr 2006 ; 31 : 11-8.

Chapitre 50

Troubles cognitifs dans les affections inflammatoires du système nerveux central

| J. Pelletier, F. Reuter

Les affections inflammatoires du système nerveux central sont représentées en premier lieu par la sclérose en plaques (SEP), qui est la première cause de handicap neurologique chez l'adulte jeune et qui touche plus de 80 000 personnes en France. La survenue de perturbations cognitives, dès la phase précoce et au décours de la SEP, est une notion actuellement bien établie. Leur retentissement sur la qualité de vie (en particulier sociale) des patients est important. Des perturbations cognitives proches de celles qui sont rencontrées chez les patients atteints de SEP sont aussi décrites dans d'autres affections inflammatoires du système nerveux central.

Sclérose en plaques

Le dysfonctionnement cognitif est fréquent et précoce chez les patients atteints de sclérose en plaques. L'importance des troubles rencontrés est variable selon le domaine cognitif considéré mais les perturbations prédominent sur la mémoire de travail, les capacités attentionnelles, les fonctions exécutives, le raisonnement abstrait, la perception visuospatiale et la vitesse de traitement de l'information.

Fréquence des troubles cognitifs

Les épreuves psychométriques standardisées [50.1, 50.2] mettent en évidence une atteinte des fonctions cognitives chez les patients atteints de la maladie dans une proportion de 40 à 60 % des cas par rapport aux témoins et selon les études [50.3]. Celle-ci est donc fréquente et, surtout, s'installe précocement dès le début de la maladie puisque des perturbations cognitives sont identifiées chez plus de 50 % des patients atteints d'une SEP évoluant depuis moins de 5 ans [50.4] et chez plus de 30 % des patients ayant présenté une première poussée de la maladie [50.5]. Elles peuvent aussi révéler la maladie [50.6].

Typologie des troubles cognitifs

Vingt pour cent des patients présentent une détérioration cognitive au *Mini Mental Status* (MMS), et jusqu'à 60 % lorsque des tests plus détaillés sont utilisés [50.7]. Les perturbations cognitives relèvent principalement d'une atteinte sous-corticale. De 30 à 50 % des patients atteints de SEP ne présentent pas d'altération du fonctionnement cognitif. Un dysfonctionnement isolé (troubles de la mémoire, de la résolution de problèmes, de l'attention) est rencontré dans un pourcentage variable de cas et seuls 10 % d'entre eux remplissent les critères de démence sous-corticale [50.8].

Les principaux troubles cognitifs observés dans la SEP concernent l'attention, la mémoire de travail et la vitesse de traitement de l'information, les fonctions exécutives et la mémoire verbale et visuospatiale [50.1, 50.8, 50.9]. L'efficience intellectuelle globale et le langage sont habituellement préservés. De même, les troubles praxiques et phasiques sont exceptionnels et les capacités de perception visuo-spatiale ne sont que faiblement perturbées lorsque l'évaluation tient compte des atteintes visuelles et attentionnelles fréquemment rencontrées dans cette pathologie. Les études neuropsychologiques ont montré que les mesures de l'atteinte cognitive les plus robustes concernaient la vitesse de traitement de l'information et la mémoire de travail. Les perturbations touchant la mémoire de travail ont fréquemment été rapportées, notamment concernant des capacités limitées de la boucle phonologique. D'autres études ont mis en évidence un déficit du système central exécutif portant sur l'allocation des ressources attentionnelles et la manipulation de l'information. Ces troubles centrés sur la mémoire de travail ont été retrouvés à tous les stades évolutifs de la maladie. Les perturbations liées à une diminution de la vitesse de traitement de l'information ont également été mises en évidence. Au stade le plus précoce de la maladie (patients évalués dans les suites d'un premier événement démyélinisant inaugural), les perturbations cognitives sont principalement caractérisées par une atteinte du traitement rapide de l'information, de la mémoire de travail et des fonctions attentionnelles [50.5, 50.10, 50.11]. Des perturbations du transfert interhémisphérique, évocatrices d'une dysconnexion calleuse fonctionnelle, ont été rapportées [50.12]. Enfin, des perturbations ont été identifiées lors de la réalisation de tâches cognitives impliquant un contrôle attentionnel important (processus conscients) alors que les tâches automatisées (processus inconscients) étaient préservées [50.13].

Liens entre troubles cognitifs et évolution de la maladie

Les rapports entre l'aggravation des déficits cognitifs et l'invalidité ou la durée d'évolution de la maladie [50.1, 50.14, 50.15] restent discutés. L'atteinte cognitive est toutefois plus fréquente et plus marquée dans la forme progressive que dans la forme rémittente [50.16]. Les perturbations cognitives qui surviennent à un stade précoce de la maladie s'aggravent fréquemment au cours de l'évolution mais le fonctionnement cognitif peut rester normal malgré l'accentuation du handicap fonctionnel [50.17].

Supports des troubles cognitifs

Les supports morphologiques rendant compte de la présence et de l'importance des troubles cognitifs rencontrés dans la SEP restent difficiles à appréhender. En particulier, aucune corrélation robuste entre l'étendue des anomalies observées en IRM conventionnelle et l'état cognitif des patients n'a pu être mise en évidence [50.18, 50.19]. Cette faible spécificité de la charge lésionnelle suggère une multiplicité des phénomènes qui sont en cause pour rendre compte des troubles cognitifs et une extension probable du processus pathologique en dehors des lésions macroscopiques visibles. Plus que l'importance et la distribution topographique des lésions [50.20, 50.21], il semble que le facteur déterminant pour l'apparition des troubles cognitifs soit représenté par l'atteinte diffuse et précoce de la substance blanche qui pourrait avoir un impact fonctionnel majeur sur la réalisation de tâches cognitives complexes sollicitant les grandes voies d'association intra et interhémisphériques [50.22-50.27]. L'atteinte de la substance grise pourrait par ailleurs être un élément déterminant dans l'apparition et l'évolution des troubles cognitifs [50.28-50.30].

Autres maladies inflammatoires du système nerveux central

Une vasculite, une méningite aseptique, ou une réaction auto-immune dirigée contre le système nerveux central peuvent être associées à un déficit cognitif. Les troubles cognitifs qui leur sont associés ne sont pas nécessairement la conséquence de lésions du système nerveux central. Ils peuvent aussi être en rapport avec les traitements, principalement la corticothérapie au long cours.

Lupus érythémateux disséminé

Près de 40 % des patients atteints de lupus érythémateux disséminé (LED) présentent, de façon inaugurale ou au cours de l'évolution, des troubles neuropsychiatriques [50.31, 50.32]. Il s'agit le plus fréquemment d'épisodes régressifs en quelques semaines, à type de troubles de l'humeur et de la personnalité, d'accès délirants ou de confusion. Des perturbations cognitives ont été rapportées lors de LED et le syndrome des antiphospholipides [50.33], le plus souvent associées à des crises comitiales, des troubles neurologiques focalisés ou bien encore lors d'épisodes psychotiques. Des syndromes démentiels isolés, transitoires ou progressifs, ont aussi été observés [50.34].

Périartérite noueuse

L'atteinte du SNC est rapportée chez environ 30 % des patients atteints de périartérite noueuse. Il peut s'agir d'épisodes confusionnels, mais aussi d'une détérioration progressive des fonctions supérieures. Des troubles de la mémoire et un syndrome frontal sont habituellement observés [50.35]. L'encéphalopathie aiguë ou progressive est en rapport avec des lésions inflammatoires localisées au niveau des artères de moyen calibre.

Une vasculite du SNC peut être observée plus exceptionnellement dans la polyarthrite rhumatoïde et la granulomatose de Wegener, responsables de syndromes confusionnels transitoires et plus rarement de démences.

Granulomatoses

Sarcoïdose

Les complications neurologiques sont rares dans la sarcoïdose mais dans plus de 50 % des cas il s'agit d'une atteinte centrale révélatrice de la maladie. La lésion responsable est le granulome sarcoïdosique, présent dans la méninge, le parenchyme cérébral ou l'épendyme [50.36, 50.37]. Une encéphalopathie d'origine vasculaire, responsable de troubles mnésiques et attentionnels [50.38], est rarement observée. L'hydrocéphalie, fréquente, peut être à l'origine de troubles cognitifs d'évolution progressive.

Syndrome de Sjögren

Une atteinte du système nerveux central peut être observée dans le syndrome de Sjögren, qu'il soit primaire ou secondaire à d'autres maladies auto-immunes [50.39]. Des troubles cognitifs ou psychiatriques sont décrits et peuvent suggérer le diagnostic de forme progressive primaire de SEP [50.40,

50.41]. Des troubles de la mémoire, de l'attention et de la concentration sont fréquemment signalés. Une démence progressive a été rapportée [50.42]. Celle-ci peut être inaugurale de la maladie [50.43].

Maladie de Behçet

Une atteinte neurologique centrale (neuro-Behçet) est fréquemment rencontrée dans la maladie de Behçet. Elle est rarement révélatrice. L'atteinte du tronc cérébral et les manifestations psychiatriques sont les plus habituelles. Des troubles du comportement (euphorie et aboulie), associés à des déficits neurologiques focaux évoluant par à-coups ou d'un seul tenant, sont fréquents. Des états d'agitation et de confusion, des hallucinations, des troubles de la mémoire et de l'attention peuvent survenir de façon paroxystique lors d'accès de méningoencéphalite [50.44-50.46]. Une démence peut s'installer de façon progressive et des éléments délirants (hallucinations et sentiment de persécution) sont souvent notés. L'atteinte du SNC est constituée par une vasculite et des foyers de nécrose de petite taille.

Bibliographie

[50.1] Rao SM, Leo GJ, Bernardin L, Unverzagt F. Cognitive dysfunction in multiple sclerosis. I. Frequency, patterns, and prediction. Neurology 1991 ; 41 : 685-91.

[50.2] Dujardin K, Sockeel P, Cabaret M, De Seze J, Vermersch P. La BCcogSEP : une batterie courte d'évaluation des fonctions cognitives destinées aux patients souffrant de sclérose en plaques. Rev Neurol (Paris) 2004 ; 160 : 51-62.

[50.3] Defer G, Brochet B, Pelletier J. Neuropsychologie de la sclérose en plaques. Paris : Elsevier-Masson, 2010 : 59-70.

[50.4] Lyon-Caen O, Jouvent R, Hauser S, Chaunu MP, Benoit N, Widlocher D *et al.* Cognitive function in recent-onset demyelinating diseases. Arch Neurol 1986 ; 43 : 1138-41.

[50.5] Feuillet L, Reuter F, Audoin B, Malikova I, Barrau K, Ali Cherif A *et al.* Early cognitive impairment in patients with clinically isolated syndrome suggestive of multiple sclerosis. Mult Scler 2007 ; 13 : 124-7.

[50.6] Fontaine B, Seilhean D, Tourbah A, Daumas-Duport C, Duyckaerts C, Benoit N *et al.* Dementia in two histologically confirmed cases of multiple sclerosis : one case with isolated dementia and one case associated with psychiatric symptoms. J Neurol Neurosurg Psychiatry 1994 ; 57 : 353-9.

[50.7] Beatty WW, Goodkin DE. Screening for cognitive impairment in multiple sclerosis. An evaluation of the Mini-Mental State Examination. Arch Neurol 1990 ; 47 : 297-301.

[50.8] Beatty WW. Cognitive and emotional disturbances in multiple sclerosis. Neurol Clin 1993 ; 1 : 189-201.

[50.9] Defer G, Brochet B, Pelletier J. Neuropsychologie de la sclérose en plaques. Paris : Elsevier-Masson, 2010 : 81-135.

[50.10] Achiron A, Barak Y. Cognitive impairment in probable multiple sclerosis. J Neurol Neurosurg Psychiatry 2003 ; 74 : 443-6.

[50.11] Glanz BI, Holland CM, Gauthier SA, Amunwa EL, Liptak Z, Houtchens MK. Cognitive dysfunction in patients with clinically isolated syndromes or newly diagnosed multiple sclerosis. Mult Scler 2007 ; 13 : 1004-10.

[50.12] Pelletier J, Habib M, Lyon-Caen O, Salamon G, Poncet M, Khalil R. Functional and MRI correlates of callosal involvement in multiple sclerosis. Arch Neurol 1993 ; 50 : 1077-82.

[50.13] Reuter F, Del Cul A, Audoin B, Malikova I, Naccache L, Ranjeva JP *et al.* Intact subliminal processing and delayed conscious access in multiple sclerosis. Neuropsychologia 2007 ; 45 : 2683-91.

[50.14] Amato MP, Ponziani G, Pracucci G, Bracco L, Siracusa G, Amaducci L. Cognitive impairment in early-onset multiple sclerosis. Pattern, predictors, and impact on everyday life in a 4-year follow-up. Arch Neurol 1995 ; 52 : 168-72.

[50.15] Lynch SG, Parmenter BA, Denney DR. The association between cognitive impairment and physical disability in multiple sclerosis. Mult Scler 2005 ; 11 : 469-76.

[50.16] Huijbregts SC, Kalkers NF, de Sonneville LM, de Groot V, Polman CH. Cognitive impairment and decline in different MS subtypes. J Neurol Sci 2006 ; 245 : 187-94.

[50.17] Reuter F, Zaaraoui W, Crespy L, Faivre A, Rico A, Malikova I *et al.* Frequency of cognitive impairment dramatically increases during the first 5 years of multiple sclerosis. J Neurol Neurosurg Psychiatry 2011 ; 82 : 1157-9.

[50.18] Benedict RH, Weinstock-Guttman B, Fishman I, Sharma J, Tjoa CW, Bakshi R. Prediction of neuropsychological impairment in multiple sclerosis : comparison of conventional magnetic resonance imaging measures of atrophy and lesion burden. Arch Neurol 2004 ; 61 : 226-30.

[50.19] Ranjeva JP, Audoin B, Au Duong MV, Confort-Gouny S, Malikova I, Viout P *et al.* Structural and functional surrogates of cognitive impairment at the very early stage of multiple sclerosis. J Neurol Sci 2006 ; 245 : 161-7.

[50.20] Tiemann L, Penner IK, Haupts M, Schlegel U, Calabrese P. Cognitive decline in multiple sclerosis : impact of topographic lesion distribution on differential cognitive deficit patterns. Mult Scler 2009 ; 15 : 1164-74.

[50.21] Reuter F, Zaaraoui W, Crespy L, Faivre A, Rico A, Malikova I *et al*. Cognitive impairment at the onset of multiple sclerosis : pattern and relationship to lesions location. Mult Scler 2011 ; 17 : 755-8.

[50.22] Zaaraoui W, Reuter F, Rico A, Faivre A, Crespy L, Malikova I *et al*. Occurrence of neuronal dysfunction during the first 5 years of multiple sclerosis is associated with cognitive deterioration. J Neurol 2011 ; 258 : 811-9.

[50.23] Sanfilipo MP, Benedict RH, Weinstock-Guttman B, Bakshi R. Gray and white matter brain atrophy and neuropsychological impairment in multiple sclerosis. Neurology 2006 ; 66 : 685-92.

[50.24] Dineen RA, Vilisaar J, Hlinka J, Bradshaw CM, Morgan PS, Constantinescu CS *et al*. Disconnection as a mechanism for cognitive dysfunction in multiple sclerosis. Brain 2009 ; 132 : 239-49.

[50.25] Reuter F, Del Cul A, Malikova I, Naccache L, Confort-Gouny S, Cohen L *et al*. White matter damage impairs access to consciousness in multiple sclerosis. Neuroimage 2009 ; 44 : 590-9.

[50.26] Audoin B, Guye M, Reuter F, Au Duong MV, Confort-Gouny S, Malikova I *et al*. Structure of WM bundles constituting the working memory system in early multiple sclerosis : a quantitative DTI tractography study. Neuroimage 2007 ; 36 : 1324-30.

[50.27] Audoin B, Ibarrola D, Malikova I, Soulier E, Confort-Gouny S, Au Duong MV *et al*. Onset and underpinnings of white matter atrophy at the very early stage of multiple sclerosis – A two-year longitudinal MrI/MRSI study of corpus callosum. Mult Scler 2007 ; 13 : 41-51.

[50.28] Amato MP, Portaccio E, Goretti B, Zipoli V, Battaglini M, Bartolozzi ML *et al*. Association of neocortical volume changes with cognitive deterioration in relapsing-remitting multiple sclerosis. Arch Neurol 2007 ; 64 : 1157-61.

[50.29] Sicotte NL, Kern KC, Giesser BS, Arshanapalli A, Schultz A, Montag M *et al*. Regional hippocampal atrophy in multiple sclerosis. Brain 2008 ; 131 : 1134-41.

[50.30] Calabrese M, Agosta F, Rinaldi F, Mattisi I, Grossi P, Favaretto A *et al*. Cortical lesions and atrophy associated with cognitive impairment in relapsing-remitting multiple sclerosis. Arch Neurol 2009 ; 66 : 1144-50.

[50.31] Iverson GL. Psychopathology associated with systemic lupus erythematosus : a methodological review. Semin Arthritis Rheum 1993 ; 22 : 242-51.

[50.32] Vogel A, Bhattacharya S, Larsen JL, Jacobsen S. Do subjective cognitive complaints correlate with cognitive impairment in systemic lupus erythematosus ? A Danish outpatient study. Lupus 2011 ; 20 : 35-43.

[50.33] Liberato B, Levy RA. Antiphospholipid syndrome and cognition. Clin Rev Allergy Immunol 2007 ; 32 : 188-91.

[50.34] Camdessanche JP, Michel D, Cathebras P, Thomas-Antérion C, Antoine JC, Barral FG *et al*. Neurolupus à manifestations démentielles : 2 cas. Rev Neurol (Paris) 1997 ; 153 : 398-405.

[50.35] Brown MM, Swash M. Polyarteritis nodosa and other systemic vasculitis. *In :* Toole JF, ed. Vascular diseases. Amsterdam : Elsevier Science Publisher, 1989 : 387-400.

[50.36] Chapelon C, Ziza JM, Piette JC, Levy Y, Raguin G, Wechsler B *et al*. Neurosarcoidosis : signs, course and treatment in 35 confirmed cases. Medicine 1990 ; 5 : 261-76.

[50.37] Mariani M, Shammi P. Neurosarcoidosis and associated neuropsychological sequelae : a rare case of isolated intracranial involvement. Clin Neuropsychol 2010 ; 24 : 286-304.

[50.38] Disdier P, Harle JR, Royère ML, Ali Chérif A, Weiller PJ. Syndrome amnésique au cours d'une sarcoïdose. Rev Med Intern 1991 ; 12 : 449-51.

[50.39] Lafitte C. Manifestations neurologiques du syndrome de Gougerot-Sjögren primitif. Rev Neurol (Paris) 1998 ; 154 : 658-73.

[50.40] Harboe E, Tjensvoll AB, Maroni S, Gøransson LG, Greve OJ, Beyer MK *et al*. Neuropsychiatric syndromes in patients with systemic lupus erythematosus and primary Sjögren syndrome : a comparative population-based study. Ann Rheum Dis 2009 ; 68 : 1541-6.

[50.41] Alexander EL, Malinow R, Lejewski JE, Jerdan MS, Provost TT, Alexander GE *et al*. Primary Sjögren's syndrome with central nervous system disease mimicking multiple sclerosis. Ann Intern Med 1986 ; 104 : 323-30.

[50.42] Segal BM, Pogatchnik B, Holker E, Liu H, Sloan J, Rhodus N *et al*. Primary Sjogren's syndrome : cognitive symptoms, mood, and cognitive performance. Acta Neurol Scand 2012 ; 125 : 272-8.

[50.43] Créange A, Laplane D, Habib K, Attal N, Assuérus V. Démence révélatrice d'un syndrome de Gougerot-Sjögren primitif. Rev Neurol (Paris) 1992 ; 148 : 376-80.

[50.44] Akman-Demir G, Serdaroglu P, Tasçi B. Clinical patterns of neurological involvement in Behçet's disease : evaluation of 200 patients. Brain 1999 ; 122 (Pt 11) : 2171-81.

[50.45] Kidd D, Steuer A, Demman AM, Rudge P. Neurological complications in Behçet's syndrome. Brain 1999 ; 122 (Pt 11) : 2183-94.

[50.46] Wechsler B, Gerber S, Vidailhet M, Dormont D. Manifestations neurologiques de la maladie de Behçet. Ann Med Interne 1999 ; 150 : 555-61.

Chapitre

51

Démences avec atteinte de la substance blanche par trouble du métabolisme lipidique

B. F. Michel, H. Becker, P. Bensa, J.-M. Azorin

Les démences avec atteinte de la substance blanche par trouble du métabolisme lipidique ont pour étiologie des maladies habituellement responsables d'affections neurologiques chez l'enfant. Toutefois, un certain nombre d'entre elles peuvent entraîner, lorsqu'elles débutent tardivement [51.1], des démences du sujet jeune, d'allure dégénérative, caractérisées par une atteinte de la substance blanche. Ces affections s'intègrent dans le cadre, nouvellement reconnu, des démences par leucoencéphalopathie [51.2]. Les nombreuses causes de démences par leucoencéphalopathie sont résumées dans le *tableau 51.1*.

TABLEAU 51.1 ▼ **Étiologies des démences par leucoencéphalopathie.**

Génétiques *Leucodystrophies* Leucodystrophie métachromatique Maladie de Krabbe Maladie de Canavan Leucoencéphalopathie liée à EIF2B Adrénoleucodystrophie Adrénomyéloneuropathie Maladie de Pelizaeus-Merzbacher Maladie d'Alexander Leucoencéphalopathie héréditaire diffuse avec sphéroïdes *Neurolipidoses* Maladie de Tay-Sachs Xanthomatose cérébrotendineuse Maladie de Niemann-Pick de type C	**Métaboliques** Déficit en vitamine B12 Maladie de Marchiafava-Bignami Myélinolyse centropontique **Vasculaires** Encéphalopathie de Binswanger Angiopathie amyloïde CADASIL MELAS **Toxiques** Intoxication au toluène Intoxication au CO RPLE **Néoplasiques** Gliomatose cérébrale diffuse Lymphome cérébral
Inflammatoires Sclérose en plaques Encéphalomyélite aiguë disséminée Lupus érythémateux Syndrome de Gougerot-Sjögren Maladie de Behçet Maladie de Horton Granulomatose de Wegener Périartérite noueuse Sclérodermie Sarcoïdose	**Infectieuses** VIH LEMP PESS Encéphalomyélites postinfectieuses Encéphalomyélites post-vaccinales **Traumatiques** Lésions post-traumatisme crânien Hydrocéphalies Radiations ionisantes

Généralités

Physiopathogénie et classification

Le terme de leucoencéphalopathie génétique [51.3] désigne les affections de la substance blanche susceptibles de provoquer une démence familiale, d'apparition précoce. Ces affections sont à transmission récessive, familiale liée à l'X, ou plus rarement autosomique dominante *(tab. 51.2)*. L'atteinte de la substance blanche peut être primitive, par anomalie de la myélinisation (leucodystrophies), ou secondaire, par surcharge liée à un trouble du métabolisme lipidique (neurolipidoses) [51.4].

TABLEAU 51.2 ▼ **Classification des démences avec leucoencéphalopathie par trouble du métabolisme lipidique.**

	Maladies	Chromosomes	Physiopathogénie	Biologie
Leucodystrophies	**Affections autosomiques récessives**			
	Leucodystrophie métachromatique CIM 10 : E75.2	Chr 22 (gène *ARSA*, 22q13.31) Plus de 50 mutations Chr 10 (gène *SAP-B*)	Déficit en ASA, accumulation de sulfatides, déficit en SAP-B, granules métachromatiques	Hypersulfatidurie Dosage de l'ASA (leucocytes, fibroblastes)
	Maladie de Krabbe CIM 10 : E75.2	Chr 14 (gène *GALC*, 14q24-q32) 100 mutations	Déficit en GALC, accumulation de galactosylcéramides (cellules globoïdes)	Dosage de la GALC (leucocytes, fibroblastes)
	Maladie de Canavan CIM 10 : E75.2	Chr 17 (gène *ACYA*, 17p13-ter) Mutations A854G, C693A	Déficit en ASPA, accumulation de NAA, dégénérescence spongieuse	Dosage urinaire de NAA
	Leucoencéphalopathie liée à EIF2B CIM 10 : E75.2	Chr 3 (3q27) 5 gènes Facteur EIF2B	Défaut de maturation des astrocytes, susceptibilité au stress, leucodystrophie cavitaire	Diminution de l'activité du facteur EIF2B
	Affections familiales liées à l'X			
	Adrénoleucodystrophie Adrénomyéloneuropathie CIM 10 : E71.3	Chr X (gène *ABDC1*) 471 mutations	Accumulation d'AGTLC, démyélinisation, gliose	Dosage des AGTLC (plasma et fibroblastes)
	Maladie de Pelizaeus-Merzbacher CIM 10 : E75.2	Chr X (gène *PLP1*, Xq22.2) 60 mutations	Déficit en PLP, mort des oligodendrocytes, absence de myélinisation	
	Affections autosomiques dominantes			
	Maladie d'Alexander CIM 10 : E75.2	Chr 17 (gène *GFAP*) 50 mutations (R79, R239)	Surexpression de GFAP, fibres de Rosenthal, astrocytes dystrophiques	
	Leucoencéphalopathie héréditaire diffuse avec sphéroïdes	Chr 5 (gène *CSF1R*)	Sphéroïdes axonaux, gliose	
Neurolipidos	**Affections autosomiques récessives**			
	Maladie de Tay-Sachs (gangliosidose GM2) CIM 10 : E75.0	Chr 15 (gène *HEXA*, 15q23-q24 Chr 5 (5q31)	Déficit en NAHA, accumulation de GM2, démyélinisation	Dosage de la NAHA (leucocytes ou fibroblastes)
	Xanthomatose cérébrotendineuse CIM 10 : E75.5	Chr 2 (gène *CYP27A1*, 2q33-qter) 37 mutations	Déficit en stérol 27-hydroxylase, accumulation de cholestanol	Cholestanol (plasma, xanthomes)
	Maladie de Niemann-Pick type C CIM 10 : E75.2	Chr 18 (gène *NPC1*, 18q11, 57 kb) 95 % 230 mutations Chr 14 (gène *NPC2*, 14q24.3, 13,5 kb)	Anomalie du transport du cholestérol (LDL), accumulation lysosomale de cholestérol	Biopsie cutanée, test à la filipine (culture de fibroblastes)

Chr : chromosome ; ASA : arylsulfatase A ; SAP-B : saposine B ; GALC : galactocérébrosidase ; ASPA : aspartoacylase ; NAA : N-acétyl-aspartate ; GFAP : protéine gliofibrillaire acide ; AGTLC : acides gras à très longue chaîne ; PLP : protéine protéolipide ; NAHA : N-acétyl hexoaminidase A.

Nécessité d'un diagnostic précis

Dans le cadre du bilan d'une démence du sujet jeune, les anomalies de la substance blanche peuvent être de découverte fortuite, sur un examen de neuro-imagerie. Or un diagnostic précis est devenu nécessaire, du fait du traitement potentiel de certaines de ces affections et parfois de la nécessité d'un conseil génétique [51.5].

Les progrès des techniques de neuro-imagerie *(tab. 51.3)*, particulièrement l'imagerie par résonance magnétique (IRM) [51.6], en utilisant un score des lésions de la substance blanche [51.7], et la spectroscopie par résonance magnétique (SRM) [51.8] ont apporté de nouvelles possibilités de diagnostic. L'imagerie en tenseur de diffusion (ITD) commence à être utilisée dans le diagnostic des démences par atteinte de la substance blanche. Par l'analyse de la diffusivité de l'eau et de son déplacement le long des faisceaux anatomiques qui composent la substance blanche cérébrale, elle permet l'analyse de l'organisation du tissu cérébral. La connectivité des fibres de la substance blanche peut également être appréciée par la tractographie. Il faut évoquer aussi l'imagerie à haut champ (7 tesla) qui a montré, en SRM, une bonne sensibilité dans la détection des anomalies métaboliques.

Leucodystrophies

Le terme de leucodystrophie (étymologiquement, en grec : anomalie – *dys* –, de la croissance – *trophè* –, du blanc – *leukos*) se rapporte, selon le dictionnaire de l'Académie de médecine, à un *« groupe de maladies rares, d'origine génétique, responsables d'affections cérébrales caractérisées par des lésions de la substance blanche, d'origine endogène, sans signes inflammatoires, notamment avec une démyélinisation progressive liée à un trouble congénital du métabolisme de certains lipides »*. Un certain nombre de tests biologiques existent qui permettent de mettre en évidence dans le sang, les urines ou à partir d'une biopsie de la peau les modifications biochimiques ou génétiques caractéristiques de la maladie. On peut donc, dans la plupart des cas, les dépister de plus en plus tôt et même parfois proposer un diagnostic prénatal. Nous étudierons successivement les leucodystrophies autosomiques récessives, celles liées au chromosome X et les leucodystrophies autosomiques dominantes.

Affections autosomiques récessives

Les affections de transmission autosomique récessive sont la leucodystrophie métachromatique et les leucodystrophies orthochromatiques : maladies de Krabbe, de Canavan et la leucoencéphalopathie liée à EIF2B.

Leucodystrophie métachromatique

La leucodystrophie métachromatique est une maladie de stockage lysosomial des sphingolipides. La première description de la métachromasie, dans le système nerveux central, a été faite par Nissl en 1910 [51.9]. La métachromasie est le changement de couleur d'un colorant, au contact d'un constituant normal ou anormal d'un tissu ; il s'agit, en l'occurrence, du changement de couleur des dérivés de l'aniline, au contact des sulfatides accumulés. Einarson et Van Neel ont introduit le terme de leucoencéphalopathie métachromatique, remplacé ultérieurement par celui de leucodystrophie métachromatique [51.10].

TABLEAU 51.3 ▼ **Données de l'IRM et de la SRM dans les leucoencéphalopathies génétiques.**

Maladies	IRM	SRM
	Leucodystrophies	
Affections autosomiques récessives		
Leucodystrophie métachromatique	Atteinte diffuse de la substance blanche, périventriculaire, diffusant dans les hémisphères cérébraux (aspect tigroïde des centres ovales) et le cervelet, respect des fibres en U	Augmentation de Cho, diminution du Mi et de NAA
Maladie de Krabbe	Hypersignal T2 dans les noyaux gris (thalamus), démyélinisation diffuse de la substance blanche, avec prédominance postérieure des lésions	Cr, Cho, NAA, Glx diminués et Lac augmenté dans les voies cortico-spinales
Maladie de Canavan	Lésions diffuses symétriques de la substance blanche, épargnant la capsule interne	NAA augmenté (confirmation par l'élévation du NAA urinaire)
Leucoencéphalopathie liée à EIF2B	Substance blanche de signal proche du LCR Atteinte sus-tentorielle, respect des fibres en U, des faisceaux corticospinaux, du cervelet, de la moelle En Flair, au sein de l'hypersignal anormal, vastes zones en hyposignal Leucodystrophie cavitaire	Diminution de l'ensemble des métabolites de la substance blanche
Affections familiales liées à l'X		
Adrénoleucodystrophie Adrénomyéloneuropathie	Lésions de démyélinisation s'étendant en tache d'huile : corps calleux, régions pariéto-occipitales et frontales Respect des fibres en U	Réduction des rapports NAA/Cho et NAA/Cr dans les régions capsulaires et dans la substance blanche pariéto-occipitale
Maladie de Pelizaeus-Merzbacher	Démyélinisation intense, bilatérale, à prédominance pariéto-occipitale, touchant le corps calleux et respectant le cortex	Données discordantes
Affections autosomiques dominantes		
Maladie d'Alexander	Anomalies de la substance blanche frontale, hypersignaux périventriculaires en T1 et hyposignaux en T2, anomalies du tronc cérébral et du thalamus	Mi, Cho et Lac augmentés du fait d'une intense gliose, NAA diminué
Leucoencéphalopathie héréditaire diffuse avec sphéroïdes	Anomalies bilatérales, à prédominance frontale, touchant les régions sous-corticales, atteinte du corps calleux	Cho augmentée dans les régions cortico-sous-corticales des lobes frontaux
	Neurolipidoses	
Maladie de Tay-Sachs (gangliosidose GM2)	Atteinte de la substance blanche, signal hyperintense du thalamus, du noyau caudé et du putamen dans les séquences T2	NAA diminué au niveau du thalamus, Mi augmenté par accumulation des GM2
Xanthomatose cérébrotendineuse	Lésions cérébelleuses Hypersignal T2 dans les noyaux dentelés et les hémisphères	NAA diminué et Lac augmenté dans les hémisphères cérébelleux
Maladie de Niemann-Pick type C	Atrophie corticale, prédominant en frontal, atteinte du corps calleux Plusieurs régions de la substance blanche atteintes (tronc cérébral, cervelet, lobes frontaux et temporaux)	Pas de diminution significative de NAA

Mi : myo-inositol ; NAA : N-acétyl aspartate ; Lac : lactate ; Cho : choline ; Cr : créatine ; Glx : rapport glutamine/glutamate.

La leucodystrophie métachromatique est une affection autosomique récessive, dont le gène a été localisé sur le chromosome 22 (gène *ARSA*) [51.11]. Plus de 50 mutations ont été décrites à ce jour. Cette affection se caractérise, sur le plan biochimique, par un déficit enzymatique en cérébroside sulfate, sulfatase ou arylsulfatase A (ASA), entraînant une accumulation de sulfatides (sulfogalactosylcéramide) et d'autres sulfogalactolipides, constituants de la myéline [51.12]. Moins fréquemment, la leucodystrophie métachromatique peut être liée à un déficit de la protéine activatrice de l'ASA, la saposine B [51.13], constituant une variante de leucodystrophie métachromatique, dont le gène est situé sur le chromosome 10 (gène *SAP-B*).

La leucodystrophie métachromatique est responsable d'une démyélinisation progressive de la substance blanche cérébrale, prédominant dans les lobes frontaux. La lésion caractéristique est représentée par l'accumulation de granules métachromatiques dans les lysosomes, principalement des oligodendrocytes, des cellules de Schwann et des macrophages [51.14]. La maladie peut débuter chez l'adulte, après l'âge de 16 ans [51.13] et des cas tardifs, au-delà de 60 ans, ont été exceptionnellement décrits [51.15]. Le tableau démentiel est celui d'une démence du sujet jeune, dominé par des troubles dysexécutifs, visuoperceptifs et de la mémoire non verbale [51.16]. La démence s'accompagne dans certains cas de crises d'épilepsie [51.17]. Les autres signes neurologiques réalisent un tableau cérébellospasmodique, ou une polyneuropathie [51.18]. S'associent aux troubles cognitifs des manifestations psychiatriques pouvant mimer une schizophrénie [51.19], d'autant que les hallucinations auditives sont fréquentes [51.20]. L'évolution des formes tardives, moins rapide que celle des formes juvéniles, est de 12 ans environ.

La surcharge en sulfatides peut être mise en évidence dans les urines (hypersulfatidurie). L'activité ASA peut être dosée dans les leucocytes, ou les fibroblastes (après biopsie de peau) [51.21]. Une mutation du gène de l'ASA peut être recherchée par biologie moléculaire, car des taux bas d'ASA peuvent se voir chez des sujets normaux [51.22]. Le phénotype de la leucodystrophie métachromatique, en particulier son expression neurologique tardive, paraît dépendre de la nature des mutations [51.23], dont plusieurs sont associées aux formes de l'adulte. Le liquide céphalorachidien (LCR) est normal. L'IRM met en évidence une atrophie à prédominance sous-corticale, associée à une atteinte diffuse de la substance blanche, d'abord dans la région périventriculaire, puis diffusant dans la substance blanche des hémisphères cérébraux (aspect tigroïde des centres ovales) et du cervelet, respectant les fibres en U [51.24]. L'électromyogramme (EMG) montre des vitesses de conduction nerveuse allongées, témoignant d'une neuropathie périphérique par surcharge en sulfatides [51.25]. La biopsie de nerf périphérique confirme l'existence d'une démyélinisation et la présence de corps métachromatiques dans les cellules de Schwann.

Le traitement fait appel, principalement chez l'enfant, à la greffe de moelle osseuse [51.26].

Maladie de Krabbe

Cette affection, fréquente en Scandinavie, a été décrite en 1916 par Krabbe [51.27]. Il s'agit d'une maladie héréditaire progressive, de transmission autosomique récessive, liée à un déficit en galactocérébrosidase (GALC). Cette enzyme agit sur le galactocérébroside, composant majeur de la myéline. Le gène responsable a été localisé sur le chromosome 14 (gène *GALC*), dont plus de 100 mutations ont été décrites [51.28]. La présence de cellules caractéristiques d'origine macrophagique définit cette leucodystrophie, à cellules globoïdes [51.29].

Le tableau clinique chez l'adulte est dominé par des troubles cognitifs auxquels s'associent une hémiparésie spastique ou une tétraparésie spasmodique, une ataxie cérébelleuse, une dystonie et une atrophie optique [51.30]. L'atteinte neurogène périphérique est également fréquente [51.31]. Le diagnostic repose sur le dosage de l'activité galactocérébroside β-galactosidase, l'enzyme déficiente, dans les leucocytes ou sur culture de fibroblastes (biopsie de peau). L'IRM cérébrale est assez caractéristique et permet d'évoquer le diagnostic. On trouve, au début, un hypersignal en T2 dans les noyaux gris (atteinte bilatérale du thalamus), tardivement une démyélinisation diffuse de la substance blanche, avec prédominance postérieure des lésions [51.32]. Le suivi de la progression des lésions en SRM a permis de sélectionner les patients les plus susceptibles de bénéficier d'essais thérapeutiques [51.33].

Maladie de Canavan

Cette affection a été décrite en 1931 par Canavan [51.34]. Ses caractéristiques neuropathologiques de leucodystrophie spongiforme (dégénérescence spongieuse du névraxe) ont été précisées par Van Bogaert et Bertrand [51.35]. Elle est rencontrée plus fréquemment chez les juifs ashkénazes et son gène a été localisé sur le chromosome 17 (gène *ACYA*) et cloné [51.36]. Les mutations principales sont A854G et C693A. Du point de vue biochimique, il existe un déficit en acétyl-aspartylase (ASPA), qui entraîne l'accumulation d'acide N-acétyl-aspartique (NAA) dans les urines, le plasma et le cerveau. Des formes relativement tardives de la maladie, d'évolution plus lente, ont été décrites entre 30 et 40 ans [51.37] mais sont exceptionnelles. Le tableau clinique associe une démence, un syndrome cérébelleux, une atrophie optique et une dégénérescence rétinienne pigmentaire. Le diagnostic repose sur le dosage urinaire de NAA. L'IRM révèle des lésions diffuses symétriques de la substance blanche, épargnant de façon caractéristique la capsule interne [51.38].

Leucoencéphalopathie liée à EIF2B

Une nouvelle entité, correspondant à une leucodystrophie de cause indéterminée, a été individualisée sous le terme de MCD [51.39] par Hanefeld (1993), puis sous l'acronyme de syndrome CACH [51.40] par Schiffmann (1994). En 1997, Van der Knaap [51.41] décrit le même syndrome sous le terme de *Vanishing White Matter* (VWM), insistant sur les spécificités en IRM de ce syndrome. Il s'agit d'une affection de transmission autosomique récessive et la mise en évidence du premier locus en 3q27 impliqué dans ce syndrome [51.42] a permis l'identification de mutations dans le gène codant pour la sous-unité ε d'un facteur d'initiation de la traduction (EIF2B5), puis dans les quatre gènes *EIF2B1, 2, 3, 4*, codant pour les quatre autres sous-unités du facteur ELF2B, α, β, γ et δ [51.43]. Les formes de début tardif, à l'âge adulte, sont de connaissance récente, de début souvent insidieux, avec des troubles cognitifs ou comportementaux non reconnus jusqu'à l'apparition de signes cérébellospastiques, ou des épisodes aigus, en particulier des troubles de la conscience ou des crises d'épilepsie. Des facteurs environnementaux peuvent aggraver ou révéler la maladie. Des formes démentielles isolées, sans autre symptôme de focalisation, suggérant un diagnostic de démence sénile, ont été rapportées récemment [51.44].

L'IRM est assez caractéristique, avec une substance blanche de signal proche de celui du LCR. L'atteinte sus-tentorielle est prédominante, avec un respect des fibres en U et en sous-tentoriel des faisceaux corticospinaux, du cervelet et de la moelle épinière. Sur les séquences Flair (ou densité de protons), au sein de l'hypersignal anormal de la substance blanche, il existe de vastes zones en hyposignal attestant du caractère cavitaire de cette leucodystrophie. Les études neuropathologiques [51.45] montrent qu'il s'agit d'une leucodystrophie cavitaire de type orthochromatique, caractérisée par une atteinte démyélinisante spongiforme strictement limitée à la substance blanche cérébrale, avec respect de la moelle et des racines, donnant un gradient rostrocaudal.

Affections liées au chromosome X

Les affections liées au chromosome X responsables de leucodystrophies génétiques sont l'adrénoleucodystrophie, l'adrénomyéloneuropathie et la maladie de Pelizaeus-Merzbacher.

Adrénoleucodystrophie

L'adrénoleucodystrophie liée à l'X est caractérisée par une démyélinisation du SNC et par une insuffisance surrénale, affectant des sujets masculins. Elle a été décrite pour la première fois en 1923 par Siemerling et Creutzfeldt [51.46] comme l'association d'une pigmentation cutanée et d'une sclérose cérébrale. Blaw a proposé le terme d'adrénoleucodystrophie, du fait de l'association fréquente à la maladie neurologique d'une insuffisance surrénale [51.47]. En 1993, on a démontré l'existence, dans l'adrénoleucodystrophie, d'une délétion du gène codant la protéine de membrane 70 K des peroxysomes [51.48]. L'adrénoleucodystrophie est donc une maladie peroxysomale qui se caractérise par une accumulation d'acides gras à très longue chaîne (AGTLC). Les lésions cérébrales de l'adrénoleucodystrophie sont caractérisées par une démyélinisation, avec gliose symétrique, à progression rostrocaudale, dont les localisations initiales sont occipitales et pariétales postérieures [51.49]. La physiopathogénie des lésions cérébrales est encore mal élucidée [51.50].

Les formes cérébrales de l'adrénoleucodystrophie de l'adulte constituent une forme clinique particulière [51.51]. Le diagnostic est souvent retardé quand l'atteinte endocrinienne n'est pas connue. La démence est la manifestation neurologique prédominante, avec un tableau sous-cortico-frontal, pouvant faire porter à tort le diagnostic de schizophrénie [51.52]. L'expression clinique est liée à la topographie de la démyélinisation : troubles visuospatiaux dans les formes occipitales, troubles exécutifs dans les formes frontales. L'évolution lentement progressive sur 5 à 10 ans conduit à une détérioration cognitive globale. Le dosage des AGTLC dans le plasma et les fibroblastes [51.53] permet d'identifier tous les patients homozygotes et 45 % des femmes conductrices. La recherche de l'insuffisance surrénale doit être systématique. L'étude du LCR montre de manière inconstante une hyperprotéinorachie. L'IRM met en évidence des lésions de démyélinisation qui débutent toujours de manière focalisée puis s'étendent en tache d'huile : corps calleux, puis régions pariéto-occipitales et frontales [51.54], atteignant en fin d'évolution les fibres en U. Le cervelet et le tronc cérébral peuvent être atteints. La SRM met en évidence un profil métabolique spécifique [51.55]. Il faut évoquer aussi l'imagerie à haut champ (7 teslas) qui a montré, en SRM, une bonne sensibilité dans la détection des anomalies métaboliques [51.56]. Le traitement de cette affection fait principalement appel au régime diététique [51.57] pauvre en acides gras à très longue chaîne (huile de Lorenzo) et à la greffe de moelle osseuse [51.58].

Adrénomyéloneuropathie

À partir de 1976 [51.59], on a commencé à rapporter des cas d'adrénoleucodystrophie liée à l'X, associant chez l'adulte une paraplégie spastique progressive, une insuffisance surrénale et une neuropathie périphérique [51.60], sous le terme d'adrénomyéloneuropathie. Trente pour cent des adultes qui présentent initialement une adrénomyéloneuropathie développent ultérieurement une démyélinisation du SNC. L'EMG montre un ralentissement des vitesses de conduction nerveuse témoignant d'une neuropathie périphérique. La biopsie de nerf périphérique confirme l'existence d'une démyélinisation avec des inclusions cytoplasmiques correspondant à une accumulation de cholestérol et d'acides gras à très longue chaîne [51.61]. La ITD s'est avérée plus sensible que l'IRM dans les adrénomyéloneuropathies, en détectant des anomalies précoces du faisceau corticospinal [51.62].

Maladie de Pelizaeus-Merzbacher

Cette affection a été décrite pour la première fois en 1885 par Pelizaeus [51.63]. C'est à Merzbacher en 1910 que l'on doit d'avoir montré que l'atteinte de la substance blanche était primitive [51.64]. La maladie de Pelizaeus-Merzbacher est de transmission récessive liée au chromosome X. Elle se caractérise sur le plan génétique par une duplication ou des mutations dans le gène du protéolipide *(PLP1)*, situées en Xq22.2 [51.65]. Plus de 60 mutations ont été décrites. Le PLP est une protéine structurale essentielle du SNC, constituant environ 50 % des protéines de la myéline. Il existe une absence presque complète de myélinisation du SNC qui contraste avec la persistance de la myéline du système nerveux périphérique (SNP).

Les formes de l'adulte se manifestent par des troubles cognitifs associés à une paraparésie spastique et un tremblement [51.66]. L'IRM ne montre pas d'image neuroradiologique spécifique mais la démyélinisation est intense, bilatérale, à prédominance pariéto-occipitale, touchant le corps calleux et respectant le cortex [51.67]. L'analyse du LCR est normale. Le diagnostic génétique permet le conseil prénatal [51.68]. Il n'existe aucun traitement curatif de la maladie.

Affections autosomiques dominantes

Les affections de transmission autosomique dominante sont la maladie d'Alexander de l'adulte et la leucoencéphalopathie héréditaire diffuse avec sphéroïdes.

Maladie d'Alexander de l'adulte

Depuis sa première description en 1949 par Alexander [51.69], différentes formes cliniques ont été décrites, ayant toutes en commun des critères neuropathologiques, la présence de fibres de Rosenthal (FR), associées à un déficit en myéline d'intensité variable. Il s'agit de fibres éosinophiles provenant de l'accumulation dans les astrocytes de protéine gliofibrillaire acide (GFAP), d'α et de β-cristalline et de la protéine hsp27 [51.70]. La maladie d'Alexander est la première encéphalopathie astrocytaire décrite. Elle est causée par des mutations dans le gène *GFAP*, situé sur le bras long du chromosome 17, codant pour les principaux filaments intermédiaires des astrocytes. Plus de 50 mutations ont été décrites. Sur le plan neuropathologique, la maladie se caractérise par des astrocytes dystrophiques, contenant des filaments agrégés, associés à des anomalies de la myéline. Le mode de transmission de cette leucodystrophie semble être autosomique récessif chez l'enfant mais, chez l'adulte, de nombreuses familles, avec formes dominantes, ont été décrites [51.71].

La forme de maladie d'Alexander de l'adulte, de type II, se caractérise par des troubles cognitifs, une dysautonomie, des troubles oculomoteurs et des signes bulbaires [51.72]. On peut observer aussi des myoclonies du voile, un nystagmus et des apnées du sommeil. Les formes tardives sont d'un diagnostic plus difficile, faisant discuter les atteintes bulbaires progressives et la sclérose en plaques. Les études neuroradiologiques montrent des lésions qui doivent obéir à 5 critères :

- anomalies extensives de la substance blanche touchant les lobes frontaux ;
- hypersignaux périventriculaires en T1 et hyposignaux en T2 ;
- anomalies du signal dans le tronc cérébral et le thalamus ;
- tronc cérébral anormal ;
- augmentation du signal par le contraste [51.73].

L'IRM est souvent atypique, chez l'adulte, pouvant ne montrer qu'une atrophie du tronc cérébral et de la moelle, sans lésion de la substance blanche. La présence de mutations dans le gène qui code pour GFAP permet actuellement de confirmer le diagnostic dans 95 % des cas, les mutations R79 et R239 étant les plus communes [51.74]. Le dépistage des porteurs asymptomatiques peut avoir une importance considérable dans le conseil génétique. Le taux de GFAP peut être augmenté dans le liquide céphalorachidien. Exceptionnellement, pour poser un diagnostic de certitude du vivant du malade, si l'IRM est atypique et lorsqu'on n'a pas pu mettre en évidence de mutation, on pourrait être amené à pratiquer une biopsie cérébrale. Il n'y a pas de traitement connu pour cette affection.

Leucoencéphalopathie héréditaire diffuse avec sphéroïdes

La leucoencéphalopathie héréditaire diffuse avec sphéroïdes axonaux (LHDS) est une affection neurologique rare, sous-diagnostiquée, décrite pour la première fois en 1984 par Axelsson [51.75]. La leucodystrophie orthochromatique pigmentée (LOP) a été décrite en 1997 et de grandes analogies ont été soulignées entre ces deux entités [51.76]. La leucoencéphalopathie héréditaire diffuse avec sphéroïdes est une maladie dégénérative, de transmission habituellement autosomique dominante, avec quelques cas sporadiques décrits [51.77]. L'âge de début peut être tardif (60 ans), évoquant une dégénérescence lobaire frontotemporale (DLFT) [51.78]. L'évolution se fait habituellement vers une paraparésie spasmodique, par atteinte des faisceaux pyramidaux. L'IRM montre des hypersignaux de la substance blanche, prédominant dans les régions frontales, touchant les voies corticospinales et le corps calleux. L'examen neuropathologique met en évidence une leucoencéphalopathie diffuse avec perte myélinique, affectant les régions frontales, pariétales et temporales, associée à des sphéroïdes axonaux et une gliose [51.79]. Une mutation du gène *CSF1R* a été mise en évidence récemment sur le chromosome 5 [51.80].

Neurolipidoses

On désigne sous le terme de neurolipidoses un ensemble d'affections caractérisées par une accumulation anormales de lipides dans le SNC. Nous n'envisagerons que les affections entraînant des démences chez l'adulte, associées à une altération de la substance blanche. Il s'agit de la maladie de Tay-Sachs, de la xantomatose cérébrotendineuse, et de la maladie de Niemann-Pick de type C.

Maladie de Tay-Sachs

Cette affection fut la première neurolipidose reconnue par Tay en 1881, ophtalmologiste londonien [51.81], qui en a précisé les anomalies rétiniennes. Sachs a décrit les lésions cérébrales de la maladie [51.82], en 1887. La maladie de Tay-Sachs se transmet sur le mode autosomique récessif. Dans la forme de l'adulte, il existe une mutation en position 269 du gène 15q23-q24 *(HEXA)* de la N-acétyl-hexosaminidase (NAHA) [51.83]. Cette affection se caractérise en effet par une accumulation du ganglioside GM2 dans le SNC. Les gangliosides sont des composants des membranes plasmatiques des cellules nerveuses, d'ou le nom de gangliosidoses proposé par Klenk [51.84] en 1937. La cause de la maladie de Tay-Sachs est un déficit dans le SNC, le sang et les viscères de la NAHA, enzyme qui catalyse la dégradation des gangliosides GM2 [51.85]. Des inclusions arrondies, ou corps membraneux, visibles en microscopie électronique sont présentes dans le cytoplasme des neurones [51.86]. La mort neuronale qui en résulte provoque secondairement une démyélinisation qui ressemble à celle observée dans les leucodystrophies.

La présentation la plus classique, celle des formes tardives (de type 3), qui peuvent débuter vers l'âge de 10 ans mais dont le diagnostic n'est souvent fait qu'à l'âge adulte, associe une démence, une atteinte du motoneurone périphérique, un syndrome pyramidal et cérébelleux, mimant une sclérose latérale amyotrophique (SLA) ou une dégénérescence spinocérébelleuse. Certaines formes présentent des mouvements anormaux [51.87]. Dans l'ensemble, la démence est présente dans 25 % des cas [51.88] et des troubles psychotiques (psychose maniacodépressive) dans 40 % des cas. Sur le plan paraclinique, on peut retrouver une tache rouge cerise au fond d'œil (FO), non spécifique. Le diagnostic repose sur le dosage de l'activité NAHA dans les leucocytes ou fibroblastes après biopsie de peau. Le LCR est normal. L'EMG peut mettre en évidence une atteinte infraclinique du motoneurone périphérique. L'IRM peut montrer, outre l'atteinte de la substance blanche, un aspect hyperintense du thalamus, du noyau caudé et du putamen dans les séquences T2 [51.89].

Deux variantes de la maladie ont été rapportées. La gangliosidose à GM2 variante B1 présente un tableau clinique identique aux formes juvénile et adulte des variantes B classiques. Le déficit en hexosaminidase A ne peut se détecter qu'avec un substrat artificiel particulier, différent de celui de la variante B. La gangliosidose à GM2 variante AB présente un tableau clinique d'une maladie de Tay-Sachs, mais l'activité de la NAHA est normale. Il existe un déficit de l'activateur de l'enzyme nécessaire à l'hydrolyse du GM2. Le gène codant cette protéine est localisé sur le chromosome 5 (5q31).

Il n'existe pas de traitement spécifique de la maladie de Tay-Sachs, mais elle est compatible avec une longue survie.

Xanthomatose cérébrotendineuse

Il s'agit d'une affection rare décrite pour la première fois par Van Bogaert en 1937 [51.90]. Elle se transmet sur le mode autosomique récessif. Elle est plus fréquente chez les juifs séfarades et les juifs marocains. Plusieurs mutations sur le gène *CYP27A1* (chromosome 2), codant pour la 27-hydroxylase mitochondriale hépatique, enzyme dont l'activité est déficiente, ont été décrites [51.91]. En effet, la xanthomatose cérébrotendineuse est caractérisée par une diminution de la synthèse des acides biliaires, entraînant une accumulation de cholestanol (dihydrocholestérol) dans le sérum et les tissus. Les xanthomes sont constitués de cellules spumeuses et de dépôts extracellulaires. La démyélinisation de la substance blanche prédomine dans le cervelet. D'autres lésions sont disséminées dans le système nerveux central (*voir chapitre 54*).

Les symptômes débutent généralement dans la seconde ou la troisième décennie, et exceptionnellement vers l'âge de 70 ans. Le tableau clinique est dominé par le syndrome démentiel, présent dans 70 % des cas [51.92]. Les autres signes cliniques sont une cataracte précoce (76 % des cas), des xanthomes tendineux, et des signes neurologiques déficitaires. Une ataxie cérébelleuse, une spasticité, une paralysie pseudobulbaire, une atteinte nerveuse périphérique peuvent se rencontrer, associées à des manifestations psychiatriques polymorphes [51.93]. L'évolution est variable, les patients devenant handicapés de 5 à 15 ans après le début des symptômes. Le décès survient dans un tableau de paralysie bulbaire progressive ou d'infarctus du myocarde lié à l'athérosclérose, qui complique la xanthomatose cérébrotendineuse.

Le diagnostic peut être confirmé par une élévation des taux de cholestanol dans le sérum et le tissu nerveux. L'étude du LCR peut montrer une hyperprotéinorachie. L'IRM cérébrale met classiquement en évidence une réduction de la densité de la substance blanche dans le cerveau et particulièrement dans le cervelet. L'étude ultrastructurale du nerf périphérique révèle une démyélinisation et une remyélinisation en bulbe d'oignon.

Le traitement par l'acide chénodésoxycholique, qui permet une inhibition de la synthèse du cholestanol, peut améliorer la détérioration cognitive [51.94].

Maladie de Niemann-Pick de type C

La maladie de Niemann-Pick (NP) de type C est une maladie génétique, autosomique récessive, avec atteinte neurologique, viscérale caractérisée par l'altération du transport des lipides dans les cellules (*voir chapitre 54*). Cette altération du transport des lipides entraîne l'accumulation de cholestérol dans le foie et la rate ainsi que l'accumulation de sphingolipides dans les neurones. Elle a été décrite en 1914 par un pédiatre allemand, Albert Niemann [51.95]. Dans les années 1930, un autre médecin allemand, Ludwig Pick [51.96], a publié plusieurs articles sur cette pathologie.

Les premiers symptômes se manifestent dans la deuxième ou la troisième décennie, mais des débuts plus tardifs, après 55 ans, ont été décrits [51.97]. Les signes viscéraux peuvent précéder les signes psychiatriques ou neurologiques. Hépatomégalie et splénomégalie sont présentes dans 40 et 90 % des cas, respectivement. La plupart du temps la splénomégalie est asymptomatique, l'hépatosplénomégalie peut être absente (10-15 % des cas). Les troubles cognitifs sont très variables, pouvant se manifester seulement sous la forme d'un syndrome dysexécutif, détectable par un bilan neuropsychologique, et allant jusqu'aux patients sévèrement déments, avec apathie et mutisme, nécessitant une institutionnalisation. On peut quelquefois observer une aphasie, une apraxie, des troubles de la mémoire, témoignant d'une atteinte corticale diffuse et évoquant une maladie d'Alzheimer. Des manifestations psychotiques peuvent rester isolées pendant plusieurs années, incluant des délires paranoïaques, des hallucinations visuelles et des troubles du comportement avec agressivité et automutilation. D'autres types de manifestations psychiatriques à type de dépression, de manifestations bipolaires ou de troubles obsessionnels compulsifs peuvent s'observer. L'épilepsie est fréquente dans les formes juvéniles, mais rare chez l'adulte. L'ataxie cérébelleuse est très fréquente (80 % des cas), consistant en un syndrome cérébelleux statique et cinétique, touchant les membres et le tronc. Les troubles oculomoteurs (75 % des cas) sont rarement des signes initiaux. Les mouvements de verticalité du regard vers le bas sont plus affectés que les mouvements vers le haut. Les mouvements anormaux incluent les dystonies (40 %), les mouvements choréiques (20 %), le parkinsonisme (10 %), seulement retrouvé après un examen neurologique soigneux. La dysarthrie et la dysphagie sont dues à la fois au syndrome cérébelleux et à la dystonie. Les phénomènes cataplectiques peuvent provoquer des chutes. L'évolution est marquée par une aggravation des signes neurologiques, l'apparition d'une dysphagie progressive pouvant aller jusqu'à justifier une gastrostomie et souvent une atteinte pyramidale.

La maladie de NP se transmet sur le mode autosomique récessif. Deux groupes de gènes ont été décrits. Le gène *NPC1* (18q11, 57 kb) est muté dans 95 % des familles concernées. Plus de 230 mutations ont été identifiées, dont certaines plus fréquentes (1061T, P1007A, G992W). Le gène *NPC2* (14q24.3, 13,5 kb) n'est impliqué que dans quelques familles (22 décrites) [51.98]. Les protéines NPC1 et NPC2 semblent travailler de façon concertée au niveau du système endolysosomal pour faciliter le transport intracellulaire du cholestérol et d'autres molécules, mais leur fonction précise n'est pas encore connue. Quel que soit le gène muté, la lésion cellulaire caractéristique est représentée par une anomalie du transport intracellulaire du cholestérol exogène (LDL), avec accumulation lysosomale de cholestérol non estérifié et retard de mise en route des réactions d'homéostasie du cholestérol.

Le diagnostic prénatal est plus facile par biologie moléculaire, mais peut aussi être réalisé par biologie cellulaire. Le diagnostic est réalisé par la mise en évidence des anomalies du métabolisme du cholestérol, en particulier par le test à la filipine, dans des fibroblastes en culture [51.99]. Les patients qui présentent un syndrome démentiel ont en IRM une atrophie corticale, prédominant en frontal, quelquefois associée à une atteinte du corps calleux [51.100]. En plus de l'atteinte de la substance grise, plusieurs régions de la substance blanche peuvent être affectées, en particulier le tronc cérébral, le cervelet, les lobes frontaux et les lobes temporaux. D'autres manifestations peuvent être observées, comme une neuropathie périphérique, documentée en EMG.

Conclusion

La démarche diagnostique devant une suspicion de démence par leucoencéphalopathie due à un trouble du métabolisme lipidique repose, avant tout, sur un interrogatoire précis (arbre généalogique, mode de début des troubles) et un examen neurologique soigneux incluant, bien entendu, l'évaluation des fonctions cognitives, avec pratique d'un bilan neuropsychologique approfondi (mémoire, langage, fonctions exécutives et visuospatiales). Ce bilan est d'autant plus nécessaire que les troubles cognitifs peuvent être légers, éventuellement compatibles avec une bonne insertion socioprofessionnelle, et n'apparaître évidents qu'à l'issue d'un bilan neuropsychologique extensif. Le *tableau 51.4* résume les manifestations neurologiques de la plupart des affections responsables et démontre bien la spécificité de chacune des maladies en cause.

TABLEAU 51.4 ▼ **Manifestations neurologiques dans les leucoencéphalopathies génétiques.**

	Démence	Manifestations psychiatriques	Hallucinations	Troubles du sommeil	Épilepsie	Myoclonies du voile	Neuropathie périphérique	Dysautonomie	Syndrome cérébelleux	Syndrome pyramidal	Syndrome extrapyramidal	Mouvements anormaux	Syndrome bulbaire	Troubles oculomoteurs/Nystagmus	Atrophie optique/Retinite pigmentaire
Leucodystrophie métachromatique	+	+	+		+		+		+	+					
Maladie de Krabbe	+						+		+	+	+				+
Maladie de Canavan	+								+						+
Leucoencéphalopathie à EIF2B	+	+			+				+	+					
Adrénoleucodystrophie	+	+													
Adrénomyéloneuropathie	+	+					+								
Maladie de Pelizaeus-Merzbacher	+							+			+	+			
Maladie d'Alexander	+			+		+								+	
LHDS	+									+					
Maladie de Tay-Sachs	+	+							+	+		+			
Xanthomatose cérébrotendineuse	+	+					+		+	+			+		
Maladie de Niemann-Pick de type C	+	+	+		+		+		+	+	+	+	+	+	+

Une recherche attentive des manifestations associées, tout d'abord ophtalmologiques (cataracte, anomalies du FO), mais aussi cutanées (xanthomes, troubles de la pigmentation), puis au niveau de l'ensemble des viscères (hépatosplénomégalie), est indispensable. Ce n'est qu'au terme de ce bilan clinique très soigneux que seront demandés des examens paracliniques : EEG (fréquence de l'épilepsie), EMG (neuropathie périphérique souvent associée) et surtout IRM cérébrale, qui montrera une leucoencéphalopathie. On peut réaliser une étude cartographique très précise de la topographie des lésions de la substance blanche (fibres en U, capsule externe, lobe temporal, région périventriculaire, corps calleux, faisceau corticospinal, cervelet, tronc cérébral), permettant une corrélation anatomoclinique et une orientation diagnostique. La SRM et l'ITD sont des ajouts majeurs dans l'exploration par neuro-imagerie des démences par leucoencéphalopathie due à un trouble du métabolisme lipidique. Comme devant tout syndrome démentiel, l'analyse des marqueurs du LCR représente une étape obligatoire, en même temps que la pratique de dosages sanguins spécifiques ou d'une biopsie cutanée. La recherche de la signature génétique ne viendra qu'en dernier lieu, après signature d'un consentement éclairé, car elle engage une annonce diagnostique et son corollaire, un conseil génétique, dans le cadre d'une consultation spécialisée. Compte tenu des progrès de la génétique, la biopsie cérébrale ne nous paraît pas avoir sa place ici, en revanche la biopsie de nerf périphérique peut être un précieux atout, en cas de neuropathie périphérique associée.

Bibliographie

[51.1] Aubourg P. Leukodystrophies. *In :* Steck AJ, ed. Affections démyélinisantes. Neuro-immunologie et clinique. Rueil-Malmaison : Doin, 1999 : 247-60.

[51.2] Filley CM, Franklin GM, Heaton RK, Rosenberg NL. White matter dementia clinical disorders and implications. Neuropsychiatr Neurosurg Behav Neurol 1988 ; 1 : 239-54.

[51.3] Sedel F, Tourbah A, Baumann N, Fontaine B, Aubourg P, Lubetzki C *et al.* Les leuco-encéphalopathies génétiques de l'adulte. Rev Neurol 2005 ; 161 : 916-31.

[51.4] Baumann N, Turpin JC. Adult-onset leukodystrophies. J Neurol 2000 ; 247 : 751-9.

[51.5] Rogers BS, Lippa CF. A clinical approach to early-onset inheritable dementia. Am J Alzheimers Dis Other Demen 2012 ; 27 : 154-61.

[51.6] Labauge P. Magnetic resonance findings in leucodystrophies and MS. Int MS J 2009 ; 16 : 47-56.

[51.7] Eichler F, Grodd W, Grant E, Sessa M, Biffi A, Bley A *et al.* Metachromatic leukodystrophy : a scoring system for brain MR imaging observations. AJNR Am J Neuroradiol 2009 ; 30 : 1893-7.

[51.8] Young RJ, Haque SS, Lio JK. Metabolic disorders. *In :* Law M, Som PM, Naidich TP, eds. Problem solving in neuroradiology. Philadelphia : Elsevier, 2011 : 383-411.

[51.9] Nissl F. Encyklopädie der mikroscopischen Technik. *In :* Erlich P, Krause R, Mosse M, Rosin H, Weigert C, eds. Nervensystem. 2nd ed. Berlin, Wien : Urban and Schwarzenberg, 1910 : 284-342.

[51.10] Einarson L, Van Neel A. Beitrag zur Kenntnis sklerosierenden Entmarkungsprozesse im Gehirn mit besonderer Berücksichtigung der diffusen Sklerose. Acta Jutlandica 1938 ; 10 : 2-48.

[51.11] Barth ML, Fensom AH, Harris A. Missense mutations in the arylsulfatase A genes of metachromatic leukodystrophy patients. Hum Mol Genet 1993 ; 2 : 2117-21.

[51.12] Turpin JC. La leucodystrophie métachromatique, dyslipidose à sulfatides. Thèse de médecine, Paris, 1966.

[51.13] O'Brien JS, Kishimoto Y. Saposin proteins : structure, function, and role in human lysosomal storage disorders. FASEB J 1991 ; 5 : 301-8.

[51.14] Normann RM. Diffuse progressive metachromatic leucoencephalopathy : a form of Schilder's disease related to liposomes. Brain 1947 ; 70 : 234-50.

[51.15] Baumann N, Carreau V, Lefevre M, Herschkowitz N, Turpin JC. Adult forms of metachromatic leukodystrophy : clinical and biochimical approach. Dev Neurosci 1991 ; 13 : 211-5.

[51.16] Hyde TM, Ziegler JC, Weinberger DR. Psychiatric disturbances in metachromatic leukodystrophy. Arch Neurol 1992 ; 49 : 401-6.

[51.17] Shapiro EG, Lockman LA, Knopman D, Krivit W. Characteristics of the dementia in late-onset metachromatic leukodystrophy. Neurology 1994 ; 44 : 662-5.

[51.18] Hageman AT, Gabreëls FJ, De Jong JG, Gabreëls-Festen AA, Van den Berg CJ, Van Oost BA *et al.* Clinical symptoms of adult metachromatic leukodystrophy and arylsulfatase A pseudodeficiency. Arch Neurol 1995 ; 52 : 408-13.

[51.19] Bosch EP, Hart MN. Late adult-onset metachromatic leukodystrophy. Arch Neurol 1978 ; 35 : 475-7.

[51.20] Finelli PF. Metachomatic leukodystrophy manifesting as a schizophrenic disorder : computer tomographic correlation. Ann Neurol 1985 ; 18 : 94-5.

[51.21] Gautier JC, Gray F, Awada A, Escourolle R. Leucodystrophie orthochromatique cavitaire de l'adulte. Rev Neurol 1984 ; 8 : 493-501.

[51.22] Bauman N, Turpin JC, Castaigne P. Intérêt diagnostique du dosage de l'aryl-sulfatase intraleucocytaire pour le dépistage précoce de la leucodystrophie métachromatique. Nouv Press Med 1971 ; 79 : 244-5.

[51.23] Gieselmann V, Zlotogora J, Harris A, Wenger DA, Morris CP. Molecular genetics of metachromatic leukodystrophy. Hum Mutat 1994 ; 4 : 233-42.

[51.24] Waltz G, Harick S, Kaufman B. Adult metachromatic leukodystrophy : value of computerized tomographic scanning and magnetic resonance imaging of the brain. Arch Neurol 1987 ; 44 : 225-7.

[51.25] Kruse B, Hanefeld F, Christen HJ, Bruhn H, Michaelis T, Hänicke W *et al.* Alteration of brain metabolites in metachromatic leukodystrophy as detected by localized proton magnetic resonance spectroscopy. J Neurol 1993 ; 241 : 68-74.

[51.26] Krivit W, Shapiro E, Kennedy W, Lipton M, Lockman L, Smith S *et al.* Treatment of late infantile metachromatic dystrophy by bone marrow transplantation. N Engl J Med 1990 ; 322 : 28-32.

[51.27] Krabbe K. A new familial infantile form of diffuse brain sclerosis. Brain 1916 ; 39 : 74-114.

[51.28] Oehlmann R, Zlotogora J, Wenger DA, Knowlton RG. Localization of the Krabbe disease gene (GALC) on chromosome 14 by multipoint linkage analysis. Am J Hum Genet 1993 ; 53 : 1250-5.

[51.29] Collier J, Greenfield JG. The encephalitis periaxialis of Schilder. A clinical and pathological study, with an account of two cases, one of which was diagnosed during life. Brain 1924 ; 47 : 489-519.

[51.30] Bernardi GL, Herrera DG, Carson D, De Gasperi R, Gama Sosa MA, Kolodny EH. Adult onset Krabbe's disease in siblings with novel mutations in the galactocerebrosidase gene. Ann Neurol 1997 ; 41 : 111-4.

[51.31] Jardim LA, Giugliani R, Pires RF, Haussen S, Burin MG, Rafi MA *et al.* Protracted course of Krabbe disease in an adult patient bearing a novel mutation. Arch Neurol 1999 ; 56 : 1014-7.

[51.32] Bernardi B, Fonda C, Franzoni E, Marchiani V, Della Guistina E, Zimmerman RA. MRI and CT in Krabbe's disease : case report. Neuroradiology 1994 ; 36 : 477-9.

[51.33] Provenzale JM, Escolar M, Kurtzberg J. Quantitative analysis of diffusion tensor imaging data in serial assessment of Krabbe disease. Ann NY Acad Sci 2005 ; 1064 : 220-9.

[51.34] Canavan M. Schilder's encephalitis periaxalis diffusa. Report of a case in child aged sixteen and one-half months. Arch Neurol 1931 ; 25 : 299-308.

[51.35] Van Bogaert L, Bertrand I. Sur une idiotie familiale avec dégénérescence spongieuse du névraxe. Acta Neurol Belg 1949 ; 49 : 572-85.

[51.36] Kaul R, Balamurugan K, Gao GP, Matalon R. Canavan disease : genomic organization an localization of ASPA to 17p13-ter and conservation of the ASPA gene during evolution. Genomics 1994 ; 21 : 364-70.

[51.37] Matalon R. Canavan disease. Mol Chem Neuropathol 1996 ; 27 : 54-7.

[51.38] Brismar J, Brismar G, Gascon G, Ozand P. Canavan disease : CT and MRI of the brain. Am J Neuroradiol 1990 ; 11 : 805-10.

[51.39] Hanefeld F, Holzbach U, Kruse B, Wilichowski E, Christen HJ, Frahm J. Diffuse white matter disease in three children : an encephalopathy with unique features on magnetic resonance imaging and proton magnetic resonance spectroscopy. Neuropediatrics 1993 ; 24 : 244-8.

[51.40] Schiffmann R, Moller JR, Trapp BD, Shih HH, Farrer RG, Katz DA *et al.* Childhood ataxia with diffuse central nervous system hypomyelination. Ann Neurol 1994 ; 35 : 331-40.

[51.41] Van der Knaap MS, Barth PG, Gabreëls FJ, Franzoni E, Begeer JH, Stroink H *et al.* A new leukoencephalopathy with vanishing white matter. Neurology 1997 ; 48 : 845-55.

[51.42] Leegwater PA, Könst AA, Kuyt B, Sandkuijl LA, Naidu S, Oudejans CB *et al.* The gene for leukoencephalopathy with vanishing white matter is located on chromosome 3q27. Am J Hum Genet 1999 ; 65 : 728-34.

[51.43] Van der Knaap PA, Leegwater PA, Könst AA, Visser A, Naidu S, Oudejans CB *et al.* Mutations in each of the five subunits of translation initiation factor EIF2B can cause leukoencephalopathy with vanishing white matter. Ann Neurol 2002 ; 51 : 264-70.

[51.44] Ohtake H, Shimohata T, Terajima K, Kimura T, Jo R, Kaseda R *et al.* Adult-onset leukoencephalopathy with vanishing white matter with a missense mutation in EIF2B5. Neurology 2004 ; 62 : 1601-3.

[51.45] Schiffmann R, Tedeschi G, Kinkel RP, Trapp BD, Frank JA, Kaneski CR *et al.* Leukodystrophy in patients with ovarian dysgenesis. Ann Neurol 1997 ; 41 : 654-61.

[51.46] Siemerling E, Creutzfeldt HG. Bronzekrankheit und sklerorisierende encephalomyelitis (diffuse sclerose). Arch Psychiatry 1923 ; 68 : 217-44.

[51.47] Blaw ME. Adrenoleukodystrophy. *In :* Vinken PJ, Bruyn CW, eds. Handbook of clinical Neurology. Amsterdam : North-Holland Publ Co, 1970 : 128-33.

[51.48] Mosser J, Douar AM, Sarde CO, Kioschis P, Feil R, Moser H *et al.* Putative X-linked adrenoleukodystrophy gene shares unexpected homology with ABC transporter. Nature 1993 ; 361 : 726-30.

[51.49] Schaumburg HH, Powers JM, Raine CS. Adrenoleukodystrophy : a clinical and pathological study of 17 cases. Arch Neurol 1975 ; 33 : 577-91.

[51.50] Dubois-Dalcq M, Feigenbaum V, Aubourg P. The neurobiology of X-linked adrenoleukodystrophy : a demyelinating peroxisomal disorder. Trends Neurosci 1999 ; 22 : 4-12.

[51.51] Lyon-Caen O, Benoit N, Carreau V, Montreuil M, Menage P, Lubetzki C *et al.* Cognitive function in adult adrenoleukodystrophy : comparison with leukoaraiosis and multiple sclerosis. Dev Neurosci 1991 ; 13 : 251-3.

[51.52] Inoue S, Terada S, Matsumoto T, Ujike H, Uchitomi Y. A case of adult-onset adrenoleukodystrophy with frontal lobe dysfunction: a novel point mutation in the ABCD1 gene. Intern Med 2012 ; 51 : 1403-6.

[51.53] Moser HW, Moser AB, Frayer KK, Chen W, Schulman JD, O'Neill BP *et al.* Adrenoleukodystrophy : increased plasma content of satured very-long-chain fatty acids. Neurology 1981 ; 31 : 1241-9.

[51.54] Kumar AJ, Rosenbaumn AE, Naidu S, Wener L, Citrin CM, Lindenberg R *et al.* Adrenoleukodystrophy : correlating MRI with CT. Radiology 1987 ; 165 : 497-504.

[51.55] Eichler FS, Itoh R, Barker PB, Mori S, Garrett ES, Van Zijl PC *et al.* Proton MR spectroscopic and diffusion tensor brain MR imaging in X-linked adrenoleukodystrophy : initial experience. Radiology 2002 ; 225 : 245-52.

[51.56] Ratai E, Kok T, Wiggins C, Wiggins G, Grant E, Gagoski B *et al.* Seven-Tesla proton magnetic resonance spectroscopic imaging in adult X-linked adrenoleukodystrophy. Arch Neurol 2008 ; 65 : 1488-94.

[51.57] Kaplan PW, Tusa RJ, Shankroff J, Heller J, Moser HW. Visual evoked potentials in adrenoleukodystrophy : a trial with glycerol trioleate and Lorenzo oil. Ann Neurol 1993 ; 34 : 169-74.

[51.58] Krivit W, Aubourg P, Shapiro E, Peters C. Bone marrow transplantation for globoid cell leukodystrophy, adrenoleukodystrophy, metachromatic leukodystrophy, and Hurler syndrome. Curr Opin Hematol 1999 ; 6 : 377-82.

[51.59] Budka HE, Sluga E, Heiss WD. Spastic paraplegia associated with Addisson's disease : adult variant of adrenoleukodystrophy. J Neurol 1976 ; 213 : 237-50.

[51.60] Gastaut JL, Pellissier JF, Pfister B, Figarella-Branger D, Michel B. Adrenoleukomyeloneuropathy. A familial case. Rev Neurol 19[illegible] ; 111 : 330-[illegible]

[51.61] Julien JJ, Vallat JM, Vital C, Lagueny A, Ferrer X, Darriet D. Adrenomyeloneuropathy : demonstration of inclusions at the level of peripheral nerve. Eur Neurol 1981 ; 20 : 367-73.

[51.62] Dubey P, Fatemi A, Huang H, Nagae-Poetscher L, Wakana S, Barker PB *et al.* Diffusion tensor-based imaging reveals occult abnormalities in adrenomyeloneuropathy. Ann Neurol 2005 ; 58 : 758-66.

[51.63] Pelizaeus F. Über eine eigentümliche form spastischer Lämung mit Zerebralerscheinungen auf hereditärer Grundlage. Arch Psychiatr Nervenkr 1885 ; 16 : 698-710.

[51.64] Merzbacher L. Eine eigenartige familiär-hereditäre Erkrankungsform. Z Ges Neurol Psychiatr 1910 ; 3 : 1-138.

[51.65] Garbern J, Cambi F, Shy M, Kamholz J. The molecular pathogenesis of Pelizeaus-Merzbacher disease. Arch Neurol 1999 ; 56 : 1210-4.

[51.66] Hodes ME, Blank CA, Pratt VM, Morales J, Napier J, Dlouhy SR. Nonsense mutation in exon 3 of the proteolipid protein gene (PLP) in a family with an unusual form of Pelizaeus-Merzbacher disease. Am J Med Genet 1997 ; 69 : 121-5.

[51.67] Wang PJ, Young C, Liu HM, Chang YC, Shen YZ. Neurophysiologic studies and MRI in Pelizaeus-Merzbacher disease : comparison of classic and connatal forms. Pediatr Neurol 1995 ; 33 : 47-53.

[51.68] Bridge PJ, Mac Leod PM, Lillicrap DP. Carrier detection and prenatal diagnosis of Pelizaeus-Merzbacher using a combination of anonymous DNA polymorphisms and the proteolipid protein (PLP) gene cDNA. Am J Med Genet 1991 ; 38 : 616-21.

[51.69] Alexander WS. Progressive fibronoïd degeneration of fibrillary astrocytes associated with mental retardation in hydrocephalic infant. Brain 1949 ; 72 : 373-81.

[51.70] Iwaki T, Kume-Iwaki A, Liem RK, Goldman JE. Alpha β-crystallin is expressed in non-lenticular tissues and accumulates in Alexander's disease brain. Cell 1989 ; 7 : 71-8.

[51.71] Messing A, Li R, Naidu S, Taylor JP, Silverman L, Flint D *et al.* Archetypal and new families with Alexander disease and novel mutations in GFAP. Arch Neurol 2012 ; 69 : 208-14.

[51.72] Prust M, Wang J, Morizono H, Messing A, Brenner M, Gordon E *et al.* GFAP mutations, age at onset, and clinical subtypes in Alexander disease. Neurology 2011 ; 77 : 1287-94.

[51.73] Van der Knaap M, Naidu S, Powers JM. Alexander's disease : diagnosis with MR imaging. Am J Neuroradiol 2001 ; 22 : 541-52.

[51.74] Brenner M, Jonhson AB, Goldman JE. Mutations in GFAP, encoding glial fibrillary acidic protein, are associated with Alexander disease. Nat Genet 2001 ; 27 : 117-20.

[51.75] Axelsson R, Roytta M, Sourander P, Akesson HO, Andersen O. Hereditary diffuse leucoencephalopathy with spheroids. Acta Psychiatr Scand Supp 1984 ; 314 : 1-56.

[51.76] Abe K, Ikeda M, Watase K, Tanabe H, Fujimura H, Yorifuji S *et al.* A kindred of hereditary adult-onset leukodystrophy with sparing of the optic radiations. Neuroradiology 1993 ; 35 : 281-3.

[51.77] De Paula AM, Michel B, Dickson DW, Wszolek ZK, Pellissier JF. Sporadic diffuse leucoencephalopathy with axonal spheroids : report of a profuse and rapid cortical-spinal degeneration. Neurol Sci 2012 ; 33 : 905-9.

[51.78] Wong JC, Chow TW, Hazrati LN. Adult-onset leukoencephalopathy with axonal spheroids and pigmented clia can present as frontotemporal dementia syndrome. Dement Geriatr Cogn Disord 2011 ; 32 : 150-8.

[51.79] Freeman SH, Hyman BT, Sims KB, Hedley-Whyte ET, Vossough A, Frosch MP *et al.* Adult onset leukodystrophy with neuroaxonal spheroids : clinical, neuroimaging and neuropathologic observations. Brain Pathol 2009 ; 19 : 39-47.

[51.80] Rademakers R, Baker M, Nicholson AM, Rutherford NJ, Finch N, Soto-Ortolaza A *et al.* Mutations in the colony stimulating factor 1 receptor (CSF1R) gene cause hereditary diffuse leukoencephalopathy with spheroids. Nat Genet 2011 ; 44 : 200-5.

[51.81] Tay W. Symmetrical changes in the region of the yellow spot in each eye of an infant. Trans Ophtalmol Soc UK 1880-1881 ; 1 : 55-7.

[51.82] Sach B. On arrested cerebral developpment with special reference to its cortical pathology. J Nerv Ment Dis 1887 ; 14 : 541-53.

[51.83] Paw BH, Kabback MM, Neufeld EF. Molecular basis of adult-onset GM2 gangliosidosis in patients of Ashkenazi Jewish origin : substitution of serine for glycine at position 269 of the α-subunit of β-hexosaminidase. Proc Nat Acad Sci 1989 ; 86 : 2413-7.

[51.84] Klenk E. Beiträge zur Chemie der Lipoidosen : Niemann-Pickschе Krankheit und amaurotische Idiotie. Zschr Physiol Chem 1939 ; 262 : 128-43.

[51.85] Okada S, O'Brien JS. Tay-Sachs disease : generalized absence of β-DN-acetylhexosaminidase component. Science 1969 ; 165 : 698-700.

[51.86] Terry RD, Weiss M. Studies in Tay-Sachs disease. II : Ultrastructure of the cerebrum. J Neuropathol Exp Neurol 1963 ; 22 : 18-55.

[51.87] Oates CE, Bosch EP, Hart MN. Movement disorders associated with chronic GM2 gangliosidosis. Case report and review of the litterature. Eur Neurol 1986 ; 25 : 154-9.

[51.88] Specola N, Vanier MT, Coutières F, Mikol J, Aicardi J. The juvenile and chronic forms of GM2 gangliosidosis : clinical and enzymatic heterogeneity. Neurology 1990 ; 40 : 145-50.

[51.89] Yoshikawa H, Yamada K, Sakuragawa N. MRI in the early stage of Tay-Sachs disease. Neuroradiol 1992 ; 34 : 394-5.

[51.90] Van Bogaert L, Shefer HJ, Epstein E. Une forme cérébrale de cholestérinose généralisée. Paris : Masson, 1937.

[51.91] Cali JJ, Russell DW. Characterization of human sterol 27-hydroxylase : a mitochondrial cytochrome P450 that catalyzes multiple oxydation reaction in bile acid biosynthesis. J Biol Chem 1991 ; 266 : 7774-8.

[51.92] Dotti MT, Salen G, Frederico A. Cerebrotendinous xanthomatosis as a multisystem disease mimiking premature ageing. Dev Neurosci 1991 ; 13 : 371-6.

[51.93] Pilo de la Fuente B, Ruiz I, Lopez de Munain A, Jimenez-Escrig A. Cerebrotendinous xanthomatosis : neuropathological findings. J Neurol 2008 ; 255 : 839-42.

[51.94] Berginer VM, Salen G, Schefer S. Long-term treatment of cerebrotendinous xanthomathosis with chenodesoxycholic acid. N Engl J Med 1984 ; 311 : 1649-52.

[51.95] Niemann A. Ein unbekanntes Krankheitsbild. Jahrbuch für Kinderheilkunde. Neue Folge 1914 ; 79 : 1-10.

[51.96] Pick L. Der Morbus Gaucher und die ihm ähnlichen Krankheiten (die lipoldzellige Splenohepatomegalie Typus Niemann und die diabetische Lipoidzellenhypoplasie der

Milz). Ergebnisse der Inneren Medizin und Kinderheilkunde (Berlin) 1926 ; 29 : 519-627.

[51.97] Sévin M, Lesca G, Baumann N, Millat G, Lyon-Caen O, Vanier MT *et al.* The adult form of Niemann-Pick disease type C. Brain 2007 ; 130 : 120-33.

[51.98] Vanier MT, Millat G. Niemann-Pick disease type C. Clin Genet 2003 ; 64 : 269-81.

[51.99] Wraith JE, Baumgartner MR, Bembi B, Covanis A, Levade T, Mengel E *et al.* Recommendations on the diagnosis and management of Niemann-Pick disease type C. Mol Genet Metab 2009 ; 98 : 152-65.

[51.100] Walterfang M, Fahey M, Desmond P, Wood A, Seal ML, Steward C *et al.* White and gray matter alterations in adults with Niemann-Pick disease type C : a cross-sectional study. Neurology 2010 ; 75 : 49-56.

Chapitre 52

Démences et cancers

| J. Capron, C. Dehais, J.-Y. Delattre, D. Ricard

Troubles cognitifs liés aux encéphalites paranéoplasiques et auto-immunes(1)

Les syndromes neurologiques paranéoplasiques (SNP) sont classiquement définis comme des affections neurologiques liées à la présence d'une tumeur maligne qui ne relèvent pas de complications métastatiques, carentielles, vasculaires, infectieuses ou iatrogènes. De nombreux travaux permettent néanmoins de les définir désormais comme des affections neurologiques dysimmunes résultant d'une réaction immunitaire antitumorale croisée, au cours de laquelle le système immunitaire s'attaque à un antigène neuronal exprimé de manière aberrante par la tumeur. Les SNP sont rares, affectant moins de 1 % des patients souffrant de cancer, mais leur diagnostic précoce est important car il permet le diagnostic d'un cancer occulte dans deux tiers des cas. Leur présentation clinique est polymorphe, associant à des degrés divers des signes de souffrance du névraxe et d'atteinte du système nerveux périphérique ou de la jonction neuromusculaire. Les troubles cognitifs sont fréquents. Ils peuvent réaliser un tableau clinique caractéristique, l'encéphalite limbique (EL), ou se manifester par une encéphalopathie moins spécifique, notamment un syndrome confusionnel ou démentiel. Initialement rapportées en association avec un anticorps (AC) à cible intracellulaire (notamment anti-Hu, anti-Ma2 et anti-CV2), de mauvais pronostic, le spectre des encéphalites auto-immunes s'est considérablement enrichi ces dix dernières années avec la description de syndromes associés à des AC à cible synaptique, que la cible soit extracellulaire (notamment anti-NMDAR, anti-LGI1, anti-CASPR2, anti-AMPAR, anti-GABA(B)R, anti-glycine-R et anti-mGluR5) ou intracellulaire (notamment anti-GAD65 et anti-amphiphysine). L'association à une néoplasie est moins fréquente pour les AC à cible synaptique. La réaction immunitaire semble être médiée par les lymphocytes T lorsque la cible est intracellulaire et par les lymphocytes B lorsque la cible est synaptique.

L'expérience accumulée, notamment concernant l'encéphalite à AC anti-NMDAR, permet de proposer une prise en charge mieux codifiée et de mieux tenir compte des caractéristiques propres à ces affections.

(1) Cette partie a été rédigée par J. Capron, C. Dehais et J.-Y. Delattre.

Tableau classique d'encéphalite limbique

Clinique

Le tableau d'EL traduit une atteinte restreinte aux structures limbiques. Il peut être observé en association à des AC à cible intracellulaire et à certains AC dirigés contre la synapse (LGI1 et GABA(B) notamment), tandis qu'avec les autres AC, notamment anti-NMDAR, il s'agit de tableaux d'encéphalite différents. Les premiers signes sont des troubles de l'humeur, dont l'installation se fait de façon subaiguë sur quelques semaines. Ils sont variables mais constants, allant d'une simple irritabilité à un état anxiodépressif majeur, et sont parfois associés à une agitation. Le tableau se complète rapidement de troubles mnésiques sévères qui dominent la symptomatologie et affectent principalement la mémoire antérograde au début (syndrome de Korsakoff), puis la mémoire rétrograde. Le syndrome amnésique peut rester « pur », sans autre altération mentale, mais le développement secondaire d'une atteinte plus diffuse des fonctions supérieures est fréquent au cours de l'évolution, réalisant alors un syndrome démentiel. Le dernier élément de la triade symptomatique est représenté par des crises d'épilepsie partielles (typiquement partielles complexes) ou généralisées, qui sont habituelles. Des hallucinations peuvent s'ajouter aux symptômes épileptiques, ou survenir en dehors de toute comitialité (il s'agit alors plus souvent d'hallucinations visuelles) [52.1]. Ce tableau typique peut évoluer isolément ou être associé à d'autres signes d'atteinte encéphalitique extralimbique, variables selon la nature de l'auto-AC associé (voir *infra*). Les caractéristiques cliniques et paracliniques des encéphalites à AC synaptiques les plus fréquentes sont résumées dans le *tableau 52.1*.

Imagerie, électroencéphalogramme et ponction lombaire

L'IRM est souvent normale lors de l'installation des symptômes. Après quelques semaines d'évolution, elle peut révéler des hypersignaux en T2/FLAIR de la partie interne d'un ou des deux lobes temporaux (*fig. 52.1 et 52.2*), rarement rehaussés par l'injection de gadolinium en séquence T1. Mais l'IRM peut rester normale. À distance de l'épisode aigu, l'évolution radiologique va se faire vers la disparition des anomalies de signal et la constitution d'une atrophie cérébrale focalisée [52.2]. L'électroencéphalogramme met généralement en évidence des anomalies épileptiformes ou des ondes lentes temporales uni ou bilatérales [52.1]. L'analyse du liquide cérébrospinal permet d'évoquer le diagnostic étiologique en mettant en évidence des signes inflammatoires : pléiocytose lymphocytaire modérée et/ou hyperprotéinorachie et/ou élévation du taux de gammaglobulines. Elle se normalise en cours d'évolution [52.3]. La tomographie par émission de positons (TEP) cérébrale au F-fluorodésoxyglucose (FDG) peut montrer un hypermétabolisme des régions temporales qui se traduit par une augmentation de la captation locale du traceur, avant même que des anomalies apparaissent sur l'IRM [52.4].

FIGURE 52.1 Aspect radiologique évocateur d'encéphalite limbique.

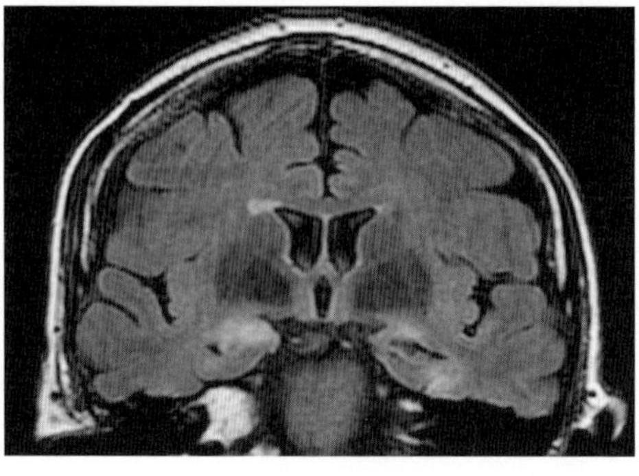

TABLEAU 52.1 ▼ **Caractéristiques des encéphalites associées aux AC dirigés contre des cibles extracellulaires (adapté de Lancaster *et al.* [52.15]).**

	Anti-NMDAR	Anti-LGI1	Anti-GABA(B)R	Anti-AMPAR	Anti-CASPR2
Âge	23 mois à 84 ans	30 à 80 ans	24 à 75 ans	38 à 87 ans	46 à 77 ans
Sexe	80 % de femmes	65 % d'hommes	50 % de femmes	90 % de femmes	85 % d'hommes
Syndrome	Troubles psychiatriques, troubles du langage, mouvements anormaux, épilepsie, troubles de la conscience, troubles respiratoires et dysautonomie	EL classique, hyponatrémie (60 %), crises toniques ou myocloniques brèves (40 %)	EL classique, crises épileptiques précoces et au premier plan	EL classique ou symptômes psychiatriques isolés	Encéphalite et/ou hyperexcitabilité nerveuse périphérique (syndrome de Morvan)
IRM	Anormale dans 50 % des cas : hypersignal FLAIR cortical ou sous-cortical, transitoire ; parfois : prise de contraste corticoméningée, signes d'hypertension intracrânienne, démyélinisation	Anormale dans 84 % des cas : hypersignal FLAIR temporal interne	Anormale dans 66 % des cas : hypersignal FLAIR temporal interne	Anormale dans 90 % des cas : hypersignal FLAIR temporal interne	Anormale dans 40 % des cas : hypersignal FLAIR temporal interne
LCR	Anormal dans 94 % des cas, synthèse intrathécale quasi systématique	Anormal dans 41 % des cas : synthèse intrathécale d'AC	Anormal dans 90 % des cas : synthèse intrathécale d'AC	Anormal dans 90 % des cas : synthèse intrathécale d'AC	Anormal dans 25 % des cas
Tumeur	Dépendant de l'âge, du sexe et de l'origine ethnique : varie de 9 à 55 % (tératome ovarien et tumeur germinale du testicule)	< 20 % (cancer du poumon, thymome ou autre)	60 % (cancer du poumon à petites cellules)	70 % (cancer du sein ou du poumon, thymome)	Probablement < 20 % (thymome)
Autres AC associés	10 % (FAN, TPO)	10 % (FAN, TPO, GAD65)	50 % (VGCC de type N, GAD65, TPO, SOX1)	60 % (FAN, GAD65, cardiolipine, VGCC, SOX1, CRMP5, TPO)	20 % (MuSK, AChR, GAD 65)
Risque de récidive	20 à 25 %, plus important si aucune tumeur n'a été mise en évidence, s'il n'a pas été administré d'immunothérapie ou si le traitement a été interrompu trop précocement	Rare, au moment de l'arrêt de l'immunothérapie	Rare	50 %	Probablement élevée
Fréquence relative parmi les EL à AC extracellulaires	50 %	30 %	5 %	3 %	3 %

AchR : récepteur de l'acétylcholine ; EL : encéphalite limbique ; FAN : facteur antinucléaire ; MuSK : *Muscle-Specific Kinase* ; TPO : thyroperoxydase ; VGCC : *Voltage-Gated Calcium Channel.*

FIGURE 52.2 IRM cérébrale, séquence pondérée en Flair, coupe axiale : hypersignaux bilatéraux des régions temporales internes. Encéphalite auto-immune séronégative révélée par une amnésie antérograde et des crises épileptiques partielles frontotemporales gauches. Régression complète des symptômes après un traitement associant immunoglobulines polyvalentes intraveineuses et bolus de methylprednisolone. Aspect aspécifique, fréquemment observé dans les encéphalites à anticorps anti-NMDA.

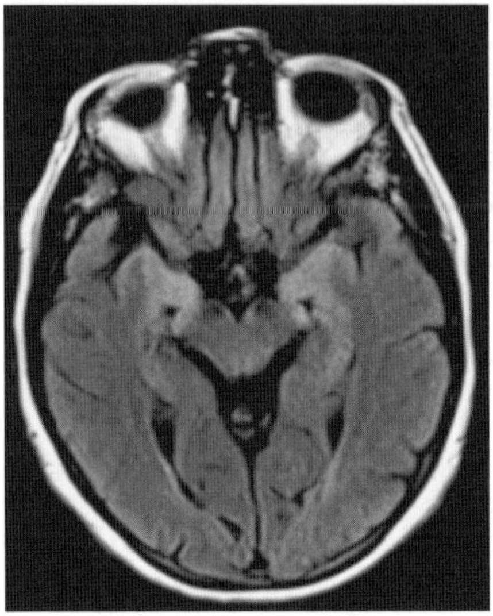

Encéphalites associées à des anticorps à cible intracellulaire

Classification en fonction du type d'anticorps

■ Anti-Hu (anti-ANNA 1 : *Antineuronal Nuclear Antibody A*)

L'AC anti-Hu est dirigé contre le noyau des neurones. L'association EL et AC anti-Hu a été rapportée pour la première fois en 1986 [52.5]. L'EL, observée chez 16 à 21 % des patients présentant un AC anti-Hu [52.6], est la deuxième manifestation clinique la plus fréquente du syndrome anti-Hu. L'encéphalite est rarement isolée et s'associe soit d'emblée, soit secondairement à des signes d'encéphalomyélite et de neuropathie sensitive [52.7]. Le cancer du poumon à petites cellules est la tumeur maligne la plus fréquemment identifiée : dans tous les cas, la survenue d'un tableau d'EL, *a fortiori* s'il s'accompagne d'un AC anti-Hu, impose une exploration rapide et exhaustive à la recherche d'une néoplasie pulmonaire, notamment par TEP au FDG, puisqu'elle peut révéler une lésion de petite taille et potentiellement curable [52.8].

■ Anti-Ma2 (anti-Ta)

Les AC anti-Ma2 ont pour cible des protéines qui entrent en jeu dans la synthèse de l'ARNm. Dans ce syndrome, l'EL est volontiers associée à une atteinte du diencéphale, du tronc cérébral et de l'hypothalamus [52.9]. Elle entraîne une hypersomnie diurne, une catalepsie, une cataplexie, des anomalies du sommeil lent paradoxal, une hyperphagie, une diminution de la concentration d'hypocrétine intrathécale et une dysfonction de l'axe hormonal hypothalamo-hypophysaire. Une dystonie mandibulaire ou une hypokinésie avec paralysie supranucléaire de la verticalité pouvant évoluer vers une ophtalmoplégie externe complète peuvent également être observées [52.10]. Chez les hommes de moins de 50 ans, une tumeur germinale du testicule doit être systématiquement recherchée. Chez les femmes et les hommes de plus de 50 ans, un cancer du poumon non à petites cellules ou un cancer du sein doivent également être recherchés [52.11].

Anti-CV2/Anti-CRMP5 *(Collapsin Response Mediator Protein 5)*

Les AC anti-CV2/CRMP5 reconnaissent un antigène spécifique du système nerveux, exprimé à l'âge adulte dans le cytoplasme d'une sous-population d'oligodendrocytes. Le tableau clinique associé est riche et peut comprendre, outre une EL (qui est rarement isolée), une encéphalomyélite, une neuropathie sensorimotrice, une ataxie cérébelleuse, une chorée, une uvéite, une neuropathie optique ou un trouble obsessionnel compulsif [52.12]. Les tumeurs les plus fréquemment associées sont le cancer du poumon à petites cellules (parfois en association aux AC anti-Hu ou anti-Zic) et le thymome [52.11, 52.13].

Pronostic et traitement

Pronostic

Lorsque l'EL entre dans le cadre d'une encéphalomyélite, l'évolution est généralement progressive et se fait inexorablement vers le décès, qui survient en moyenne 7 à 10 mois après l'apparition des premiers symptômes. La mort est plus fréquemment d'origine neurologique (60 à 70 % des cas) que d'origine néoplasique par progression tumorale [52.5]. En revanche, lorsque l'EL est isolée, l'évolution neurologique peut être plus favorable, avec une stabilisation voire une amélioration après traitement du cancer [52.7, 52.14]. Le pronostic vital est alors conditionné par le risque de progression tumorale. Le pronostic est meilleur pour les AC anti-Ma2, avec des taux d'amélioration de 33 % et de stabilisation de 21 % [52.9].

Traitement

Le pronostic est sombre, avec seulement 10 % d'amélioration substantielle ou de guérison [52.15]. L'inefficacité des traitements immunomodulateurs et immunosuppresseurs peut s'expliquer, d'une part, par un mécanisme lésionnel immun médié par les lymphocytes T cytotoxiques, responsable d'une mort neuronale irréversible et, d'autre part, par le caractère agressif de la néoplasie sous-jacente. La mise en rémission complète de la tumeur influence favorablement l'évolution du syndrome neurologique, en permettant une stabilisation, voire une amélioration des troubles [52.16]. La recherche de cancer notamment pulmonaire ou testiculaire doit donc être attentive et poussée jusqu'à l'approche chirurgicale si nécessaire, dans l'objectif d'un traitement radical [52.9].

Encéphalites associées à des anticorps à cible synaptique

Classification en fonction du type d'anticorps

Les AC à cible synaptique sont séparés en AC à cible extracellulaire (anti-NMDAR, anti-LGI1, anti-CASPR2, anti-AMPAR, anti-GABA(B)R, anti-glycine et anti-mGluR5) et AC à cible intracellulaire (anti-GAD65 et anti-amphiphysine).

Anti-NMDAR (récepteur N-méthyl-D-aspartate du glutamate)

Épidémiologie

Le premier cas d'encéphalite associée à un tératome ovarien a été rapporté en 2005 [52.17] et l'association à un AC dirigé contre le récepteur NMDA du glutamate a été découverte en 2007 [52.18]. En 4 ans, la cohorte de l'équipe de J. Dalmau s'est déjà enrichie de 419 patients [52.19]. Il s'agit de la plus fréquente des encéphalites associées à un AC antineuronal et de la deuxième cause d'encéphalite aiguë auto-immune (5 %) après l'ADEM (encéphalomyélite aiguë disséminée). Le sujet est de sexe féminin dans 80 % des cas et plusieurs cas pédiatriques ont été rapportés [52.20].

Tableau clinique

Le tableau clinique, stéréotypé, n'est pas celui d'une EL classique et évolue par étapes progressives. Des prodromes à type de céphalées, de fièvre ou de syndrome viral sont observés chez 70 % des patients dans les jours précédant l'apparition des troubles. Dans un premier temps, des troubles psychiatriques à type d'anxiété, d'insomnie, d'agitation, de modification du comportement, d'hallucinations ou d'idées délirantes sont observés. Le tableau va ensuite s'enrichir de troubles du langage et de divers mouvements anormaux (dyskinésies orofaciales, mouvements choréoathétosiques, crises oculogyres, dystonie généralisée ou opistothonos). Dans un troisième temps, des troubles plus sévères et mettant en jeu le pronostic vital surviennent, avec une catatonie, une dysautonomie (hyperthermie, labilité tensionnelle et accès de bradycardie) et une instabilité respiratoire. Des manifestations épileptiques peuvent survenir à tous les stades de la maladie mais sont plus fréquemment observés à un stade précoce. Il est important de retenir que les patients sont parfois hospitalisés en psychiatrie pour des tableaux de délire maniaque ou paranoïaque, d'hyper-religiosité ou de conversion hystérique et que la survenue de symptômes neurologiques est souvent attribuée aux effets secondaires des traitements par neuroleptiques [52.19]. Dans les formes pédiatriques, les signes les plus fréquents sont une agitation, une dystonie et des crises épileptiques [52.20].

Des AC anti-NMDAR de type IgA ont été identifiés en association à des tableaux de troubles cognitifs d'évolution lente [52.21]. Cette observation ouvre la voie à la recherche de formes lentement progressives d'encéphalites auto-immunes et le dépistage d'anticorps antineuronaux pourrait un jour trouver sa place dans le « bilan de démence ».

Examens paracliniques

L'IRM cérébrale est normale dans 50 % des cas. Elle peut montrer un hypersignal en séquence T2 des régions temporales et limbiques (*fig. 52.1*), mais une atteinte du tronc cérébral, des noyaux gris centraux ou du cervelet ainsi qu'une prise de contraste des méninges ou des régions affectées peuvent également être observées. Une atrophie des régions temporales internes peut apparaître secondairement [52.2].

L'électroencéphalogramme montre habituellement un ralentissement aspécifique de l'activité. Cependant une activité épileptique peut être observée, notamment en cas d'enregistrement par vidéo-EEG. Un état de mal épileptique partiel peut être responsable d'un état catatonique ou de troubles de la vigilance [52.19, 52.22].

L'analyse du LCR montre une pléiocytose lymphocytaire modérée à la phase initiale chez 80 % des patients et elle est quasiment systématiquement observée au cours de l'évolution de la maladie. Des bandes oligoclonales sont retrouvées chez 60 % des patients et une synthèse intrathécale d'AC anti-NMDAR pourra être recherchée. Il n'a jamais été observé de cas de positivité des AC sanguins sans positivité des AC dans le LCR, en revanche une positivité isolée des AC dans le LCR peut être observée à un stade plus tardif de la maladie ou après traitement par immunoglobulines. Une diminution du taux d'AC dans le sérum et dans le LCR est observée parallèlement à l'amélioration clinique sous traitement [52.19].

Physiopathologie

La cible des AC est une région extracellulaire de la sous-unité NR1 du récepteur NMDA du glutamate. Des études *in vitro* et *in vivo* chez le rat montrent que l'AC est responsable d'une internalisation du récepteur NMDA, entraînant une diminution de l'activité neuronale en réponse à l'action du glutamate. Ce phénomène est réversible et une réexternalisation est observée sous traitement par immunoglobulines. Paradoxalement, alors que le glutamate est un neurotransmetteur excitateur, la réduction du nombre de récepteurs NMDA s'accompagne d'une hyperexcitation cérébrale. Cela s'explique par une diminution de l'activité inhibitrice des neurones GABA-ergiques (dont l'activité dépend d'une stimulation de récepteurs NMDA) et par une augmentation de la concentration de glutamate extracellulaire qui stimule les récepteurs AMPA excitateurs. Il en résulte une hyperexcitation frontostriatale et mésencéphalolimbique (responsable des symptômes psychotiques, de la catatonie, du mutisme, de la rigidité, de la dystonie et des mouvements anormaux) et du tronc cérébral (responsable des troubles respiratoires) [52.18, 52.23].

Tumeurs associées

La tumeur la plus fréquemment retrouvée est un tératome mature ou immature de l'ovaire. Sa présence est variable et dépend de l'âge et du sexe : ainsi, présent chez 55 % des femmes de plus de 18 ans, un tératome n'est identifié que chez moins de 15 % des filles de moins de 14 ans. Chez l'homme, la découverte d'une tumeur associée est rare et correspond le plus souvent à une tumeur germinale du testicule. La recherche d'un tératome ovarien par échographie pelvienne et IRM abdominopelvienne doit être systématique. Toute anomalie ovarienne, même si elle remplit les critères diagnostiques de kyste bénin, devra être explorée chirurgicalement. Même en cas de guérison complète de l'encéphalite, si aucune tumeur n'a été mise en évidence, un *screening* tumoral complet devra être reconduit régulièrement pendant une durée de 2 ans [52.19, 52.24].

Pronostic

Le pronostic est variable et dépend essentiellement de la rapidité d'instauration d'un traitement adapté. Dès que le diagnostic est évoqué, un traitement par corticoïdes, par immunoglobulines intraveineuses ou par échanges plasmatiques doit être instauré, en parallèle du traitement d'une éventuelle tumeur associée. En cas d'échec, un traitement immunosuppresseur (cyclophosphamide et/ou rituximab) devra être rapidement envisagé. Le taux de rémission est de 71 à 84 %, avec une nécessité de recourir à une seconde ligne thérapeutique dans 48 % des cas où aucune tumeur n'est retrouvée [52.19]. Des rémissions spontanées sont possibles. Le taux de décès est faible (4 %), survenant essentiellement lors de la prise en charge en réanimation. Cependant, un déficit cognitif peut persister à distance de l'épisode aigu, d'autant plus que le traitement aura été retardé [52.25].

Anti-LGI1 *(Leucine-rich Glioma-Inactivated 1 protein)*, anciennement anti-VGKC

La protéine LGI1 est une glycoprotéine qui est exprimée aux niveaux pré et postsynaptiques des neurones de l'hippocampe et du néocortex. Elle fait partie intégrante du complexe protéique du récepteur VGKC *(Voltage Gated Potassium Channel)* [52.26]. La plupart des patients développent en quelques jours ou quelques semaines un tableau d'EL typique (troubles mnésiques, confusion, agitation, épilepsie temporale et troubles psychiatriques) associées à une hyponatrémie (entre 115 et 130 mmol/L), une hypothermie et des anomalies du sommeil lent paradoxal [52.27, 52.28]. La survenue de crises épileptiques dystoniques brachiofaciales [52.29], pharmacorésistantes mais répondant à un traitement immunomodulateur [52.28], est évocatrice du diagnostic. Elle peut permettre un diagnostic à un stade précoce avant l'installation des troubles cognitifs. Bien que l'IRM cérébrale montre habituellement des signes typiques d'EL (hypersignal uni ou bilatéral des régions temporales internes en séquence T2/FLAIR) (*fig. 52.1*), une atteinte isolée de l'amygdale est possible et l'IRM peut être normale dans près de 45 % des cas. Dans ces cas, la TEP cérébrale au FDG peut montrer un foyer de fixation temporale interne et l'EEG peut montrer des anomalies épileptiques ou intercritiques des régions temporales).

L'évolution peut être rapide, associant des mouvements myocloniques évocateurs d'une maladie de Creutzfeldt-Jakob, et une élévation de la protéine 14-3-3 peut être présente [52.30]. Une néoplasie est retrouvée dans moins de la moitié des cas et il s'agit majoritairement de cancers du poumon à petites cellules et de thymomes [52.31].

■ Anti-CASPR2 *(Contactin-associated protein-like 2)*, anciennement anti-VGKC

CASPR2 est une molécule d'adhésion cellulaire présente à la surface des neurones qui permet l'ancrage des récepteurs VGKC à proximité des nœuds de Ranvier [52.32]. La présence d'AC anti-CASPR2 est associée à la survenue d'encéphalite avec des crises épileptiques, une hypothermie et des anomalies du sommeil lent paradoxal [52.33]. Une atteinte nerveuse périphérique (faiblesse musculaire, allodynie, neuropathie, atteinte bulbaire, fasciculations) et une myotonie (syndrome de Morvan) peuvent s'y associer ou même dominer le tableau clinique [52.34, 52.35]. Malgré sa rareté, la connaissance de ce syndrome est importante puisqu'il peut révéler une forme curable d'atteinte du motoneurone. La réponse clinique et sérologique au traitement par immunothérapie peut être excellente, bien qu'elle semble moins bonne en cas d'association à un thymome [52.28].

■ Anti-AMPAR (récepteur AMPA du glutamate)

Il s'agit d'un tableau d'EL avec prépondérance du tableau amnésique et psychotique. Cette encéphalite est plus fréquemment observée chez des sujets de sexe féminin, elle est fréquemment associée à d'autres maladies auto-immunes (même lorsqu'une néoplasie est associée) et les rechutes sont fréquentes. Lorsqu'une néoplasie est retrouvée, il s'agit habituellement d'un cancer du poumon ou d'un thymome [52.36].

■ Anti-GABA(B)R (récepteur à l'acide gamma-aminobutyrique de type B)

Il s'agit d'un tableau d'EL avec une prépondérance du tableau épileptique. Comme pour les AC anti-AMPAR, d'autres maladies auto-immunes sont fréquemment associées. Une tumeur est retrouvée dans la moitié des cas et il s'agit habituellement d'un cancer du poumon à petites cellules [52.34].

■ Anti-glycine-R (récepteur de la glycine)

Le PERM *(Progressive Encephalomyelitis with Rigidity and Myoclonus)* correspond à une forme rare de *« stiff-man syndrome »*, avec positivité des AC anti-glycine. Il existe typiquement une rigidité diffuse, une réaction de sursaut aux stimuli externes (hyperekplexie), des troubles oculomoteur et un risque de mort subite par arrêt respiratoire [52.37]. Il est intéressant de noter qu'un lien entre hyperekplexie et dysfonction des récepteurs de la glycine a déjà été décrit dans les formes génétiques d'hyperekplexie par mutation de ce récepteur.

■ Anti-mGluR5 (récepteur métabotropique du glutamate de type 5)

Ces AC sont dirigés contre le récepteur anti-mGluR5 du glutamate qui joue un rôle dans la dépression synaptique à long terme (*Long Term Depression* ou LTD) au niveau de certaines synapses hippocampiques. Ils sont associés à un syndrome d'Ophelia, qui associe des symptômes psychiatriques à des troubles cognitifs et notamment mnésiques. Lorsqu'une néoplasie est retrouvée, il s'agit habituellement d'un lymphome de Hodgkin [52.38].

■ Anti-GAD65 *(Glutamic Acid Decarboxylase 65)*

Ce type d'EL se manifeste par une prépondérance du tableau d'épilepsie temporale. Le rôle pathogène direct des AC anti-GAD65 n'est pas établi et d'autres AC sont fréquemment associés. La réponse au traitement est souvent incomplète et une diminution du taux d'AC peut être observée malgré l'absence d'amélioration clinique [52.39].

Anti-amphiphysine

Les AC anti-amphiphysine reconnaissent une protéine présente dans les vésicules synaptiques. Une encéphalite aspécifique est associée à une neuropathie, une myélite, un *stiff-man syndrome* ou un syndrome cérébelleux. À l'exception du *stiff-man syndrome*, les AC anti-amphiphysine sont plus spécifiques de cancer que de syndrome neurologique paranéoplasique. Ils sont en fait associés dans 74 % des cas à d'autres AC paranéoplasiques dont la nature va définir le tableau clinique : syndrome de Lambert-Eaton (AC anti-canaux calciques), neuropathie sensitive (AC anti-Hu), EL ou neuromyotonie (AC anti-VGKC), névrite optique (anti-CRMP5). Les néoplasies les plus fréquemment associées sont le cancer du poumon à petites cellules et le cancer du sein (ainsi que le cancer du poumon non à petites cellules et le mélanome) [52.40, 52.41].

Encéphalites « séronégatives » ou associées à des anticorps non encore caractérisés

Une encéphalite auto-immune doit être suspectée devant l'installation subaiguë (en quelques jours ou semaines) d'un tableau clinique d'encéphalite associé à des hypersignaux des régions temporales internes à l'IRM (*fig. 52.1 et 52.2*), une méningite lymphocytaire avec synthèse intrathécale d'immunoglobulines à la PL et une activité épileptique temporale à l'EEG. Une fois les différents diagnostics différentiels écartés (encéphalite virale, épilepsie, ou cause métabolique, carentielle, iatrogène ou toxique), un traitement immunomodulateur devra être débuté sans délai. Une amélioration sous ce traitement est un argument supplémentaire en faveur du diagnostic d'encéphalite auto-immune, « séronégative ». Il faut toutefois souligner que l'amélioration peut être lente, nécessitant un traitement prolongé [52.28] et qu'un traitement immunomodulateur peut être efficace sur d'autres types d'encéphalites (par exemple, les vascularites cérébrales) [52.38]. Dans tous les cas, il sera important de travailler en collaboration avec une équipe spécialisée dans le diagnostic d'EL qui pourra réaliser les examens nécessaires visant à identifier de nouveaux types d'AC.

Traitement

Il n'existe pas de prise en charge standardisée de ces syndromes. Cependant les centres experts s'accordent sur certains principes généraux de prise en charge. La recherche d'une tumeur responsable d'un mécanisme paranéoplasique ne doit en aucun cas retarder l'initiation d'une immunothérapie. La première ligne thérapeutique consiste en l'emploi d'une corticothérapie ou d'une immunothérapie par immunoglobulines polyvalentes ou par échanges plasmatiques, ces traitements pouvant être associés. L'utilisation d'immunoglobulines est habituellement préférée aux échanges plasmatiques dès lors que ces patients sont jeunes, qu'ils sont fréquemment agités et qu'ils peuvent être fragilisés par une dysautonomie ou des infections opportunistes. La seconde ligne thérapeutique consiste en l'emploi de traitements immunosuppresseurs tels que le rituximab et le cyclophosphamide, seuls ou en association [52.15]. Un traitement immunosuppresseur à long terme devra souvent être proposé, même en cas de rémission après le traitement de première ligne.

Un protocole de traitement de l'encéphalite anti-NMDAR a été proposé par Dalmau *et al.* [52.19]. Ce traitement consiste en l'administration d'immunoglobulines intraveineuses à la dose de 0,4 g/kg/j pendant 5 jours, associée à une corticothérapie intraveineuse à la dose de 1 mg/kg/j pendant 5 jours. En l'absence de réponse après 10 jours, un traitement de seconde ligne devra être débuté. Ce traitement associe du rituximab (375 mg/m^2 chaque semaine pendant 4 semaines) au cyclophosphamide (750 mg/m^2 en association à la première dose de rituximab), suivis par des cures mensuelles de cyclophosphamide. Le traitement sera poursuivi jusqu'à guérison clinique, laquelle est associée à une diminution de la concentration d'AC dans le sang et dans le LCR. Les traitements antiépileptiques pourront alors également être arrêtés. En pédiatrie, une monothérapie par rituximab est souvent préférée. À l'issue de ces traitements, en raison du risque de rechute qui est de 20 à 25 %, un traitement immunosuppresseur (par mycophénolate mofétil ou par azathioprine) est recommandé pour une durée minimale d'un an. Bien qu'une diminution du taux d'AC sérique ou intrathécal accompagne généralement l'amélioration clinique, la négativation n'est pas systématique [52.19]. Dans ces cas, une diminution de la synthèse intrathécale d'AC peut être observée [52.42].

Pronostic et récidive

Contrairement aux encéphalites associées aux AC à cible intracellulaire, un rôle pathogène direct des AC est évoqué dans les encéphalites associées aux AC à cible synaptique. Dans ce dernier cas, une amélioration est attendue après l'introduction d'un traitement à visée immunomodulatrice. Le traitement parallèle de la tumeur sous-jacente est cependant impératif et constitue un facteur important du pronostic. Le taux de récidive observé pour les AC anti-NMDAR est de 20 à 25 % et il est d'autant plus élevé qu'aucune tumeur n'a été trouvée et que le traitement initial a été sub-optimal par sa durée ou par le type de traitement utilisé [52.19]. Il est difficile d'établir le risque de récidive des autres syndromes, qui n'ont pas pu être analysés dans des cohortes aussi importantes, il semble cependant être globalement plus important que pour les anti-NMDAR, à l'exception des anti-LGI1 pour lesquels il serait de 18 % [52.43].

Conclusion

Le champ des encéphalites « paranéoplasiques » s'est récemment élargi et leur distinction avec les encéphalites auto-immunes non paranéoplasiques est actuellement moins tranchée qu'auparavant. Il s'agit de pathologies rares et sévères pouvant survenir à tout âge (y compris chez l'enfant). La recherche attentive d'une néoplasie systémique reste un élément essentiel du bilan. Une prise en charge précoce et adaptée (traitement antitumoral et immunomodulateur) peut permettre une amélioration franche de l'encéphalite, bien que des rechutes puissent survenir. Il est important de garder à l'esprit que l'IRM peut être normale et surtout qu'il existe des formes « séronégatives » d'encéphalites auto-immunes, lesquelles sont probablement médiées par des AC dont la nature reste à définir. Enfin, il est important de signaler que ce sujet est en constante évolution, justifiant une actualisation bibliographique fréquente et le recours à des centres très spécialisés.

Troubles cognitifs et syndromes démentiels au cours du traitement des tumeurs cérébrales(1)

La majorité des tumeurs cérébrales, primitives ou secondaires, sont traitées par radiothérapie et par chimiothérapie. L'activité antitumorale limitée de ces thérapies conduit souvent à utiliser des doses à la limite de la tolérance du parenchyme cérébral sain. Dans ce contexte, il apparaît de plus en plus clairement que la qualité de vie des survivants à long terme est parfois compromise par des troubles cognitifs d'origine iatrogène. La fréquence et la physiopathologie de ces complications tardives sont mal connues.

(1) Cette partie a été rédigée par J. Capron, D. Ricard et J.-Y. Delattre.

Les troubles iatrogènes constituent un diagnostic d'élimination et ne doivent pas être confondus avec les autres causes de troubles cognitifs ou de syndrome démentiel chez les patients atteints de tumeurs cérébrales, telles une encéphalopathie métabolique, carentielle ou médicamenteuse, une endocrinopathie radio-induite, ou une récidive tumorale atypique (méningite tumorale, gliomatose) *(tab. 52.2)*.

TABLEAU 52.2 ▼ **Étiologie des troubles cognitifs chez les patients traités pour une tumeur cérébrale.**

A. Effets directs de la tumeur et du handicap neurologique
• Extension tumorale, gliomatose cérébrale • Méningite tumorale • Hypertension intracrânienne et engagement cérébral • Encéphalopathie métabolique, carentielle, infectieuse • Dépression
B. Effets des traitements
• Exérèse chirurgicale • Radiothérapie (et hypopituitarisme postradique) • Chimiothérapie (et *chemobrain*) • Corticothérapie • Traitements antiépileptiques

L'étude de la neurotoxicité des traitements est difficile car, dans la majorité des cas, radiothérapie, chimiothérapie et traitements symptomatiques (corticoïdes et antiépileptiques) sont associés et viennent s'ajouter aux effets propres de la tumeur et de sa résection. Chacun de ces traitements est potentiellement à l'origine de troubles neurologiques secondaires : il peut donc être impossible d'analyser la responsabilité d'un agent particulier en cas de polythérapie. Dans un souci de simplification, nous distinguerons dans cette revue les troubles dus à la radiothérapie ou la chimiothérapie, seules ou associées, de ceux rapportés aux traitements symptomatiques (corticothérapie, antiépileptiques).

Par ailleurs, l'étude des troubles cognitifs souffre d'une inhomogénéité des méthodes de qualification et de quantification. Les tests neuropsychologiques sont nombreux et d'interprétation difficile. L'utilisation de termes tels que « troubles mnésiques » ou « troubles exécutifs » est imprécise. Par exemple, un trouble de la mémoire peut intéresser la mémoire de travail ou la mémoire épisodique, par défaut d'encodage ou de stratégie de récupération. Dans un objectif de clarification, nous prendrons le parti d'une description simplifiée de ces troubles.

Effets directs de la tumeur cérébrale et de son exérèse

Effets directs de la tumeur cérébrale

Un syndrome démentiel ou une atteinte sélective de certaines fonctions cognitives (langage, mémoire, fonctions exécutives, comportement, émotion) peuvent être révélateurs d'une tumeur cérébrale primitive. Un ralentissement psychomoteur associé à une dysfonction exécutive peut révéler une tumeur frontale ou plus souvent un syndrome d'hypertension intracrânienne sans valeur localisatrice. Près de 80 % des patients souffrant d'une tumeur gliale primitive présentent au moins une altération des fonctions cognitives au moment du diagnostic, avant toute intervention thérapeutique. Le nombre de fonctions atteintes et la sévérité de l'atteinte dépendent du volume tumoral, de la présence d'un œdème périlésionnel et du grade histologique de la tumeur [52.44]. Les corrélations anatomocliniques sont parfois mises en défaut lorsque des signes discrets comme un syndrome pseudodépressif ou des troubles mnésiques minimes révèlent une très volumineuse tumeur frontale ou temporale. Cette discordance s'explique par le fait que le développement d'une tumeur de croissance lente (par exemple, un gliome de bas grade) peut s'accompagner d'une redistribution des fonctions cognitives au sein du tissu cérébral sain, témoignant de mécanismes de plasticité cérébrale [52.45].

Lorsque des troubles cognitifs sont constatés dans le contexte de l'« annonce diagnostique », il peut être difficile de faire la part des responsabilités entre la tumeur elle-même et un syndrome dépressif. La dépression s'accompagne en effet fréquemment de troubles cognitifs affectant les fonctions attentionnelles et mnésiques et il a été proposé que sa présence puisse expliquer en partie les troubles observés. Une dépression est effectivement plus fréquemment observée chez les patients souffrant de tumeurs cérébrales que chez ceux présentant d'autres affections neurologiques [52.46]. Les symptômes dépressifs observés reflètent majoritairement le handicap fonctionnel et la souffrance morale causée par le diagnostic de « tumeur cérébrale ». Une lésion structurelle directe des réseaux cérébraux psychoaffectifs semble tout de même expliquer une partie des symptômes observés [52.47]. Aucune étude méthodologiquement correcte n'a été menée sur l'effet cognitif des traitements antidépresseurs chez les patients souffrant de tumeur cérébrale. Il semble légitime de proposer des traitements dont la tolérance cognitive est bonne, par exemple des antiépileptiques partageant un effet thymorégulateur (comme la lamotrigine) ou des antidépresseurs présentant un risque épileptogène faible (comme les inhibiteurs de la recapture de la sérotonine).

Effets de l'exérèse chirurgicale

L'objectif de la résection chirurgicale d'une tumeur cérébrale est d'obtenir une résection aussi étendue que possible tout en assurant la préservation des fonctions sensitivomotrices et cognitives. Une cartographie adaptée à chaque individu, utilisant des méthodes de neuronavigation fonctionnelle (IRM fonctionnelle ou de tenseur de diffusion, magnétoencéphalographie ou stimulation magnétique transcrânienne) et de stimulation électrique peropératoire, permet de diriger le geste de résection. Si une tumeur est située dans une région éloquente comme la région de Broca, les tests d'activation cérébrale peuvent montrer une redistribution du langage dans d'autres régions (frontales antérieures ou controlatérales, par exemple). Il devient alors légitime d'étendre l'exérèse à cette région. Ces tests permettent aussi de localiser et d'épargner les régions corticales et les réseaux sous-corticaux où siège ce réarrangement fonctionnel. Les facultés de plasticité cérébrale sont plus importantes pour des fonctions complexes telles que le langage ou les fonctions exécutives et comportementales. Ces fonctions sont distribuées au sein de régions multimodales à l'opposé de fonctions sensorielles et motrices qui siègent au niveau des aires sensorimotrices primaires [52.48]. Cependant, les études comparant les fonctions cognitives pré et postopératoires mettent souvent – mais pas toujours – en évidence un effet bénéfique sur les fonctions cognitives [52.49]. Cette différence peut s'expliquer par la disparité des méthodes opératoires mais aussi par la méconnaissance de la fonction de certaines régions du cortex préfrontal, parfois considérées à tort comme des « régions muettes ».

Effets de la radiothérapie encéphalique

Troubles cognitifs précoces

Entre 2 semaines et 4 mois après la fin de la radiothérapie peut survenir un « syndrome de somnolence ». Il est plus fréquent chez des patients ayant reçu une radiothérapie sur un large volume ou sur l'ensemble de l'encéphale. Il se caractérise par une hypersomnie pouvant atteindre 20 heures par jour, une irritabilité, parfois associées à des céphalées, une fièvre, un œdème papillaire ou une anorexie [52.50]. Le tracé électroencéphalographique est globalement ralenti, témoignant d'une souffrance diffuse de l'encéphale. Dans certains cas l'IRM cérébrale montre des anomalies de la substance blanche compatibles avec des lésions de démyélinisation transitoire diffuse. À ce stade, les tests neuropsychologiques mettent souvent en évidence une altération de la mémoire et de l'attention, qui régresse généralement de façon spontanée dans les mois qui suivent la radiothérapie. Une corticothérapie préventive pourrait réduire la fréquence et la durée de ces troubles. Ce syndrome n'est pas prédictif de troubles cognitifs tardifs mais il peut retarder le retour à une vie normale (en particulier sur le plan professionnel) et doit donc être expliqué au patient. On en rapproche le tableau de « pseudoprogression » qui survient pendant cette période, surtout chez les patients ayant reçu une radiochimiothérapie concomitante et qui simule cliniquement et radiologiquement une progression tumorale, y compris sur le plan des troubles cognitifs [52.51]. Ici aussi, l'évolution est spontanément favorable en quelques mois.

Troubles cognitifs retardés

Les troubles cognitifs modérés ou sévères sont des complications fréquentes de la radiothérapie chez les survivants à long terme de tumeurs cérébrales. Ils diffèrent cliniquement, radiologiquement et sur le plan anatomopathologique de la radionécrose focale classique. Ces troubles peuvent survenir plusieurs mois à années après l'irradiation. Les troubles cognitifs sévères constituent la complication la plus grave. Plus souvent, la radiothérapie induit une encéphalopathie responsable de troubles neuropsychologiques discrets, qui peuvent néanmoins retentir sur la qualité de vie.

Troubles cognitifs postradiques sévères

Des troubles cognitifs sévères sont observés chez certains patients traités par radiothérapie. Il s'agit d'une complication rare (< 5 % des patients dans notre expérience) mais dont l'incidence précise reste inconnue. Les facteurs de risque favorisant le développement de troubles cognitifs sévères sont la dose par fraction (supérieure à 2 Gy), le volume encéphalique irradié (grand volume), l'administration d'une chimiothérapie concomitante (notamment par méthotrexate), la présence d'un diabète, d'une hypertension et un âge supérieur à 60 ans, ainsi que la présence d'une tumeur parenchymateuse (la radiothérapie pouvant aussi être administrée dans le cadre de néoplasies ORL). Le risque est d'autant plus grand que ces facteurs sont cumulés.

Les premiers symptômes sont insidieux, plus rarement aigus ou intermittents. Le tableau clinique est assez stéréotypé, bien que non spécifique. C'est celui d'une démence sous-corticale : lenteur dans les réponses aux sollicitations externes, fatigabilité lors des tests, défaut d'attention et troubles de la mémoire prédominant sur les faits récents. Ces troubles contrastent avec l'absence de syndrome aphaso-apraxo-agnosique. Ils peuvent rester stables plusieurs années ou s'aggraver et inclure un apragmatisme, une anosognosie, des troubles du jugement, une atteinte diffuse des fonctions mnésiques, une labilité émotionnelle et une inadaptation de l'humeur. Il n'existe généralement pas de phénomènes hallucinatoires ou délirants. En revanche, un syndrome dépressif est fréquent. Au stade avancé, différents signes neurologiques s'associent à ce déficit intellectuel : troubles de la statique (rétropulsion) et de la marche, syndrome extrapyramidal (akinésie et rigidité, tremblement de repos ou d'attitude), souvent important et parfois inaugural, signes pyramidaux, syndrome pseudobulbaire, incontinence [52.52]. Dans ces cas, l'IRM montre une atrophie cérébrale diffuse avec un élargissement des ventricules et des anomalies confluentes de la substance blanche (*fig. 52.3*) [52.50]. Il n'existe pas de corrélation fine entre la sévérité de l'atteinte cognitive et le niveau d'atrophie et de leucopathie [52.53]. L'électroencéphalogramme est globalement altéré, comportant un ralentissement diffus du tracé, de type thêta-delta, prédominant du côté de la tumeur initiale, et parfois émaillé de figures paroxystiques. La ponction lombaire est normale ou révèle une hyperprotéinorachie modérée (< 1 g/L).

Les troubles s'aggravent dans la majorité des cas. Le décès survient entre 1 mois et 4 ans après le début. Il n'existe pas de traitement, en particulier, les corticoïdes sont inefficaces. Certains ont rapporté une amélioration partielle après des ponctions lombaires évacuatrices ou la pose d'une dérivation ventriculaire [52.52], mais dans notre expérience cet effet n'est que très transitoire. Dans les cas mortels,

FIGURE 52.3 IRM cérébrale en pondération FLAIR. Patiente de 50 ans traitée pour un adénocarcinome bronchopulmonaire présentant une leucopathie et une atrophie cérébrale 6 mois après une irradiation cérébrale in toto (30 Gy en 10 fractions) pour des métastases cérébrales et 9 mois après une chimiothérapie associant de la cisplatine et de la gencitabine.

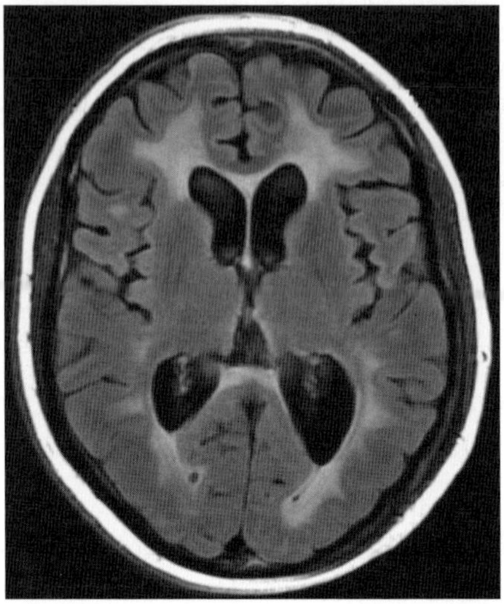

l'examen histopathologique met en évidence une perte axonale et myélinique, des lésions de thrombose vasculaire, un épaississement de la paroi des capillaires, une spongiose de la substance blanche et parfois de multiples petits foyers de nécrose tissulaire disséminés [52.50, 52.54].

Chez l'enfant, une chute du quotient intellectuel (qui devient inférieur ou égal à 70-80) s'observe dans 15 à 50 % des cas dans les années suivant une radiothérapie pour tumeur cérébrale supratentorielle [52.55]. Les troubles peuvent s'aggraver progressivement et aboutir à des troubles cognitifs sévères. Le risque est d'autant plus élevé que l'enfant est jeune (de moins de 7 ans) et que la radiothérapie a été suivie d'une chimiothérapie. Cependant, la baisse d'efficience intellectuelle chez un enfant préalablement traité par une radiothérapie cérébrale doit toujours faire éliminer un panhypopituitarisme.

Troubles cognitifs postradiques légers et modérés

L'incidence exacte de ces troubles est difficile à apprécier et varie considérablement selon les études (de 2 à 86 % !). Ces divergences témoignent de l'hétérogénéité des protocoles d'irradiation, des critères d'évaluation neuropsychologiques, et de l'absence de discrimination entre les séquelles postopératoires et le rôle propre de l'irradiation. Comme pour les troubles cognitifs sévères radio-induits, les trois facteurs de risque identifiés sont l'âge du patient, le protocole de radiothérapie et l'administration concomitante d'une chimiothérapie.

Tumeurs gliales de bas grade

Les patients traités par une radiothérapie cérébrale conformationnelle ou rarement *in toto* pour une tumeur gliale de bas grade peuvent présenter des troubles cognitifs qui, bien que d'intensité modérée, peuvent significativement altérer leur qualité de vie [52.56]. Une altération modérée mais franche des fonctions cognitives est observée dans une phase précoce suivant la radiothérapie mais cet effet, qui est à rapprocher des troubles cognitifs précoces et du syndrome de somnolence, s'estompe à 1 an de suivi [52.57]. Plusieurs études rapportent l'absence ou le caractère discret des troubles cognitifs observés après irradiation encéphalique conformationnelle pour des tumeurs gliales dès lors que les doses par fraction sont inférieures à 2 grays [52.58]. Cependant, lorsqu'un suivi prolongé est possible, des troubles mnésiques [52.59] ou attentionnels peuvent être observés après un long délai de suivi (7-13 ans) [52.60], y compris au décours d'irradiation délivrée de façon focale à dose conventionnelle. Toutefois, ces observations nécessitant un très long délai d'observation, elles ne rendent pas compte de l'amélioration continue des techniques de traitement.

Les mécanismes physiopathologiques de ces troubles restent inconnus et sont possiblement de nature multifactorielle, combinant lésions vasculaires avec altération de la barrière hématoméningée (surexpression de VEGF), lésions de démyélinisation, microfoyers de radionécrose focale, atrophie corticale avec perte de progéniteurs neuraux et inhibition durable de la neurogenèse [52.49, 52.50]. Il n'existe pas de traitement universellement recommandé à titre préventif ou curatif.

Glioblastome

Les études portant sur la toxicité de la radiothérapie chez ces patients sont rares et peu contributives. Cela s'explique par les faits que l'espérance de survie de ces patients est limitée et que le handicap cognitif postopératoire est souvent sévère. L'adjonction de témozolomide à la radiothérapie s'est accompagnée d'un gain en survie sans effet délétère sur la qualité de vie [52.61].

Lymphome cérébral primitif

Le traitement d'un lymphome cérébral primitif comprend systématiquement une chimiothérapie par méthotrexate à hautes doses. Il y est fréquemment associé une radiothérapie encéphalique *in toto* et il est donc difficile de faire la part de l'effet de chacun de ces traitements dans la détérioration cognitive observée. Il semble cependant que l'utilisation de protocoles de chimiothérapie sans coadministration de radiothérapie permette une préservation des facultés cognitives sans perte de chance sur le plan de la survie. L'ajout d'une radiothérapie s'accompagne d'une nette diminution des capacités cognitives prédominant sur les facultés attentionnelles et mnésiques, particulièrement chez les sujets âgés de plus de 60 ans qui sont très sensibles à la toxicité combinée de la radiochimiothérapie (voir *infra*). La sévérité de l'atteinte est corrélée à l'intensité de la leucopathie visible sur l'IRM [52.62, 52.63].

Métastases cérébrales

La toxicité cognitive des protocoles d'irradiation encéphalique *in toto* administrés pour les métastases cérébrales de tumeurs systémiques est reconnue. Si une nette dégradation des facultés cognitives s'observe à 4 mois, elle tend toutefois à s'estomper ensuite. Bien que la qualité de vie et le score MMS ne soient pas modifiés, l'utilisation de tests sensibles montre une dégradation des facultés mnésiques à 1 an [52.64]. Lorsqu'elle est associée à une radiochirurgie de métastases, l'effet délétère de la radiothérapie cérébrale prophylactique sur la mémoire et l'apprentissage est tel que l'étude menée au sujet de cette toxicité a dû être interrompue de façon prématurée [52.65]. Malheureusement, la durée de suivi est généralement très courte, compte tenu du pronostic oncologique ne permettant pas une évaluation fine des fonctions cognitives sur le long terme. Si une détérioration cognitive apparaît, elle peut également signer une progression tumorale, parenchymateuse ou méningée [52.66]. Différentes études en cours évaluent le bénéfice potentiel de protocoles de radiothérapie épargnant les régions temporales internes [52.67]. L'administration concomitante à la radiothérapie d'inhibiteurs de l'enzyme de conversion ou d'antagonistes de la recapture de l'angiotensine II pourrait également limiter sa toxicité cognitive [52.68].

Irradiation cérébrale prophylactique

L'effet de l'irradiation cérébrale prophylactique dans le but de prévenir la survenue de métastases (par exemple dans le cadre du cancer du poumon à petites cellules), comme celle administrée dans le cadre de métastases cérébrales, s'accompagne également d'une dégradation initiale des fonctions cognitives avec un retour au niveau prétraitement à 8 mois, voire une amélioration à 15 mois. Cependant la durée de suivi est trop limitée pour éliminer la survenue d'une toxicité à terme [52.69]. Il faut également souligner que, pour des raisons mal connues, des troubles cognitifs (dysfonction exécutive, troubles des apprentissages et de la mémoire, ralentissement idéomoteur) sont en réalité souvent présents avant même l'administration de la radiothérapie prophylactique.

Troubles secondaires à l'hypopituitarisme dû à la radiothérapie

Un des mécanismes proposés pour expliquer les troubles cognitifs secondaires à la radiothérapie cérébrale est la survenue d'un hypopituitarisme affectant notamment l'axe somatotrope. Les patients, enfants ou adultes, souffrant de déficit en GH présentent des troubles cognitifs touchant la mémoire, l'attention et les fonctions exécutives ; 32 % des patients traités par irradiation cérébrale présenteront un déficit en GH, lequel est corrélé à la durée et à la dose d'irradiation de la région hypophysaire. Malheureusement le délai de survenue et la réversibilité de ces troubles ne sont pas connus [52.70]. Il a ainsi été proposé que les troubles cognitifs observés après irradiation cérébrale soient en partie secondaires à un déficit de l'axe somatotrope lorsque l'IRM cérébrale est normale. Cette hypothèse n'a cependant pas encore été confirmée. Une étude a mis en évidence un effet indépendant du déficit en IGF-1 qui serait associé à une dégradation des capacités de mémoire de travail et de préparation motrice [52.71].

Effets de la chimiothérapie et de la radiochimiothérapie

Lymphome cérébral primitif : effets secondaires du méthotrexate

Le méthotrexate est un analogue de l'acide folique dont l'action principale est l'inhibition de la dihydrofolate réductase, entraînant une diminution de la synthèse de purine et de thymidine. Il traverse mal la barrière hématoencéphalique, mais son taux dans le cerveau ou le LCR peut être augmenté par l'administration de fortes doses intraveineuses (associées à de l'acide folinique), ou par injection intrathécale (intraventriculaire par le biais d'un réservoir d'Ommaya, ou par voie lombaire). Il est utilisé en neuro-oncologie dans le traitement des lymphomes cérébraux primitifs, des méningites gliomateuses, ou des localisations méningées d'autres tumeurs. Chez ces patients, il peut entraîner différentes complications neurologiques. La plus grave est la leucoencéphalopathie nécrosante avec troubles cognitifs sévères, heureusement moins fréquente que la survenue de troubles cognitifs modérés.

Leucoencéphalopathie nécrosante post-méthotrexate

Les troubles apparaissent de façon insidieuse ou brutale dans l'année qui suit le traitement, parfois après injection intrathécale ou intraveineuse de fortes doses, plus souvent après injection intraveineuse de dose standard associée à une radiothérapie encéphalique. Il s'agit d'une encéphalopathie multifocale, débutant par un changement de personnalité et des troubles de l'apprentissage, et évoluant vers des troubles cognitifs sévères. Il s'y associe souvent des crises d'épilepsie, une ataxie, des troubles sphinctériens, une hémi ou une quadriparésie et un syndrome pseudobulbaire. Le scanner cérébral ou l'IRM révèlent des lésions bilatérales de la substance blanche prédominant dans les régions périventriculaires (hypodenses sur le scanner, en hypersignal sur les séquences IRM en pondération T2/FLAIR), une atrophie, une dilatation ventriculaire et des calcifications corticales. Les prises de contraste sont rares en début d'évolution. On note une hyperprotéinorachie et une augmentation de la protéine basique de la myéline dans le LCR.

Certains patients se stabilisent à un stade où le déficit cognitif est modéré, d'autres évoluent vers un coma et le décès. L'amélioration est exceptionnelle et il n'existe pas de traitement. Les lésions anatomopathologiques sont caractérisées par des plages de nécrose de coagulation, de spongiose, avec astrocytose réactionnelle localisée dans la substance blanche profonde, avec ou sans nécrose fibrinoïde des vaisseaux [52.72]. Un gonflement axonal et une minéralisation sont également caractéristiques [52.73, 52.74]. Différents facteurs de risque ont été identifiés. Ainsi, la dose de radiothérapie, mais également le protocole de traitement sont importants. Le risque de leucoencéphalopathie est plus faible lorsque le méthotrexate est administré avant la radiothérapie [52.75], il est maximal lorsque les deux traitements sont contemporains ou lorsque le méthotrexate est administré après la radiothérapie. Le risque augmente lorsque les patients reçoivent simultanément le méthotrexate en intrathécal et en intraveineux en association avec une radiothérapie. L'âge jeune, une insuffisance rénale ou hépatique, une méningite carcinomateuse, des anomalies d'écoulement du LCR, une hydrocéphalie ou une malposition du cathéter d'un réservoir d'Ommaya [52.76] favorisent aussi le développement des troubles cognitifs sévères.

Autres types de troubles cognitifs

À 5 ans, 25 % des patients en rémission suite au traitement par méthotrexate d'un lymphome cérébral primitif en rémission présentent des troubles cognitifs affectant la vitesse de traitement de l'information et les capacités mnésiques et exécutives. Une leucopathie sur les séquences d'IRM en pondération T2/FLAIR est généralement présente. Le facteur de risque principal est l'association à une radiothérapie encéphalique ; un âge supérieur à 60 ans, le sexe féminin ou la présence de troubles cognitifs au diagnostic semblent également jouer un rôle délétère [52.50]. Cependant, la remise en question de la place de la radiothérapie dans le traitement de première ligne du lymphome cérébral primitif pourrait diminuer l'incidence de ces troubles [52.62, 52.63].

Tumeurs gliales

Les chimiothérapies utilisées pour traiter les tumeurs gliales de bas ou de haut grade, parmi lesquelles le témozolomide est le traitement le plus utilisé, ne semblent pas être responsables de troubles cognitifs [52.77]. Cependant l'utilisation d'une radiothérapie concomitante pourrait induire une toxicité cognitive de la chimiothérapie.

Néoplasies systémiques

Chemobrain

Le terme de *chemobrain* (ou *chemofog*) fait référence à un obscurcissement général de la pensée, une fatigabilité psychique et un détachement, comme si un brouillard venait séparer le patient du monde extérieur. Il peut survenir en l'absence de trouble cognitif caractérisé. Ce phénomène peut avoir un retentissement social chez un certain nombre de survivants de cancer avec des conséquences professionnelles, financières, émotionnelles et une modification des relations sociales [52.78]. Son incidence et sa durée sont difficiles à établir mais sa survenue ne semble pas être corrélée au type de chimiothérapie employée [52.79]. Il est important de noter que sa survenue est largement subjective et ne s'accompagne pas systématiquement de troubles cognitifs ou psychiatriques caractérisables [52.80]. Clairement, des études prospectives rigoureuses sont nécessaires pour valider l'existence de cette entité et en définir précisément le tableau clinique (voir *infra*).

Troubles cognitifs légers et modérés

Outre la survenue d'un *chemobrain*, l'administration de chimiothérapies par voie systémique peut s'associer à la survenue de troubles cognitifs. Leur durée et leur incidence sont difficiles à préciser car les tests utilisés varient en fonction des études, le statut cognitif est rarement évalué avant l'administration du traitement et le résultat de ces tests contraste avec une importante plainte subjective qui est corrélée avec la présence de symptômes psychiatriques (anxiété et dépression) [52.81]. Une étude menée chez des patientes traitées pour un cancer du sein a mis en évidence un trouble des fonctions mnésiques et exécutives avec un déficit attentionnel et un ralentissement psychique. Il s'y associait une modification en IRM de tenseur en diffusion des faisceaux de substance blanche supportant le traitement en mémoire de travail [52.82]. D'autres études ont mis en évidence des anomalies anatomiques ou fonctionnelles corticales ou sous-corticales des régions impliquées dans les fonctions exécutives et mnésiques (préfrontales voire temporales internes) [52.81, 52.83]. Différents mécanismes ont été proposés pour expliquer ces troubles car les traitements employés ne franchissent pas la barrière hématoencéphalique : un stress oxydatif responsable de lésions de l'ADN, un effet inflammatoire et une toxicité du TNF-alpha, un effet du stress sur l'axe corticotrope qui s'accompagne d'une toxicité sur l'hippocampe, une microangiopathie cérébrale, une atteinte du système nerveux sympathique ou encore des mécanismes de neuro-psycho-immunologie [52.81-52.83]. Il semble que la présence d'une forme ApoE4 du gène de l'apolipoprotéine E représente un facteur de risque [52.81].

La création de l'ICCTF (*International Cognition and Cancer Task Force*) signe une prise de conscience de cette question et soutient l'organisation d'études mieux structurées, prospectives, avec un recueil cognitif homogène et adapté à la connaissance du *chemobrain* et des troubles cognitifs discrets. Une question actuellement posée est celle de troubles cognitifs directement liés à la présence du cancer, avant même l'administration d'un quelconque traitement [52.58, 52.83].

Troubles cognitifs associés aux traitements symptomatiques

Corticothérapie

Les corticoïdes sont les médicaments les plus utilisés en neuro-oncologie. Ils représentent le traitement principal de l'œdème vasogénique qui accompagne les tumeurs cérébrales et peuvent parfois être administrés à fortes doses afin de lutter contre l'hypertension intracrânienne. Des troubles cognitifs secondaires à leur administration ont été rapportés dans différentes pathologies systémiques. Les troubles mnésiques, observés après une corticothérapie de quelques jours à plusieurs mois [52.84], portent principalement sur les aspects hippocampiques de la mémoire (mémoire déclarative ou verbale). Les glucocorticoïdes sont responsables d'une diminution de la neurogenèse hippocampique [52.85], qui s'accompagne d'une atrophie visible en IRM [52.86]. Le résultat d'études portant sur l'effet protecteur de la coadministration de mémantine ou de lamotrigine, molécules antagonistes des récepteurs du NMDA du glutamate, supporte un mécanisme d'excitotoxicité glutamatergique [52.87, 52.88]. De rares cas de troubles cognitifs sévères en dehors de toute psychose ont également été décrits. Les patients présentaient des troubles de la mémoire, de l'attention et de la concentration ainsi qu'une baisse d'efficience et d'activité pouvant mimer une maladie d'Alzheimer débutante. Ils ont été rencontrés chez des patients traités par de larges doses de corticoïdes (60 à 120 mg de prednisone) et, bien que ces troubles soient réversibles, des séquelles étaient présentes chez 2 des 6 patients rapportés par Varney *et al.* [52.89]. Il faut par conséquent savoir décroître rapidement la dose de corticothérapie dès lors que l'effet de l'œdème cérébral a diminué. Il faut aussi rester prudent avant d'incriminer les corticoïdes en recherchant systématiquement une autre cause de troubles cognitifs *(tab. 52.2)*.

Antiépileptiques

L'incidence des crises épileptiques est de 85 % en cas de gliome de bas grade, de 50 % en cas de gliome de haut grade [52.90] et de 25 % en cas de métastase cérébrale [52.91]. Les antiépileptiques sont donc fréquemment prescrits en neuro-oncologie, mais leur usage ne doit pas être systématique [52.92]. La question des effets secondaires cognitifs des traitements antiépileptiques a été considérablement modifiée par l'apparition des antiépileptiques de nouvelle génération. Les anciens traitements (valproate de sodium, carbamazépine et phénytoïne) peuvent être responsables de troubles cognitifs portant sur l'attention, la concentration, la mémoire à court terme et la vitesse de traitement exécutif. Cependant les traitements de nouvelle génération (lamotrigine, levetiracetam et gabapentine), à l'exception du topiramate, sont bien tolérés sur le plan cognitif [52.93]. En raison de leurs effets amnésiants et sédatifs, l'usage des benzodiazépines devrait être limité aux situations d'urgence. Les effets cognitifs des nouveaux traitements n'ont pas été étudiés chez les patients souffrant de néoplasies cérébrales. Il reste à établir si leur usage est favorable ou délétère aux phénomènes de neuroplasticité qui entrent en jeu dans le rétablissement et le maintien des fonctions cognitives chez les sujets cérébrolésés.

Conclusion

Parmi les complications dues au traitement des tumeurs cérébrales, celles qui provoquent des troubles cognitifs sont les plus invalidantes chez les survivants à long terme. Elles sont souvent irréversibles, en particulier lorsqu'elles sont dues à la radio ou à la chimiothérapie, et leur diagnostic ne peut être établi qu'après avoir éliminé une récidive tumorale ou toute autre complication curable. Leur physiopathologie reste incertaine. Pour les prévenir, la décision thérapeutique doit toujours tenir compte de l'identification de facteurs de risque afin de définir au mieux le rapport bénéfice/risque du traitement proposé. Le développement d'échelles adaptées, standardisées et d'utilisation simple permettra certainement un progrès dans l'étude de leur incidence et de leurs caractéristiques.

Remerciements

Nous remercions le Dr François Ducray pour sa lecture critique de la première partie de ce chapitre.

Bibliographie

[52.1] Gultekin SH, Rosenfeld MR, Voltz R, Eichen J, Posner JB, Dalmau J. Paraneoplastic limbic encephalitis : neurological symptoms, immunological findings and tumour association in 50 patients. Brain 2000 ; 123 : 1481-94.

[52.2] Demaerel P, Van Dessel W, Van Paesschen W, Vandenberghe R, Van Laere K, Linn J. Autoimmune-mediated encephalitis. Neuroradiology 2011 ; 53 : 837-51.

[52.3] Psimaras D, Carpentier AF, Rossi C. Cerebrospinal fluid study in paraneoplastic syndromes. J Neurol Neurosurg Psychiatry 2010 ; 81 : 42-5.

[52.4] Basu S, Alavi A. Role of FDG-PET in the clinical management of paraneoplastic neurological syndrome : detection of the underlying malignancy and the brain PET-MRI correlates. Mol Imaging Biol 2008 ; 10 : 131-7.

[52.5] Graus F, Elkon KB, Cordon-Cardo C, Posner JB. Sensory neuronopathy and small cell lung cancer. Antineuronal antibody that also reacts with the tumor. Am J Med 1986 ; 80 : 45-52.

[52.6] Senties-Madrid H, Vega-Boada F. Paraneoplastic syndromes associated with anti-Hu antibodies. Isr Med Assoc J 2001 ; 3 : 94-103.

[52.7] Alamowitch S, Graus F, Uchuya M, Rene R, Bescansa E, Delattre JY. Limbic encephalitis and small cell lung cancer. Clinical and immunological features. Brain 1997 ; 120 : 923-8.

[52.8] Graus F, Keime-Guibert F, Reñe R, Benyahia B, Ribalta T, Ascaso C *et al.* Anti-Hu-associated paraneoplastic encephalomyelitis : analysis of 200 patients. Brain 2001 ; 124 (Pt 6) : 1138-48.

[52.9] Dalmau J, Graus F, Villarejo A, Posner JB, Blumenthal D, Thiessen B *et al.* Clinical analysis of anti-Ma2-associated encephalitis. Brain 2004 ; 127 (Pt 8) : 1831-44.

[52.10] Rosenfeld MR, Eichen JG, Wade DF, Posner JB, Dalmau J. Molecular and clinical diversity in paraneoplastic immunity to Ma proteins. Ann Neurol 2001 ; 50 : 339-48.

[52.11] Dalmau J, Rosenfeld MR. Paraneoplastic syndromes of the CNS. Lancet Neurol 2008 ; 7 : 327-40.

[52.12] Honnorat J, Cartalat-Carel S, Ricard D, Camdessanche JP, Carpentier AF, Rogemond V *et al.* Onco-neural antibodies and tumour type determine survival and neurological symptoms in paraneoplastic neurological syndromes with Hu or CV2/CRMP5 antibodies. J Neurol Neurosurg Psychiatry 2009 ; 80 : 412-6.

[52.13] Yu Z, Kryzer TJ, Griesmann GE, Kim K, Benarroch EE, Lennon VA. CRMP-5 neuronal autoantibody : marker of lung cancer and thymoma-related autoimmunity. Ann Neurol 2001 ; 49 : 146-54.

[52.14] Voltz R, Gultekin SH, Rosenfeld MR, Gerstner E, Eichen J, Posner JB *et al.* A serologic marker of paraneoplastic limbic and brain-stem encephalitis in patients with testicular cancer. N Engl J Med 1999 ; 340 : 1788-95.

[52.15] Lancaster E, Martinez-Hernandez E, Dalmau J. Encephalitis and antibodies to synaptic and neuronal cell surface proteins. Neurology 2011 ; 77 : 179-89.

[52.16] Keime-Guibert F, Graus F, Broët P, Reñé R, Molinuevo JL, Ascaso C *et al.* Clinical outcome of patients with anti-Hu-associated encephalomyelitis after treatment of the tumor. Neurology 1999 ; 53 : 1719-23.

[52.17] Vitaliani R, Mason W, Ances B, Zwerdling T, Jiang Z, Dalmau J. Paraneoplastic encephalitis, psychiatric symptoms, and hypoventilation in ovarian teratoma. Ann Neurol 2005 ; 58 : 594-604.

[52.18] Dalmau J, Tüzün E, Wu HY, Masjuan J, Rossi JE, Voloschin A *et al.* Paraneoplastic anti-N-methyl-D-aspartate receptor encephalitis associated with ovarian teratoma. Ann Neurol 2007 ; 61 : 25-36.

[52.19] Dalmau J, Lancaster E, Martinez-Hernandez E, Rosenfeld MR, Balice-Gordon R. Clinical experience and laboratory investigations in patients with anti-NMDA encephalitis. Lancet Neurol 2011 ; 10 : 63-74.

[52.20] Haberlandt E, Bast T, Ebner A, Holthausen H, Kluger G, Kravljanac R *et al.* Limbic encephalitis in children and adolescents. Arch Dis Child 2011 ; 96 : 186-91.

[52.21] Pruss H, Holtje M, Maier N, Gomez A, Buchert R, Harms L *et al.* IgA NMDA receptor antibodies are markers of synaptic immunity in slow cognitive impairment. Neurology 2012 ; 78 : 1743-52.

[52.22] Bayreuther C, Bourg V, Dellamonica J, Borg M, Bernardin G, Thomas P. Complex partial status epilepticus revealing anti-NMDA receptor encephalitis. Epileptic Disord 2009 ; 11 : 261-5.

[52.23] Manto M, Dalmau J, Didelot A, Rogemond V, Honnorat J. *In vivo* effects of antibodies from patients with anti-NMDA receptor encephalitis : further evidence of synaptic glutamatergic dysfunction. Orphanet J Rare Dis 2010 ; 5 : 31.

[52.24] Iizuka T, Sakai F, Ide T, Monzen T, Yoshii S, Iigaya M *et al.* Anti-NMDA receptor encephalitis in Japan : long-term outcome without tumor removal. Neurology 2008 ; 70 : 504-11.

[52.25] Finke C, Kopp UA, Prüss H, Dalmau J, Wandinger KP, Ploner CJ. Cognitive deficits following anti-NMDA receptor encephalitis. J Neurol Neurosurg Psychiatry 2012 ; 83 : 195-8.

[52.26] Lai M, Huijbers MG, Lancaster E, Graus F, Bataller L, Balice-Gordon R *et al.* Investigation of LGI1 as the antigen in limbic encephalitis previously attributed to potassium channels : a case series. Lancet Neurol 2010 ; 9 : 776-85.

[52.27] Vincent A, Buckley C, Schott JM, Baker I, Dewar BK, Detert N *et al.* Potassium channel antibody-associated encephalopathy : a potentially immunotherapy-responsive form of limbic encephalitis. Brain 2004 ; 127 (Pt 3) : 701-12.

[52.28] Vincent A, Bien CG, Irani SR, Waters P. Autoantibodies associated with diseases of the CNS : new developments and future challenges. Lancet Neurol 2011 ; 10 : 759-72.

[52.29] Irani SR, Alexander S, Waters P, Kleopa KA, Pettingill P, Zuliani L *et al.* Antibodies to Kv1 potassium channel-complex proteins leucine-rich, glioma inactivated 1 protein and contactin-associated protein-2 in limbic encephalitis, Morvan's syndrome and acquired neuromyotonia. Brain 2010 ; 133 : 2734-48.

[52.30] Geschwind MD, Tan KM, Lennon VA, Barajas RF Jr, Haman A, Klein CJ *et al.* Voltage-gated potassium channel autoimmunity mimicking Creutzfeldt-Jakob disease. Arch Neurol 2008 ; 65 : 1341-6.

[52.31] Irani SR, Michell AW, Lang B, Pettingill P, Waters P, Johnson MR *et al.* Faciobrachial dystonic seizures precede LGI1 antibody limbic encephalitis. Ann Neurol 2011 ; 69 : 892-900.

[52.32] Poliak S, Salomon D, Elhanany H, Sabanay H, Kiernan B, Pevny L *et al.* Juxtaparanodal clustering of Shaker-like K+ channels in myelinated axons depends on Caspr2 and TAG-1. J Cell Biol 2003 ; 162 : 1149-60.

[52.33] Iranzo A, Graus F, Clover L, Morera J, Bruna J, Vilar C *et al.* Rapid eye movement sleep behavior disorder and potassium channel antibody-associated limbic encephalitis. Ann Neurol 2006 ; 59 : 178-81.

[52.34] Lancaster E, Huijbers MG, Bar V, Boronat A, Wong A, Martinez-Hernandez E *et al.* Investigations of caspr2, an autoantigen of encephalitis and neuromyotonia. Ann Neurol 2011 ; 69 : 303-11.

[52.35] Rubio-Agusti I, Perez-Miralles F, Sevilla T, Muelas N, Chumillas MJ, Mayordomo F *et al.* Peripheral nerve hyperexcitability : a clinical and immunologic study of 38 patients. Neurology 2011 ; 76 : 172-8.

[52.36] Lai M, Hughes EG, Peng X, Zhou L, Gleichman AJ, Shu H *et al.* AMPA receptor antibodies in limbic encephalitis alter synaptic receptor location. Ann Neurol 2009 ; 65 : 424-34.

[52.37] Vincent A, Leite MI, Waters P, Becker CM, Jacobi C, Meinck HM. Glycine receptor antibodies in progressive encephalomyelitis with rigidity and myoclonus, hyperekplexia and stiff person syndrome. Ann Neurol 2009 ; 66 : 550-1.

[52.38] Lancaster E, Dalmau J. Neuronal autoantigens. Pathogenesis, associated disorders and antibody testing. Nat Rev Neurol 2012 ; 8 : 380-90.

[52.39] Malter MP, Helmstaedter C, Urbach H, Vincent A, Bien CG. Antibodies to glutamic acid decarboxylase define a form of limbic encephalitis. Ann Neurol 2010 ; 67 : 470-8.

[52.40] Antoine JC, Absi L, Honnorat J, Boulesteix JM, de Brouker T, Vial C *et al.* Antiamphiphysin antibodies are associated with various paraneoplastic neurological syndromes and tumors. Arch Neurol 1999 ; 56 : 172-7.

[52.41] Pittock SJ, Lucchinetti CF, Parisi JE, Benarroch EE, Mokri B, Stephan CL *et al.* Amphiphysin autoimmunity : paraneoplastic accompaniments. Ann Neurol 2005 ; 58 : 96-107.

[52.42] Frechette ES, Zhou L, Galetta SL, Chen L, Dalmau J. Prolonged follow-up and CSF antibody titers in a patient with anti-NMDA receptor encephalitis. Neurology 2011 ; 76 (7 Suppl 2) : S64-6.

[52.43] Lai M, Huijbers MGM, Lancaster E, Graus F, Bataller L, Balice-Gordon R. Investigations of LGI1 as the antigen in limbic encephalitis previously attributed to potasssium channels : a case series. Lancet 2010 ; 9 : 776-85.

[52.44] Talacchi A, Santini B, Savazzi S, Gerosa M. Cognitive effects of tumour and surgical treatment in glioma patients. J Neurooncol 2011 ; 103 : 541-9.

[52.45] Heimans JJ, Reijneveld JC. Factors affecting the cerebral network in brain tumor patients. J Neurooncol 2012 ;108 : 231-7.

[52.46] Andrewes DG, Kaye A, Murphy M, Harris B, Aitken S, Parr C *et al*. Emotional and social dysfunction in patients following surgical treatment for brain tumour. J Clin Neurosci 2003 ; 10 : 428-33.

[52.47] Rooney AG, Carson A, Grant R. Depression in cerebral glioma patients : a systematic review of observational studies. J Natl Cancer Inst 2011 ; 103 : 61-76.

[52.48] Duffau H. The "frontal syndrome" revisited : lessons from electrostimulation mapping studies. Cortex 2012 ; 48 : 120-31.

[52.49] Klein M, Duffau H, De Witt Hamer PC. Cognition and resective surgery for diffuse infiltrative glioma : an overview. J Neurooncol 2012 ; 108 : 309-18.

[52.50] Soussain C, Ricard D, Fike JR, Mazeron JJ, Psimaras D, Delattre JY. CNS complications of radiotherapy and chemotherapy. Lancet 2009 ; 374 : 1639-51.

[52.51] Taal W, Brandsma D, de Bruin HG, Bromberg JE, Swaak-Kragten AT, Smitt PA *et al*. Incidence of early pseudo-progression in a cohort of malignant glioma patients treated with chemoirradiation with temozolomide. Cancer 2008 ; 113 : 405-10.

[52.52] De Angelis LM, Delattre JY, Posner JB. Radiation-induced dementia in patients cured of brain metastases. Neurology 1989 ; 39 : 789-96.

[52.53] Douw L, Klein M, Fagel SS, Van den Heuvel J, Taphoorn MJB, Aaronson NK *et al*. Cognitive and radiological effects of radiotherapy in patients with low-grade glioma : long-term follow-up. Lancet Neurol 2009 ; 8 : 810-8.

[52.54] Perry A, Schmidt RE. Cancer therapy-associated CNS neuropathology : an update and review of the litterature. Acta Neuropathol 2006 ;111 : 197-212.

[52.55] Duffner PK, Cohen ME, Parker MS. Prospective intellectual testing in children with brain tumors. Ann Neurol 1988 ; 23 : 575-9.

[52.56] Moretti R, Torre P, Antonello RM, Cattaruzza T, Cazzato G, Bava A *et al*. Neuropsychological evaluation of late-onset post-radiotherapy encephalopathy : a comparison with vascular dementia. J Neurol Sci 2005 ; 229-230 : 195-200.

[52.57] Correa DD, Shi W, Thaler HT, Cheung AM, De Angelis LM, Abrey LE. Longitudinal cognitive follow-up in low grade gliomas. J Neurooncol 2008 ; 86 : 321-7.

[52.58] Ricard D, Taillia H, Renard JL. Brain damage from anticancer treatments in adults. Curr Opin Oncol 2009 ; 21 : 559-65.

[52.59] Surma-aho O, Niemelä M, Vilkki J, Kouri M, Brander A, Salonen O *et al*. Adverse long-term effects of brain radiotherapy in adult low-grade glioma patients. Neurology 2001 ; 56 : 1285-90.

[52.60] Douw L, Klein M, Fagel SS, Van den Heuvel J, Taphoorn MJ, Aaronson NK *et al*. Cognitive and radiological effects of radiotherapy in patients with low-grade glioma : long-term follow-up. Lancet Neurol 2009 ; 8 : 810-8.

[52.61] Taphoorn MJ, Stupp R, Coens C, Osoba D, Kortmann R, Van den Bent MJ *et al*. Health related quality of life in patients with glioblastoma : a randomised controlled trial. Lancet Oncol 2005 ; 6 : 937-44.

[52.62] Juergens A, Pels H, Rogowski S, Fliessbach K, Glasmacher A, Engert A *et al*. Long-term survival with favorable cognitive outcome after chemotherapy in primary central nervous system lymphoma. Ann Neurol 2010 ; 67 : 182-9.

[52.63] Correa DD, Shi W, Abrey LE, Deangelis LM, Omuro AM, Deutsch MB *et al*. Cognitive functions in primary CNS lymphoma after single or combined modality regimens. Neuro Oncol 2012 ; 14 : 101-8.

[52.64] Sun A, Bae K, Gore EM, Movsas B, Wong SJ, Meyers CA *et al*. Phase III trial of prophylactic cranial irradiation compared with observation in patients with locally advanced non-small-cell lung cancer : neurocognitive and quality-of-life analysis. J Clin Oncol 2011 ; 29 : 279-86.

[52.65] Chang EL, Wefel JS, Hess KR, Allen PK, Lang FF, Kornguth DG *et al*. Neurocognition in patients with brain metastases treated with radiosurgery or radiosurgery plus whole-brain irradiation : a randomised controlled trial. Lancet Oncol 2009 ; 10 : 1037-44.

[52.66] Li J, Bentzen SM, Renschler M, Mehta MP. Regression after whole-brain radiation therapy for brain metastases correlates with survival and improved neurocognitive function. J Clin Oncol 2007 ; 25 : 1260-6.

[52.67] Gondi V, Tomé WA, Mehta MP. Why avoid the hippocampus ? A comprehensive review. Radiother Oncol 2010 ; 97 : 370-6.

[52.68] Robbins ME, Zhao W, Garcia-Espinosa MA, Diz DI. Renin-angiotensin system blockers and modulation of radiation-induced brain injury. Curr Drug Targets 2010 ; 11 : 1413-22.

[52.69] Grosshans DR, Meyers CA, Allen PK, Davenport SD, Komaki R. Neurocognitive function in patients with small cell lung cancer : effect of prophylactic cranial irradiation. Cancer 2008 ; 112 : 589-95.

[52.70] Agha A, Sherlock M, Brennan S, O'Connor SA, O'Sullivan E, Rogers B *et al*. Hypothalamic-pituitary dysfunction after irradiation of nonpituitary brain tumors in adults. J Clin Endocrinol Metab 2005 ; 90 : 6355-60.

[52.71] Quik EH, Valk GD, Drent ML, Stalpers LJ, Kenemans JL, Koppeschaar HP *et al*. Reduced growth hormone secretion after cranial irradiation contributes to neurocognitive dysfunction. Growth Horm IGF Res 2012 ; 22 : 42-7.

[52.72] Glass PJ, Lee YY, Bruner J, Fields WS. Treatment related leukoencephalopathy. Medicine 1986 ; 65 : 154-62.

[52.73] Price RA, Jamieson PA. The CNS in childhood leukemia. Subacute leukoencephalopathy. Cancer 1975 ; 35 : 306-18.

[52.74] Robain O, Dulac O, Dommergues JP, Bernaudin F, Diebler K, Kalifa C *et al*. Necrotising leukoencephalopathy complicating treatment of childhood leukaemia. J Neurol Neurosurg Psychiatry 1984 ; 47 : 65-72.

[52.75] Bleyer WA, Griffin TW. White matter necrosis, mineralizing microangiopathy and intellectual abilities in survivors of childhood leukemia : associations with central nervous system irradiation and methotrexate therapy. *In :* Gilbert HA, Kagan AR, eds. Radiation damage of the nervous system. A delayed therapeutic hazard. New York : Raven Press, 1980 : 155-74.

[52.76] Graus F. Acute meningospinal syndrome : acute myelopathy and radiculopathy. *In :* Hildebrand J, ed. Neurological adverse reactions to anticancer drugs. Berlin : Springer-Verlag, 1990 : 87-92.

[52.77] Wick A, Felsberg J, Steinbach JP, Herrlinger U, Platten M, Blaschke B *et al*. Efficacy and tolerability of temozolomide in an alternating weekly regimen in patients with recurrent glioma. J Clin Oncol 2007 ; 25 : 3357-61.

[52.78] Boykoff N, Moieni M, Subramanian SK. Confronting chemobrain : an in-depth look at survivors' reports of impact on work, social networks, and health care response. J Cancer Surviv 2009 ; 3 : 223-32.

[52.79] Cheung YT, Chui WK, Chan A. Neuro-cognitive impairment in breast cancer patients : pharmacological considerations. Crit Rev Oncol Hematol 2012 ; 83 : 99-111.

[52.80] Hermelink K, Küchenhoff H, Untch M, Bauerfeind I, Lux MP, Bühner M *et al*. Two different sides of "chemobrain" : determinants and nondeterminants of self-perceived cognitive dysfunction in a prospective, randomized, multicenter study. Psychooncology 2010 ; 19 : 1321-8.

[52.81] Dutta V. Chemotherapy, neurotoxicity, and cognitive changes in breast cancer. J Cancer Res Ther 2011 ; 7 : 264-9.

[52.82] Deprez S, Amant F, Smeets A, Peeters R, Leemans A, Van Hecke W *et al*. Longitudinal assessment of chemotherapy-induced structural changes in cerebral white matter and its correlation with impaired cognitive functioning. J Clin Oncol 2012 ; 30 : 274-81.

[52.83] Vardy J, Tannock I. Cognitive function after chemotherapy in adults with solid tumours. Crit Rev Oncol Hematol 2007 ; 63 : 183-202.

[52.84] Keenan PA, Jacobson MW, Soleymani RM, Mayes MD, Stress ME, Yaldoo DT. The effect on memory of chronic prednisone treatment in patients with systemic disease. Neurology 1996 ; 47 : 1396-402.

[52.85] Joëls M. Role of corticosteroid hormones in the dentate gyrus. Prog Brain Res 2007 ; 163 : 355-70.

[52.86] Brown ES, J Woolston D, Frol A, Bobadilla L, Khan DA, Hanczyc M *et al*. Hippocampal volume, spectroscopy, cognition, and mood in patients receiving corticosteroid therapy. Biol Psychiatry 2004 ; 55 : 538-45.

[52.87] Brown ES, Vazquez M, Nakamura A. Randomized, placebo-controlled, crossover trial of memantine for cognitive changes with corticosteroid therapy. Biol Psychiatry 2008 ; 64 : 727-9.

[52.88] Brown ES, Wolfshohl J, Shad MU, Vazquez M, Osuji IJ. Attenuation of the effects of corticosteroids on declarative memory with lamotrigine. Neuropsychopharmacology 2008 ; 33 : 2376-83.

[52.89] Varney NR, Alexander B, Macindoe JH. Reversible steroid dementia in patient without steroid psychosis. Am J Psychiatry 1984 ; 141 : 215-9.

[52.90] Lote K, Stenwig AE, Skullerud K, Hirschberg H. Prevalence and prognostic significance of epilepsy in patients with gliomas. Eur J Cancer 1998 ; 34 : 98-102.

[52.91] Posner JB. Management of brain metastases. Rev Neurol 1992 ; 148 : 477-87.

[52.92] Glantz MJ, Cole BF, Forsyth PA, Recht LD, Wen PY, Chamberlain MC *et al*. Practice parameter : anticonvulsant prophylaxis in patients with newly diagnosed brain tumors. Report of the Quality Standards Subcommittee of the American Academy of Neurology. Neurology 2000 ; 54 : 1886-93.

[52.93] Meador KJ. Cognitive and memory effects of the new antiepileptic drugs. Epilepsy Res 2006 ; 68 : 63-7.

Chapitre

53

Hydrocéphalie chronique de l'adulte ou hydrocéphalie à pression normale

| L. Sakka, J. Chazal

L'hydrocéphalie à pression normale (HPN) a été pour la première fois décrite en 1965 par Adams et Hakim sous la forme d'un syndrome clinique comprenant une ataxie, une incontinence urinaire et une démence [53.1]. Ces auteurs montraient que cette triade symptomatique régressait après dérivation du liquide cérébrospinal (LCS). Le concept reste d'actualité malgré un taux important d'échecs thérapeutiques [53.2]. La physiopathologie est encore mal comprise, mais le monitorage prolongé de la pression intracrânienne montre des valeurs de pression au-dessus de la normale sur des intervalles de temps plus ou moins longs [53.3]. C'est pourquoi le terme d'« hydrocéphalie chronique de l'adulte » (HCA) doit être préféré à celui d'HPN. L'hydrocéphalie, quelle qu'en soit l'étiologie, est définie par la distension du système ventriculaire, secondaire à un trouble de la circulation et/ou de la résorption du LCS. Elle se distingue de la dilatation « passive » des ventricules (hydrocéphalie *ex vacuo*) qui se constitue lors d'atrophie cérébrale où le LCS remplit passivement l'espace libéré par la destruction du parenchyme cérébral. L'HCA pose aujourd'hui encore dans certains cas des problèmes diagnostiques et thérapeutiques parfois difficiles à résoudre. Son diagnostic doit toujours être envisagé dans un bilan de démence car il s'agit d'une démence curable.

Physiopathologie

Pression intracrânienne fluctuante

Dans l'hydrocéphalie chronique de l'adulte, le monitorage continu de la pression du LCS de longue durée montre des élévations transitoires de la pression, les ondes A (dites en plateau) et les ondes B, qui pourraient expliquer la persistance ou la progression de la dilatation ventriculaire au cours du temps [53.4].

Adaptation du taux de sécrétion liquidienne

La diminution de la sécrétion du LCS suggérée par des modèles expérimentaux d'animaux hydrocéphales n'est pas formellement démontrée chez l'homme. Il est établi que la sécrétion du LCS est régulée par les variations pressionnelles, le système nerveux végétatif, des mécanismes neurohormonaux et des rétrocontrôles locaux [53.5].

Adaptation au régime de pression

Une augmentation de la pression intraventriculaire exercerait un rétrocontrôle négatif sur la sécrétion choroïdienne en diminuant le gradient de pression à travers la barrière hématoliquidienne et en diminuant la pression de perfusion cérébrale. Cette adaptation de la sécrétion au régime de pression qui interviendrait à la phase d'initiation des hydrocéphalies est rapidement dépassée dans l'hydrocéphalie active.

Rôle de l'innervation végétative

Les capillaires et l'épithélium choroïdiens reçoivent une innervation végétative. La stimulation expérimentale des fibres orthosympathiques réduit la sécrétion choroïdienne de LCS.

Régulation neurohormonale mal connue

L'intervention de neuropeptides est suggérée par des données expérimentales et cliniques. L'épithélium choroïdien comporte des récepteurs à la dopamine, à la sérotonine, à la mélatonine, au peptide atrial natriurétique (NAP) et à l'arginine vasopressine (AVP). La concentration de ces neuropeptides augmente dans le LCS lorsqu'on élève expérimentalement la pression de ce dernier et dans l'hydrocéphalie aiguë [53.6]. Dans les mêmes circonstances, l'expression des récepteurs du NAP et de l'AVP augmente au niveau de l'épithélium choroïdien [53.7].

Le NAP et l'AVP diminuent la sécrétion de LCS par les plexus choroïdes mais entraînent parallèlement la dilatation des artères piales [53.8-53.10]. Cette vasodilatation artériolaire s'opposerait à la diminution de la pression de perfusion cérébrale liée à l'hyperpression liquidienne de l'hydrocéphalie. Il est difficile de savoir si l'expression variable des récepteurs membranaires du NAP et de l'AVP selon la dynamique du LCS participe aux mécanismes adaptatifs ou au contraire à la physiopathologie de l'hydrocéphalie.

Rôle des agents pharmacologiques

Les diurétiques de l'anse et les inhibiteurs de l'anhydrase carbonique diminuent la sécrétion et le renouvellement du LCS. Cette diminution du renouvellement liquidien pourrait déséquilibrer l'environnement neuronal, à l'origine d'altérations fonctionnelles du parenchyme cérébral qui pourraient chez les patients âgés s'ajouter aux troubles neurodégénératifs liés à l'âge.

Résorption liquidienne

En conditions physiologiques

■ Résorption villositaire

En conditions physiologiques, le LCS est essentiellement résorbé par les villosités arachnoïdiennes crâniennes et rachidiennes. Cette résorption villositaire s'adapte à la pression liquidienne.

■ Résorption extravillositaire

Une résorption extravillositaire s'effectue selon les gradients de pression par les gaines des nerfs crâniens et spinaux, par l'épendyme et les espaces périvasculaires de Virchow-Robin dans le secteur interstitiel. La gaine du nerf optique participerait à la résorption du LCS quand les voies de résorption villositaire sont débordées [53.5].

Des modèles expérimentaux montrent également une résorption du LCS par les plexus choroïdes et l'adventice des gros vaisseaux de la base du crâne.

Dans l'HCA

Dans l'HCA, la résorption villositaire crânienne du LCS est défaillante. Elle serait partiellement suppléée par les voies vicariantes que constituent les voies de résorption extravillositaire.

La mieux documentée est la *voie transépendymaire* qui s'effectue de la lumière ventriculaire vers le secteur interstitiel et les capillaires parenchymateux. Elle donne à l'IRM, sur des séquences pondérées en T2, un hypersignal périventriculaire caractéristique, à distinguer des leucoaraïoses d'origine vasculaire fréquentes chez le sujet âgé.

Une *résorption par la muqueuse olfactive* à travers la lame criblée de l'ethmoïde vers les lymphatiques cervicaux a été démontrée sur des modèles animaux [53.11, 53.12]. Elle reste néanmoins à quantifier chez l'homme. Cette résorption du LCS dans le courant lymphatique serait une des voies préférentielles de résorption du liquide interstitiel cérébral parcourant successivement les espaces périvasculaires, la lame criblée de l'ethmoïde, la gaine du nerf olfactif, la sous-muqueuse nasale, et les lymphonœuds cervicaux [53.13]. Chez le mouton, la résorption lymphatique du LCS augmente avec la pression intracrânienne. Lorsque la pression intracrânienne est normale, 10 % de la lymphe cervicale provient du LCS. Lorsque la pression intracrânienne passe de 10 à 70 cmH_2O, le débit lymphatique cervical est multiplié par quatre, 80 % de la lymphe provenant du LCS [53.14].

Dilatation ventriculaire

Le mécanisme de la dilatation ventriculaire reste hypothétique et multifactoriel. Au premier plan, on trouve des facteurs hydrodynamiques : les taux de sécrétion et de résorption liquidiennes, la pression liquidienne et la compliance cérébrale. Certaines observations montrent la participation de mécanismes biochimiques et cellulaires complexes, faisant intervenir les neuropeptides hormonaux comme la prostaglandine F2 (PGF2) et le NAP [53.15].

Anatomopathologie

Les altérations parenchymateuses observées au cours de l'HCA concernent l'épendyme, la substance blanche et le cortex.

Lésions épendymaires

Les lésions épendymaires semblent relativement spécifiques de l'hydrocéphalie. On constate notamment une perte des cils et des microvillosités des cellules épendymaires, un élargissement des espaces intercellulaires, des images de destruction épendymaire avec une prolifération des astrocytes sous-jacents [53.16-53.18].

Lésions de la substance blanche

Les lésions prédominent de manière caractéristique dans la substance blanche périventriculaire, en particulier les fibres du fornix et du corps calleux. On retrouve autour du système ventriculaire un œdème interstitiel associé à une réaction gliale étendue avec une dissociation des gaines de myéline, se présentant sous la forme d'un hypersignal périventriculaire à l'IRM pondérée en T2. La dilatation ventriculaire entraîne également un étirement voire une destruction des fibres axonales à proximité des ventricules. Ces lésions régressent en partie après dérivation du LCS.

Des altérations du lit vasculaire se surajoutent à ces lésions spécifiques. La raréfaction du lit capillaire dans la substance blanche périventriculaire entraîne une hypoperfusion de la substance blanche, des modifications de la composition du liquide interstitiel et des perturbations métaboliques expliquant des dysfonctionnements axonaux. Ces lésions expliqueraient la composante sous-corticale des troubles cognitifs. Ces altérations régressent partiellement après traitement. Ainsi, l'efficacité clinique de la dérivation liquidienne pourrait en partie résulter de l'amélioration du débit sanguin cérébral [53.16].

Les lésions ischémiques de la substance blanche sont quant à elles de mauvais pronostic. Le plus souvent profondes, elles s'associent à des lacunes sous-corticales en relation avec des microangiopathies oblitérantes et des foyers de démyélinisation [53.19]. Elles expliqueraient certains échecs thérapeutiques [53.20, 53.21].

Lésions de la substance grise

Données expérimentales

Les études expérimentales montrent des modifications morphologiques des neurones, une réduction du nombre des synapses et une simplification des arborisations dendritiques tandis que les pertes neuronales semblent rares [53.22, 53.23]. Des études en spectroscopie par résonance magnétique montrent chez le rat une diminution du glutamate dans le cortex, l'hippocampe et le thalamus, et une accumulation de lactate dans le LCS. Ces modifications témoignent probablement d'une majoration du métabolisme anaérobie liée à l'hypoxie cérébrale [53.24].

Données chez l'homme

Les lésions de la substance grise ont été décrites sur des patients HCA âgés. Elles se trouvent à distance du système ventriculaire. Il s'agit de plaques séniles et d'amas neurofibrillaires également retrouvés dans la maladie d'Alzheimer. Leur prévalence serait de 50 % des patients HCA. Elle atteindrait 75 % des patients lorsque le déficit cognitif est marqué et lors d'évolution prolongée de la maladie [53.25, 53.26].

Causes

HCA secondaire

L'HCA secondaire résulte d'un obstacle à la circulation et/ou à la résorption du LCS. L'obstacle peut être dans le système liquidien intracérébral, les espaces péricérébraux ou les sites de résorption. Il peut obstruer ou comprimer la voie d'écoulement.

Obstruction veineuse

Ce type d'étiologie recouvre les malformations artérioveineuses et de la veine de Galien, les thromboses sinusiennes et caves supérieures.

Sclérose des espaces subarachnoïdiens et des granulations arachnoïdiennes

Elles peuvent succéder à des hémorragies subarachnoïdiennes, des méningites, des traumatismes crâniens ou des interventions neurochirurgicales.

Hémorragies subarachnoïdiennes

D'origine traumatique ou anévrismale, elles se compliquent d'une HCA chez 10 % des patients. L'hydrocéphalie résulterait d'une augmentation de la viscosité du LCS due à la réaction inflammatoire suscitée par le sang et ses produits de dégradation dans le LCS.

Méningites

Qu'elles soient virales, bactériennes ou carcinomateuses, le mécanisme est similaire à celui des hémorragies subarachnoïdiennes. Les méningites bactériennes peuvent se compliquer d'une inflammation de l'épendyme déterminant des ventriculites et des sténoses de l'aqueduc du cerveau par adhérences cicatricielles. Des méningites virales passées inaperçues pourraient expliquer les HCA idiopathiques.

Traumatismes crâniens

La physiopathologie de l'hydrocéphalie est mal connue dans ce contexte, en dehors de l'hémorragie méningée traumatique.

Procédures neurochirurgicales avec ouvertures des voies liquidiennes

Les hydrocéphalies survenant après chirurgie de la fosse cérébrale postérieure sont classiques même en l'absence de complication hémorragique.

Tumeurs du névraxe ou des méninges

Une *tumeur intracrânienne*, quelle qu'en soit la nature histologique, peut se compliquer d'une hydrocéphalie surtout si elle est située dans les espaces liquidiens ou à proximité. Les plus fréquentes sont les tumeurs intraventriculaires ou suprasellaires : gliome des nerfs optiques, craniopharyngiome, méningiome du *tuberculum sellae*, adénome pituitaire, kyste colloïde, épendymome, astrocytome subépendymaire à cellules géantes.

Une *tumeur intrarachidienne* peut être à l'origine d'une hydrocéphalie. Le mécanisme est mal compris. Il ferait intervenir un remaniement des villosités arachnoïdiennes rachidiennes perturbant la résorption du LCS ou une augmentation de la viscosité du LCS.

Hématome intracrânien

Un hématome intraventriculaire, un hématome sous-dural aigu peuvent se compliquer d'une hydrocéphalie transitoire. Lorsqu'ils se résorbent, les voies d'écoulement du LCS redeviennent perméables dans la plupart des cas. À distance, une HCA peut pourtant se constituer, probablement par remaniement des structures de résorption du LCS.

Sténose non tumorale de l'aqueduc du cerveau

La sténose congénitale de l'aqueduc du cerveau est classiquement responsable de tableaux d'hydrocéphalies aiguës chez l'enfant. Un dysfonctionnement de l'organe subcommissural au cours du développement a été incriminé. Son produit de sécrétion, organisé en fibres de Reissner, contribuerait à la perméabilité de l'aqueduc [53.5, 53.27, 53.28].

Le diagnostic est souvent posé chez l'adulte sur la décompensation aiguë d'une HCA longtemps tolérée ou sur la découverte fortuite d'une dilatation triventriculaire.

HCA idiopathique

Aucune des causes précédemment évoquées n'est retrouvée à l'interrogatoire. Un traumatisme crânien ancien a pu être oublié ou une méningite virale passer inaperçue. Les patients sont plus âgés : 71 ans au lieu de 59 ans dans la forme secondaire. Aucune explication physiopathologique n'est aujourd'hui définitivement établie [53.29]. Des anomalies de la résorption sans altération histologique des villosités arachnoïdiennes ont été documentées [53.30]. Une élévation de la pression veineuse a été suggérée. L'imagerie et occasionnellement la biopsie peuvent révéler des altérations parenchymateuses, sans rapport direct avec l'hydrocéphalie, comme nous l'avons signalé.

Étude clinique

Début et durée d'évolution des symptômes

Le début de la maladie est généralement insidieux. Le tableau clinique inaugural est dans deux tiers des cas dominé par les troubles de la marche [53.3]. Des troubles psychiatriques peuvent néanmoins inaugurer la maladie et faire retarder le diagnostic.

La durée d'évolution avant le diagnostic est plus courte dans les formes secondaires (12 mois) que dans les formes idiopathiques (24 mois). Une évolution par poussées entrecoupées de phases de stabilisation est habituelle. Un épisode intercurrent (anesthésie générale, syndrome infectieux...) peut décompenser une situation chronique méconnue.

Triade symptomatique

Les troubles de la marche, l'incontinence urinaire et l'altération intellectuelle décrits par Hakim et Adams constituent toujours la base du diagnostic clinique [53.1]. D'un sujet à l'autre, on constate d'importantes variations selon qu'une composante de la triade symptomatique prédomine ou évolue plus vite que les autres.

Troubles du mouvement

Les troubles du mouvement, souvent inauguraux, dominent le tableau clinique. L'ataxie, qui apparaît au premier plan, s'inscrit dans le cadre plus vaste d'une altération des mouvements volontaires. Ils répondent généralement bien au traitement.

Troubles de la posture et de la marche

La station debout est difficile. Les pieds sont collés au sol. Le patient tend à tomber en rétropulsion.

Le déclenchement laborieux de la marche évoque une bradykinésie. Elle se fait ensuite lentement, à petits pas, le demi-tour est décomposé, le polygone de sustentation est élargi. Il peut exister des épisodes de dérobement des membres pelviens. Une claudication intermittente ou des chutes isolées sont plus rarement rencontrées. Dans les stades avancés, la maladie peut confiner le patient à son domicile et conduire à un état grabataire.

Il n'existe généralement pas de déficit sensitif ou moteur, pas de syndrome pyramidal, pas de syndrome cérébelleux.

Autres modifications du mouvement

Le patient relate une difficulté à monter sur son lit. Il a du mal à monter sur la table d'examen. En position allongée, il se tourne ou change difficilement de position sans l'aide de l'examinateur. Une rareté des mouvements, un aspect figé et akinétique sont souvent notés.

Les membres supérieurs sont concernés chez la moitié des patients, comme en témoignent les troubles de l'écriture et l'abandon des travaux manuels.

Un syndrome parkinsonien complet est constaté chez 11 % des patients. On retrouve une bradykinésie, un tremblement intentionnel, une rigidité, une bradyphrénie. La dilatation ventriculaire pourrait léser les fibres de projection de la partie haute du diencéphale à destination striatale [53.31].

Troubles sphinctériens

Les troubles sphinctériens sont précoces et fréquents. Ils sont présents dans 20 % des cas au début de la maladie et dans 75 % des cas à la phase d'état. Ils régressent généralement après dérivation.

Principalement urinaires, ils débutent par une pollakiurie nocturne ou des urgences mictionnelles, longtemps avant l'installation d'une véritable incontinence. Les troubles de la marche peuvent être responsables d'une incontinence « fonctionnelle » : le patient ressent la réplétion vésicale et le besoin d'uriner mais dit ne pas se déplacer suffisamment vite. Dans certaines situations chez les sujets âgés, des tests urodynamiques peuvent utilement éliminer un syndrome prostatique.

Le mécanisme est plus complexe en cas de démence, les troubles sphinctériens pouvant en partie relever d'un syndrome frontal. Dans ce cas, le patient est indifférent à ses épisodes d'incontinence.

L'incontinence fécale n'est pas typique mais peut survenir en cas d'évolution prolongée et en l'absence de traitement.

Troubles intellectuels

Démence

Les principaux troubles cognitifs de l'HCA évoquent en premier lieu une démence sous-corticale avec un ralentissement idéatoire, des troubles attentionnels, une apathie et des troubles mnésiques.

Le patient est aboulique ou apathique. Il n'éprouve pas d'intérêt, s'isole et paraît indifférent. L'entourage le décrit inerte et ralenti.

Les troubles cognitifs sont généralement modérés et ne remplissent que tardivement les critères de démence. Le patient présente un syndrome dysexécutif de type frontal. Il est désorienté dans l'espace et dans le temps. L'atteinte de la mémoire, surtout liée à des problèmes d'encodage, porte principalement sur le rappel libre. Le rappel indicé est peu altéré voire normal. La reconnaissance est en général normale.

La présence de déficits corticaux comme ceux observés dans la maladie d'Alzheimer [53.20] ou les démences vasculaires n'exclut pas totalement le diagnostic (*voir chapitre 44*). Ils sont de mauvais pronostic. La détérioration intellectuelle globale est également de mauvais pronostic et doit faire douter du diagnostic quand elle est prédominante ou inaugurale.

Dans tous les cas, les tests psychométriques doivent être réalisés pour dépister un déficit discret, quantifier l'effet du traitement sur les troubles cognitifs et suivre l'évolution de la maladie.

Manifestations psychiatriques

Elles sont fréquentes et variées. Un syndrome dépressif est souvent constaté. Il peut résulter des lésions tissulaires de l'HCA ou être secondaire à la dégradation physique et mentale perçue par le malade. Il doit être distingué du ralentissement psychomoteur de l'HCA.

D'autres symptômes sont rapportés dans la littérature. Ils comprennent des hallucinations, des comportements agressifs, une désinhibition, des psychoses paranoïaques.

Des troubles obsessionnels compulsifs ont été également décrits [53.32]. Le taux normal de sérotonine dans le LCS expliquerait dans ce contexte l'absence d'efficacité des médicaments sérotoninergiques, de type inhibiteurs de la recapture de sérotonine [53.33].

Lorsque ces troubles psychiatriques sont inauguraux voire isolés, il faut savoir penser à une HCA sous-jacente, car ils répondent très favorablement à la mise en place d'une dérivation du LCS.

Signes associés

Des antécédents tels que des céphalées répétées, une épilepsie, des troubles endocriniens, une macrocéphalie orientent vers une HCA secondaire. Les épisodes céphalalgiques et la macrocrânie suggèrent des épisodes d'hypertension intracrânienne à la phase aiguë ou subaiguë de l'hydrocéphalie.

Explorations paracliniques

Scanner cérébral

Le scanner cérébral fait le diagnostic. Il permet également une évaluation quantitative de la ventriculomégalie par le calcul de l'index bifrontal (IBF). L'index bifrontal est la largeur maximale des deux cornes frontales rapportée au diamètre transversal endocrânien pris au même niveau sur une coupe transversale. Un IBF supérieur à 0,45 (pour une norme $\leq$ 0,30) est un bon facteur diagnostique.

Le volume des sillons de la convexité est généralement réduit, à la différence de l'atrophie cérébrale, qu'elle soit liée à l'âge ou à l'éthylisme *(fig. 53.1)*. Des dilatations focales des sillons corticaux sont cependant possibles [53.34]. Les vallées sylviennes sont souvent dilatées par rapport aux patients atteints d'autres démences (maladie d'Alzheimer et démence vasculaire).

FIGURE 53.1 Scanner X. En haut, hydrocéphalie : dilatation tétraventriculaire, sillons de la convexité écrasés. En bas, atrophie cérébrale : à gauche, dilatation des vallées sylviennes ; à droite, dilatation des sillons corticaux.

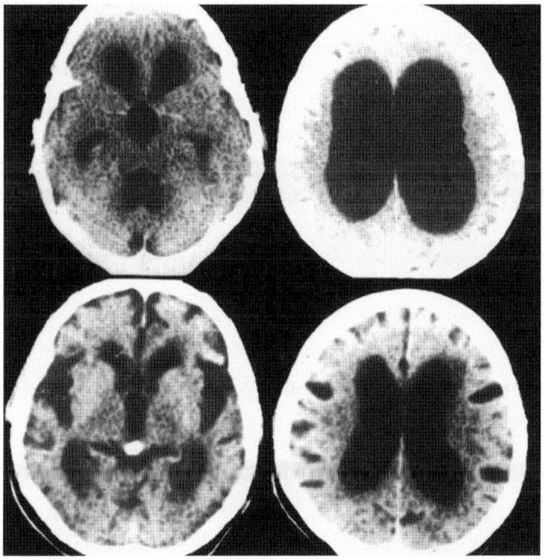

Les hypodensités périventriculaires, présentes chez plus de 50 % des patients, suscitent de nombreuses interrogations. Lorsqu'elles témoignent d'une résorption transépendymaire du LCS, elles n'ont pas de réelle valeur pronostique et régressent après mise en place d'une dérivation du LCS. Lorsqu'elles traduisent des altérations parenchymateuses, en particulier ischémiques, elles sont définitives et de mauvais pronostic (voir *supra*).

Imagerie par résonance magnétique

L'IRM morphologique complète les renseignements obtenus par le scanner. Elle permet d'identifier une cause passée inaperçue : sténose de l'aqueduc du cerveau, malformation de Chiari, dolicho-méga-tronc basilaire... Elle met plus clairement en évidence les anomalies parenchymateuses comme les lacunes.

Un hypersignal en T2 ou FLAIR de la substance blanche périventriculaire au contact de l'épendyme est classique [53.35] *(fig. 53.2)*. Il doit être distingué des hypersignaux en T2 plus profonds dans la substance blanche de la leucoaraïose, lésion vasculaire irréversible, de mauvais pronostic [53.36] *(fig. 53.3)*.

Des IRM en séquences de flux sont souvent réalisées dans le bilan d'HCA pour mesurer la vélocité du LCS dans l'aqueduc du cerveau. Certaines études montreraient une augmentation du flux liquidien dans l'aqueduc lors d'HCA donnant à l'IRM un signal désigné *« CSF flow void sign »* par les Anglo-Saxons [53.29]. Cette opinion est contestée [53.37, 53.38].

FIGURE 53.2 Aspect IRM, séquence pondérée en T2 : dilatation ventriculaire, hyperdensité limitée, au contact de l'épendyme.

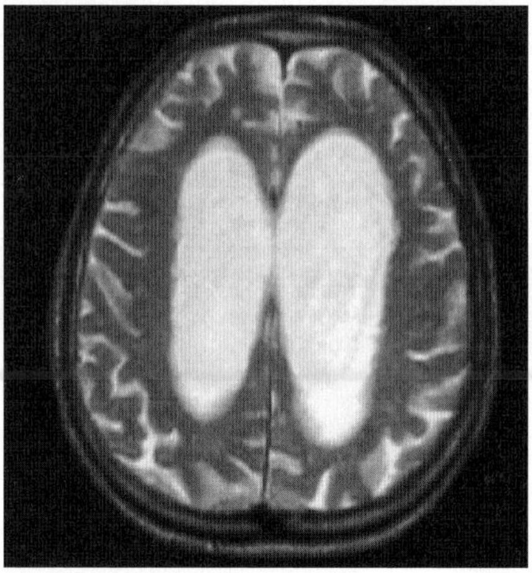

FIGURE 53.3 Aspect IRM, séquence pondérée en T2 : hyperdensité périventriculaire à distance de l'épendyme, de mauvais pronostic.

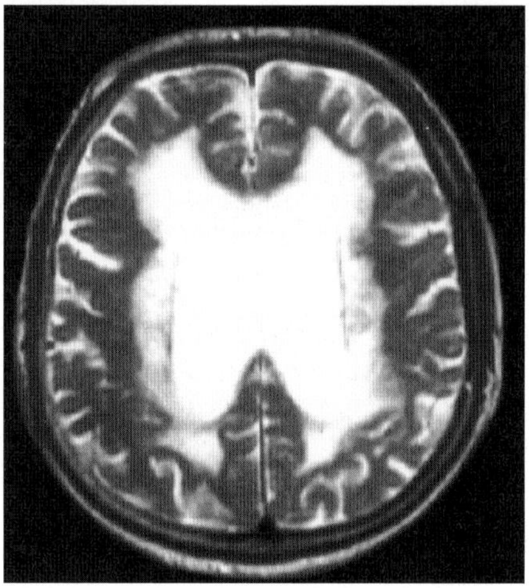

Ponction lombaire soustractive

La ponction lombaire (PL) soustractive contribue au diagnostic dans la forme idiopathique ou lorsque aucun obstacle sur les voies d'écoulement du LCS n'a été mis en évidence. Elle est inutile au diagnostic dans la forme secondaire où l'histoire, les signes cliniques et radiologiques permettent le diagnostic. Le résultat du test est aussi un facteur prédictif de l'efficacité thérapeutique d'une dérivation du LCS.

Le principe est d'apprécier l'effet d'une déplétion liquidienne sur la clinique. Il faut soustraire une quantité suffisante de LCS. Deux procédures peuvent être pratiquées : soustraire 50 mL en une fois, ou soustraire 20 à 30 mL/j, 3 jours de suite. Le résultat clinique doit être quantifié par un chronométrage du temps mis par le patient pour parcourir une distance donnée et un test psychométrique, réalisés avant et après ponction.

Une amélioration clinique rapide et souvent spectaculaire du patient permet d'établir le diagnostic. Lorsque l'amélioration est prolongée, la ponction lombaire peut constituer à elle seule le traitement.

Un test positif aurait une meilleure valeur prédictive que les données cliniques quant à l'efficacité d'une dérivation. La valeur de cette épreuve mérite cependant d'être nuancée. La sensibilité de ce test est en effet relativement faible : 26 à 61 % [53.38]. Environ 40 % des patients non améliorés par la ponction lombaire tirent pourtant bénéfice d'une dérivation définitive du LCS. L'échec de la PL soustractive n'est donc pas à lui seul une contre-indication à la dérivation [53.3].

Drainage lombaire externe

La sensibilité de ce test serait très supérieure à celle de la PL soustractive pour le diagnostic et pour le pronostic de l'efficacité thérapeutique. La valeur prédictive positive serait de 80 à 100 % [53.38]. Cette procédure est néanmoins peu pratiquée car elle nécessite une hospitalisation prolongée et la bonne compliance du patient, difficile à garantir dans un contexte d'HCA.

Tests dynamiques du LCS

La présence d'ondes pathologiques (ondes A en plateau ou ondes B) au-dessus d'une pression du LCS basale normale ou basse a été largement démontrée par les enregistrements de longue durée. Ils ne sont plus justifiés aujourd'hui.

Les tests dynamiques du LCS, comme la PL soustractive, ont une valeur diagnostique et pronostique. Ils se justifient chez des patients indemnes de blocage patent des voies d'écoulement du LCS [53.4, 53.30]. Ils permettent de mesurer la résistance à l'écoulement (Re) du LCS et l'élastance ou index pression-volume (PVI). Une Re anormale [53.30] et un PVI bas sont de bons facteurs prédictifs de l'efficacité d'une dérivation. La sensibilité de ces tests dynamiques (57 à 100 %) est plus forte que celle de la PL soustractive [53.38].

Leur réalisation est délicate et les résultats parfois difficiles à interpréter. C'est pourquoi ils sont peu utilisés en pratique.

Cisternographie

L'intérêt de la cisternographie isotopique (iode 131 ou indium 111) et du scanner après injection intrathécale de métrizamide est limité. Le produit de contraste ne passe normalement pas dans les ventricules. Une contamination ventriculaire et un retard du passage du traceur à la convexité suggèrent une anomalie de la circulation du LCS. Cela a en fait été observé aussi bien dans les HCA que lors d'atrophie cérébrale. Ce type d'exploration n'est plus pratiqué.

Mesure du débit sanguin cérébral

Dans l'HCA, le débit sanguin cérébral, mesuré par PET-scan, est abaissé, particulièrement dans les régions frontomédiales et temporales antérieures [53.39]. Son augmentation après ponction lombaire soustractive constituerait un bon facteur diagnostique et un facteur prédictif de l'efficacité de la dérivation [53.7]. En réalité, comme pour les explorations hydrodynamiques, la mesure du débit sanguin cérébral ne permet pas toujours de faire la part de ce qui revient au trouble de la circulation du LCS et à la pathologie du parenchyme lui-même.

Biopsie cérébrale

Il ne s'agit évidemment pas d'un moyen diagnostique de première intention. Elle a été réalisée dans quelques études qui ont montré la fréquence des lésions de maladie d'Alzheimer ou vasculaires associées [53.3, 53.20, 53.25].

Traitement

Méthodes

Traitement médical

Le traitement médical comprend les ponctions lombaires soustractives répétées et les agents de déflation liquidienne telle l'acétazolamide.

Traitement chirurgical

La dérivation extrathécale du LCS est la méthode la plus utilisée. La dérivation ventriculopéritonéale est réalisée en première intention. En cas de contre-indication, une dérivation ventriculoatriale peut être proposée. L'utilisation de valves à débit et pression d'ouverture réglables constitue un progrès, car elles permettent d'adapter le débit de la dérivation aux données cliniques et radiologiques.

La ventriculocisternostomie est une alternative intéressante à la dérivation définitive du LCS. Elle suppose que la circulation et la résorption du LCS soient fonctionnelles à la convexité. Des études prospectives sont nécessaires pour prouver son efficacité dans l'HCA.

Le traitement étiologique doit s'appliquer chaque fois qu'une cause curable est identifiée : exérèse d'une tumeur compressive, décompression d'une malformation de Chiari...

Quels patients traiter ?

La première étape consiste à établir le diagnostic d'HCA. Le diagnostic repose essentiellement sur les données de l'anamnèse, de la clinique et de l'imagerie.

Il convient ensuite de déterminer les patients potentiellement bons répondeurs à la dérivation interne du LCS.

On estime que l'indication d'une dérivation peut être posée sur les seules données de la clinique et du scanner chez deux patients sur trois. Les « bons candidats » sont ceux qui présentent un ou plusieurs des critères suivants : étiologie connue, absence de troubles cognitifs initiaux, dilatation ventriculaire majeure (IBF > 0,45).

Chez un patient sur trois, les critères ne sont pas au complet. Les investigations complémentaires sont alors indispensables. La ponction lombaire soustractive avec prise de pression est pratiquée en première intention :

- si le malade est significativement amélioré et/ou présente une pression supérieure à 18 cmH_2O (en faveur d'une hydrocéphalie secondaire), l'indication chirurgicale est logique ;
- si le patient n'est pas amélioré ou si la pression est inférieure à 18 cmH_2O, les tests dynamiques du LCS sont indiqués [53.38].

Lorsque tous les tests sont négatifs malgré une clinique évocatrice, le suivi avec réévaluation régulière des patients est indispensable. Les tests paracliniques refaits à distance pourront finalement poser le diagnostic. À noter que la dérivation ne doit pas être un test thérapeutique, en raison de ses complications parfois redoutables. Le traitement médical paraît dans certains cas l'attitude la plus raisonnable, notamment en cas de contre-indication à la chirurgie [53.40].

Bibliographie

[53.1] Hakim S, Adams RD. The special clinical problem of symptomatic hydrocephalus with normal cerebrospinal fluid pressure : observations on cerebrospinal fluid hydrodynamics. J Neurol Sci 1965 ; 2 : 307-27.

[53.2] Bret P, Guyotat J, Chazal J. Is normal pressure hydrocephalus valid concept in 2002 ? J Neurol Neurosurg Psychiatry 2002 ; 73 : 9-12.

[53.3] Bret P, Chazal J. Hydrocéphalie chronique de l'adulte. Neurochirurgie 1990 ; 36 (Suppl) : S1-S159.

[53.4] Borgesen SE, Gjerris F. Relationships between intracranial pressure, ventricular size and resistante to CSF outflow. J Neurosurg 1987 ; 67 : 535-9.

[53.5] Sakka L, Coll G, Chazal J. Anatomy and physiology of cerebrospinal fluid. Eur Ann Otorhinolaryngol Head Neck Dis 2011 ; 128 : 309-16.

[53.6] Yamasaki H, Sugino M, Ohsawa N. Possible regulation of intracranial pressure by human atrial natriuretic peptide in cerebrospinal fluid. Eur Neurol 1997 ; 38 : 88-93.

[53.7] Mori K, Maeda M, Asegawa S, Iwata J. Quantitative local cerebral blood flow change after cerebrospinal fluid removal in patients with normal pressure hydrocephalus measured by a double injection method with N-isopropyl-p-[(123)I] iodoamphetamine. Acta Neurochir (Wien) 2002 ; 144 : 255-63.

[53.8] Faraci FM, Mayhan WG, Heistad DD. Effect of vasopressin on production of cerebrospinal fluid : possible role of vasopressin (V1)-receptors. Am J Physiol 1990 ; 258 : R94-98.

[53.9] Chodobski A, Szmydynger-Chodobska J, Johanson CE. Vasopressin mediates the inhibitory effect of central angiotensin II on cerebrospinal fluid formation. Eur J Pharmacol 1998 ; 347 : 205-9.

[53.10] Tamaki K, Saku Y, Ogata J. Effects of angiotensin and atrial natriuretic peptide on the cerebral circulation. J Cereb Blood Flow Metab 1992 ; 12 : 318-25.

[53.11] Key A, Retzius G. Studien in der anatomie des nervensystems und des bindegewebes. Stockholm : Samsin and Wallen, 1875.

[53.12] Erlich SS, McComb JG, Hyman S, Weiss MH. Ultrastructural morphology of the olfactory pathway for cerebrospinal fluid drainage in the rabbit. J Neurosurg 1986 ; 64 : 466-73.

[53.13] Kida S, Pentazis A, Weller RO. Cerebrospinal fluid drains directly from the subarachnoid space into nasal lymphatics in the rat. Anatomy, histology and immunological significance. Neuropathol Appl Neurobiol 1993 ; 19 : 480-8.

[53.14] Silver I, Li B, Szalai J, Johnston M. Relationship between intracranial pressure and cervical lymphatic pressure and flow rates in sheep. Am J Physiol 1999 ; 277 : R1712-7.

[53.15] Nishikimi T, Maeda N, Matsuoka H. The role of natriuretic peptides in cardioprotection. Cardiovasc Res 2006 ; 69 : 318-28.

[53.16] Del Bigio MR. Neuropathology and structural changes in hydrocephalus. Dev Disabil Res Rev 2010 ; 16 : 16-22.

[53.17] Del Bigio MR, Bruni JE. Periventricular pathology in hydrocephalic rabbits before and after shunting. Acta Neuropathol (Berlin) 1988 ; 77 : 185-95.

[53.18] Rubin RC, Hochwald GM, Tiell M, Mizutani H, Ghatak N. Hydrocephalus : I. Histological and ultrastructural changes in the pre-shunted cortical mantle. Surg Neurol 1976 ; 5 : 109-14.

[53.19] Tullberg M, Hultin L, Ekholm S, Månsson JE, Fredman P, Wikkelsø C. White matter changes in normal pressure hydrocephalus and Binswanger disease : specificity, predictive value and correlations to axonal degeneration and demyelination. Acta Neurol Scand 2002 ; 105 : 417-26.

[53.20] Golomb J, Wisoff J, Miller DC, Boksay I, Kluger A, Weiner H *et al.* Alzheimer's disease comorbidity in normal pressure hydrocephalus : prevalence and shunt response. J Neurol Neurosurg Psychiatry 2000 ; 68 : 778-81.

[53.21] Boon AJ, Tans JT, Delwel EJ, Egeler-Peerdeman SM, Hanlo PW, Wurzer HA *et al.* Dutch normal-pressure hydrocephalus study : the role of cerebrovascular disease. J Neurosurg 1999 ; 90 : 221-6.

[53.22] Hale PM, McAllister JP 2nd, Katz SD, Wright LC, Lovely TJ, Miller DW *et al.* Improvement of cortical morphology in infantile hydrocephalic animals after ventriculoperitoneal shunt placement. Neurosurgery 1992 ; 31 : 1085-96.

[53.23] Kriebel RM, McAllister JP 2nd. Pathology of the hippocampus in experimental feline infantile hydrocephalus. Neurol Res 2000 ; 22 : 29-36.

[53.24] Kondziella D, Eyjolfsson EM, Saether O, Sonnewald U, Risa O. Gray matter metabolism in acute and chronic hydrocephalus. Neuroscience 2009 ; 159 : 570-7.

[53.25] Savolainen S, Paljarvi L, Vapalahti M. Prevalence of Alzheimer's disease in patients investigated for presumed normal pressure hydrocephalus : a clinical and neuropathological study. Acta Neurochir 1999 ; 141 : 849-53.

[53.26] Del Bigio MR, Cardoso ER, Halliday WC. Neuropathological changes in chronic adult hydrocephalus : cortical biopsies and autopsy findings. Can J Neurol Sci 1997 ; 24 : 121-6.

[53.27] Gobron S, Creveaux I, Meiniel R, Didier R, Herbet A, Bamdad M *et al.* Subcommissural organ/Reissner's fiber complex : characterization of SCO-spondin, a glycoprotein with potent activity on neurite outgrowth. Glia 2000 ; 32 : 177-91.

[53.28] Galarza M. Evidence of the subcommissural organ in humans and its association with hydrocephalus. Neurosurg Rev 2002 ; 25 : 205-15.

[53.29] Bradley WG. Normal pressure hydrocephalus : new concepts on etiology and diagnosis. Am J Neuroradiol 2000 ; 21 : 1586-90.

[53.30] Boon AJ, Tans JT, Delwel EJ, Egeler-Peerdeman SM, Hanlo PW, Wurzer JA *et al.* Does CSF outflow resistance predict the response to shunting in patients with normal pressure hydrocephalus ? Acta Neurochir 1998 ; 71 (Suppl) : 331-3.

[53.31] Racette BA, Esper GJ, Antenoer J, Black KJ, Burkey A, Moerlein SM *et al.* Pathophysiology of parkinsonism due to hydrocephalus. J Neurol Neurosurg Psychiatry 2004 ; 75 : 1617-9.

[53.32] Kaufman Y, Newman JP, Boneh O, Ben-Hur T. Normal pressure hydrocephalus manifesting as an obsessive-compulsive disorder responding to CSF drainage. J Neurol 2003 ; 250 : 622-3.

[53.33] Markianos M, Lafazanos S, Koutsis G, Sfagos C, Seretis A. CSF neurotransmitter and neuropsychiatric symptomatology in patients with normal pressure hydrocephalus. Clin Neurol Neurosurg 2009 ; 111 : 231-4.

[53.34] Kitagaki H, Mori E, Ishii K, Yamaji S, Hirono N, Imamura T. CSF spaces in idiopathic normal pressure hydrocephalus : morphology and volumetry. Am J Neuroradiol 1998 ; 19 : 1277-84.

[53.35] Krauss JK, Regel JP, Vach W, Orszagh M, Jüngling FD, Bohus M *et al.* White matter lesions in patients with idiopathic normal pressure hydrocephalus and in an age-matched control group : a comparative study. Neurosurgery 1997 ; 40 : 491-6.

[53.36] Krauss JK, Droste DW, Vach W, Regel JP, Orszagh M, Borremans JJ *et al.* Cerebrospinal fluid shunting in idiopathic normal-pressure hydrocephalus of the elderly : effect of periventricular and deep white matter lesions. Neurosurgery 1996 ; 39 : 292-300.

[53.37] Krauss JK, Regel JP, Vach W, Jüngling FD, Droste DW, Wakhloo AK. Flow void of cerebrospinal fluid in idiopathic normal pressure hydrocephalus of the elderly : can it predict outcome after shunting ? Neurosurgery 1997 ; 40 : 67-74.

[53.38] Marmarou A, Bergsneider M, Klinge P, Relkin N, Black PM. The value of supplemental prognostic tests for the preoperative assessment of idiopathic normal-pressure hydrocephalus. Neurosurgery 2005 ; 57 (3 Suppl) : S17-28.

[53.39] Klinge PM, Brooks DJ, Samii A, Weckesser E, Van den Hoff J, Fricke H *et al.* Correlates of local cerebral blood flow (CBF) in normal pressure hydrocephalus patients before and after shunting – A retrospective analysis of [(15)O]H(2)O PET-CBF studies in 65 patients. Clin Neurol Neurosurg 2008 ; 110 : 369-75.

[53.40] Vanneste JA. Diagnosis and management of normal-pressure hydrocephalus. J Neurol 2000 ; 247 : 5-14.

Chapitre

54

Démences au cours des maladies métaboliques héréditaires

F. Sedel

Les maladies héréditaires du métabolisme (MHM) représentent un groupe d'affections génétiques ayant en commun la dysfonction d'enzymes ou d'autres protéines impliquées dans le métabolisme cellulaire. Ces maladies sont individuellement très rares (fréquences de l'ordre de 1/5 000 à 1/500 000). Elles sont néanmoins très nombreuses : environ 500 sont actuellement identifiées sur les 4 000 à 6 000 MHM potentielles estimées sur le nombre de gènes codant pour des protéines enzymatiques et de transport (un tiers du génome). L'incidence des MHM connues est de 1 naissance sur 500 à 1 000. Souvent méconnues des médecins, les MHM peuvent affecter n'importe quel organe. Cependant, dans la très grande majorité des cas, elles touchent le système nerveux [54.1].

Les MHM présentent des spécificités diagnostiques et de prise en charge qui les distinguent des autres maladies génétiques ou neurologiques : contrairement aux maladies génétiques identifiées directement par l'analyse moléculaire d'un gène, les MHM sont souvent diagnostiquées par des tests biochimiques spécifiques, qui cherchent à mettre en évidence l'accumulation ou le défaut de synthèse d'un composé biochimique ou encore à mesurer l'activité d'une enzyme donnée. Le diagnostic moléculaire reste néanmoins central pour confirmer le diagnostic, orienter le conseil génétique ou avant d'envisager un diagnostic prénatal. L'analyse directe du gène est également indispensable dans certaines situations où un test enzymatique ou cellulaire n'est pas disponible (cas des déficits en transporteurs, notamment).

De nombreuses MHM sont accessibles à des stratégies thérapeutiques spécifiques telles que la stimulation enzymatique à l'aide de cofacteurs, l'enzymothérapie substitutive, certains régimes spécifiques, des traitements chélateurs, le remplacement de certains métabolites indispensables [54.2].

Bien que longtemps considérées comme des maladies pédiatriques, il est à présent établi que la plupart des MHM peuvent se présenter à l'âge adulte. Les modes de présentation de ces formes tardives sont variés, avec cependant trois modes principaux :

- les présentations aiguës (encéphalopathies aiguës, comas, rhabdomyolyses, ataxie aiguë, polyneuropathie aiguë, AVC et pseudo-AVC) ;
- les troubles psychiatriques ;
- les présentations neurologiques chroniques (paraparésie, ataxie cérébelleuse, leucodystrophies, polyneuropathie, démence, mouvements anormaux).

Puisque ces formes à début tardif sont souvent non diagnostiquées (méconnues des médecins adultes et non vues par les pédiatres), leur prévalence exacte est inconnue.

Classification des MHM à expression neurologique

Les MMH peuvent être ordonnées de façon mécanistique en fonction des grandes voies métaboliques en cause. Cette classification permet à la fois de cibler les outils nécessaires à la démarche diagnostique mais également d'élaborer des traitements. Ainsi, les désordres métaboliques affectant le système nerveux peuvent être séparés en 5 groupes qui possèdent chacun une sémiologie, une physiopathologie, une approche diagnostique et des principes thérapeutiques propres [54.1, 54.3] :

- les maladies par intoxication endogène ;
- les troubles du métabolisme énergétique ;
- les troubles du métabolisme lipidique (neurolipidoses) ;
- les troubles du métabolisme des neurotransmetteurs ;
- les troubles du métabolisme des métaux.

Intoxications

Les intoxications (souvent appelées troubles du métabolisme intermédiaire) sont liées à l'accumulation d'un métabolite intermédiaire potentiellement toxique. L'enzyme déficiente est habituellement une enzyme hépatique et le déficit (ou bloc enzymatique) entraîne l'accumulation d'un métabolite intermédiaire neurotoxique. Chez l'adulte, ces maladies incluent les porphyries aiguës intermittentes, les troubles du cycle de l'urée et apparentés, les acciduries organiques (acidurie glutarique de type 1, L2OH glutarique, acidurie méthylmalonique, propionique, isovalérique, urocanique et déficits multiples en carboxylases) et les aminoacidopathies (phénylcétonurie, hyperglycinémie sans cétose, homocystinurie, tyrosinémie, hyperornithinémie, intolérance aux protéines dibasiques). Pour la plupart de ces maladies, des décompensations aiguës peuvent survenir dans des circonstances favorisantes, souvent un événement catabolique (infection intercurrente, fièvre, jeûne), parfois l'apport inhabituel de protéines ou la prise de certains médicaments (valproate, médicaments porphyrinogéniques, etc.). En outre, l'intoxication peut être responsable de troubles neurologiques chroniques présents en dehors des accès de décompensation (leucoencéphalopathie, troubles psychiatriques, paraparésie spastique, épilepsie, démence etc.).

Le diagnostic de ces maladies repose sur un nombre relativement restreint d'analyses biologiques, comme l'ammoniémie, la chromatographie des acides aminés plasmatiques, la chromatographie des acides organiques urinaires, l'homocystéinémie totale et la recherche de précurseurs urinaires des porphyrines. Le traitement repose sur les principes suivants :

- tenter de diminuer l'accumulation du métabolite toxique grâce à la dialyse (hyperammoniémies) ;
- utilisation de médicaments épurateurs (benzoate et phénylacétate de sodium dans les troubles du cycle de l'urée) ;
- utilisation des inhibiteurs de synthèse (hème arginate au cours des crises aiguës de porphyrie) ;
- un régime pauvre en protéines (troubles du cycle de l'urée, aciduries organiques et aminoacidopathies) ;
- utilisation de cofacteurs (bétaïne, folates, vitamine B12 dans les troubles de reméthylation de l'homocystéine ; vitamine B6 dans l'homocystinurie classique).

Troubles du métabolisme énergétique mitochondrial

Les troubles du métabolisme énergétique regroupent un ensemble de défauts métaboliques conduisant directement ou indirectement à un défaut de production d'ATP par la mitochondrie, soit par défaut de fonctionnement de la chaîne respiratoire elle-même, soit par dysfonctionnement des voies métaboliques situées en amont (oxydation des acides gras, cycle de Krebs, pyruvate déshydrogénase), ou encore des voies métaboliques impliquées dans la synthèse, le recyclage ou le transport de certains cofacteurs (thiamine, biotine, riboflavine, coenzyme Q10 notamment). À l'inverse du muscle, le cerveau utilise essentiellement le glucose ou les corps cétoniques. Cela explique que les troubles de la β-oxydation des acides gras épargnent habituellement le système nerveux central en dehors des accès d'hypoglycémie. On peut rapprocher des maladies du métabolisme énergétique les troubles de synthèse de la créatine ainsi que les déficits en vitamine E (AVED et a-bêta-lipoprotéinémie), compte tenu du rôle de cette vitamine dans la détoxification des radicaux libres générés par la chaîne respiratoire.

Comme pour les maladies par intoxication, la plupart des maladies du métabolisme énergétique sont susceptibles de se décompenser sur un mode aigu dans certaines circonstances favorisantes (infections, notamment). Certaines atteintes neurologiques aiguës sont d'emblée évocatrices d'un trouble du métabolisme énergétique. C'est le cas des syndromes de Leigh (lésions nécrotiques des noyaux gris centraux bien visibles en IRM sous forme d'hypersignaux des putamens, noyaux caudés, thalami et tronc cérébral), de pseudo-AVC comme dans le syndrome MELAS *(Mitochondrial Encephalopathy with Lactic Acidosis and Stroke-like episodes)* ou de la neuropathie optique (uni ou bilatérale). Les présentations neurologiques chroniques sont également très fréquentes mais, dans ce cas, on a le plus souvent la notion d'une aggravation par à-coups (en marches d'escalier). Les régions du système nerveux souvent impliquées sont le cervelet (atrophie globale fréquente en IRM), les ganglions de la base (dystonie, syndrome parkinsonien) et le système nerveux périphérique (polyneuropathie axonale ou ganglionopathie). Paradoxalement, la substance blanche est le plus souvent respectée chez l'adulte, de même que les faisceaux pyramidaux, si bien qu'une paraparésie spastique n'est pas un mode de présentation habituel des troubles du métabolisme énergétique. Les troubles psychiatriques et cognitifs ont été rapportés de façon anecdotique [54.4].

L'exploration du métabolisme énergétique repose sur les dosages du lactate, du pyruvate, la chromatographie des acides aminés plasmatiques (recherche d'une hyperalaninémie témoignant d'une augmentation de la pyruvicémie), la chromatographie des acides organiques urinaires, le profil des acylcarnitines plasmatiques (étude des intermédiaires de la β-oxydation des acides gras), la biopsie musculaire voire hépatique pour l'étude des différents complexes enzymatiques de la chaîne respiratoire.

Bien que les déficits de la chaîne respiratoire demeurent le plus souvent non traitables, certaines pathologies peuvent répondre efficacement à des cofacteurs (thiamine dans le déficit en pyruvate déshydrogénase, biotine dans le déficit en biotinidase, en holocarboxylase synthase ou dans la *biotin responsive basal ganglia disease*, riboflavine dans le déficit en *Electron Transport Flavoprotein*, coenzyme Q10 dans les troubles de synthèse du coenzyme Q10), ou à des régimes spécifiques (régime cétogène dans le déficit en pyruvate déshydrogénase, régime pauvre en acides gras à chaînes longues dans les déficits en LCHAD ou en protéine trifonctionnelle).

Troubles du métabolisme lipidique

Ils regroupent certaines sphingolipidoses (maladie de Krabbe, leucodystrophie métachromatique, maladie de Niemann-Pick de type C, maladie de Fabry), certaines maladies peroxysomales (adrénomyéloneuropathie, maladie de Refsum, troubles du métabolisme de l'acide pristanique), la maladie de Tangier, et la xanthomatose cérébrotendineuse. Étant donné le rôle central du métabolisme lipidique dans le fonctionnement du système nerveux, tous les types de présentation peuvent être observés (en particulier, démences, leucodystrophies, troubles psychiatriques, paraparésie, ataxie cérébelleuse, polyneuropathie, mouvements anormaux). En général, l'évolution est lentement progressive sans accès de décompensation, et cette progression correspond à l'accumulation progressive d'un lipide non ou mal métabolisé.

Il n'existe pas d'analyse de groupe permettant d'explorer l'ensemble de ces voies métaboliques. Les explorations en microscopie électronique de frottis sanguins *(blood smears)* ou de biopsies (cutanées, rectales, cérébrales) ne sont quasiment plus utilisées. Le diagnostic des neurolipidoses repose actuellement sur des examens spécifiques qui visent à mettre en évidence l'accumulation d'un lipide spécifique (cholestanol, acide phytanique, acides gras à très longues chaînes, acide pristanique), à mesurer l'activité d'une enzyme lysosomale donnée (sphingolipidoses), ou encore sur des tests de biologie cellulaire (test à la filipine pour la maladie de Niemann-Pick de type C).

Les traitements des neurolipidoses ont tous comme principe de diminuer l'accumulation du lipide toxique soit par remplacement enzymatique (enzymothérapie dans la maladie de Gaucher et la maladie de Fabry, greffe de moelle osseuse dans la leucodystrophie métachromatique, la maladie de Krabbe, l'adrénoleucodystrophie), soit en inhibant la voie de synthèse du lipide neurotoxique (miglustat dans la maladie de Niemann-Pick de type C, acide chénodéoxycholique dans la xanthomatose cérébrotendineuse), soit en utilisant des régimes spécifiques ou des LDL-aphérèses (maladie de Refsum, troubles du métabolisme du pristanate).

Troubles du métabolisme des neurotransmetteurs

Chez l'adulte, les troubles du métabolisme des neurotransmetteurs sont essentiellement représentés par les déficits enzymatiques sur les voies de synthèse des monoamines (sérotonine et dopamine). On peut également rapprocher de ce groupe l'hyperglycinémie sans cétose, liée à un défaut du complexe de clivage de la glycine.

Les signes cliniques des troubles de synthèse des monoamines sont :

- des mouvements anormaux (dystonie, syndrome parkinsonien, crises oculogyres), en rapport avec le déficit en dopamine ;
- ptosis, myosis, hypotension, en rapport avec le déficit noradrénergique ;
- troubles du sommeil, dysrégulation thermique, troubles du comportement sexuel et alimentaire, en rapport avec un déficit en sérotonine.

Le diagnostic de ces pathologies repose sur l'analyse des métabolites des neurotransmetteurs dans le liquide céphalorachidien. Les traitements reposent sur les précurseurs de la dopamine (lévodopa) ou de la sérotonine (lévotonine) ou, dans certains cas, l'utilisation de la tétrahydrobioptérine (BH4).

Le syndrome de déficit cérébral en folates peut être ajouté à ce groupe de maladies car il partage certains signes cliniques et parce que son diagnostic repose sur l'analyse du LCR. Cette entité reste toutefois très hétérogène, en dehors de quelques cas pédiatriques en rapport avec des mutations du gène *FOLR1* codant pour un récepteur du méthyltétrahydrofolate.

Troubles du métabolisme des métaux

Les troubles du métabolisme des métaux chez l'adulte incluent la maladie de Wilson, la neuroferritinopathie, l'acéruloplasminémie, les mutations des gènes *PLA2G6* et *PANK2* ainsi qu'un trouble du métabolisme du manganèse, d'identification récente. La caractéristique commune à ces maladies est l'existence d'anomalies de signal des noyaux gris centraux en IRM, à type d'hyposignaux (maladies de surcharge en fer) ou d'hypersignaux en séquences T1 (surcharge en manganèse) ou T2 (maladie de Wilson). La présentation la plus commune est représentée par les mouvements anormaux, en rapport avec l'atteinte des ganglions de la base (dystonie, syndrome parkinsonien, mouvements choréiques, tremblements), éventuellement associés à des troubles psychiatriques ou cognitifs. Chacune de ces maladies entraîne des lésions spécifiques en IRM qui permettent d'en suspecter le diagnostic [54.5]. Un des principes thérapeutiques de ce groupe de maladies repose sur l'utilisation de chélateurs des métaux. Ce type de traitement a fait sa preuve dans la maladie de Wilson et semble également efficace dans les surcharges en manganèse.

Orientation diagnostique

La complexité des maladies métaboliques tient au fait qu'elles peuvent en théorie affecter n'importe quel organe ou système cellulaire, à n'importe quel âge et sous n'importe quel mode de présentation, ou de transmission. S'il est important d'évoquer le diagnostic de maladies métaboliques en raison de la prise en charge thérapeutique spécifique qui peut en découler, il est aussi important d'ordonner les investigations appropriées en fonction du contexte clinique, des données de l'imagerie et des examens électrophysiologiques.

Devant une présentation clinique donnée, l'approche diagnostique comporte donc deux volets.

Quels sont les signes ou symptômes qui évoquent une maladie métabolique héréditaire ?

La réponse à cette question dépend étroitement du type de présentation neurologique. En règle générale, une MMH doit être évoquée devant une affection neurologique inexpliquée, et ce d'autant que :

- les signes cliniques fluctuent et/ou sont déclenchés par des circonstances métaboliques particulières (fièvre, hypercatabolisme, prise de certains aliments ou de médicaments, *post-partum*, etc.) ;
- les signes cliniques sont diffus et associés de manière inhabituelle (par exemple, une leucoencéphalopathie et une neuropathie) ;
- il existe une atteinte systémique associée (signes cutanés, ophtalmologiques, osseux, etc.) ;
- les premiers signes sont apparus dès l'enfance ;
- l'histoire familiale suggère un mode de transmission récessif ou lié à l'X (rappelons cependant que les MHM se présentent souvent comme des cas isolés et qu'elles peuvent avoir un mode de transmission autosomique dominant).

Comment conduire les investigations ?

La réponse à cette question revient à suspecter la voie métabolique en cause en fonction du type de présentation clinique et d'orienter les explorations sur cette voie métabolique. Dans cette démarche, la classification des MHM affectant le système nerveux en 5 groupes (voir *supra*) est très utile. En effet, il est dans un premier temps possible, pour la plupart des situations cliniques, d'assigner à un syndrome neurologique donné un ou plusieurs groupes de maladies métaboliques puis, en fonction de la sémiologie, d'orienter dans un second temps les investigations à la recherche de certaines maladies au sein de ce groupe. Ce type d'approche revient à remplacer les traditionnelles corrélations anatomocliniques par des corrélations biocliniques. Certains signes cliniques ou syndromes sont d'emblée évocateurs d'une voie métabolique. Ces signes de grande valeur diagnostique sont répertoriés dans le *tableau 54.1*.

TABLEAU 54.1 ▼ **Exemples de syndromes ayant une forte valeur d'orientation diagnostique et voies métaboliques correspondantes.**

Syndromes	Voies métaboliques correspondantes
Syndromes neurologiques	
Épisodes de coma récidivants	Intoxications (troubles du cycle de l'urée)
Dystonie dopa-sensible	Troubles de synthèse des neurotransmetteurs
Sclérose combinée de la moelle	Troubles de la reméthylation de l'homocystéine
Paralysie supranucléaire	Maladie de Niemann-Pick de type C (verticale), maladie de Gaucher de type 3 (horizontale)
Syndrome d'amyotrophie spinale	Gangliosidose à GM2
Anomalies IRM	
Nécrose bilatérale des noyaux gris centraux (syndrome de Leigh)	Troubles du métabolisme énergétique mitochondrial
Hyposignaux des noyaux gris centraux	Troubles du métabolisme des métaux (surcharges en fer notamment)
Signes ophtalmologiques	
Neuropathie optique aiguë	Trouble du métabolisme énergétique mitochondrial
Macula rouge cerise	Maladies lysosomales (sialidose de type 1, Niemann-Pick A/B)
Luxation du cristallin	Homocystinurie (déficit en cystathionine β-synthase)
Signes cutanés	
Dysmorphie progressive	Maladies lysosomales
Angiokératomes	Maladies lysosomales (maladie de Fabry et oligosaccharidoses)
Xanthomes (tendons d'Achille)	Xanthomatose cérébrotendineuse
Ichtyose	Troubles du métabolisme lipidique (syndrome de Sjögren-Larrson, maladie de Refsum)
Signes viscéraux	
Splénomégalie	Maladies lysosomales (Gaucher, Niemann-Pick C, Niemann-Pick A/B)
Thromboses des gros vaisseaux (artériels et veineux)	Homocystinuries
Antécédent d'ictère néonatal prolongé	Troubles du métabolisme du cholestérol et des acides biliaires (Niemann-Pick C, SPG5, xanthomatose cérébrotendineuse, déficit en α-méthyl-acyl-CoA racémase)

Démences au cours des maladies métaboliques

Les syndromes démentiels constituent une porte d'entrée relativement fréquente des maladies métaboliques héréditaires à début tardif. Le plus souvent, les troubles cognitifs accompagnent un tableau clinique beaucoup plus complexe *(tab. 54.2)*. Les troubles cognitifs sont souvent intriqués à des troubles psychiatriques [54.6]. La démarche diagnostique est guidée par la clinique et l'IRM cérébrale *(tab. 54.3 et 54.4)*. Cette dernière peut montrer un aspect d'atteinte prédominante de la substance blanche (aspect de leucodystrophie), une atteinte prédominante des noyaux gris (maladies du métabolisme énergétique ou maladies du métabolisme des métaux) ou encore un aspect d'atrophie cérébrale plus ou moins diffuse (maladie de Niemann-Pick de type C, céroïde lipofuscinose, mucopolysaccharidose de type III). Certaines maladies sont accessibles à des traitements spécifiques et il est particulièrement important de les connaître. Nous détaillerons ici les principales maladies métaboliques traitables responsables de syndromes démentiels à début adulte.

TABLEAU 54.2 ▼ **Principales maladies métaboliques responsables de démences à l'âge adulte.**

	Principaux signes cliniques et radiologiques	**Principale(s) anomalie(s) biologique(s)**	**Traitement**	**Test de dépistage**
Maladies par intoxication				
Hyperammoniémies (dont troubles du cycle de l'urée)	Épisodes d'encéphalopathie (syndrome confusionnel ou démentiel, troubles psychiatriques, troubles digestifs, céphalées, coma). IRM : normale ou hypersignal cortical étendu (insulaire et frontal). TDM : normale ou œdème cérébral au cours des décompensations	Hyperammoniémie, CAA : hyperglutaminémie	Régime pauvre en protéines, phényl butyrate, benzoate de sodium, arginine	Ammoniémie
Phénylcétonurie	Paraparésie spastique, démence, troubles visuels, leucoencéphalopathie	Hyperphénylalaninémie, hypotyrosinémie	Régime pauvre en phénylalanine	Test de Guthrie (dépistage néonatal) ou CAA
Homocystinurie par déficit en cystathionine β-synthase	Retard mental, psychose, épilepsie, accidents thromboemboliques, dystonie focale ou généralisée, syndrome marphanoïde, luxation des cristallins	Homocystéine > 100 μM, hyperméthioninémie, activité cystathionine β-synthase effondrée	Pyridoxine (vitamine B6) ± folates, bétaïne, vitamine B12	Homocystéine plasmatique totale
Homocystinurie par déficit en méthylène tétrahydrofolate réductase ou trouble du métabolisme de la cobalamine	Épisodes psychotiques récidivants, démence, paraparésie spastique, épisodes d'encéphalopathie, accidents thromboemboliques, polyneuropathie IRM : leucoencéphalopathie (inconstant)	Hyperhomocystéinémie, hypométhioninémie, ± acidurie méthylmalonique, ± folates diminués	Vitamine B12 *per os*, folates, bétaïne	Homocystéine
Hyperglycinémie sans cétose	Retard mental, troubles du comportement, accès de mouvements choréiques déclenchés par des épisodes fébriles	Hyperglycinémie, hyperglycinurie, rapport glycine LCR/sang > 0,08 Diminution de l'activité du complexe de clivage de la glycine (sang)	Benzoate de sodium, dextrométhorphane	CAA

	Principaux signes cliniques et radiologiques	Principale(s) anomalie(s) biologique(s)	Traitement	Test de dépistage
Troubles du métabolisme énergétique				
Cytopathies mitochondriales	Syndrome myogène, neuropathie sensitive, épilepsie, syndrome cérébelleux, syndrome parkinsonien, dystonie, céphalées, pseudo-AVC, syndrome pyramidal, cataracte, rétinite pigmentaire, troubles oculomoteurs, ptosis, vertiges, hypoacousie, diabète, troubles endocriniens Signes IRM possibles : nécrose ou calcifications des noyaux lenticulaires, hypersignal des faisceaux pyramidaux, des noyaux rouges, de la substance blanche cérébelleuse, des noyaux dentelés, de la substance blanche sus-tentorielle	Signes d'orientation : élévation des lactates dans le sang et le LCR, avec rapport lactate/pyruvate > 20 CAA : augmentation de l'alanine CAO : présence d'intermédiaires du cycle de Krebs Biopsie musculaire : fibres rouges déchiquetées, fibres COX négatives, diminution de l'activité des complexes de la chaîne respiratoire, mutations de l'ADN mitochondrial ou nucléaire	Pas de traitement efficace démontré. On peut proposer carnitine (lévocarnyl), coenzyme Q10 (ubiquinone), riboflavine	Lactates, pyruvate dans sang et LCR ± biopsie musculaire si tableau clinique évocateur ou si lactates élevés
Troubles du métabolisme de la créatine (parfois liés à l'X)	Retard mental, troubles du comportement, crises d'épilepsie, mouvement anormaux	Spectro-RM cérébrale : baisse du pic de créatine	Supplémentation en créatine	Spectro-RM cérébrale
Maladies lysosomales				
Leucodystrophie métachromatique	Troubles psychiatriques, troubles cognitifs, paraparésie, ataxie cérébelleuse, crises d'épilepsie, polyneuropathie démyélinisante IRM : leucoencéphalopathie diffuse périventriculaire	Activité arylsulfatase A effondrée, sulfatidurie positive	Discuter allogreffe de moelle osseuse	Dosage de l'arylsulfatase A (sang)
Maladie de Niemann-Pick de type C	Troubles psychiatriques, troubles cognitifs, dystonie, syndrome parkinsonien, syndrome cérébelleux, paralysie oculomotrice supranucléaire verticale, splénomégalie IRM : atrophie	Test à la filipine (sur fibroblastes) : accumulation anormale de cholestérol libre	Miglustat (Zavesca®) ?	Test à la filipine sur fibroblastes
Maladie de Sanfilippo (mucopolysacchari-dose de type III)	Troubles du comportement, démence, retard mental (inconstant), dysmorphie, surdité	Excrétion urinaire d'héparane sulfate, mesure activités enzymatiques	Aucun	Dosage des mucopoly-saccharides urinaires
Céroïde lipofuscinose (maladie de Kufs)	Démence, syndrome extrapyramidal, épilepsie, syndrome cérébelleux IRM : atrophie cérébrale diffuse	Dépôts de lipofuscine (agrégats lipido-protéiques) en forme d'empreintes digitales en microscopie électro-nique	Aucun	Biopsies de peau et de rectum

	Principaux signes cliniques et radiologiques	Principale(s) anomalie(s) biologique(s)	Traitement	Test de dépistage
Maladies peroxysomales				
Adrénoleucodystrophie (liée à l'X)	Adrénomyéloneuropathie (hommes) : paraparésie spastique, troubles sensitifs, polyneuropathie, insuffisance surrénale IRM : normale ou hypersignaux touchant les faisceaux pyramidaux et/ou la SB postérieure Adrénoleucodystrophie cérébrale (hommes) : troubles psychiatriques, troubles visuels, déficit moteur, démence, surdité Femmes hétérozygotes : dans 20 % des cas, paraparésie spastique, troubles sphinctériens, troubles sensitifs de début tardif IRM le plus souvent normale	Augmentation des acides gras à très longue chaîne, mutations du gène de l'ALDP	Discuter régime à base d'huile de Lorenzo	Dosage des acides gras à très longues chaînes
Troubles du métabolisme des acides biliaires				
Xanthomatose cérébrotendineuse	Retard mental, syndrome pyramidal, ataxie cérébelleuse, démence, polyneuropathie, épilepsie, cataracte, xanthomes tendineux, diarrhée chronique IRM : hypersignaux des noyaux dentelés, de la substance blanche périventriculaire, des pallidums	Élévation du cholestanol plasmatique et des alcools biliaires	Acide chénodéoxy-cholique, statines	Dosage du cholestanol
Métabolisme du glycogène				
Maladie à dépôts de polyglucosans	Atteinte progressive des premiers et seconds moto-neurones, troubles sensitifs, polyneuropathie, troubles vésicaux, démence, syndrome parkinsonien IRM : leucoencéphalopathie diffuse, atrophie cérébrale, cérébelleuse et du tronc cérébral	Biopsie de creux axillaire : mise en évidence de polyglucosans. Parfois : mutations de l'enzyme branchante du glycogène	Aucun	Biopsie de creux axillaire
Métabolisme des métaux				
Maladie de Wilson	Syndrome parkinsonien, tremblement d'action, dystonie, troubles psychiatriques, dépôts cornéens, atteinte hépatique, crises hémolytiques IRM (T2) : hypersignal putamen, thalami, protubérance, noyaux dentelés	Céruléoplasmine plasmatique et cuprémie basses, cuprurie des 24 h augmentée	Zinc, D-pénicillamine, trientine	Dosage cuprurie, cuprémie, céruléoplasmine

	Principaux signes cliniques et radiologiques	Principale(s) anomalie(s) biologique(s)	Traitement	Test de dépistage
Hypocéruléoplasminémie	Syndrome parkinsonien, mouvements choréiques, dégénérescence rétinienne, démence, ataxie cérébelleuse, diabète IRM : hyposignaux des noyaux gris centraux	Céruléoplasmine plasmatique et cuprémie basses, ferritinémie élevée, fer sérique bas, anémie microcytaire	Déféroxamine (Desferal®)	Céruléoplasmine
Neuroferritinopathie	Syndrome parkinsonien, mouvements choréiques, dégénérescence rétinienne, démence, ataxie cérébelleuse, diabète IRM : hyposignaux des noyaux gris centraux	Céruléoplasmine plasmatique et cuprémie basses, ferritinémie élevée, fer sérique bas, anémie microcytaire	Déféroxamine (Desferal®)	Céruléoplasmine

CAA : chromatographie des acides aminés (sang et urine) ; CAO : chromatographie des acides organiques (urine).

TABLEAU 54.3 ▼ **Maladies métaboliques et démences : orientation diagnostique en fonction des signes neurologiques associés et anomalies biologiques.**

Signes neurologiques associés	Maladies métaboliques *(anomalies biologiques)*
Syndrome parkinsonien	**Maladie de Wilson** *(↓ cuprémie, ↓ céruléoplasmine, ↑ cuprurie)* Neuroferritinopathie *(↓ ferritine)* Acéruléoplasminémie *(↓ céruléoplasmine, ↑ ferritine, ↓ fer sérique)* PKAN Acidurie 2-hydroxyglutarique *(CAO)*
Dystonie, mouvements choréiques	**Maladie de Wilson**, neuroferritinopathie, acéruléoplasminémie **Niemann-Pick de type C** *(test à la filipine sur fibroblastes, ↑ chitotriosidase)* Acidurie 2-hydroxyglutarique **Déficit intracérébral en folates** *(↓ MTHF dans liquide cérébrospinal)*
Ataxie cérébelleuse	**Xanthomatose cérébrotendineuse** *(↑ cholestanol)* **Niemann-Pick de type C** **Cytopathies mitochondriales**
Paraplégie spastique	Adrénoleucodystrophie *(AGTLC)* **Troubles du métabolisme de la cobalamine** *(↑ homocystéinémie, ↓ méthionine)* **Déficit en MTHFR** *(↑ homocystéinémie, ↓ méthionine, ↓ folates IE)* **Xanthomatose cérébrotendineuse** **Phénylcétonurie** *(CAA)*
Épilepsie	**Acidurie glutarique de type I** *(CAO)* Céroïde lipofuscinose 4 (maladie de Kufs) *(biopsie peau, rectum : ME)* MCR (MERRF) *(↑ lactates, pyruvates sang/LCR ; biopsie musculaire avec dosage des complexes de chaîne respiratoire)*
AVC	**Déficit en MTHFR, troubles du métabolisme de la cobalamine** MCR (MELAS)
Neuropathie	Leucodystrophie métachromatique *(↓ activité arylsulfatase-A lysosomale)* Maladie à dépôts de polyglucosans *(activité enzyme branchante du glycogène)* Adrénoleucodystrophie **Xanthomatose cérébrotendineuse** **Déficit en MTHFR**
Troubles de l'oculomotricité	**Niemann-Pick de type C** (verticalité)

En caractères gras : maladies pour lesquelles une thérapeutique adaptée est possible. AGTLC : acides gras à très longue chaîne ; CAA : chromatographie des acides aminés (plasma) ; CAO : chromatographie des acides organiques (urine) ; IE : intraérythrocytaire ; MCR : maladies de la chaîne respiratoire ; ME : microscopie électronique ; MTHF : méthyltétrahydrofolate ; MTHFR : méthylène-tétra-hydrofolate réductase ; PKAN : neurodégénérescence associée à la pantothénate kinase par mutation de *PANK2*.

TABLEAU 54.4 ▼ Orientation diagnostique en fonction de l'IRM.

Atteinte prédominante de la substance blanche périventriculaire sus-tentorielle	Déficit en arylsulfatase A Troubles de la reméthylation de l'homocystéine Maladie à dépôts de polyglucosans Phénylcétonurie
Atteinte prédominante de la substance blanche frontale	Déficit en arylsulfatase A Adrénoleucodystrophie liée à l'X
Anomalies de signal des noyaux dentelés du cervelet	Xanthomatose cérébrotendineuse Maladie de Wilson Cytopathies mitochondriales
Anomalies de signal des faisceaux pyramidaux et du splénium	Adrénoleucodystrophie liée à l'X
Anomalies de signal des noyaux lenticulaires	Xanthomatose cérébrotendineuse Cytopathies mitochondriales Déficit en pyruvate déshydrogénase Maladie de Wilson Acéruléoplaminémie Neuroferritinopathie
Hypersignaux du tronc cérébral	Maladie à dépôts de polyglucosans

Anomalies du cycle de l'urée

Le cycle de l'urée est la voie métabolique hépatique qui permet d'éliminer les excès d'azote d'origine endogène ou exogène par détoxication de l'ammoniaque en urée. Les pathologies du cycle de l'urée comprennent un groupe de six déficits enzymatiques distincts d'origine génétique, aboutissant tous à une élévation de l'ammoniémie et à des anomalies des acides aminés impliqués dans le cycle de l'urée (glutamine, ornithine, citrulline et arginine). Le déficit en ornithine transcarbamylase (OTC) est le plus fréquent. Il est transmis selon un mode récessif liée à l'X alors que les autres déficits sont transmis sur un mode autosomique récessif. Les femmes hétérozygotes pour le déficit en OTC, bien que conductrices, peuvent néanmoins développer des symptômes de la maladie à l'âge adulte.

Les déficits héréditaires du cycle de l'urée peuvent se révéler à tout âge (prévalence : 1/10 000). Ces pathologies peuvent être la cause de confusion, de troubles du comportement ou d'hallucinations pouvant évoquer un syndrome dépressif atypique [54.7], un trouble psychotique aigu voire un tableau de schizophrénie [54.8]. Les hyperammoniémies chroniques peuvent aussi entraîner des troubles de vigilance chroniques responsables d'un syndrome démentiel. Les patients présentent souvent une intolérance aux protéines et changent spontanément d'alimentation, devenant végétariens voire anorexiques. Les dysfonctionnements métaboliques à début tardif peuvent être apparemment spontanés ou liés à de simples modifications diététiques réalisant un apport plus important de protéines (changement de lait, régime carné). Parfois le facteur déclenchant est une situation d'hypercatabolisme (intervention chirurgicale, infection, *post-partum*) ou l'introduction d'un traitement (corticoïdes ou valproate). Les troubles cognitifs sont souvent accompagnés de céphalées, et/ou de symptômes gastro-intestinaux (nausées, vomissements).

Un traitement fondé sur une restriction protéique et les médicaments épurateurs de l'ammoniaque (benzoate de sodium, phénylbutyrate ou phénylacétate) sont très efficaces. Dans l'urgence, l'épuration extrarénale est nécessaire pour faire chuter les taux d'ammoniaque.

D'autres maladies non héréditaires peuvent être responsables d'hyperammoniémies chroniques et constituent des diagnostics différentiels des troubles du cycle de l'urée : shunts portosystémiques acquis ou congénitaux [54.9], myélome multiple, prise de valproate, infections urinaires à germes uréase-positifs [54.10]. La découverte d'une hyperammoniémie doit donc conduire à un bilan complet à la recherche de ces étiologies, dont les traitements sont spécifiques.

Troubles de la reméthylation de l'homocystéine

Les troubles de la reméthylation regroupent des maladies ayant en commun un déficit de la transformation de l'homocystéine en méthionine ; ils se caractérisent sur le plan biochimique par une élévation de l'homocystéine plasmatique associée à une baisse de la méthionine (mesurée sur la chromatographie des acides aminés). Les causes peuvent être acquises (carence en folates ou en vitamine B12) ou génétiques, notamment lors du déficit en méthylène tétrahydrofolate réductase (MTHFR) ou des déficits du métabolisme intracellulaire ou de l'absorption de la cobalamine. Ces défauts génétiques aboutissent à un défaut d'utilisation des folates ou de la vitamine B12 (déficits fonctionnels).

Dans tous les cas, les tableaux neuropsychiatriques sont assez proches du tableau de sclérose combinée de la moelle décrit au cours de la maladie de Biermer. En outre, l'hyperhomocystéinémie chronique, souvent très élevée (> 100 µm), peut être responsable d'accidents thromboemboliques à répétition. Des formes cognitives quasi pures sont parfois observées, associant des tableaux psychiatriques à un déclin cognitif progressif [54.11-54.15]. Une atteinte motrice est habituellement présente (paraparésie spastique) mais peut manquer. La survenue de ces épisodes est même possible au-delà de 50 ans et peut être déclenchée par une intervention chirurgicale. L'imagerie cérébrale montre parfois des lésions de démyélinisation mais peut être parfaitement normale. L'IRM médullaire peut montrer un hypersignal des cordons postérieurs de la moelle semblable à ce qui est observé au cours de la maladie de Biermer. Dans tous les cas, un traitement précoce associant vitamine B12, folate et bétaïne est efficace. Ce traitement permet une récupération des troubles psychiatriques et cognitifs et, dans une moindre mesure, des troubles moteurs.

Maladie de Niemann-Pick de type C

La maladie de Niemann-Pick de type C (NPC) (*voir chapitre 51*) est une maladie de surcharge lysosomale liée à une anomalie de transport des lipides cellulaires induisant une accumulation lysosomale de cholestérol et de glycosphingolipides dans le cerveau et les organes périphériques (foie et rate [54.16]). Elle est due indifféremment à des mutations dans les gènes *NPC1* (95 % des cas) ou *NPC2* (5 %). Le spectre clinique de la maladie de NPC s'étend des formes viscérales néonatales rapidement létales à la forme de l'adulte, maladie neurodégénérative lentement évolutive [54.17]. Il est cependant très probable qu'une proportion importante de patients soit non ou mal diagnostiqués du fait de la mauvaise connaissance de la maladie et du caractère relativement non spécifique des signes de début. En effet, le large éventail de signes neurologiques ou psychiatriques observés au cours du NPC peut mimer d'autres maladies neurologiques et psychiatriques. Ainsi, chez les patients adultes, certains diagnostics initiaux étaient « schizophrénie », « maladie d'Alzheimer du sujet jeune », « démence frontotemporale », « maladie de Parkinson », « maladie de Wilson », « sclérose en plaques », « maladie de Creutzfeldt-Jakob », « encéphalopathie de Gayet-Wernicke » [54.17].

Les troubles psychiatriques représentent le mode de révélation le plus fréquent chez l'adulte (38 % des patients), suivis par les syndromes démentiels, notamment après 25 ans (environ 30 % des cas pour Sevin *et al.* [54.17]). Les troubles cognitifs réalisent le plus souvent un tableau de démence frontotemporale éventuellement associé à des troubles mnésiques de type hippocampique. Les patients développent en outre des signes moteurs plus ou moins précoces : ataxie cérébelleuse, dystonie des membres, du cou ou de la face. Un signe très caractéristique et quasi constant est la paralysie supranucléaire verticale. Ce signe peut cependant être difficile à reconnaître et l'atteinte peut être subtile : pendant longtemps, seules les saccades volontaires sont touchées alors que la poursuite oculaire lente reste normale (elle peut être touchée à un stade ultérieur). Ces saccades oculaires peuvent être étudiées en demandant au patient de regarder alternativement, sur commande, sur les côtés, puis vers le haut, puis vers le bas. Typiquement, le ralentissement des mouvements débute par la motricité vers le bas, puis touche les mouvements vers le haut, puis la latéralité. Le diagnostic de la maladie repose sur le test à la filipine sur des fibroblastes en culture et est confirmé par l'analyse des gènes *NPC1* et *NPC2*. Cette maladie est accessible à un traitement par le miglustat (Zavesca®), qui permet de ralentir voire de stopper la progression des signes cliniques [54.16]. Il est d'autant plus important que la pathologie puisse être dépistée le plus précocement possible afin d'éviter l'aggravation de troubles neurologiques irréversibles.

Xanthomatose cérébrotendineuse

La xanthomatose cérébrotendineuse (*voir chapitre 51*) est une maladie de transmission autosomique récessive, due à un déficit en stérol-27-hydroxylase, impliquée dans la voie de synthèse des acides biliaires à partir du cholestérol [54.18]. Le bloc enzymatique conduit à l'accumulation dans les tissus, dont le système nerveux, d'un métabolite peu soluble, le cholestanol. Les symptômes débutent en général dans l'enfance ou l'adolescence par des troubles cognitifs (difficultés scolaires, stagnation des acquisitions), une diarrhée chronique ou des crises d'épilepsie [54.19]. Une cataracte est présente dès l'enfance ou apparaît plus tard dans 90 % des cas. Entre les 2e et 4e décennies, le tableau clinique se complète progressivement par un syndrome pyramidal, des troubles psychiatriques et cognitifs, une ataxie cérébelleuse, une neuropathie axonale ou démyélinisante. Les xanthomes apparaissent essentiellement au niveau des tendons achilléens mais sont absents dans plus de la moitié des cas. Il existe des formes presque purement cognitives (psychiatriques ou démentielles [54.20]). Sur l'IRM, un signe très caractéristique, présent dans plus de 80-90 % des cas, consiste en un hypersignal des noyaux dentelés du cervelet, bien visible sur les séquences T2 (*fig. 54.1*) [54.21]. Le diagnostic repose sur le dosage anormalement élevé du cholestanol plasmatique. Le traitement fait appel à l'acide chénodéoxycholique, qui diminue la formation de cholestanol. Ce traitement permet de prévenir voire d'améliorer les signes neurologiques, notamment les troubles cognitifs et psychiatriques [54.22].

FIGURE 54.1 **Anomalies de signal des noyaux dentelés au cours de la xanthomatose cérébrotendineuse chez 8 patients (Sedel, non publié). Les flèches indiquent les noyaux dentelés.**

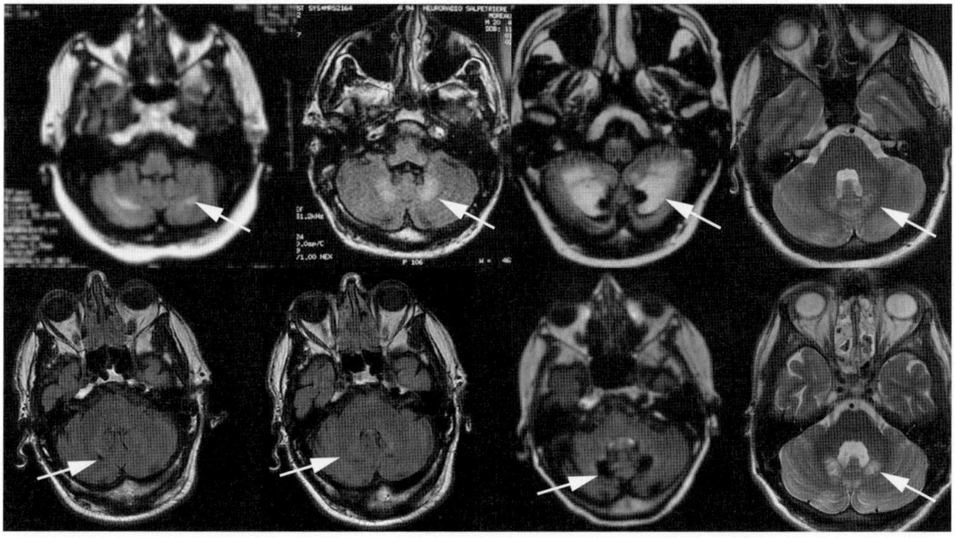

Conclusion

Les maladies métaboliques héréditaires représentent des causes exceptionnelles de démences de l'adulte. Il faut y penser à n'importe quel âge, d'autant plus qu'il existe des atypies, notamment des signes cliniques ou IRM caractéristiques associés. Il s'agit de maladies potentiellement traitables d'où l'importance d'y penser systématiquement devant une présentation clinique inhabituelle. Bien qu'un grand nombre de maladies héréditaires puissent se compliquer de troubles cognitifs, quatre maladies traitables sont, dans notre expérience, rencontrées de façon relativement fréquente : les hyperammoniémies, les troubles de la reméthylation de l'homocystéine, la maladie de Niemann-Pick de type C, et la xanthomatose cérébrotendineuse. Le diagnostic de chacune de ces maladies repose sur des signes cliniques et paracliniques facilement accessibles, comme les dosages de l'ammoniémie, de l'homocystéinémie, la recherche d'une paralysie supranucléaire verticale du regard et l'IRM cérébrale.

Bibliographie

[54.1] Sedel F. Inborn errors of metabolism in adults : a diagnostic approach to neurological and psychiatric presentations. *In :* Saudubray JM, Van den Berghe G, Walter J, eds. Inborn errors of metabolism. Berlin : Springer Verlag, 2012 : 55-74.

[54.2] Sedel F, Lyon-Caen O, Saudubray JM. Therapy insight : inborn errors of metabolism in adult neurology. A clinical approach focused on treatable diseases. Nat Clin Pract Neurol 2007 ; 3 : 279-90.

[54.3] Saudubray JM, Sedel F. Inborn errors of metabolism in adults. Ann Endocrinol (Paris) 2009 ; 70 : 14-24.

[54.4] Amemiya S, Hamamoto M, Goto Y, Komaki H, Nishino I, Nonaka I *et al.* Psychosis and progressing dementia : presenting features of a mitochondriopathy. Neurology 2000 ; 55 : 600-1.

[54.5] McNeill A, Birchall D, Hayflick SJ, Gregory A, Schenk JF, Zimmerman EA *et al.* T2* and FSE MRI distinguishes four subtypes of neurodegeneration with brain iron accumulation. Neurology 2008 ; 70 : 1614-9.

[54.6] Sedel F, Baumann N, Turpin JC, Lyon-Caen O, Saudubray JM, Cohen D. Psychiatric manifestations revealing inborn errors of metabolism in adolescents and adults. J Inherit Metab Dis 2007 ; 30 : 631-41.

[54.7] Arn PH, Hauser ER, Thomas GH, Herman G, Hess D, Brusilow SW. Hyperammoniemia in women with a mutation at the ornithine carbamoyltransferase locus. A cause of postpartum coma. N Engl J Med 1990 ; 322 : 1652-5.

[54.8] Maillot F, Crenn P. Urea cycle disorders in adult patients. Rev Neurol (Paris) 2007 ; 163 : 897-903.

[54.9] Degos B, Daelman L, Huberfeld G, Meppiel E, Rabier D, Galanaud D *et al.* Portosystemic shunts : an underdiagnosed but treatable cause of neurological and psychiatric disorders. J Neurol Sci 2012 ; 321 : 58-64.

[54.10] Weiss N, Levi C, Hussenet C, Karras A, Sedel F, Espinoza S *et al.* A urinary cause of coma. J Neurol 2011 ; 258 : 941-3.

[54.11] Michot JM, Sedel F, Giraudier S, Smiejan JM, Papo T. Psychosis, paraplegia and coma revealing methylenetetrahydrofolate reductase deficiency in a 56-year-old woman. J Neurol Neurosurg Psychiatry 2008 ; 79 : 963-4.

[54.12] Thauvin-Robinet CL, Roze E, Couvreur G, Horellou MH, Sedel F, Grabli D *et al.* The adolescent and adult form of cobalamin C disease : clinical and molecular spectrum. J Neurol Neurosurg Psychiatry 2008 ; 79 : 725-8.

[54.13] Freeman JM, Finkelstein JD, Mudd SH. Folate-responsive homocystinuria and "schizophrenia". A defect in methylation due to deficient 5,10-methylenetetrahydrofolate reductase activity. N Engl J Med 1975 ; 292 : 491-6.

[54.14] Roze E, Gervais D, Demeret S, Ogier de Baulny H, Zittoun J, Benoist JF *et al.* Neuropsychiatric disturbances in presumed late-onset cobalamin C disease. Arch Neurol 2003 ; 60 : 1457-62.

[54.15] Watkins D, Rosenblatt DS. Update and new concepts in vitamin responsive disorders of folate transport and metabolism. J Inherit Metab Dis 2012 ; 35 : 665-70.

[54.16] Patterson MC, Hendriksz CJ, Walterfang M, Sedel F, Vanier MT, Wijburg F. NP-C Guidelines Working Group. Recommendations for the diagnosis and management of Niemann-Pick disease type C : an update. Mol Genet Metab 2012 ; 106 : 330-44.

[54.17] Sevin M, Lesca G, Baumann N, Millat G, Lyon-Caen O, Vanier MT *et al.* The adult form of Niemann-Pick disease type C. Brain 2007 ; 130 : 120-33.

[54.18] Federico A, Dotti MT, Gallus GN. Cerebrotendinous xanthomatosis. *In :* Pagon RA, Bird TC, Dolan CR, Stephens K, eds. GeneReviews. Seattle : University of Washington, 1993-2003.

[54.19] Verrips A, Hoefsloot LH, Steenbergen GC, Theelen JP, Wevers RA, Gabreëls FJ *et al.* Clinical and molecular genetic characteristics of patients with cerebrotendinous xanthomatosis. Brain 2000 ; 123 : 908-19.

[54.20] Bonnot O, Fraidakis MJ, Lucanto R, Chauvin D, Kelley N, Plaza M *et al.* Cerebrotendinous xanthomatosis presenting with severe externalized disorder : improvement after one year of treatment with chenodeoxycholic acid. CNS Spectr 2010 ; 15 : 231-6.

[54.21] Barkhof F, Verrips A, Wesseling P, Van der Knaap MS, Van Engelen BG, Gabreëls FJ *et al*. Cerebrotendinous xanthomatosis : the spectrum of imaging findings and the correlation with neuropathologic findings. Radiology 2000 ; 217 : 869-76.

[54.22] Berginer VM, Salen G, Shefer S. Long-term treatment of cerebrotendinous xanthomatosis with chenodeoxycholic acid. N Engl J Med 1984 ; 311 : 1649-52.

Chapitre 55

Enjeux éthiques du soin de la personne atteinte d'une maladie dite démence

E. Hirsch

Enjeux de respect(1)

Dans un de ses dialogues – le *Timée* – Platon caractérise la démence comme maladie propre de l'âme. Elle renvoie à ce qui anime, mais également à ce qui nous anime. On la situe ainsi à un niveau d'enjeux et de préoccupations qui n'ont que peu à voir avec notre perception actuelle d'existences humaines trop souvent reléguées aux confins de notre conscience collective. Aujourd'hui, la personne dite démente semble ne plus avoir sa place parmi nous, alors, dit-on, que les personnes que singularisait cette différence étaient du moins reconnues dans une position au sein des sociétés traditionnelles. Son accueil, notre attention à son égard relèvent de comportements de rejet ou de déni qui affectent le lien social et stigmatisent parfois celles et ceux qui s'investissent auprès d'elle. Des interprétations psychanalytiques excessivement tendancieuses contribuent, elles aussi, à enfouir au plus profond de nos obscurités mentales et sociales des personnes affaiblies et démunies par l'état de maladie auxquelles, pour le moins, devrait être témoignée notre inconditionnelle fraternité. Dans certains cas, les proches de la personne, les aidants, ceux qui persistent pourtant auprès d'elle, sont également soumis à des appréciations souvent péjoratives – ils en sont meurtris, eux aussi.

La démence en appelle ainsi de toute urgence à une réflexion qui confronte la complexité de situations humaines toujours singulières, souvent douloureuses, paradoxales, énigmatiques et rétives à la seule délimitation de caractéristiques scientifiquement, institutionnellement, voire intellectuellement satisfaisantes.

Selon des approches et des théories que j'estime hautement contestables et fortement préjudiciables à notre conception même de l'idée d'humanité, la démence, cet inexorable processus de pertes, de déficits multiples et cumulés, aboutit à ce stade où l'humanité même de la personne peut sembler révocable parce que suscitant équivoques et incertitudes, donc des peurs diffuses induisant trop souvent des mentalités et des pratiques contestables. Il nous faut mettre en commun les mots et les actes quotidiens qui puissent résister à toute forme d'abdication, de renoncement et donc d'inhumanité. Des valeurs inconditionnelles déterminent notre vie en société ; elles nous engagent à témoigner

(1) La relecture de ce texte pour cette nouvelle édition ne m'a pas incité à intégrer les évolutions significatives intervenues depuis quelques années dans le domaine de l'éthique, appliquée notamment à la maladie d'Alzheimer et aux maladies apparentées. À cet égard, le plan Alzheimer 2008-2012 aura permis la création de l'Espace national de réflexion éthique sur la maladie d'Alzheimer (EREMA). Le lecteur pourra se référer utilement aux ressources proposées sur son site ainsi qu'à l'avis « Alzheimer, éthique et société » du 21 septembre 2012 : www.espace-ethique-alzheimer.org

une attention particulière aux plus vulnérables parmi nous. C'est dire la dimension de responsabilité et le champ des obligations impartis aux différents intervenants engagés auprès de la personne dite démente et de ceux qui accompagnent son cheminement. Ils sont, les uns et les autres, garants et médiateurs d'une exigence élevée de solidarité. C'est là précisément où leurs fonctions portent une signification déterminante.

Au cours de cette brève réflexion consacrée aux aspects éthiques du soin proposé à la personne atteinte de démence, je me permettrai d'évoquer trois points :

- la fonction et la mission à la fois professionnelles et sociales des personnes impliquées dans la chaîne du soin au service de la personne dite démente ;
- la signification éthique de leurs pratiques et de leurs conduites dans l'élaboration d'un projet de soin attentif à ce que signifie une perte d'autonomie, et donc l'altération de cette faculté de discernement considérée comme déterminante dans notre conception de l'humanité d'une personne, et à certains égards des droits inaliénables qui y sont attachés ;
- certaines considérations d'ordre éthique susceptibles d'éclairer les pratiques soignantes face aux vulnérabilités de la personne, et donc l'exercice des obligations assumées à ses côtés.

En conclusion, j'énoncerai quelques propositions qui, je l'espère, contribueront aux réflexions, aux choix et plus encore à la qualité d'un investissement d'autant plus remarquable et rare qu'il intervient dans un contexte délicat, ambivalent et infiniment complexe.

Pour ce qui concerne les professionnels de santé, du point de vue des compétences qui leur sont reconnues, une conception éthique de leurs missions auprès de la personne démente ne peut être élaborée qu'en cherchant à approfondir le sens des pratiques dispensées comme autant d'actes de soins qui témoignent de la persistance d'un attachement résolu à la personne, d'une considération maintenue à son égard. Quelles que soient les circonstances et les apparences. Ne s'agit-il pas de préserver ce que signifie l'humanité d'une existence, de viser à lui épargner ce qui est de nature à la déqualifier, à la disqualifier de manière irrévocable ?

Dans la relation tellement spécifique qu'ils envisagent d'élaborer à travers ce compagnonnage à ce point délicat et subtil que constitue le soin, les valeurs à préserver relèvent essentiellement de la qualité du rapport noué avec la personne, de cette alliance complexe et évolutive qui ne peut jamais se satisfaire de concepts seulement théoriques. Tout nous renvoie à l'exigence d'actes quotidiens volontaires, constants et résolus, dans un contexte où l'idée même de maîtrise semble se convertir en devoir d'accompagnement, à la mesure et au rythme des évolutions propres à la personne. La notion de démaîtrise n'équivaut jamais au désinvestissement. Au contraire, elle vise en toute lucidité et de manière cohérente à sauvegarder les capacités qui demeurent, les facultés qui, en dépit de leur progressive atténuation, rendent encore possibles une évolution, un projet, aussi limitatifs soient-ils.

En fait, il importe d'être réceptif à une attente complexe, très rarement explicite, qu'il n'est que peu évident d'honorer comme on souhaiterait idéalement le faire. Les obstacles rencontrés dans la communication, les contraintes de toute nature, y compris institutionnelles, ne favorisent pas toujours la capacité d'une attention et d'une écoute, d'autant plus nécessaires dans un contexte par nature restrictif. L'espace dévolu au « bien-faire » est à ce point relatif et en constante involution, qu'il convient de s'interroger constamment sur la signification de ce que l'on apporte et plus encore de ce dont on témoigne à travers le soin.

Dans ces situations très particulières, la personne et parfois plus encore ses proches éprouvent – plus que tout – le besoin de reconnaissance, d'attachement, de considération ; pour le dire d'un mot, la confirmation explicite de notre non-abandon : mission de présence vigilante assumée auprès d'eux à titre personnel comme au nom du corps social.

Enjeux de liberté et de dignité

Notre réflexion pourrait être ramenée à quelques interrogations peut-être quelque peu théoriques, mais dont la portée n'échappe certainement pas aux intervenants. Qu'en est-il de la liberté humaine, dès lors qu'elle semble affectée par les altérations consécutives à une altération psychique et irréversible qui induit une perte d'autonomie progressive évoluant jusqu'au stade de grande dépendance ? Comment situer la relation à l'autre alors que semble partiellement ou totalement compromise la faculté de réciprocité dans le cadre d'un véritable échange ? Qu'en est-il de la liberté d'appréciation dans les pratiques professionnelles et des critères sollicités dans la prise de décision, dès lors qu'ils concernent une personne entravée dans ses facultés d'exprimer ses préférences, de faire valoir ses droits ? Qu'en est-il en pratique du témoignage de notre respect à son égard lorsque l'expression même de son humanité semble se dissiper et perdre en consistance, au point de la contraindre à des postures attentatoires à ce que serait sa dignité ? Pour le dire plus clairement, la personne démente serait-elle à ce point différente et distante des critères attachés à l'idée d'humanité, qu'elle en deviendrait, du fait de son étrangeté, à la fois indifférente et dépourvue des privilèges reconnus à chacun d'entre nous, ne serait-ce que du point de vue du principe de justice ?

Mes propos ne forcent en rien le trait. C'est précisément parce que certaines données trop objectives, d'apparentes évidences immédiates, disqualifient de manière intransigeante les personnes atteintes dit-on de démences, qu'il nous appartient de défendre et de préserver d'autres critères, d'autres valeurs afin que nos pratiques n'accentuent pas davantage leurs fragilités.

La démence interroge et plus encore interpelle. Elle soumet à l'examen scrupuleux de nos principes d'humanité et de nos résolutions professionnelles. Il faut pouvoir se situer à la hauteur des défis qui sollicitent au-delà des seules compétences techniques, cela d'autant plus que les intervenants – notamment au domicile ou le soir dans les institutions – sont souvent isolés sur le front d'un engagement qui épuise les forces et parfois même les meilleures résolutions. Ils sont responsables des conditions, des possibilités d'une relation et d'un projet de soin (mais également « de vie »), que doivent encadrer des règles strictement établies, visant à préserver – autant que faire se peut – la faculté d'expression et d'exercice d'une liberté. Le déficit ou la perte d'autonomie psychique ne sauraient justifier les renoncements dès lors qu'il conviendrait au contraire de valoriser les capacités qui subsistent. Une véritable inversion des logiques et une mise en cause des habitudes semblent s'imposer afin de réhabiliter du sens là où les préoccupations simplement humaines ont été révoquées selon des considérations éminemment discutables. C'est ainsi que peut s'instaurer la qualité de rapports interindividuels favorables à une certaine réciprocité, à l'attention portée à l'assentiment de la personne ; autant de repères utiles à la restauration d'une estime de soi, d'un sentiment de confiance.

De ce point de vue, la recommandation n° R (98) 9 du Comité des ministres aux États membres relative à la dépendance (Conseil de l'Europe, 18 septembre 1998) constitue dans son approche une précieuse référence : « *Toutes les personnes dépendantes ou susceptibles de le devenir, quels que soient leur âge, leur race, leurs convictions et la nature, l'origine et le niveau de sévérité de leur état, doivent avoir droit à l'assistance et à l'aide requises pour pouvoir mener une vie conforme à leurs capacités réelles et potentielles, au niveau le plus élevé possible. Par conséquent, elles doivent avoir accès à des services de bonne qualité et aux technologies les plus adaptées.* »

Notre conception des droits inaliénables reconnus à la personne constitue l'expression d'un engagement à son service, je veux dire pour servir son existence et préserver ainsi son humanité même. Il s'agit donc essentiellement de se fixer l'objectif d'un projet d'accompagnement soucieux de l'accomplissement d'une existence jusqu'à son terme, au plus loin dans sa faculté d'être et d'encore devenir avant de s'achever.

Évoquer les responsabilités et les compétences des soignants auprès des personnes dites démentes, c'est envisager également leurs capacités à se substituer à la personne, dans certaines circonstances, afin de compenser ce qui lui fait défaut pour être reconnue le plus justement possible dans ses droits et ses intérêts propres. Le préambule de la Convention sur les droits de l'homme et la biomédecine (Conseil de l'Europe, 1996) consacre le principe auquel ne jamais déroger : « *Convaincus de la nécessité de respecter l'être humain à la fois comme individu et dans son appartenance à l'espèce humaine et reconnaissant l'importance d'assurer sa dignité (...).* »

Qu'en est-il en fait de la capacité d'un soignant d'estimer ce que pourrait être l'aspiration à un bien, à un mieux, s'agissant d'une personne rencontrée très souvent à un stade évolué de sa maladie et donc sans avoir partagé un moment d'existence qui aurait permis une transmission qui fait alors défaut ? Dans de telles circonstances, selon quels critères et en visant quelle finalité envisager une reconstitution, ne serait-ce que partielle, d'une certaine intégrité, la conscience même provisoire d'un sentiment d'existence ? Ne convient-il pas d'affirmer, contre les idées convenues et les paresses de nos résolutions, que précisément lorsque la vie est réduite à si peu, nos obligations à son égard en trouvent une signification d'autant plus forte et plus exigeante ?

Dès lors, de quelle manière et plus encore par quelles médiations trouver la justesse d'une position qui permette d'accompagner la personne, de s'ajuster à ce qu'elle vit ? Comment inventer les réponses les mieux adaptées, les plus justes, et les transposer dans la réalité souvent déroutante et appauvrie des pratiques en institution ou au domicile ? Comment prévenir le pire, anticiper les circonstances qui apparaîtraient alors incompatibles avec la cohérence, la pertinence et la pérennité d'une démarche de soutien dans le soin ? De quelle manière éviter à la personne cette exclusion rédhibitoire et si affligeante pour tous de l'espace de notre préoccupation, de notre considération et de notre affection ? Une telle marginalisation affecte l'ensemble des personnes concernées, de telle sorte qu'il faut également, sur ce terrain, investir des efforts sans relâche afin de situer de tels enjeux au cœur des priorités de la cité.

La personne affectée d'une maladie qui stigmatise ne serait-ce que dans son assimilation à la notion de démence ne nous concerne-t-elle que comme un malade atteint d'une pathologie qui trop souvent déjoue les stratégies thérapeutiques, ou alors comme ce membre à part entière de notre communauté humaine qu'il convient de considérer, de protéger en sauvegardant coûte que coûte les conditions de son maintien au centre de nos préoccupations ?

Énoncer de telles questions, c'est circonscrire le champ imparti aux interventions mais également le cadre éthique susceptible d'éclairer les choix et les positions à défendre.

Il semble évident que faute de convictions parfaitement étayées, et plus encore d'une réelle résolution partagée au sein des équipes, rien ne pourrait justifier et structurer une présence effective auprès de ces personnes de nature à leur témoigner un inconditionnel respect.

Enjeux d'une éthique de la fragilité

Il importe de porter à son niveau le plus élevé l'interrogation : « Comment faire pour bien faire ? » La signification conférée au *faire* dans un contexte qui le relativise et le fragilise à ce point impose la prise en compte de l'impact des situations humaines de démence sur les pratiques soignantes. Un *faire*, un agir à concevoir là précisément où ils semblent être mis en cause du fait d'une expérience d'impuissance, d'un dessaisissement des acquis d'autant plus nécessaires dans un contexte d'incertitudes et parfois même de confusion. Comment y trouver la bonne mesure, l'attitude et la conduite appropriées qui puissent satisfaire sans avoir le sentiment de l'inanité de l'action, voire de son échec ?

Est-il possible de soutenir un *faire* départi d'un objectif d'amélioration, de réalisation, ne serait-ce que transitoire, de progrès susceptibles de maintenir une cohérence là même où elle risque d'échapper à tout ordonnancement possible ? Dès lors, faire pour viser quel bien, je veux dire en référence à quelle conception d'un bien ou d'un préférable : au bénéfice de la personne, de ses proches ou pour maintenir l'équipe soignante dans la conviction d'assumer une mission ayant encore une utilité ? Car d'une certaine manière la démence envahit et semble corrompre l'espace environnant la personne, au point de dénaturer ce qui s'avérerait certainement plus indispensable que jamais.

Que peut représenter le *faire* pour l'institution de soin ? Dans un contexte à ce point précaire, comment penser et organiser ses fonctions, quels moyens y consacrer et peut-on déterminer des limites alors que le besoin est important et les réponses insuffisantes ? Les solidarités extrêmes ne peuvent-elles s'exprimer que dans un contexte institutionnel, faute d'être en mesure de mobiliser les réseaux sociaux et de provoquer un sursaut de conscience dans le cadre d'initiatives de proximité ? Est-on suffisamment informé et surtout responsabilisé pour comprendre et admettre les efforts à consentir dans ce domaine médicosocial, *a priori* moins attractif, valorisant et gratifiant que l'espace hospitalier sophistiqué voué aux innovations biomédicales et à des performances qui paraissent illimitées ? Ces réalités ainsi reléguées dans les bas-fonds de notre société renvoient au déni, à la culpabilité et plus encore à la peur induite par cette sensation d'intense proximité avec une mort qui, dans l'expérience de la démence, semble à chaque instant davantage tangible.

La recommandation n° R (98) 9 du Comité des ministres aux États membres relative à la dépendance stipule : « *(...) Les pouvoirs publics ont le devoir d'être responsables de la prise en charge de la dépendance en adoptant des mesures législatives adaptées aux évolutions scientifiques et technologiques dans le domaine, pour réaliser l'égalité des chances et pour garantir l'accessibilité aux soins et aux services offerts.* »

Les états dits de démence impliquent dans le registre des devoirs d'autant plus forts que d'un point de vue strictement thérapeutique le projet de soin est lui-même limité par la nature de l'affection et des réponses médicales. Il doit donc se comprendre et se découvrir comme une invention constante, en fonction de circonstances toujours inédites et dont on sait qu'elles ne sont que peu propices à l'élaboration de protocoles que l'on pourrait estimer *a priori* déterminés. D'où la difficulté à évaluer selon des indicateurs formalisés les approches, qu'elles relèvent de procédures conventionnelles ou alors de ces alternatives dites non médicamenteuses qui, sur le terrain, favorisent des innovations qu'il conviendrait de ne pas négliger.

Il serait certainement nécessaire de développer ici des considérations relatives aux fondements d'une éthique de la fragilité. Pour le dire autrement, avoir pour souci élémentaire de concevoir des obligations encore plus fortes à l'égard de la personne qui ne parvient pas même à formuler explicitement les demandes essentielles à sa survie. Cette conception de l'engagement éthique doit être déterminée par des règles d'autant plus ajustées à la réalité et strictes dans leur application qu'elle vise à élaborer des propositions personnalisées dans des circonstances de grande difficulté. Les pratiques de soin doivent en l'occurrence parvenir à un degré de compétence et d'excellence tel qu'il nous situe au niveau le plus élevé de l'acte soignant.

Comment se substituer à celui qui n'est plus même en capacité de revendiquer pour lui, ne serait-ce que ses valeurs d'humanité ? Perdrait-il en humanité et en dignité dès lors que ces notions mêmes échappent à sa faculté de les penser ? N'est-on pas, au contraire, plus que jamais conscient de nos responsabilités humaines auprès de celle ou de celui dont l'existence tient pour beaucoup précisément à notre capacité à le reconnaître toujours dans une humanité, celle qui nous demeure commune ? Quitte à comprendre notre humanité du point de vue des vulnérabilités dont elle témoigne, plutôt qu'en n'étant attaché qu'aux quelques certitudes bien éphémères qui nous rassurent faussement. Comment partager cette étrange intimité avec une personne qui semble comme transparente tant la maladie l'aurait évidée de ce qui la constitue, de son histoire et de la part apparente et expressive de son identité ?

Nous voilà à nouveau renvoyés aux responsabilités personnelles. On sait à quel point il est difficile de les partager dans ce contexte tant elles s'avèrent complexes, solitaires, voire incommensurables !

Les soignants éprouvent ainsi un sentiment paradoxal : celui de ce que pourrait représenter une apparente toute-puissance ou mieux une toute-responsabilité au regard de l'ampleur de leur tâche dans un contexte d'extrême sollicitation du fait d'un excès de vulnérabilité. Mais simultanément ils ressentent le sentiment d'une limitation, d'une faiblesse, d'une carence en moyens, en réponses appropriées, et se retrouvent donc en difficulté pour caractériser les multiples enjeux (ne serait-ce que du fait de leur sensibilité) afin de les satisfaire le mieux qu'ils le peuvent. Un tel constat affecte certainement la reconnaissance et la promotion de leurs missions, tant elles s'avèrent amples et trop souvent méconnues.

J'affirme toutefois que ce paradoxe constitue précisément le fondement d'une relation constamment possible : lorsque fragilité et faiblesse se découvrent, se comprennent, s'accordent et s'assemblent par fidélité à une humanité et à une destinée malgré tout communes.

Dans ce contexte, l'éthique de la prévenance peut se concevoir à travers la mise en œuvre d'attentions et de dispositifs qui épargnent la personne d'un surcroît de souffrance et d'exposition aux impondérables menaçant son existence et la rendent davantage vulnérable aux intrusions spoliant sa sphère intime. Les valeurs éthiques du soin se révèlent à l'épreuve des circonstances limites, aux frontières, là précisément où l'acte d'humanité a fonction de témoigner, malgré tout, d'engagements inconditionnels.

Tels sont, à tant d'égards, ces quelques références qui non seulement prémunissent des excès ou de l'abandon, mais plus justement impliquent là où, dans sa gratuité même, le soin retrouve sa signification de *tâche primaire*.

L'intervention auprès de la personne affectée de maladie assimilée à la démence est à certains égards paradigmatique du devoir de soin : obligation de ne jamais se sentir quitte, de ne pas accepter les seules circonstances immédiates, afin de faire de l'engagement un acte de réhabilitation de reconnaissance, de relation, d'alliance, qui témoigne de la persistance de valeurs partagées, invulnérables aux corruptions de la maladie.

Une présence maintenue

Les médecins, soignants, proches et membres d'associations investis au quotidien dans le champ des maladies associées à la démence nous permettent de comprendre ce que peut signifier et défendre une conception éthique de la vie, dans une confrontation résolument digne, avec tout ce qui semble à ce point questionner et parfois ébranler les valeurs et les références qui soutiennent nos convictions. Dès lors, la conscience éthique s'éprouve dans un engagement, au plus près des réalités humaines et sociales, exercice tangible de responsabilités visant à préserver une existence altérée par la maladie de tout ce qui peut contribuer à la disqualifier. Car au-delà de ses limitations, l'existence de la personne en appelle à une sollicitude qu'on ne saurait lui refuser, au risque de tolérer des abdications qui équivalent à l'abandon ou parfois à l'anticipation du moment de sa mort.

Il s'agit toujours de penser le soin comme une médiation insoumise aux tentations du renoncement. Dépourvue – du fait d'un abrasement de ses facultés cognitives et donc de jugement – d'une capacité de discernement et de réciprocité nécessaires à la communication, la personne se trouve également démunie de son aptitude à consentir. Comment éviter l'arbitraire, si ce n'est en privilégiant des concertations collégiales tenant compte des directives anticipées de la personne et de la position exprimée en son nom par sa personne de confiance ? Toutefois, anticiper une position n'est guère évident, et rien n'indique que plus tard les références n'auront pas évolué incitant à des choix différents. De même, comment exprimer le refus d'un traitement ou au contraire faire comprendre qu'on souhaite son maintien quand la formulation expressive n'est plus compatible avec l'état de santé ? Par quelles approches solliciter l'assentiment d'une personne, à défaut de son consentement, lui présenter des options en des termes simples, susceptibles de lui permettre l'expression d'une préférence selon ses codes ?

Qu'en est-il de la justesse d'un soin, de l'équilibre à trouver afin d'éviter une médicalisation outrancière de la vie qui demeure, ou alors une errance institutionnelle équivalant à une situation intermédiaire entre vie et mort dont on ne saisit plus la justification ?

Dans une société qui culturellement valorise la vie de l'esprit et socialement privilégie les droits de l'autonomie, de l'individualisme au détriment de l'interdépendance et des solidarités, qu'advient-il des personnes amputées de leur aptitude à l'autodétermination et ramenées à l'exiguïté d'une condition de reclus, aux confins de nos préoccupations et aux extrêmes de nos centres d'intérêt ?

La condition des personnes « privées de liberté » nous interroge au même titre que celle des personnes « privées » d'une capacité de penser, de se penser, de penser leur liberté et leur position parmi nous. C'est en termes de responsabilité que doit s'envisager une présence attentionnée, bienveillante et engagée auprès d'elles. De telle sorte qu'il ne faudrait surtout pas ajouter à l'impression d'enfermement et de rétraction intensément prégnante dans des maladies qui affectent l'esprit, l'expérience d'un rejet, d'une déportation hors de la vie sociale.

Le maintien d'une activité professionnelle s'avère à un moment donné inconciliable avec les conséquences de la maladie. Il conviendra de négocier ce premier deuil suivi de nombreux renoncements et de tentatives d'adaptations douloureuses jusqu'au moment du basculement dans un vide douloureusement appréhendé. Se ressentir ainsi destitué d'une respectabilité, assimilé à cette figure inquiétante de la personne dite démente, constitue probablement le bouleversement qui, de l'annonce de la maladie jusqu'aux premiers traitements avec les décisions qu'ils imposent, justifie un accompagnement personnel de qualité. Puis il y aura ces phases évolutives, parfois partiellement réversibles, d'une maladie chronique jusqu'au moment où la gravité de l'état de santé ne permet plus le maintien dans un environnement autre qu'institutionnel. Où se situe la personne : encore du côté de la vie ou déjà dans les parages de la mort ? Comment prendre position et se situer pour lui témoigner la disponibilité d'un soin ramené parfois à la simplicité d'un nursing, d'une présence dont on ignore au juste la portée réelle ?

Tenter d'approfondir ces quelques questions c'est déjà s'engager dans une perspective de mise à niveau des pratiques professionnelles, là même où elles sont défiées et peuvent néanmoins révéler des ressources insoupçonnées. C'est pourquoi je suis fasciné par les initiatives qui se développent sur le terrain, en dehors des sentiers battus et parfois en résistance à des postures rigides, réfractaires à toute adaptation des moyens disponibles, aux demandes que l'on ignore ou que l'on méprise.

Il est évident que nos réponses sociales et institutionnelles ont à s'adapter à une demande qui s'accentue du fait de la progression quantitative du nombre des personnes atteintes de maladie d'Alzheimer ou de maladies apparentées. Les spécificités de ces maladies, qui induisent tant de détresse humaine et de précarité, sont encore distinguées d'autres réalités comme celles de la psychiatrie qui présentent pourtant nombre de similitudes ne serait-ce que du point de vue de leurs représentations. L'espace familial semble contaminé par cette présence énigmatique d'une apparence comme évidée de ce qui la constituait et lui conférait son identité. Cette absence progressive en soi et de soi, de son vivant, est parfois perçue comme « la mort dans la vie », une insulte en quelque sorte à l'idée de dignité. Cela ne confère que plus de valeur à l'intelligence, à l'invention d'un soin qui assume sa fonction d'exception en dépit de ce qui semble le réduire à si peu. C'est pourquoi j'éprouve tant de considération à l'égard de ceux qui portent le message de la vie et soutiennent un engagement de vivant à vivant, là même ou le lien à l'autre menace de rompre à tout instant.

Le soin témoigne d'une disponibilité active au service d'un homme parmi nous. À l'engagement résolument éthique de ceux qui soignent, doit répondre la volonté solidaire d'une société plus attentive à ses responsabilités. C'est envisager dès lors une cohésion susceptible de préserver la personne dite démente de ce qui menace d'abolir le sens de son existence au cœur de notre humanité.

Bibliographie

Hirsch E, Gzil F. Alzheimer, éthique et société. Toulouse : Érès, 2012 : 683 p.

Index

E

F

Achevé d'imprimer par Corlet, Imprimeur, S.A. - 14110 Condé-sur-Noireau
N° d'Imprimeur : 171461 - Dépôt légal : mars 2015 - *Imprimé en France*